U0229658

临床诊断学

Talley & O'Connor's Clinical Examination

A systematic guide to physical diagnosis

第8版

·上卷·

主　编　Nicholas J. Talley
　　　　Simon O'Connor

主　译　郭树彬　刘承云

分卷主译　梅　雪

副 主 译　郭唐猛　卢伟琳

人民卫生出版社
·北京·

图书在版编目（CIP）数据

临床诊断学：全二册/（澳）尼古拉斯·J. 塔利
（Nicholas J. Talley），（澳）西蒙·欧康纳
（Simon O'Connor）主编；郭树彬，刘承云主译. —北
京：人民卫生出版社，2024.1
ISBN 978-7-117-35708-1

Ⅰ.①临…　Ⅱ.①尼…②西…③郭…④刘…　Ⅲ.
①诊断学-医学院校-教材　Ⅳ.①R44

中国国家版本馆 CIP 数据核字（2023）第 256854 号

人卫智网　www.ipmph.com	医学教育、学术、考试、健康，	
	购书智慧智能综合服务平台	
人卫官网　www.pmph.com	人卫官方资讯发布平台	

图字:01-2020-0598 号

临床诊断学
Linchuang Zhenduanxue
（上、下卷）

主　　译：郭树彬　刘承云
出版发行：人民卫生出版社（中继线 010-59780011）
地　　址：北京市朝阳区潘家园南里 19 号
邮　　编：100021
E - mail：pmph @ pmph.com
购书热线：010-59787592　010-59787584　010-65264830
印　　刷：人卫印务（北京）有限公司
经　　销：新华书店
开　　本：889×1194　1/16　　总印张：46
总 字 数：1360 千字
版　　次：2024 年 1 月第 1 版
印　　次：2024 年 1 月第 1 次印刷
标准书号：ISBN 978-7-117-35708-1
定价（上、下卷）：498.00 元

打击盗版举报电话:010-59787491　E - mail:WQ @ pmph.com
质量问题联系电话:010-59787234　E - mail:zhiliang @ pmph.com
数字融合服务电话:4001118166　E - mail:zengzhi @ pmph.com

临床诊断学

Talley & O'Connor's Clinical Examination
A systematic guide to physical diagnosis

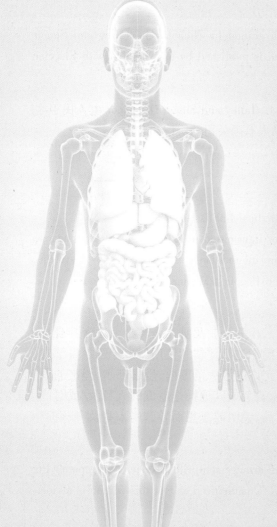

第 **8** 版

· 上卷 ·

主　　编	Nicholas J. Talley　　Simon O'Connor
主　　译	郭树彬　　刘承云
分卷主译	梅　雪
副 主 译	郭唐猛　　卢伟琳

译　　者　万晶晶　马　帅　王玉梅　左培媛　叶星华
　　　　　　田　甜　冯安琪　刘　岩　刘　茜　刘雨薇
　　　　　　刘温馨　苏路路　李以煊　杨　龙　肖昌亮
　　　　　　吴　东　何　嘉　宋　锴　张　莹　张　榕
　　　　　　张如云　陈　心　陈　琛　陈国榕　陈桂青
　　　　　　屈怡帆　查翔南　姜　蕾　宣靖超　祝鑫瑜
　　　　　　袁金蓉　徐秋梅　郭唐猛　崔　超　崔立建
　　　　　　梁　震　韩思璐　曾秀朋　雷映红　瞿　璐

人民卫生出版社
·北　京·

ELSEVIER

Elsevier (Singapore) Pte Ltd.

3 Killiney Road

#08-01 Winsland House I

Singapore 239519

Tel：(65) 6349-0200

Fax：(65) 6733-1817

序

当临床检查的最佳指标得到证实时,临床医学就处于最佳状态。我的几位老师和同事,像大多数医生一样,不仅把临床检查看做一种精密的诊断工具,更是把它作为一门真正的艺术。我对于老师和同事保持着由衷的钦佩和尊重。

为了公开披露,也为了保护 Nickolas Talley 和 Simon O'Connor 的诚信,我不得不指出,我从来没有进行过一次顺利、连贯、全面的体格检查。

我相信考官能看到我,甚至几乎可以听到我如何思考逐一地检查脑神经,就像一个舞蹈初学者在练习一套简单的舞蹈动作时大声数出必要的舞步一样。

我阅读、理解、写作并努力回忆起 Talley 和 O'Connor 的另一本书 Examination Medicine,这本书于 1985 年首次出版,我利用这本书在临床检查中学习实践并且获得了急诊医学奖学金。

本书的第 1 版于 1988 年出版,专门致力于培养医生。如果在十年前我还是个医生的时候就像他们一样写了本书,我可能会更有成就。

当然,仅凭一本书,无论写得多么好,都不能使人熟练掌握病史采集和体格检查,只有基于逻辑的反复实践才能实现这一目标。Talley 和 O'Connor 对我的帮助很大,我想我本着勤奋实践的态度可以做到更好,但是却没有。

直到最近几年,我才遇到本书的其中一位作者 Nickolas Talley,我对他的感激之情几乎就像哈利·波特粉丝对 J. K. Rowling 一样,这一点也没有让他感到不安。我怀疑,他和 Simon O'Connor(遗憾的是,尽管我在堪培拉度过了五年时光,但我还没有见过他)已经习惯了在过去 30 年里帮助过的医生的这种反应。

《临床诊断学》第 8 版已经更新,同行评审的文本,包括最新的证据、新图像、临床提示和 OSCE 指南。

本书明确地告知我们通过临床检查手段获得患者的信息是丰富的并且很有潜力。本书鼓励读者有逻辑地思考他们的方法,而不是死记硬背去学习。尽管如此,在整个学习过程中仍有很多辅助手段来帮助人们记住所学的东西,比如总结章节、图表、表格、助记符、提示和测试能帮助大家快速地复习一遍。

鉴于多年来对医学艺术的兴趣,我翻到了关于临床方法的那一章:历史的角度,启发、强基和安抚。临床检查的艺术是永恒的,并没有被这些作者遗忘。

Professor Chris Baggoley AO,
BVSc(Hons), BM BS, BSocAdmin,
FACEM, FRACMA, D. Univ(Flin)
EDMS, Southern Adelaide
Local Health Network

前言

学习超然的艺术、方法的美德和完美的品质，但最重要的是谦逊的风度。

不要问这个人得了什么病，而是什么样的人会得什么病。

——Sir William Osler

欢迎使用经过仔细修订和更新的《临床诊断学》。临床技能是临床医学的基础，其中最重要的是病史记录和体格检查。在多数情况下，全面的病史和体格检查将引导你做出正确的诊断，这是至关重要的——你的诊断往往会决定患者的命运，如果你是正确的，就会把他们带往最佳的治疗路径。

为了做出正确的诊断，你需要收集现有的全部证据。在缺乏临床病史和相关体检的情况下盲目安排检查，会导致严重的错误。令人担忧的是，在没有足够的病史，甚至没有对患者进行粗略查体的情况下，就要求进行检查和转诊是很常见的。错误的诊断可能会造成终身的伤害和痛苦。

《临床诊断学》旨在运用强有力的循证医学证据引导医生从获得核心技能至达到高级水平，从而踏上一段激动人心的旅程。我们采取了系统的学习方式，因为对所有事实的认识有助于准确诊断。例如，以心脏病为表现的患者不但在听诊时有客观的疾病变化，而且在手、面部、腹部和四肢也有相应的变化，可以判断潜在疾病的进程和预后。诊断学家是伟大的医学侦探，他们应用严谨的方法来发现真相，解决难题并开始治疗。

本书不是一本传统的本科教材，我们为它的鲜明特征感到自豪。学习一定要有趣！与大多数其他类似的教科书不同，我们的教科书刻意加入幽默和历史轶事，历代医生们告诉我们这些可以增强学习体验。另一个显著的特点是，本书的每一章都经过了同行评审，正如你所预料的那样，任何发表的期刊文章都会经过同行评审。我们从一开始就相信，同行评审对于确保核心教科书的最高标准和最大化价值是不可或缺的。在这个版本中，基于同行评审的建议，我们进行了修改，剔除了不相关的材料，并在适当的地方更新了一部分内容。我们也很自豪本书是最新的，并尽可能以证据为基础，更新了章节参考和注释，这样读者就可以更深入地研究他们感兴趣的内容。我们希望所有层次的医生都知道有许多局限和差距（迫切需要更多的研究），并在学习过程中保持对医学的好奇心和兴奋感。

只有通过实践才能掌握临床技能，不论你是学习本书还是其他任何一本书，你都应该尽可能地多看实际病例。只要你肯花时间去倾听和观察，就能在你的整个职业生涯中从患者身上学到很多。

伟大的临床医生不是天生的，每个从医的人都需要掌握临床技能。感谢所有在我们进行修改时为我们提供专家意见的人。我们也感谢所有每天教育我们的同事和患者，以及给我们写信的众多医生，包括那些指出遗漏或错误（真实的或感觉到的）的人。

Nicholas J. Talley

MBBS（Hons）（NSW），MD（NSW），
PhD（Syd），MMedSci（Clin Epi）（Newc.），
FRACP, FAFPHM, FAHMS,
FRCP（Lond. & Edin.），FACP,
FACG, AGAF, FAMS, FRCPI（Hon）
Simon O'Connor
FRACP, DDU, FCSANZ
Newcastle and Canberra，2017 年 7 月

致谢

本书提供了临床技能的循证证据。我们非常感谢多年来帮助我们发展和完善本书的众多优秀同事的评论、意见和建议。所有章节都再次经过同行评审，这是本书的一个标志，我们非常谨慎地根据获得的详细评论修改材料，并对书中出现的任何错误或遗漏承担责任。

我们要特别感谢 Adelaide 大学医学院院长 Ian Symonds 教授和 Newcastle 大学医学教授兼继续教育学院副院长 Kichu Nair 教授为 OSCE 制作的视频。

John Hunter 医院神经病学专家 Tom Wellings 博士为这一版的神经病学章节提供了专家意见。Philip McManis 博士为早期版本的神经病学提供了宝贵的意见。

A Manoharan 博士和 J Isbister 博士提供了原始的血液胶片照片和附文。L Schreiber 副教授提供了软组织风湿学的原始部分。我们再次修订和更新了这部分内容。

我们请 Alex Ford 教授（Leeds Teaching Hospitals Trust，英国）和他的团队对支持（或驳斥）关键临床症状的证据进行了系统的审查。

Newcastle 大学医学院院长 Brian Kelly 教授对精神病学章节提供了宝贵的意见。

感谢 Malcolm Thomson 博士，他为本书提供了大量的 X 线片和扫描结果。其他资料的则由 Canberra Hospital X-ray Library 的医学影像部提供。我们要感谢 John Hunter 医院专业放射科人员 Lindsay Rowe 副教授，他负责准备了上一版保留下来的胃肠系统部分的文本和图像。

S Posen 副教授、IPC Murray 副教授、G Bauer 博士、E Wilmshurst 博士、J Stiel 博士和 J Webb 博士帮助我们获得了许多早期版本的原始照片。我们要感谢 Glenn McCulloch 为本书提供的照片。一组照片来自 Mayo Clinic library 和 FS McDonald 主编的 *Mayo Clinic images in internal medicine：self-assessment for board exam review*（Mayo Clinic Scientific Press，Rochester MN & CRC Press，Boca Raton FL，2004）。我们要感谢 Mayo Clinic College of Medicine 的下列人员，感谢他们在选择其他摄影材料方面的热情帮助：Ashok M Patel 博士、Ayalew Tefferi 博士、Mark R Pittelkow 博士和 Eric L Matteson 博士。我们还要感谢提供新照片的 Coleman Productions。

我们感谢 Michael Potter 博士和 Stephen Brienesse 博士提供了临床检查照片。

Elsevier Australia 和作者还感谢以下审稿人对整个手稿的评论和见解：

审校

Jessica Bale, BMedRadSc, MBBS, Conjoint Lecturer (Dermatology), University of Newcastle, NSW, Australia

Andrew Boyle, MBBS, PhD, FRACP, Professor of Cardiovascular Medicine, University of Newcastle and John Hunter Hospital, Newcastle, NSW, Australia

Judi Errey, BSc, MBBS, MRACGP, Senior Lecturer and Clinical Coordinator, University of Tasmania, TAS, Australia

Tom Goodsall, BSc, MBBS (Hons), Advanced Trainee Gastroenterology and General Medicine, John Hunter Hospital, NSW, Australia

Hadia Haikal-Mukhtar, MBBS (Melb), BSc Hons (Melb), LLB Hons (Melb), FRACGP, Dip Ger Med (Melb), Grad Cert Health Prof Ed (Monash), Head of Auburn Clinical School, School of Medicine, Sydney, University of Notre Dame Australia, NSW, Australia

Adam Harris, MBChB, MMed, Conjoint lecturer at the University of Newcastle, NSW, Australia

Rohan Jayasinghe, MBBS (Sydney; 1st Class Honours), FRACP, FCSANZ, PhD (UNSW), MSpM(UNSW), MBA(Newcastle), Medical Director, Cardiology Department, Gold Coast University Hospital, QLD, Australia; Professor of Cardiology, Griffith University, QLD, Australia; Clinical Professor of Medicine, Macquarie University, Sydney, NSW, Australia

临床方法：历史的角度

最好的医生是能够区分可能与不可能的人。

——Herophilus of Alexandria（公元前 335—前 280）

自古希腊时代开始，对患者的问诊就被认为是最重要的，因为从疾病要通过它引起的不适来观察，过去是这样，现在仍然是这样。然而，目前强调的将病史收集和体格检查用于诊断的做法是在 19 世纪才出现的。虽然自古典医学复兴以来，"症状和体征"一直是医学词汇的一部分，但直到最近，它们才被当作同义词使用。在 19 世纪，症状（临床医生从患者对自己感受的描述中得出的主观抱怨）和体征（临床医生可检测到的客观疾病变化）之间的区别逐渐形成。直到 19 世纪，诊断都是经验性的，并且基于古典的希腊信仰，即所有的疾病都有一个解释：四种体液（黄胆汁、黑胆汁、血液和痰液）的失衡。事实上，1518 年在伦敦成立的 the Royal College of Physicians 认为，没有古典知识的临床经验是无用的，而作为学院成员的医生如果提出任何其他观点，就会被解雇。在希波克拉底时代（公元前 460？—前 375），观察（检查）和感觉（触诊）在检查患者中占有一席之地。例如，古希腊人注意到，黄疸病患者的肝脏肿大、坚硬不规则。摇晃患者能听到液体飞溅的声音。亚历山大的 Herophilus（公元前 335—前 280）在公元前 4 世纪描述了一种测量脉搏的方法。然而，是 Pergamum 的 Galen（公元 130—200）将脉搏确立为主要的体征之一，直到 18 世纪，脉搏仍然扮演着重要的角色，并记录了微小的变化。这些变化被错误地认为是身体的平衡发生了变化。William Harvey（1578—1657）于 1628 年发表的关于人体循环的研究，对脉搏作为一种信号的价值的一般理解几乎没有影响。Sanctorius（1561—1636）是第一个使用时钟对脉搏计数的人，而 John Floyer（1649—1734）在 1707 年发明了脉搏表并定期观察脉率。心率异常见于 1776 年的糖尿病和 1786 年的甲状腺毒症描述中。希波克拉底对发热进行了研究，最初将其视为一种疾病，而不是疾病的征兆。温度计是由 Sanctorius 在 1625 年设计的，被 Hermann Boerhaave（1668—1738）与 Gabriel Fahrenheit（1686—1736）一起用作研究仪器，并于 18 世纪中叶商业化生产。在 13 世纪，Johannes Actuarius（？—1283）使用刻度玻璃杯检查尿液。在 Harvey 时代，医生有时会观察（检查）甚至品尝尿液样本，并认为这可以揭示有关人体的秘密。Harvey 记录说，可以通过这种方法诊断出糖尿病和水肿。Frederik Dekkers（1644—1720）于 1673 年首次报道了尿液中蛋白质的检测，但一直被忽视，直到 Richard Bright（1789—1858）证明了蛋白质在肾脏疾病中的重要性。尽管 Celsus 在公元 1 世纪描述并重视诸如称重和测量患者等方法，但这些方法直到 20 世纪才被广泛使用。临床方法的复兴始于 Battista Morgagni（1682—1771）。1761 年其发表的一项结论称，该疾病不是普遍的，而是在器官中产生的。同年，Leopold Auenbrugger 发明了叩击胸部来检测疾病。他的老师，Van Swieten 通过叩诊来发现腹水。这项技术被遗忘了近半个世纪，直到 1808 年 Jean Corvisart（1755—1821）翻译了 Auenbrugger 的作品。接下来的一大步发生在 Corvisart 的 René Laënnec（1781—1826）医生身上。他在 1816 年发明了听诊器（最初只是一卷硬纸），作为通过倾听（听诊）诊断心肺疾病的辅助工具。这是一项革命性的胸部检查，一部分原因是它能够使检查者的耳直接贴在患者胸壁上，从而得到更加准确的临床病理。1825 年，William Stokes（1804—1878）发表了第一篇关于听诊器使用的英文论文。Josef Skoda（1805—1881）对这些临床方法的价值进行了调查，并于 1839 年发表了他的研究结果。其后，这些方法得到了广泛而热烈的采用。这些进步引发了医学实践的改变。床边教学最早是在文艺复兴时期由 Montanus（1498—1552）于 1543 年在 Padua 引入的。在 17 世纪，医生根据药剂师（助手）提供的病史来诊断，很少亲自去看患者。Thomas Sydenham（1624—1689）开始实践更多的现代床边医学，他的治疗基于经验而非理论，但直到一个世纪后，临床诊断才出现了系统化的方法。

这一变化始于法国大革命后巴黎的医院，承认了 Morgagni、Corvisart、Laënnec 和其他人的工作成果。受启蒙运动哲学思想的影响，启蒙运动认为，理性的方法解决所有问题是可能的，因此 the Paris Clinical School 将体检和尸检结合起来，作为临床医学的基础。这所学校的方法首次在国外得到应用是在都柏林。Robert Graves（1796—1853）和 William Stokes 曾在那里工作。后来，在伦敦 Guy 医院，著名的三人组 Richard Bright、Thomas Addison（1793—1860）和 Thomas Hodgkin（1798—1866）做

出了重要贡献。1869 年，Samuel Wilks（1824—1911）指出，疾病可以引起指甲的改变，所体现出的体征是很重要的。Carl Wunderlich（1815—1877）则将温度的概念从疾病本身改变为疾病的症状。19 世纪下半叶，生理学、病理学、药理学的惊人进步和微生物学的发现促进了新的"临床和实验室医学"的形成，并在当今世界迅速发展。然而，本书所涉及的现代系统诊断方法仍然是基于病史记录，通过观察（视诊）、感觉（触诊）、敲击（叩诊）和倾听（听诊）来检查患者。

推荐阅读

Bordage G. Where are the history and the physical? *Can Med Assoc J* 1995; 152:1595–1598.

McDonald C. Medical heuristics: the silent adjudicators of clinical practice. *Ann Intern Med* 1996; 124:56–62.

Reiser SJ. The clinical record in medicine. Part I: Learning from cases. *Ann Intern Med* 1991; 114:902–907.

医生誓言

希波克拉底（公元前 460—前 357）出生在 the Island of Cos，西方尊认他为医学之父。希波克拉底誓言是一个古老的誓言，其中的许多声明今天仍然有意义；然而也有一些声明，如安乐死和堕胎，存在很大的争议。

我国医学界奉行的是原国家教育委员会于 1991 年颁布的《中国医学生誓言》（国家教委高教司[1991]106 号附件四）：

健康所系，性命相托。

当我步入神圣医学学府的时刻，谨庄严宣誓：

我志愿献身医学，热爱祖国，忠于人民，恪守医德，尊师守纪，刻苦钻研，孜孜不倦，精益求精，全面发展。

我决心竭尽全力除人类之病痛，助健康之完美，维护医术的圣洁和荣誉，救死扶伤，不辞艰辛，执着追求，为祖国医药卫生事业的发展和人类身心健康奋斗终生。

目录

第九篇 神经系统疾病

下　卷

第一篇
病史采集和体检的一般原则

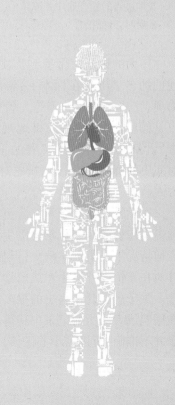

第1章

病史采集的基本原则

医学是通过临床学习而不是教室。——Sir William Osler(1849—1919)

仅仅拥有广博的医学知识是没有用的,除非一位医生能从患者的自身疾病中提取精确和简洁的相关信息,并且综合资料分析。这就是如何做出一个准确的诊断。在医学的所有分支中,制订合理的管理计划取决于正确的诊断或者合理的鉴别诊断(列出所有可能的诊断)。除了危重的患者,进行详细的病史采集应该优先于检查和治疗。

进行病史采集是做出诊断的第一步,它被用来指导体格检查,并通常用来确定合适的检查方法。通常情况下,一份准确的病史提示正确的诊断,而体格检查和随后的检查只是用来证实这一想法[1-2]。框1-1展示的是咨询顺序。

框1-1 咨询顺序

1. 病史
2. 检查
3. 向患者解释诊断结果,鉴别诊断(可能的诊断),管理计划(进一步的检查和治疗)
4. 安排适当的检查顺序并解释
5. 必要时,开始治疗

伟大的诊断医师受到历史的推崇,你会看到他们的名字出现在课本上:希波克拉底,奥斯勒,梅奥,艾迪生和库欣等等。病史采集涉及的不仅仅是倾听:你必须去积极地观察(部分的体格检查)。例如,注意腹痛患者的不适,这将会影响到对病史的解释。请记住,病史对于诊断是最廉价的方式。

医学教育的改变意味着更多的医生教学已经远离了传统的医院病房。医生们必须学会如何在任何情况下采集医学病史,但显然,这项技术必须针对在繁忙的外科手术或门诊就诊的患者进行调整。关于患者既往病史的很多信息可能已经可以在医院或者诊所的记录中获得(遗憾的是,有些记录并不准确,所以需小心谨慎)。所需的细节取决

于目前问题的复杂程度以及这次来访是随访还是一次新的咨询。

要点小结

所有的医生必须全面了解如何获得完整的病史,这通常是准确诊断的必要条件。

床旁方法和建立关系

病史采集需要实践,而且很大程度上取决于医患关系[3]。学习一种能帮助患者放松的方法十分重要,通过观察更资深的同事如何与患者相处是最好的方法。医生们需要建立他们自己与患者轻松相处的方法。一旦医生学会如何与患者建立融洽的关系,病史采集以及所有的问询将都有可能得到收获成功的医生能够对患者接受的治疗感同身受,问自己这个问题"如果我是这个患者,我希望得到什么样的治疗?"

这样就有可能去理解和同情患者的疾患和处境但同时又保持着客观性。医生如果被患者的问题弄得不知所措,就不能很好地照顾他们。

医院和诊所都对医生的穿戴有规定和建议,告诉他们应该如何着装和表明身份,并且他们需要得到谁的许可才能看病房里的患者。确保你熟悉这些,而不是被资深医生或(更可怕的)护士赶出病房。

记住,患者告诉医生他们不会告诉其他人的事情。这些事项必须保密,除非是出于临床原因并符合隐私法的规定。与同事讨论患者是没有问题的,除非这位同事直接参与患者的管理,否则患者的身份不应该被识别。这适用于在临床会议上讨论患者和他们的结果。在公开会议中,患者的名字应该从显示的检查和记录中删除。

毫无疑问,从患者走到床旁或进入诊室的一

刻起,治疗就开始了。患者对医生的专业素养的第一印象将会产生持久的影响。医学上的一条公理是:"绝对不伤害"(首先,不要伤害患者)[4]。对患者进行询问和检查中不友好和欠考虑的方法可能在任何有机会的治疗前造成伤害。检测者的目的应该是让患者在检测者的诊视面前感觉好一些。

关于正确采访患者的方法已经写了很多,但是每一位医生都必须根据从临床教师和患者那里获得的经验来建立自己的方法[5-8]。为了去建立这些良好的关系,医生必须有意地介绍他们自己并解释他们的角色。一位医生可能会说:"下午好,×××女士,我的名字是×××,我是×××医生,过来看你。"就诊的患者应该被引导坐在椅子上。门应该是关着的,如果患者在病房里,可以拉上窗帘以保护隐私。临床医师应该坐在床旁或者靠近患者的地方,以便于与患者平视,给人一种从容不迫的印象[9,10]。尊重地称呼患者是很重要的,这包括看着患者而不是电脑,称呼患者的名字或者头衔(图 1-1)。一些关

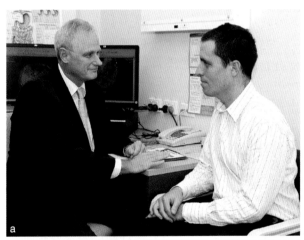

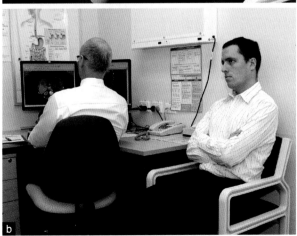

图 1-1　(a)正确的问诊。(b)错误的问诊

于天气、医院食物和拥挤的候诊室的一般评论可以适当地帮助患者放松,但是不能用高人一等的态度对待。

获得病史

从开放式问题开始,积极聆听——如果你花时间去用患者的语言来听故事,并根据你所学的病理生理学知识去总结,那么患者会"告诉你诊断结果"。

让患者先叙述故事,避免冲动地打断患者,鼓励患者从一开始就告诉你其主要问题。然后问一些具体的问题去完善病史。

病史采集和检查完成后需要详细记录。然而,很多临床医生发现在询问过程中做一些粗略的笔记也是有用的。告诉患者你会做笔记但同时也会听他诉说。通过练习,做笔记可以在不影响医患融洽关系的情况下完成。停下来记录患者对某一个问题的回答,让患者直接看着你会更好,表明其叙述会被认真地对待。

很多诊所和医院使用电子病历,这些记录可以显示在桌子上的电脑屏幕里。在谈话过程中,有时会通过键盘添加一些笔记。当医生完全盯着电脑屏幕而不是患者时,会使患者感到很糟糕。通过练习,输入数据的同时和患者保持眼神交流是有可能的。但最初更可取的方法是先做书面笔记,然后再去转录或口授。

最后的记录必须是对疾病的进展和病程连续的、准确的描述(参见第 50 章)。有很多方法可以记录这些信息,医院可能已经打印了一些有空格的表格去记录特定信息,这尤其适用于常规入院(如较小的外科手术)。后续的问诊问题和说明会比最初的更简洁,很多问题仅与最初的问诊有关。当一个患者在诊所或普通医疗机构里反复出现时,那么现病史可被列为"活跃"问题,既往史可以被列为一系列"不活跃"或者是"仍然活跃"的问题。

患者有时会强调不相关的事实,而忘记了非常重要的症状。因此,病史采集和记录的系统方法是至关重要的[11]。清单 1-1 列出了病史采集的顺序,但所需的细节取决于当前疾病的复杂性。

清单 1-1 病史采集顺序

1. **主诉（主要症状）**
2. **现病史**
   现有疾病的细节
   既往相似情况的细节
   功能障碍的程度
   对疾病的影响
3. **药物和治疗史**
   当前治疗
   药物史（剂量、持续时间、表现、副作用）医嘱、非处方药和替代疗法
   既往治疗
   药物过敏史和药物反应
4. **既往史**
   既往疾病
   外科手术（日期、表现、过程）
   女性月经和生育史
   免疫接种
   输血（日期）
5. **社会接触史**
   成长和教育水平
   婚姻状态、社会支持、居住环境、经济状况
   饮食和运动
   工作和爱好
   出境旅游史（地点、时间）
   吸烟和饮酒使用
   镇痛药和镇静药的使用
   情绪和性生活史
6. **家族史**
7. **系统回顾**

参见框 1-1 和第 50 章

引导问题

为了获得完整的病史，临床医生必须建立良好的医患关系，条理分明地进行面谈，仔细倾听，通常只有在患者讲述最初的故事之后才会适当地打断。注意非语言线索并正确解释获得的信息。

自我介绍后的下一步应该是找出患者的主要症状和医学问题。问患者："今天是什么风把你吹来了？"这可能是不明智的，因为他们常常会回答"一辆救护车"或"一辆车"。这个小笑话经过几年的临床实践后就逐渐消失了。最好是尝试使用对话的方式，问患者："最近有什么不舒服吗？"或者"你最后一次感觉很好是什么时候？"或者"你今天为什么来医院（诊所）"。在后续的问诊中，你可以

提到上次见面的情况，例如："自从上次见面以来，你的情况怎么样？"或者"从我上次见你已经过去……星期了，是不是？从那以后发生了什么事？"这让患者知道医生没有忘记自己。

有些人建议临床医生从患者生活中更普遍的方面开始提问。这存在的风险是，尽管这一问题与生活的其他方面相关，这种试图建立早期融洽关系的做法，可能会让一个就某一特定问题寻求帮助的患者感到冒犯。一旦临床医生对当前的问题表现出兴趣或将其作为社会史的一部分，这类一般和个人信息就可能会被更好地了解——通常侵入性的问题应该推迟到患者和临床医生更好地了解彼此之后再进行交流。这部分谈话的最佳方式和时机是不同的，取决于呈现出问题的性质以及患者和临床医生的态度。

要点小结

鼓励患者用他们自己的话叙述故事，从最初的症状开始到现在。找出每个问题的全部细节并记录下来。

当患者不再主动提供信息时，"还有什么？"通常会有助于重新开始对话，必要时可以重复几次[8]。另一方面，在谈话期间，为了使喋喋不休的患者不偏离主题，一些指导可能是必要的。

为了验证诊断假设，有必要问一些具体的问题。例如，除非特定询问，患者可能没有注意到胸部不适的发生与运动（典型的心绞痛）的关联。给出一个可能答案的清单也会非常有帮助。疑似心绞痛的患者如果无法描述症状，可能会被问及疼痛是尖锐、迟钝、沉重还是灼烧性的。如果回答是尖锐性，那么心绞痛的可能性会降低。

适当的（但不夸张的）安抚手势对于保持谈话的流畅很有价值。如果患者自发地停止了叙述病情，那么对已经讲过的内容做一个简短的总结并且鼓励患者继续讲下去是很有用的。

临床医生必须敞开心扉去倾听[10]。在患者用自己的话描述所有的症状前，就试图做出诊断决策的想法应该被抵制。避免使用伪医学术语，如果患者使用了这些术语，那么要准确地找出它们的含义，因为对医学术语的误解是很常见的。

患者对其症状的描述会随着受到越来越高级别的医护人员的反复询问而变化。如果患者向医

生描述左侧胸部剧烈疼痛,那么他可能会告诉医师胸痛是钝性的,而且是在胸部的中央。这些差异对有经验的临床医生来说并不奇怪,它们有时是因为患者有时间去仔细思考自己症状的结果。然而,这确实意味着应该通过询问下一步的问题来核实患者的描述中非常重要的部分,比如"你能告诉我疼痛的确切位置吗?"或者"你说的剧痛是什么样的?"

一些患者可能有特定的障碍使他们很难进行面谈;这些包括耳聋,语言和记忆问题。如果想要谈话成功,临床医生必须意识到这些问题。详见第2章。

代表（主要）症状

一般来说,患者通常有很多症状。必须设法确定对患者来说什么症状是具有代表性的。必须记住,患者和医生对什么是严重问题的看法可能会有分歧。一个有感冒症状的患者,提到最近咳出了血(咯血),可能需要更多关注胸部而不是鼻子。找出患者最关心的问题或症状。如果最困扰患者的问题得不到解决,即使这是一个只需要安慰的小问题,患者对他们的会诊也可能感到不满意。用患者自己的语言记录每个或多个症状,避免在这个阶段使用专业术语。

每当你发现一个主要的疾病或症状,试图阐明并提出问题来尝试找出答案时,请考虑以下几点:

1. 问题在哪里?（可能的解剖学诊断）
2. 症状的性质是什么?（可能的病理学诊断）
3. 对患者有什么影响?（生理和功能诊断）
4. 为什么患者会发展成这样?（病因学诊断）

诊断不仅仅是一个名词;你正在尝试确定可能的疾病过程,以便你可以为患者的预后和计划管理提出意见。

病史

每个呈现出的问题都必须与患者进行详细讨论,但在问诊的第一阶段,应由患者引导进行。在第二阶段,医生应该获取更多的主动权并提出特定的问题。当书写患者的病史时,这些事件应该按时间顺序排列;尽管这可能必须在获得全部病史之后进行。如果涉及多个系统,则每个系统的事件应按时间顺序排列。记住,患者可能有多个问题,有些

是互相有联系的,有些不是。对老年人来说,有很多问题是常态,而不是特殊案例。检测者的工作是准确地识别它们,并创建一个完整的个人医学图像。

主诉

如果患者没有主动提供这些信息,则应对当前的每一个症状进行常规的问诊。大多数症状应该问的问题包括:

　　部位
　　发作(发病方式及模式)
　　性质
　　是否放射到其他部位?
　　缓解因素
　　持续时间
　　加重因素
　　程度

部位

询问症状的确切位置,是局部的还是广泛的。让患者在身体上指出准确的部位。

有些症状不是局限的。那些主诉头晕的患者不会将头晕定位在任何特定的位置,但眩晕有时可能涉及一种头部的运动感觉,并在一定程度上可以定位。其他不局限的症状包括咳嗽、呼吸急促(呼吸困难)和体重变化。

发作(发病方式及模式)

找出症状是迅速出现的、逐渐出现的还是瞬间出现的。有些心律失常是瞬间发作和起病的。心脏疾病而不是神经系统疾病患者会突然失去意识(晕厥)并立即恢复。询问症状是持续出现还是间歇性出现。找出症状是恶化还是好转,如果病情发生变化,找出变化发生的时间。例如,慢性阻塞性肺疾病(COPD)随着病情的恶化,导致劳力性呼吸困难的活动量可能会越来越小。找出患者出现症状时在做什么。例如,严重的呼吸困难使患者从睡眠中苏醒,这很可能是心力衰竭导致的。

性质

在此,有必要询问患者症状的含义,描述其特征。如果患者主诉头晕,这是否意味着感觉到房间旋转(眩晕),或者更多的是一种即将失去意识的感觉?消化不良是否意味着腹痛、胃灼热、进食后

饱胀、胃胀或肠道习惯改变？如果有疼痛,是尖锐痛、钝痛、刺痛、钻孔样疼痛、灼热痛还是痉挛样痛？

疼痛或者不适的放射

如果是局限的症状,确定是否有放射;这主要适用于疼痛类症状。某些疼痛类型的放射是一种疾病或诊断的典型特征,例如与带状疱疹(带状疱疹)有关的疼痛的神经根分布。

缓解因素

询问是否有什么东西或者做什么事可以改善症状。例如,当患者坐起来时,心包炎的疼痛可能会减轻,而喝牛奶或服用抗酸剂则可能会减轻因反酸引起的胃灼热。是否用过止痛药止痛？是否需要麻醉剂？

持续时间

找出症状最初出现的时间,并尽可能准确地确定持续时间。例如,问患者自己注意到的第一个"不寻常"或"不对"的地方是什么。询问患者过去是否有过类似的疾病。询问患者什么时候感觉完全好了是很有帮助的。对于有长期症状的患者,询问其为什么决定在这个时候去看医生。

加重因素

询问是否有什么东西或做什么事会加剧症状。轻微的运动就可能会加重腹膜炎的腹痛或痛风引起的跛趾疼痛。

严重程度

严重程度是主观的。评估严重性的最好方法是询问患者症状是否干扰到正常活动和睡眠。严重程度可以从轻微到非常严重。轻微的症状可以被患者忽略,而中度的症状不能被忽视,但不影响日常活动。严重的症状干扰日常活动,而非常严重的症状明显干扰大多数活动。或者,疼痛或不适可以用 10 分制来分级,从 0 分(无不适)到 10 分(无法忍受)。(然而,要求极度痛苦的患者提供 10 分制的数字,往好里说就是分散注意力,往坏里说就是不厚道。)使用不同面孔的图片来表示从无痛(0)到非常痛(10)的疼痛程度的面部量表在实践中是有用的[12]。

有许多其他量化疼痛的方法(如视觉模拟量表,要求患者在 10cm 的水平线上标记疼痛的严重程度)。注意,所有这些量表对于比较疼痛随时间变化的主观严重程度比绝对严重程度更有用,例如,在开始某种治疗之前和之后进行比较。

一些症状的严重程度可以更精确地量化,例如,在地面上行走 10 米后出现的用力气短比在上山 90 米后出现的气短更严重。静息时心绞痛引起的中心性胸痛比跑 90 米赶上公共汽车时发生的心绞痛更为严重。

量化每个症状的严重程度是相关的,但也要记住,患者认为轻微的症状也可能非常重要。

伴随症状

我们试图系统地揭示那些可能与某一特定部位疾病相关的症状。必须对最先呈现问题的系统给予最彻底的关注(问诊清单 1-1)。记住,虽然单一症状可能提供正确诊断的线索,但通常是特征症状的组合才能最可靠地提示诊断。

问诊清单 1-1

系统回顾

询问下列每个主要系统中的常见症状和三到四种常见疾病。不是每个患者都要问全部的问题。根据呈现问题、患者年龄和初步问题的答案调整问题的细节。

❗表示可能诊断出紧急或危险(警报)问题的症状。

概述

1. 你有疲劳的问题吗？(许多生理和心理原因)
2. 你睡得好吗？(失眠和不良的"睡眠卫生",睡眠呼吸暂停)

问诊清单 1-1(续)

心血管系统

1. 你感觉你的胸部、颈部或手臂有疼痛或压力吗？（心肌缺血）

2. 你劳累时呼吸急促吗？大概做多少活动呢？

3. 你有没有在夜里醒来感觉呼吸急促？（心脏衰竭）

4. 你能平躺而不感到气喘吁吁吗？

5. 你的脚踝肿了吗？

6. 你有没有注意到你的心跳不规律？

❗7. 你有没有毫无征兆地心搏骤停？（阿斯综合征发作）

❗8. 你在运动时会感到头晕或昏厥吗？（严重主动脉狭窄或肥厚型心肌病）

9. 你的腿在运动时痛吗？

10. 你的手或脚是冷的或者是青紫的吗？

11. 你有过风湿热、心脏病或高血压吗？

呼吸系统

1. 你曾经气短过吗？这是突然发生的吗？（肺栓塞）

2. 你咳嗽吗？

3. 你的咳嗽与寒战、颤抖(剧烈)、呼吸困难和胸痛有关吗？（肺炎）

4. 你有咯出什么东西吗？

❗5. 你咳嗽带血吗？（支气管癌）

6. 你做过什么工作？（职业性肺部疾病）

7. 你打鼾吗？你白天容易入睡吗？什么时候容易入睡？你在开车的时候会睡着吗？获取睡眠记录。

8. 你呼吸急促时有过喘息吗？

9. 你发热了吗？

10. 你有盗汗吗？

11. 你有过肺炎或肺结核吗？

12. 你最近做过胸部 X 线检查吗？

消化系统

1. 你消化不良吗？你说的消化不良是什么样子的？

2. 你胃灼热吗？

❗3. 你有吞咽困难吗？（食管癌）

❗4. 你有没有呕吐或吐血？（胃肠道出血）

5. 你腹部有疼痛或不适吗？

6. 你有过腹胀吗？

7. 你最近排便习惯改变了吗？（结肠癌）

8. 你通常一周大便几次？

9. 你拉肚子了吗？（大便、尿失禁）

❗10. 你运动后大便带血吗？（消化道出血）

❗11. 你大便变黑了吗？（消化道出血）

❗12. 你最近有没有不节食但体重减轻的情况？（恶性肿瘤）

问诊清单 1-1(续)

13. 你的眼睛或皮肤曾经有变黄吗?

14. 你曾经得过肝炎、消化性溃疡、结肠炎或肠癌吗?

15. 简要地说说你最近的饮食情况。

泌尿生殖系统

1. 你小便时有困难或疼痛吗?

2. 你的尿流情况和以前一样吗?

3. 在你开始排尿前有延迟吗?(主要适用于男性)

4. 排尿结束后还有滴漏吗?

5. 你晚上要起来小便吗?

6. 你排尿量是多还是少?

7. 尿颜色变了吗?

❗8. 你尿里有血吗?(泌尿道恶性肿瘤)

9. 你的性生活有问题吗?勃起或维持勃起有困难吗?

10. 你注意到你的生殖器上有疹子或肿块吗?

11. 你曾经得过性病吗?

12. 你曾经有过尿路感染或肾结石吗?

血液系统

1. 你容易擦伤、有瘀血吗?

2. 你是否曾发热、寒战或发抖?

❗3. 你止血有困难吗?(凝血障碍)

❗4. 你注意到腋下、脖子或腹股沟是否有肿块吗?(血液学的恶性肿瘤)

5. 你的腿部或肺部有过血块吗?

肌肉骨骼系统

1. 你的关节疼痛或僵硬吗?

2. 你的关节是否发红,肿胀和疼痛?

3. 你最近有皮疹吗?

4. 你是否有背部或颈部疼痛?

5. 你的眼睛干燥或发红吗?

6. 你是否曾口干或口腔溃疡?

7. 你是否被诊断出患有类风湿关节炎或痛风?

8. 你的手指会不会感到痛苦并在寒冷时变成白色和蓝色?(雷诺病)

内分泌系统

1. 你是否注意到脖子上有肿块?

2. 你的手发抖吗?

3. 你喜欢炎热还是寒冷的天气?

4. 你是否患有甲状腺疾病或糖尿病?

5. 你注意到出汗增加了吗?

问诊清单 1-1(续)

6. 你是否感到疲倦？

7. 你是否注意到外表、头发、皮肤或声音有任何变化？

8. 你最近是不是特别口渴？体重有没有下降？（糖尿病的新发）

生殖和乳腺病史(女性)

1. 你的经期规律吗？

2. 你的月经期间是否有过度疼痛或出血？

3. 你怀过几次孕？

4. 你流产过吗？

5. 怀孕期间你有高血压或糖尿病吗？

6. 怀孕或分娩期间你是否还有其他并发症？

7. 你有过剖宫产吗？

❗8. 你的乳腺有没有流血或分泌物或感觉到任何肿块？（乳腺癌）

神经系统和精神状态

1. 你有头痛吗？

❗2. 你的头痛是否很剧烈并且突然发作？（蛛网膜下腔出血）

3. 你是否有昏厥发作、痉挛或黑视？

4. 你视听有障碍吗？

5. 你头晕吗？

6. 你的胳膊或腿有无力、麻木或笨拙吗？

7. 你是否曾经卒中或头部受伤？

8. 你是否感到悲伤或沮丧，或者"神经"有问题？

9. 你是否曾经遭受过性虐待或身体虐待？

老年患者

1. 你有跌倒或失去平衡的问题吗？（高骨折风险）

2. 你用支架或拐走路吗？

3. 你是否服用安眠药或镇静药？（跌倒风险）

4. 你服用降压药吗？（直立性低血压和跌倒风险）

5. 你是否接受过骨质疏松症检查？

6. 你可以在没有人帮助的情况下待在家吗？

7. 你是否患有关节炎？

8. 你在记忆或管理账单等方面是否遇到问题？（认知下降）

9. 你每天要吃多少种药？你怎么安排吃药？（多重用药的风险和剂量混淆）

面谈结束

你还有什么想谈的吗？

疾病的影响

严重的疾病可能会改变一个人的生活,例如,慢性病可能会阻碍工作或继续接受教育。严重健康问题的心理和生理影响可能是毁灭性的,当然,人们对类似问题的反应也不同。即使从威胁生命的疾病中完全康复后,某些人也可能会因丧失信心或自尊而永久受到影响。人们对养家能力的担忧可能持续存在。尝试找出患者及其家人是如何受到影响的。到目前为止,患者是如何应对的?关于健康对未来有什么期待和希望?患者已经被给予或获得了哪些对病情的解释(如从互联网上)?

帮助患者应对疾病是临床医生的一大职责。这取决于对疾病可能的未来病程和治疗效果有同情心的并且实事求是的说明。

药物和治疗史

询问患者当前是否正在使用何种药物;患者通常会通过颜色或大小而不是名称和剂量来描述它们。然后请患者展示其所有的药物,如果可能的话,列出它们(图1-2)。注意剂量、使用时间、每种药物的适应证以及任何副作用。

该药物清单可能为慢性疾病或过去的疾病提供有用的线索,否则可能会被遗忘。例如,否认高

血压病史的患者,在被问及为什么过去服用过降压药时,可能会想起来有过血压升高的情况。请记住,某些药物的处方是经皮贴剂或皮下植入物(如避孕药和前列腺癌的激素治疗)。询问药物是否按处方服用。常常要特别询问妇女是否在服用避孕药,因为许多服用避孕药的人并不认为它是药物。吸入器也是如此,许多患者称之为"呼吸器"。

为了提醒患者,经常需要询问不同种类药物的使用情况。基本清单应包括有关以下方面的治疗问题:

- 血压
- 高胆固醇
- 糖尿病
- 关节炎
- 焦虑或抑郁
- 勃起功能障碍(不再称为阳痿)
- 避孕
- 激素替代
- 癫痫
- 抗凝
- 抗生素

还要询问患者是否正在服用何种非处方药(如阿司匹林、抗组胺药、维生素)。阿司匹林和标准的非甾体抗炎药(NSAID)会引起胃肠道出血,对乙酰氨基酚不会。患有慢性疼痛的患者可能会消耗大

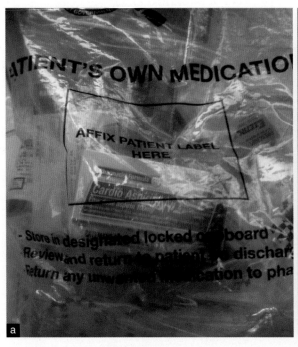
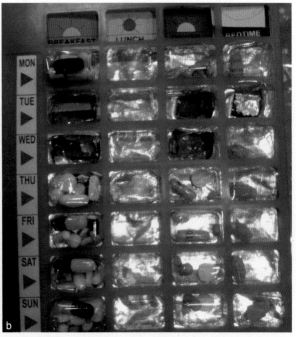

图1-2 (a)出院时的药物包。(b)一个 Webster 包;医院为患者将药物按照一周的使用时间和天数打包

量的止痛药,包括含有阿片类药物(如可卡因和吗啡)的药物。这些可以皮肤贴剂的形式使用。阿片类药物的使用期限及其用量的详细历史很重要,因为它们是依赖性药物。

许多患者都打印了电子病历中药品清单的部分内容。除非定期更新,否则它们往往包含患者可能不再使用的药物名称。询问清单上的每种药物——是否仍在服用及其用途。患者说他们多年来没有使用过清单上的某些药物是很常见的。如果您负责患者的护理,请更新患者的清单。

患者过去接受的一些药物或治疗可能仍然有效。这些包括糖皮质激素,化疗药物(抗癌药物)和放射治疗。通常患者,特别是患有慢性疾病的患者,对他们的病情和治疗非常了解。但是,必须一定程度上考虑到,患者对所发生情况的描述为非医学解释[10]。

注意过去发生的任何不良反应。还要特别询问对药物的任何过敏反应(通常是皮肤反应或支气管痉挛发作)以及过敏反应的实际情况,以帮助确定它是否真的是过敏反应[13]。患者常常将过敏与药物的副作用混为一谈。

现在,大约有 50% 的人使用各种类型的"自然疗法"[14]。他们可能不会认为这些是他们病史的重要组成部分,但是这些化学物质,就像任何药物一样,可能会产生不良影响。甚至,已经发现一些药物渗入了类固醇和 NSAID 等药物。越来越多关于这些物质及其作用的信息可以获得,临床医生也有越来越大的责任了解到这些并直接询问它们。

询问(相关的人——不是像 90 岁的疗养院居民这样的人)"娱乐"或街头吸毒的情况(见下文)。静脉注射药物的使用对患者的健康有许多影响。询问是否已尝试避免共用针头。这可以防止注射病毒,但不能防止由于使用不纯物质引起的细菌感染。在一些国家,使用可卡因已成为年轻人中心肌梗死的常见原因。急性病患者可能服用了过量的纯度被低估的药物(尤其是麻醉药),或者服用了不知道是什么的药物。在聚会上使用苯丙胺类药物可能会导致脱水并伴有电解质异常和精神病症状。因此尝试从患者或其他参加聚会的人那里找到更多细节很有必要。

并非所有的医学问题都可以用药物治疗。询问关于肌肉骨骼问题或损伤的物理治疗或康复课程,或外科手术后或严重疾病后帮助康复。某些胃肠道疾病可以通过饮食补充剂(如用于慢性胰腺炎的胰酶)或限制饮食(如避免麸质用于乳糜泻)来治疗。

既往史

有关既往史的提问以及系统回顾中提出的更综合的问题,一些患者可能会觉得有些冒犯。最好在开始这些问题时先说一些"我需要问一些关于您过去的医疗问题和一般健康状况的问题。这些可能会影响您当前的检查和治疗。"

询问患者过去是否有严重疾病,手术或入院经历,包括产科或妇科问题。相关情况都要获取详细信息。不要忘记询问儿童疾病。询问过去的输血情况(包括输血的时间以及用途)。严重或慢性的儿童期疾病可能会干扰儿童的教育和体育等社会活动,询问患者对此的记忆和想法。

既往的疾病或手术经历可能直接影响当前的健康状况。值得特别询问的是对患者具有持续影响的某些手术——例如恶性肿瘤手术,肠手术或心脏手术,尤其是瓣膜手术。植入假体在外科手术,整形外科和心脏手术中很常见。这些可能会带来异物感染的风险,而磁性金属(尤其是大多数心脏起搏器)是磁共振成像(MRI)的禁忌证。慢性肾脏病(CKD)可能是使用碘造影剂进行 X 线检查和使用钆造影剂进行 MRI 扫描的禁忌证。怀孕通常是辐射暴露的禁忌证[X 线和核扫描——请记住,计算机断层扫描(computed tomography,CT)扫描造成的辐射是简单 X 线的数百倍]。

患者可能认为自己曾经有过某种特定的诊断,但是通过仔细询问可能会发现可信性不大。例如,患者可能提到了以前的十二指肠溃疡,但没有对其进行任何检查或治疗,这使得诊断不太可信。因此,重要的是要获得过去所有有关疾病的详细信息,包括经历的症状、进行的检查和治疗。成熟的临床医生需要对从患者那里获得的信息保持客观的怀疑态度。

患有慢性疾病的患者可能已经在各种医生和专业诊所的帮助下进行了治疗。例如,糖尿病患者通常由包括糖尿病教育者、护士和营养师在内的卫生专业人员组成的团队进行管理。找出这些人员提供的监督和处理。例如,如果胰岛素剂量有问题,患者应与谁联系?如果有紧急或危险的并发症,患者是否知道该怎么办(行动计划)?患有慢性疾病的患者通常自己照顾自己,并且非常了解其治疗的各方面。例如,糖尿病患者应保存自己测量的血糖水平的记录,心力衰竭患者应该每天监测自己的体重等等。这些患者经常会自己调整药物剂量。评估患者对这些改变的理解和自信应该成为病史的一部分。

成年患者是否及时接种最新推荐的疫苗(如腮腺炎、麻疹、风疹、破伤风等),以及最近是否有其他接种的疫苗(适用于人类乳头状瘤病毒、乙型肝炎、肺炎球菌病、流感嗜血杆菌或流行性感冒),这应该是常规检查的内容。

询问患者就诊的其他医生有哪些,是否想要将检测者的报告副本发送给这些医生。如果患者决定,他们有权利不让信息被发送给其他医生。

女性患者的附加病史

对于女性患者,应该获得月经史;这对于有腹痛、疑似内分泌疾病或泌尿生殖系统症状的女性尤其相关。写下最后一次月经的日期。询问月经开始的年龄,月经是否规律,是否有绝经期。询问症状是否发生在月经周期的特定时间。不要忘记询问育龄妇女是否有怀孕的可能性;比如这可能影响某些检查方式或药物的使用[15]。遵守这条众所周知的公理“每一个育龄妇女都是怀孕的,除非有其他的证明”可以避免对未出生的患儿不必要的伤害,也可以避免粗心的临床医生的失误。询问流产的情况,妊娠数(怀孕的次数)和生产数(怀孕超过20周的婴儿的出生次数)也要进行记录。

社会史

这是了解患者更多的个人情况的时候。提问应该以一种有趣的对话方式进行,而不应该听起来像死记硬背的例行公事。例如,慢性疼痛可以影响人际关系、就业、收入和休闲活动。为了提供最好的护理方案,检测者的工作需要了解这些事情。

要点小结

社会史包括患者的经济、社会、家庭和工作情况。

生育和教育水平

首先询问患者的出生地点和居住地,以及受教育程度(包括因儿童疾病导致的上学问题)。这会影响向患者解释事情的方式。最近的移民可能接触过肺结核等传染病;在某些疾病中种族背景很重要,如珠蛋白生成障碍性贫血和镰状细胞贫血。

婚姻状况、社会支持和生活条件

要确定患者的婚姻状况,询问谁与患者同居。了解其配偶和患儿的健康状况。确认是否有其他家庭成员。如果患者自我照顾,要确定谁是患者的主要“监护人”。关于性行为的“实际情况”与问题可能非常相关。例如,勃起功能障碍可能发生在神经系统疾病、衰弱性疾病或精神疾病中。有关居住安排的问题对于慢性或致残性疾病尤其重要,有必要了解哪些社会支持是可用的,以及患者是否能够在家中进行管理(如进入房子所需要的步数,或者厕所的位置)。

询问患者是否认为自己是一个神志清楚的人。在生前遗嘱的创建,了解对患者可用的支持网络,尤其是在临终患者的护理中,神志清楚是一个重要的因素。

如果怀疑有感染或过敏,家中宠物的存在可能是关键因素。

询问患者的活动能力(如成年患者是否仍在开车,以及患者是如何去商店和约会的)。

饮食和锻炼

询问患者的饮食是否充足,谁来做饭,是否有上门送餐服务和其他服务,如打扫房间。还要询问患者的运动情况。

职业和爱好

询问患者目前的职业[16,17]:
- 你是做什么的?
- 你是怎么做到的?
- 你担忧你的经历曝光吗?
- 同事还是其他人?
- 你对工作满意吗?

确切地了解患者在工作中做了什么是有帮助的,因为一些职业(和爱好)与疾病有关(框1-2)。特别注意接触灰尘、化学品或疾病的工作;例如,煤矿工人和工业工人可能患有石棉沉着病。找出是否有被类似的问题影响了的同事。检查爱好也可以提供信息（如鸟类爱好者和肺病，溶剂的使用）。

框 1-2　与疾病相关的职业和爱好
1. 农民：真菌性干草过敏性肺炎
2. 鸟类爱好者：鸟类过敏性肺炎，鹦鹉肺炎
3. 焊接工：眼睛灼伤，起搏器故障
4. 石匠：硅沉着病
5. 造船厂工人，建筑工，急救工人：石棉沉着病
6. 煤矿工人：肺尘埃沉着病和硅沉着病
7. 木材工人：哮喘
8. 电子工人：铍中毒
9. 医护人员：针刺 HIV，乙型肝炎病毒，TB

HIV，人类免疫缺陷病毒；TB，结核病。

旅行史

如果可能有传染性疾病，询问最近的海外旅行、去过的地方以及患者在国外的生活情况（如患者是否饮用非瓶装水并食用当地食品，或者是在昂贵的国际酒店用餐？）注意海外的所有住院或相关程序。出国旅游，如果住院，可能与获得性耐抗生素细菌有关。询问患者的免疫状况（参见第 2 章）。确定在旅行期间是否服用有预防作用的药物（如疟疾）。

吸烟史

有些患者如果当天早上没有吸烟，他们可能会声称自己不吸烟。因此，询问患者是否曾经吸烟，如果有，每天吸多少支香烟（或雪茄、烟斗），吸了多少年。了解患者是否已经戒烟，如果已经戒烟，是什么时候戒烟。询问患者每天抽多少包烟，抽了多少年是很有必要的。应该估计一下以包为单位的年使用数量。请记住，这个估计是基于 20 支香烟的包装，而香烟的包装规格现在变得越来越大；奇怪的是，大多数制造商现在只生产 30 或 35 支香烟的包装。最近，出现了 50 支的大包装：这些香烟的包装盒子太大，不能装在口袋里，必须用手拿着，这不断提醒患者他们吸烟上瘾了。

吸烟是血管疾病、慢性肺病、多种癌症和消化性溃疡的危险因素，并可能对胎儿造成损害（清单 1-2）。疾病暴露得越晚，吸烟的包数与年数的数量越多，这些问题的风险就越大。除了口腔癌、喉癌

和食管癌外，抽雪茄和烟斗的人比抽卷烟的人吸入的烟要少，疾病总体死亡率也相应较低。

清单 1-2　吸烟与临床的相关联系*
心脑血管疾病
过早冠状动脉疾病
周围血管疾病，勃起功能障碍
脑血管疾病
呼吸道疾病
肺癌
慢性阻塞性肺疾病(慢性气流受限)
呼吸道感染发病率增加
术后呼吸道并发症发生率增加
其他癌症
喉、口腔、食管、鼻咽部、膀胱、肾脏、胰腺、胃、子宫、子宫颈
胃肠道疾病
消化性溃疡，克罗恩病
怀孕
增加自然流产、胎儿死亡、新生儿死亡、婴儿猝死综合征的风险
药物的相互作用
诱导肝微粒体酶系统，例如。增加了普萘洛尔，茶碱的新陈代谢

* 个人风险由吸烟的持续时间、强度和类型以及遗传和其他环境因素所决定。被动吸烟还与呼吸系统疾病有关。

作为惯例，问诊可能是温柔地提醒患者戒烟的一个很好的契机。建议"这可能是一个很好的时机来考虑成为一个不吸烟的人"，避免给人留下吸烟习惯是可以容忍的类似印象，因为患者会认为"吸烟对我来说不是问题，医生没有建议我停止"。

饮酒

询问患者是否饮酒[18]。如果有，询问是什么类型，什么价格档次，多久饮酒一次。过量饮酒在社区中很常见；如果患者声称自己是社交型饮酒者，那就弄清楚这到底是什么意思。同样，对话的方式可以帮助患者保持耐心，并且听起来没有被批判。例如："你喝啤酒、葡萄酒或烈性酒吗？""大多数日子你会喝多少杯……？"。在一杯葡萄酒、一小杯烈性酒、一杯雪利酒或 200ml（7 盎司）啤酒中，酒精含量约为 1 单位（8g）。

世界各地的安全饮酒标准各不相同[19]。澳大利亚全国健康与医学研究理事会（NHMRC）建议，男性和女性每天的最大酒精摄入量平均不超过 2 个标准单位，每周有 2 天不饮酒，每天不超过 4 个

标准单位[20]。在美国,目前建议的安全限量是男性每周 21 单位(168g 酒精)和女性每周 14 单位(112g 酒精);每周的消耗量男性超过 50 个单位、女性超过 35 个单位被认为是高危人群。在美国国家酒精滥用和酒精中毒研究所(NIAAA)表明以下酒精水平是有害的:对于 65 岁以下的男性,平均每周超过 14 杯标准单位(或每天超过 4 杯);对于女性和所有 65 岁及以上的成年人来说,平均大于每周 7 杯标准单位。对于每天饮酒超过 80g 的男性和超过 40g 的女性来说,持续 5 年或更长时间是导致肝脏疾病的主要风险因素。

酗酒者在描述自己的酒精摄入量方面是出了名的不可靠,所以暂时不相信他所说的是很重要的,有时(在征得患者同意的情况下)与亲属交谈也是很重要的。

某些问题有助于诊断酒精中毒[21]:

- 你有没有觉得你应该少喝酒?
- 有人批评你喝酒会惹你生气吗?
- 你曾经为酗酒感到内疚吗?
- 你是否曾经在早晨第一件事就是喝一杯来稳定你的神经或者摆脱宿醉?(令人惊异的事)

如果患者对上述任何两个问题的回答都是"是",这表明其有严重的酒精依赖问题(77%的敏感性,79%的特异性),但这项筛查通常忽略了不健康的饮酒行为。

一个更有用的鉴别不健康饮酒的筛选测试包括三个简单的问题(AUDIT-C):

1. 你多久喝一次含酒精的饮料?

2. 当你喝酒的时候,你每天喝多少含酒精的饮料?

3. 你一次喝酒六杯或六杯以上的频率是多少?

每个问题的得分从 0(从不)到 4(每周 4 次或更多)。不健康(过量)饮酒的得分是:

- 女性:3 分或更多(73%的敏感性,91%的特异性)
- 男性:4 分或更多(86%的敏感性,89%的特异性)[22]

一个更简单的筛选问题是,你在过去一年里有多少次在一天之内喝 5 杯(男性,女性喝 4 杯)或更多? 如果分数超过 0(或者"我不记得了")表示饮酒不健康。这个问题的表现几乎和 AUDIT-C 一样好[23]。

酗酒的并发症在清单 1-3 中概述。

清单 1-3　滥用酒精:并发症

消化系统
- 急性胃糜烂
- 静脉曲张、糜烂、Mallory-Weiss 撕裂、消化性溃疡引起的消化道出血
- 胰腺炎(急性、复发或慢性)
- 腹泻(由酒精本身引起的水样腹泻,或由慢性酒精性胰腺炎或罕见的肝脏疾病引起的脂肪肝)
- 肝大(脂肪肝、慢性肝病)
- 慢性肝病(酒精性肝炎、肝硬化)及相关并发症
- 癌症(食管癌、贲门癌、胃癌、肝癌、胰腺癌)

心血管系统
- 心肌病
- 心律失常
- 高血压

神经系统
- 黑矇
- 与营养相关的疾病,如韦尼克脑病(Wernicke encephalopathy)、科尔萨科夫精神病(Korsakoff psychosis)、周围神经病变(维生素 B_1 中毒)、糙皮病(烟酸中毒引起的痴呆、皮炎和腹泻)
- 戒断症状,如震颤、幻觉、"脱酒"、震颤谵妄
- 小脑变性
- 酒精痴呆
- 酒精性肌病
- 自主神经病变

血液系统
- 贫血(饮食中叶酸代谢亢进,失血导致铁代谢亢进,骨髓直接毒性抑制,慢性胰腺炎或星形细胞贫血很少有维生素 B_{12} 代谢亢进)
- 血小板减少(来自骨髓抑制或脾功能亢进)

泌尿生殖系统
- 男性勃起功能障碍(阳痿)、睾丸萎缩
- 女性闭经、不孕、自然流产、胎儿酒精综合征

其他影响
- 增加骨折和股骨头坏死的风险

止痛剂和街头毒品

非处方止痛药可能会造成伤害——例如,如果一个酒鬼对乙酰氨基酚的摄入稍微多一点,就可能导致急性肝功能衰竭。

询问患者是否曾经使用过大麻,尝试过其他街头毒品或曾经吸毒。一个 100% 敏感(和 74% 特异性)的优秀筛查问题是问"在过去一年中,您出于非医疗原因使用过非法药物或处方药多少次?"[24] 询问"休闲娱乐"或街头毒品的使用是很重要的。

情绪

抑郁症严重到足以引起患者痛苦的情况很常

见:其患病率高达 8%[25]。抑郁症可能是任何重大内科疾病的结果;事实上,这些患者的抑郁症发病率增加了三倍。患有潜在抑郁症的患者可能会发现更难以应对的疾病。向患者询问抑郁症可能很困难。一种常见的方法是首先问:"目前在家和工作中情况如何?"有关情绪低落的问题(问诊清单 2-2)和快感缺失(anhedonia)(对先前享受的活动失去兴趣或乐趣)可能会有所帮助。如果对这些问题的回答为"否",则不太可能出现严重的抑郁症。

甲状腺功能减退(hypothyroidism)或库欣综合征等某些疾病可能是导致抑郁症的直接原因。

如果抑郁症似乎很可能发生,则应提出有关自杀风险的问题。没有证据表明提出这样的问题会增加自杀的风险(参见第 46 章)[26]。

性生活史

性生活史可能是相关的;如果是这样,应该提出具体问题。在正确的时间提出非常私人的问题时,必须有良好的判断力。

家族史

许多疾病发生在家族中。例如,父母或兄弟姐妹在年轻时发展的缺血性心脏病是其后代缺血性心脏病的一个主要危险因素。某些恶性肿瘤,例如乳腺癌和大肠癌,在某些家庭中更为常见。遗传和共同环境暴露均可解释这些家族关联。有些疾病(如血友病)是直接遗传的[27]。患者汇报的恶性家族病史并不总是准确的。然而,两种重要的癌症——肠癌和乳腺癌能被患者准确地汇报。

询问家庭中任何类似疾病的病史。某些因素表明遗传风险增加(清单 1-4)。

> #### 清单 1-4　提示患者患病风险增加的遗传因素
> - 家族史:多名受该疾病影响的亲属,例如,三个家庭成员患有肠癌
> - 疾病发生在很少染病的性别,例如,患甲状腺疾病的男性亲属
> - 在亲属中发病比平时更早,例如,早发冠状动脉疾病
> - 尽管患者缺乏通常的危险因素仍会发病,例如,体重正常且饮食良好的高脂血症
> - 种族易患疾病,例如,爱尔兰人血色素沉着病(haemochromatosis)
> - 父母的血缘关系,例如,囊性纤维化

询问父母及其兄弟姐妹的健康状况以及相关的死亡原因和死亡年龄。如果有任何遗传性疾病的迹象,应编制完整的家谱,列出所有受影响的成员(图 1-3)。患者可能不愿意提及自己的亲戚患有精神疾病、癫痫或癌症,所以应婉转询问这些疾病。血缘关系(通常是表亲结婚)增加了儿童常染色体隐性遗传异常的可能性。如果家谱有提示则询问这些。

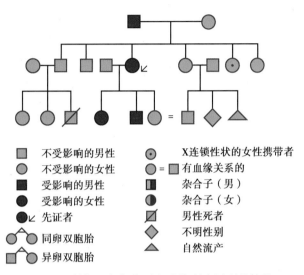

图 1-3　制作一个家谱,注解在资料中用到的符号

系统回顾

除了详细查问可能患病的器官系统外,询问其他系统的重要症状和疾病是非常必要的(问诊清单 1-1),否则可能会错过重要的疾病[28,29]。有经验的临床医生将根据已经从患者那里获得的信息进行有针对性的系统检查;显然,向任何人提问所有列出的问题是不现实的。

记录系统回顾时,请列出重要的否定答案("相关的否定")。切记:如果发现其他近期症状,则必须寻求更多细节;然后将相关信息添加到现病史中。

在完成病史之前,询问患者具体有什么问题/诉求或者说最关心的是什么问题通常是很有价值的。关于慢性病或重病对患者生活影响的一般性和共鸣性问题对于建立融洽的医患关系以及帮助患者找出可能需要的其他帮助(医学和非医学)是很重要的。

以下各章介绍了每个系统的主要症状。对于每个系统,还提供了有关既往史、社会史和家庭史的补充重要问题的示例。

病史采集的技巧

要点小结

1. 一些技能对于获得有用和准确的病史很重要。

　　a. 建立融洽关系和互相理解。

　　b. 按逻辑顺序提问。从开放式问题开始。听取答案并据此相应地调整检测者的问题。

　　c. 仔细观察并提供非语言的提示,鼓励,富有同情心的手势和对患者的专注,可以使其清楚地注意到您的全神贯注,这些是最重要和最有帮助的,但这实际上是正常礼貌的一种形式。

　　d. 对于病史的适当解释是至关重要的。

2. 询问病史的良好基础会使你在医学职业生涯中站稳脚跟。

3. 根据良好的病史采集,成功地与患者进行交流会使双方都非常满意,甚至令人愉快。

4. 反复进行病史采集的练习可以使它(通常)准确而快速地进行。

5. 没有采集适当的病史(一件令人遗憾的事)会导致错误的鉴别诊断,错误的检查以及经常的错误治疗。

6. 如果在错误的病因(如由于不良的病史采集)指导下,没有任何检查能够足够准确和有效(有足够的敏感性和特异性)。

7. 使用标准问题筛选酒精和药物的使用情况。

检测者的目标应该是获取有助于确定当前可能出现的解剖和生理障碍的信息,出现症状的病因,以及该症状对患者的功能影响情况的信息[30]。(在第 2 章中,考虑了一些有关如何在更具挑战性的情况下采集病史的建议。)此类信息将帮助你规划诊断性调查和治疗,并在必要时与同事讨论发现的结果,或呈现给同事。但是,首先,需要进行全面且系统的身体检查。

这些技能只能通过练习来获得和保持[31]。

（陈心 译）

参考文献

1. Longson D. The clinical consultation. *J R Coll Physicians Lond* 1983; 17:192–195. Outlines the principles of hypothesis generation and testing during the clinical evaluation.

2. Nardone DA, Johnson GK, Faryna A et al. A model for the diagnostic medical interview: nonverbal, verbal and cognitive assessments. *J Gen Intern Med* 1992; 7:437–442. Verbal and non-verbal questions and diagnostic reasoning are reviewed in this useful article.

3. Bellet PS, Maloney MJ. The importance of empathy as an interviewing skill in medicine. *JAMA* 1991; 266:1831–1832. Distinguishes between empathy, reassurance and patient education.

4. Brewin T. Primum non nocere? *Lancet* 1994; 344:1487–1488. Reviews a key principle in clinical management.

5. Platt FW, McMath JC. Clinical hypocompetence: the interview. *Ann Intern Med* 1979; 91:898–902. A valuable review of potential flaws in interviewing, condensed into five syndromes: inadequate content, database flaws, defects in hypothesis generation, failure to obtain primary data and a controlling style.

6. Platt FW, Gaspar DL, Coulehan JL et al. 'Tell me about yourself': the patient-centred interview. *Ann Intern Med* 2001; 134:1079–1084.

7. Fogarty L, Curbow BA, Wingard JR et al. Can 40 seconds of compassion reduce patient anxiety? *J Clin Oncol* 1999; 17:371–379.

8. Barrier P, Li JT, Jensen NM. Two words to improve physician–patient communication: what else? *Mayo Clin Proc* 2003; 78:211–214. Ask 'What else?' whenever the interview pauses to obtain an optimal history.

9. Blau JN. Time to let the patient speak. *BMJ* 1999; 298:39. The average doctor's uninterrupted narrative with a patient lasts less than 2 minutes (and often much less!), which is too brief. Open interviewing is vital for accurate history taking.

10. Smith RC, Hoppe RB. The patient's story: integrating the patient- and physician-centered approaches to interviewing. *Ann Intern Med* 1991; 115:470–477. Patients tell stories of their illness, integrating both the medical and psychosocial aspects. Both need to be obtained, and this article reviews ways to do this and to interpret the information.

11. Beckman H, Markakis K, Suchman A, Frankel R. Getting the most from a 20-minute visit. *Am J Gastroenterol* 1994; 89:662–664. A lot of information can be obtained from a patient, even when time is limited, if the history is taken logically.

12. Tomlinson D, von Baeyer CL, Stinson JN, Sung L. A systematic review of faces scales for the self-report of pain intensity in children. *Pediatrics* 2010; 126(5):e1168–e1198.

13. Salkind AR, Cuddy PG, Foxworth JW. The rational clinical examination. Is this patient allergic to penicillin? An evidence-based analysis of the likelihood of penicillin allergy. *JAMA* 2001; 285(19):2498–2505.

14. Holtmann G, Talley NJ. Herbal medicines for the treatment of functional and inflammatory bowel disorders. *Clin Gastroenterol Hepatol* 2015; 13:422–432.

15. Ramosaka EA, Sacchetti AD, Nepp M. Reliability of patient history in determining the possibility of pregnancy. *Ann Emerg Med* 1989; 18:48–50. In this study, one in 10 women who denied the possibility of pregnancy had a positive pregnancy test.

16. Newman LS. Occupational illness. *N Engl J Med* 1995; 333:1128–1134. The importance of knowing the occupation for the diagnosis of an illness cannot be overemphasised.

17. Blue AV, Chessman AW, Gilbert GE et al. Medical students' abilities to take an occupational history: use of the WHACS mnemonic. *J Occup Environ Med* 2000; 42(11):1050–1053.

18. Kitchens JM. Does this patient have an alcohol problem? *JAMA* 1994; 272:1782–1787. A useful guide to making this assessment.

19. Friedmann PD. Clinical practice. Alcohol use in adults. *N Engl J Med* 2013; 368(4):365–373.

20. Australian Government. National Health and Medical Research Council. Alcohol guidelines. www.nhmrc.gov.au/your-health/alcohol-guidelines.

21. Beresford TP, Blow FC, Hill E et al. Comparison of CAGE questionnaire and computer-assisted laboratory profiles in screening for covert alcoholism. *Lancet* 1990; 336:482–485.

22. Bradley KA, DeBenedetti AF, Volk RJ et al. AUDIT-C as a brief screen for alcohol misuse in primary care. *Alcohol Clin Exp Res* 2007; 31:1208.

23. Smith PC, Schmidt SM, Allensworth-Davies D, Saitz R. Primary care validation of a single-question alcohol screening test. *J Gen Intern Med* 2009; 24:783–788.

24. Smith PC, Schmidt SM, Allensworth-Davies D, Saitz R. A single-question screening test for drug use in primary care. *Arch Intern Med* 2010; 170(13):1155–1160.

25. World Health Organization. Depression. www.who.int/mentalhealth/

management/depression/definition/en.

26. Zimmerman M, Lish DT, Lush DT et al. Suicide ideation among urban medical outpatients. *J Gen Intern Med* 1995; 10(10):573–576.

27. Rich EC, Burke W, Heaton CJ et al. Reconsidering the family history in primary care. *J Gen Intern Med* 2004; 19(3):273–280.

28. Hoffbrand BI. Away with the system review: a plea for parsimony. *BMJ* 1989; 198:817–819. Presents the case that the systems review approach is not valuable. A focused review still seems to be useful in practice (see reference 29 below).

29. Boland BJ, Wollan PC, Silverstein MD. Review of systems, physical examination, and routine test for case-finding in ambulatory patients. *Am J Med Sci* 1995; 309:194–200. A systems review can identify unsuspected clinically important conditions.

30. Simpson M, Buchman R, Stewart M et al. Doctor–patient communication: the Toronto consensus statement. *BMJ* 1991; 303:1385–1387. Most complaints about doctors relate to failure of adequate communication. Encouraging patients to discuss their major concerns without interruption or premature closure enhances satisfaction and yet takes little time (average 90 seconds). Factors that improve communication include using appropriate open-ended questions, giving frequent summaries, and using clarification and negotiation. These skills can be learned but require practice.

31. Henderson MC, Tierney LM, Smetana GW (eds). *The patient history. An evidence-based approach to differential diagnosis.* McGraw-Hill Lange, New York: 2012.

第 2 章

深入病史采集

首先,医生告诉我一个好消息:我将患有一种以我的名字命名的疾病。

——Steve Martin

大多数对医生的抱怨都与缺乏充分的沟通有关[1,2]。鼓励患者不间断地讨论他们关心的主要问题可以提高满意度,而且所需时间很短(平均只有90s)。过早地给出建议或保证,或不恰当地使用封闭式问题,都将严重影响面谈效果[3,4]。

给患者留下你不喜欢其生活某个方面的印象,可能会成为面谈成功的主要障碍。避免对你所听到的任何事情采取一种评判的态度。这不应妨碍你对危害患者健康的活动提出明智的建议。对患者的问题表示同情(医学上或其他方面)应该是临床医生的正常反应。

采集病史

沟通交流和病史采集的技巧是可以学习的,但需要不断练习。注意患者不舒服的迹象。例如,突然中断眼神交流或双臂或双腿交叉:这种肢体语言表明患者对提问感到不舒服,你需要重新改变方向或改变策略[5]。改善沟通的因素包括使用适当的开放式问题、频繁的总结、使用说明和商讨[3,4,6]。(清单 2-1)

清单 2-1　更好地获取病史

- 先问开放性问题(并抑制打断的冲动),然后再回答特定问题,以缩小不同诊断的范围。
- 不要着急(或者至少不要显得匆忙,即使你只有有限的时间)。
- 询问患者"还有什么?"患者讲完后,确保所有问题都已查明。重复"还有什么?"只要需要就可以提问。
- 保持舒适的眼神交流和开放的姿势。不要交叉双腿,也不要向后倾。
- 适当地点头,用沉默鼓励患者表达自己的观点。
- 当叙述中出现停顿时,通过简要地重述确定的事实或感觉,为患者提供总结,以最大限度地提高准确性并展示积极倾听。

- 弄清楚主要名目或向患者提出疑问,而不是假设你了解他们。
- 如果你对事件或其他问题的时间顺序感到困惑,请承认并向患者求证。
- 确保患者的故事在内部是一致的,如果不是,问更多的问题来验证事实。
- 如果有情绪表露,说出患者的情绪并表明你理解(如"您看起来很悲伤")。表示尊重和支持(如"你会感到不安是可以理解的")。
- 询问患者可能存在的任何其他问题,并解决具体的担心。
- 表达你对患者的支持和合作意愿,共同帮助解决问题。

鉴别诊断

随着面谈的进行,你将需要开始考虑可能的诊断或鉴别诊断。这通常是从你脑海中一个长而又长并且模糊的心理清单开始的。随着症状的更多细节出现,清单变得更加明确。在面谈的后半部分,这个清单一定可以作为进一步提问的指南。然后,应使用特定的问题来帮助确认或排除各种可能性。体格检查和调查可以帮助进一步缩小差异。在病史采集和体格检查结束时,应拟定可能的诊断和鉴别诊断的清单。随着检查结果的出现,这将经常被修改。

这就是病史记录的方法,相当隆重地称之为"hyopthetico 演绎法"。事实上,它被大多数有经验的临床医生使用。病史采集并不意味着对每个患者都要问一系列问题,而是当鉴别诊断开始变得清晰时知道该问什么问题。

对病史的基本思考

随着医学问诊的进行,请记住四个基本原则:

1. 到目前为止,可能的诊断是什么?

这是一种基本的鉴别诊断。当你完成现病史

时,问问自己:对于这个患者,根据这些症状和目前所知最可能的诊断是什么。先考虑解剖位置,然后是可能的病理或病理生理学,然后是可能的原因,然后直接地提出相应的问题。

2. 这些症状中有没有可能代表一种紧急或危险的诊断——红色警报症状?

这样的诊断可能不是这个患者最有可能的诊断,也必须加以考虑并采取行动。例如,本周做过手术的哮喘患者突然出现呼吸困难,更可能是由于哮喘恶化而不是肺栓塞,但必须考虑栓塞,因为其紧急严重性。自问:"不能漏诊什么?"

3. 这些症状可能是由于一种类似的疾病引起的,这种疾病可以在身体不同部位表现出多种症状吗?肺结核曾经是很好的例子,但 HIV 感染、梅毒、结节病和血管炎也是重要的疾病"模仿者"。焦虑和抑郁通常表现为许多身体(躯体)症状。

4. 患者想告诉我的不仅仅是这些症状吗? 显然,一些微不足道的症状可能会让患者担心,因为他们对其他事情有潜在的焦虑。问"是什么让你现在担心这些问题?"或者"你还有什么想谈的吗?"可能有助于澄清这一点。问患者"还有什么?"当谈话中出现自然的停顿时。

获取个人史

病史记录的某些方面超出了对症状的常规询问。这部分的技术需要通过大量的病史采集来学习;实践是绝对必要的。随着时间的推移,你将在处理那些由于医学、精神疾病或文化状况而难以或不可能进行标准提问的患者时获得自信[7,8]。

大多数疾病都会让人心烦意乱,并可能引发焦虑或抑郁。另一方面,原发性精神病患者常表现为生理症状而非心理症状。这种脑-体的相互作用是双向的,当你得到这个故事的时候,你必须理解这一点。

在某些情况下,讨论敏感问题实际上可能是治疗性的。对疾病表示同情在某些情况下是有帮助的。例如,如果患者表现出悲伤、愤怒或害怕,以委婉的方式提及这一点可能会导致患者主动提供适当的信息。

如果你获得情绪反应,在面谈过程中使用处理这些情绪的技巧(框 2-1)。

患者可能不愿意或最初无法与陌生人讨论敏感问题。这种情况下,获得患者的信任是至关重要的。

虽然这类病史采集很难,但是可能是所有的面谈中最令人满意的,因为它可以直接治疗患者。

框 2-1　情绪处理技能

- 说出情感
- 表示理解
- 以极大的尊重来处理这个问题
- 表示支持(如:丈夫离开之后你很生气,这是有道理的。这一定很难处理。我现在能帮你什么忙吗?)

对于病史研究者来说,保持客观的态度是很重要的,尤其是在询问诸如性问题、悲伤反应或虐待等敏感话题时。临床医生的职责不是去判断患者或他们的生活。

任何医学疾病都可能影响患者的心理状态。此外,预先存在的心理因素可能会影响医学问题的表现方式。精神疾病也可以出现医学症状。因此,病史记录过程的一个重要部分是获取有关心理困扰和患者心理状态的信息。一个富有同情心的、从容不迫的、使用开放式问题的方法将提供许多信息,在面谈后可以系统地记录下来。如果抑郁是值得关注的,询问有关自杀意念的问题是安全的[9]。

正式的心理或精神访谈不同于一般的病史采集。患者需要相当长的时间才能与访谈人员建立融洽的关系,并对访谈人员产生信心。有一些标准的问题可以提供对患者精神状态的有价值的评价(问诊清单 2-1~问诊清单 2-3)。根据临床情况,获

问诊清单 2-1　患者个人史问诊

1. 您住在哪里(如住宅、公寓或旅社)?
2. 您现在做什么工作,过去做过什么?
3. 您和家里的人相处得好吗?
4. 您和同事相处得好吗?
5. 您有经济上的问题吗?
6. 您有伴侣吗,结婚多久了(或者相伴多久了)?
7. 您能告诉我您的近亲关系吗?
8. 您认为您的婚姻(或生活安排)幸福吗?
9. 您的伴侣伤害过您吗?
10. 您有没有被人打过或身体伤害过(身体虐待)?
11. 您是否被迫发生性行为(性虐待)?
12. 您认为您有很多朋友吗?
13. 您信教吗?
14. 您觉得自己太胖还是太瘦?
15. 家里有人有精神方面的问题吗?
16. 您有过神经衰弱吗?
17. 您有过精神方面的问题吗?

问诊清单 2-2　疑似抑郁症患者的问诊

1. 您是否感到悲伤、沮丧或忧郁?
2. 在过去的两周或更长时间里,您是否感到沮丧或对日常事物失去兴趣?
3. 您有没有想过自杀?(自残风险)
4. 您发现自己早上醒的很早吗?
5. 您最近胃口不好吗?
6. 您最近瘦了吗?
7. 您对未来的看法如何?
8. 您是否在集中注意力方面有困难?
9. 您是否有内疚感?
10. 您对平时喜欢的东西失去兴趣了吗?

问诊清单 2-3　疑似焦虑症患者的问诊

1. 您会过分担心事情吗?
2. 您很难放松吗?
3. 您是否晚上入睡困难?
4. 在拥挤的地方您觉得不舒服吗?
5. 您是否为小事过分担心?
6. 在大多数人都不会害怕的情况下,您是否会突然感到害怕、焦虑或恐慌?
7. 您觉得您必须重复做一些事情,比如多次洗手?
8. 您是否有一些习惯(如检查东西)您觉得您必须做,即使您知道这可能是愚蠢的?
9. 您是否反复出现难以控制的想法?

得关于这些问题的更详细信息可能很重要(参见第46章)。

一般症状

疲劳

30% 的人会说他们经常或总是很累。很多患者会主动提供这些信息。疲劳需要与嗜睡、肌肉无力和呼吸困难辨别。可能原因很多的问题预示潜在的难题(清单 2-2)。

慢性疲劳

慢性疲劳综合征正在更名为全身劳累不耐症(SEID)。

清单 2-2　疲劳原因

生活方式
- 睡眠不足
- 饮酒过量
- 运动量过大
- 使用药物,如酒精

心理问题
- 睡眠不足
- 焦虑症
- 抑郁

疾病
- 甲状腺疾病
- 心力衰竭
- 肥胖
- 阻塞性睡眠呼吸暂停
- 非控制性糖尿病
- 食管疾病
- 恶性肿瘤
- 缺氧(如慢性肺病)
- 贫血
- 静脉感染
- 用药(如 β-肾上腺素受体阻滞剂、抗抑郁药、苯二氮䓬类)

通过定义这些患者[10]:

1. 因严重疲劳而无法进行正常活动,且不能随休息而改善
2. 劳累后感觉更糟(身体、认知或情绪)
3. 发现睡眠不能恢复
4. 有超过 6 个月的症状
5. 站立时症状加重(立位不耐受)
6. 常伴有疼痛综合征、感染后恢复缓慢、咽喉痛、淋巴结肿痛和食物过敏等相关症状
7. 通常会导致肠易激综合征和纤维肌痛症

失眠症

无法入睡或长时间保持睡眠状态而感到精神焕发是很常见的,尤其是当年龄超过 30% 的老年人受到影响时[11]。

询问:
1. 有规律的或不规律的就寝时间
2. 心烦意乱——在床上使用电脑或电话
3. 睡前饮酒
4. 深夜大餐
5. 最近的情绪不安
6. 使用镇静剂

7. 轮班工作
8. 白天困倦,尤其是开车或工作时
9. 提示睡眠呼吸暂停的症状
10. 夜间引起疼痛的关节炎
11. 不宁腿
12. 抑郁史或清晨醒来的主要问题。

医学上无法解释的症状(MUS)

患者出现无法解释的症状是很常见的。

这些人往往有多年的痛苦问题,以至于做了大量的检查,访问了很多医生[12]。

这类常见症状包括:

1. 胸痛
2. 乏力
3. 头晕
4. 腹痛
5. 感觉异常和麻木
6. 头痛
7. 背痛
8. 呼吸困难

其中一些患者符合躯体障碍或焦虑(清单 2-3)。这些术语正在取代以前的术语:疑病症、转换障碍或功能紊乱。这是因为,虽然心理问题可以在这些症状的发展中发挥作用,但心理困扰本身并不是问题的根源。

清单 2-3 躯体症状障碍与疾病焦虑障碍

躯体症状障碍
1. 至少一种躯体症状,持续 6 个月以上,干扰正常生活。这种紊乱的性质在这段时间内可能会改变
2. 与症状有关的过激的思想、行为和感觉
3. 与症状严重性不相称的关注
4. 持续的健康焦虑
5. 把大量的时间和精力花在担心健康上

疾病焦虑症
1. 对患病或得病的忧虑
2. 躯体症状无或轻微

MUS 患者多为女性,受教育程度低,生活质量低。对怀疑有多发性硬化症的患者采用系统的方法可以帮助患者和临床医生解决这个令人沮丧的问题(问诊清单 2-4)。

患有这些慢性和经常致残症状的患者需要同情的医疗帮助,但在许多情况下,应抵制患者进行更多调查的愿望,管理层应根据需要定期对患者进

问诊清单 2-4 疑似 MUS 患者的问诊

1. 您目前的主要问题(症状)是什么?
2. 已经有多久了,是什么让这些症状变得更好或者是更糟?(加剧和缓解因素等)
3. 这些症状对您的影响有多大?典型的时候会发生什么?
4. 您最担心的症状是什么?
5. 您今天来有什么特别的问题吗?
6. 您觉得我能帮上什么忙吗?
7. 考虑询问抑郁和情绪的问题。
8. 您过去对这些症状做过哪些检查和治疗?

行复查,以减少症状。

非特异性眩晕

眩晕可能是一些神经、心脏和耳异常的结果。这些在本书的适当章节中有描述。然而,有时找不到具体的原因。这些患者经常描述头昏眼花,一种游泳或漂浮的感觉,被“隔开”或“昏昏沉沉”或头重脚轻。

如果在 3 个月或更长时间内的大部分时间都出现了症状,并且不能用可识别的异常来解释,则可以考虑慢性主观眩晕的诊断(清单 2-4)。这种情况不是排除性的诊断,而应根据其独特的症状和体征进行诊断。

清单 2-4 慢性主观头晕的特点

1. 头晕或头晕症状持续 3 个月以上
2. 没有其他诊断来解释症状
3. 当患者站立或行走时,情况会有所不同,但更糟,当患者躺下时,情况会更好
4. 运动或运动环境,例如在火车或汽车上
5. 光线变暗时加剧
6. 常与抑郁、焦虑、强迫症有关

性生活史

性生活史很重要,但这些问题并不适用于所有患者,至少在第一次就诊时,患者还没有时间建立信心和信任。在提出此类问题之前,应先征得患者的同意。这个请求应该说明为什么这些问题是必要的[13]。

如果患者出现尿道分泌物、排尿疼痛(排尿困难)、阴道分泌物、生殖器溃疡或皮疹、腹痛、性交疼痛(性交困难)或肛肠症状,人体免疫缺陷病毒

（HIV）或肝炎，则性生活史最为相关。询问上一次性交的日期、接触的次数、伴侣的性别、性活动的类型以及与性工作者的接触。询问性交有没有保护措施[14]。性行为的类型可能也很重要：例如，口肛接触可能导致结肠感染，直肠接触可能导致乙肝、丙型肝炎或艾滋病。

对性虐待史提出实事求是的问题也是很重要的。一种开始的方式是："你可能听说有些人遭受过性或身体上的伤害，这可能会使他们的病情恶化。你有过这种事吗？"这类事件可能具有重要而持久的生理和心理影响[15]。

患者在被多次咨询并对治疗医生产生信任之前，可能无法准确回答其中一些问题。如果一个答案似乎无法令人信服，那么在稍后阶段再次提出这个问题可能是合理的。

生育史

问女性患者或夫妇关于组建家庭的意图可能是合适的："关于不孕不育或使用避孕工具有问题吗？"有些药物应该在妇女怀孕前停止使用。应讨论既往的妊娠和与妊娠或分娩有关的任何问题。（参见下卷第 39 章和第 40 章。）

跨文化病史采集

如果患者和医生的母语不一样，可能会很难完成医学采访。保持眼神交流（除非在文化背景下这被认为是粗鲁的）并且在提问的时候留心倾听[16]。

如果有语言问题，那么应该找一个非亲属的翻译来帮助患者。患者可能会觉得在亲属面前讨论医疗问题很尴尬，亲属往往会试图解释（或改变）患者的答案，而不是仅仅翻译。专业的翻译人员被训练来避免这种情况，他们常常能提供同步和准确的翻译，但并不是所有的患者都对第三者在场感到舒适。

在问诊的时候，与患者保持眼神交流是很重要的，即使口译员在回答问题；否则患者可能会觉得被排除在讨论之外。提问的方式应该像直接问患者一样："你有呼吸急促的问题吗？"而不是"他有呼吸困难吗？"通过翻译与患者面谈通常需要更长的时间，所以应该给会诊留出更多的时间。

对于陪伴患者的亲属来说，即使他们不是翻译，他们也会打断或反驳患者对事件的看法，这是非常普遍的。在医生和患者之间有亲属的介入，往往会使患者的病史采集不那么直接，在信息传递到临床医生之前，患者的症状更容易被"过滤"或解释。尽量巧妙地引导亲属允许患者用自己的话回答。记住，亲属可能比患者自己更担心患者。

对待疾病的态度因文化的不同而有差异。患者认为可耻的问题可能很难讨论。在某些文化中，女性可能会反对接受男性医生的询问或检查。男医生与敏感女性患者面谈时可能需要女性陪护陪同，在对患者进行体检时当然也要有一名陪护。最重要的是，任何一方的文化敏感性都不能妨碍彻底的医学评估。

患者包括那些来自本地的人可能有一个大家庭。这些亲属可能能够为患者提供宝贵的支持，但他们自己的医疗或社会问题可能会干扰患者管理自己健康的能力。对家庭成员的承诺可能使患者难以参加医疗预约或前往专科治疗。详细询问家庭关系和责任可能有助于患者的治疗计划。

本土医疗的概念包括文化意识、文化敏感性和文化安全。文化意识可以被认为是理解一种文化的仪式、信仰、习俗和实践的第一步。文化敏感性意味着接受这些差异的重要性和作用。文化安全意味着利用这些知识来保护患者和社区免受危险，并确保卫生工作者与本地患者之间建立真正的伙伴关系。这些技能一般适用于所有文化群体，但在细节上各不相同[17]。

所有这些问题都需要一种特别敏感的方法。作为一名临床医生，你必须公正客观。

"不合作"或"合作困难"的患者

大多数临床治疗都需要患者和临床医生的合作。患者需要帮助找出问题所在并康复。这应该使会见双方都感到满意和友好。然而，面谈并不总是顺利进行[18]。

如果患者不认真地接受医生的建议，不配合病史记录或检查的，那么双方都有可能产生怨气。除非有严重的精神或神经问题损害患者的判断力，否则接受或不接受建议仍然是患者的权利。临床医生的职责是给出建议和解释，而不是发号施令。事实上，我们必须认识到，这些建议可能并不总是正确的。记住这一点将有助于防止最不满意和最不专业的结果——对患者生气。在任何情况下，你都应该在患者允许的范围内，对这个问题和忽视医疗建议的后果作出适当、同情和透彻的解释。一个建议很少被接受的临床医生，他应该开始怀疑自己的临床敏锐度。

攻击性和不合作的患者可能有其行为的医学原因。考虑的可能性包括酒精或药物戒断、颅内病变（如肿瘤或硬膜下血肿）或精神疾病（如偏执型精神分裂症）。在其他情况下，对疾病发生的怨恨可能是问题所在。

有些患者因为太合作了而让人难以接受。担心自己血压的患者可能会连续几周每隔半小时把自己的血压打印出来。要对这些记录表现出有克制的兴趣，不要鼓励患者过度的热情。其他患者可能会带来从互联网上获得的有关症状或诊断的信息。记住要向患者指出，以这种方式获得的信息可能没有受到任何形式的专业审查。

此外，慢性病或罕见病患者可能比医务人员更了解自己的病情，而且他们因为知道很多杂乱的信息而很难接受医务人员的建议。最好的方法是说这是一个不寻常的情况，你需要找出更多关于诊治方法的最新信息，并回到患者身边，感谢患者提供的有关病情的材料。说"这是一个复杂的问题，我们可能需要这方面的专家帮助"是一个非常合理的方法。

有时患者和医生的利益是不一样的。尤其是在有可能对疾病或伤害进行赔偿的情况下。这些患者可能有意识地或无意识地试图篡改这种遭遇。这是一个非常困难的情况，只能通过严格的临床方法来解决。

患者试图针对医生进行奉承和给予不当个人利益以处理问题时，医务人员应谨慎保持专业性。临床医生和患者必须意识到他们的会谈是专业的而不是社交的。有时，患者试图赠送不合适的礼物，这可能被视为获得更多关注或变得更重要的一种方式。医务人员不应该接受贵重的礼物，应该告诉患者接受这种礼物是不道德的。然而，医生陷入这种境地的危险是很小的[19]。

自残与做作性障碍（明希豪森综合征）

当患者讲述了自己问询过很多医生，经历了许多检查和治疗，却没有得到明确的诊断时，你应该想"这有没有可能是一种假想的疾病？"就诊的患者是想要得到帮助而不是故意试图欺骗的这种假设往往会延误这些病例的诊断。仔细记录病史，并咨询以前参与过患者治疗的同事，可能有助于避免进一步不必要的检查和治疗。

病史采集中的维护健康宣教

公众对生活方式带给健康的影响有了前所未有的认识。大多数人对吸烟、过度饮酒和肥胖的危害有一定的认识。人们对什么是健康饮食和锻炼养生有着不同的看法，许多人不知道什么是危险的性行为。

与患者的第一次面谈是评估患者对一些重要疾病危险因素的认识的机会。即使患者出现了一个不相关的问题，也常常有机会进行快速复查。事实上，不断地提醒人们注意这些问题可以极大限度地改变人们保护自己免受疾病侵害的方式。

对患者进行全面评估包括了解和传达一些有助于他们保持健康的措施（问诊清单2-5）。这包括综合掌握各种疾病的风险因素，比单个风险因素要重要得多。例如，就早发心血管疾病的风险建议患者了解家族史、吸烟史、既往和当前血压、既往和

> **问诊清单 2-5　与成人健康维护相关的问诊**
>
> 1. 你抽烟吗？你什么时候戒烟的？
> 2. 你知道你的胆固醇水平是多少吗？
> 3. 你认为你的饮食健康吗？告诉我你的饮食情况。
> 4. 你有血压高吗？
> 5. 你有糖尿病或血糖升高吗？
> 6. 你喝酒吗？每天喝吗？喝多少？
> 7. 你经常锻炼吗？
> 8. 你认为你有过任何危险的性行为吗？是什么样的行为？
> 9. 你曾经使用过非法毒品吗？哪一种？你使用非处方药还是辅助药物？
> 10. 你接种过什么疫苗？包括破伤风、流感、肺炎球菌和脑膜炎球菌疫苗接种和流感嗜血杆菌（最后三种对做过脾切除术的患者是必要的，因为他们特别容易感染这些包膜生物）、甲肝和乙型肝炎、人乳头状瘤病毒（HPV）和接种的具体问题。
> 11. 你有过定期的乳腺癌筛查吗（基于家族史或50岁）？
> 12. 你做过结肠癌筛查吗？（如果有结肠癌或肠道感染的相关家族史，从50岁或更早的年龄开始）做了什么测试？

当前胆固醇水平、饮食史和糖尿病评估以及患者的运动量。

根据患者的年龄,询问是否进行过任何严重疾病的筛查,如乳腺癌的乳腺 X 线片、宫颈癌的巴氏涂片或结肠癌的结肠镜检查[20]。

在整个问诊过程中,可以评估患者对维护良好健康的基本措施的认识和理解。即使这些措施与当前的问题无关,也应指出严重危险行为的例子。这不应该以一种咄咄逼人的方式进行。例如,你可

能会说:"现在是努力减少你的饮酒量的好时机,因为对于像你这样肝功能异常的人来说,饮酒是特别不明智的。"

有些问题有助于酒精中毒的诊断(参见第 1 章)。另一种方法是问:"你有酗酒的问题吗?""你喝的最后一杯酒是在过去的 24h 内吗?"对两个问题都回答"是"的患者很可能是高风险饮酒者。

患者的疫苗接种记录应定期审查,并在需要时及时更新(表 2-1)。

表 2-1　成人疫苗建议*

疾病	疫苗	适应证
流感	灭活或减毒活疫苗	所有成年人(特别是卫生工作者、孕妇和慢性病患者)
水痘	减毒活疫苗	被证实缺乏水痘免疫力者予 2 剂,间隔 4 周
破伤风、白喉、百日咳	灭活疫苗	所有未接种疫苗的成人,破伤风疫苗的 10 年增强剂
带状疱疹	减毒活疫苗	70 岁以上无免疫损害的成人
肺炎	球菌灭活疫苗	成人 65 岁以上,吸烟者,脾切除术患者,慢性病患者
麻疹、腮腺炎、风疹	减毒活疫苗	1960 年或以后出生的成年人第二次注射
脑膜炎	球菌灭活疫苗	脾切除术或旅行前未接种的成人
人乳头状瘤	病毒灭活疫苗	26 岁以下未接种疫苗者及免疫功能低下者
甲型肝炎	灭活疫苗	成年人,特别是到流行地区旅行的人
乙型肝炎	灭活疫苗	成年人,特别是到流行地区旅行的人

* 澳大利亚指南定期更新访问:http://immunise.health.gov.au/internet/immunise/publishing.nsf/Content/Home。

某些患者禁用活疫苗(清单 2-5)。

清单 2-5　疫苗禁忌证

1. 怀孕
2. HIV:CD4 计数<200/μl
3. 恶性肿瘤:白血病,淋巴瘤
4. 实体器官移植受者
5. 造血干细胞移植
6. 细胞免疫缺陷

前往亚洲农村或出国可能意味着需要额外接种疫苗(如日本脑炎、伤寒)。

老年患者

70 岁或以上的患者与年轻患者有相似的疾病,但老年患者更容易出现某些问题。病史采集应解决这些潜在问题,并作为病史采集"保持良好健康"方面的一部分。感染并发症的风险增加了,大多数老年人应该进行常规的流感疫苗接种——询

问是否接种最新疫苗。详见第 44 章。

日常生活活动

对于老年患者和慢性病患者,询问一些有关功能活动的基本筛查问题。患者在会诊室使用助行工具(图 2-1)或其他辅助设备时应提出有关日常生活活动(ADL)的详细问题。询问患者洗澡、散步、如厕、吃饭和穿衣的能力。了解患者是否需要帮助来执行这些任务以及由谁提供帮助。也许有必要问一句,"你是怎么应对的?"或者"你怎么处理这个问题?"帮助可能来自亲戚、邻居、朋友、卫生服务机构或慈善组织。这些服务各不相同,应寻求更多细节。试着找出患者是否乐意接受帮助。

你还应该问一些关于日常生活的工具活动(IADL)的问题,比如购物、做饭和清洁、交通工具的使用、理财和药物管理。

确定患者是否接受过职业治疗师的评估,或是否进行过"家访"。询问是否对房屋进行了改造(如安装坡道、浴室栏杆、紧急呼叫按钮)。

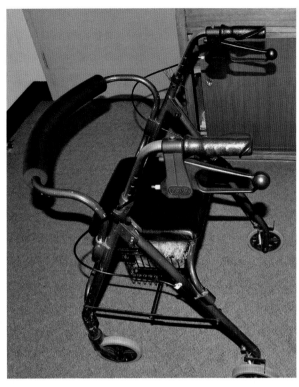

图 2-1　助行工具——轮椅

找出谁和患者住在一起,以及他们是如何应对患者的疾病的。显然,所需的细节数量取决于患者病情的严重程度和慢性程度。

多重药理学

试着找出患者正在服用什么药物,每种药物使用了多长时间,以及其作用。令人惊讶的是,在不知道药物用途的情况下服用药物的人真多。(其他患者在网上查阅他们的处方药,然后害怕得不敢服用)。表 2-2 显示了对老年人特别高危的药物。在许多情况下,一种药物可能被用来治疗另一种药物的副作用。

表 2-2　老年人常见药物副作用

药物分类	常见副作用
精神药物	镇静和跌倒、骨折等
利尿剂	低钾,肾功能不全,痛风
非甾体抗炎药	加重高血压、心力衰竭、慢性肾病
抗高血压药	直立性低血压与跌倒

在 60 岁以上的人群中,多达 40% 的人每天服用五种或更多不同的药物。药物副作用和并发症的风险随年龄增加而增加。仔细的病史记录可以全面评估患者的药物及其潜在疗效。这可导致停止使用不再需要的药物,优秀的临床医生会定期检查并停止使用那些没有益处的药物。

依从性

有证据表明,多达 50% 的患者没有按处方服药。当药物治疗方案复杂(如一天三次的药物治疗),疾病与症状(如高血压)无关,药物昂贵,患者年轻或年老,或者治疗是针对精神疾病时,不良依从性(巧妙地不再被称为顺从)的可能性更大。当治疗似乎无效时,问题可能出在依从性。尽管已经开发了详细的方法来确定依从性(如电子药丸配药、药房配药的跟踪),但这些方法侵扰性强、成本高[21]。

仔细询问可能是确定药物依从性的一种有用方法。以一个中性的评论和问题开始,比如:"你用的是一种相当复杂的药片组合装置。你认为你会漏服其中的某一种吗?多久一次?你用的是药片分配装置吗(如韦伯斯特药包)"(图 1-2b)。

在某些情况下,缺乏可预测的药物效果可能是一个线索。例如,服用 β-肾上腺素受体阻滞剂(降低心率的药物)的患者心率正常,服用铁剂的患者排便没有变黑,这说明它们没有服用这些药物。可以测量许多药物的血浓度。例如,抗惊厥药的水平可以在患者治疗后仍有癫痫发作时测量。

在给明显对药物没有反应的患者进行更多治疗之前,评估依从性(至少通过仔细询问)是很重要的。

精神状态

问一些有助于评估认知功能的问题。有痴呆家族史吗?患者是否注意到记忆或生活方面的问题,如支付账单?

询问抑郁症。重度抑郁症可影响认知功能。

谵妄是指意识的混乱和改变。不要将其与痴呆混淆,后者意识没有改变,但长期记忆和其他认知功能逐渐丧失。如果需要,进行正式的精神状态检查(参见第 46 章)。

老年人的特殊问题

对于老年患者来说,跌倒和失去平衡是常见的和危险的。髋部骨折和头部受伤是危及生命的事件。询问跌倒或临近跌倒的情况。患者是用拐杖还是支架?家里有危险因素会增加患病风险吗(如陡峭和狭窄的楼梯)?使用镇静剂如安眠药或抗焦虑药物和一些抗高血压药物会增加跌倒的风险,必须进行评估。

所有 65 岁以上的女性和 70 岁及以上的男性都建议进行骨质疏松症筛查。骨质疏松症的危险因素包括体重过轻、酗酒、使用糖皮质激素、过早绝经和有骨折史。

关于行动的一般问题还应包括询问不能行动的原因。这可能包括关节炎、肥胖症、全身肌肉无力和近端肌肉无力(如使用糖皮质激素)。虐待老年人的情况(情感、身体和性)确实会发生;为了发现这种情况,了解患者的社会环境很重要。有用的筛查问题(在护理人员不在场的情况下)包括:

- 你觉得住的地方安全吗?
- 谁为你做饭?
- 谁管理你的财务?[22,23]

护理计划(健康指引)

如果病情恶化,患者可能对他们想要达到的治疗程度有强烈的感受。在病情恶化使患者无法表达自己的意愿之前,应将这些记录在案。在生前遗嘱中,患者记录他们关于同意医疗干预的决定,当他们不能再做出自己的决定时,这个法律文件生效。鼓励患者与医生讨论计划,指定某人代表他们做出决定,并向在家照顾他们的人和医生提供法律文件的副本。

这可能是一个困难的领域。如果患者表示不希望接受某些治疗,临床医生必须确保患者了解这些治疗的性质和成功的可能性。例如,如果一个患者在心肌梗死后心脏停止跳动,表示不希望再苏醒,他可能不明白早期心室纤颤通常通过心脏复律成功治疗,而不会有长期后遗症。患者的决定必须是知情的决定。

保密

患者有权期望他们所说的话和他们的检查结果将被保密。这意味着不要以一种能识别患者的方式去讨论患者,即使是和同事。传递信息在交接查房或作为转诊的一部分时例外。转诊信息必须与患者当前的问题相关,并且不应包含患者不希望包含的不必要信息。

患者的隐私权可能不得不让位于公共卫生条例。必须报告某些传染病和疑似性虐待。大多数司法管辖区的医生都有义务警告患有某些疾病(如视力受损、癫痫失控、反复晕厥)的患者,他们不得驾车[24]。

循证病史采集与鉴别诊断

第 3 章对循证临床检查的原则进行了较为详细的论述,这些原则也可以应用于病史采集。对某一症状的鉴别诊断的起点是该患者出现某一症状的可能性(或概率)。大多数临床医生在做这项评估时仍然依赖于他们自己的经验,尽管不同人群中疾病流行的一些信息正在变得可用。遗憾的是,一个人的经验是一个相对较小的样本,过去的经验可能会偏向临床医生对某一诊断的支持或反对。

一些诊断可能在很大程度上被立即排除在鉴别诊断清单之外。这可能是基于,例如,患者的年龄、性别或种族,或疾病在某个国家的极端罕见性。例如,一个 20 岁的非吸烟者出现呼吸困难的情况下,慢性阻塞性肺疾病是不太可能发生的。

鉴别诊断逐渐缩小,因为更多关于患者症状的信息直接来自患者,并作为对症状特征具体询问的结果,这将有助于完善清单。

临床评估

体检结束后,与患者的面谈将得出诊断或可能诊断的结论,并按概率排序。请注意,病史采集是工具箱中最强大的工具,用于识别大多数情况下可能的诊断!临床实践中的[25]诊断错误通常与临床遭遇的失败有关[26]。从患者的角度来看,检测者的评估是整个过程中最重要的部分,这并非没有道理。

解释必须与患者的症状或对问题的看法有关。你应该解释症状和一切检查结果与诊断的关系。例如,如果一个患者出现呼吸困难,你应该首先说,"我相信你的呼吸短促可能是肺炎的结果,但还有一些其他的可能性。"这个解释的复杂性将取决于你对患者理解诊断技术方面的能力的了解。患者对详细解释的要求也是可变的,必须考虑到这一点。

如果诊断相当明确,那么必须概述其预后和影响。必须坦率地讨论严重的诊断,但必须始终考虑到大多数医疗条件下结果的可变性和正确治疗的益处。当一个患者似乎不愿意接受一个严重的诊断,并且可能拒绝治疗时,你必须试图找出患者做出决定的原因。患者是否曾有过不良的医疗经验,或其朋友或亲戚有过类似的诊断,且在治疗或并发症方面有困难?

有时,直言不讳可能是有道理的,例如,"你必须意识到,这是一种危及生命的疾病,需要紧急治疗。"对于那些似乎不能接受这类建议的患者,应该给他们一个与另一位医生或家人讨论的机会。这必须以同情的态度来完成:"这显然是一个困难的时期,你想让我安排你去见其他人再谈一次吗?或者你想和你的家人一起再谈一次吗?患者的反应应该仔细记录在笔记中。

在治疗前,患者可能需要注意某些活动。例如,可能是首次癫痫发作的患者,必须被告知不能合法驾驶机动车。

得出结论

应与患者讨论评估和预后、检查的必要性和任何紧急情况。如果问题严重,建议住院治疗。这可能会给患者带来很大的不便;临床医生必须准备好证明建议的合理性,并尝试预测可能的住院时间。如果检查是繁重的或涉及风险的,也必须解释这一点并讨论备选方案(如果有的话)。

如果开药治疗,患者有权知道为什么有必要,可能达到什么效果,可能发生什么严重的不良反应。这是一个复杂的话题。就临床医生而言,这需要对药物相互作用和不良反应有一个全面的了解,也需要评估在不引起警报或症状的情况下告诉患者什么是合理的。患者必须至少知道什么样的危险症状会导致立即停止用药。药房在分发药物时,经常向患者提供冗长且未经编辑的药物可能产生的副作用清单,除非在会诊时解释清楚,否则患者可能害怕得不敢服用处方。处理这个困难的领域需要时间和经验。

告诉患者你将在开药前查看药物可能的副作用和相互作用,这一点并不羞耻,即使患者可能会对此表示担忧,你可以说:"我没听说过这种药有这个问题,但让我查一下。"必须给患者提问的机会[27]。很少有人,在得到新的诊断后,能理解对他们所说的一切。应提醒患者下次会诊时有机会提出进一步的问题,以便评估检查结果或治疗效果。最后,你可能会发现患者在会诊结束时提出了一个全新的问题,有时很严重。(研究表明,这种情况在初级保健的 1/5 的会诊中发生[28]。)这里有一个真实的例子:当一个患者走向门口时,他说:"谢谢你。我觉得好多了,现在我知道我的背痛是没有什么可担心的。哦,顺便说一下,这星期我发现我的阴茎里有一点黄色的分泌物,我肯定这没什么。不是吗?"这位患者得了淋病。任何新的问题都不能被忽略,并且你必须获得所有的相关细节。

要点小结

1. 先问一些开放性的问题(不要急于打断),然后再回答一些特定的问题,以缩小鉴别诊断的范围。

2. 问患者还有什么?在患者完成讲述后,确保所有问题都已查明。重复"还有什么?"根据需要经常提问"。

3. 如果情绪很明显,说出患者的情绪并表明你理解(如"你看起来很悲伤"),表示尊重并表示支持(如"你会感到不安是可以理解的")。

4. 综合病史:考虑可能的解剖部位,可能的病理生理学或病理学的常见原因。当你做诊断时,在故事中寻找支持和反对的证据。如果诊断结果不理想,考虑其他方法并寻找更多的历史数据。不要过早停止思索。

5. 如果语言是一种障碍,请使用专业翻译,而不是亲属。

6. 记住,关于保持健康的问题是病史采集的一部分。

7. 每次就诊时对患者的药物进行重新评估。

(万晶晶 译)

参考文献

1. Nardone DA, Johnson GK, Faryna A et al. A model for the diagnostic medical interview: nonverbal, verbal, and cognitive assessments. *J Gen Intern Med* 1992; 7:437–442.

2. Balint J. Brief encounters: speaking with patients. *Ann Intern Med* 1999; 131:231–234.

3. Simpson M, Buchman R, Stewart M et al. Doctor–patient communication: the Toronto consensus statement. *BMJ* 1991; 303:1385–1387.

4. Stewart MA. Effective physician–patient communication and health outcomes in review. *Can Med Assoc J* 1995; 152:1423–1433. The outcome of an illness can be affected by the first part of the medical intervention, the doctor's history taking.

5. Beck RS, Daughtridge R, Sloane PD. Physician–patient communication in the primary care office: a systematic review. *J Am Board Fam Pract* 2002; 15(1):25–38. Useful nonverbal behaviours may include head-nodding when appropriate, leaning forwards, facing the patient at his or her level and having uncrossed arms and legs.

6. Teutsch C. Patient–doctor communication. *Med Clin North Am* 2003; 87(5):1115–1145. Patient fears and concerns can be very broad; read this

review to learn more.

7. Smith RC, Hoppe RB. The patient's story: integrating the patient- and physician-centered approaches to interviewing. *Ann Intern Med* 1991; 115:470–477. Patients tell stories of their illness, integrating both the medical and the psychosocial aspects. Both need to be obtained, and this article reviews ways to do this and to interpret the information.

8. Ness DE, Ende J. Denial in the medical interview: recognition and management. *JAMA* 1994; 272:1777–1781. Denial is not always maladaptive, but can be addressed using appropriate techniques. This is a good guide to the problem and the process.

9. Mathias CW, Michael Furr R, Sheftall AH et al. What's the harm in asking about suicidal ideation? *Suicide Life Threat Behav* 2012; 42(3):341–351. There is no identified harm in asking about this issue.

10. Smith ME, Haney E, McDonagh M et al. Treatment of myalgic encephalomyelitis / chronic fatigue syndrome: a systematic review for National Institutes of Health Pathways to Prevention workshop. *Ann Intern Med* 2015; 162(12):841–850.

11. Masters PA. In the clinic. Insomnia. *Ann Intern Med* 2014; 161(7).

12. Smith RC, Lyles JS, Gardiner JC et al. Primary care clinicians treat patients with medically unexplained symptoms: a randomised controlled trial. *J Gen Int Med* 2006; 21(7):671–677.

13. Ende J, Rockwell S, Glasgow M. The sexual history in general medicine practice. *Arch Intern Med* 1984; 144:558–561. This study emphasises the importance of obtaining the sexual history as a routine.

14. Furner V, Ross M. Lifestyle clues in the recognition of HIV infection. How to take a sexual history. *Med J Aust* 1993; 158:40–41. This review guides the shy medical student through this difficult task.

15. Drossman DA, Talley NJ, Leserman J et al. Sexual and physical abuse and gastrointestinal illness. *Ann Intern Med* 1995; 123:782–794. Abuse is common, occurs more often in women, causes a poorer adjustment to illness and usually remains a fact not discussed with the doctor.

16. Qureshi B. How to avoid pitfalls in ethnic medical history, examination, and diagnosis. *J R Soc Med* 1992; 85:65–66. This article provides information on transcultural issues, including taboos on anogenital examinations.

17. Nguyen T. Patient centered care. Cultural safety in indigenous health. *Aust Fam Physician* 2008; 37(12):900–904. Cultural awareness and competence are important issues discussed in this review.

18. Groves JE. Taking care of the hateful patient. *N Engl J Med* 1978; 298:833–837. This article describes groups of patients who induce negative feelings and provides important management insights.

19. Breen KJ, Greenberg PB. Difficult patient encounters. *Internal Med J* 2010; 40:682–688. Read this review! It provides advice on how to prevent and manage such encounters.

20. Heidelbaugh JJ, Tortorello M. The adult well male examination. *Am Fam Phys* 2012; 85(10):964–971. Ask routinely about depression, exercise and diet, substance abuse and risk factors for sexually transmitted infections in men and women. Look for obesity and hypertension.

21. Haynes RB, McKibbon KA, Kanani R. Systematic review of randomised trials of interventions to assist patients to follow prescriptions for medications. *Lancet* 1996; 348(9024):383–386. Counselling and written information may help prescription adherence, but this is a complex area and most interventions do not help.

22. Lachs MS, Pillemer K. Abuse and neglect of elderly persons. *N Engl J Med* 1995; 332(7):437–443. All older adults should be asked about family violence.

23. Fox AW. Elder abuse. *Med Sci Law* 2012; 52(3):128–136. Physical, psychological, sexual, neglect and financial abuse all occur in the elderly.

24. Assessing fitness to drive. AustRoads. National Transport Commission 2016. www.onlinepublications.austroads.com.au/items/AP-G56-16.

25. Hampton JR, Harrison MJG, Mitchell JAR et al. Relative contributions of history-taking, physical examination, and the laboratory to the diagnosis and management of medical outpatients. *BMJ* 1975; 2:486–489. In this study, in 66 out of 80 new patients the diagnosis based on the history was correct; physical examination was useful in only seven patients and laboratory tests in another seven. Take a good history: it's the key to success!

26. Singh H, Giardina TD, Meyer AN et al. Types and origins of diagnostic errors in primary care settings. *JAMA Intern Med* 2013; 173(6):418–425.

27. Judson TJ, Detsky AS, Press MJ. Encouraging patients to ask questions, how to overcome 'white-coat silence'. *JAMA* 2013; 309:2325–2326.

28. White J, Levinson W, Roter D. 'Oh, by the way …': the closing moments of the medical visit. *J Gen Intern Med* 1994; 9(1):24–28. In up to one in five consultations in primary care, a new problem is raised by the patient at the very end of the consultation.

第 3 章

体格检查的一般原则

由于遗漏合适的体格检查而产生的错误多于其他原因。——Russell John Howard(1875—1942)

在一个临床检验手段日益复杂的时代,体格检查(或按手礼)不再是传统意义的身体检查,体格检查在诊断和治疗疾病过程中起关键作用。患者希望接受检查,体格检查能加强医患关系互动[1,2]。更重要的是,遗漏体格检查常常会导致诊断误差发生[1,2]。你必须学会成为体格检查专家。

开始接受体格检查培训时,医生通常会对教学方法产生困惑[3,4]。然而,正规的教学方法是由多因素构成的。第一,它须确保检查是彻底的,并且重要的体征不会因为随机的检查方法而被遗漏[5]。第二,针对卧床患者最为方便的检查方法以及其他特殊体位的检查方法,都会因地制宜。按照惯例,检查者通常站在病床右侧进行体格检查,但这可能仅对惯用右手的人方便。

应该指出的是,关于临床症状有效性的循证医学信息是有限的,体格检查的许多部分都是按照传统方式进行的。本书提供了常规有意义的体征,也提供了一些未经证实有价值而医生期望了解的体征。

正规的体格检查方法可以指引医生进行身体各个部位的系统检查。例如,首先通过检查心血管系统(包括心脏和与心脏相连的大血管)来定位患者,接下来是快速的一般检查。然而,后来的发现提示对患者指甲进行检查一样有重要的价值,甚至可以指引医生发现心脏的相关问题。这种方法适用于所有主要系统,旨在发现受检查系统性疾病的外围症状。检查医生特别要注重病史上确定为可能患病的那些系统,但正规的体格检查是需要检查所有的系统。

针对各系统的检查方法的不足在于不能进行系统性回顾,仔细观察患者的外形体征有可能发现蛛丝马迹。医生就像一名侦探,必须保持警惕[6]。花时间评估患者的一般外形特征,包括面部、手部和身体,向患者传达医生对疾病关心的体征。这种综合评估通常在住院患者床边进行,但对于门诊患者,应该在患者进入房间和进行病史采集时就开始,并在体检开始时继续进行。

诊断被定义为:给患者贴上标签并对他们的疾病进行分类的关键过程,识别(有时是确定)他们疾病可能的结局或预后,并促使我们有信心(通常是没有根据的)确认利大于弊的情况下进行特定的治疗[7]。

在日常的临床实践中,所进行的体格检查的具体内容都是"有针对性地"进行的,这取决于病史提供的线索及病史是首次询问得到的还是后续补充。医生必须知道如何对患者进行完整系统的身体检查,即使他们在临床实践中不会这样做。

临床检查

在临床检查中,你将有望展示一种优雅并细致的检查方法——本书将给予你指导。最常见的考试方式是客观结构化临床技能考试(OSCE),将在本章后面讨论。其他的方式包括长案例(测试你采集病史,安排完整的检查和诊疗计划的能力,就像临床实践中所做的那样)和短案例(测试你在不知道病史的情况下,进行特殊部位或系统检查及诊断的技能)。高质量的病史采集和体格检查仍然是提供有效并安全的医疗实践的核心。坚持不懈地学习、熟练并掌握这些核心技能。

如何开始

一些简单的步骤将有助于让患者放松并帮助你完成检查(框3-1)。检查前后务必注意手卫生以保护患者和你自己。

- 接触患者前后洗手,适当时戴手套
- 向患者作自我介绍并征求其同意
- 摆好患者体位
- 根据需要暴露患者身体部位
- 站在床的右侧

洗手

　　作为一名医疗专业人员,患者第一,减少感染传播是检测者的责任。每次接触患者前(保护患者)和完成检查后务必洗手。

　　请遵循世界卫生组织(WHO)指南:

- 如果检测者手上有任何污垢或沾有东西,使用肥皂水覆盖所有的手表面清洗至少 40s
- 如果检测者的手上没有污垢,可使用含酒精配方的制剂(酒精擦)擦手至少 20s(图 3-1)
- 正确的揉搓顺序是
  ○ 手掌对手掌
  ○ 手指交错,反之亦然
  ○ 掌心相对,双手指交叉
  ○ 手指背部对掌心,手指互锁
  ○ 每个拇指旋转
  ○ 掌心旋转
- 最后,如果使用肥皂和水洗手,用毛巾擦干,并用毛巾(或检测者的胳膊肘)关掉水龙头。如果使用酒精擦拭,等它干燥后继续工作
- 如果双手弄脏了或接触了有艰难梭菌感染暴发的地方,请不要使用酒精擦拭,而是使用肥皂水洗手[2]
- 每次检查后,请不要忘记用酒精擦拭清洁听诊器钟罩和隔膜(图 3-1c)

　　尽量在温暖并且光线良好的房间进行检查,这样你可以发现更多的体征变化。介绍自己,并征得患者同意,让你为其进行检查。检查生殖器或肛门部位时询问患者是否需要他人陪同(如果需要陪同人员的话,在病例中记录陪同人员的姓名)。

　　成年患者除非要求亲属留下,否则请他们暂时离开。确保患者体位舒适、充分暴露(但不能过度暴露,非直接检查区域需覆盖或检查后重新覆盖)。

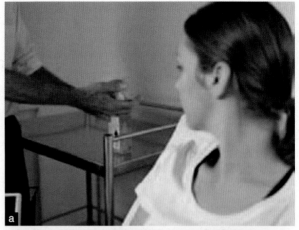
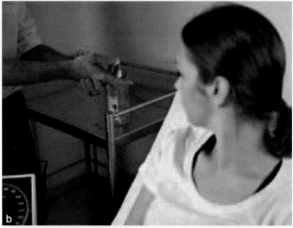
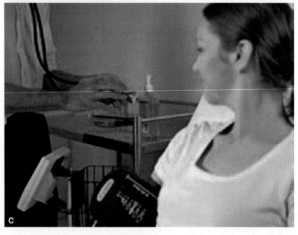

图 3-1　检查者清洗手(a)、(b)和听诊器(c)

第一印象

　　需经过详细观察来判断患者病情的第一印象。要有意识地在一开始就评估患者的一般情况。特定疾病(如黏液水肿)发生的具体变化将在相关的章节中详细讨论。然而,某些异常体征对于受过训练或正在接受训练的医生来说应该是显而易见的。

首先,判断患者的病情如何,也就是说就诊者看起来像是生病了还是健康的? 愉悦地坐在床上读书的人(图 3-2)可能暂时不需要紧急处理。相反,在死亡边缘的患者可能被描述为濒临死亡,在这种情况下,患者可能躺在床上,似乎对周围环境一无所知,面部可能晦暗和无表情,呼吸可能浅而无力。在生命结束时,呼吸往往变得缓慢而间歇性,在急促的呼吸中有越来越长的停顿。

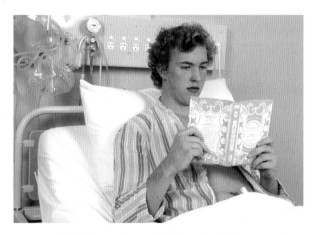

图 3-2　"很长一段时间我曾经早睡。"

当患者走进诊室或脱下衣服进行检查时,就有机会发现行动不便和呼吸困难的问题。除了获得对患者健康状况的一般印象外,还必须观察某些一般的体征。

生命体征

在评估患者时必须做出一些重要的测量。这些主要涉及心脏和呼吸功能,包括:

- 脉搏
- 血压
- 呼吸频率
- 体温

例如,呼吸速率增快已被证明是呼吸衰竭的准确预测[8]。监护仪上可显示患者连续的心电图、脉搏、血氧饱和度的数据。这些测量可以被认为是体格检查的延伸。

如果患者出现不舒服,生命体征必须立即评估,在医院的患者定期进行测量生命体征并绘制成图表,这可提供了重要的基本生理信息。

面容

一个具体的诊断有时可以通过观察面容获得,面容可提供一些可能的诊断线索,其他体征可用来证实这个诊断。一些面容是某些疾病的典型特征,他们立即提示诊断并称之为"诊断面容"(拉丁语中面容指的不仅仅是面部,包括形态、形状、外观和特征;清单 3-1 和图 3-3~图 3-12)

除了这些"显现的诊断",还有其他一些重要的异常情况,必须在脸上寻找。

黄疸

当血清中胆红素水平上升到正常上限的两倍左右时,胆红素沉积在人体组织中,然后导致皮肤黄染(黄疸),巩膜变黄更明显。通常所说的巩膜黄疸具有误导性,因为胆红素实际上是沉积在有血管的结膜而不是在无血管的巩膜。巩膜很少受到其他色素变化的影响。

清单 3-1　一些重要的诊断面容
肢端肥大症面容(图 3-5)
胺碘酮面容(抗心律失常药物)——颧骨和鼻子周围变为深蓝色(图 3-6)
焦虑面容——见于焦虑、狂躁或甲状腺功能亢进
库欣综合征面容
发绀(图 3-3,图 3-4)
抑郁面容——严重时表现为抑郁和冷漠(同样见于甲状腺功能减退)
唐氏综合征面容
希波克拉底面容(晚期腹膜炎)——眼睛凹陷,太阳穴塌陷,鼻子被挤压,嘴唇和前额有硬壳脂肪营养不良性萎缩(抗反转录病毒治疗)(图 3-7)
马方综合征面容
二尖瓣面容(图 3-8)
肌病(图 3-9a)
强直(图 3-9b)
黏液水肿(重度甲状腺功能减退)
佩吉特病
帕金森病
佝偻病
苦笑面容*(破伤风见图 3-10)
SLE 面容(图 3-11)
甲状腺毒性面容
特纳综合征(Turner syndrome)
阳刚面容(图 3-12)
*这个拉丁语短语的翻译是"讽刺的微笑"。

周围型发绀

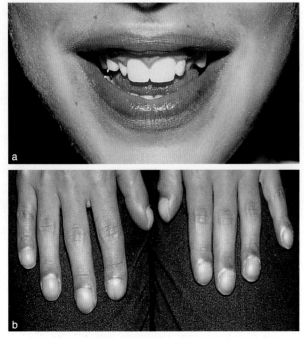

图 3-3   (a)在嘴唇上。(b)在手指上

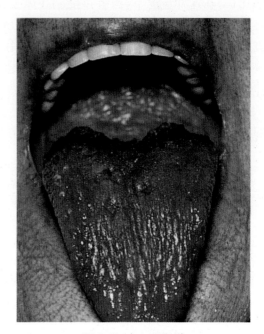

图 3-4   中心型发绀

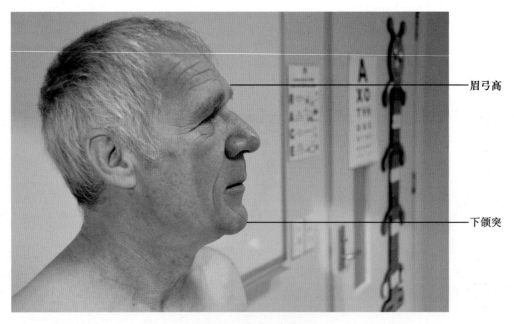

眉弓高

下颌突

图 3-5   肢端肥大症相

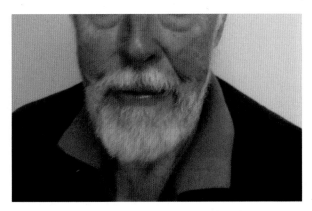

图 3-6　胺碘酮面容(注意深蓝色变色)

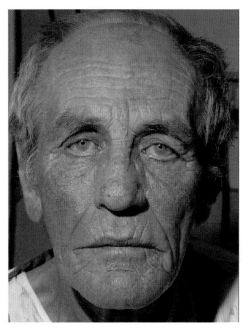

图 3-8　二尖瓣面容

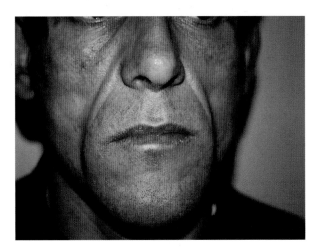

图 3-7　脂肪营养不良

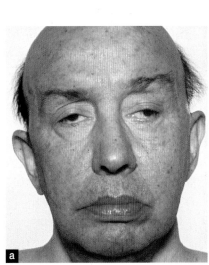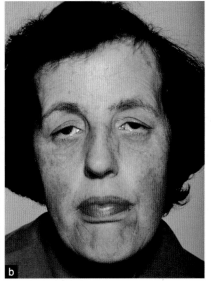

图 3-9　一些神经诊断面容。(a)肌病。(b)肌强直

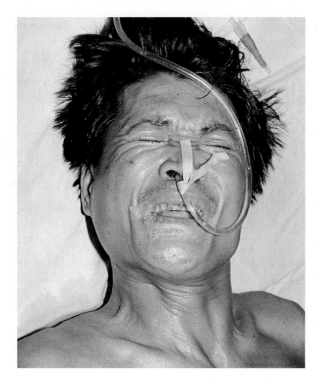

图 3-10　苦笑面容（破伤风）

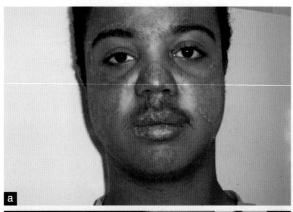

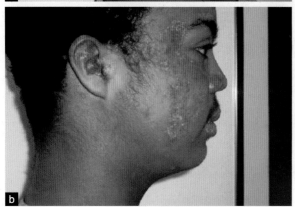

图 3-11　（a、b）系统性红斑狼疮（SLE）

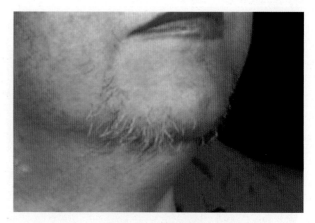

图 3-12　阳刚面容

事实上，黄疸是导致巩膜发黄的唯一原因，其他一些因素也会引起皮肤黄变，但是巩膜保持正常，这些因素包括胡萝卜素血症（由于过量食用胡萝卜素，经常过度食用胡萝卜或芒果）、吖啶黄、荧光蛋白[①]以及苦味酸的摄入。

黄疸可能是胆红素产生过量的结果，通常是由于红细胞过度破坏（称为溶血性贫血），这时它会使巩膜变成淡柠檬黄色。黄疸还可能是由于来自肝脏的胆汁阻塞导致的，如果严重的话，会产生暗黄色或橙色。黄疸导致皮肤瘙痒明显，引起皮肤抓痕。黄疸的另一主要原因是肝细胞衰竭。

Gilbert 病也是导致黄疸的常见病因[②]，该病是由于遗传酶缺陷限制胆红素结合，导致未结合胆红素的轻度升高，但它预后良好。

发绀

指皮肤和黏膜的颜色变为蓝色，这是由于微血管中存在脱氧血红蛋白所致。在肺部当血红蛋白与氧气结合时，它们的颜色从蓝色变为红色。如果毛细血管中的脱氧血红蛋白含量超过 50g/L，皮肤就会呈现蓝色[9]。贫血患者因为总血红蛋白含量低，发生缺氧时不会发生发绀。在荧光灯下比在日光下更容易发现发绀。

中心型发绀是指动脉中脱氧血红蛋白含量异常升高，血液循环良好的部位如舌变成蓝色（图 3-4），这种情况必须与周围发绀相鉴别。周围型发绀是指身体某一部位的血液供应减少，而组织从循环血中提取的氧气比正常情况下多（图 3-3）。

[①]　眼科医生用来染色角膜以检测溃疡。
[②]　Nicholas Augustin Gilbert（1858—1927），巴黎的医生，在 1900 年描述了这种情况。

例如,嘴唇在寒冷的天气中经常是蓝色的,但是舌不是蓝色的。中心发绀的存在应对心血管(参见第 5 章)和呼吸(参见第 10 章)系统的仔细检查(清单 3-2)。

清单 3-2 发绀原因

中心型发绀

1. 动脉血氧饱和度降低
   - 吸入氧浓度过低:高海拔
   - 通气不足:昏迷、气道阻塞
   - 肺部疾病:慢性阻塞性肺疾病(COPD)肺心病,大面积肺栓塞
   - 右向左心脏分流(发绀型先天性心脏病)
2. 红细胞增多症
3. 血红蛋白异常(罕见)
   - 甲烷血红蛋白血症 ¦ 血红素中的铁离子[Fe^{2+}]氧化为铁[Fe^{3+}]状态,通常是由于成人使用的药物,如氨苯砜或局部麻醉剂,如果不立即识别和治疗,可能致命 ¦ *

周围性发绀

1. 中心性发绀的所有原因都会引起周围性发绀
2. 暴露在寒冷中
3. 心排血量减少:左心室衰竭或休克
4. 动脉或静脉阻塞

*解毒剂是静脉注射的亚甲基蓝。

苍白

血液中血红蛋白量减少(贫血)可引起皮肤苍白,如果严重贫血(血红蛋白低于 70g/L)时,尤其应注意睑黏膜。将下眼睑向下拉,比较下眼睑结膜前部(附着在眼睑内表面)与后部分的颜色,睑结膜红色前部和乳白色的后部之间通常存在显著区别(图 42-4)。

当患者存在重度贫血时,这种差异是不存在的。虽然这是贫血筛查的最粗略的检查方法,但当其他原因怀疑贫血时,它可能是特定的(虽然不敏感)。应该强调的是苍白是一种体征,而贫血是基于实验室结果的诊断。

面部苍白也可能在休克中发现,这通常被定义为心排血量的减少,使得组织不能满足对氧的需求(清单 3-3)。这些患者通常表现为湿冷,并伴有明显的低血压。深层静脉系统和不透明皮肤的正常的变异也可导致皮肤苍白。

头发

有胡须或秃头的女人和无毛的男人在医生看来并不罕见。这些情况不仅可能是生活中各种各样的正常变化的结果,偶尔也可由内分泌失调引起(参见第 29 章)。

清单 3-3 休克原因

1. 低血容量
   - 外部液体流失(如血液、呕吐物,腹泻、尿液、烧伤、出汗过多)
   - 心源性
     液体分布在腹部(如腹水)、胸部(如血胸)或四肢(如骨折)
2. 心源性
   - 泵衰竭(如心肌梗死,急性二尖瓣反流)
   - 心脏压塞
   - 主动脉夹层动脉瘤
   - 心律失常
3. 大面积肺栓塞
4. 败血症(如革兰氏阴性菌内毒素)
5. 过敏反应
6. 内分泌衰竭(如肾上腺衰竭)
7. 药物引起的神经病(如降压药、麻醉药品),脊髓,伤害

体重、身体形态和姿势

关注肥胖[10],并注意脂肪分布。患者是苹果形身材(腹部肥胖)还是梨形(包括臀部和大腿的全身性肥胖)身材?通过计算体重指数(BMI)是最客观地评估肥胖情况的方式,BMI 以患者体重(kg)除以身高(m)的平方。正常小于 $25kg/m^2$。$BMI \geq 30kg/m^2$ 表示明显的肥胖;$BMI > 40kg/m^2$ 为病态肥胖。与肥胖相关的医疗风险越来越被重视(清单 3-4)。

腰臀比(WHR)也可预测健康风险。测量值是腰围(在肋缘和髂嵴之间的中点)除以臀围(臀部周围最宽部位)。当男性超过 1.0,女性超过 0.85 时,健康风险增加。通过简单的腰围测量,可关联预测肥胖的相关风险。女性腰围超过 80cm,男性腰围超过 94cm 表明肥胖风险增加,女性腰围超过 88cm,男性腰围超过 102cm 表明风险大大增加。这些测量可以重复进行并记录。

严重体重不足($BMI < 18.5kg/m^2$)称为恶病质[11],寻找肌肉萎缩的原因,可能是神经系统疾病或衰弱性疾病所致,如恶性肿瘤。这可能是本书后面描述的维生素缺乏症的迹象。例如,维生素 C 缺乏会导致坏血病(维生素 C 缺乏症),其特征是毛囊周围有小出血(毛囊周围出血;图 3-13)以及瘀

<table>
<tr><td colspan="2">

清单 3-4 与肥胖（BMI>30kg/m²）相关的临床问题

</td></tr>
</table>

内分泌	肺心病（右心衰竭继
2 型糖尿病	发于肺病）
闭经	肺栓塞
血脂障碍	**肌肉骨骼**
不孕	关节炎
多囊卵巢综合征	少动
性腺功能减退	**皮肤**
呼吸系统	皮肤脓肿；蜂窝织炎；
睡眠呼吸暂停	真菌感染
呼吸困难	静脉淤滞
心血管系统	**肠道**
高血压	胃食管反流
心力衰竭	非酒精性脂肪性肝炎
缺血性心脏病	疝气

清单 3-5 某些身体形态综合征

内分泌
肢端肥大症（图 28-9）
库欣综合征（图 28-13）
垂体功能减退症
假性甲状旁腺功能减退症（图 29-10a 和 b）
佝偻病（图 29-13）
佩吉特病（图 29-17）
肌肉骨骼
马方综合征（图 5-9）
特纳综合征（图 29-12）
Klinefelter 综合征（图 29-16）
软骨发育不全（图 3-14）

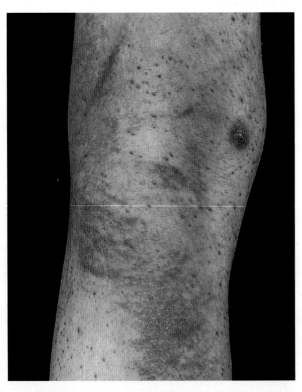

图 3-13 坏血毛囊周围出血

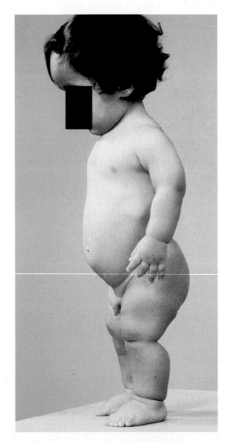

图 3-14 软骨发育不全

伤。维生素 K 缺乏也会导致瘀伤，但不会引起毛囊周围出血。

注意当患者躺在床上时可能很难判断患者身材矮小或高大。检查肢体畸形或肢体缺失（如果在体内检查中错过则相当尴尬），并观察身体是否与患者所述的实际年龄一致。许多身体形态可以诊断出不同的情况（清单 3-5 和图 3-14）

如果患者进入检查室，则不应失去检查步态的机会。第 34 章描述了步态的全面检查情况。

水化

虽然这是不容易评估的，所有的医生都必须能够评估患者的水化状态[12-14]。例如，严重脱水的患者有发生急性肾衰竭的死亡风险，而过度水合的患者可能会发生液体超负荷和肺水肿。喝水过量(如在体育赛事期间)可出现血钠水平降低并导致意识混乱甚至意识丧失。

脱水常见的临床表现(清单 3-6 和图 3-15)是血管塌陷、黏膜干燥和重度脱水的濒死面容。中度和重度脱水时皮肤弹性减少(捏住皮肤:正常皮肤在释放后立即恢复)(这种传统测试未被证实有价值,特别是在皮肤可能总是如此的老年人中)。腋窝干燥可能说明有脱水,舌潮湿则表示可能无脱水发生。

清单 3-6　脱水的典型体征(可靠性可变)

轻度(<5%):缺乏 =2.5L
轻度口渴
干黏膜
浓缩尿
中等(5%~8%):缺乏 =4L
如上所述
中度口渴
皮肤弹性下降,特别是手臂、前额、胸部、腹部
心动过速
严重(9%~12%):缺乏 =6L
如上所述
口渴
皮肤弹性下降和眼球压力降低
血管塌陷,眼睛凹陷,面容"憔悴"
直立性低血压
少尿(<400ml 尿/24h)
非常严重(>12%):缺乏 >6L
如上所述
昏睡
垂死的
休克迹象

注:一个体重 70kg 的人体内的总水分约为 40L。

测量血压,发现当患者坐下或躺下后站立时观察到血压下降。如果可能的话,患者应该在再次测量血压之前站立至少 1min(由于姿势性头晕患者可能无法站立,这是比血压降低更重要的标志),这被称为直立性低血压。当患者站立时,脉搏每分钟增加 30 次或以上,也是低血容量的表现。

测量体重。每天跟踪患者体重是确定水合作用随时间变化的最佳方法。例如,24h 内体重减少 5%,表明大约有 5% 的身体水分已经流失。使用相同的一组秤可以提高这些测量的准确性。评估患者的颈静脉压是判断血管内容量超负荷或过度水合的最敏感方法之一(参见第 5 章)。

手和指甲

许多的疾病在手上都会发生不同变化(图 3-16~图 3-18)。如果在文化习俗上可以接受的话,

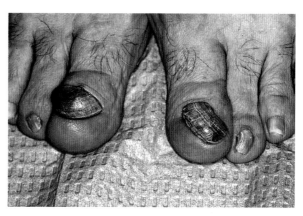

图 3-16　灰指甲病:指甲或趾甲状就像魔爪(这种畸形是由于反复外伤或念珠菌感染所致。这个名字来源于神话中的狮鹫,它有狮子的头、身、尾和鹰的头、翅膀和爪子)

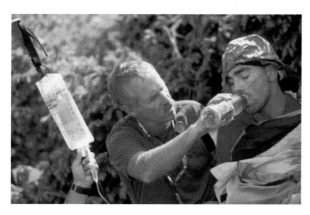

图 3-15　脱水

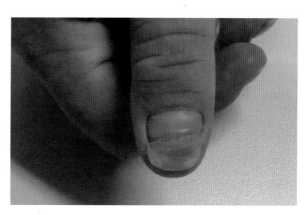

图 3-17　Beau 线

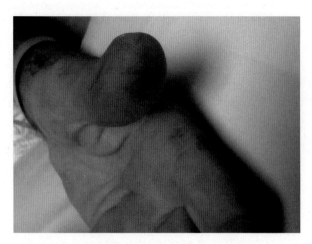

图 3-18　吸烟染黄的焦油色手指

在与患者见面时握手是很有用的。除了礼貌,这可能有助于诊断肌营养不良症,这是一种罕见的肌肉

疾病,患者可能无法放手。握手也是一种可以接受并且温和的进行体格检查的方式。

这种体格检查是一种侵入性操作,只有医生的职业和文化习俗允许才能接受。

在许多情况下,通过观察、感觉和移动患者的手来进行体格检查是诊断疾病的一种途径。对手的检查在每一门内科学的子专业都是非常重要的。在某些心脏病和呼吸系统疾病中,指甲的形状可能发生改变。生长激素过量(肢端肥大症)整个手可能会增大。

关节炎患者可出现手部结构形态严重扭曲,手部震颤或肌肉萎缩可能代表神经系统疾病,手掌皱褶苍白可能表示贫血(表 3-1)。手指焦黄色表明为吸烟者(图 3-18)。相关的变化将在后面阐述。

表 3-1　指甲在全身性疾病中的征象	
甲征	可能原因
蓝甲	发绀,威尔逊病,褐斑病
红指甲	红细胞增多症(红蓝)、一氧化碳中毒(樱桃红)
黄甲	黄甲综合征
杵状指	肺癌、慢性肺化脓性、感染性心内膜炎、发绀型心脏病、先天性、HIV 感染、慢性炎症性肠病等
细小出血	感染性心内膜炎,血管炎
匙状指(匙形指甲)	缺铁,真菌感染,雷诺病
甲松离	甲状腺毒症、银屑病、过度清洁的指甲下面(很常见)
甲床中的无色素横纹(Beau 线;* 参见图 3-17)	发热、恶病质、营养不良
灰指甲(白指甲)	低白蛋白血症
横向不透明白色带(Muehrcke 线)	创伤,急性疾病,低白蛋白血症,化疗
单横向白色带(Mees 线)	砷中毒,慢性肾脏病,化疗或危重症
甲襞红斑毛细血管扩张症	系统性红斑狼疮
"半指甲"(近端白色至粉色,远端红色或棕色:Terry 指甲)	自身免疫性多内分泌腺综合征Ⅱ型,肝硬化

　　Joseph Honoré Simon Beau(1806—1865)在 1846 年首先描述了这一点。Beau 线的原因通常是严重的全身性疾病或治疗(如败血症或化疗)阻止指甲板的生长。康复后,指甲又恢复生长。线与角质层的距离可以测量,以确定疾病发生的时间。指甲板的平均生长速度为 0.1mm/d。

体温

　　患者的体温应该作为初步临床检查的一部分记录下来。正常温度(口腔)范围为 36.6℃～37.2℃(98°F～99°F)。直肠温度通常较高,腋窝和耳温低于口腔温度(表 3-2)。在非常炎热的天气里,体温可能会升高 0.5℃。患者报告发热有可能是真的,

表 3-2　平均体温值		
	正常	发热
口温	36.8℃	>37.3℃
腋温*	36.4℃	>36.9℃
肛温	37.3℃	>37.7℃

　*耳温与腋温相似。

患儿前额温暖,可能存在发热[15]。

体温是有日夜差异的。早晨体温最低,在下午 6 点到 10 点之间达到峰值。大多数疾病的发热模式都遵循这种日夜变化规律。发热的类型可能有助于诊断疾病。(表 3-3)

表 3-3　发热类型

类型	特征	实例
稽留热	体温不下降	伤寒、斑疹伤寒、药品发热、恶性高热
间歇热	每天体温降到正常水平	化脓性感染、淋巴瘤、粟粒性肺结核
弛张热	每日波动>2℃,体温不降至正常	非特定疾病的特征
复发热	体温恢复正常数日后再升高	间日型,每隔一天出现发热高峰(间日疟,卵形疟原虫);四日疟,每三天白天发热一次(疟疾);淋巴瘤;霍奇金病 Pel-Ebstein 发热*(非常罕见);化脓性感染

*退热药和抗生素的使用使这些热型在今天不常见。

脓毒血症是指从血液中培养出细菌及其导致的多器官功能障碍(和死亡)的综合征。全身炎症反应综合征(SIRS)是指脓毒症中常出现的两种或两种以上的症状,即发热、脉搏过快(心动过速)、呼吸频率高(呼吸急促)和白细胞计数高。寻找明确感染源,如术后伤口感染,脓液渗出(记住:伤口疼痛加剧可能潜在感染的指标)。SIRS 不仅可发生在感染中,也可发生在手术后伴有胰腺炎、烧伤、肺栓塞或自身免疫性疾病等情况下[16]。

非常高的体温(高热,定义为 41.6℃ 以上)是一个严重的问题,可能导致死亡。原因包括暴露或过度劳累引起的中暑(如马拉松运动员),恶性高热[一组罕见的基因决定的疾病,在这种疾病中,由于各种麻醉剂(如氟烷)或肌肉松弛剂(如苏沙氨铵)的作用而出现高热],神经镇静剂恶性综合征(抗精神病药物的反应)和下丘脑疾病。

低温定义为低于 35℃ 的体温。正常温度计不会记录到低于 35℃ 的温度,因此,如果怀疑低温,必须使用特殊的有低读数的温度计。体温过低原因包括甲状腺功能减退和长期暴露在寒冷环境中。

气味

某些疾病与特征性的气味有关,但并非所有医生都能检测出气味异常(这可能是基因决定的)[17]。这种特殊的气味包括酮症酸中毒患者呼出的恶心的甜丙酮味、肝衰竭患者呼出的甜气味、终末期慢性肾病患者的氨鱼味(尿毒症胎儿),吸烟患者的残留的香烟味。这种气味可出现在其衣服上,甚至是在存放香烟的口袋或口袋里的物品上。刚饮用酒精饮料可闻到明显的酒精味。"口臭"虽然常常有不确定的原因,但可能与口腔卫生不良、牙龈炎(牙龈感染)或鼻咽肿瘤有关。肺部慢性化脓性感染可使呼吸和唾液有异味。

皮肤脓肿引起的特殊气味是非常严重的,尤其是由厌氧菌或假单胞菌引起的。尿失禁会引起特征性尿臭味,如果患者有尿路感染,这种气味通常更为严重。细菌性阴道炎的气味通常被描述为异味。当患者打嗝时,严重的肠梗阻和罕见的胃绞痛可导致粪便污染呼吸道引起气味。由上消化道出血和肠道内血液分解引起的黑色粪便(黑便)有强烈的气味,在胃肠科病房工作过的人都很熟悉。

相比之下,新鲜血液的金属气味(有时在介入性心脏病治疗过程中可以检测到)非常轻微。

准备患者检查

理想的检查条件下可获得准确的体格检查。这意味着,如果可能的话,患者应该在光线充足的房间(最好是自然光)里,远离噪音和避免被中断(在繁忙的医院病房很少能做到)。检查前必须在患者周围拉起帘子,在咨询室和门诊部进行体格检查时,需确保患者的舒适且隐私不被泄露。

患者有权要求医生在检查前洗手或用抗菌洗手液擦手,这在诊所、手术室和在医院病房中一样重要。现在很多医院都有告知患者询问医生是否洗手了。听诊器的隔膜和钟件应使用抗菌剂、擦拭剂(图 3-1c)清洁,接触患者的任何其他设备应为一次性(如神经病学针)的或擦拭干净的。

需在征得患者同意并说明检查性质后开始检查。患者必须脱掉衣服,以便检查者能直接接触到要检查的部位。在检查女性身体其他部位时,要做到谦逊,可用毛巾或床单暂时遮盖胸部。男性医生在检查女性的骨盆、直肠或乳腺时,应该有女性陪同。男性和女性患者都应该覆盖腹股沟。例如,在检查腿部时,门诊患者应穿长袍。但是,需注意的是如果过于谨慎,会忽略患者的有些体征。

患者在床上或其他地方的体位应随要检查的

系统而改变。例如,如果要使腹部检查获得满意效果,那么患者应平躺在床上,放一个枕头,使腹部肌肉放松,这将在后面的章节中详细讨论。

在检查每个系统中,四个要素构成了体检的主要部分:视、触、叩、听①。对于许多系统,增加了第五个要素——功能评估。在某些系统中,测量也是相关的。以下各章将详细讨论这些问题。

先进理念:循证临床检验

医学的所有领域都在尽最大努力将实践建立在有益的证据基础上。

就体格检查的性质而言,体征往往带有主观性,而且一名检查者并不一贯同意其他检查者的意见。例如,杂音的响度或指甲变化的存在与否,都可能产生争议。有很多公认的不同的方法来评估体征是否存在。例如,心尖冲动是否在正常位置,有经验的临床医生可能会有不同意见。即使是很明显的客观测量也会不一样,例如血压的测量,也会因使用科罗特科夫音(Korotkoff sound)Ⅳ或科罗特科夫音Ⅴ而有所不同,同一个患者上一分钟与下一分钟也会有不同。有些体征只是间歇性出现,如

心包摩擦音可能会在医生来听之前消失。许多关于体征可靠性的研究表明体征在疾病严重程度和检查者的经验方面存在差异[18]。这很可能导致体征的可靠性被低估。

了解一个体征或检验是否有意义的方法是测量或评估其特异性和敏感性:

- 体征的特异性是没有疾病的人没有体征的比例("健康状况为阴性")。例如,80%的特异性意味着10个健康人中有8个人是没有该体征的。
- 体征的敏感性是患有疾病的人出现体征的比例,即通过检查发现存在体征而被确诊为患者(疾病阳性)的比例。80%的敏感度意味着,10个患者中有8个人出现该体征(意味着20%的患者不存在该体征)。

可用两句口诀帮助记忆:特异性是健康人中的阴性检出率,敏感性是患者中的阳性检出率。

完美的检查或检验(理想状态)是100%敏感和100%特异性。在没有患病的人群中存在"阳性"的体征或检验结果称为假阳性。在患有该病症的患者中没有发现体征或阴性检验结果被称为假阴性。表3-4列出了一些常见体征的敏感性和特异性。

表3-4   常见临床体征的敏感性和特异性实例

体征	潜在条件	灵敏度/%	特异性/%
移动浊音	腹水	85	50
特异性脾	脾肿大	58	92
甲状腺肿	甲状腺疾病	70	82
异常足脉	周围血管疾病	63~95	73~99
第三心音(S3)	射血分数<50%	51	90
	射血分数<30%	78	88
营养性皮肤改变	周围血管疾病	43~50	70
肝颈内静脉回流	充血性心力衰竭	24~33	95
最初印象	慢性阻塞性肺疾病	25	95
股动脉杂音	周围血管疾病	20~29	95
毛细血管延长充盈	周围血管疾病	25~28	85
Tinel征	腕管综合征	25~75	75~90
克尼格征(Kernig sign)	脑膜炎	5	95

检验或体征结果为真阳性或真阴性的可能性取决于实际疾病的患病率(或者所谓的疾病的预测

---

① 传染病医生为这些元素添加预防感染传播的步骤(洗手)。

概率)。例如,如果在健康体力劳动者的指甲中发现甲板出血,可能代表感染性心内膜炎的假阳性迹象,这个体征不是很敏感,在这种情况下,条件的预测概率很低。如果这种征象在已知瓣膜性心脏病

和新出现杂音的患者身上出现,那这个体征在这个心内膜炎患者中的预测概率就高,是一个真正的阳性。假阳性率和真阳性率的预测概率分析基于 Bayes 定理。

总结敏感性和特异性的有用方法是似然比(*LR*)。*LR* 阳性表明患有该疾病的个体比没有该疾病的个体更容易出现体征。正 *LR* 越高,阳性体征越有用。如果不存在体征,则阴性似然比会增加疾病不存在的可能性。

$$正 LR = 敏感性/(1-特异性)$$
$$负 LR = (1-敏感性)/特异性$$

请记住,如果 *LR* 大于 1,则患疾病概率增加;如果 *LR* 小于 1,则患疾病概率降低。例如,在可能患有心力衰竭(如劳累时呼吸困难)的患者中存在第三心音的正 *LR* 约为 3.8、负 *LR* 约为 1。这意味着第三心音是心力衰竭的特异性体征(增加了近四倍的可能性),但不敏感(没有第三心音不会降低可能性)。所有这些数据都是根据怀疑患有疾病的人群计算的;将其应用于无症状人群是非常不正确的。如果病情的预测概率已知或可以估计,Fagan 的列线图(图 3-19)可将 *LR* 应用于临床问题。请记住,2、5 和 10 的正 *LR* 分别会增加疾病概率 15%、30% 和 45%。同样,0.5、0.2 和 0.1 的负 *LR* 分别使疾病的可能性降低 15%、30% 和 45%。

当预测概率非常低时,即使是高阳性 *LR* 也不会使疾病发生。通过已知的 *LR* 从预测概率数开始,到测试后概率数结束绘制一条线。例如,如果条件的预测概率低,如 10(10%)并且体征存在 *LR*=2,则存在条件的测试后概率仅为约 20%。我们在本书许多章节的"典型体征"中都包含了示例 *LR*。

观察者间一致性(可靠性)与 κ-统计量

LR 是假定体征存在的标志,但观察者之间关于许多体征存在的一致性有相当大的差异。这种可靠性低有很多原因(清单 3-7)。

清单 3-7　检查者之间不一致的重要原因

1. 体征会发生改变;例如心力衰竭的爆裂音,第四次心音。
2. 观察者的一些手法可能是不完美的;例如在宣布存在与心力衰竭一致的肺啰音之前不要求患者咳嗽。
3. 有些体征本质上是主观的;例如杂音音量的分级。
4. 对患者的先入为主的观察或病史采集可能影响检查者;例如,当已知患者患有甲状腺疾病时,甲状腺肿似乎很容易触及。

κ-统计量是一种表示发现体征或进行检验的观察者间变异的方法。值介于 0 和 1 之间,其中 0 表示对该体征的一致性与偶然性相同,1 表示完全(100%)一致。当观察者之间的一致性比偶然发生的更低时,偶尔会得到小于 0 的值。

一般情况下,κ 值为 0.8~1 意味着几乎完美一致,0.6~0.8 表示具有重要价值性一致,0.4~0.6 表示一致性良好,0.2~0.4 表示一致性合理,0~0.2 表示一致性较差。表 3-5 列出了一系列体征及其 κ 值。

请记住,高 κ 值意味着该体征的存在的可能性高,而不是该体征必然具有高正 *LR*。低 κ 值可能表示该体征很难准确地引出,特别是对初学者来说,但并不总是意味着这个体征没有用。例如,当由一组经验丰富的胸科医生进行检测时,间质性肺病的肺部典型细小爆裂音的听诊可能具有高 κ 值,但是当由一组整形外科医生评估时,检测值较低。

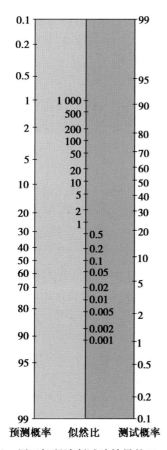

图 3-19　用于解释诊断试验结果的 Fagan 列线

表3-5　常见临床症状 κ 值的比较（单独观察者与期望值之间的一致性）

体征	可靠性	κ 值
眼外运动异常	意义重大	0.77
甲状腺肿大检查	意义重大	0.74
呼吸费力	意义重大	0.70
哮鸣音的出现	意义重大	0.69
肝病的征象，如黄疸、掌腱膜挛缩、蜘蛛痣	意义重大	0.65
胫后触及脉搏	好	0.6
叩诊浊音	好	0.52
肝缘柔软	好	0.49
杵状指	近乎完美	0.39~0.90
支气管呼吸音	合理	0.32
收缩期杂音	合理到意义重大	0.3~0.48
呼吸急促	合理	0.25
乳腺癌的临床检查	合理到意义重大	0.22~0.59
颈部僵硬	不可靠的	−0.01

　　虽然其中一些值看起来很低，但一些诊断测试报告计算出来的 κ 值意义并不十分重大，胸部 X 线检查报告的心脏肥大为 0.48，而肝活检报告的胆汁瘀积为 0.40。

　　在医疗实践中，做出最终诊断时要考虑多种因素[19]。很少通过一种症状、体征、化验诊断出某种疾病。支持大多数体征有用性的证据是基于孤立地看待体征的。联合研究病史范围和体格检查所发现问题的重要性是非常困难的。然而，熟练和有经验的临床医生综合运用多种信息，当得到出乎意料、不合逻辑的检查或检验结果时，他们持怀疑态度。

要点小结

　　1. 系统的体格检查方法是确保完成体格检查的保证。

　　2. 总是花时间对患者进行一般检查。

　　3. 成功体格检查的关键是不断的练习。（特别是对于医生考试）

　　4. 检查时应正确摆好患者体位。

　　5. 确保患者在检查过程中的隐私权。

　　6. 在检查过程中不要伤害患者。

　　7. 务必做到常规洗手和清洁检查设备。

客观结构化临床技能考试简介

　　如今在大多数医学院，通常通过客观结构化临床技能考试（Objective Structured Clinical Examination，OSCE）来进行病史采集和体格检查（尽管或长或短的病历都会被用到），由多站试组成（每个10min），每站由 1~2 名考官考核详细病史采集和体格检查技能。医学生在所有的台站轮转，每个台站都有不同的考官。每站提供一个提纲或介绍（如患者的姓名、年龄和现有症状），要完成的任务非常具体（如"请测量血压"），问题是标准化和预设的，评分是预先确定的，通常记录为通过，正确完成给每个必要步骤后给予记录评分（如介绍自己：1 分；洗手：1 分）。这意味着必须在 OSCE 的中设置有一个考试系统，并让其具有实践功能的特征。

　　本文大多数章节的最后，提供了一份 OSCE 案例和问题样本清单，以帮助修订和引入操作指南。查找本章中的答案，并将其用作修改的一种方式。

　　OSCE 站，可能会要求被考核人员进行具体的病史采集（如社会史）或身体特定的系统或部分的检查（如心前区心脏杂音或后背部的肺部体征）。根据医生的资历，其他站可以进行临床技能考核，如处方书写。每一所医学院的考试略有不同，但所有医学生都应该了解一些基本原则（如果他们想通过考核）。

　　记住，考试中的"患者"可能是一个受过训练的演员。演员被用来进行体格检查，以测试医学生正确地完成体格检查的技能。使用训练有素的演员的初衷是对医学生回答的问题标准化。演员们经常来自当地的戏剧学校，他们被诱导过度表演的风险极低（如当问到他们的年龄时，他们会流泪；图3-20）。比较好的一点是所有候选人都会经历同样的情况。

　　在考核中务必记住一些要点：

　　1. 考官可考察考试进行的困难程度。

　　2. 对于课程最初几年的医学生来说，他们的期望值要低得多。

　　3. 你将得到口头或书面的介绍，告诉你考官希望你做什么，所以不要做其他无关的事情。例如，如果要求检查手臂无力患者的上肢，不要从测试感觉开始。时间是有限的，考官会告诉你异常体征会在哪里（如果有的话，这类考试通常会）。

　　4. 对考官来说，你对患者的态度与良好的技

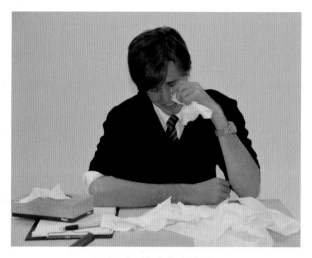

图 3-20　你多大岁数了？

能同样重要。如果你粗鲁和不体谅他人，你可能会考试失败。

　　5. 当你进行这些考试练习时，养成一套习惯是很重要的。这包括自我介绍和开始时的解释，然后每一步，你要做什么。例如，如果被要求检查患者的腹部，在自我介绍之后，说"我被要求检查你的腹部"。我需要一个枕头协助你躺下。你这样舒服吗？我需要把你的内裤拉低一点。没关系吧？你有哪里疼吗？对不起，我的手有点冷。如果你觉得不舒服，请告诉我。"在检查过程中要清楚，你观察患者的面部表情看是否有任何疼痛的迹象。这种对待患者的方式实际上只是正常的礼貌，应该是常规的（即使不只是在考试中使用）。

　　6. 请记住任何简单操作的前后都要洗手（实际上你应该始终这样做以保护患者和你）。

（陈桂青　译）

参考文献

1. Verghese A1, Brady E, Kapur CC, Horwitz RI. The bedside evaluation: ritual and reason. *Ann Intern Med* 2011; 155(8):550–553. doi: 10.7326/0003-4819-155-8-201110180-00013.

2. Verghese A, Charlton B, Kassirer JP et al. Inadequacies of physical examination as a cause of medical errors and adverse events: a collection of vignettes. *Am J Med* 2015; 128(12):1322–1324.

3. Sacket DL. The science of the art of clinical examination. *JAMA* 1992; 267:2650–2652. This article examines the limitations of current research in the field of clinical examination.

4. Sackett DL. A primer on the precision and accuracy of the clinical examination (the rational clinical examination). *JAMA* 1992; 267:2638–2644. An important article examining the relevance of understanding both precision (reproducibility among various examiners) and accuracy (determining the truth) in clinical examination.

5. Wiener S, Nathanson M. Physical examination: frequently observed errors. *JAMA* 1976; 236:852–855. This article categorises errors, including poor skills, underreporting and over-reporting of signs, use of inadequate equipment and inadequate recording.

6. Fitzgerald FT, Tierney LM Jr. The bedside Sherlock Holmes. *West J Med* 1982; 137:169–175. Here deductive reasoning is discussed as a tool in clinical diagnosis.

7. Sackett DL, Haynes RB, Tugwell P. *Clinical epidemiology. A basic science for clinical medicine.* Boston: Little, Brown & Co, 1985. The perceived commonness of diseases affects our approach to their diagnosis.

8. Cretikos MA, Bellomo R, Hillman K et al. Respiratory rate: the neglected vital sign. *Med J Aust* 2008; 188(11):657–659.

9. Martin L, Khalil H. How much reduced hemoglobin is necessary to generate central cyanosis? *Chest* 1990; 97:182–185. This useful article explains the chemistry of haemoglobin and its colour change.

10. Moyer VA; U.S. Preventive Services Task Force. Screening for and management of obesity in adults: U.S. Preventive Services Task Force recommendation statement. *Ann Intern Med* 2012; 157(5):373–378.

11. Detsky AS, Smalley PS, Chang J. Is this patient malnourished? *JAMA* 1994; 271:54–58. Assessment of nutrition is an important part of the examination but needs a scientific approach.

12. Gross CR, Lindquist RD, Woolley AC et al. Clinical indicators of dehydration severity in elderly patients. *J Emerg Med* 1992; 10:267–274. This important and urgent assessment is more difficult in elderly sick patients.

13. Koziol-McLain J, Lowenstein SR, Fuller B. Orthostatic vital signs in emergency medicine department patients. *Ann Emerg Med* 1991; 20:606–610. These signs help in the assessment of the severity of illness in emergency patients, but there is a wide range of normal.

14. McGee S, Abernethy WB III, Simel DL. Is this patient hypovolemic? *JAMA* 1999; 281:1022–1029. The most sensitive clinical features for large-volume blood loss are severe postural dizziness and a postural rise in pulse rate of >30 beats per minute, not tachycardia or supine hypotension. A dry axilla supports dehydration. Moist mucous membranes and a tongue without furrows make hypovolaemia unlikely; assessing skin turgor, surprisingly, is not of proven value.

15. Coburn B, Morris AM, Tomlinson G, Detsky AS. Does this adult patient with suspected bacteremia require blood cultures? *JAMA* 2012; 308(5):502–511. doi: 10.1001/jama.2012.8262.

16. Reddy M1, Gill SS, Wu W et al. Does this patient have an infection of a chronic wound? *JAMA* 2012; 307(6):605–611.

17. Hayden GF. Olfactory diagnosis in medicine. *Postgrad Med* 1980; 67:110–115, 118. Describes characteristic patient odours and their connections with disease, although the diagnostic accuracy is uncertain.

18. Benbassat J, Baumal R. Narrative review: should teaching of the respiratory physical examination be restricted only to signs with proven reliability and validity? *J Gen Intern Med* 2010; 25(8):865–872. Physical signs in respiratory disease generally have lower than ideal reliability and sensitivity, but some signs have high specificity. While physical examination of the chest should not be ignored, more research is needed!

19. Wets DM, Dupras DM. 5 ways statistics can fool you—tips for practising clinicians. *Vaccine* 2013; 31(12):1550–1552.

第二篇
心血管系统疾病

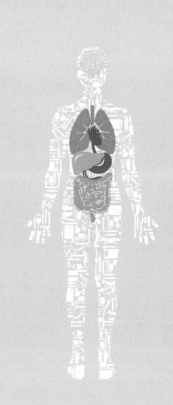

第 4 章

心血管系统的病史

心脏的跳动不会停止，除非是永远停止。——达芬奇（1452—1519）

本章介绍心血管系统的病史采集和体格检查以及心脏疾病在身体各部位可能出现的症状及体征。心血管系统的病史采集和体格检查以及心脏疾病不仅是对患者进行评估的基础，而且是客观结构化临床技能考试（OSCE）和语音检查最常测试的系统之一。心脏病学家认为心血管系统是身体最重要的系统。

症状

胸痛

令心脏病学家满意的是，当患者提及胸痛（表4-1）往往比其他症状更能引起关注。医生往往会将患者送进抢救室，抢救室的医生会快速出现。那是因为缺血性心脏病是危及生命的疾病，常以胸痛的方式出现（清单 4-1）。

心绞痛和心肌梗死疼痛的特征是相似的，这两种情况都是由于冠状动脉完全或部分阻塞后，缺血心肌中代谢产物堆积，导致心脏交感神经受到刺激[1,2]。心脏移植患者的移植心脏在发生冠脉疾病时，可不表现为心绞痛，可能是因为心脏失去神经支配。同样的，糖尿病患者容易被诊断为"隐形梗死"。

为了明确胸痛原因（表 4-2A 和 B），确定持续时间、部位、性质、诱发因素和加重因素（四项基本特征），以及缓解方式和伴随症状（苏格拉底问题：参见第 1 章）[3]。"心绞痛"[①]一词是由 Heberden 从希腊语和拉丁语中创造来的，意为"窒息"，患者可能表现为剧痛、胸闷、不适、胸骨后或咽喉部的窒息感。最好询问患者是否有胸部"不适"，而不是"疼痛"，因为心绞痛通常表现为钝痛，不被视为疼痛（问诊清单4-1，图 4-1）。

[①] William Heberden（1710—1801）：描述心绞痛是很困难的，那些被它折磨的人们，当他们散步（尤其是在饱食后爬坡的时候），会诱发疼痛，他们非常厌恶胸部的这种感觉，这种感觉如果加重或持续，会有濒死感，但是他们此时仍然能够站立，直到这些不安全部消失。Heberden 没有意识到心绞痛是冠状动脉狭窄的结果。

表 4-1 胸痛的病因（鉴别诊断）及典型特征

疼痛	原因	典型特征
心脏性疼痛	心肌缺血或梗死	中心、胸闷或沉重，可放射到下颌或左臂
血管性疼痛	主动脉夹层	突然发病，放射到背部
胸膜心外膜疼痛	心包炎/心肌炎	胸膜炎疼痛，当患者躺下后疼痛加重
	感染性胸膜炎	胸膜炎疼痛
	气胸	突然发作，尖锐的疼痛，常伴有呼吸困难
	肺炎	通常是胸膜炎，常伴有发热和呼吸困难
	自身免疫性疾病	胸膜炎疼痛
	间皮瘤	严重、持续的疼痛
	转移性肿瘤	严重、持续、局部的疼痛
胸壁疼痛	持续的咳嗽	疼痛随运动加剧，胸壁疼痛
	肌肉拉伤	疼痛随运动加剧，胸壁疼痛
	肋间肌炎	尖锐、局部疼痛，活动加重
	胸带状疱疹	严重，沿神经根分布，继发疱疹
	柯萨奇 B 型病毒感染	胸膜炎疼痛
	胸部神经受压	沿神经根分布
	肋骨骨折	外伤史，局部疼痛
	肋骨原发性或转移性肿瘤	持续、严重、局限性疼痛
	Tietze 综合征	肋软骨疼痛
胃肠道疼痛	胃食管反流	与劳累无关，通常患者平躺后加重
	食管弥漫性痉挛	通过吞咽，如温水可缓解
呼吸道疼痛	气管炎	咽痛、呼吸困难
	中央支气管癌	
	异物	
中枢性疼痛	惊恐发作	通常出现焦虑、伴呼吸困难和过度通气症状（头晕、口周感觉异常）
纵隔疼痛	纵隔炎	
	肉瘤、淋巴瘤	

清单 4-1　心血管系统病史：呈现的症状

主要症状

胸痛或沉重

呼吸困难：劳力性（记录必要的运动程度）、端坐呼吸，夜间阵发性呼吸困难

脚踝部水肿

心悸

晕厥

间歇性跛行

疲劳

既往史

缺血性心脏病病史；冠状动脉旁路移植（CABG）；冠状动脉成形术；风湿热；舞蹈症；性传播疾病；近期口腔手术；甲状腺疾病

以前的医学检查证实有心脏疾病（如军队、学校、保险）

药物

个人史

吸烟、饮酒史

职业史

家族史

心肌梗死；心肌病；先天性心脏病；二尖瓣脱垂；马方综合征

冠心病的危险因素

既往冠心病史

吸烟

高血压

高脂血症

冠心病家族史（一级亲属）

糖尿病

类风湿关节炎和慢性炎症性类风湿疾病

肥胖和缺乏运动

男性及高龄

勃起功能障碍

心功能分级

Ⅰ级——有冠心病，心绞痛*症状在日常活动时不发生，或有心功能异常，但无呼吸困难[+]

Ⅱ级——心绞痛或呼吸困难在日常活动时即发生

Ⅲ级——心绞痛或呼吸困难在低于日常活动时即发生

Ⅳ级——休息时即出现心绞痛或呼吸困难

---

* 加拿大心血管学会（CCVS）分级。

[+] 纽约心脏学会（NYHA）分级。

表 4-2A　胸痛的鉴别诊断

支持心绞痛	支持心包炎或胸膜炎	支持反流性食管炎
胸闷或沉重	剧痛或刺痛	烧灼感
活动可诱发发病	非劳累型	非劳累型
休息后缓解	休息时出现	休息时出现 非痉挛发作时无影响
应用硝酸酯类药物后迅速缓解	应用硝酸酯类药物后无影响	
无法定位	仰卧后加重（心包炎）	仰卧后可诱发
不受呼吸影响	呼吸后加重（心包或胸膜摩擦音）	不受呼吸影响

表 4-2B　胸痛的鉴别诊断

心肌梗死（急性冠脉综合征）	心绞痛	心肌梗死	主动脉夹层*	心肌缺血	胸壁疼痛
休息时发作 严重的疼痛 大汗 焦虑（绞痛） 应用硝酸酯类药物后不缓解 相关症状（恶心或呕吐）	活动后发作 中度疼痛或不适 无大汗 轻微或无焦虑 应用硝酸酯类药物可迅速缓解 无相关症状	中央胸痛 亚急性发作（数分钟） 严重的疼痛	放射至背部 瞬间发作 非常严重的疼痛，撕裂样疼痛	劳累性的 活动后发作 短暂的 弥漫性的 非胸壁疼痛（仅鉴别梗死和胸壁疼痛）	可定位的 通常休息时加重 持久 局限 胸壁疼痛

---

* 对 66 例患者进行解剖，如有以上三种特征或两种加上高血压病史者。

引用自 Simel DL，Rennie D. The rational clinical examination：evidence-based diagnosis. New York：McGraw-Hill，2009。

问诊清单 4-1　疑似心绞痛患者的问诊

！表示可能诊断为紧急或危险情况的症状。

1. 你能告诉我疼痛或不舒服是什么样的吗？是尖锐的痛还是钝痛，发沉还是发紧？

2. 什么时候会感觉到疼痛？突然出现还是在运动后出现？吃完东西后运动症状是否会加重？

3. 持续多长时间？

4. 你感觉哪个部位疼痛？

5. 疼痛会让你停下来或减慢速度吗？

6. 当你停止运动的时候，症状会迅速减轻吗？

！7. 疼痛会在你休息的时候出现吗？（不稳定型心绞痛的表现）

8. 你以前有过心绞痛吗？和之前一样吗？

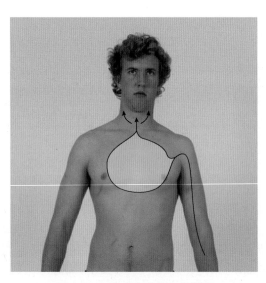

图 4-1　心绞痛症状发生的部位

疼痛或不适症状通常发生在中央部位，而不是左侧。患者可能会认为疼痛不是心脏性的，因为左侧的心脏没有感觉到疼痛。疼痛可能会放射到下颌或手臂，但是很少放射至脐下。疼痛或不适的严重程度是可变的。

心绞痛的特点是活动后出现，患者休息或减慢速度的时候症状迅速缓解。对患者来说，能够产生疼痛的运动量是可以预测的。必须认真对待以前稳定型心绞痛的发病模式的改变。

这些特征构成了典型的心绞痛（表 4-3）[3,4]。尽管典型的心绞痛发生在活动的时候，但是也可

发生在休息或者患者从睡眠中醒来的时候。缺血性胸痛通常不受呼吸影响。舌下含服硝酸酯类药物可在数分钟内缓解，但是硝酸酯类药物不是特异性的，它也可以作为安慰剂缓解食管痉挛。

表 4-3　欧洲心脏学会心绞痛分型	
典型的心绞痛	满足以下所有三个特点
	1. 胸骨后胸部不适——典型的症状和持续时间
	2. 运动或激动可诱发
	3. 休息或服用硝酸甘油或两者都用症状可缓解
非典型心绞痛	符合以上两项
非心脏性胸痛	符合一项或不符合上述症状

急性冠脉综合征（ST 段抬高——STEMI，或非 ST 段抬高——NSTEMI 型心肌梗死）引起的疼痛通常是在休息时，通常更严重，持续时间更长。某些特征表现更像急性冠脉综合征（典型症状 4-1）[5]。急性冠脉综合征通常是由斑块破裂，导致动脉腔内血栓形成。稳定型心绞痛是由固定的冠状动脉狭窄所致。

典型症状 4-1　急性胸痛的临床因素与阳性似然比对诊断急性冠脉综合征具有指导意义	
症状	优势比
放射至右臂或肩部	4.7
放射至双侧手臂	4.1
运动相关史	2.4
放射至左臂	2.3
大汗	2.0
恶心或呕吐	1.9
比以前的心绞痛更严重	1.8
压迫感	1.3
已知运动异常实验	3.1
周围血管性疾病	2.7

持续半小时以上的疼痛更有可能是由于急性冠脉综合征引起而不是稳定型心绞痛，但是疼痛持

续数日则这两者都可不予考虑。心肌梗死的相关症状包括呼吸困难、大汗、焦虑、恶心和眩晕。

能够引起其他胸骨后疼痛的原因见表 4-1 和表 4-2A。吸气时胸痛加重叫作胸膜炎疼痛。这可能是由于胸膜炎或心包炎引起的。胸膜炎的产生可能是由于原发于胸膜的炎症（通常是由病毒感染引起），或继发于肺炎或肺栓塞。胸膜炎的疼痛通常不是由活动引起的，端坐或身体前倾可缓解；这是由于发炎的胸膜或心包表面相互摩擦所致。

胸壁疼痛通常局限于胸壁的一小块区域，是尖锐的、与呼吸或肩膀的活动有关，而非与活动相关。它可能只持续几秒或长期存在。颈椎或上胸椎的疾病也可能引起与运动有关的疼痛。疼痛往往从背部放射到前胸。

主动脉夹层引起的疼痛通常非常严重，可描述为撕裂样。这种疼痛通常在发病时最为剧烈，放射至背部。由三个特点——特异、起病迅速、可放射——与主动脉的特异性解剖有关。近端解剖导致前胸痛，降主动脉受累时导致肩胛区疼痛。高血压病史，结缔组织病，如马方综合征或埃勒斯-当洛综合征（Ehlers-Danlos syndrome），会提高患病风险。

巨大的肺栓塞可引起非常突然的疼痛，可能发生在胸骨后，并可伴有肺萎陷、呼吸困难和发绀。它通常是胸膜炎的疼痛，但有时可与心绞痛相同，特别是合并右心室缺血。

自发性气胸可能导致疼痛和严重的呼吸困难。疼痛剧烈，局限在胸部。

胃食管反流通常会引起心绞痛样的疼痛，但不会引起胃灼热。重要的是，要记住，这两种相对常见的情况可能共存。食管痉挛可引起胸骨后胸痛或不适，很难与心绞痛区别开来，但并不常见；疼痛可能会扩散到下颌，通常通过吞咽温水或使用硝酸酯类药物来缓解。

胆囊炎可引起胸痛，并与心肌梗死混淆。常存在右上腹部压痛。

当典型的带状疱疹出现在胸神经根分布区域，才可能导致严重的胸痛，通常疼痛是单侧。

呼吸困难

呼吸短促可能是由心脏病引起的。呼吸困难（dyspnoea，源自希腊语 dys"bad"，pnoia"breathing"）通常被定义为一种意想不到的呼吸形态，在

呼吸过度的时候发生，但其机制尚不确定。这可能是由于肺的顺应性降低或对空气流动的阻力增加，呼吸肌需要更大的力量使肺的体积发生变化。

心源性呼吸困难是一种典型的慢性疾病，发生于活动后，因为左心室输出量不能随着运动而增加；进而导致左心室舒张末期压力的急性升高，肺静脉压力升高，间质液渗漏，从而降低肺顺应性。然而，慢性心力衰竭的呼吸困难与肺动脉压力的测量没有很好的相关性，显然，心源性呼吸困难症状的起源是复杂的[6]。左心室功能可能因心肌缺血（心肌血供暂时或永久减少）、陈旧梗死（损害）或肥厚（通常与高血压有关）而受损。当病情加重时，休息时即可出现心源性呼吸困难。

端坐呼吸（源自希腊语 ortho"straight"；清单 4-2），发生的原因是，患者直立时肺间质水分重新分布；下肺部分变差，上肺部分变好。这可以改善血液的氧合。有端坐呼吸的患者整晚要么坐在椅子上，要么靠在床上的枕头上。若无端坐呼吸症状，左心室衰竭不太可能是患者呼吸困难的原因（$LR- = 0.04^{[7]}$）。

清单 4-2　端坐呼吸原因

心力衰竭
非常见原因
　大量腹水
　怀孕
　双侧膈肌麻痹
　大量胸腔积液
　重症肺炎

夜间阵发性呼吸困难（PND）[1]是一种严重的呼吸困难，患者从睡眠中醒来，使患者被迫站起来喘气。这是由于突发的左心衰竭，肺静脉和毛细血管压力急剧上升，导致液体渗出进入肺间质，增加了呼吸功。这可能是在夜间仰卧时周围水肿组织的吸收导致的。急性心源性呼吸困难也可能发生于急性肺水肿或肺栓塞。

心源性呼吸困难很难与肺疾病或其他原因引起的呼吸困难区分开来[8]。医生应该特别询问可能导致心力衰竭的任何心脏疾病的病史。例如，许多已知的既往心肌梗死的患者出现呼吸困难更有可能是左心室收缩力降低所致。有高血压病史或大量饮酒的患者可能患有高血压心脏病或酒精性心

---

[1]　突发性症状或体征突然而间断地出现。

肌病。端坐呼吸或夜间阵发性呼吸困难的存在更提示心力衰竭,而不是肺病。

呼吸困难也是焦虑的一个常见症状。这些患者经常描述无法进行足够充分的呼吸。他们的呼吸可能是深沉的,不时伴有叹息。

脚踝肿胀

仅出现水肿与心力衰竭相关性较差(有许多更常见的原因),但有些心力衰竭患者由于水肿而出现双侧踝关节肿胀。与炎症引起的肿胀不同,该区域不疼也不红。近期出现水肿的患者,如果监测自己的体重,可能会注意到体重增加了3kg或更多。

心源性踝关节水肿通常是对称的,傍晚加重,午夜后改善。它可能是继发于多种潜在病因的全心力衰竭或右心衰竭的症状。随着心力衰竭的进展,水肿会上升到腿部、大腿、生殖器和腹部。心脏病通常还有其他症状或体征。

了解患者是否服用血管扩张剂(如钙通道阻滞剂)是很重要的,药物可能会导致周围水肿[9]。除了心力衰竭,还有其他(更多)常见的踝关节水肿原因也需要考虑(清单6-2)。影响面部的水肿更可能与肾病相关,由肾病综合征引起。

心悸

这是一个不精确的术语(表4-4)。它通常被认为是对心跳的意外感知[10]。请患者准确描述他注意到了什么,心悸是心率快还是慢,有规律还是无规律,持续多长时间(问诊清单4-2)。

表4-4　心悸的鉴别诊断

特征	提示
心脏漏跳	期前收缩
休息时加重	期前收缩
快速、规律	SVT(VT)
突然发作	SVT(VT)
刺激迷走神经可消失	SVT
快速、无规律	AF
有力而有规律:不快	窦性节律(焦虑)
严重的头晕或晕厥	VT
预先存在的心力衰竭	VT

SVT,室上性心动过速;VT,室性心动过速;AF,心房颤动。

问诊清单4-2　心悸患者的问诊

！表示可能诊断为紧急或危险问题的症状。

1. 这种感觉是心脏不正常地跳动吗?

2. 心跳是快还是慢?你数过有多快吗?它比其他任何时候都要快吗?

3. 心跳是规律的还是不规律的?如果它是不规律的,这是正常的心跳被错过或强烈的异位跳动中断的感觉;还是完全不规律?(心房颤动)

4. 每次发作会持续多久?

！5. 是否伴有胸闷或呼吸困难?

6. 每次发作的开始和结束是不是很突然?[室上性心动过速(SVT)]

7. 你能通过深呼吸或屏住呼吸来使心悸停止吗?(SVT)

8. 你的颈部有撞击感吗?(SVT[12]的一些类型)

9. 心电图上有被记录过吗?

！10. 你在发作时有过意识丧失吗?(室性心律失常等)

！11. 您过去是否有其他心脏问题,如心力衰竭或心脏病发作?(室性心律失常?)

12. 家里有没有这种心脏病或者是猝死的人?(猝死综合征,如Brugada综合征或长QT间期综合征)

患者可能会感觉心跳错过了一个节拍,然后是一个特别沉重的节拍;这可能是由于房性或室性异搏(产生的心排血量很少),然后是一个补偿暂停,然后是正常进行的搏动(这比普通心搏更有力,因为心室的舒张充盈期更长)。

如果患者主诉心跳加快,重要的是要查明心悸是突然发作还是逐渐发作和消失的。心律失常通常是突发突止的,而窦性心动过速的起病和消失则是渐进性的。完全不规则的节律提示心房颤动,特别是快速的。

让患者用手轻拍心悸的频率和节奏可能会有帮助。必须询问相关特征包括疼痛,呼吸困难或昏厥。快速型心律失常伴晕厥提示室性心动过速。这些患者通常有严重的心脏病病史。在缺血性心脏病患者中,任何快心律都可能诱发心绞痛。

患者可能已经学会了使心率恢复正常的技巧。室上性心动过速(SVT)的发作可通过增加迷走神经张力、颈动脉按摩、咳嗽或吞咽冷水或冰块而突然终止[①]。

晕厥、晕厥前期和头晕

晕厥是由大脑缺氧引起的短暂的意识丧失,通常是由于血液灌注不足引起的(清单 4-3)。晕厥前期是一种没有意识丧失的短暂的虚弱感觉。(问诊清单 31-4)

清单 4-3 晕厥和头晕的鉴别诊断

血管迷走神经性晕厥(最常见的原因)
发病于青少年或 20 多岁
发生于精神不良刺激,例如看到血
与恶心和寒冷有关
损伤少见
短暂的意识丧失,醒来时没有神经症状
直立性低血压
持续时间短
损伤少见
禁食或脱水时常见
收缩压降低
使用降压药物
"情境性晕厥"
排尿时发生
长时间咳嗽时发生
左心室流出道梗阻性晕厥(AS,HCM)
运动时发生
心律失常
猝死家族史(Brugada 综合征、长或短 QT 间期综合征)
抗心律失常药物(QT 间期延长)
心脏病史(室性心律失常)
快速心悸史
无预兆(心脏传导阻滞——阿斯综合征)
眩晕
无意识丧失
转头时加重
头或房间似乎在旋转
癫痫
先兆
舌咬伤
发作性抽搐
发作时头部转向一侧
发作时出现发绀
清醒后嗜睡
清醒后肌肉疼痛
发作于情绪激动后
代谢原因导致晕厥(昏迷)
降糖药,低血糖

AS,主动脉瓣狭窄;HCM,肥厚型心肌病。

晕厥可表现为单纯的晕倒或心脏、神经系统疾病的症状。必须确定患者是否真的失去意识,以及在什么情况下会发生晕厥——例如,长时间站立或突然站立(体位性晕厥)、排尿(排尿性晕厥)、咳嗽(干咳性晕厥)或突然情绪紧张(血管迷走神经性晕厥)。找出是否有先兆,如头晕或心悸,发作持续多久。可自行恢复,或可能需要周围人的帮助。

如果是体位性晕厥,询问降压药或抗心绞痛药物的使用情况,以及其他可能导致直立性低血压的药物。如果是血管迷走神经性晕厥,可能是由于看到血等不愉快的东西引起的,或者发生在拥挤、炎热的房间里;患者经常会在昏厥前叹气、打哈欠、恶心、出汗,而且以前可能也有过类似的症状,尤其是在青春期和成年早期[11]。

如果是由心律失常引起的晕厥,则不管患者的体位如何,都会突然失去知觉;如果患者患有缺血性心脏病或主动脉狭窄[13],也可能在晕厥前发生胸痛。通常可以很快清醒。运动后晕厥可因主动脉狭窄或肥厚型心肌病左心室流出道梗阻而发生。脉搏过慢(心动过缓),通常是完全性房室传导阻滞的结果,引起突然和反复性晕厥(Stokes-Adams[②] 发作[③])。这些患者可能有心房颤动病史。他们通常有心动过速(快心率)和心动过缓(慢心率)的时期。这种情况被称为病态窦房结综合征。必须询问患者可能导致心动过缓的药物(如 β-肾上腺素受体阻滞剂、地高辛、钙通道阻滞剂)。

询问猝死的家族史是很重要的。越来越多的离子通道疾病被认为是晕厥和猝死的原因。这些罕见的遗传疾病包括:长 QT 间期综合征和短 QT 间期综合征,以及 Brugada 综合征[④][14]。他们通常是由典型的心电图变化诊断。此外,某些药物可导致获得性长 QT 间期综合征(清单 4-4)。

[①] 睾丸牵引是一种有效的迷走神经刺激动作,但并不常用。颈动脉按摩(在下颌角以下压迫颈动脉几秒钟)对颈动脉疾病患者来说是危险的,因为有诱发卒中的风险。

[②] William Stokes(1804—1878)在 1840 年接替父亲担任雷吉乌斯物理学教授。他与 Graves、Cheyne、Adams 和 Corrigan 等著名医师一起是"都柏林医学院"的成员。他是一位艺术爱好者,坚持要他的医生在学习医学之前获得文学学位。Robert Adams(1791—1875)是里吉斯(Reius)都柏林的外科教授,并成为维多利亚女王的外科医师。他受痛风影响,并写了一篇著名的论文。

[③] 阿-斯综合征(Stokes-Adams attacks)最早是在 1691 年由 Gerbezius 提出的,然后在 1761 年由 Morgagni 提出。后者是瓦尔萨尔瓦(Valsalva)的学生,并且在 170 年前还提出了特纳(Turner)综合征。

[④] Joseph、Philip、Raoul Brugada 是西班牙当代电生理学家三兄弟。

清单 4-4　药物和晕厥

与 QT 间期延长和室性心律失常相关

抗心律失常药：氟卡尼、奎尼丁、索他洛尔、普鲁卡因胺、胺碘酮

促胃动力药物：莫沙必利、多潘立酮

抗生素：克拉霉素、红霉素

抗精神病药物：氯奥沙普秦、氟哌利多

与心动过缓相关

β-肾上腺素受体阻滞剂

钙通道阻滞剂（维拉帕米，地尔硫䓬）

地高辛

与直立性低血压相关

大多数降压药物，尤其是哌唑嗪和钙通道阻滞剂

抗帕金森药物

问诊清单 4-3　疑似周围血管疾病患者的问诊

！表示可能诊断为紧急或危险问题的症状。

1. 你曾经因为腿部疼痛而行走困难吗？
2. 你哪里疼？
3. 在疼痛发生之前你能走多远？
4. 疼痛会让你停下来吗？
5. 当你停止走路时，疼痛会消失吗？

！6. 休息时疼吗？（严重缺血可危及肢体）

7. 你的脚或脚踝的皮肤颜色有变化吗？
8. 你的脚或腿上有任何溃疡或溃疡没有愈合吗？
9. 你过去是否有过需要治疗的腿部动脉疾病？
10. 你过去是否患有糖尿病、高血压或卒中、心脏病？
11. 你吸烟吗？

神经病学原因导致的晕厥是一个缓慢恢复的过程，通常留有神经系统症状或体征。癫痫患者，周围人也可能注意到异常的运动，尽管由心律失常引起的脑缺氧也能引起强直性和阵挛性运动。当患者躺下或头部运动可加重头晕，更有可能是神经系统原因造成的，尽管反复发作的快速心律失常偶尔会在任何位置引起头晕。我们应该试着判断眩晕是真的旋转（事物在转动），还是晕厥的先兆（即将失去意识）。

疲劳

疲劳是心力衰竭的常见症状。它可能与心脏输出量减少和骨骼肌供血不足有关。疲劳还有许多其他原因，包括睡眠不足、贫血和抑郁。

间歇性跛行和周围血管疾病

claudication[①]这个词来自拉丁语，意思是跛行。跛行患者行走超过一定距离时，会出现小腿、大腿或臀部的疼痛。这个距离称为跛行距离。当患者步行上山时，跛行距离可能会缩短。跛行病史提示周围血管疾病，受累肌肉供血不足。最重要的危险因素是吸烟、糖尿病、高血压和身体其他部位的血管病史，包括脑血管疾病和缺血性心脏病（问诊清单 4-3）。更严重的疾病会使脚或腿感到寒冷、麻木，休息时感到疼痛。休息时的疼痛是动脉供血严重受损的症状。记住外周血管疾病的 6 个 p：

- 疼痛（pain）
- 苍白（pallor）
- 脉搏消失（pulselessness）
- 感觉异常（paraesthesias）
- 皮肤寒冷（perishingly cold）
- 麻痹（paralysed）

腘动脉可能发生闭塞，尤其是年轻男性在走路而不是跑步时出现间歇性跛行。此外，腰椎管狭窄会导致假性跛行：与血管跛性不同，小腿的疼痛不是通过站立来缓解的，而是通过坐着（弯曲脊柱）来缓解的，并可能通过伸展脊柱（如下坡行走）加剧。

冠心病的危险因素

心脏病史的一个重要部分是获取关于患者风险因素的详细信息——患者的心血管危险因素概况（问诊清单 4-4）。

既往缺血性心脏病病史是进一步缺血最重要的危险因素。患者可能知道以前有过心肌梗死或是心绞痛的诊断。

高胆固醇血症是缺血性心脏病的第二大危险因素。因为现在多重检测方法，许多患者知道他们的血清胆固醇水平。血清总胆固醇是一种有用的筛查试验，超过 5.2mmol/L 被认为是不正常的。胆

---

① 罗马皇帝提比略·克劳迪乌斯（Tiberius Claudius Drusus Nero Germanicus，公元前 10—公元 54）由于某种形式的瘫痪而出现跛行。然而，"间歇性跛行"和"克劳迪乌斯"在词源上是无关的，对于克劳迪乌斯来说，这似乎是残酷的巧合。"间歇性跛行"于 1624 年首次以英语出现。

了从未吸烟的人的水平。10 年后,患心绞痛的风险降到了非吸烟者的水平。

高血压①是冠心病的另一个重要危险因素。明确高血压首次诊断的时间,如果有的话,采取了什么治疗措施(问诊清单 4-4)。高血压的治疗可降低缺血性心脏病、高血压性心脏病、心力衰竭和脑血管疾病(卒中)的风险。高血压的治疗也被证明可以逆转左心室肥厚。

冠状动脉疾病的家族史会增加患者患病的风险,尤其是如果患者的一级亲属(父母或兄弟姐妹)有冠状动脉疾病史,并且患者在 60 岁之前已经受到冠状动脉疾病的影响。然而,并非所有的心脏病都是缺血性的;亲属患有风湿性心脏病的患者患缺血性心脏病的风险并不比其他人高。

有糖尿病病史的人患缺血性心脏病的风险大大增加。无缺血性心脏病病史的糖尿病患者与有心肌梗死病史的非糖尿病患者发生心肌梗死的风险相同。了解患者患糖尿病多久以及是否需要胰岛素治疗是很重要的。控制好糖尿病患者的血糖水平可以降低这种风险。因此,应该尝试了解患者血糖控制水平。

慢性肾病与血管疾病的高风险相关。这可能与高钙×磷酸盐产物堆积有关。通过饮食干预、"磷酸盐黏合剂"、有效的透析或肾移植可以降低这种风险。缺血性心脏病是肾病透析患者最常见的死亡原因。

类风湿关节炎、银屑病、牙列不良和牙龈炎等慢性炎症性疾病以及 HIV 感染也大大增加了患血管疾病的风险。

勃起功能障碍是动脉内皮异常的敏感指标,是血管疾病的危险因素或指标。

多种风险因素的存在使得对每一个危险因素的控制更加重要。在这些患者中,应积极控制危险因素。

值得注意的是,在诊断心绞痛时,患者对典型症状的描述比危险因素的存在更具鉴别性,而危险因素的存在只会略微增加胸痛是缺血性心脏病引起的可能性[4]。既往的缺血性心脏病是个例外。当然,以前患过心绞痛的患者说他又患了心绞痛通常是对的。

问诊清单 4-4　可能有心血管危险因素的问诊

1. 你过去患过心绞痛或心脏病吗?

2. 你知道你的胆固醇水平吗?治疗前还是治疗后?

3. 你是糖尿病患者吗?你的糖尿病控制得如何?

4. 你有高血压吗?有没有治疗过?

5. 你现在吸烟还是曾经吸烟?你停了多久了?

6. 你有肾脏问题吗?

7. 你有风湿性关节炎吗?

8. 你喝酒吗?喝多少?

9. 男性:你在性生活方面有什么问题吗?勃起正常吗?

10. 你家里有人患过心绞痛或心脏病吗?是谁?他们多大年龄了?

固醇测量(不像甘油三酯测量)即使患者没有禁食,也是准确的。冠心病患者总胆固醇降至 4mmol/L 以下,低密度脂蛋白(LDL)降到 1.8mmol/L 及以下可获益。如果高密度脂蛋白(HDL)水平较低(小于 1.0mmol/L),则总胆固醇水平升高更为显著。甘油三酯水平的显著升高本身就是冠心病的危险因素,如果总胆固醇过高,还会进一步增加冠心病风险。如果患者已经患有冠状动脉疾病,高脂血症就更重要了。控制这些患者的危险因素被称为二级预防。患有缺血性心脏病的多种危险因素(如糖尿病和高血压)的患者应积极控制胆固醇。如果已知患者的胆固醇很高,那么有必要了解其饮食。这可能非常困难。但重要的是,要记住,不仅是含有胆固醇的食物,那些含有饱和脂肪酸的食物也会升血清胆固醇水平。高酒精摄入和肥胖与高甘油三酯血症有关。

吸烟可能是心血管疾病和周围血管疾病的另一个重要危险因素。有些患者否认吸烟史,即使他们几个小时前才戒烟。患者吸烟的年数和每天吸烟的数量都非常重要(被记录为包·年)。对于一个多年没有吸烟的患者来说,吸烟史的重要性是有争议的。有症状的缺血性心脏病的风险在戒烟多年后逐渐下降。大约两年后,心肌梗死的风险降到

---

① 高血压是卒中的重要危险因素,高脂血症是缺血性心脏病的重要危险因素。

对于瓣膜性心脏病患者来说,有龋齿或感染史是很重要的,因为这会使他们面临感染性心内膜炎的风险。龋齿还可能增加患缺血性心脏病的风险。询问看牙医的频率,以及患者在牙科(和一些外科手术)手术前是否需要预防性应用抗生素①。由于担心人工瓣膜感染,心脏外科医生不会为牙齿或牙龈受感染的人更换心脏瓣膜。

药物及治疗史

患者正在服用的药物往往能很好地提示诊断。了解当前或以前药物的不良反应。了解手术史。患者可能以前做过血管成形术或冠状动脉旁路移植术,可能知道放了多少个支架和搭桥。如果患者不能提供病史,胸骨正中切口瘢痕和腿部瘢痕(与以前采集大隐静脉一致)支持该诊断。

心脏衰竭患者建议限制总液体摄入量。询问医生推荐的入量(通常为1 500ml)。他们也可能被建议每天称体重,如果体重增加,就增加利尿剂的剂量。询问医生对此有什么建议。

吸毒与冠心病相关。可卡因或苯丙胺的使用是年轻人心肌梗死的一个重要原因。

既往史

既往有明确心绞痛或心肌梗死病史的患者仍有发生进一步缺血事件的高风险。在这个阶段,找出诊断缺血性心脏病的方法,特别是进行了哪些检查,是非常有用的。患者可能很清楚地记得平板运动试验或冠状动脉造影,有些患者甚至能记得有多少条冠状动脉狭窄了,有多少条冠状动脉搭了桥(搭桥通常不会超过三次)。血管成形术患者可能知道有多少条动脉扩张,是否植入支架(通常被患者和心脏外科医生称为冠状动脉支架)。急性冠脉综合征现在通常用早期冠状动脉成形术治疗。

患者可能会回忆起童年时风湿热的诊断,但许多人被贴上了"生长痛"[15]的标签。儿童时期长期卧床的患者很可能患有风湿热。舞蹈症病史(快速不自觉的异常动作)与女孩的风湿热密切相关。风湿热病史使患者有风湿性瓣膜病的危险。

① 指在可能会导致菌血症(血液中微生物的循环)和心脏瓣膜潜在感染(心内膜炎)的手术前后应使用一次或多次抗生素。研究认为(但未证实)在进行此类手术时血液中存在一定水平的抗生素可预防心内膜炎。

高血压可能由患者的活动和饮食引起或加重(问诊清单4-5)。高盐摄入、饮酒、缺乏锻炼、肥胖和肾病都可能是导致高血压的因素。非甾体抗炎药(NSAID)会引起水钠潴留,还可能使高血压恶化。在为高血压患者看诊时,询问这些问题,建议改变这些因素,应用降压药物治疗。

> **问诊清单 4-5　高血压患者的问诊**
>
> 1. 你在饮食中使用大量的盐,或吃咸的速食或零食吗?
> 2. 你最近体重增加了吗?
> 3. 你喝多少酒?
> 4. 你做什么运动,运动量是多少?
> 5. 你在家测血压吗? 血压如何?
> 6. 你现在吃控制血压的药物吗? 你过去吃过这些药吗? 这些药片给你带来什么问题吗?
> 7. 你在服用非甾体抗炎药吗? 类固醇药物呢?
> 8. 你有肾脏问题吗? 有血尿吗? 脚踝水肿吗? 呼吸急促吗?

社会史

缺血性心脏病和风湿性心脏病都是可能影响患者正常功能的慢性疾病。因此,重要的是要明确患者的情况是否使他无法工作,以及在什么时期内无法工作。例如,严重心力衰竭的患者可能需要调整他们的生活安排,在这个时期,他们就不要在家里走楼梯了。

大多数医院为缺血性心脏病或慢性心力衰竭患者开展心脏康复项目。他们为患者提供帮助恢复信心和身体健康的运动课程,以及关于饮食和药物治疗的课程,还可以帮助解决心理问题。了解患者是否参加了其中的一项,是否有帮助。如果患者对新症状或药物管理有顾虑,是否可以将该项服务作为一个接触点?

对于患者和他们的家人来说,在一场危及生命的疾病之后,恢复信心和自尊是非常重要的问题。

家族史

某些心脏病是遗传的。年轻时心脏病发作(如家族性高胆固醇血症)或家族内猝死(如肥厚型心肌病、Brugada综合征)应引起对遗传疾病的重视。

要点小结

1. 呼吸困难可能是心脏、呼吸或其他问题的结果。详细的病史往往有助于解决这个问题。心脏性呼吸困难(即心力衰竭引起的呼吸困难)在活动或患者平躺时更严重(端坐呼吸)。

2. 胸痛可能是由非心脏疾病引起的,但病史往往包含着有助于诊断的重要线索。

3. 缺血性心脏病应从病史上加以怀疑。稳定型心绞痛时,疼痛或不适在运动时发生,休息时缓解。近期胸痛发生频率的增加和休息时疼痛表明心绞痛恶化。

4. 头晕和晕厥可由心源性和非心源性因素引起。在许多病例中,获得适当的病史有助于正确的诊断,而在一些病例中则需要进行细致的调查。

5. 心脏危险因素的评估应该常规进行,需要的时间较少。

6. 患者知道心脏病可能危及生命,有时会导致猝死。病史应包括对疾病影响的交感神经的问题。

OSCE 案例——心血管系统病史

1. 患者男性,56 岁,主诉胸痛。请采集病史。

2. 进行自我介绍并解释你将要询问患者一些关于近期情况的问题。

3. 询问疼痛或不适是怎样的。如有需要,提供一些替代方案;例如:"它是刺痛还是闷痛,发沉还是发紧?"

4. "你哪里疼?指给我看。"

5. "疼痛会放射到其他地方吗?""你的胳膊还是下颌?"

6. "你什么时候能感受到?是当你走路或锻炼的时候吗?如果你在饭后散步或者在寒冷的天气里,疼痛会加重吗?"

7. "当你停下来或减速时,它会消失吗?需要多长时间才能缓解?"

8. "情况较前加重了还是较前好转?"

9. "你不活动的时候有过这种情况吗?"

10. "你用过片剂或舌下含服剂(硝酸盐)吗?这样可以使疼痛缓解吗?如果是这样,需要多长时间它才能生效?"

11. "你以前得过心脏病吗?什么类型?你接受了什么治疗?"

12. "你有高血压或高胆固醇吗?治疗了吗?"

13. "你抽烟吗?你以前抽过烟吗?"

14. "你的家人有心脏病的问题吗?有谁被影响了,他们多大了?"

15. "最近有没有做过心脏测试?心电图还是压力测试?你知道结果是什么吗?"

OSCE 复习题——心血管病史

1. 患者有缺血性心脏病,请了解其危险因素。

2. 患者胸痛。请了解其病史。

3. 患者女性,在过去的三个月里,呼吸越来越急促。请了解其病史。

4. 患者女性,心悸。请了解其病史。

5. 患者男性,可能有跛行。请了解其病史。

6. 患者年轻女性,脑出血。请了解其病史。

7. 患者最近被诊断出患有高血压。请了解其病史。

(梁震　译)

参考文献

1. Albert JS. The patient with angina: the importance of careful listening. *J Am Col Cardiol* 1988; 11:27. The history further distinguishes cardiac events even if a coronary angiogram is available.

2. Panju AA, Hemmegan BR, Guyatt GH, Simel DL. Is this patient having a myocardial infarction? *JAMA* 1995; 273:1211–1218. A focused history and examination (and an ECG) can aid subdivision of patients into those highly likely and those highly unlikely to be having a myocardial infarction.

3. Evan AT. Sensitivity and specificity of the history and physical examination for coronary artery disease. *Ann Intern Med* 1994; 120:344–345.

4. Chun AA, McGee SR. Bedside diagnosis of coronary artery disease: a systematic review. *Am J Med* 2004; 117:334–343.

5. Fanaroff AC, Rymer JA, Goldstein SA et al. Does this patient with chest pain have acute coronary syndrome?: The rational clinical examination systematic review. *JAMA* 2015; 314(18):1955–1965.

6. Poole-Wilson P. The origin of symptoms in patients with chronic heart failure. *Eur Heart J* 1998; 9 (supplement H):49–53. This article discusses the lack of correlation between symptoms of heart failure and haemodynamic measurements.

7. McGee S. *Evidence-based physical diagnosis*, 3rd edn. St Louis: Saunders, 2012.

8. Wang CS, FitzGerald JS, Schulzer M et al. Does this dyspneic patient in the emergency department have congestive heart failure? *JAMA* 2005; 294(15):1944–1956.

9. Makani H, Bangalore S, Romero J et al. Peripheral oedema associated with calcium channel blockers; incidence and withdrawal rate a meta-analysis of randomised trials. *J Hypertens* 2011; 29(7)1270–1280.

10. Brugada P, Gursoy S, Brugada J, Ardries E. Investigation of palpitations. *Lancet* 1993; 341:1254–1258. Emphasises the role of history taking and examination as well as the ECG in sorting out the patient presenting with palpitations.

11. Task Force for the Diagnosis and Management of Syncope; European Society of Cardiology; Moya A, Sutton J, Ammirati F et al. Guidelines for the diagnosis and management of syncope. *Eur Heart J* 2009; 30(21):2631–2671.

12. Gursoy S, Steurer G, Brugada J et al. The hemodynamic mechanism of pounding in the neck in atrioventricular nodal reentrant tachycardia. *N Engl J Med* 1992; 327:772–774.

13. Calkins H, Shyr Y, Frumin H et al. The value of the clinical history in the differentiation of syncope due to ventricular tachycardia, atrioventricular block, and neurocardiogenic syncope. *Am J Med* 1995; 98:365–373. Describes useful historical features in differential diagnosis.

14. Brugada J, Brugada P, Brugada R. The syndrome of right bundle branch block ST segment elevation in V1 to V3 and sudden death: the Brugada syndrome. *Europace* 1999; 1(3):156–166.

15. Special Writing Group of the Committee on Rheumatic Fever, Endocarditis and Kawasaki Disease of the Council on Cardiovascular Disease in the Young of the American Heart Association. Guidelines for the diagnosis of rheumatic fever. Jones Criteria, 1992 Update. *JAMA* 1992; 268:2069–2073.

第 5 章

心脏检查

一个男人和他的动脉一样老。——Thomas Sydenham

检查解剖

心脏的收缩会导致扭动或扭曲的运动,这种运动通常是可察觉的(心尖冲动),有时在部分前胸部可见,即心前区。血液通过心脏及其瓣膜进入身体的大血管,会产生许多有趣的声音,并引起动脉搏动和身体远端部位的静脉运动。通过检查心前区以及人体许多可及的动脉和静脉,可以发现心脏病的迹象。

在检查心血管系统时,必须牢记心脏和心脏瓣膜的表面解剖结构(图 5-1)以及可触及动脉的位置(图 5-2)。另外,如果要了解心动周期和心脏杂音的原因,则需要了解通过全身和肺循环的血流生理(图 5-3)。

心脏瓣膜将心房与心室[房室(atrioventricular, AV)或二尖瓣和三尖瓣]分开,心室与其相应的大血管分开。图 5-4 显示了支撑四个瓣膜的纤维骨架及其在收缩期(心脏收缩)和舒张期(心脏舒张)期间的外观。

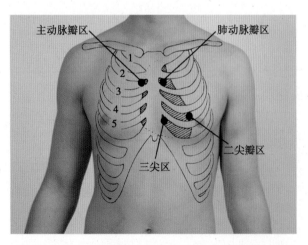

图 5-1　最适合的瓣膜听诊区域与瓣膜的解剖位置并不完全相符

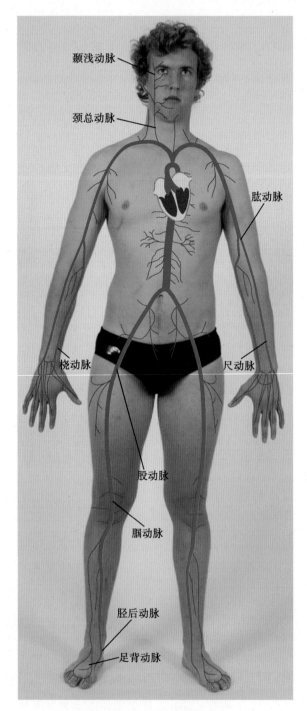

图 5-2　浅表动脉

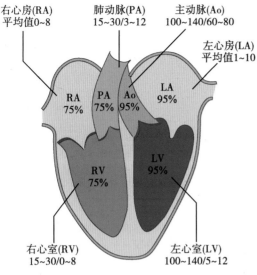

图 5-3　心脏的正常压力（mmHg）和饱和度（%）

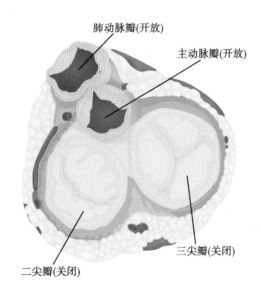

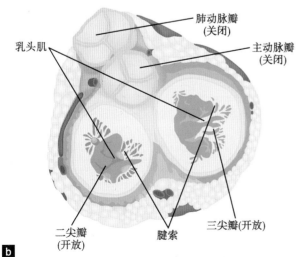

图 5-4　收缩期（a）和舒张期（b）的心瓣膜：半月瓣（主动脉瓣、肺动脉瓣）；房室瓣（二尖瓣、三尖瓣）

心肌由三个冠状动脉[1]供应（图 5-5）。左主冠状动脉起源于 Valsalva 的左冠状窦，并分为向心脏前壁供血的左前降支（LAD）动脉和向心脏后部供血的回旋支（Cx）动脉。右冠状动脉（RCA）源自 Valsalva 的右窦，并供应左心室和右心室的下壁。冠状动脉通常被称为心外膜冠状动脉。它们必须经过心脏表面，否则在心室收缩期间会被挤压。

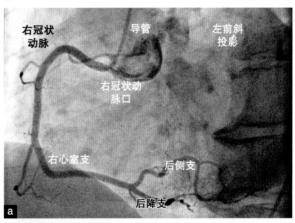

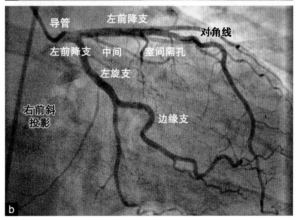

图 5-5　三支冠状动脉的血管造影。（a）右冠状动脉。（b）左冠状动脉和环冠状动脉

可以通过检查颈部的颈静脉（图 5-6）和触诊肝脏来评估来自全身静脉的右心充盈情况[2]。这些静脉排空到右心房。

颈内静脉在胸锁乳突肌深处，而颈外静脉在其外侧。传统上，不鼓励使用颈外静脉估计静脉压力，但是右颈内外静脉通常会提供一致的读数。左侧静脉的准确性较差，因为它们在进入右心房之前从胸部的左侧穿过。发生在右侧静脉的搏动直接反映了延伸到右心房的血液运动。这些血液可以作为一个压力表，使我们能够观察到右心房的压力变化。按照惯例，以胸骨角为零点，颈内静脉搏动的最大高度（以患者为 45°时在此水平以上可见）以 cm 计。在普通人中，右心房的中心在此零点下方 5cm（图 5-6a 和图 5-7）[1]。

颈静脉压(JVP)

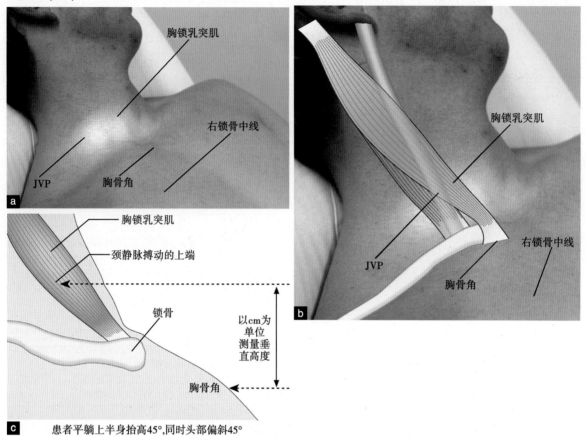

图5-6 (a)当患者平躺上半身抬高45°,同时头部偏斜45°时,颈静脉压测量时与胸锁乳突肌、颈静脉、胸骨角和右心房之间的体表解剖关系(b、c)。颈部解剖显示主要血管结构、锁骨和胸锁乳突肌的相应位置(图5-7)[Figures(b)and(c)adapted from Douglas G,Nicol F,Robertson C. Macleod clinical examination,11th ed. Edinburgh:Churchill Livingstone,2005]

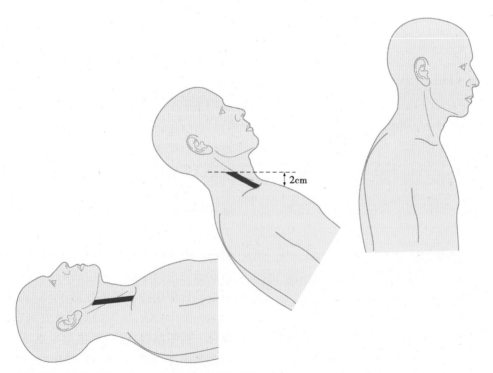

图5-7 当患者坐起来时,JVP 的高度变化(摘自 McGee S. Evidence-based physical diagnosis. 2nd ed. St Louis,MO:Saunders,2007)

定位患者

心血管系统特别适合正规的检查方法。有许多同样令人满意的方法，但是使用的精确方法并不像拥有全面的方法那样重要，它会给人以（并且是）熟练的印象，并确保不会忽略任何重要的检查部分[3]。

首先，适当暴露患者，然后停下来以对患者的整体外观有所印象。然后，开始对患者的手和脉搏进行详细检查，然后平稳地进行到颈部，面部和心前区。可以在框 8-1 中找到建议的检查方法的摘要。

重要的是要让患者躺在床上，并用枕头支撑其身体成 45°角（图 5-8）。这是评估颈静脉压（jugular venous pressure，JVP）的通常位置。在患者躺下并且应该有检查床的情况下，即使在门诊或诊所进行的"有针对性"心血管检查也可以充分进行。在听诊期间，最佳检查需要对患者进行进一步定位，如下所述。

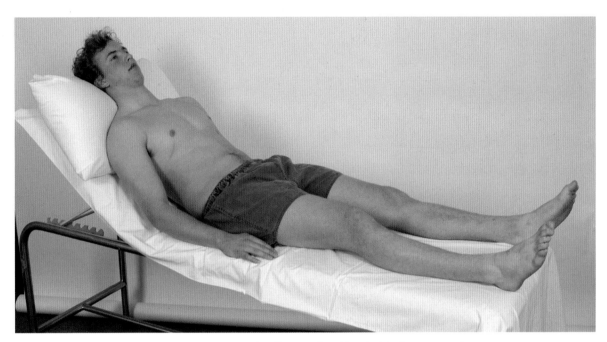

图 5-8　血管检查体位：患者平躺上半身抬高 45°

总体外观

查看患者的总体健康状况。患者是否生病了？如果是这样，请尝试确定您为何形成这种印象。注意放松状态下的患者是否有快速而困难的呼吸，提示呼吸困难（表 9-4）。

患者可能看起来恶病质，也就是说，可能会有体重减轻和肌肉萎缩。这通常是由恶性疾病引起的，严重的心力衰竭也可能具有这种作用（心脏恶病质）。这可能是由于纳差（由于肝脏充血肿大），肠道吸收受损（由于肠静脉充血）和炎症细胞因子［如肿瘤坏死因子 α（tumour necrosis factor alpha，TNF-α）］水平升高的综合结果。

还有一些与特定心脏疾病相关的综合征。常见的例子有 Marfan 综合征（图 5-9），Down 综合征和 Turner 综合征。

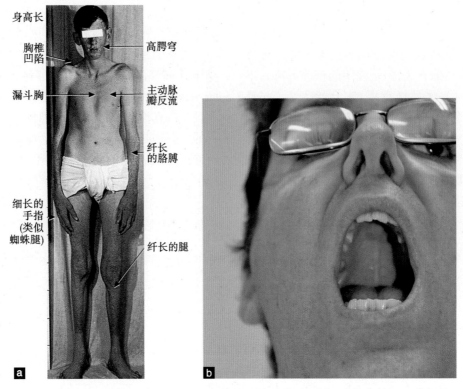

图 5-9 （a）马方综合征：身高长、胸椎凹陷，漏斗胸，细长的手指（类似蜘蛛腿），纤长的四肢，主动脉瓣反流和高腭穹。（b）高腭穹

手

　　拿起患者的右手。首先看指甲。注意观察是否存在杵状指[4]。杵状指是手指或脚趾远端软组织的增加。产生杵状指的原因非常地多种多样（清单5-1）。该机制尚未可知，但是有几种理论。比较流行的一种理论是从甲床中的巨核细胞和血小板栓子释放的血小板衍生生长因子（platelet-derived growth factor，PDGF）引起纤维血管增生。巨核细胞和血小板通常不会到达动脉循环。当它们从骨髓中释放出来时，它们的大尺寸（最大 50μm）阻止它们穿过肺毛细血管。在血小板可能聚集在动脉循环中（心脏瓣膜受感染）或绕过肺毛细血管（与先天性心脏病相关的从右向左分流）的情况下，它们可以到达全身循环并被困在手指和脚趾的终末毛细血管中。各种肺部疾病对肺毛细血管的损害可能具有相同的效果。

　　正确的杵状指检查包括从侧面检查指甲（和趾甲），以确定甲床和手指之间的角度（甲床角）是否有任何缺失（图5-10）。Schamroth 标志是当两个相似的手指的指甲彼此面对时形成的菱形空间的消失（图5-11）。一种可接受的测量方法是指间深度比。在远端指间关节处测量手指的腘绳肌（antero-posterior，AP）尺寸，并将其与皮肤-指甲连接点处的

清单 5-1 引起杵状指因素
常见因素
心血管系统
发绀型先天性心脏病
感染性心内膜炎
呼吸系统
肺癌（非小细胞肺癌）
慢性肺部感染：
● 支气管扩张
● 肺脓肿
● 脓胸
特发性肺纤维化
少见因素
呼吸系统
囊性纤维瘤
石棉沉着病
胸膜间皮瘤（良性 FB 型）或胸膜水肿
消化系统
肝硬化（特别是胆汁性肝硬化）
消化性肠病
腹腔疾病
家族性（通常在青春期前）或特发性甲状腺功能亢进
罕见因素
神经源性膈肌肿瘤
怀孕
继发性甲状旁腺功能亢进
单侧发病
支气管动静脉瘤
腋动脉瘤

杵状指

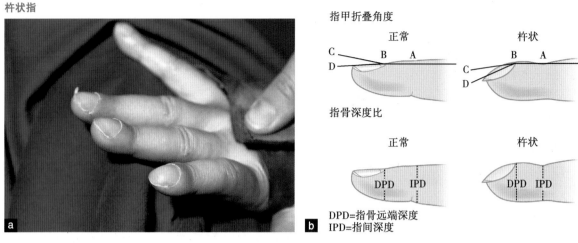

图 5-10 （a）外观。（b）指骨深度比（非常规测量）

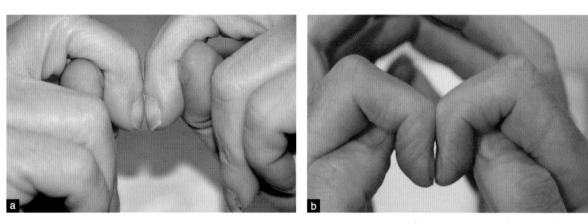

图 5-11 （a）Schamroth 征。（b）正常［Figure（a）from Brown MA，von Mutius EM，Wayne J. Clinical assessment and diagnostic approach to common problems. Pediatric respiratory medicine. St Louis，MO：Mosby，1999］

AP 直径进行比较。比率大于 1 表示是杵状指[4]。最终，由于软组织肿胀，远端指骨变大。即使杵状指已经很严重了，患者也几乎不会注意到有杵状指。他们经常惊讶于医生对不正常的解剖结构感兴趣。

在指甲检查的最后，请先检查甲床中的甲床出血（图 5-12）。这是平行于指甲长轴的线性出血。它们最常见的原因是外伤，特别是体力劳动者。还有一个重要的原因是感染性心内膜炎，它是由心脏瓣膜或部分心内膜的细菌或其他感染引起的。在这种疾病中，甲床出血可能是甲床中的血管炎引起的，但这是有争议的。甲床出血的其他罕见原因包括类风湿关节炎引起的血管炎，结节性多动脉炎或抗磷脂综合征，身体其他部位的败血症，血液系统恶性肿瘤或严重贫血。

Osler 结是感染性心内膜炎的罕见表现，是在手指（或脚趾）的指腹上或在大小鱼际肌假隆起处的红色、凸起、可触知的小结节。据报道，在可用抗

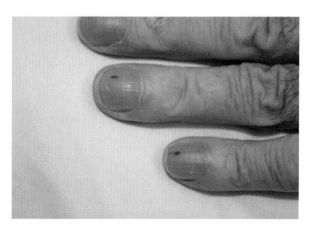

图 5-12 葡萄球菌感染主动脉瓣的心内膜炎患者的甲床出血（摘自 Baker T，Nikolić G，O'Connor S. Practical cardiology. 2nd ed. © 2008，Sydney：Elsevier Australia）

生素治疗心内膜炎之前，在 50% 的患者中均有此表现。目前，在不到 5% 的患者中可以看到它们。Janeway 病灶（图 5-13）是含有细菌的非嫩性红斑斑丘疹病灶，在感染性心内膜炎患者中，这种病灶很少发生在手掌或指腹上。

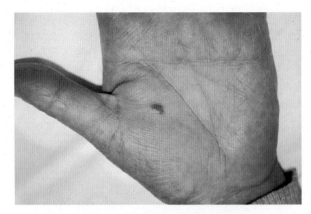

图 5-13　Janeway 病变

肌腱黄韧带是Ⅱ型高脂血症中肌腱中黄色或橙色的脂质沉积物,可以在手和手臂的肌腱上看到。Ⅲ型高脂血症的特征是手肘和膝关节上的掌状黄斑和微管破裂性黄斑(图 5-14)。

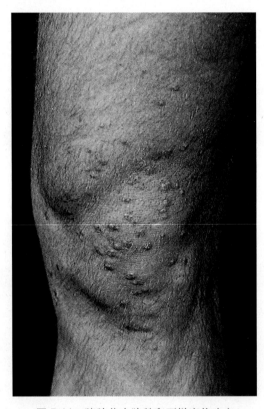

图 5-14　膝关节皮肤鹅卵石样瘤状改变

动脉脉搏

有经验的临床医生能够在检查患者手部的同时,在腕部触诊动脉。患者期望在基础医学检查中接受脉搏检查。在与患者交谈和寻找其他体征时,临床医生可以感觉到脉搏。某些传统的检查部分,有助于在患者和医生之间建立融洽的关系。

尽管桡动脉脉搏远离中央动脉,仍可以通过检查获得一些有用的信息。检查手的示指和中指指腹,通常感觉到脉搏恰好位于桡骨的中间(图 5-15)。应进行以下观察:①脉搏频率;②节律;③股动脉与桡动脉相比有无延迟(股动脉搏动延迟;图 5-17)。从肱或颈动脉的触诊可以更好地评估脉搏的性质和数量。

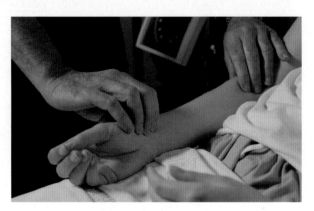

图 5-15　触诊桡动脉

脉搏率

经验丰富的医生可以快速估算出该速率。超过 30s 的计数是准确的,仅需简单的计算即可获得每分钟的速率。通常,成年人的正常静息心率通常在 60~100 次/min 之间,但更合理的范围可能是 55~95 次(正常人的 95%)。心动过缓(来自希腊语 bradys "慢",kardia "心脏")定义为每分钟小于 60 次心跳的心率。心动过速(来自希腊语 tachys "速动",kardia "心脏")定义为每分钟超过 100 次心跳的心率。表 5-1 列出了心动过缓和心动过速的原因。

节律

脉搏的节律可以是规则的或不规则的。不规则的节奏可以是完全不规则的,没有规律(不规则或混乱的节奏);这通常是由于心房颤动引起的(表 5-1)。在心房颤动中,失去了协调的心房收缩,并且以超过 600 次/min 的速率刺激房室结而发生混乱的电活动。由于(幸运的是)房室结无法以如此高的速率传导,因此仅其中一部分是传导到心室的。通过这种方式,可以保护心室免受非常快速的搏动,通常以 150~180 次/min 之间的速度不规则地跳动(除非患者正在接受药物治疗以降低心律)。由于舒张期的充盈时间不同,因此心房颤动的搏动幅度也随搏动而变化。这类脉搏有时可以通过频繁的不规则发生的室上或心室异位搏动来实现。

表 5-1 心动过缓和心动过速的原因	
心动过缓	
心律整齐	**心律不齐**
生理性的(运动员,睡眠中:由于迷走神经兴奋)	**节律不规则**
药物(如 β-肾上腺素受体阻滞剂、地高辛、胺碘酮)	心房颤动(与传导系统疾病或房室结被药物阻断有关联)
甲状腺功能减退(继发于甲状腺素缺乏症的交感神经活性下降)	原因:
	• 酒精,开胸术后,特发性
低温	• 引起二尖瓣疾病或左心房扩大的任何原因
颅内压升高(由于对中枢交感神经压迫的影响)-晚期症状	频繁异位搏动
	有规律的紊乱节奏
三度房室传导阻滞或二度 2 型房室传导阻滞	窦性心律失常(脉搏异常缓慢减慢)
心肌梗死	二度 1 型房室传导阻滞
阵发性心动过缓:血管迷走神经性晕厥	**明显**
黄疸(仅在严重情况下,由于胆红素在传导系统中沉积)	脉搏差*(心房颤动、心室或心房二联律)
心动过速	
心律整齐	**心律不齐**
高循环动力,由于:	心房颤动,原因:
• 锻炼或情绪(如焦虑)	• 心肌缺血
• 发热(温度高于正常体温时,心跳加快 15~20 次/min)	• 引起二尖瓣疾病或左心房扩大的任何原因
	• 甲状腺功能亢进
• 怀孕	• 高血压性心脏病
• 甲状腺功能亢进	• 病态窦房结综合征
• 贫血	• 肺栓塞
• 动静脉瘘(如佩吉特病或肝衰竭)	• 心肌炎
• 脚气(维生素 B_1 缺乏)	• 发热、急性缺氧或高碳酸血症(阵发性)
充血性心力衰竭	• 其他:酒精,开胸术后,特发性
缩窄性心包炎	多灶性房性心动过速
药物(如沙丁胺醇和其他拟交感神经药物,阿托品)	心房颤动伴变异性阻滞
正常变异	
失神经性心脏,如糖尿病(106~120 次/min)	
低血容量性休克	
室上性心动过速(通常>150 次/min)	
心房颤动伴 2:1 房室传导阻滞(通常为 150 次/min)	
室性心动过速(常>150 次/min)	
窦性心动过速,原因:	
• 甲状腺功能亢进	
• 肺栓塞	
• 心肌炎	
• 心肌缺血	
• 发热、急性缺氧或高碳酸血症(阵发性)	
多灶性房性心动过速	
心房颤动伴变异性阻滞	

* 心脏跳动次数(心前区)与外周体表触诊到的次数之间存在差异。因舒张期时间太短而不能使心脏充分充盈,故而心室收缩期射出的血太少,以致无法在手腕处触到脉搏。家用自动血压计(非常受高血压患者的喜爱)在异位搏动频繁的患者中通常会报告惊人的低脉搏率,并引发不必要的警报。

心房颤动或异位搏动频繁的患者可能检测到的脉搏不足。这意味着当用听诊器听心脏进行计数时的心率高于在手腕处桡动脉进行计数时的脉搏率。在这些患者中，每一次心脏收缩都会听到心音，但一些早期收缩之前的短的舒张充盈期，不会产生足以在手腕感受到脉搏的心排血量。

不规则的节奏也可以是有规律的不规则节奏。例如，在窦性心律不齐的患者中，每次吸气时脉搏频率都会增加，每次呼气时脉搏频率都会降低。这是正常现象。它与静脉回流心脏有关。

当患者频繁发生异位搏动时，也会出现不规则的现象（图 5-16）。这些可能发生在心房［房性异位搏动（atrial ectopic beats，AEB）］或心室［心室异位搏动（ventricular ectopic beats，VEB）］中。异位搏动通常以与正常搏动成比例的比率发生。每一个正常心跳后紧跟着一个异位搏动，这种现象被称为"二联律"。由异位搏动引起的二联律具有特征性模式：正常脉搏，微弱（或不存在）脉搏，延迟，正常脉搏并以此往复。同样，每两个正常心跳后紧跟着一个异位搏动，这种现象被称为"二联律"。在 Wenckebach 现象中也可以检测到不规则的模式。在此，房室结的传导时间逐渐增加，直到发生不传导的心房收缩。此后，房室传导时间缩短，周期再次开始。

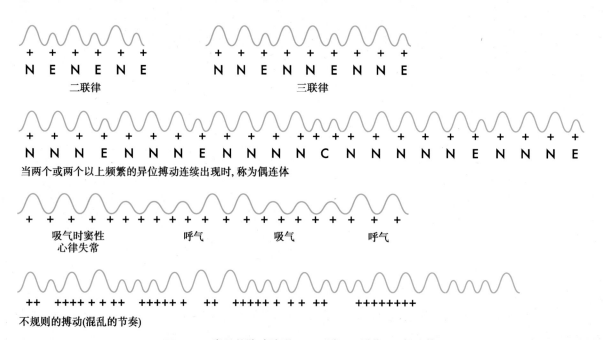

图 5-16　常见的脉冲波形。N，正常；E，异位；C，偶连体

股动脉搏动延迟

股动脉搏动延迟是一个重要信号，尤其是在年轻的高血压患者中。触诊桡动脉搏动时，将另一只手的手指放在股动脉上，其位于腹股沟韧带下方，距离耻骨结节向上 1/3 处（图 5-17）。股动脉搏动触及明显延迟提示主动脉狭窄的诊断，其中先天性主动脉峡部狭窄发生在动脉导管连接降主动脉的层面。这只是锁骨下动脉起源的远端。这种病变会导致上肢高血压。

你可以同时触摸两个桡动脉，以检测双侧桡动脉时序或音量的不等，这通常是由于动脉粥样硬化斑块或动脉瘤阻塞大动脉或　侧锁骨下动脉狭窄所致。这也可能是胸主动脉夹层的迹象。

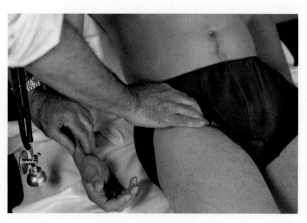

图 5-17　股动脉搏动延迟

特征和音量

通过触诊桡动脉很难评估其特征和音量。应该使用颈动脉或肱动脉来确定脉搏的特征和音量，因为它们可以更准确地反映主动脉压力波的形式。然而，主动脉瓣关闭不全的沉脉和晚期左心衰竭的交替脉（强脉和弱脉交替）在桡动脉搏动中可能很明显。

血管壁状况

触诊只能评估桡动脉中层的变化。通常会在老年人的动脉中发现增厚或曲折。但是，这些变化并不表示由于动脉粥样硬化而导致管腔变窄。因此，这种体征没有什么临床价值。

血压

动脉血压的测量是几乎所有患者检查的重要组成部分。通常情况下，收缩压和舒张压的间接测量是通过血压计获得的（来自希腊语 sphygmos "脉搏"，manos "微弱的"）[5,6]。收缩压是心室收缩后动脉中出现的峰值压力，舒张压是心室舒张期间动脉血压下降的水平。正常血压定义为收缩压读数小于 130mmHg，舒张压读数小于 85mmHg。正常高收缩压为 130~39mmHg，舒张压为 85~89mmHg。在某些情况下，较低的血压可能被认为是正常的（如在怀孕期间）或合适的血压（如对于糖尿病患者）（表 5-2）。

表 5-2　血压分级		
类别	收缩压/ mmHg	舒张压/ mmHg
最佳	<120	<80
正常	120~129	80~84
正常高限	130~139	85~89
轻度高血压（Ⅰ级）	140~159	90~99
中度高血压（Ⅱ级）	160~179	100~109
重度高血压（Ⅲ级）	>180	>110

2013 ESH/ESC Guidelines for the management of arterial hypertension. The Task Force for the management of arterial hypertension of the European Society of Hypertension (ESH) and of the European Society of Cardiology (ESC). Reprinted with permission of Oxford University Press。

用血压计测量血压

通常的血压袖带宽度为 12.5cm。这适用于正常大小的成人上臂。但是，在大臂肥胖患者（占成年人口的 30%）中，正常尺寸的袖带会高估血压，因此必须使用大袖带。较小的尺寸范围适用于儿童。使用太大的袖带只会导致血压的低估。

传统上，由于担心淋巴回流进一步恶化，因此无法对有乳腺切除术（尤其是有腋窝淋巴结被切除的时候）的一侧手臂来测量血压。现代的乳腺切除术相对保守，引起麻烦的风险很小。不应从已插入动静脉瘘以进行肾脏透析的手臂上测量，以免损坏瘘管并给患者的肾脏内科医生和血管外科医师添麻烦。

袖带缠绕在上臂周围，充气囊中心位于肱动脉正上方（图 5-18）。肱动脉可以在肘前窝中发现，位于肱骨内上髁内侧 1/3 处。为了估算收缩压，将袖带完全充气，然后缓慢放气（每秒 3~4mmHg），直到桡动脉搏动恢复。然后，为了更准确地估计血压，重复此操作，将听诊器的隔膜放在肱动脉的上方，滑到袖带充气囊远端的下方。

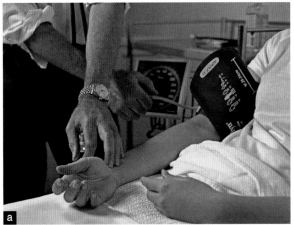

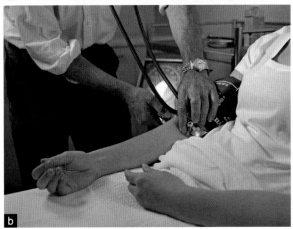

图 5-18　患者上半身 45°坐位时测量血压

患者的手臂应位于心脏的水平位置,即位于胸骨第四肋间隙的水平位置。如果手臂过高(如在锁骨上切迹水平),则血压读数将降低约 5mmHg;如果手臂太低,则读数将高于准确值。

缓慢减轻袖带压力时会听到五种不同的声音(图 5-19)。这些称为 Korotkoff 音。在动脉上听到第一个声音的压力是收缩压(Korotkoff Ⅰ 或 K Ⅰ)。

随着袖带放气的继续,声音强度增大(K Ⅱ),然后减小(K Ⅲ),变得低沉(K Ⅳ)而后消失(K Ⅴ)。不同的检查者使用 K Ⅳ 或 K Ⅴ 表示舒张压水平。K Ⅴ可能是最好的衡量方法。但是,这稍微低估了动脉舒张压。尽管舒张压通常最接近 K Ⅴ,但在严重的主动脉瓣反流中,K Ⅳ 是更准确的指征。在某些正常人中没有 K Ⅴ,因此必须使用 K Ⅳ。

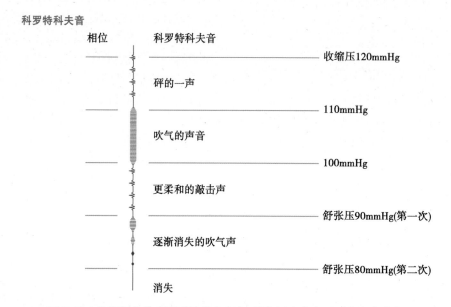

图 5-19　收缩压由首次听到的声音决定,舒张压由末次听到的声音决定

有时候,健康人会有听诊间隙(声音在收缩压以下消失,并在舒张压之前重新出现)。如果袖带的压力不够高,可能会导致收缩压被低估。

通常,两臂之间的收缩压变化可能高达10mmHg(据报道,平均差异接近 5mmHg)[6]。除非患者主动脉缩窄,否则腿部的血压通常比手臂高20mmHg。与手臂相比,测量腿部血压更为困难。它需要将大袖带套在大腿中部。患者俯卧,听诊器放在膝关节后的腘窝中。

在吸气过程中,收缩压和舒张压通常会降低(因为胸腔内的压力变得更负,肺血管中的血容量减少,因此减少了左心的充盈)。当这种正常的吸气时,血压显著减低,被称为奇脉。Kussmaul的意思是血压下降,脉搏率反常上升。吸气时动脉搏动压力下降超过 10mmHg 是异常的,可能与缩窄性心包炎,心包积液或严重哮喘一起发生。要检测到这一点,请缓慢降低袖带压力,直到间歇性听到 K Ⅰ 声音,然后直到每次跳动都可以听到K Ⅰ 为止。两个读数之间的差异代表了奇脉的水平。

血压变化

当用动脉内导管测量血压时,很明显,正常人的血压每分钟都会变化。收缩期读数短期变化为4mmHg,舒张期读数短期变化为 3mmHg。每小时和每天的变化更大。数次测量的标准差对于收缩压为 12mmHg,对于舒张压为 8mmHg。这意味着当担心读数异常时,需要重复测量。

当心脏收缩非常不规则时(多数情况是由于心房颤动),应缓慢偏转袖带,并以可听到的大部分心脏收缩(K Ⅰ)作为收缩压和大多数已经消失(K Ⅴ)作为舒张压。

高血压

高血压很难定义。高血压最有用的定义是基于与血管疾病风险增加相关的水平的估计。血压有很多分类,因为随着更多信息的到来,正常或异常的标准会发生变化。表 5-2 提供了有关当前定义的有用指南。如果认为超过 140/90mmHg 的记录异常,则多达 20% 的人口可能会出现高血压[9]。

患者在家或通过 24h 监护仪测得的血压应比手术中测得的血压低 10/5mmHg(即所谓的"白大衣现象")[7]。

体位血压

应当在患者躺下和站立时常规测量血压(图 5-20)[8]。站立 1min 后,收缩压下降超过 15mmHg 或舒张压下降 10mmHg 是异常的,称为直立性低血压(框 5-1)。它可能引起头晕或不相关的症状。最常见的原因是使用降压药,尤其是 α-肾上腺素受体拮抗药。

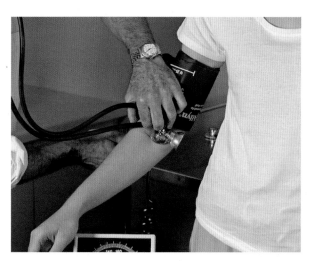

图 5-20　患者站立位时测量血压

框 5-1	直立性低血压的原因(HANDI)
H	低血容量(如脱水、出血);垂体功能减退
A	艾迪生病(肾上腺衰竭)
N	自主神经病变[如糖尿病、淀粉样变性、夏-德综合征(Shy-Drager syndrome)]
D	药物(如血管扩张剂和其他抗高血压药、三环抗抑郁药、利尿剂、抗精神病药)
I	特发性直立性低血压(罕见的自主神经系统进行性变性,通常发生在老年男性)

面部

检查巩膜是否有黄疸。严重的充血性心力衰竭和肝充血可发生这种情况。由于过度湍流,人工心脏瓣膜引起的红细胞溶血是一种罕见的,但引起心脏黄疸的原因。眼睑黄斑瘤(图 5-21)是眼睛周围的皮内黄色胆固醇沉积物,相对较常见。这些可

能是正常改变,也可能表示 Ⅱ 型或 Ⅲ 型高脂血症,尽管它们并不总是与高脂血症相关。

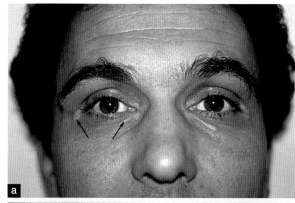
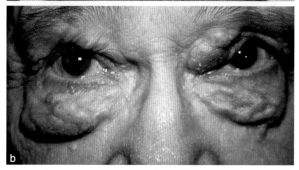

图 5-21　(a)和(b)眼睑黄斑瘤(Figure b from McDonald FS. Mayo Clinic images in internal medicine, with permission. © Mayo Clinic Scientific Press and CRC Press. Reproduced by permission of Taylor and Francis Group, LLC, a division of Informa plc)

观察瞳孔中是否存在角膜老年环(图 5-22)。在瞳孔的外围可以看到这个半圆形或完整的灰色圆圈,这可能与心血管疾病的风险增加有关。

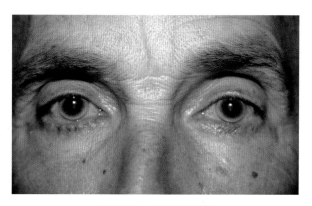

图 5-22　角膜老年环

下一步寻找二尖瓣面容的存在,这是由于黄斑毛细血管扩张引起的带有淡淡玫瑰色面颊(图 3-8)。这与肺动脉高压和低心排血量有关,例如发生在严重的二尖瓣狭窄中,现在很少见。

用手电筒在患者的嘴里看是否有高腭穹。这发生在 Marfan 综合征中,该病症与先天性心脏病相关,包括继发于主动脉根扩张的主动脉瓣关闭不全以及由于二尖瓣脱垂引起的二尖瓣关闭不全。注意牙齿是否看起来有病,因为它们可能是导致感染性心内膜炎的生物体来源。查看舌和嘴唇是否有发绀。检查黏膜是否有可能指示感染性心内膜炎的瘀点。

颈部

奇怪的是,身体的这个小区域充满了心血管征象,必须格外小心和熟练的技巧才能检查出。

颈动脉

颈动脉不仅易于触及,位于胸锁乳突肌的内侧(图 5-23),而且还提供了有关受许多心脏异常影响的主动脉脉搏波形的大量信息。切勿同时触及两条颈动脉,因为它们为大脑(重要器官)提供了大量血液供应。

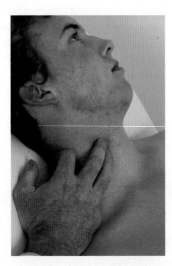

图 5-23　颈动脉触诊

脉搏波形(幅度,形状和音量)的评估对于诊断各种潜在的心脏病和评估其严重性很重要。区分颈动脉波形的不同重要类型需要大量的实践经验(表 5-3)。可以直接进行颈动脉听诊或与心前区听诊结合进行。

颈静脉压

正如颈动脉搏动告诉我们有关主动脉和左心室功能一样,JVP(图 5-6)告诉我们有关右心房和

表 5-3　动脉脉搏特征

脉冲类型	原因
缓脉(容量小,流动缓慢,脉波无力)	主动脉狭窄
稳定(缓慢上升)	主动脉狭窄
双峰波(上升、断裂)	主动脉瓣狭窄和反流
断裂	主动脉瓣反流 循环动力高 动脉导管未闭 外周动静脉瘘 动脉硬化性主动脉(特别是老年患者)
容量小	主动脉狭窄 心包积液
交替脉(强弱交替)	左心室衰竭

右心室功能[2,10,11]。患者的体位和光照对于正确完成此检查很重要。患者必须将其头放在枕头上且光线良好的位置,并与水平面成 45°角躺下(图 5-8)。通常要求患者将头部稍微向左旋转,以便露出颈部的底部。但是,如果头部转过头,胸锁乳突肌会收缩并使视线模糊。这是一个困难的检查,并且检查者与检查者之间的差异很大。

当患者以 45°仰卧时,胸骨角也大致与颈部底部成一直线(图 5-6c)。这提供了一个方便的零点,从该点可以测量颈静脉中血柱的垂直高度。颈静脉搏动(运动)可以与动脉搏动区分开来,因为:①它可见但不明显,并且向内运动比动脉大;②它具有复杂的波形,通常看似每个心动周期跳动两次(如果患者处于窦性心律);③随呼吸变化,通常吸气时 JVP 降低;④首先将其阻塞,然后在脖子的根部施加轻压力时从上方灌注。

JVP 必须评估高度和特征。当 JVP 高于零点 3cm 以上时,会增加右心充盈压(正常读数小于 8cmH$_2$O;5cm+3cm)。这是右心衰竭,体量超负荷或某些类型的心包疾病的迹象。

即使对于有经验的临床医生,也很难评估 JVP 的特征。正常 JVP 中有两个正向波。第一个称为 a 波,与右心房收缩相吻合。这是由于心房收缩。波还与第一心音重合,并且先于颈动脉搏动。在心室收缩期三尖瓣保持关闭期间,第二次脉冲称为 v 波,是由于心房充盈所致。在 a 波和 v 波之间,存在由心房松弛引起的波谷。这称为 x 下降。它被 c 点打断,这是由于颈动脉搏动的传播,并与三尖瓣

关闭相吻合。通常不可见。在 v 波之后，三尖瓣打开，心室快速充盈；这导致 y 下降（图 5-24）。

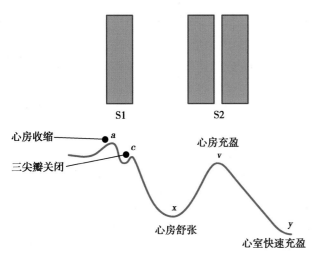

图 5-24 颈静脉压与第一心音、第二心音的关系

在清单 5-2 中，描述了 JVP 中的特征更改。右心室充盈受限的任何情况（如狭窄性心包炎，心脏压塞或右心室梗死）都会引起静脉压力升高，当静脉回流心脏增加时，吸气会更加明显。因吸气导致的 JVP 的升高（称为 Kussmaul 的现象）与通常发生的情况相反。最好在患者以 90°坐位并通过嘴平静地呼吸时引起此现象。

清单 5-2 颈静脉压

中心静脉压升高的原因
右心室衰竭
三尖瓣狭窄或反流
心包积液或缩窄性心包炎
上腔静脉阻塞
容量负荷重
高循环动力
波形
a 波占主导地位的原因
三尖瓣狭窄（也引起缓慢的 y 下降）
肺动脉狭窄
肺动脉高压
大炮 a 波的成因
完全性心脏传导阻滞
阵发性结性心动过速伴心房逆行传导
室性心动过速伴心房传导或房室分离
主导 v 波的成因
三尖瓣反流
x 下降
缺失：心房颤动
夸大：急性心脏压塞、缩窄性心包炎
y 下降
尖锐：严重的三尖瓣反流，缩窄性心包炎
慢：三尖瓣狭窄，右心房黏液瘤

腹颈静脉反流试验（肝颈静脉回流）是一种检测右心衰竭或左心衰竭或右心室顺应性降低的方法[12]。重要的是患者要放松，通过嘴呼吸并且不要进行瓦尔萨尔瓦动作（Valsalva maneuver）。检查者应用掌心紧紧按压在上腹部。施加压力的时间不必超过 10s。施加在上腹部的压力持续 10s 将增加静脉回流到右心房。JVP 通常会在此动作后短暂上升。如果存在右心室衰竭或左心房压力升高（左心室衰竭），则在压迫过程中，JVP 会保持升高

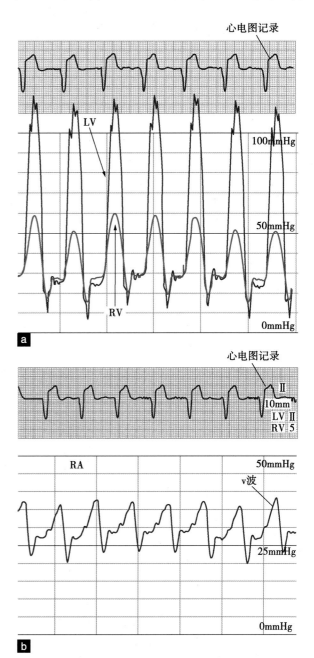

图 5-25 （a）同步记录右心室和左心室的心电图和压力。（b）同步记录右心房的心电图和压力。LV，左心室；RV，右心室；RA，右心房（摘自 Ragosta M. Textbook of clinical hemodynamics. Philadelphia：Saunders，© 2008）

（>4cm），这是腹颈静脉反流试验阳性。随着压力的释放，JVP 突然下降（>4cm）可能比最初的上升更容易看到。这不必压迫肝脏，因此较旧的名称（肝颈静脉反流）不太合适。

当右心房紧贴关闭的三尖瓣收缩时，会发生巨型 a 波。这在两个心室独立跳动的完整心脏传导阻滞中间歇性地发生。

巨型 a 波很大，但不是每次跳动都会引起脉冲。当由于肺循环压力升高或阻塞流出（三尖瓣狭窄）而导致右心房压力升高时，就会发生这种情况。

三尖瓣关闭不全的大 v 波不容错过（LR+ = 10.9）[12]。它们是三尖瓣关闭不全的可靠表现，在颈部每个心室收缩期都可见到（图 5-25）。如果看到颈静脉扩张但看不到任何静脉搏动，则将患者以 90°坐下并重新评估[2]。

乳腺

现在终于到了心前区。

视诊

首先检查是否有瘢痕。先前的心脏手术将在胸壁留下瘢痕。瘢痕的位置可能是瓣膜手术的线索。大多数瓣膜手术需要体外循环，为此，通常使用正中胸骨切开术（切开胸骨中间）。这类瘢痕有时隐藏在胸毛下。它不是特别有用，因为它也可能是先前冠状动脉搭桥术的结果。或者，可能隐藏在下垂乳腺下的左侧或右侧。横向胸廓切开术瘢痕可能表明以前（通常超过 30 年）曾行过闭合二尖瓣切开术（现在非常罕见）。在这种手术中，通过在左心耳的切口切开狭窄的二尖瓣。不需要体外循环。现在有时使用视频辅助器械的较小的横向切口进行冠状动脉旁路移植术，甚至进行瓣膜手术。

可能会出现骨骼异常，例如胸壁凹陷畸形（漏斗胸）或脊柱后凸畸形［来自希腊语"kyphos"（驼背），"skolios"（弯曲）］，脊柱弯曲。诸如此类的骨骼异常可能是 Marfan 综合征的一部分，可导致心脏和胸部大血管位置的畸变，从而改变心尖冲动的位置。严重畸形会干扰肺功能并导致肺动脉高压。

另一个不能错过的外科手术"异常"就是起搏器或心脏复律除颤器盒，即使只是为了避免尴尬。这些通常位于锁骨正下方的右或左胸肌下方，通常很容易触及，并且明显带有金属质感。心脏起搏器导线可从盒子顶部引至皮肤下。该盒子通常可在

皮肤下移动。皮肤固定在盒子上或皮肤在盒子上伸展可能是重新放置的迹象。皮肤侵蚀盒子是一种严重的并发症，因为这种异物周围不可避免地会发生感染。很少有松动的引线连接会导致盒子周围的胸壁肌肉抽搐。右心室导线穿透或进入右心室壁可能导致起搏器设定的任何速度产生令人心慌的膈肌节律性收缩。除颤器盒比起搏器大。它们目前约为 10cm×5cm，厚度不到 1cm。

寻找心尖冲动。其正常位置在左肋间隙的中间，在锁骨中线的中间 1cm 处（图 5-26）。这主要是由于血液在心脏收缩期排出而产生的后坐力。可能还有其他可见的脉动——例如，严重肺动脉高压的情况下肺动脉上方的脉动。

心尖冲动

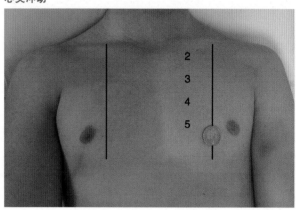

图 5-26　准确地从左、右锁骨中点确定左、右锁骨中线的位置，并观察之间的距离，最长距离为 10cm

触诊

触诊心尖冲动（图 5-27）[13]。向下计肋间隙数（图 5-26）。第一个可触及的肋间隙是第 2 肋间。

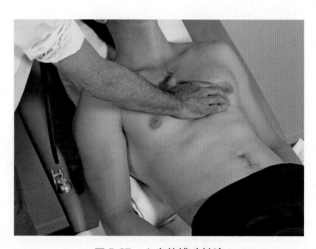

图 5-27　心尖的搏动触诊

它刚好位于胸骨角以下。心尖冲动的位置被定义为每个收缩期触诊手指抬起的最外侧和最下方的位置。在 1 元硬币大小的区域上都能感觉到正常的顶点。在肋间隙中用手指的指尖施加有力的压力。将手掌根抬离患者的胸骨。请注意,只有大约 50% 的成年人可以触摸到心尖冲动。

值得注意的是,可触及的心跳不是心脏的解剖学顶点,而是心脏上方的一点。当心尖冲动明显时,心脏呈球形,心尖扭转离开胸壁。但是,顶点上方的区域越来越靠近胸部并且很明显。如果心尖冲动横向或向下移位,或同时两者移位,通常表示肿大[13],但有时可能是由于胸壁畸形或胸膜或肺部疾病引起的。

心尖冲动的特征可能提供重要的诊断线索。正常的心尖冲动轻柔地抬起触诊手指。多种类型的心尖冲动异常:

- 压力负荷(拉力,动力过强或收缩期超负荷)心尖冲动是有力且持续的冲动。这发生在主动脉瓣狭窄或高血压。
- 容量负荷(推力)心尖冲动是位移,弥散,非持续的脉冲。这最常见于晚期二尖瓣关闭不全或扩张型心肌病。
- 运动障碍性心尖冲动是在比正常心前区更大的区域上感觉到的冲动不协调,通常是由于左心室功能不全(如在心肌梗死前)引起的。
- 双脉冲的心尖冲动,每个收缩期都有两个不同的搏动,是肥厚型心肌病的特征。
- 拍打的心尖冲动可以在第一心音时真实感觉到(在健康人中就不能感觉到心音),并且会出现在二尖瓣狭窄或极少见的三尖瓣狭窄。

当患者向左侧躺时,可以更容易地评估心尖冲动的特征,而不是心尖冲动的位置。

在许多患者中,心尖冲动可能不明显。这通常是由于胸壁厚,肺气肿,心包积液,休克(或死亡)引起的,很少是由于右位心(心脏和大血管倒置)引起的。在许多右位心的病例中,可以在胸骨的右侧触及心尖冲动。

患有心脏病的患者可能会触及其他脉冲。当手掌根刚好靠在胸骨的左侧,手指从胸口稍微抬起时,可能会感觉到胸骨旁的脉冲(图 5-28)。通常,没有脉冲或轻微的向内脉冲。如果右心室扩大或严重的左心房扩大,向右推动右心室,则手掌根随每个收缩期从胸壁抬起。在肺动脉高压的情况下,用手指在肺部区域触诊可能会触及肺动脉瓣关闭产生的轻敲感(可触及的 P2)(图 5-29)。

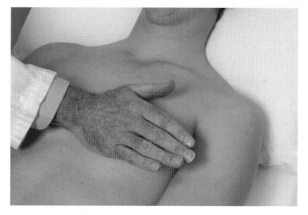

图 5-28　胸骨外侧心尖的搏动触诊

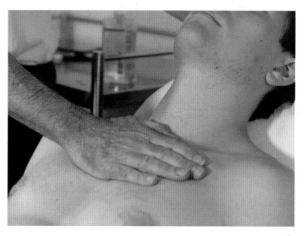

图 5-29　心底部触诊

听诊心脏杂音时,血液湍流有时可能可触及。这些明显的杂音称为震颤。应用手前掌系统地触诊心前区,先于心尖和胸骨左缘,然后再在心脏根部(这是胸部的上部,包括主动脉和肺区域;图 5-29)。

当患者翻到左侧(左侧卧位)时,更容易感觉到心尖的震颤,因为这使心尖更靠近胸壁。当患者坐起来,向前倾斜并完全呼气时,震颤感最明显。在此位置,心底移近胸壁。与心尖冲动时间相吻合的震颤被称为收缩期震颤。与心跳不重合的称为舒张期震颤。

震颤的出现通常表明严重的瓣膜病变。仔细检查震颤是心血管检查的有用但经常被忽略的部分。

叩诊

可以通过敲击定义心脏轮廓,但这不是常规操作[14]。在第 5 肋间隙进行叩诊时最准确。患者应仰卧,检查者应从腋前线向胸骨敲击。叩诊音变钝的点代表左心边界。心脏边界和胸骨中部之间的距离超过 10.5cm,表明心脏肥大。在有肺部疾病的情况下,该征象无效。

听诊

现在终于需要听诊器了[15]。心脏的听诊(参考心音记录)始于二尖瓣区域,用钟形听诊器(图5-1和图5-30)。钟形听诊器被设计成一个共振腔,在放大低调声音方面特别有效,例如二尖瓣狭窄的舒张期杂音或第三种心音。必须轻轻地将其压在胸壁上,因为强力按压会使钟下的皮肤张开,从而形成薄膜。一些现代的听诊器没有单独的钟:将薄膜轻轻放在胸部时会产生钟的效果,而将薄膜按得更紧则会产生薄膜的效果。

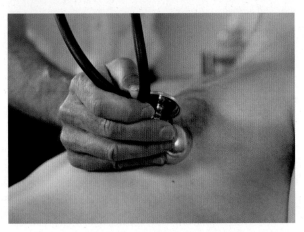

图 5-30   听诊二尖瓣听诊区:二尖瓣狭窄

接下来,用听诊器的薄膜在二尖瓣区域聆听(图5-31),这可以最好地再现较高音调的声音,例如二尖瓣关闭不全的收缩期杂音或第四心音。然后将听诊器放在三尖瓣区域(左侧第5肋间隙)并听。在胸骨左缘的下2.5cm向上到达肺部(左侧第2肋间隙)和主动脉(右侧第2肋间隙)区域(图5-32和图5-33),用薄膜在各个位置仔细聆听。

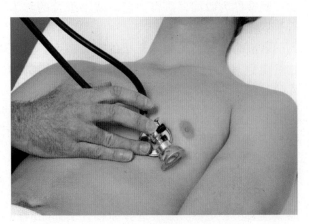

图 5-31   用听诊器薄膜听诊心尖部

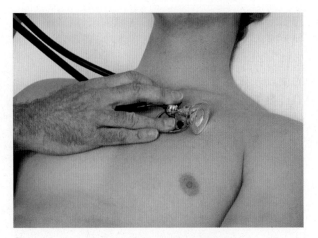

图 5-32   听诊心底部(肺动脉区)

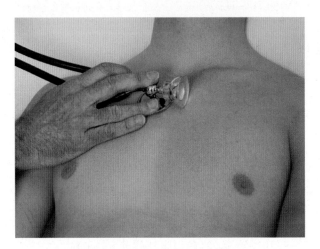

图 5-33   听诊心底部(主动脉区)

对于准确的听诊,正常听诊音的经验很重要。这只能通过不断练习来获得。正常心脏的听诊会听到两种声音:第一心音和第二心音。这些声音源的解释每年都在变化。这些声音可能与由于心脏瓣膜关闭而引起的振动,以及由于心脏瓣膜关闭而引起的血流的快速变化和心脏内结构绷紧有关。

第一心音(S1)具有与二尖瓣和三尖瓣关闭相对应的两个分量。二尖瓣闭合稍早于三尖瓣之前,但是通常只能听到一种声音。第一个心音表明心室收缩开始。

第二心音(S2)比第一心音更柔和,更短且音调稍高,并且标志着心脏收缩的结束,它由主动脉和肺动脉瓣关闭产生的声音组成。在正常情况下,尽管左右心室收缩同时结束,但与主动脉相比,肺循环中的压力较低,这意味着在左心室收缩结束后,血流继续流入肺动脉。最终,肺动脉瓣的关闭晚于主动脉瓣的关闭。这些成分通常(在70%的正常成年人中)在时间上足够分开,因此可以听到第二心音的分离。由于第二心音的肺部成分(P2)

在整个心前区可能听不到,因此最好在肺部区域和沿胸骨左缘欣赏第二心音的分离。由于有更多的静脉回流到右心室,因此肺动脉瓣的关闭进一步延迟了(20 或 30ms)。因此,第二心音的分离在吸气时更加广泛。第二心音标志着舒张期的开始,通常比心脏收缩期更长。

不确定心音。触诊颈动脉搏动将指示心脏收缩的时机,并使心音更容易区分。在听诊期间确定收缩期和舒张期很重要,这样才能将心脏杂音和异常声音放置在心动周期的正确位置。经常要求医生计时心脏杂音。这并不是测量其长度的要求,而是说它发生在心动周期的哪一部分。如果不定时,即使是专家也可能会误认为杂音。在听诊期间,重要的是要分别专注于心动周期的各个组成部分:尝试识别每个组成部分并倾听异常情况。心脏病患者中可以鉴定出 12 种以上的成分。解释听诊结果时,了解心动周期是有帮助的(图 5-34)。

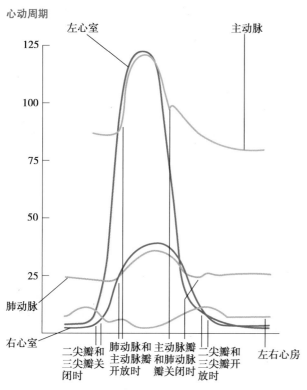

图 5-34 正常情况下,左心室收缩压力先于右心室压力升高,因此二尖瓣关闭在三尖瓣关闭之前。由于肺动脉舒张时压力低于主动脉舒张时压力,肺动脉瓣在主动脉瓣前先开放。因此,肺动脉射血音临近第一心音,故肺动脉射血音比主动脉射血音还要响亮。在收缩末期时,心室内的压力超过相应大动脉的压力,当舒张压力低于大动脉的压力时半月瓣关闭。正常情况下,主动脉瓣关闭先于肺动脉瓣关闭,二尖瓣和三尖瓣开放时压力低于相应的心室压力和相应的心房压力(摘自 Swash M. Hutchison clinical methods. 20th ed. Philadelphia:Baillière Tindall,1995)

心音异常

强度变化

当二尖瓣或三尖瓣瓣膜在舒张末期张开并随着心室收缩的发作而强行关闭时,第一心音(S1)变大。这发生在二尖瓣狭窄中,因为狭窄的瓣膜孔限制了心室充盈,因此在舒张末期血流没有减少。当心室充盈减慢时,正常的二尖瓣瓣尖会向舒张末期的关闭位置漂移。S1 变大的其他原因与舒张期填充时间减少有关(如心动过速或房室传导时间短的任何原因)。

柔和的第一心音可能是由于舒张期充盈时间延长(如一度房室传导阻滞)或左心收缩期发作延迟(如左束支传导阻滞),或由于瓣膜不能正常接合(如二尖瓣关闭不全)。

体循环高血压患者的第二心音(S2)可能具有较大的主动脉成分(A2)。这导致高主动脉压力后强力关闭主动脉瓣。先天性主动脉瓣狭窄是另一个原因,因为瓣膜活动但狭窄,在心脏收缩末期突然关闭。传统上,在肺动脉高压中,第二心音(P2)的肺部声音很大,由于较高的肺动脉压,其瓣膜关闭是有力的。实际上,明显的 P2 与大声的 P2 更显著地与升高的肺动脉压相关[16]。

当主动脉瓣钙化并减少瓣膜运动时,以及在主动脉瓣关闭不全时,如果瓣膜无法接合,就会发现柔和的 A2。

分裂

在肺部听诊期间,心音的分裂通常最明显。临床上通常无法检测到第一心音的分裂。但是,发生这种情况的主要原因是心脏传导异常,称为完全右束支传导阻滞。

当右心室排空有任何延迟时,如右束支传导阻滞(延迟的右心室去极化),肺动脉狭窄(延迟的右心室射血),室间隔缺损(右心室容量负荷增加)和二尖瓣关闭不全(由于较快的左心室排空导致主动脉瓣关闭较早)。

在第二心音固定分裂的情况下,没有呼吸变化(正常情况下)并且分裂趋于扩大。这是由房间隔缺损引起的,通过该缺损,两个心房之间的体积负荷相等。这导致心房充当公共腔。

当 P2 首先出现且在到期时发生分裂,存在反向分裂,则可能是由于延迟的左心室去极化(左束支传导阻滞),延迟的左心室排空(严重的主动脉狭窄,主动脉缩窄)或增加的左心室容量负荷(大动脉导管未闭)所致。然而,较大的机械杂音意味着通常不会听到第二心音。

额外的心音

第三心音(S3)是低音调(20~70Hz)的舒张中期声音,最好听三遍来鉴别[17]。其低音调使其更容易被听诊器的钟形器听到。S3 常被比喻为马的奔腾,故称为奔马律。其节奏类似于"Kentucky"一词的节奏。专注于听心脏的节奏,更可能会听到 S3。它可能是由于舒张期快速充盈末期血流暂时停止而拉紧二尖瓣或三尖瓣乳头肌引起的。

病理学上的 S3 是由于心室顺应性降低导致的,即使舒张期充血不是特别迅速,也会产生充盈的声音。它与增加的心房和心室舒张末期压力密切相关。

左心室 S3 在心尖比在胸骨左缘大,并且在呼气时声音更大。当它由于舒张期充血非常快而引起心排血量增加时可能是生理性的,如在妊娠、甲状腺功能亢进和某些儿童中发生的 S3。否则,S3 是左心衰竭和扩张的重要标志,但也可能发生在主动脉瓣关闭不全、二尖瓣关闭不全、室间隔缺损和动脉导管未闭[18]。

心肌梗死后出现新的第三心音是增加死亡风险的指标($LR+=8.0$)[19]。

右心室 S3 在胸骨左缘,并在吸气时声音变大。它发生在右心衰竭或缩窄性心包炎中。

第四心音(S4)是后期舒张音,其音调略高于 S3[20]。S4 的节奏与"Tennessee"一词的节奏相似。同样,造成奔马律的原因是顺应性差的心室反射回高压心房波形。如果患者有心房颤动,则不会发生这种情况,因为声音取决于有效的心房收缩,而心房颤动时声音会消失。其低音调意味着,与分开的第一心音不同,如果将听诊器的钟形器牢牢地按在胸上,它就会消失。

当由于主动脉瓣狭窄、急性二尖瓣关闭不全、全身性高血压、缺血性心脏病或高龄而使左心室顺应性降低时,可以听到左心室 S4。它有时出现在心绞痛发作或心肌梗死期间,并且可能是这种情况的唯一生理迹象。

当由于肺动脉高压或肺动脉狭窄导致右心室顺应性降低时,将发生右心室 S4。

如果心率大于 120 次/min,则 S3 和 S4 可能会叠加,导致重叠奔马律。在这种情况下,两种听不见的声音可能会合并产生一种听得见的声音。这不一定意味着心室压力,除非当心律减慢或通过按压颈动脉窦减慢心率时,额外的一个或两个心音持续存在。当同时存在 S3 和 S4 时,节奏被描述为四联律。通常意味着严重的心室功能障碍。

附加声音

开瓣音是在 S2 之后,发生在二尖瓣狭窄中的高音。这是由于二尖瓣突然打开引起,随后是二尖瓣狭窄的舒张期杂音。可能很难与广泛分裂的 S2 区别开来,但通常在舒张期发生的时间比第二心音的肺部发生的时间晚。其音调高于第三种心音,因此通常不会对此感到困惑。最好在听诊器的薄膜位于胸骨左下方。使用术语"开瓣音"意味着诊断为二尖瓣狭窄或三尖瓣狭窄。

收缩期喷射喀喇音是在主动脉或肺及胸骨左缘区域听到的早期收缩期高音,这种情况可能发生在先天性主动脉或肺动脉狭窄且瓣膜保持活动的情况下;其次是主动脉或肺动脉狭窄的收缩期喷射性杂音。这是由于异常瓣膜在收缩早期突然隆起。

非射血性收缩期喀喇音是在收缩期听到的尖锐声音,在二尖瓣区域最易听到。这是一个常见的发现。可能伴有收缩期杂音。喀喇音可能是由于在收缩期脱出了一个或多个多余的二尖瓣瓣膜。在房间隔缺损或 Ebstein 异常的患者中也可能听到非射血性喀喇音。

心房黏液瘤是一种非常罕见的肿瘤,可能发生在任一心房中。在心房收缩期,松散有蒂的肿瘤可能会被推进二尖瓣或三尖瓣口,从而引起早期舒张期发声:肿瘤发声。即使在黏液瘤患者中(大约10%),也很少听到这种声音。

当由于收缩性心包疾病突然停止心室充盈时,可能会发生舒张期心包叩击音[21]。

人工心脏瓣膜会产生特征性声音[22]。由于胸壁肌肉的收缩(起搏器的声音),右心室起搏器很少产生舒张末期的高音调。

心脏杂音

杂音是由湍流引起的连续声音。由于在心室收缩期间血液通过主动脉和肺动脉瓣被加速,因此不可避免地会产生湍流。与贫血和甲状腺功能亢进有关,正常瓣膜湍流增加。通过这些阀的正常流速约为 1m/s。这可能足以产生听诊器可以听见的轻柔的摇摆声,这是正常的杂音。更大的湍流——主动脉瓣狭窄的流速达到4m/s或更高,二尖瓣关闭不全时流速甚至更高——导致更明显的杂音。已经显示出某些特征杂音有重大意义(典型体征5-1)。

在确定心脏杂音的起源时,必须考虑许多不同的特征。它们是:相关特征(间接征象)、时间、最大强度和辐射区域(图5-35)、响度和音高以及动态操作的效果,包括呼吸作用和瓦尔萨尔瓦动作。特征性杂音的存在对于某些瓣膜异常的诊断非常可靠,而对于其他瓣膜异常的诊断则不是非常可靠。

典型体征 5-1 收缩期杂音明显 (异常)时的 LR 特征		
标志	LR+	LR-
收缩期震颤	12	0.73
全收缩期杂音	8.7	0.19
响亮杂音	6.5	0.08
稳定型杂音	4.1	0.48
高尖杂音	2.5	0.84
颈动脉传导的杂音	0.91	1.0

Adapted from Etchells EE, Bell C, Robb K. Does this patient have an abnormal systolic murmur? JAMA 1997;277(7):564-571.

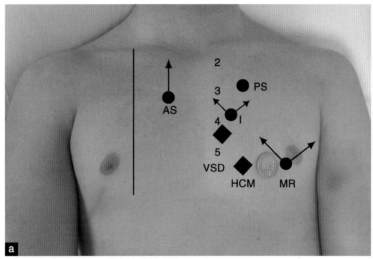

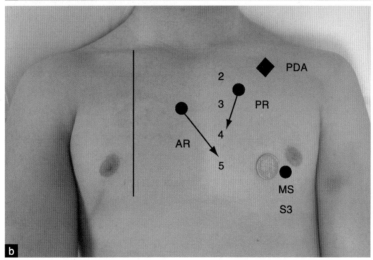

(a) 收缩期杂音
AS =主动脉狭窄
MR =二尖瓣反流
HCM =肥厚型心肌病
PS =肺动脉狭窄
VSD =室间隔缺损
I =无害的

(b) 舒张期杂音
AR =主动脉瓣反流
MS =二尖瓣狭窄
S3 =第三心音
PR =肺动脉反流
PDA =动脉导管未闭
(持续性杂音)

图 5-35   杂音和心音的最大强度和辐射部位(2~5 指肋间间隙)

相关功能

如已经提到的,有时可以通过仔细分析周围体征来明确引起心脏杂音的原因。

时机

收缩期杂音(发生在心室收缩期)可能是全收缩期,中收缩期(射血收缩期)或晚期收缩期(表5-4)。

表5-4　心脏杂音	
时期	**听诊**
全收缩期	二尖瓣反流 三尖瓣反流 室间隔缺损 主肺动脉分流术
收缩中期	主动脉狭窄或硬化(最常见原因) 肺动脉狭窄 肥厚型心肌病 房间隔缺损肺血流杂音
收缩晚期	二尖瓣脱垂 乳头肌功能障碍(通常由缺血或肥厚型心肌病引起)
舒张早期	主动脉瓣反流 肺动脉瓣反流
舒张中期	二尖瓣狭窄 三尖瓣狭窄 心房黏液瘤 主动脉瓣反流 Austin Flint [*] 杂音 急性风湿热 Carey Coombs [†] 杂音
舒张晚期	二尖瓣狭窄 三尖瓣狭窄 心房黏液瘤
持续性杂音	动脉导管未闭 动静脉瘘(冠状动脉、肺动脉、全身系统) 主肺动脉粘连(如先天性,Blalock [‡] 分流) 静脉嗡嗡声(通常在右侧锁骨上窝听到,并通过同侧颈内静脉压迫消除) 主动脉窦破裂进入右心室或心房 "Mammarysoufé"杂音(妊娠晚期或产后早期:在一个或两个乳腺上听到响亮、广泛的杂音)

注:主动脉瓣狭窄和主动脉瓣反流,或二尖瓣狭窄和二尖瓣反流的合并杂音,听起来可能是整个心动周期的杂音,但不是定义的连续杂音。

[*] 参见第7章脚注 k。

[†] Carey F Coombs(1879—1932),Bristol(英国西部港口城市)医师。

[‡] Alfred Blalock(1899—1965),Baltimore(美国马里兰州北部海港)医师。

整个收缩期杂音从第一心音开始一直延伸到第二心音。其响度和音调在整个心动周期中不改变。当心室血液流向至低压室或血管时,会发生全收缩期杂音。由于从心室开始收缩的那一刻起(S1)就有压力差,所以血流和杂音都从第一心音开始,并持续到压力达到平衡(S2)。收缩期杂音的原因包括二尖瓣关闭不全、三尖瓣关闭不全、室间隔缺损和主动脉肺动脉分流。

收缩期射血杂音不是从第一心音开始的;其强度在收缩中期或以后最大,在收缩后期再次减弱。这被称为渐进-递减杂音。这些杂音通常是由通过主动脉或肺动脉瓣口的湍流或通过正常大小的孔口或流出道的流量大大增加所产生的。原因包括主动脉或肺动脉狭窄、肥厚型心肌病和房间隔缺损。

如果可以区分出第一心音和杂音之间的明显差距,然后一直持续到第二心音,则杂音被称为晚期收缩期杂音。这是典型的二尖瓣脱垂或乳头肌功能障碍,其中二尖瓣反流始于心脏收缩期。

舒张期杂音(总是异常)发生在心室舒张期。对于医生来说,它们比收缩期杂音更难听,而且通常较柔和。较大的杂音不太可能在舒张期。

早期舒张期杂音从第二心音立即开始,并且音量逐渐下降(开始时声音最大,并延伸到舒张期全程)。这些早期舒张期杂音通常音调高,是由于主动脉瓣或肺动脉瓣关闭不全引起的反流。开始时杂音最大,因为这是主动脉和肺动脉压力最高的时候。

舒张中期杂音开始于舒张后期,可能短或一直延伸到第一心音。它比早期舒张期杂音的音调低得多。这是由于心室充盈过程中血流障碍而引起的,可能是由二尖瓣狭窄和三尖瓣狭窄(瓣膜变窄)引起的,或者少见情况下是由心房黏液瘤(肿瘤块阻塞了瓣膜孔)或由二尖瓣膜炎引起的急性风湿热引起的。

在严重的主动脉瓣反流中,来自主动脉瓣的反流喷射可能导致二尖瓣的前瓣膜颤抖,从而产生舒张期杂音。正常情况下,正常的二尖瓣或三尖瓣会产生血流杂音,这些杂音在舒张中期短,并在有血流通过瓣膜时发生。原因包括高心排血量或心内分流(心房或室间隔缺损)。

当刚好在听到第一心音之前,心房收缩增加通过瓣膜的血流量时,可能会听到收缩前杂音。它是二尖瓣狭窄、三尖瓣狭窄和心房黏液瘤的舒张中期杂音的延伸,通常不发生于心房颤动使心室收缩消失的情况。

顾名思义,连续的杂音遍布整个收缩期和舒张期。当循环的两个部分之间存在连通且具有恒定的压力梯度,从而使血液连续发生时,就会产生连续性杂音。通常可以将它们与收缩期和舒张期合并的杂音区分开(如由于主动脉瓣狭窄和主动脉瓣关闭不全),但这有时可能很困难。表 5-4 列出了各种原因。

心包摩擦音是心脏表面的刮擦声。在心动周期内最多可能会出现三个不同的成分,而不仅仅局限于收缩期或舒张期。心包表面发炎引起摩擦,是心包炎的结果。声音会随着呼吸和姿势的变化而变化。当患者坐起来并呼气时,声音通常会更大。它倾向于时隐时现,医生听诊时常常就不存在。它被比作在雪地上行走时发出的嘎吱作响的声音。

纵隔摩擦音(Hamman 现象)是随心跳时听到的紧缩声,但具有收缩和舒张成分。它是由纵隔中存在空气引起的,而且一旦听过就不会被遗忘。它通常在心脏手术后出现,并可能与气胸或心包积液吸入后有关(如果空气进入心包)。

最大强度区域

尽管心前区是最容易听到杂音的地方,并作为检查的起始处,但这并不是特别可靠的物理现象。例如,二尖瓣反流性杂音通常在二尖瓣区域的顶点处最大,并且倾向于向腋窝辐射(图 5-35,典型体征 5-2),但是在心前区甚至主动脉区或背部右上角可

典型体征 5-2　二尖瓣反流(MR)指南

腋前线放射治疗	中度或重度 MR:$LR+=6.8$ *
已知二尖瓣脱垂,无泛系统性或收缩期晚期杂音(根据心脏病学家)	中等或更差 MR:$LR-=0 \sim 0.8$ †

 * McGee S. Etiology and diagnosis of systolic murmurs in adults. Am J Med 2010;123:913-921。

 † Panidis IP, McAllister M, Ross J, Mintz GS. Prevalence and severity of mitral regurgitation in the mitral valve prolapse syndrome:a Doppler echocardiographic study of 80 patients. J Am Cardiol. 1986;7;975-981。

能会听到更大的杂音。杂音进入颈动脉的传导强烈表明,这是由主动脉瓣引起的。

响度和音高

杂音的响度可能有助于确定瓣膜病变的严重程度。例如,用于二尖瓣关闭不全(典型体征 5-3)[23]。

典型体征 5-3　重度二尖瓣反流响度(MR)指南

收缩期响亮喃喃音	严重 MR 的 $LR+$
Ⅳ级或更高	14
Ⅲ级	3.5
0~Ⅱ级	0.12

 Desjardins VA, Enriquz-Sarano M, Tajik AJ et al. Intensity of murmurs correlates with severity of valvular regurgitation. Am J Med 1996;100(2):149-156。

杂音的响度和粗糙度(以及震颤存在)与主动脉瓣狭窄的严重程度相关,但最严重的瓣膜狭窄除外,这时由于心排血量下降而导致的杂音可能很柔和。心脏病专家最常使用六个等级的分类(Levine 的评分系统)[24]:

1/6 级　非常柔和,一开始没有被听到(通常只有会诊医生和那些被告知有杂音的医生才能听到)

2/6 级　柔和,经验丰富的听诊医师几乎可以立即发现

3/6 级　中等,没有震颤

4/6 级　大声,开始可感觉到震颤

5/6 级　非常响亮,震颤容易被感觉到

6/6 级　非常非常响亮,即使没有将听诊器正确放在胸前也能听到声音(如今很少见)

分级是有用的,特别是因为杂音强度的变化可能具有重大意义,例如,在心肌梗死后。

需要实践来听杂音的音调,但这可能有助于识别其类型。通常,如在二尖瓣狭窄中一样,低音调杂音表明在低压下湍流,而如在二尖瓣关闭不全中,高音调杂音则表明流速高。

动态演习

所有患有新诊断的杂音的患者均应进行动态操作测试(表 5-5 和典型体征 5-4)[25]。

运动	损伤			
	肥厚型心肌病	二尖瓣脱垂	主动脉狭窄	二尖瓣反流
瓦尔萨尔瓦应变阶段（减少负荷）	更响亮	更长	更柔和	更柔和
蹲下或抬腿（增加负荷）	更柔和	更柔和	更响亮	更响亮
手柄（增加后负荷）		更柔和	更柔和	更响亮

表 5-5   动态运动与心脏收缩期杂音

典型体征 5-4   动态听诊和收缩期杂音指南

标志	灵敏性	特异性
灵敏度最高——右侧杂音	100	88
按压局部——右侧杂音	100	88
蹲下后站起声音更大——肥厚型心肌病	95	84
使用等距手柄时声音更柔软——肥厚型心肌病	85	75
使用等距手柄时声音更大——二尖瓣反流/室间隔缺损	68	92
瓦尔萨尔瓦动作紧张阶段声音更响亮——肥厚型心肌病	65	96

Adapted from Anthony MJ, Celermajer DS, Stockler MR. Beauty is in the eye of the beholder: reaching agreement about physical signs and their value. Internal Med J. 2005;35(3):178-187.

- **呼吸**：心脏的杂音在吸气过程中会变大，因为这会增加静脉回流，从而使血液流到心脏的右侧。左侧杂音保持不变或变软。过期有相反效果。这可能是区分右侧和左侧杂音的灵敏且特定的方式。
- **左侧卧位**：当患者转到左侧时，更容易听到二尖瓣狭窄的低亢杂音（使用听诊器的钟）（图 5-36）。如果仍然很难听到二尖瓣狭窄，请让患者坐下几次，然后迅速回到侧面，然后再次聆听，以检查患者。
- **深层呼气**：心脏检查的常规部分（图 5-37）包括使患者完全呼气向前倾，并倾听心脏底部的主动脉瓣反流，否则可能会遗漏。在这种情况下，这种操作使心脏的底部更靠近胸壁。在此位置也是听心包摩擦音的最好位置。
- **瓦尔萨尔瓦动作**：这是有效阻止闭合声门的方法。请患者用手指握住自己的鼻子，闭上嘴，用力完全呼吸，以鼓出耳膜，并尽可能长地保持这个动作。在此操作期间，请听过胸骨左边缘的

内容，以观察肥厚型心肌病的收缩期杂音的变化，并在怀疑有二尖瓣脱垂时，观察在心尖部的变化。

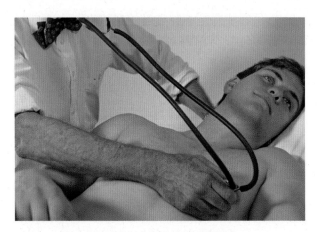

图 5-36   动态听诊：左侧位置

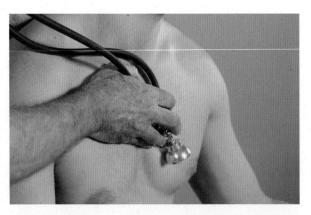

图 5-37   当患者坐位深呼吸时，反复听诊主动脉瓣反流音或心包摩擦音

瓦尔萨尔瓦动作有四个阶段。在第 1 阶段（开始动作），胸腔内压力升高，左心室输出和血压短暂升高。在第 2 阶段（紧张阶段），全身静脉回流下降，心脏右侧和左侧的充盈减少，并且心律增加时心搏量和血压下降。随着心搏量和动脉血压的下降，大多数心脏杂音会变轻柔。但是，由于左心室容积减少，肥厚型心肌病的收缩期杂音变大，二尖瓣脱垂的收缩期喀喇音和杂音开始较早。在第 3

阶段(释放阶段)中,首先右侧和左侧的心脏杂音在恢复正常之前短暂变大。由于肺静脉中积聚了血液,血压进一步下降。在第 4 阶段,由于对先前的低血压作出反应,交感活动增加,血压上调。心率的变化与血压的变化相反。

- **站立至下蹲**:当患者从站立姿势迅速下蹲时,静脉回流和全身动脉阻力同时增加,导致心搏量和动脉压升高。这会使大多数杂音变大。然而,左心室大小增加,这减少了对流出物的阻塞,因此降低了肥厚型心肌病的收缩期杂音强度,同时延迟了收缩期的二尖瓣脱垂和收缩期杂音。
- **蹲下站起**:蹲下后迅速站起来,这些杂音的响度会发生相反变化。
- **等距运动**:持续紧握手柄或仰卧起坐 20~30s 会增加全身动脉阻力、血压和心脏大小。由于跨瓣的压力差减小,主动脉瓣狭窄的收缩期杂音可能会变轻柔,但通常保持不变。除肥厚型心肌病的收缩期杂音较轻柔外,二尖瓣脱垂性杂音由于心室容积增加而延迟,大多数其他杂音变大。

颈部听诊

颈部听诊通常作为瓣膜性心脏病动态听诊的一部分进行。动脉听到的杂音音调低沉,用听诊器的钟形器可能更容易听到。在锁骨内侧端上方的胸锁乳突肌前部最容易听到颈动脉杂音(图 5-38)。要求患者短时间停止呼吸,以消除呼吸音的干扰。要求患者不要说话,说话声通过听诊器放大后,听到的声音通常很嘈杂。

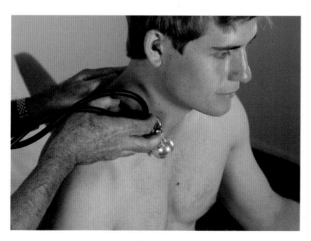

图 5-38　颈部听诊颈动脉杂音

收缩压可能是心脏传导的声音。在患有严重的二尖瓣关闭不全或肺动脉狭窄的患者中,主动脉瓣狭窄的杂音总是在颈部可以听到,有时可以听到

轻柔的颈动脉杂音。在心脏的底部无法听到由于颈动脉狭窄引起的杂音。将听诊器一点一点地移到胸壁上;如果杂音消失,则声音很可能是来自颈动脉。在主动脉瓣狭窄杂音扩散到颈部的患者中,不可能排除颈动脉杂音。颈动脉狭窄是导致颈动脉瘀血的重要原因。

狭窄程度越严重,则噪声越长且音调增加。完全阻塞血管会导致杂音消失。临床上不可能排除严重的(>60% 阻塞)颈动脉狭窄。而颈动脉瘀血很难预测出明显的颈动脉狭窄或卒中风险。

甲状腺功能亢进时可由于腺体血管增多而导致收缩期杂音。

有时在颈部底部会听到连续的声音。这通常是静脉嗡嗡声,是可听见的静脉血流的结果。如果在听诊器正上方的颈部施加轻压力,它就会消失。血液透析患者经常从动静脉瘘中传出可闻的杂音。

背部

肺底的叩诊和听诊(第 10 章)也是心血管检查的一部分。肺部可能检测到心力衰竭的迹象,特别是可能出现晚期或全吸气性爆裂音或胸腔积液。与主动脉缩窄相关的杂音可能在上背部突出。

当患者坐起时,可在骶骨感觉到可凹性水肿,这在严重的右心衰竭中尤其是在卧床患者中会发生[26]。这是因为骶骨成为支撑区域,并且水肿液在重力的作用下趋于沉降。

腹部和腿

让患者平躺(放在一个枕头上)并检查腹部(第 14 章)。如果想看到肝脏肿大,当右心衰竭时肝静脉充血,可能会发现肝脏肿大。据说肝囊的膨胀是这些患者肝压痛的原因。当出现三尖瓣关闭不全时,由于右心室收缩压波会传输到肝静脉,因此肝脏可能具有搏动性,这是一个非常可靠的信号。测试肝颈静脉回流[12,27]。严重的右心衰竭可发生腹水。脾肿大(如果存在)可能表明感染性心内膜炎。

中线左侧可感觉到腹主动脉的搏动,在正常的较瘦的人身上通常可以触及。当主动脉的搏动可触及并扩张时,应始终考虑腹主动脉瘤的可能性[28,29]。

腿部检查(特别是脚踝水肿性凹陷检查,第 6 章)后,心血管检查才完成。

要点小结

1. 即使患者没有心脏症状（如术前评估患者），心血管检查也很重要。

2. 如果检查要彻底，患者必须正确定位，并充分脱下衣服。

3. 医生应掌握自己的考试方法并熟悉它。

4. 系统的检查将确保没有遗漏。

5. 在检查心血管系统时，应特别注意脉搏的频率、节律和特征、血压水平、JVP 的升高、心尖冲动的位置和心音的存在、任何额外的声音或杂音。

6. 许多心脏征象是诊断性的或接近诊断性的，这可以使检查非常令人满意。

7. 如果学者想要充分掌握重要的心脏杂音并与其他杂音区分开，实践和经验是必不可少的。

8. 心脏杂音的位置和时间为潜在的瓣膜病变提供了重要线索。

9. 左心室衰竭最有用的心脏征象是第三心音、移位的心尖冲动和运动障碍。

10. 主动脉瓣反流的舒张期杂音是特征性的，具有很高的诊断价值，唯一不同的诊断是肺动脉反流。

OSCE 案例——心血管检查

患者女性，患有高血压。请为其做检查

1. 向患者自我介绍，像往常一样洗手。

2. 检查患者的异常面容和身体习惯［如库欣综合征（Cushing syndrome）、男性化］。

3. 检查脉搏（心率和节律）和股动脉搏动延迟（主动脉缩窄）。

4. 确认瞳孔的大小是否正常，确保患者的位置是正确的（肘部在心脏水平，躺着）。

5. 单臂触诊法测患者收缩压。

6. 在两只手臂上分别听诊血压（手臂之间超过 10mmHg 的差异表明有血管疾病）。

7. 取站立的血压（事先征得允许），检查其随体位的变化。

8. 检查心血管系统是否有心力衰竭症状（JVP 升高、心尖冲动移位、S3），左心室肥厚和 S4。

9. 检查腹部是否有肾脏肿大、腹主动脉瘤和肾杂音。

10. 看一下眼底（高血压的变化）。

11. 检查尿液中的血液成分（红细胞圆柱）。

OSCE 复习题——心血管检查

1. 患者女性，有端坐呼吸。请为其做检查。

2. 患者男性，有杂音。请为其做检查。

3. 患者男性，以前做过心脏手术。请为其做检查。

4. 患者女性，有心悸。请为其做检查。

5. 患者女性，有高血压。请为其做检查。

6. 患者男性，怀疑是心内膜炎。请为其做检查。

（叶星华 译）

参考文献

1. Lewis T. Early signs of cardiac failure of the congestive type. *BMJ* 1930; 1(3618):849–852.

2. Elder A, Nair K. The jugular veins: gateway to the heart. *Med J Aust* 2016; 205(5):204–205.

3. Elder A, Japp A, Verghese A. Abstract: 'How valuable is physical examination of the cardiovascular system?' *BMJ* 2016; 354; i3309.

4. Myers KA. Does this patient have clubbing? *JAMA* 2001; 286(3):341–347. Clubbing is a sign you will miss if you do not look.

5. Reeves RA. Does this patient have hypertension? *JAMA* 1995; 273:15. An important review of technique and of the errors to avoid.

6. Weinberg I, Gona P, O'Donnell CJ et al. The systolic blood pressure difference between the arms and cardiovascular disease in the Framingham heart study. *Am J Med* 2014; 127(3):209–215.

7. Turner JR, Viera AJ, Shimbo D. Ambulatory blood pressure monitoring in clinical practice: a review. *Am J Med* 2015; 128(1):14–20.

8. Jansen RWMM, Lipsitz LA. Postprandial hypotension: epidemiology, pathophysiology and clinical management. *Ann Intern Med* 1995; 122:186–195. It is important to recognise that blood pressure decreases postprandially and that this can affect interpretation of the blood pressure reading and the management of hypertension.

9. Bellman J, Visintin JM, Salvatore R et al. Osler's manoeuvre: absence of usefulness for the detection of pseudohypertension in an elderly population. *Am J Med* 1995; 98:42–49. Although it is reproducible, the manoeuvre failed to identify pseudohypertension compared with intra-arterial measurements.

10. From AM, Lam CS, Pitta SR et al. Bedside assessment of cardiac haemodynamics: the impact of noninvasive testing and examiner experience. *Am J Med* 2011; 124(11):1051–1057.

11. Cook DC. Does this patient have abnormal central venous pressure? *JAMA* 1996; 275:8. A useful review that explains how to examine the veins and conduct the hepatojugular reflux test.

12. Maisel AS, Attwood JE, Goldberger AL. Hepatojugular reflux: useful in the bedside diagnosis of tricuspid regurgitation. *Ann Intern Med* 1984; 101:781–782. This test has excellent sensitivity and specificity.

13. O'Neill TW, Barry M, Smith M, Graham IM. Diagnostic value of the apex beat. *Lancet* 1989; 1:410–411. Palpation of the apex beat beyond the left midclavicular line is specific (59%) for identifying true cardiomegaly.

14. Heckerling PS, Wiener SL, Wolfkiel CJ et al. Accuracy and reproducibility of precordial percussion and palpation for detecting increased left ventricular end-diastolic volume and mass. *JAMA* 1993; 270:16. Percussion has a high sensitivity but low specificity for detecting left ventricular enlargement. Therefore this manoeuvre may have some value despite being previously discredited.

15. Harvey WP. Cardiac pearls. *Disease-a-Month* 1994; 40:41–113. A good review of auscultatory findings that helps demystify the many noises heard when auscultating the heart.

16. Sutton G, Harris A, Leatham A. Second heart sound in pulmonary hypertension. *Br Heart J* 1968; 30:743–756.

17. Timmis AJ. The third heart sound. *BMJ* 1987; 294:326–327.

18. Folland ED, Kriegel BJ, Henderson WG et al. Implications of third heart sounds in patients with valvular heart disease. *N Engl J Med* 1992; 327:458–462. An analysis of patients with valvular regurgitation shows that a third heart sound may occur before cardiac failure has supervened.

19. Ramani S, Weber BN. Detecting the gallop: the third heart sound and its significance. *Med J Aust* 2017; in press.

20. Benchimol A, Desser KB. The fourth heart sound in patients with demonstrable heart disease. *Am Heart J* 1977; 93:298–301. In 60 out of 100 consecutive patients with normal studies, an S4 was heard. An S4 can be a normal finding, although a loud sound is more likely to be pathological.

21. Tyberg TI, Goodyer AVN, Langou RA. Genesis of pericardial knock in constrictive pericarditis. *Am J Cardiol* 1980; 46:570–575. Sudden cessation of ventricular filling generates this sound.

22. Smith ND, Raizada V, Abrams J. Auscultation of the normally functioning prosthetic valve. *Ann Intern Med* 1981; 95:594–598. Provides clear information on auscultatory changes with prosthetic valves.

23. Desjardins VA, Enriquz-Sarano M, Tajik AJ et al. Intensity of murmurs correlates with severity of valvular regurgitation. *Am J Med* 1996; 100(2):149–156.

24. Levine SA. Notes on the gradation of the intensity of cardiac murmurs. *JAMA* 1961; 177:261.

25. Lembo NJ, Dell'Italia LJ, Crawford MH, O'Rourke RA. Bedside diagnosis of systolic murmurs. *N Engl J Med* 1988; 318:24. This well-conducted study describes the predictive value of bedside manoeuvres during auscultation.

26. Whiting E, McCready ME. Pitting and non-pitting oedema. *Med J Aust* 2016; 205:157–158. Pitting oedema can be graded from 1 (up to 2 mm that disappears immediately) to 4 (deep pit over 6 mm that takes 2–5 minutes to disappear).

27. Ewy GA. The abdominojugular test. *Ann Intern Med* 1988; 109:56–60. Note that an abnormal abdominal–jugular test can occur as a result of left heart disease (i.e. elevated pulmonary–capillary wedge pressure).

28. Lederle FA, Walker JM, Reinke DB. Selective screening for abdominal aortic aneurysms with physical examination and ultrasound. *Arch Intern Med* 1988; 148:1753–1756. In fat patients, palpation of aneurysms is unlikely but in thin ones the technique is valuable.

29. Lederle FA, Simel DL. Does this patient have an abdominal aortic aneurysm? *JAMA* 1999; 281:77–82. The only clinical sign of definite value is palpation to detect widening of the aorta. The sensitivity of this sign for aneurysms 5 centimetres or larger is 76%.

第6章

四肢查体及周围血管疾病

腿是我们赖以行走的工具,尤其是膝盖和脚之间的部分。

——Samuel Johnson,《英语词典》(1775)

查体与解剖

动脉在靠近体表的位置通常是可以触摸到的。图 5-2 和图 6-1 显示了它们的基本结构。

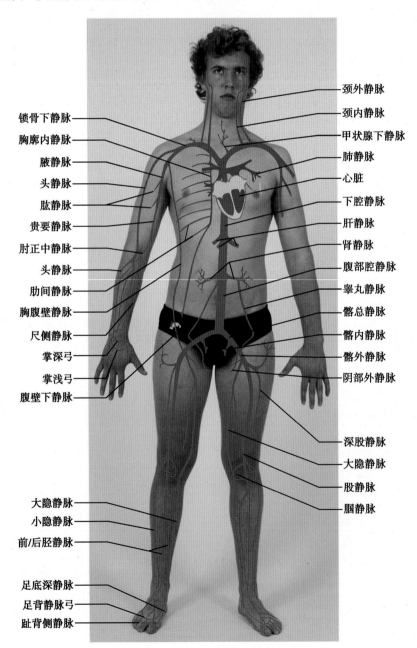

锁骨下静脉

胸廓内静脉

腋静脉

头静脉

肱静脉

贵要静脉

肘正中静脉

头静脉

肋间静脉

胸腹壁静脉

尺侧静脉

掌深弓

掌浅弓

腹壁下静脉

大隐静脉

小隐静脉

前/后胫静脉

足底深静脉

足背静脉弓

趾背侧静脉

颈外静脉

颈内静脉

甲状腺下静脉

肺静脉

心脏

下腔静脉

肝静脉

肾静脉

腹部腔静脉

睾丸静脉

髂总静脉

髂内静脉

髂外静脉

阴部外静脉

深股静脉

大隐静脉

股静脉

腘静脉

图 6-1 静脉系统

手臂

　　手臂的大部分血液供是由腋动脉供应的,腋动脉在上臂分出一些小分支后,就变成了肱动脉,之后分为桡动脉和尺动脉,沿着前臂的骨骼走行,继续延伸到手腕,为手掌和手指供血。桡动脉在手腕处很浅,容易触及。手臂的静脉包括手的指静脉、前臂的头静脉和正中静脉以及贯穿整个手臂的贵要静脉,上臂的肱静脉和头静脉一直延伸到肩膀,这些静脉经腋窝静脉流入上腔静脉。

腿

　　腿部的主要血液供应来自髂外动脉,髂外动脉在腹股沟处成为股动脉。其主要分支为大腿股深动脉和小腿胫前、后动脉。胫骨后动脉通常在内踝后方可触及,胫骨前动脉-足背动脉的延续性在足背可触及。腿部的静脉包括身体最长的静脉,大隐静脉。这种浅静脉通过交通支流入深静脉,深静脉中含有帮助血液回流到心脏的瓣膜。这些瓣膜的损伤,例如静脉血栓形成,可导致静脉曲张。腿部的静脉流入髂外静脉然后流入上腔静脉。

下肢

　　见清单 6-1 和图 6-2,用拇指按压胫骨内侧或胫骨远端至少 15s,以触诊水肿,这项检查需要手法温柔。水肿分为凹陷性的(皮肤缩进,只有缓慢的重新填充,图 6-3)或非凹陷性的。由于低白蛋白血症引起的水肿往往会更快地再充盈[1]。

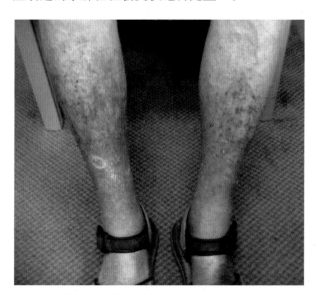

图 6-2　静脉的色素沉着(Courtesy of Dr A Watson, Infectious Diseases Department, The Canberra Hospital)

> **清单 6-1　下肢检查**
>
> 1. 视诊-前表面和外侧表面,脚底,脚趾之间
>   - 截肢
>   - 溃疡
>   - 红斑
>   - 静脉曲张
>   - 萎缩
>   - 瘢痕
>   - 变色(如静脉的色素沉着,见图 6-2)
>   - 脱毛
> 2. 触诊:
>   - 温度:用手把下肢从臀部到脚两侧分开,注意周围温度的降低,并左右比较。
>   - 测试毛细血管充盈:按压大趾甲并释放,变白的甲床应该在 3s 内变成粉红色。
>   - 静脉充盈检测:用两根手指依次闭塞每只足背静脉弓;松开远端手指,观察静脉再充盈,静脉再充盈不足提示足部供血不足。
>   - 脉搏:感觉腹主动脉、股动脉,腘动脉(弯曲患者的腿)的搏动,然后感觉胫后动及足背动搏动。
> 3. 听诊:注意腹主动脉、双侧肾动脉和股动脉听诊区的杂音。
> 4. Buerger 检查(见文本)。
> 5. 测量踝肱指数。
> 6. 下肢感觉测试:糖尿病可能会导致袜区感觉缺失。
> 7. 检测尿糖。

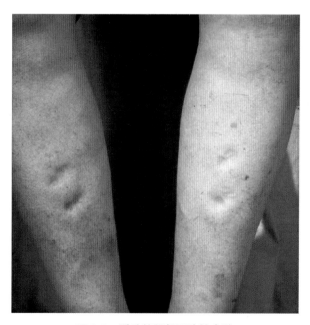

图 6-3　严重的腿部凹陷性水肿

　　凹陷性水肿发生在心力衰竭,或长期水肿,并发生了淋巴管的继发性变化。如果存在水肿,请注意其上面的情况(如“凹陷性水肿至小腿中部”或“凹陷性水肿至大腿”)。严重水肿可累及腹壁皮肤、阴囊。清单 6-2 和清单 6-3 列出了水肿的原因和鉴别诊断。

清单 6-2 踝关节水肿的鉴别诊断

支持心力衰竭
存在心力衰竭病史
心力衰竭的其他症状
颈静脉压升高
支持低蛋白血症
颈静脉压正常
水肿凹陷及恢复迅速,2~3s
深静脉血栓形成或蜂窝织炎
单侧
皮肤红斑
小腿压痛
支持药物引起的水肿
患者服用钙离子阻滞剂
支持淋巴水肿
夜间最重
慢性无凹陷
支持脂肪水肿
非凹陷性
足部偏瘦
肥胖的女性

Khan NA,Rahim SA,Avand SS et al. Does the clinical examination predict lower extremity peripheral arterial disease? JAMA 2006;295(5);536-546.

清单 6-3 水肿的原因

下肢凹陷性水肿
心脏:充血性心力衰竭,缩窄性心包炎
肝硬化:肝硬化引起的低白蛋白血症
肾:肾病综合征引起的低白蛋白血症
胃肠道:营养不良、饥饿、蛋白质丢失引起低白蛋白血症
药物:钙离子拮抗剂
腿部关节疾病或损伤
腿部静脉异常(如静脉曲张)
● 静脉压增加(如静脉瓣关闭不全、心力衰竭)
● 有效渗透压降低(如低蛋白血症)
● 血管壁渗透性增加(如炎症或感染)
脚气病
周期变化性水肿
单侧下肢凹陷性水肿
深静脉血栓形成
肿瘤或淋巴结压迫大静脉
无凹陷性下肢水肿
甲状腺功能减退
淋巴水肿
● 感染性(如丝虫病)
● 恶性(肿瘤侵袭)
● 先天性(淋巴发育停滞)
● 过敏
● 米尔罗伊病(Milroy disease)(青春期出现的原因不明的淋巴水肿,在女性中更为常见)
粘液性水肿

William Milroy(1855-1914),Professor of Medicine,University of Nebraska,described the disease in 1928.

非凹陷性水肿提示慢性淋巴水肿,由淋巴管阻塞所引起(图6-4)。脂肪水肿是一个用来描述脂肪沉积在脚踝部位的术语,它影响肥胖的女性,但通常不伤及脚。

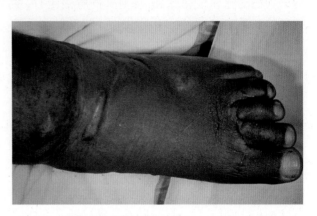

图6-4 淋巴水肿(象皮病)(Courtesy of Dr A Watson,Infectious Diseases Department,The Canberra Hospital)

寻找由高脂血症导致Achilles肌腱黄色瘤的证据。还应注意脚趾发绀和杵状趾(这可能发生在动脉导管未闭的患者身上,虽然没有见到杵状指,但因为肺动脉压力升高,足以发生逆转血流方向)。

周围性血管疾病

通过触诊和听诊检查股动脉。如果动脉变窄,可以听到血管杂音。接下来触诊以下脉搏:腘窝(膝后)见图6-5a:如果患者仰卧时感觉困难,可试图6-5b所示方法,胫后(内踝下)见图6-6a,足背(脚面)见图6-6b[2]。

患者小腿劳损性疼痛(间歇性跛行)患者易发生周围动脉疾病;更严重的疾病会导致休息时的疼痛、腿部及足部的缺血性变化(典型体征6-1)。观察萎缩皮肤和脱发,脚的颜色变化(变红或发绀)和胫骨下端的溃疡等[3];静脉溃疡及糖尿病溃疡可与动脉溃疡区分开来(图6-7~图6-9)。

观察毛细血管回流的减少(按压趾甲——恢复到正常的红色较缓慢)[4]。如果有减少,可行Buerger试验来帮助确诊:将腿抬高到45°(如果动脉供血不足,很快就会苍白),然后使腿屈曲面与床面成90°搁置(如果动脉供血不足,就会出现发绀)。正常情况下,这两个位置的颜色是没有变化的。

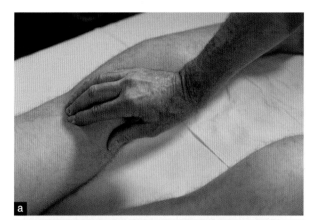

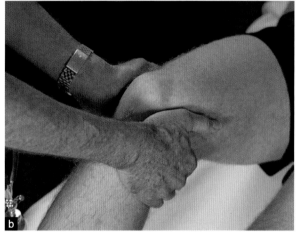

图 6-5　腘动脉触诊。(a)患者仰卧位。(b)患者俯卧位

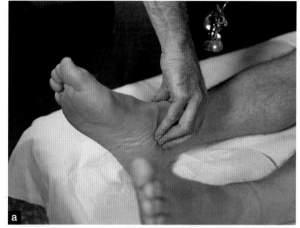

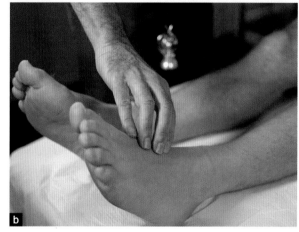

图 6-6　触诊。(a)胫后动脉。(b)足背动脉

典型体征 6-1　周围血管疾病		
标志	*LR*+	*LR*−
足部溃疡	5.9	0.98
脚色苍白,变红或发绀	2.3	0.80
萎缩皮肤	1.65	0.72
无毛	1.6	0.71
一只脚冷	5.9	0.92
无股动脉脉搏	5.8	0.94
无足背动脉或胫后动脉脉搏	3.7	0.37
肢体血管杂音	5.7	0.58
毛细管再充时间>5s	1.9	0.84
静脉再注时间>20s	3.6	0.83

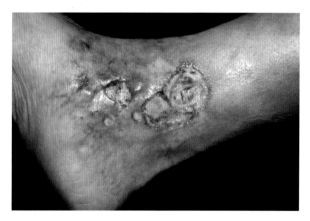

图 6-7　静脉溃疡,静脉溃疡苍白、边缘不规则,周围有新上皮(新皮肤)和基底有粉红色的肉芽组织。通常有深静脉血栓形成病史,皮肤温暖,常伴有水肿(清单 6-4)（摘自 McDonald FS. Mayo Clinic images in internal medicine,with permission. © Mayo Clinic Scientific Press and CRC Press. Reproduced by permission of Taylor and Francis Group,LLC,a division of Informa plc）

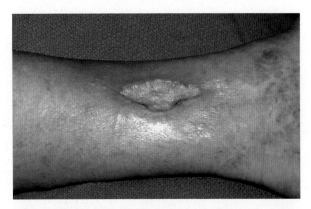

图 6-8　动脉溃疡。溃疡边缘规则,呈"穿孔"状。周围皮肤温度低,周围无脉搏(清单 6-4)(摘自 McDonald FS. Mayo Clinic images in internal medicine,with permission. © Mayo Clinic Scientific Press and CRC Press. Reproduced by permission of Taylor and Francis Group,LLC,a division of Informa plc)

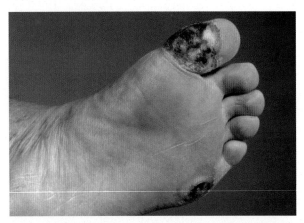

图 6-9　糖尿病(神经性)溃疡神经性溃疡是无痛的,与周围皮肤感觉减退有关(摘自 McDonald FS. Mayo Clinic images in internal medicine,with permission. © Mayo Clinic Scientific Press and CRC Press. Reproduced by permission of Taylor and Francis Group,LLC,a division of Informa plc)

　　踝肱指数(ABI)是测量下肢动脉供给量的指标;异常指数表明心血管风险增加[5]。用多普勒探头或者套在小腿上的血压计测量足背或胫后动脉的收缩压,再除以在肱动脉测量到的收缩压。ABI 值小于 0.9 表示动脉疾病严重,ABI 值在 0.4~0.9 之间与跛行有关,ABI 小于 0.4 与严重肢体缺血有关。ABI 大于 1.3 也提示存在动脉钙化(不可压缩)。ABI 降低在其他地方也被认为是动脉疾病的危险因素。

急性动脉闭塞

　　急性外周动脉闭塞会导致疼痛(painful)、无脉(pulseless)、苍白(pale)、运动障碍(paralysed)、皮温寒冷(perishingly cold)并有感觉异常(paraesthesias)(6p 征)。它可能是栓塞、血栓形成或损伤的结果。外周动脉栓塞通常由心脏血栓引起,继发于心肌梗死、扩张型心肌病、心房颤动或感染性心内膜炎[6]。

深静脉血栓形成

　　深静脉血栓形成(DVT)是一个困难的临床诊断[7]。患者可能会主诉小腿痛。检查时,临床医生应注意小腿和大腿肿胀,以及浅静脉扩张。然后摸一下增加的体温,轻轻地挤压小腿,以确定这个部位是否柔软。霍曼斯征(Homans sign)(足部剧烈背曲时小腿疼痛)的诊断价值有限,理论上是危险的,因为它可能导致血栓松动。

　　1856 年,Virchow 将血栓形成的原因分为三大类(著名的 Virchow 三联征):①血管壁的变化;②血液流量的变化;③血液成分的变化。

　　深静脉血栓形成通常由长期心力衰竭(淤滞)或血管壁损伤引起的,也可能是由于隐匿的肿瘤、弥散性血管内凝血、口服避孕药、妊娠以及一些遗传性凝血缺陷(血栓性血友病:如因子 V 损伤、抗凝血酶 III 缺乏症)所致。

静脉曲张

　　如果患者主诉"静脉曲张",让他站立,双腿完全暴露[8]。检查整条腿前侧是否有弯曲、扩张的大隐静脉分支(腹股沟股静脉下方至小腿内侧),然后检查小腿后部有无小隐静脉曲张(从腘窝到小腿后部和外侧踝)。观察腿部是否发炎、肿胀或色素沉着(静脉淤滞引起皮下血黄素沉积)。

　　触诊腿部静脉发硬提示可能有血栓形成,而压痛提示血栓性静脉炎。接下来需进行咳嗽冲击试验,将手指放在腹股沟大隐静脉的开口上,在股静脉的内侧[不要忘记解剖学上的股静脉(内侧)、动脉(触诊点)、神经(外侧)]。让患者咳嗽:如果隐静脉瓣功能不正常,会感到液体震颤。

　　以下的补充测试可能会有帮助:

- Trendelenburge 试验:患者平卧,抬高患肢使静脉排空。在腹股沟的隐窝口施加压力,让患者站立,如果静脉在腹股沟压力释放前,未见静脉充盈,则为阳性(大隐静脉瓣功能不全)。如果静脉在腹股沟受压的情况下仍然充盈,则在大腿或小腿处的瓣膜是没有功能的了,然后进行 Perthes 试验。
- Perthes 试验:重复 Trendelenburg 试验,让患者站立,来回踢腿几次,让一些血液被释放。如果小腿穿通静脉通畅,并有合适的阀门(肌肉泵正在工作),血管紧张程度就会降低;

　　如果受影响的静脉类型是不寻常的(如耻骨静脉曲张),尽量排除继发性静脉曲张。这可能是由于肾盂内肿瘤阻碍深静脉回流所致。然后应进行直肠和盆腔检查。

慢性静脉疾病

　　慢性静脉淤滞是导致下肢溃疡的原因之一。静脉淤滞与下肢色素沉着、湿疹有关(图 6-10)。

　　腿部溃疡的鉴别诊断见清单 6-4。

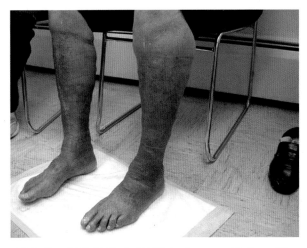

图 6-10　慢性静脉疾病(摘自 Sieggreen M. Nurs Clin North Am. 2005; 40 (2): 391-410, Fig 6. Philadelphia: Elsevier,June 2005,with permission)

清单 6-4　腿部溃疡的原因

1. 静脉淤滞型溃疡-最常见(图 6-7)
   部位:足踝部周围
   性状:边缘不规则,底面为肉芽组织,周围组织炎症和水肿
   伴随色素沉着,瘀积性湿疹
2. 缺血性溃疡(图 6-8)
   - 大动脉疾病(动脉粥样硬化、血栓闭塞性脉管炎):通常发生在腿部外侧(无脉搏)
   - 小血管疾病(如白细胞破裂性血管炎,可触及紫癜)
   部位:过压区、外踝、足背、足、趾缘
   性状:平滑、圆形,底部苍白"穿孔样",无血流
3. 恶性肿瘤,如:基底细胞癌(半透明边缘),鳞状细胞癌(硬的外翻的边缘),黑色素瘤,淋巴瘤,卡波西肉瘤
4. 感染,例如金黄色葡萄球菌、梅毒的树胶肿、肺结核、非典型分枝杆菌、真菌
5. 神经源性[足底无痛性穿透性溃疡:周围神经病变,如糖尿病、消瘦(三期梅毒)、麻风病](图 6-9)
6. 潜在的系统性疾病
   - 糖尿病:血管疾病、神经病变或类脂质坏死(腿前侧)
   - 坏疽性脓皮病
   - 类风湿关节炎
   - 淋巴瘤
   - 溶血性贫血(足踝部小溃疡),如镰状细胞贫血

要点小结

　　1. 外周水肿不是心力衰竭的特殊征象。

　　2. 要考虑到非心源性水肿的原因:静脉畸形,应用钙离子拮抗剂,低蛋白血症。

　　3. 跛行(行走一定距离时小腿疼痛)应及时评估外周动脉脉搏。

　　4. 腿部溃疡不易愈合要考虑周围血管疾病、糖尿病,或两者兼而有之。

　　5. 无痛性溃疡多由周围神经病变导致,通常是由糖尿病引起的。

　　6. 临床检查不能确诊深静脉血栓形成(DVT)。

OSCE 案例——周围性血管疾病

患者男性,步行超过 100m 时小腿感到疼痛,请为其做下肢检查。

1. 洗手,自我介绍,并解释你想检查克劳德先生的腿。
2. 询问是否可以从大腿上部暴露到脚。
3. 检查是否有发绀,肌肉萎缩,毛发或指甲脱落,溃疡。
4. 注意有无水肿、静脉色素沉着和静脉曲张。
5. 用手背感受腿、脚的温度,双侧肢体对比。
6. 触摸双侧胫后动脉和足背搏动。
7. 如果触摸后动脉搏动减退或缺失,检查腘动脉搏动,必要时检查股动脉搏动。
8. 向患者致谢。
9. 描述查体。
10. 洗手。

OSCE 复习题

1. 患者女性,患有静脉曲张,请为其做检查。
2. 患者女性,患有外周水肿,请为其做检查。
3. 患者有腿部溃疡,请为其做检查。

(冯安琪 译)

参考文献

1. Whiting E, McCready M. Pitting and non-pitting oedema. *Med J Aust* 2016; 205(4):157–158.
2. Magee TR, Stanley P, Mufti R et al. Should we palpate foot pulses? *Ann Roy Coll Surg Eng* 1992; 74:166–168. Elderly patients who do not have a palpable dorsalis pedis pulse will often have adequate perfusion (unless there is clinical evidence of claudication or foot ulcers). Palpation of the dorsalis pedis is more helpful than the posterior tibial.
3. Khan NA, Rahim SA, Avand SS et al. Does the clinical examination predict lower extremity peripheral arterial disease? *JAMA* 2006; 295(5):536–546.
4. McGee SR, Boyko EJ. Physical examination and chronic lower-extremity ischemia: a critical review. *Arch Intern Med* 1998; 158:1357–1364. The presence of peripheral arterial disease is positively predicted by abnormal pedal pulses, a unilaterally cool extremity, prolonged venous filling time and a femoral bruit.
5. Organ N. How to perform the ankle brachial index (ABI) in clinical practice. *MJA* 2017; in press. Provides practical advice and the likelihood ratios for this bedside test.
6. O'Keefe ST, Woods BO, Breslin DJ, Tsapatsaris NP. Blue toe syndrome. Causes and management. *Arch Intern Med* 1992; 152:2197–2202. Explains how to identify the cause by clinical methods and directed investigations.
7. Anand SS, Wells PS, Hunt D et al. Does this patient have deep venous thrombosis? *JAMA* 1998; 279:1094–1099. The sensitivity of individual symptoms and signs is 60%–96% and the specificity 20%–72%. Patients can be subdivided into those with a low, intermediate or high pretest probability, based on risk factors and clinical features.
8. Butie A. Clinical examination of varicose veins. *Dermat Surg* 1995; 21:52–56. Techniques are outlined and compared with Doppler ultrasound assessment.

第7章

疾病体征与心血管疾病的相关性

当一种疾病以某位作者的名字命名时,我们很可能对此知之甚少。

——August Bier(1861—1949)

心力衰竭

心力衰竭是最常见的综合征之一:应该寻找所有住院患者的心力衰竭体征,特别是有呼吸困难的症状时(问诊清单9-2)[1]。心力衰竭定义为心功能减退,心排血量相对于机体代谢需求减少,并且出现代偿机制。具体的体征取决于左心室、右心室还是全心室受累。值得注意的是,没有明确的心力衰竭体征并不能排除诊断。代偿性慢性心力衰竭患者的心脏检查可能正常。

左心衰竭(LVF)

- **症状**:劳力性呼吸困难,端坐呼吸,夜间阵发性呼吸困难。
- **一般体征**:肺动脉压升高引起的呼吸急促;肺水肿引起的中枢性发绀;潮式呼吸(Cheyne-Stokes respiration)(表9-4),特别是在镇静状态下的老年患者;低心排血量引起的周围性发绀;低心排血量引起的低血压;心脏性恶病质(清单7-1)。

> **清单7-1 认为心力衰竭是呼吸困难的原因**
> 心肌梗死病史
> 没有喘息
> 夜间阵发性呼吸困难(PND)
> 端坐呼吸
> 只有躺下时才咳嗽
> 心尖冲动异常
> 第三心音(S3)
> 二尖瓣反流性杂音
> 吸气初期和吸气中期湿啰音

- **动脉搏动**:交感神经张力增加引起的窦性心动过速;低脉压(低心排血量);交替脉(强弱交替搏动;它不同于由规则的异位搏动引起的二联

律,因为这种搏动是规则的;图7-1)——这是一种罕见但特异的未知病因的体征。

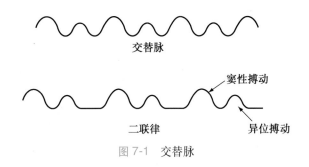

图7-1 交替脉

- **心尖冲动**:移位,随着左心室扩张导致心尖冲动移位;如果患者既往有前壁心肌梗死或扩张型心肌病,可能会感到心尖冲动不良;明显的奔马律。缺乏这些体征并不能排除左心衰竭。
- **听诊**:左心室 S3(一个重要体征),功能性二尖瓣反流(继发于瓣膜环扩张)。
- **肺野**:由于静脉压升高(前负荷增加)而引起的肺瘀血(基础吸气性湿啰音)或肺水肿(整个肺野出现湿啰音和哮鸣音)的体征。慢性代偿性心力衰竭患者不存在典型的中晚期基础吸气性湿啰音,基础吸气性湿啰音还有许多其他原因引起。这使得湿啰音成为心力衰竭不特异、不灵敏的体征。
- **其他体征**:腹颈反流试验阳性;右心衰竭(RVF)的体征,特别是严重和慢性的,可能伴随左心衰竭(LVF)。
- **导致或诱发左心衰竭病因的体征:**
  - 导致左心衰竭的原因:①心肌疾病(缺血性心脏病,心肌病);②容量负荷重(主动脉瓣反流,二尖瓣反流(有时是急性腱索断裂),动脉导管未闭);③压力负荷重(收缩性高血压,主动脉瓣狭窄)。
  - 诱发因素的体征:贫血、全身感染、甲状腺功

能亢进、快速性心律失常（通常为心房颤动）。（典型体征 7-1）

典型体征 7-1　呼吸困难患者的左心衰竭

一般体征	LR+	LR-
静息状态下心率>100 次/min	5.5	NS
腹颈反流试验阳性	6.4	0.79
肺		
湿啰音	2.8	0.5
心脏检查		
JVP 升高	5.1	0.66
S4（第四心音）	NS	NS
心尖移动到锁骨中线	5.8	NS
S3（第三心音）	11	0.88
任何心脏杂音	2.6	0.81
其他表现		
水肿	2.3	0.64
喘息	0.22	1.3
腹水	0.33	1.0
既往病史（典型症状）		
PND	2.6	0.7
端坐呼吸	2.2	0.65
活动性呼吸困难	1.3	0.48
疲劳和体重增加	1.0	0.99
既往存在心力衰竭	5.8	0.45
既往存在心肌梗死	3.1	0.69
高血压	1.4	0.7
COPD	0.81	1.1

COPD，慢性阻塞性肺疾病；*LR*，似然比；NS，无意义；PND 夜间阵发性呼吸困难。

右心衰竭（RVF）

- **症状：** 脚踝、骶骨或腹部肿胀、食欲缺乏、嗜睡、恶心。
- **一般体征：** 低心排血量引起的周围型发绀。
- **动脉脉搏：** 低心排血量引起的低容量。
- **颈静脉压力（JVP）：** 由于静脉压升高（右心前负荷）引起颈静脉怒张；由于右心室顺应性降低

（如右心室心肌梗死）引起的库斯莫尔征（Kussmaul sign）；大 V 波（继发于瓣膜环扩张的功能性三尖瓣反流）。

- **触诊：** 胸骨旁搏动（右心室抬举）。
- **听诊：** 右心室 S3；功能性三尖瓣反流全收缩期杂音（无杂音并不排除三尖瓣反流）。
- **腹部：** 由于经肝静脉传送的静脉压增高引起的痛性肝大；如果有三尖瓣反流，则存在肝脏搏动（一个有用的体征）。
- **水肿：** 由于水钠潴留和静脉压升高所致；可能表现为可凹性踝关节和骶骨水肿，腹水或胸腔积液（少量）。
- **导致 RVF 原因的体征：**
  - 导致 RVF 的原因：①慢性阻塞性肺疾病（肺心病最常见的原因）；②LVF（严重的慢性 LVF 引起肺动脉压升高导致继发性 RVF）；③容量超负荷（房间隔缺损，原发性三尖瓣关闭不全）；④压力超负荷的其他原因（肺动脉瓣狭窄，特发性肺动脉高压）；⑤心肌疾病（右心室心肌梗死，心肌病）。

胸痛

胸痛的许多原因都代表医疗（或手术）紧急情况。病史常常提示适当的诊断或鉴别诊断，并可能需要进行急诊检查（如心电图，胸部 X 线片，肺扫描或肺动脉血管 CT 造影（CTPA）。但是，在许多情况下，仔细而快速的体格检查可能会提供重要的信息。在所有情况下，对生命体征的常规检查和测量都将有助于评估问题的严重性和紧急性。某些特定体征可能有助于诊断[2,3]。

心肌梗死或急性冠脉综合征

- **一般体征：** 心肌梗死几乎没有特殊的体征，但是许多患者出现明显的身体不适以及胸痛。出汗（经常被事故和急救人员称为大汗），焦虑（濒死感）和明显的躁动。所有这些信息都必须记录下来，以便能够随着梗死的发展评估患者病情的变化，这是非常重要的。
- **脉搏和血压（BP）：** 心动过速和/或低血压（25% 的患者由于交感神经过度兴奋导致前壁心肌梗死）；心动过缓和/或低血压（高达 50% 的患者由于副交感神经过度兴奋导致下壁心肌梗死）。其他心律失常包括可能出现心房颤动（心房梗死）、室性心动过速和传导阻滞。

- **颈静脉压（JVP）**：右心室梗死所致颈静脉压增加；库斯莫尔征（Kussmaul sign）是近期下壁心肌梗死患者右心室梗死的一个特异和敏感的体征。
- **心尖冲动**：大面积前壁梗死患者出现心尖冲动异常。
- **听诊**：S4；S3；心音强度减弱；心尖部收缩中期或收缩晚期杂音（25% 是由于继发于乳头状肌功能障碍的二尖瓣反流），或心包摩擦音（通常仅在几天后发生）。
- **并发症**：心律失常（室性心动过速、心房颤动、心室纤颤或心脏传导阻滞）；心力衰竭；心源性休克；乳头肌断裂；室间隔穿孔；室壁瘤；血栓栓塞或心脏破裂。这些并发症的体征（通常在梗死后的几天内不会发生）包括出现新的杂音、反复发作的胸痛、呼吸困难、突然低血压或猝死。

通过各项检查可以计算出 Killip[①]分级，它可以提供重要的预后信息[2]：

Killip Ⅰ级没有心力衰竭的证据。

Killip Ⅱ级轻度心力衰竭；湿啰音分布少于 1/3 的肺野；收缩压>90mmHg。

Killip Ⅲ级肺水肿；湿啰音分布大于 1/3 肺野；收缩压>90mmHg。

Killip Ⅳ级心源性休克，肺水肿，湿啰音分布大于 1/3 肺野，收缩压<90mmHg。

与 Killip Ⅰ级相比，Killip Ⅲ级或 Killip Ⅳ级增加五倍的死亡风险，Killip Ⅱ级增加 3 倍的死亡风险。

肺栓塞

这种情况可能没有生理上的体征，但是呼吸困难（可能很严重并且使患者精疲力竭）通常是大面积肺栓塞最常见的症状。通常有静息性心动过速。休克的体征——低血压和发绀——表明肺栓塞的栓子非常大并且危及生命。腿部可能有深静脉血栓的体征，但是没有这些体征并不能排除诊断。

急性主动脉夹层

急性主动脉夹层是一种很难诊断的疾病，通常不能以临床表现排除。内膜撕裂导致血液涌入分离内膜和外膜的主动脉中膜，这可能表现为急性或慢性。有 3 种不同的类型：Ⅰ 型起始于升主动脉，扩展到近端和远端，Ⅱ 型仅限于升主动脉和主动脉弓［这与马方综合征（Marfan syndrome）特别相关］，Ⅲ 型起始于左锁骨下动脉远端，这一类型预后最好。

- **症状**：
  ○ 胸痛（通常非常严重，放射到背部，在发病时由于主动脉撕裂或相关的心肌梗死而达到最大强度）。
  ○ 卒中。
  ○ 晕厥（合并心脏压塞）；左心衰竭的症状。
  ○ 少部分会出现肢体疼痛（缺血）、截瘫（脊髓缺血）或腹痛（肠系膜缺血）。
- **体征**：检查可以发现具有诊断提示性的体征（特异但不敏感）。
  ○ 可能存在与解剖结构相关的身体形态［如马方综合征或埃勒斯-当洛综合征（Ehlers-Danlos syndrome）］。
  ○ 一侧桡动脉搏动减弱或两臂之间血压差异达到 20mmHg 及以上，这意味着在解剖结构上已进一步涉及手臂血管的起始端。
  ○ 检查患者是否有心脏压塞，如果主动脉破裂进入心包内，就会出现心脏压塞。检查心脏是否有由主动脉瓣环破裂引起的主动脉反流体征。神经系统查体可能会发现由于颈动脉被切断而导致偏瘫体征。已经描述过的罕见体征包括搏动性胸锁关节，声音嘶哑（喉返神经受压）和吞咽困难（食管受压）。如果已经存在主动脉弓的动脉瘤，则可能存在气管牵拉（Oliver 征）[②]。扩张的血管穿过左主支气管，并在收缩期将气管牵拉。

心包疾病

急性心包炎

- **体征**：发热；呼吸困难；心包摩擦感——让患者坐起来，在患者在深呼吸时屏住呼吸的同时听诊心脏。

[①]　新西兰心脏病学家 T Killip，他于 1967 年发表了 Killip 分级。

[②]　虽然目前主要用于描述严重的哮喘和慢性阻塞性肺疾病（COPD），这一体征最初是由一位加拿大军事外科医生 William Oliver（1836—1908）在 1878 年作为一个胸主动脉瘤的体征描述的，它已经由胸科医生和儿科医生经常应用。

- **急性心包炎的病因:**
  1. 病毒感染(柯萨奇病毒 a 或 b,流感)
  2. 心肌梗死后-早期或晚期[10~14 天,称为心肌梗死后综合征(postmyocardial infarction syndrome)[1]]
  3. 在心包切开术后(心脏手术)
  4. 慢性肾病
  5. 肿瘤-肿瘤侵犯(如支气管、乳腺、淋巴瘤)或肿瘤放疗后
  6. 结缔组织病(如系统性红斑狼疮、类风湿关节炎)
  7. 甲状腺功能减退
  8. 其他感染(如肺结核、化脓性肺炎或败血症)
  9. 急性风湿热

慢性缩窄性心包炎

- **一般体征:**恶病质。
- **脉搏和血压:**奇脉(在吸气时动脉压下降超过 10mmHg,因为右心室充盈增加压迫左心室);低血压。
- **JVP:**升高;库斯莫尔征(Kussmaul sign)——吸气时颈静脉不但没有下降甚至扩张增加(50%);显著的 x 和 y 下降(舒张期轻度下降)。
- **心尖冲动:**无法触及。
- **听诊:**心音遥远,早期 S3,早期心包叩击音(快速心室充盈突然停止)。
- **腹部:**由于静脉压升高引起的肝大;由于静脉压升高引起的脾肿大;腹水。
- **周围性水肿。**
- **慢性缩窄性心包炎的病因包括:**
  1. 心脏手术或者外伤
  2. 肺结核,组织胞浆菌病或化脓性感染
  3. 肿瘤性疾病
  4. 纵隔放疗
  5. 结缔组织病(尤其是类风湿关节炎)
  6. 慢性肾病

急性心脏压塞

- **一般体征:**呼吸急促,焦虑不安,晕厥,患者看起来很不舒服。
- **脉搏和血压:**脉搏加快,奇脉,低血压。

- **JPV:**升高;显著的 x 下降,但是没有 y 下降。
- **心尖冲动:**无法触及。
- **听诊:**心音柔和(低沉)。
- **肺:**由于扩张的心包压迫肺部引起左基底部浊音和支气管呼吸。

感染性心内膜炎

- **一般体征:**发热;体重减轻;苍白(贫血)。
- **手:**甲床出血;杵状指(发病 6 周内);Osler 小结(罕见);Janeway 损害(非常罕见)。
- **手臂:**静脉注射毒品的证据(图 7-2)——心内膜炎可由此导致。
- **眼睛:**结膜苍白(贫血);视网膜或结膜出血——Roth 斑[2],是黄斑被红色环包围的一种眼底血管病变(图 7-3)。

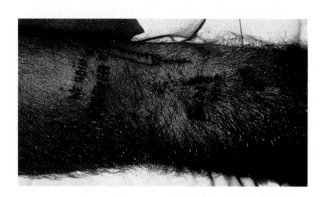

图 7-2 静脉注射毒品成瘾者的前臂为例

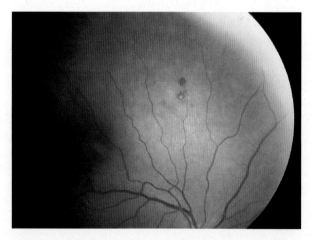

图 7-3 检眼镜检查下的 Roth 斑(Courtesy of Dr Chris Kennedy and Professor Ian Constable © Lions Eye Institute,Perth)

---

[1] 纽约心脏病专家 William Dressler(1890—1969)在 1956 年描述了这种综合征。

[2] 瑞士医生和病理学家 Moritz von Roth(1839—1914)在 1872 年描述了这些变化。

- **心脏**-潜在的心脏病的体征:
  1. 后天性(二尖瓣关闭不全、二尖瓣狭窄、主动脉瓣狭窄、主动脉瓣关闭不全)
  2. 先天性(动脉导管未闭、室间隔缺损、主动脉缩窄)
  3. 人工瓣膜
- **腹部**:脾肿大。
- **四肢或中枢神经系统栓塞的次要证据**。这可能表现为真菌性动脉瘤或皮肤红斑结节(脚趾、脚踝、臀部),而大栓子可能导致肢体缺血或卒中。
- **尿检**:血尿(新鲜的尿液标本在显微镜下会显示不规则的红细胞和柱形红细胞)。

全身性高血压

重要的是要牢记系统性高血压患者的检查方法。该检查旨在测量血压水平,确定是否存在潜在病因,并通过终末器官损害体征来评估严重程度。这是一个常见的临床问题。

在一般检查中,必须寻找导致继发性高血压的罕见病因体征——例如库欣综合征(Cushing syndrome)[①]、肢端肥大症、红细胞增多症或慢性肾脏疾病。

使用适当大小的袖带,在患者平卧和站立的情况下测量血压。站立时舒张压升高通常发生在原发性高血压中。站立时摔倒可能提示存在继发病因,但通常是降压药的作用。

- 触诊放射性股骨延迟,如果怀疑主动脉缩窄或在 30 岁之前发现严重高血压,则检查腿部血压。
- 接下来通过眼底检查来明确高血压的视网膜病变(图 7-4 和图 7-5),可将其分为 1 级至 4 级:

　　1 级:仅动脉"银线"(血管壁硬化会降低其透明度,从而使中央的光条纹变得更宽,更亮)。

　　2 级:1 级加上动静脉的交叉征(与动脉交叉的静脉出现压痕或偏斜)。

　　3 级:2 级加上出血(呈扇形)和渗出(由于局部缺血导致的软棉絮斑点,或血管渗出的硬脂质残留物)。

　　4 级:3 级加视乳头水肿。

　　描述当前的变化,而不仅仅是给出评分。

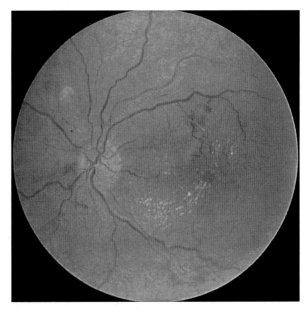

图 7-4　高血压视网膜病变 3 级。注意火焰状出血和棉絮样斑点(Courtesy of Dr Chris Kennedy and Professor Ian Constable © Lions Eye Institute,Perth)

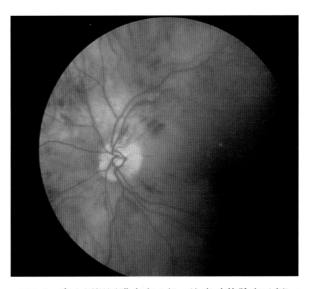

图 7-5　高血压视网膜病变 4 级。注意动静脉交叉征、银线和视乳头水肿(Courtesy of Dr Chris Kennedy and Professor Ian Constable © Lions Eye Institute,Perth)

现在检查其余的心血管系统,看看是否有继发于高血压和主动脉缩窄的左心室衰竭的体征。如果血压大于 180/110mmHg,那么常常可以检测到第四心音。

然后到腹部触诊肾脏或肾上腺肿物(可能病因)以及腹主动脉瘤(可能的并发症)。听诊由肾动脉狭窄所致的肾脏杂音[4]。记住,大多数左侧腹部杂音是由脾动脉引起,没有任何意义。如果杂音短、轻以及在收缩中期出现，就可能是没有意义的。收缩-舒张期杂音较大且位于上腹部的杂音更可能与肾动脉狭窄有关。

检查中枢神经系统以明确是否有存在既往脑血管意外的体征，触诊和听诊颈动脉是否有杂音。狭窄可能是血管疾病的表现，也可能与肾动脉狭窄有关。尿检也应用来作为肾脏疾病的证据。

全身性高血压的病因

高血压分为原发性或特发性高血压（95% 以上）和继发性高血压（5% 以下）。过度饮酒、盐摄入以及肥胖（问诊清单 4-5）与高血压有关。阻塞性睡眠呼吸暂停也是一个相关因素。

继发病因包括：

1. 肾脏疾病-肾动脉狭窄、慢性肾盂肾炎、镇痛剂肾病、结缔组织病、肾小球肾炎、多囊病、糖尿病肾病、反流性肾病

2. 内分泌失调——库欣综合征（Cushing syndrome）、Conn 综合征（原发性醛固酮增多症）、嗜铬细胞瘤、肢端肥大症、甲状腺功能亢进、甲状腺功能减退、甲状旁腺功能亢进

3. 主动脉缩窄

4. 其他，如避孕药，苯丙胺，可卡因，真性红细胞增多症，妊娠高血压，神经源性病因（颅内压增加，铅中毒，急性卟啉症），高钙血症。

高血压并发症

包括左心衰竭、脑血管缺血事件（卒中）、肾衰竭和眼病（失明）。高血压也是缺血性心脏病和周围血管病的一个危险因素，包括腹主动脉瘤和主动脉夹层。

恶性（急进性）高血压

这可以被定义为严重高血压导致的火焰状视网膜出血、棉絮样渗出和/或视乳头水肿（≥3 级视网膜改变）。这些患者往往需要住院接受紧急治疗。

肺动脉高压

肺动脉高压指的是平均肺动脉压高于 25mmHg 和收缩压高于 50mmHg。当肺动脉压大约是正常压力的两倍（即>50mmHg）时，才会出现肺动脉高压的症状。劳力性呼吸困难和乏力很常见，高达 50% 的患者可能发生由右心室缺血引起的胸痛。了解可能

患有肺动脉高压患者的体征是很重要的。

- **一般体征**（通常只发生在重度肺动脉高压的患者）：呼吸急促；由于低心排血量引起的周围性发绀和手足厥冷；声音嘶哑（非常罕见，由于肺动脉压迫左喉返神经引起）。
- **脉搏**：由于心排血量低（仅在严重疾病）引起的搏动减弱。
- **JVP**：由于右心房强烈收缩所致的 a 波突出。
- **心尖冲动/心前区**：右心室隆起；可触及 P2。
- **听诊**：由于肺动脉扩张引起的收缩期喷射样喀喇音；由于肺动脉高压引起的有力的瓣膜关闭引起的高 p2[①]；S4；由于肺动脉扩张引起血液湍流导致肺动脉喷射样杂音；由肺动脉扩张引起的肺动脉反流杂音。
- **右心室衰竭的体征**（晚期：肺心病）。

肺动脉高压的病因

肺动脉高压可能是特发性的（原发性），也可能是罕见的遗传性或继发性。继发性病因包括：

1. 肺栓塞——例如血栓、癌栓、脂肪栓

2. 肺疾病——慢性阻塞性肺疾病、阻塞性睡眠呼吸暂停、间质性肺病（ILD）

3. 结缔组织病（伴或不伴 ILD），例如硬皮病

4. 左心衰竭导致肺循环压力增大或二尖瓣狭窄

5. 先天性心脏病引起从左到右的大量分流——房间隔缺损，室间隔缺损，动脉导管未闭

6. 严重脊柱后凸

先天性杂音

常规检查时发现收缩期杂音是一个常见的问题。它会引起患者和检查医生十分的警惕。无症状患者的这些杂音通常是心脏和大血管中血液正常流动的结果。当心脏或大血管没有结构性异常时，这些杂音被称为先天性、功能性或器质性杂音。它们可能来自靠近头颈部血管起源的主动脉弓内部的振动或来自右心室流出道。它们在儿童和青壮年中更为常见。在运动后和发热性疾病（这是发现先天性杂音的常见时候），杂音的声音更大。

---

① 这种传统的体征不是很有用。响亮的 P2 更可能意味着患者很瘦，而不是有肺动脉高压；可触及的 P2 更为重要。

先天性杂音通常是收缩期杂音。(静脉的嗡嗡声,实际上不是杂音,由收缩和舒张两部分组成。)他们通常具有轻柔和收缩期喷射样的性质。有些杂音通常从主动脉弓发出并向颈动脉放射,在颈部可以听到。有些杂音来自右心室流出道并在肺动脉区最响。这些流出道杂音必须与房间隔缺损的肺血流杂音区分开来。因此,在发出先天性杂音之前,仔细聆听第二心音的宽度或固定分裂是很重要的(问诊清单 7-1)。

问诊清单 7-1　心脏杂音患者的问诊

1. 以前有人注意到过这种杂音吗? 有没有做过什么测试?

2. 你小时候得过风湿热吗?

3. 你是否知道在做牙科手术或外科手术之前需要使用抗生素?

4. 当你用力的时候,你是不是气喘吁吁?

5. 你在运动时有胸闷吗? (主动脉狭窄)

6. 你在剧烈运动时有过头晕或昏厥吗?(主动脉瓣狭窄)

7. 你平躺时有呼吸困难吗? (心力衰竭合并瓣膜病)

左心瓣膜疾病

详见表 7-1。

二尖瓣狭窄

二尖瓣的正常面积为 $4\sim6cm^2$。瓣膜面积减少至正常值的一半及以上会导致左心室充盈严重阻塞,并且只有左心房压力升高,血液才会从左心房流向左心室。

- **症状**:呼吸困难,端坐呼吸,夜间阵发性呼吸困难(左心房压力增加);咯血(支气管静脉破裂);腹水,水肿,乏力(肺动脉高压)。
- **一般体征**:呼吸急促;"二尖瓣面容";周围性发绀(重度二尖瓣狭窄)。
- **脉搏和血压**:由于心排血量减少导致脉搏和血压正常或减弱;由于左心房扩大可能出现心房颤动。
- **JVP**:正常;如果存在肺动脉高压,出现明显的 a 波;如果患者处于心房颤动,a 波会消失。
- **触诊**:心尖冲动(可触及 S1);如果存在肺动脉高压,则右心室隆起(胸骨旁搏动)并且可触及 P2;舒张期震颤罕见(患者左侧卧位)。

表 7-1　重要瓣膜病变与先天性异常的特点

	部位	时间	辐射	特点	增强及其诱导方法	其他特征
主动脉瓣关闭不全	主动脉区	舒张早期	胸骨左下角	递减	呼气并前倾	脉压宽,同名征
主动脉瓣狭窄	主动脉区	收缩期	颈动脉	喷射	呼气	与心音分离,脉搏缓慢上升
二尖瓣狭窄	心尖部	舒张中晚期	–	低调(使用钟型听诊器)	收缩期前增强,左侧卧位,运动	S1 亢进,开瓣音
二尖瓣关闭不全	心尖部	全收缩期或收缩中晚期(二尖瓣脱垂)		吹风样(MVP)	瓦尔萨尔瓦动作时更长更响亮(MVP)	胸骨旁冲动(左心房增大)
室间隔缺损	胸骨坐下缘	全收缩期	无	局部的	–	常伴震颤
三尖瓣关闭不全	胸骨左右下缘	全收缩期	–	–	吸气时增强	大 V 波,搏动性肝脏
肥厚型心肌病	心尖部和胸骨左缘	胸骨左缘时收缩晚期,心尖部时全收缩期	–		瓦尔萨尔瓦动作时更明显,蹲位时减弱	S4,双脉冲心尖冲动,颈动脉搏动

MVP,二尖瓣脱垂。

- **听诊**(图 7-6):S1 亢进(瓣膜在收缩期开始时相距很远)——这也表明瓣膜尖端保持活动;如果存在肺动脉高压,可以听到相对明显或者亢进的 P2;开瓣音(左心房高压迫使瓣膜尖部分开,但瓣体又突然停止);舒张期低调的隆隆样杂音(患者左侧卧位,最好使用钟型听诊器,与主动脉反流的杂音在质量和时间上有很大的不同);如果患者处于窦性心律,可能会出现舒张期晚期杂音增强,但如果是继发于心房颤动的,通常不出现这种情况——最好在左侧卧位时听诊;运动能加重杂音(要求患者在床上快速地起立、坐下几次)①。

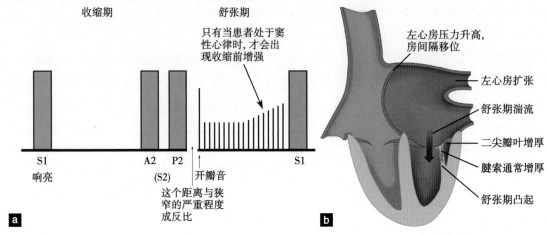

图 7-6　二尖瓣狭窄。(a)心尖处杂音。(b)解剖

- **重度二尖瓣狭窄的体征**(瓣膜面积小于 1cm²):脉压小;第一心音柔和(瓣尖不动);早期开瓣音(由于左心房压力增加);舒张期杂音长(只要是一个梯度就持续存在);心尖舒张期震颤;肺部高压体征。
- **二尖瓣狭窄的病因包括:**
  1. 风湿病(急性风湿热后)
  2. 严重的二尖瓣环钙化,有时伴有高血钙和甲状旁腺功能亢进
  3. 治疗先天性二尖瓣关闭不全所行二尖瓣修补术
  4. 二尖瓣狭窄较罕见(所有腱索都插入一个乳头肌——罕见)

二尖瓣关闭不全(慢性)

二尖瓣关闭不全导致部分左心室每搏输出量反流到左心房,使得左心房和左心室的容量负荷增加。

- **症状**:呼吸困难(左心房压力增加);乏力(心排血量减少)。
- **一般体征**:呼吸急促。
- **脉搏**:正常,或由于快速左心室减压引起急剧升高;心房颤动相对较常见。
- **触诊**:弥漫性和高动力性心尖冲动移位;心尖偶尔出现全收缩期的震颤;可能出现胸骨旁脉冲

(由于右心室后的左心房扩大——通常二尖瓣关闭不全下的左心房要比二尖瓣狭窄时大得多)。

- **听诊**(图 7-7):S1 轻或缺如(舒张末期,心房和心室压力均衡,瓣膜尖端一起向后移动);左心室 S3,这是由于舒张早期左心室快速充盈所致,S3 轻时并不意味着严重反流;心尖全收缩期杂音,通常向腋窝放射。
- **提示严重慢性二尖瓣关闭不全的体征**:脉搏减弱;左心室扩大;响亮的 S3;轻 S1;A2 提前,因为快速的左心室减压进入左心房会导致主动脉瓣提早关闭;舒张早期隆隆样杂音;肺动脉高压体征;左心衰竭体征。
- **慢性二尖瓣关闭不全的病因包括:**
  1. 二尖瓣脱垂
  2. "退化"——与衰老有关
  3. 风湿病
  4. 由于左心室衰竭或缺血导致乳头状肌功能障碍
  5. 心肌病——肥厚型、扩张型或限制型心肌病
  6. 结缔组织病(如马方综合征,类风湿关节炎,强直性脊柱炎)
  7. 先天性疾病(如房室间隔缺损)

①　这类杂音出了名地难以捕捉,播放标准录音都只有不到 10% 的医学生能听出来。

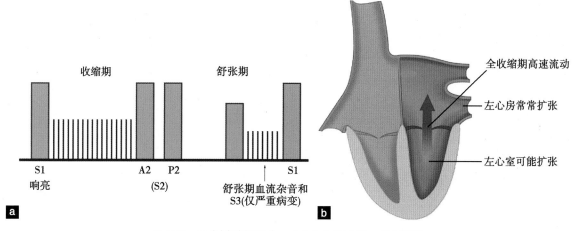

图 7-7　二尖瓣关闭不全。(a)心尖处杂音。(b)解剖

急性二尖瓣关闭不全

在这种情况下,患者可出现肺水肿和心血管衰竭。与严重的慢性二尖瓣关闭不全相比,其杂音可能更轻柔、更低沉。由于心房压力增加,杂音可能更短暂并呈递减型(即在收缩末期强度减弱)。

前叶脉络膜破裂时,杂音辐射到腋下和背部;后叶破裂时,杂音辐射到心底和颈动脉。

- 急性二尖瓣关闭不全的病因包括:
  1. 心肌梗死(乳头状肌功能障碍或断裂)
  2. 感染性心内膜炎
  3. 外伤或者手术
  4. 黏液瘤索的自发性断裂(有时在运动中)

二尖瓣脱垂(MVP,收缩期喀喇音-杂音综合征)

这种综合征可以导致心尖处的收缩期杂音或喀喇音,或两者兼而有之。这种杂音提示二尖瓣关闭不全的存在。

- 听诊(图 7-8):典型的收缩中期喀喇音,随后是收缩中期和晚期杂音,延伸到第二心音。通常为吹风样杂音。然而,可能会有喀喇音,但是没有杂音(表示极少或没有反流),或者有典型的杂音没听到喀喇音。
- 动态听诊:在瓦尔萨尔瓦动作(Valsalva maneuver)和站立时杂音和喀喇音出现较早且可能变响亮(不同于主动脉瓣或肺动脉瓣狭窄的喷射样杂音),但随着蹲下和等长运动杂音和喀喇音出现较晚,并可能变得更轻。
- 二尖瓣脱垂的病因:
  1. 二尖瓣组织的黏液瘤样变——非常常见,尤其是女性,但男性患者其随着年龄的增长,病情可能会更加严重,其后严重的二尖瓣关闭不全可能会随之发生。
  2. 可能与房间隔缺损、肥厚型心肌病或马方综合征有关。

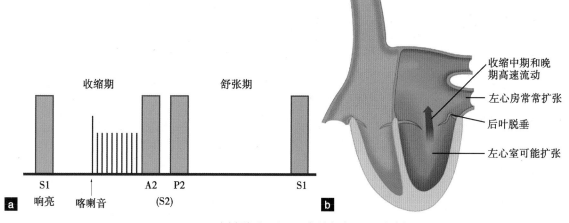

图 7-8　二尖瓣脱垂。(a)心尖处杂音。(b)解剖

主动脉瓣狭窄

主动脉瓣正常面积大于 $2cm^2$。此瓣膜严重的狭窄限制了左心室流出道的流量,并增加了左心室的压力负荷。

- **症状**:劳力性胸痛(50%没有冠心病),劳力性呼吸困难和劳力性晕厥。

- **一般体征**:通常没有特殊。
- **脉搏**:可能有平台期或无顶体期脉搏,或脉搏可能是较晚达峰(迟脉)并且减弱[5]。
- **触诊**:高动力性心尖冲动,可能有轻微的移位;心底的收缩期震颤(主动脉区)。
- **听诊(图 7-9)**:由于左心室射血延迟造成分裂或反向 S2;特征性收缩中期粗糙的喷射样杂音,在

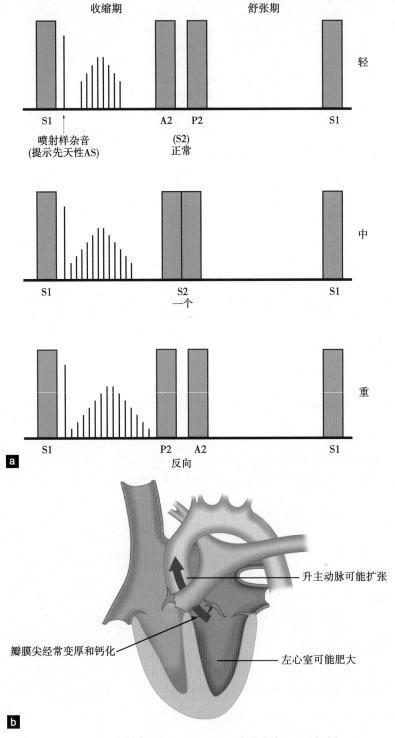

图 7-9   主动脉瓣狭窄(AS)。(a)心尖处杂音。(b)解剖

主动脉瓣听诊区最响亮并且可延伸至颈动脉（图 7-10）。然而，此杂音可能会广泛存在于心前区并可能延伸至心尖。当患者坐起来并深呼气时，杂音最大；伴随的主动脉瓣关闭不全很常见；在先天性主动脉瓣狭窄中，当瓣膜尖端保持活动，瓣膜顶突然停止时，在杂音之前可能会出现喷射样杂音——如果瓣膜钙化或者狭窄不在瓣膜水平，而在瓣膜水平之上或之下（瓣上或瓣下狭窄），喷射样杂音就不存在。

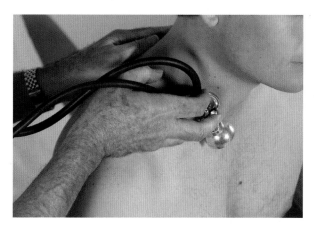

图 7-10　主动脉瓣狭窄：听颈动脉

- **重度主动脉瓣狭窄的体征**（典型体征 7-2；瓣膜面积小于 $1cm^2$，或跨膜压大于 50mmHg）：丘状脉，颈动脉搏动减弱；主动脉区震颤；杂音长度和收缩期杂音峰值迟缓；A2 轻或缺如；左心衰竭（晚期体征）；压力负荷心尖冲动。这些症状对于区分中度和重度疾病是不可靠的。一定要记住这些体征对于判断老年人主动脉瓣狭窄的严重程度是不可靠的[6]。

典型体征 7-2　重度主动脉瓣狭窄

体征	LR+	LR-
颈动脉搏动延迟	9.2	0.56
触诊颈动脉搏动减弱	2.0	0.64
A2 消失或减弱	7.5	0.5
右侧锁骨上方杂音	3.0	0.1
任何收缩期杂音	2.6	0
杂音向右侧颈动脉放射	8.1	0.29

LR，似然比；A2，主动脉听诊区的第二心音。
Adapted from Etchells E，Glenns V，Shadowitz S，et al. A bedside clinical prediction rule for detecting moderate or severe aortic stenosis. J Gen Intern Med 1998；13（10）：699-704。

- **主动脉瓣狭窄的病因包括：**
  1. 退行性钙化性主动脉狭窄，尤其是老年患者
  2. 年轻患者中的钙化，通常发生在先天性双瓣
  3. 风湿病
- **其他类型的主动脉流出道阻塞：**
  1. 瓣上梗阻，即升主动脉狭窄或主动脉瓣上方纤维性横膈膜狭窄——这种情况很少见，可能与特殊面容相关（前额宽大，眼距增加，尖下颌）；胸骨切迹区域 A2 声音响亮，常有震颤
  2. 瓣下梗阻，即主动脉瓣下方有膜状膈或纤维脊——与主动脉瓣关闭不全相关并且是由于射流行病学变影响到瓣的冠状动脉尖所致
  3. 肥厚型心肌病可发生动力性左心室流出道梗阻——可能存在双心尖冲动。心房收缩使血流进入僵硬的左心室在左心室搏动之前是可触及（当然只有在窦性心律存在的情况下）

老年人的**主动脉硬化**，没有主动脉瓣狭窄的外周体征。这个术语意味着尽管主动脉瓣有一些增厚和杂音，但是主动脉瓣上并没有跨膜压。

主动脉瓣关闭不全

只要主动脉舒张压超过左心室舒张压，血液就会在舒张期间经过无功能的主动脉瓣从主动脉反流回左心室[7,8]。

- **症状**：发生在疾病晚期，包括劳力性呼吸困难、乏力、心悸（高动力循环）和劳力性心绞痛。
- **一般症状**：马方综合征，强直性脊柱炎或其他血清阴性脊柱关节病，或者很少见的 Argyll Robertson 瞳孔综合征。
- **脉搏和血压**：脉搏有明显的陷落征，表现为水冲脉①（表 7-2）；脉压可能增大。如果临床医师抬起患者的手臂，同时感受桡动脉脉搏，这种征象最为明显。重搏脉（来自拉丁语，搏动两次）可能是严重的主动脉瓣关闭不全或合并主动脉瓣关闭不全和主动脉瓣狭窄的体征。颈动脉区最好评估是否存在重搏脉，因为在此区域可以触及每个心动周期有两次搏动。它可能是由主动脉的 Venturi 效应引起的，这种效应与主动脉的快速射血和主动脉壁的短暂收缩有关，导致脉搏先减弱，随后反跳增加。这是 Galen 特别推崇的理论②。

---

① 这个维多利亚时代的儿童玩具由一个充满一般液体的密封管组成，另一半是真空的。将管倒置导致液体在没有空气阻力的情况下迅速下落，并以锤击之类的声音撞击另一端。我们很难想象今天的患儿会长时间地被这个游戏所取悦。
② Claudius Galen（130—200）。他出生于珀加蒙，曾担任角斗士的外科医生，但在公元 164 年移居罗马，成为该市最著名的内科医生。他是第一个描述脑神经的人。他从未对人体进行解剖，但他经常有错误的解剖学教学内容在 15 世纪时被认为是无懈可击的。

表 7-2　主动脉瓣关闭不全的以人名命名的体征	
Quincke 征	甲床的毛细血管搏动——它没有任何价值，因为这种体征经常发生
Corrigan 征	颈动脉搏动明显；当患者仰卧且手臂在两侧贴紧身体，就会出现 Corrigan 水冲脉体征；压迫桡动脉直到水冲脉消失，然后将手臂举起垂直于身体，即使在桡动脉上保持相同的压力，也可触及水冲脉
De Musset 征	随着每次心搏头部上下摆动
Hill 征	下肢血压比上肢血压升高（>20mmHg）
Mueller 征	悬雍垂的搏动与心搏同时进行
Duroziez 征	随着血管逐渐受压，股动脉上出现收缩期和舒张期杂音。血管被听诊器膜部压迫。总是会听到收缩期杂音。随着压迫的增加，重度主动脉瓣关闭不全的患者可听到舒张期杂音，这是由于血液在舒张期反流回心脏所致。如果患者有主动脉瓣关闭不全，那么将听诊器膜部朝患者头部倾斜会使舒张期杂音变轻，而如果杂音是由于心排血量增加（如由于甲状腺功能亢进）引起的，则舒张期杂音会变大
Traube 征	压迫股动脉远端可听到双重声音；这不是在重度主动脉瓣关闭不全时在股动脉上听到的枪击音
Mayne 征	患者的手臂在头部上方时的舒张压比患者的手臂平于心脏水平时的舒张压下降 15mmHg
Rosenbach 肝搏动征	随心搏同时出现肝脏搏动（无三尖瓣关闭不全）
Austin Flint 杂音	是短暂的舒张期隆隆样杂音，Flint 认为是由于主动脉反流的血流撞击前二尖瓣小叶而引起的功能性二尖瓣狭窄
Becker 征	视网膜动脉搏动加重
Gerhard 征	脾搏动
Landolfi 征	瞳孔交替收缩和扩张（虹膜震颤，有节律的颤动）
Lincoln 征（图 7-11c）	一只脚交叉在另一只脚上时踝关节的夸张运动；据说是 Abraham Lincoln 从自己的照片中发现的（他不知道原因）
Sherman 征	75 岁以上的患者容易触及的足背动脉搏动
Watson 水冲脉	参见第 99 页
Ashrafian 征	搏动性假性突眼

注意：这些体征很有趣，但并不是经常有用的。这些体征是根据以下人名命名的：Heinrich Quincke（1842—1922），一名德国神经病学家；Dominic Corrigan（1802—1880），他在 Dublin 工作，因发现主动脉瓣关闭不全而闻名；Alfred de Musset，一名 19 世纪的法国诗人，他患有主动脉瓣关闭不全（这一体征是由他的内科医生兄弟发现的）；Sir Leonard Hill（1866—1952），是一名英国生理学家，他也发现了大脑循环的生理学；Frederick Von Mueller（1858—1941），一名德国内科医生，他也发现了突眼性甲状腺肿新陈代谢增加；Paul Duroziez（1826—1897），一名法国内科医生；Ludwig Traube（1818—1876），一名在德国工作的匈牙利医生；Otto Heinrich Becker（1828—1890），一名海德堡大学的眼科教授，他也在格雷夫斯病（Graves disease）患者身上发现了这一体征；Lincoln 征与 de Musset 征一样是根据有这一体征的患者命名的；Thomas Watson，一名英国内科医生，他在 1844 年描述了这种体征；HutanAshrafian，一名伦敦圣玛丽医院的心外科医生，他在 2006 年描述了这种体征——仍在继续寻找更多提示主动脉瓣关闭不全的体征。

Babu AN，Kymes SM，Carpenter Fryer SM. Eponyms and the diagnosis of aortic regurgitation：What says the evidence？ Ann Intern Med 2003：138：736-745。

- **颈部**：颈动脉搏动明显（Corrigan 征）[①]。
- **触诊**：心尖冲动的特点是移位和高动力性搏动。当患者坐起并呼气时，可在胸骨左缘感受到舒张期震颤。

[①]　在同名的体征中，这可能是最有用的。当这一体征出现，临床就应该强烈怀疑此诊断。

- **听诊**（图 7-11）：A2（第二心音的主动脉组成部分）可能是轻柔的；在第二心音之后立即出现一个递减型高调舒张期杂音，并可延伸到舒张期的任意时段——在左侧第三和第四肋间隙声音最大；常有收缩期喷射样杂音（由于相关的主动脉瓣狭窄或穿过正常内径的主动脉瓣造成的血液湍流）。

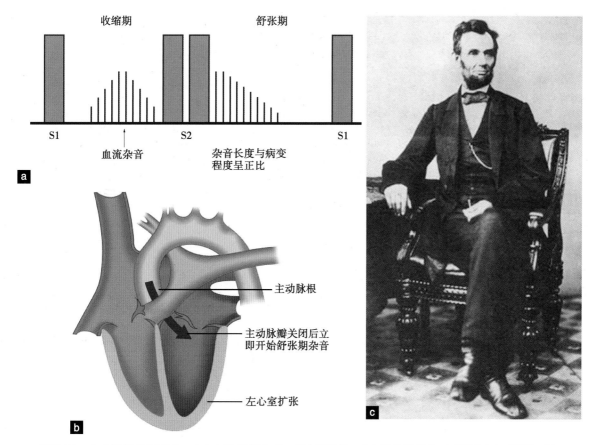

图 7-11　主动脉瓣关闭不全。(a)左胸骨缘杂音。(b)解剖学。(c)林肯的标志:左脚因运动而模糊不清

　　主动脉瓣狭窄与主动脉血流杂音的区别在于主动脉瓣狭窄的周围征象,如丘状脉。然而,杂音越刺耳、越响(尤其是有震颤时),主动脉瓣狭窄的可能性就越大。

　　可能存在 Austin Flint[①]杂音。心尖部可听到舒张中期和收缩期前低调的隆隆样杂音(来自主动脉瓣关闭不全引起二尖瓣前叶颤动)。它可以与二尖瓣狭窄区分开来,因为 S1(第一心音)声音不大,没有开瓣音。已经描述了许多其他的标志,但是它们是有趣的而不是有用的(表 7-2 和典型体征 7-3)。

- **表明严重的慢性主动脉瓣关闭不全的体征包括:**
  - 脉搏衰竭;脉压宽(收缩压比舒张压高 80mmHg)
  - 舒张期杂音长衰减
  - 左心室 S3(第 3 心音)
  - A2 轻柔
  - Austin Flint 杂音
  - 左心室衰竭的体征

---

① Austin Flint(1812—1886)是一位纽约内科医生和新奥尔良医学院的医学教授,他在 1862 年描述了这种杂音。作为《医学原理与实践》一书的作者,他非常反对用人名来命名体征。

典型体征 7-3　中度或重度主动脉瓣关闭不全		
发现	**LR+**	**LR−**
典型杂音	4.0~8.3	0.1
1 级杂音(中度至重度 AR)	0.0	NA
2 级杂音(中度至重度 AR)	1.1	NA
3 级及以上杂音(中度至重度 AR)	4.5	NA
S3	5.9	
脉压		
>80mmHg	10.9	
其他体征-区分轻,中度到重度的 AR		
Duroziez 征,股动脉枪击音,水冲脉	NS	NS

　　AR,主动脉瓣关闭不全;*LR*,似然比;NS,无意义;NA,不适用。

　　Adapted from Simel DL, Rennie D. The rational clinical examination:evidence-based diagnosis. New York:McGraw-Hill,2009,表 32-3。

- **主动脉瓣关闭不全的病因:**急慢性疾病可能会影响瓣膜区或者主动脉根部。

- **慢性主动脉瓣关闭不全的病因包括：**
  1. 瓣膜——风湿病(此例中很少仅有杂音)，先天性(如二叶瓣；室间隔缺损-主动脉瓣脱垂并不少见)，血清阴性关节病，特别是强直性脊柱炎
  2. 主动脉根部扩张(右胸骨边界处杂音最大)——马方综合征，主动脉炎(如血清阴性关节病，类风湿关节炎，三期梅毒)，夹层动脉瘤。
- **急性主动脉瓣关闭不全：** 表现不同——没有脉搏衰竭(血压低)，舒张期杂音短。
- **急性主动脉瓣关闭不全的病因包括：**
  1. 瓣膜——感染性心内膜炎
  2. 主动脉根部——马方综合征，主动脉根部夹层动脉瘤

右心瓣膜疾病

三尖瓣狭窄

这是非常罕见的。

- **JPV：** 升高；可见巨大的 a 波伴随缓慢下降的 y。
- **听诊：** 胸骨左缘可闻及舒张期杂音，吸气时加重，除最大强度处和呼吸作用(吸气时声音更大)外，与二尖瓣狭窄杂音非常相似；三尖瓣关闭不全和二尖瓣狭窄也常出现；没有肺动脉高压的迹象。
- **腹部：** 收缩期前肝脏搏动，由心房收缩过猛引起。
- **三尖瓣狭窄的病因：** 风湿性心脏病。

三尖瓣关闭不全(TR)

参见图 7-12。

- **JVP：** 大 v 波，如果发生右心室衰竭，JVP 升高。
- **触诊：** 胸骨旁冲击感。
- **听诊：** 全收缩期杂音，胸骨下端最明显，吸气可增强，但是诊断可以仅仅根据外周体征。
- **腹部：** 常有搏动和痛性的肿大肝脏，并可能导致右乳头随着心跳搏动[1]，也可能出现腹水、水肿和胸腔积液。

  腿部：静脉扩张、搏动。

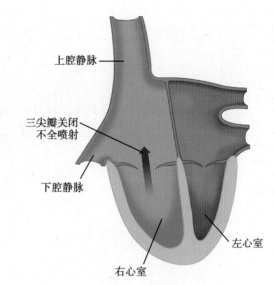

图 7-12　三尖瓣关闭不全(TR)：解剖

- **三尖瓣关闭不全的病因包括：**[2]
  1. 功能性(无瓣叶疾病)——右心室衰竭
  2. 风湿性——风湿性三尖瓣关闭不全单独发生的情况极少，通常合并二尖瓣病变
  3. 感染性心内膜炎(静脉吸毒者的右心内膜炎)
  4. 三尖瓣脱垂
  5. 右心室乳头肌梗死
  6. 外伤(通常由方向盘损伤胸骨造成)
  7. 先天性——三尖瓣下移畸形[3]

肺动脉瓣狭窄(成人)

参见图 7-13。

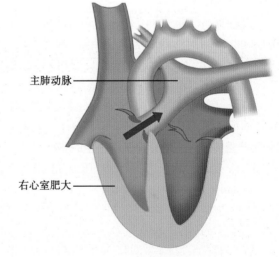

图 7-13　肺动脉瓣狭窄：解剖

---

[1]　由澳大利亚心脏病专家 Gaston Bauer 博士描述，他曾培养过 Nick Talley。

[2]　多普勒超声心动图显示，轻微的三尖瓣反流是非常常见的，是正常的生理表现。Christian Doppler(1803—1853)是奥地利物理学家和数学家。

[3]　Wilhelm Ebstein(1836—1912)，是德国哥廷根的一位医学教授，发明并发展了触诊。

- **一般症状**：周围发绀，由低心排血量引起，但只有在严重的情况下出现。
- **脉搏**：心排血量低时正常或减弱。
- **JVP**：右心房肥大引起巨大 a 波；JVP 可能升高。
- **触诊**：胸骨旁冲击感；肺动脉瓣区震颤。
- **听诊**：在杂音之前可能会有喷射声；随后可闻及典型的强烈且通常很响的喷射样收缩期杂音，在肺动脉瓣听诊区以及吸气时最为明显；可能存在右心室 S4（由于右心房肥大）。这种杂音在颈动脉上听不到。
- **腹部**：肝脏在收缩期前可能存在搏动。
- **重度肺动脉瓣关闭不全的体征包括：**
  1. 在收缩期晚期出现的喷射样收缩期杂音
  2. 无喷射喀喇音（当肺动脉狭窄发生在漏斗部——例如在瓣膜水平以下时亦无）
  3. 出现 S4
  4. 右心室衰竭的体征
- **肺动脉瓣狭窄的病因包括：**
  1. 先天性
  2. 类癌综合征（少见）

肺动脉瓣关闭不全

这是一种不常见的病理状态，超声心动图常见轻微的肺动脉瓣关闭不全，被认为是生理性的。

- **听诊**：典型特征是在胸骨左缘可闻及高调的并递减的舒张压杂音，但不总是在吸气时增加（与主动脉关闭不全的杂音不同）。当由肺动脉高压引起的肺动脉扩张时继发的杂音成为 Graham Steell[①] 杂音。
- **肺动脉瓣关闭不全的病因包括：**
  1. 肺动脉高压
  2. 感染性心内膜炎
  3. 肺动脉瓣狭窄球囊扩张术后或肺动脉闭锁术后
  4. 先天性肺动脉瓣缺失

人工心脏瓣膜

表 7-3 给出了常见类型瓣膜的物理体征。机械人工心脏瓣膜应该有清晰的声音[②]。机械声音的减弱可能是瓣膜血栓性阻塞或慢性组织生长（血管翳）的迹象。主动脉瓣置换术后，出现可闻及的

[①]　Graham Steell（1851—1942）是一位 Manchester 的内科医生，在 1888 年描述了这种杂音。

[②]　现代小叶瓣膜的噪音比笼球瓣小得多，后者的噪音可以从另一个拥挤的房间听到。当患者抱怨噪音时，让他们放心，只有噪音停止了他们才应该担心。

表 7-3　人工心脏瓣膜：物理体征

类型	二尖瓣	主动脉瓣
球形瓣膜（如 Starr-Edwards）*	S2 后二尖瓣强烈的开瓣音，S1 时强烈的闭合音收缩期喷射样音，无舒张期杂音	强烈的主动脉瓣开瓣音收缩期射血杂音（刺耳的），没有舒张期杂音，除非发生了旁瓣漏，早期舒张期杂音表明 AR 通常是由旁瓣漏引起的**
碟形瓣膜（如 Bjork-Shiley）†	S1 时强烈的关闭音，柔和的收缩期喷射样杂音和舒张期杂音（偶有舒张期杂音）	S2 时强烈的闭合音，收缩期喷射样杂音（柔和）
猪或牛心包瓣膜‡	通常听起来正常，偶有舒张期二尖瓣开瓣音	常听到闭合音，收缩期喷射样杂音（柔和），无舒张期杂音
双叶瓣（如 St Jude）	–	主动脉瓣的开启和关闭听起来很常见，柔和的收缩期喷射样杂音
同种移植物（人类）瓣膜		心音正常，偶有收缩期杂音；出现 AR 时舒张早期杂音

---

* 现代机械瓣膜（如 St Jude）的开启和关闭声音比老式瓣膜更柔和。斯塔尔-爱德华兹阀门通常噪音很大，听起来就像一个球在笼子里嘎嘎作响（事实就是如此）。

** 主动脉瓣置换术后出现的主动脉关闭不全杂音提示瓣环反流。这并不罕见。二尖瓣关闭不全杂音提示二尖瓣瓣膜也存在同样的问题。

† 严重的修复体功能不全，导致开瓣音或闭合音消失。笼球瓣比其他类型的球阀更容易引起溶血，并且发出噪音的最大，而碟形瓣膜则更容易形成血栓。

‡ 修复体梗阻或患者-修复体不匹配可引起舒张期隆隆样杂音。这些瓣膜较少用于二尖瓣位置，因为二尖瓣的使用寿命很短。退化的生物瓣膜可能引起反流或狭窄的杂音，或两者兼有。

AR，主动脉瓣关闭不全。

Modified from Smith ND, Raizada V, Abrams J. Auscultation of the normally functioning prosthetic valve. Ann Intern Med 1981;95:594。

主动脉关闭不全的杂音可能提示通过瓣膜缝环的缝合孔出现瓣旁渗漏。随着组织瓣膜的老化和退化，它们可能出现反流或狭窄的迹象，或两者兼有。

心肌病

肥厚型心肌病

参见图 7-14。

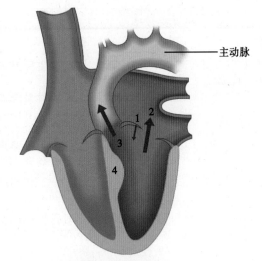

1. 二尖瓣前叶收缩期前运动
2. 二尖瓣关闭不全的喷射
3. 左心室流出道
4. 隔肥大

图 7-14　肥厚型心肌病:解剖

这是左心室或右心室流出道心肌的异常肥厚,或两者兼有。肥厚区收缩时,在收缩期后期可阻断左心室流出。二尖瓣装置向左心室流出道的收缩性移位也会发生,导致二尖瓣关闭不全并导致流出道阻塞。虽然流出道因肥厚的隔部而变窄,但二尖瓣的收缩期移动是造成梗阻动态增加的主要原因。肥厚型心肌病的变异体可累及心室中部或心尖,并有不同程度的梗阻。

- **症状:**呼吸困难(由于左心室舒张顺应性异常而导致左心室舒张末压升高),心绞痛、晕厥或劳累时猝死(继发于心室纤颤或流出道阻塞突然增加)。
- **脉搏:**急剧上升、不平稳或双向(双峰)。心室收缩早期,由于二尖瓣移位进入流出道引起的梗阻。这与主动脉狭窄的脉搏有很大的不同。
- **JVP:**通常有一个明显的 a 波,这是由于强有力的心房收缩对抗不顺应的右心室造成的。
- **触诊:**心尖冲动是正常的两倍或三倍,这是由心房收缩引起心室收缩前扩张引起的。
- **听诊:**胸骨左下缘和心尖部收缩末期杂音(由于梗阻),心尖部全收缩末期杂音(由于二尖瓣关闭不全);S4。
- **动态改变:**通过瓦尔萨尔瓦操作、站立和等张运动可增加流出道的杂音;通过蹲立和等长运动可减少杂音。
- **肥厚型心肌病的病因包括:**
  1. 常染色体显性遗传(肌钙蛋白重链或肌钙蛋白基因突变)表达变化

  2. 弗里德赖希共济失调(Friedreich ataxia)[①]

扩张型心肌病

心肌异常导致心功能全面下降。根据定义,冠状动脉疾病被排除在病因之外。(缺血性心肌病是一个经常用来描述继发于反复缺血事件的严重心肌功能障碍的术语。)体征是充血性心力衰竭的体征,包括二尖瓣和三尖瓣关闭不全。心音本身可能很安静。室性心律失常常见。是心脏移植的常见适应证。

- **扩张型心肌病的病因包括:**
  1. 特发性和家族性的
  2. 酒精
  3. 病毒后的
  4. 产后的
  5. 药物(如多柔比星)
  6. 强直性肌营养不良
  7. 血色病

限制型心肌病

这与缩窄性心包炎引起的症状相似,但 Kussmaul 的症状更常见,心尖冲动通常很容易触及。

- **限制型心肌病的病因包括:**
  1. 特发性的
  2. 嗜酸性心内膜心肌病
  3. 心内膜心肌纤维化
  4. 感染性疾病(如淀粉样蛋白)
  5. 肉芽肿(如结节病)

非发绀性先天性心脏病

室间隔缺损

在这种情况下,一个或多个孔存在于膜性或肌性室间隔。

- **触诊:**如果缺损较大,尖点过度活动且出现位移;胸骨左缘可触及震颤。
- **听诊**(图 7-15):胸骨左下缘可闻及局限的全收缩期刺耳的杂音,有第三或第四心音——呼气时杂音更大;有时伴有二尖瓣关闭不全的杂音。常有可触及的收缩期震颤。当缺损很小的时候,杂音往往更大,更刺耳。

[①]　Nikolaus Friedreich(1825—1882)是一位德国医生,在 1863 年描述了这种疾病。他在 31 岁时接替 Virchow 成为 Würzburg 的病理解剖学教授。

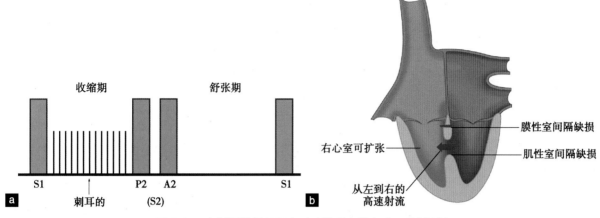

图 7-15　室间隔缺损(VSD)：(a)胸骨左缘杂音。(b)解剖

室间隔缺损的病因包括：

1. 先天性的
2. 获得性的(如累及室间隔的心肌梗死)

房间隔缺损

有两种主要的类型：继发孔型(90%)，中隔部分有一处缺损，不涉及房室瓣；原发孔型，缺损涉及房室瓣。

- **触诊**：正常或右心室扩大。
- **听诊**(图 7-16)：S2 固定分裂；缺损不直接产生杂音，但通过右心的血流量增加可产生低调的舒张期三尖瓣血流杂音，更常见的是肺动脉瓣收缩期喷射样杂音-这两种杂音在吸气时更明显。

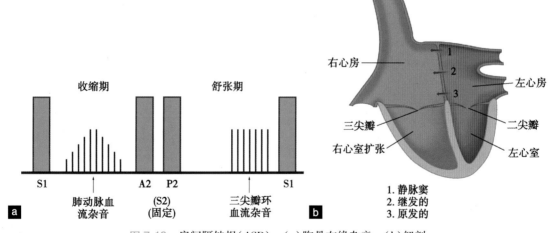

图 7-16　房间隔缺损(ASD)。(a)胸骨左缘杂音。(b)解剖

- **体征**：原始孔型缺损的体征与继发孔型缺损的体征相同，但可伴有二尖瓣关闭不全、三尖瓣关闭不全或室间膈缺损。左心室搏动感通常感受不到。

动脉导管未闭

参见图 7-17。

这是一条连接肺动脉和主动脉的留存的胚胎血管。分流方向是从主动脉到肺动脉的，除非后来发生了肺动脉高压。

- **脉搏和血压**：脉搏急剧上升(由于大量血液在收缩期射入空的主动脉)；舒张压低(由于主动脉压力迅速减低)。
- **触诊**：心尖冲动亢进有力。
- **听诊**：如果分流管大小适中，可听到单一的第二心音，但如果分流管大小较大，则可发生第二心音的反向分裂(由于左心室容量负荷增加，A2延迟)；通常在左侧第一肋间出现明显的连续的

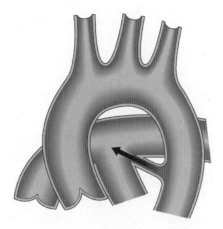

图 7-17　动脉导管未闭：解剖

"机械"杂音；可以听到血流通过左心的杂音，包括二尖瓣舒张中期杂音。

注意：用于透析的手臂动静脉瘘发出的声音传导可以引起类似的连续性杂音-为了避免尴尬，看看手臂。

主动脉缩窄

参见图 7-18。

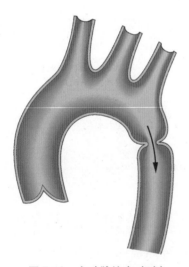

图 7-18　主动脉缩窄：解剖

这是一种先天性的主动脉狭窄，通常位于左锁骨下动脉起点的远端。这种情况在男性中更为常见。其根本原因尚不清楚，但似乎与动脉导管关闭过程中组织的异常位置有关。这与双叶性主动脉瓣和特纳综合征有关。

- **体征**：上半身可能比下半身发育得更好；存在股动脉传导延迟，股动脉脉搏微弱；高血压发生在手臂，但不发生在腿部；由于血液流过胸部的侧

支血管并跨越狭窄本身，收缩期中期杂音通常可以在心前区和背部听到。

三尖瓣下移畸形

这是一种非常罕见的病变。异常是三尖瓣向下移入右心室，使右心房变得非常大，部分由心室肌构成，而右心室变小。常合并房间隔缺损。特点是出现多次喀喇音，这是由于三尖瓣的非同步关闭引起的。通常出现三尖瓣关闭不全。

发绀性先天性心脏病

这是一个困难的领域。先天性心脏病的病因列在清单 7-2 中。重要的是要确定是否有肺动脉高压的体征。先天性心脏病循环中发生左向右分流导致肺血流量增加。这会引起反应性肺动脉高压，最终导致肺动脉压超过全身系统血压。当这种情况发生时，全身向肺（左向右）分流将发生逆转。这种从右向左的分流导致缺氧的血液混合在体循环中，从而导致发绀。这被称为艾森门格综合征（Eisenmenger syndrome）。[①]

清单 7-2　先天性心脏病的分类

不发绀的

左向右分流

　　室间隔缺损

　　房间隔缺损

　　动脉导管未闭

无分流

　　二叶主动脉瓣，先天性主动脉瓣狭窄

　　主动脉缩窄

　　右位心

　　肺动脉瓣狭窄，三尖瓣狭窄

　　三尖瓣下移畸形

发绀的

艾森门格综合征（肺动脉高压和右向左分流）

法洛四联征

三尖瓣下移畸形（如果同时存在房间隔缺损和右向左分流）

永存主动脉干

大动脉的转位

三尖瓣闭锁

全肺静脉异常引流

---

① 　德国医生 Victor Eisenmenger（1864—1932）在 1897 年描述了这种症状。

艾森门格综合征(肺动脉高压和右向左分流)

- **体征**:中央性发绀;杵状指;红细胞增多症;肺动脉高压的体征

可以通过听第二心音(S2)来判断分流发生在什么程度。如果存在大范围的固定分裂,这就意味着房间隔缺损。如果存在单一的第二心音,这表明是永存主动脉干或室间隔缺损。正常或反转的 S2 表示动脉导管未闭。

法洛综合征[①]

这里有 4 个特征是由一个单一的发育异常引起的(法洛四联征):

1. 室间隔缺损
2. 右心室流出道梗阻,这决定了病情的严重程度,可以在肺动脉瓣或者漏斗水平
3. 主动脉覆盖心室中膈缺损,导致发绀
4. 流出道梗阻继发右心室肥大

- **体征**:中央性发绀——这种情况在没有肺动脉高压时也会发生,因为在压力平衡的心室水平混合静脉血是可能的。主动脉覆盖两个心室,因此接受右心室和左心室的血液。通常存在杵状指和红细胞增多症。可能有右心室扩大的证据——胸骨左缘的胸骨旁搏动感。可能存在肺动脉瓣或右心室流出道梗阻引起的收缩期震颤。没有全心肥大。在听诊时,第二心音是单音,没有肺动脉高压的体征;存在肺动脉收缩期喷射样杂音。

成人先天性心脏病

接受过严重先天性心脏病治疗的患者现在通常能活到成年。许多针对这些疾病的手术,尤其是 20 年前的手术,都是治标不治本的。患者表现出特定的症状和体征。

法洛综合征

在婴儿期接受过这种修复的患者可能会出现特殊的问题。右心室流出道梗阻的修复和肺动脉瓣环的扩大可引起严重的肺动脉反流。这可能最终导致劳力性呼吸困难。直到最近,手术本身还需要做右心室切开术(切入右心室)。这留下的瘢痕可能与以后生活中的心律失常有关。患者可能出现心悸或晕厥。

[①]　Marseilles 卫生学教授 Etienne-LouisFallot(1850—1911)在 1888 年描述了这种情况。

- **体征可能包括:**
  - 胸骨正中切开术的瘢痕
  - 肺动脉反流的长舒张期杂音
  - 右心室扩大的体征(胸骨旁搏动)
  - 后来出现三尖瓣反流的症状(颈部大 v 波和肝脏搏动)

大动脉转位

大多数做过这种畸形矫正手术的成年人都做过一种叫作 Mustard procedure 的姑息性手术。年轻的成年人可能有一个更明确的转换操作。在这种异常中,肺动脉连接到左心室、主动脉连接到右心室。因此,体循环和肺循环是并行的。这样的生命是无法存活的,除非两个循环之间存在某种联系。患有这种疾病的新生儿在出生后不久就会用导管气囊造瘘术(气囊隔膜造瘘术)造成房间隔缺损。这使得两个循环得以混合。随后,通过外科手术在心房中创建"挡板",将血液从身体返回到右心房,通过房间隔缺损并进入左心房,在那里血液被泵入肺动脉并进入肺。从肺部返回到左心房的血液被引导进入右心房,进入形态上的右心室,然后进入主动脉。这意味着形态学上的右心室起着系统心室的作用。这种安排非常有效,但人们长期关注的是右心室处理系统性负荷的能力。

- **症状**:通常包括由室上性心律失常引起的心悸,由心动过缓引起的头晕以及与体心室衰竭有关的呼吸困难。有时可能会出现挡板梗阻。最常见的问题与上腔静脉挡板有关,这导致面部肿胀和潮红。

- **体征**:常见的瘢痕、面部潮红和水肿、发绀、下腔静脉阻塞引起的周围水肿和三尖瓣关闭不全。听诊时可见奔马律和二尖瓣及三尖瓣关闭不全杂音。

要点小结

1. 对心脏的仔细检查可以准确诊断大多数瓣膜性心脏病。
2. 正确的病史记录和检查可以避免昂贵和不适当的心脏检查。
3. 没有必要记住主动脉瓣关闭不全的所有同名症状(事实上,你可以把它们全部忘记)
4. 心力衰竭的特定症状(参见第三次心音和心尖冲动异常)的出现使诊断几乎可以确定;缺乏这些症状并不能排除心力衰竭。
5. 心肌梗死的具体体征很少,诊断取决于病史和心电图。

OSCE 案例——心血管检查

患者女性,75 岁,呼吸困难和疑似心力衰竭,请对其进行体格检查。

1. 洗手。
2. 向患者介绍自己,并解释检查的目的和性质。(如:如果可以的话,我要检查一下你的心脏。)
3. 站在背部检查呼吸急促,发绀,JVP 升高,吸氧。患者看起来不舒服吗?
4. 让患者 45°卧位,解开患者的外衣,允许看见胸部前部,但要遮住乳腺。
5. 测量患者的脉搏(考虑心率和可能的心房颤动)。
6. 测血压。
7. 再看一下 JVP(尤其是大 v 波),做腹颈反流试验。
8. 进一步解开患者的衣服,检查胸部是否有瘢痕(既往的瓣膜手术)。
9. 寻找心尖的搏动,仔细感受心尖的搏动,震颤和脉冲。
10. 听诊奔马律和瓣膜疾病(二尖瓣关闭不全可能是心力衰竭的结果,或者是心力衰竭的原因)。
11. 听肺底部(中度吸气性杂音——不明显),寻找骶部水肿。
12. 看看腿部有没有水肿(不是特别的)。
13. 洗手的时候整理你的思路。
14. 呈现与心力衰竭相关的阳性和阴性表现。

OSCE 复习题——心血管检查

1. 患者男性,以前做过心脏瓣膜手术,请为其做检查。
2. 患者有主动脉瓣关闭不全,请进行体格检查并估计病情的严重程度。
3. 患者女性,被诊断为肺动脉高压,请为其做检查。

(李以煊 译)

参考文献

1. Stevenson LW, Perluff JK. The limited reliability of physical signs for estimating hemodynamics in chronic heart failure. *JAMA* 1989; 261:884–888. Physical signs poorly predict haemodynamic changes in heart failure. However, some signs are useful.
2. Khot U, Jia G, Moliterno DJ et al. Prognostic value of physical examination for heart failure in non-ST elevation acute coronary syndromes. *JAMA* 2003; 290:2174–2181. This analysis of the Killip classification for patients with acute coronary syndromes expands the relevance of the classification from its original use for patients with ST elevation infarction in the pre-thrombolytic era.
3. Klompas M. Does this patient have an acute thoracic dissection? *JAMA* 2002; 287(17):2262–2272.
4. Turnbull JM. Is listening for abdominal bruits useful in the evaluation of hypertension? The rational clinical examination. *JAMA* 1995; 274:16. If an abdominal bruit extends into diastole, this has a high predictive value for a clinically important bruit. The pitch and intensity are not helpful.
5. Etchells E, Bell C, Robb K. Does this patient have an abnormal systolic murmur? *JAMA* 1997; 277:564–571. The most useful positive predictive features for aortic stenosis appear to be a slow rate of rise of the carotid pulse, a mid-to-late peak intensity of the murmur and a decreased second heart sound; absence of radiation to the right carotid helps rule it out.
6. Aronow WS. Prevalence and severity of valvular aortic stenosis determined by Doppler echocardiography, and its association with echocardiographic and electrocardiographic left ventricular hypertrophy and physical signs of aortic stenosis in elderly patients. *Am J Cardiol* 1991; 67:776–777. Analysis of the signs of severity of aortic stenosis in elderly patients shows that they are less reliable than in younger patients.
7. Choudhry NK, Etchells EE. The Rational Clinical Examination. Does this patient have aortic regurgitation? *JAMA* 1999; 281:2231–2238. It is easy if you listen carefully: the presence of an early diastolic murmur at the left sternal edge best rules in AR; the absence of an early diastolic murmur essentially rules out AR.
8. Aronow WS, Kronzon I. Correlation of prevalence and severity of aortic regurgitation detected by pulsed Doppler echocardiography with the murmur of aortic regurgitation in elderly patients in a long-term health care facility. *Am J Cardiol* 1989; 63:128–129.

第 8 章

心血管系统检查及扩展的心血管系统检查总结

别忘了看看患者的背和脚。看看女性患者的腿常常会救她一命。

——Sir William Osler(1849—1919)

框 8-1　心血管检查:建议方法

1. **一般检查**
   马方综合征(Marfan syndrome)、特纳综合征(Turner syndrome)、唐氏综合征风湿性疾病,如强直性脊柱炎(主动脉瓣反流)
   呼吸困难

2. **手**
   左右径向脉冲
   放射性股骨延迟
   杵状指
   感染性心内膜炎、裂片、出血等症状
   周围发绀
   黄瘤

3. **血压**

4. **面部**
   眼睛
   巩膜苍白,黄疸
   Argyll-Robertson 瞳孔(主动脉瓣反流)
   黄色瘤
   颧部潮红(二尖瓣狭窄,肺动脉狭窄)
   口
   发绀
   上腭(高拱——马方综合征)
   牙列

5. **颈部(45°)**
   颈静脉压
   中心静脉压高
   波形(特别是大 N 波)
   颈动脉:脉冲特征

6. **早产儿**
   检查
   瘢痕:整个胸部、背部
   畸形
   心尖冲动:位置、特征
   异常脉动
   触诊
   心尖冲动:位置、特征

   震颤感
   异常脉冲

7. **听诊**
   心音
   杂音
   患者体位
   左侧横位
   面朝前坐(用力呼气性呼吸暂停)
   注意:定位动态听诊后再次触诊
   　呼吸阶段
   　瓦尔萨尔瓦动作(Valsalva maneuver)
   　练习(等距,例如手抓)
   颈动脉

8. **后背(面朝前坐)**
   瘢痕、畸形
   骶骨水肿
   胸腔积液
   左心衰竭(听诊)

9. **腹部(平躺,仅 1 个枕头)**
   触诊肝(搏动等)、脾、主动脉
   腹水叩诊(右心衰竭)
   股动脉触诊,听诊

10. **腿**
    外围动脉搏动
    发绀、四肢发冷、营养变化、溃疡(周围血管疾病)
    水肿
    黄瘤
    小腿压痛

11. **其他**
    尿液分析(感染性心内膜炎)
    胃底(心内膜炎)
    温度图(心内膜炎)
    体位:将患者置于 45° 仰卧位,确保其胸部和颈部完全暴露(图 8-1)。用毛巾或宽松的衣服盖住女性患者的乳腺。

心血管系统

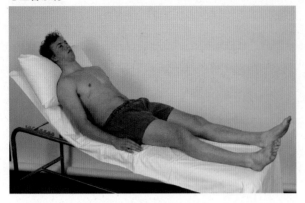

图 8-1 患者 45° 躺下

站在后面检查马方综合征、特纳综合征或唐氏综合征的外观。还应该检查患者是否有呼吸困难、发绀、黄疸和恶病质等现象。

抬起患者的右手,感觉到径向脉冲。同时检查手部是否有搏动。还要寻找感染性心内膜炎的外周红斑:破溃出血是常见的(也可能是由外伤引起的),而 OSLER 结节和 JANEWAY 病变是罕见的。快速但仔细地观察患者双手的每个甲床,否则很容易错过这些标志。注意任何的黄褐斑(Ⅱ 型高脂血症)。

手腕处的脉搏应与心率和节奏同步,感觉到动脉搏动放射性延迟。不同步。脉搏特征最好在颈动脉处评估。

测量血压(卧姿和站立或坐姿-直立性低血压)。

接下来检查面部。简单观察眼睛是否有黄疸(如瓣膜溶血)或黄褐斑(Ⅱ 型或 Ⅲ 型高脂血症)。你也可能注意到典型的二尖瓣相。然后用手电筒检查口腔是否有高拱腭(马方综合征)、瘀点和牙列状态(心内膜炎)。看看舌或嘴唇是否有中心发绀。

颈部很重要。必须评估颈静脉压(JVP)的高度和特征。对右颈内静脉进行检查。寻找脉搏变化(Kussmaul 标志)。现在分别感受各个颈动脉脉搏。评估脉搏特征。

接下来是心胸。总是从检查瘢痕、畸形、心尖冲动部位和可见搏动开始。不要忘记起搏器盒。二尖瓣切开术的瘢痕(通常在左胸下方)(图 8-11)可能在很侧面的位置,容易被忽视。

触诊从心尖冲动的位置开始,倒数正确的间隔数。正常位置是第五个左肋间隙,位于锁骨中线内侧 1cm 处。心尖冲动的特征很重要,存在有多种类型。压力负荷(超动力、收缩压负荷过大)的心尖冲动是一种不移位(如主动脉瓣狭窄、高血压)的强而持续的冲动。容积负荷(超动

力、舒张负荷过大)的心尖冲动是一种向下和侧向移位(如主动脉瓣反流、二尖瓣反流)的、强而不持续的冲动。异常的心尖冲动(心力衰竭)比正常情况范围更大,并在检查者的手下以不协调的方式移动。留意二尖瓣狭窄的心尖冲动(可感知道第一心音)。肥厚型心肌病的双或三尖冲动也很重要。也要注意感受心尖震颤并计时。

然后用手后跟触诊左胸旁冲动(表明右心室扩大或左心房扩大)和震颤。现在感觉心脏底部有第二心音(P2)的可触肺成分和主动脉震颤。如果不确定心脏扩大,叩诊可能有帮助。

听诊开始于二尖瓣区域,包括瓣膜及杂音。分别倾听心脏循环的各个组成部分。辨别第一和第二心音并确定它们是否具有正常的强度,以及第二心音是否正常分裂。现在听额外的心音和杂音,看看是否有其他异常。

听颈动脉,在胸骨左边缘,然后在心脏底部(主动脉和肺部区域)重复该方法。为颈动脉脉搏周期的每个部分计时。

改变患者体位,首先站于患者右侧。再次感受到心尖冲动的特点(特别是敲击时)和听诊。让患者坐起来,在胸骨左侧边缘和底部触诊是否有震颤(在患者完全呼气的状态)。然后听那些区域,特别是主动脉瓣反流或心包摩擦音。

如果对收缩期杂音有任何疑问,应进行动态听诊。只要有单纯的收缩期杂音,就应进行瓦尔萨尔瓦操作,否则肥厚型心肌病很容易被忽略。

患者现在坐起来,快速拍打背部以排除胸腔积液(如由于左心室衰竭)和听到吸气相分裂(左心室衰竭)。如果有相关征象,倾听背部有无缩窄杂音,感觉骶骨水肿并注意任何背部畸形(如伴有主动脉瓣反流的强直性脊柱炎)。

然后让患者平躺,检查腹部是否有肝大(右心室衰竭)和肝脏搏动(三尖瓣反流)。如果与之相关,检查是否有肝颈静脉回流迹象。检查是否有脾肿大(心内膜炎)和主动脉瘤。

接下来是腿上,触诊股动脉,听诊有无杂音。继续检查所有的外围脉搏。检查周围血管疾病、周围水肿、脚趾鼓包、跟腱黄瘤和感染性心内膜炎的迹象。

最后,检查胃底(高血压变化,心内膜炎的 ROTH 斑)和尿液(心内膜炎的血尿),并测量体温。

心血管体检扩展

正如胸部 X 线检查分析长期以来被认为是患者体检的延伸检查,心电图和超声心动图目前是心脏评估的重要和基础部分。即使是基本的测试,也不可能在不知道测试有何帮助以及它能够检测到什么的情况下进行排序。此外,医生必须对心电图有基本的了解,并能够诊断重要的心律失常,识别意味着心肌缺血或梗死的心电图异常。

胸部 X 线检查:一种系统方法

胸部 X 线的解读并不容易。它需要解剖学和病理学知识,对正常外观的整个范围(图 8-2),和可能发生的病理 X 线的变化过程的了解。临床医生应该亲自负责阅读患者的放射照片。

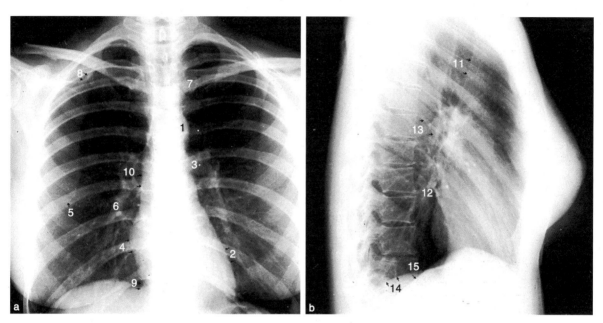

图 8-2　正常胸部 X 线片。(a)后前位视图显示:①主动脉关节;②左心室外侧缘形成的左心缘;③左肺门,主要由左主肺动脉形成,部分由左上肺静脉形成;④右心房形成的右心缘;⑤冠状动脉下角;⑥右肺动脉;⑦左锁骨内侧;⑧肩胛骨脊柱;⑨右心膈角;⑩上腔静脉右外侧缘和升主动脉重叠。(b)侧视图显示:⑪气管前边界;⑫肺静脉,进入左心房;⑬斜裂;⑭左半膈肌;⑮右半膈肌

解释胸部 X 线时,选择"要点诊断"通常是错误的,系统化的方法通常更有用! 不看比不知道错过的更多。

摄片前准备

名称、日期和计划

首先,检查姓名和日期很重要,以确保这是正确的患者的影片。胶片标记还指示投影和患者位置。标准正面胶片由直立患者的后前位(PA;背对背)投影拍摄。前后卧位(AP)和仰卧位次之。在仰卧位上,所有后(重力依赖性)血管都有扩张,因此出现更为全面的肺叶。如果小的胸腔积液位于后位,可能看不到,此外仰卧位上的心脏经常显得很大。

定中心

锁骨内侧端应与中线棘突等距。如果患者旋转,这将突出向前旋转的脐点。

曝光

胶片的质量很重要。应该有足够的 X 线穿透,使脊柱能通过纵隔被看到,否则胶卷会太白。良好的影像学技术可以使肩胛骨投射到肺的外部。

影片需要充分的曝光,这样就不会有肺血管的基底妨碍观察,所以心胸比的估计是准确的。完全吸气时,横膈膜位于后肋第十或第十一肋或前肋第六肋软骨的水平。右半横膈膜通常比左半横膈膜高出约 2cm。

正确定位

不要错过右心,心尖会在右边,胃气会在左边。

不要被放射技师错误放置的左或右标记误导。

系统的胶片解读

纵隔

气管应该位于中线。它可能会因甲状腺肿或纵隔肿块而偏离。当它通过主动脉关节时，通常会稍微向左偏离一点。（主动脉弓由于失去弹性，随着年龄的增长而变宽和展开。）

纵隔，包括气管，可因胸腔积液过大、张力性气胸或肺衰竭而改变。

患者的旋转可能使纵隔出现扭曲。

肺门

肺门主要由肺动脉和肺静脉的大分支组成。左门高于右门。左边是正方形，右边是 V 形。

如果患者转动，中心可能更突出。淋巴结病或肺动脉增宽可引起肺门增大。

心脏

心形呈卵圆形，顶端指向左侧。其特点是大约 2/3 的心脏向脊柱左侧突出。

右心边界由右心房的外边界形成，左心边界由左心室形成。右心室的左边距离左心边界大约有一个拇指宽。（在心脏表面，这是由左前降支冠状动脉标记的。）

心胸直径是确定心脏是否扩大的一种近似方法。如果心脏大小超过经胸直径的 50%，可能会是扩大。由于胸径较小，可出现轻微的心脏扩大。如果患者没有理由的发生心力衰竭，也没有心力衰竭症状，心胸比值在正常上限时不应引起报警。

如果存在瓣膜钙化，最好从侧面观察。从正面看的话，瓣膜钙化被脊柱遮挡看不到。

隔膜

正面影像上的半横膈膜是正切看到的穹顶。后肋膈角的大部分肺在正面影像上是看不到的。

如果横膈膜低平，可能出现肺气肿。必须仔细观察横膈膜下是否有游离腹膜气体。

肺野

在正位片，可以方便地将肺区分成若干区。然后很容易比较一个区域和另一个区域的密度差异和血管"标记"的分布。

顶端位于锁骨的上方。上部区域包括顶端，向下延伸到第二肋软骨层。中间区域位于第二和第四肋软骨水平之间。下层位于第四和第六肋软骨之间。

肺野的放射率是由充满肺的空气引起的。"灰白"是由肺血管中的血液造成的。

肺的上部通常灌注不太好，导致血管变小。当左心房压升高，会出现上区分流，血管充血。

当肺过度膨胀时，肺部射线透过度增加［如由于慢性阻塞性肺疾病（COPD）］。由于积液或固结的存在，肺的放射通透性会降低。

诸如"不透明度""实变"和"斑片状阴影"等术语被用于描述肺野。试图对潜在的病理学做出过于精确的诊断通常是不明智的。

肺通过内脏胸膜的反流被分成肺叶。右肺由上、中、下叶组成。在左边，只有上、下叶。

右上叶有三段：

- 前叶
- 后叶
- 顶叶

右中叶有外侧和内侧节段。心尖、内侧基底、外侧基底、前基底和后基底段构成下叶。

左肺的节段解剖有三处不同（图 12-3）。左上叶有四个节段：顶叶、前叶和两个舌叶。上、下舌段相当于右中叶。左下叶有四段：不包含内侧基底段。

裂缝被视为细线阴影，水平裂缝位于右第四肋软骨水平。正面看不到斜裂缝。

骨骼和软组织

乳头阴影经常出现在下部区域，直径约 5mm。它们可能与"硬币"损伤混淆。在这种情况下，乳头标记可能会有所帮助。

仔细检查女性患者的乳腺阴影是否缺失。乳腺切除术可以提供诊断线索来解释骨转移或肺转移，或放射后纤维化的上区。

软组织气体可能伴随气胸或在开胸后出现。

对于肺瘢痕或肺门淋巴结钙化的患者，应检查颈部的钙化结核腺体。

检查有没有肋骨骨折（这些很难看到，而正常的胸部 X 线则不排除肋骨骨折）或占位病变。由于肋间血管血流增加（如主动脉缩窄），需检查肋骨切口。应注意颈部肋骨或胸部脊柱侧弯。应检查肩关节周围的糜烂或关节炎。

回顾

如果射线照片显示正常，应再次检查胶片的某些部分。

应再次检查心脏后区。左下叶塌陷会在心影后面显示为不透明的三角形。

两个顶端都应该重新检查有无损伤,特别是泛发性肿瘤或肺结核。

患者如有气胸,两肺的透明度会有差别。

侧片

侧视图主要用于额叶膜上已可见病变的定位。仔细检查一下,有时病变只能在侧视图上看到。如果有心脏病或肺病的临床证据,就应该获得正面和侧面视图。

* 需要记住的要点:

(1)胸骨后三角和心脏后三角通常具有相似的辐射密度。

(2)胸椎在脊柱下方变得不透明,除非有肺或胸膜疾病。

(3)除非有液体或邻近的实变,一般后肋膈角是锐利的。

除非有胸膜或肺疾病,否则半横膈膜是明确的。

斜裂缝的位置为“4-4”。它从前肋膈角后约4cm处穿过门到达T4椎体水平。

心脏

右心室在侧膜上形成心脏前边界。左心房形成后上缘。

二尖瓣钙化出现在从肋膈前角到门叶的假想线下方,而主动脉瓣钙化则出现在该线上方。

心脏病胸部 X 线检查的例子

肺静脉充血、间质性肺水肿和肺泡性肺水肿的放射学变化分别如图 8-3~图 8-5 所示。二尖瓣疾病如图 8-6 所示,心室动脉瘤如图 8-7 所示。图 8-8 显示了肋间动脉肥大导致肋骨下部的特征性切口,而图 8-9 显示了以左向右分流为特征的肺过胸。马方综合征如图 8-10 所示;起搏器和除颤器如图 8-11 所示。

超声心动图

超声心动图目前是心脏评估的重要和基本部分,可以在床边进行。它不会使患者受到辐射。小型手持超声机,几乎与听诊器一样容易使用。尽管

这些装置会诱使人们不想费心去听心跳,但是任何没有足够的病史采集和体格检查的测试都可能是误导性的。

初级医生需要了解超声心动图可能是一个有用的测试(清单 8-1),而不是避免对患者的病情做出决定诊断的缓兵之计。

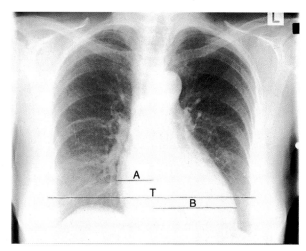

图 8-3 肺静脉充血。心力衰竭导致心脏增大,这种症状不足以引起肺水肿。然而,肺静脉压升高引起了上区血液分流,使肺门上方的血管比下方的血管显得更宽(血液转移的机制还不完全清楚)。当肺静脉压在 15~20mmHg 左右时,就会看到这些变化。心胸比 A∶B 大于 50% 时是一个有用的心脏扩大指标。胸廓测量(T)是肋膈角上方最宽的直径,通常在右半膈肌水平。心脏直径是两个宽度 A 和 B 的和

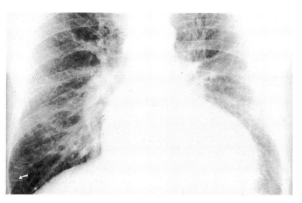

图 8-4 间质性肺水肿。心脏适度增大。间质性水肿引起肺野弥漫性细微阴影,血管边缘模糊。当毛细血管压力超过血浆渗透压 25mmHg 时,液体会逸出到间质组织中。间质水肿的特征是 Kerley“B”线,即小叶间隔水肿。它们最常见于右肋膈角(箭头所指处)的外围,它们水平放置,长约 1cm。它们包含了充盈的淋巴管,这是 Kerley 最初认为是 B 线的唯一原因

胸骨缝合是以前心脏手术的结果

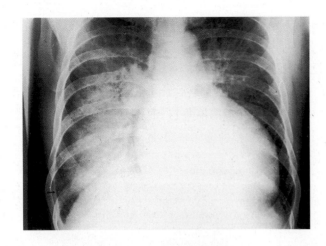

图 8-5　肺泡性肺水肿。当肺静脉压达到 30mmHg 时，水肿液进入肺泡。这会导致肺部阴影（根据程度的不同，斑片状到融合）。这通常首先发生在肺门周围，并呈蝙蝠翅膀状。这些变化通常叠加在间质水肿上。右肋膈角可见片状胸腔积液（箭头所示），Kerley "B" 线也明显

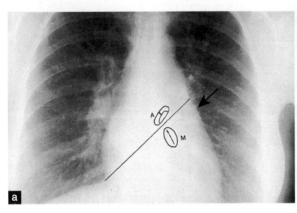

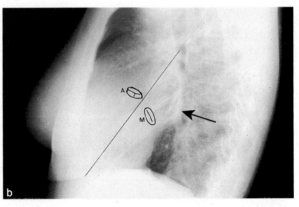

图 8-6　二尖瓣疾病。左心房因压力和容积负荷增大。后向和两侧凸出（箭头为左心耳）。心房的附属物在左门以下凸出。中庭突出的右边界导致"双右心边界"外观。为了区分瓣膜是否存在钙化，画出假想线。在 PA 视图（a）中，该线从右心膈角穿过左肺门的下方。侧视图（b）上的线从前下角穿过门的中点。主动脉瓣位于这条线的上方，而二尖瓣位于这条线的下方

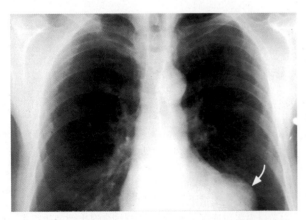

图 8-7　室性动脉瘤。左心边界凸起（箭头所指处），显示左心室壁动脉瘤。虚弱最常见的原因是心肌梗死

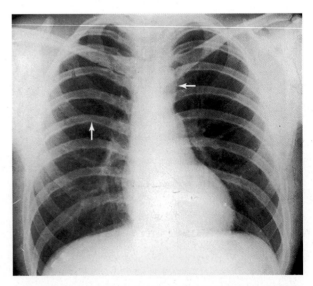

图 8-8　主动脉缩窄。主动脉缩窄的典型征象是肋骨下部的切口（左箭头所指处）。这是由于肋间动脉肥大造成的，在肋间动脉中，来自腋窝侧支的逆行血流将血液带回降主动脉。由于左心血流阻力增大，左心室肥大，进而发生衰竭。心力衰竭导致的心脏扩大尚未在该患者中发生。右边的箭头所指处显示主动脉关节比正常小

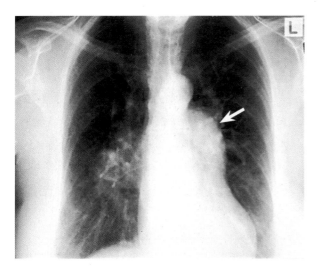

图 8-9　房间隔缺损（ASD）。最重要的是要认识到，肺过胸将意味着从左向右的分流。左至右分流发生在 ASD、室间隔缺损（VSD）和动脉导管未闭（PDA）情况下分流导致主肺动脉及其分支增大。右肺动脉扩张，右肺门扩大。左肺门被扩张的主肺动脉（箭头所示）所掩盖升主动脉较小（与 PDA 增大相反）。左心房和心室没有扩大的是 VSD 和 PDA

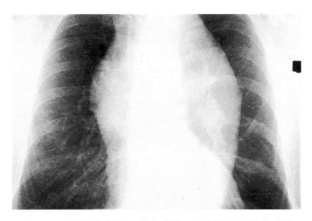

图 8-10　马方综合征。升主动脉、主动脉弓和降主动脉均匀扩张，纵隔变宽。这个患者有马方综合征。夹层动脉瘤也可能发生，并且具有类似的外观

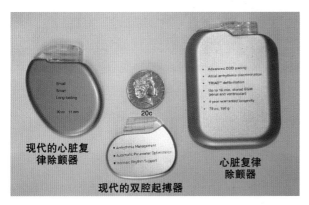

图 8-11　心脏起搏器和除颤器（摘自 Baker T，Nikolić G，O'Connor S. Practical cardiology. 2nd ed. © 2008，Sydney：Elsevier Australia）

清单 8-1　超声心动图的重要适应证
1. 心脏功能的评估——心力衰竭的症状或体征 2. 心肌梗死后——评估左侧心室的伤害 3. 心脏瓣膜患者的评估——有杂音 4. 心房颤动——寻找原因或结果：二尖瓣疾病，左心房大小，左心室功能，左心室壁厚度 5. 已知或疑似先天性心脏病——心脏结构 6. 家族遗传心脏病史——如心肌病、肥厚型心肌病 7. 室性心律失常——左、右心室功能 8. 怀疑左心室壁厚度增加——心电图异常，严重高血压，多见疾病或淀粉样变 9. 可能的心肌缺血——应激回声 10. 心内膜炎——食管回声 11. 疑似心源性栓塞性卒中——心内肿物，房间隔缺损，扩张左心房，二尖瓣狭窄

大多数超声心动图研究涉及四种方式：

- 在 M 模式下，从一条超声波线提供详细信息。它用于详细研究运动和测量腔内尺寸（图 8-12～图 8-14）。
- 在二维或扇形扫描中，超声信息被定义成一幅移动图像，以一系列二维切片显示心脏不同区域之间的关系（图 8-15 和图 8-16）。这提供了有关瓣膜外观、心脏功能和先天性畸形的信息。
- 在连续和脉冲波多普勒中，返回的超声信号可以计算由运动的血液柱反射光束引起的多普勒位移。这意味着可以测量心脏不同部位的血流速度和方向。多普勒信号可以显示为速度波。通过将多普勒卡尺叠加在二维图像上，超声心动图仪能够测量特定区域（如主动脉瓣尖正上方的升主动脉内，图 8-17）的血流速度。

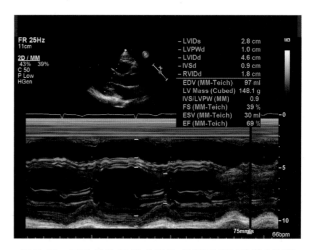

图 8-12　正常长轴 M 模式测量：计算了缩短分数（收缩和舒张之间的尺寸变化通常大于 27%）和射血分数（摘自 Baker T，Nikolić G，O'Connor S. Practical cardiology. 2nd ed. © 2008，Sydney：Elsevier Australia）

患者男性,34岁,呼吸困难两个月,初诊为哮喘,M型回声

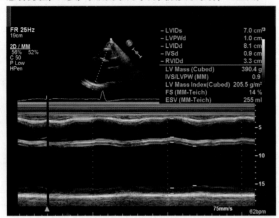

图 8-13 患者 M 型回声示左心室扩张很厉害。舒张末期尺寸为 70mm（<57）。部分缩短仅为 14%（大于 25~27）。隔膜和后壁的收缩同样减少,这是扩张型心肌病的典型表现（摘自 Baker T,Nikolić G,O'Connor S. Practical cardiology. 2nd ed. © 2008,Sydney：Elsevier Australia）

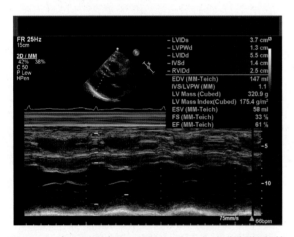

图 8-14 高血压患者 M 型测量。左心室壁对称增厚（摘自 Baker T,Nikolić G,O'Connor S. Practical cardiology. 2nd ed. © 2008,Sydney：Elsevier Australia）

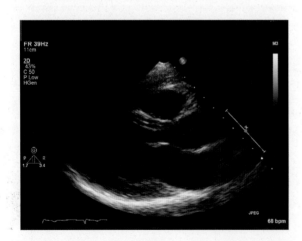

图 8-15 心脏的正常长轴视图：二尖瓣小叶在这个舒张期内可以看到完全打开。心脏的顶点在左边,右心室在图片的顶部（摘自 Baker T,Nikolić G,O'Connor S. Practical cardiology. 2nd ed. © 2008,Sydney：Elsevier Australia）

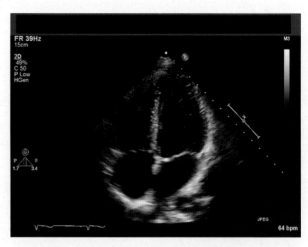

图 8-16 心脏的正常四腔视图：左心房和心室在图片的右侧。在这个收缩期内,房室（二尖瓣和三尖瓣）关闭（摘自 Baker T,Nikolić G,O'Connor S. Practical cardiology. 2nd ed. © 2008,Sydney：Elsevier Australia）

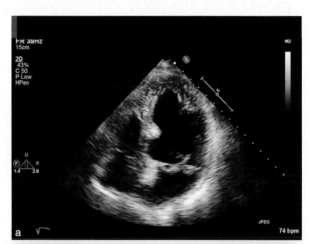

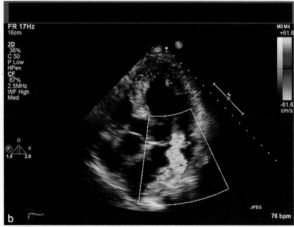

图 8-17 （a）双瓣叶脱垂患者的四室视图。这张收缩图显示了闭合的二尖瓣小叶（左前）在面对左心室收缩的全部力量时向后弯曲到左心房。（b）一名 50 岁妇女心脏收缩中晚期杂音的四室视图。在这个收缩框架中可以看到一个色彩鲜明的（高速）射流,从二尖瓣中心向左心房延伸（摘自 Baker T,Nikolić G,O'Connor S. Practical cardiology. 2nd ed. © 2008,Sydney：Elsevier Australia）

- 在彩色流动映射中,回声仪可以实时求解二维扫描扇区的多普勒方程,根据流动方向和速度分配颜色代码,并将其叠加到二维图像上。通过这种方式,心脏内的血流相对于解剖结构是可见的,而且可以更容易地检测到异常的血液喷射(图 8-18)。

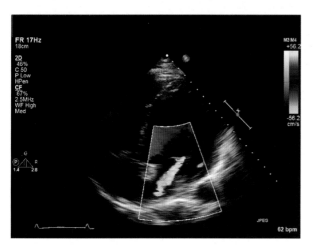

图 8-18　彩色多普勒显示二尖瓣反流射流从瓣膜延伸到左心房

超声心动图中常见的信息

1. 结构和功能测量。通过回声评估左心室功能包括测量左心室舒张末期尺寸(通常小于57mm)和收缩末期尺寸。图 8-12 显示了心脏在长轴上的回声视图。它显示了一些可以在这个标准视图中评估的测量和结构。

超声还可以检查左心室是否存在节段性运动功能减退(壁运动减少),这表明以前的梗死是心力衰竭的原因。图 8-16 显示了心脏四腔视图中的结构。在这里,回声传感器从心尖冲动的位置扫描心脏。

2. 血流测量。扇形扫描和 M 模式可以提供关于瓣膜形态的信息,例如瓣膜增厚或脱垂(图 8-17)。多普勒回声可以显示异常的血液流向,例如反流,并测量通过瓣膜的流速。该测量值可用于估计瓣膜狭窄程度(存在不同的压力差)。

3. 二尖瓣反流和二尖瓣脱垂。此时二尖瓣可能出现异常,传导可能出现异常融合(图 8-17,图 8-18)。

4. 主动脉狭窄。主动脉瓣增厚和钙化(明亮回声)通常可见(图 8-19)。瓣膜尖的移动可能会减少。瓣膜的解剖结构可能很明显。多普勒

显示升主动脉中的血流量可以测量其速度。一个简单的公式可以根据这个测量值估计压力梯度。

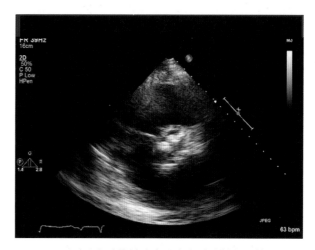

图 8-19　严重主动脉瓣狭窄患者主动脉瓣的短轴视图:瓣膜尖端严重钙化(摘自 Baker T,Nikolić G,O'Connor S. Practical cardiology. 2nd ed. Sydney:Churchill Livingstone,© 2008)

5. 主动脉瓣反流。瓣膜可能看起来变厚,或者偶尔会看到尖头脱出(图 8-20)。特别是当这是主动脉瓣反流的原因时,主动脉根部的大小可能会增加。常出现左心室扩张,心室大小可作为严重程度的指示。多普勒将显示反流射流进入左心室的距离可变。

6. 三尖瓣反流。与原发性三尖瓣疾病相比,更常继发于右心室功能异常或右心室压力升高。阀门将显示正常。多普勒询问显示右心房有一股血流。

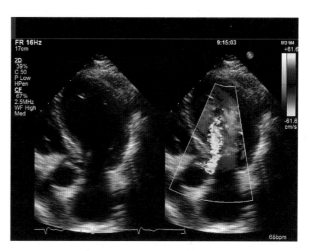

图 8-20　主动脉瓣反流(摘自 Baker T,Nikolić G,O'Connor S. Practical cardiology. 2nd ed. Sydney:Churchill Livingstone,© 2008)

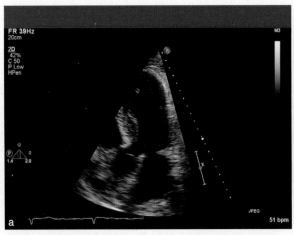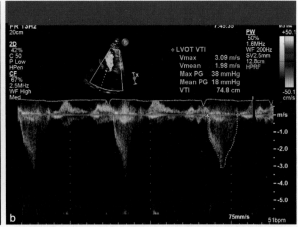

图 8-21　（a）和（b）肥厚型心肌病（摘自 Baker T，Nikolić G，O'Connor S. Practical cardiology. 2nd ed. Sydney：Churchill Livingstone，© 2008）

7. 肥厚型心肌病。某些解剖异常是这样的特征（图 8-21）。室间隔不对称肥大（ASH）。正常的室间隔厚度可达 11mm。这可能会大大增加到 40mm 甚至更多。多普勒可显示左心室流出道或二尖瓣反流的梯度，或两者兼而有之。

8. 室间隔缺损。缺损可在室间隔肌部或膜部，开口的直径可以测量，间接测量缺陷的影响包括左向右分流导致的右心室扩张的迹象。

多普勒检查，尤其是彩色成像检查，通常显示纵隔左右分流，即使缺陷本身不可见。测量这股射流的速度可以显示右心室压力。如果通过缺陷的梯度很大，右心室压力必须比左心室压力低很多，这是正常的。室间隔大缺损可导致肺动脉高压和右心室压力升高。

9. 房间隔缺损。虽然有时很困难，但房间隔常能很好地显示缺损。在心房层面可能有左向右分流的间接迹象，包括右心室增大和室间隔运动异常。

多普勒可能显示缺陷处有分流。如果有疑问，可经食管超声来准确定义房间隔的解剖结构。

10. 动脉导管未闭。主肺动脉会变大。导管本身可能可见。多普勒显示在导管未闭处，主肺动脉内有连续的血流。

要点小结

1. 胸部 X 线、心电图和超声心动图是心血管检查的扩展。

2. 心电图和超声心动图不会导致辐射，可以根据需求重复使用。

3. 医生需要一种解读胸部 X 线和心电图的方法，并了解从超声心动图可以获得的信息。

4. 心肌梗死的初步诊断应以病史、体格检查和心电图为依据，并应在血液检查结果公布前及时进行。

OSCE 复习题

1. 患者女性，一直喘不过气来，请为其做胸部 X 线检查。

2. 患者普通的胸部 X 线片，请指出心脏边界和各心腔的位置。标出主动脉瓣和二尖瓣的位置。

3. 请给患者做一个标准的心血管系统查体，并解释。

（冯安琪　译）

第三篇
呼吸系统疾病

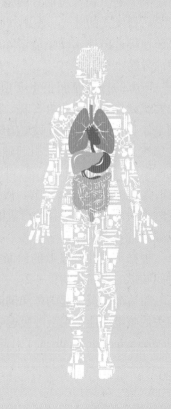

第9章

呼吸系统

一个呼吸科专科医生不应该放过任何一个哪怕是小的喘息的症状。

——Kenneth Tbird(b. 1917)

现病史

参见清单9-1。

清单 9-1　现有症状

主要症状

咳嗽

咳痰

咯血

呼吸困难(急性、进展性或阵发性)

喘息

胸痛

发热

声音嘶哑

盗汗

咳嗽、咳痰

咳嗽是一种常见的呼吸道症状。它是指深吸气之后暴发式的呼气。在剧烈咳嗽时,气管中的空气流速接近声速。咳嗽能清除呼吸道分泌物和气道内异物。

咳嗽的持续时间很重要(问诊清单 9-1)。首先要找到什么时候开始咳嗽。最近出现的咳嗽,特别是伴有发热和其他呼吸道感染症状的咳嗽,可能是急性支气管炎或肺炎引起的。与喘息相关的慢性咳嗽(持续时间超过 8 周)可能是由哮喘引起的;有时候哮喘只表现为咳嗽。慢性咳嗽发生性质改变时表明可能出现了新的严重的潜在问题(如感染或肺癌)。

根据不同性质咳嗽的诊断见表 9-1,不同持续时间咳嗽的诊断见清单 9-2。

与后鼻窦炎引起的鼻涕倒流、鼻窦充血或头痛相关的咳嗽可能是由上呼吸道咳嗽综合征(the upper airway cough syndrome)引起的,这是慢性咳嗽

问诊清单9-1　咳嗽患者的问诊

❗表示可能诊断出紧急或危险问题的症状

1. 您咳嗽多长时间了?

2. 什么情况下发生咳嗽? 持续多长时间?

3. 您的鼻子方面有没有什么不舒服?

❗4. 如果有咳痰的话,痰的颜色是白色、清亮还是其他颜色? 痰中带血吗?

5. 曾经有过发热吗?

6. 是否有夜间咳嗽?

7. 是否有呼吸急促?

8. 是否以前有过肺部问题?

9. 您吸烟吗? 现在还在吸烟吗?

10. 是否有喘息不适? (哮喘、慢性阻塞性肺疾病[COPD])

11. 有服用什么药物吗? (如血管紧张素转化酶(ACE)抑制剂药物)

表 9-1　根据咳嗽的特点进行鉴别诊断

起源	特点	病因
鼻咽/喉	清嗓子;一般是慢性的	后鼻漏引起的鼻涕倒流;反酸
喉部	犬吠声,有疼痛感,急性或持续性表现	喉炎、百日咳、喉头炎
气管	急性的;有疼痛感	气管炎
支气管	间歇性发作:有时加重,多以夜间为主;有时晨起加重,可伴咯血	哮喘 COPD 支气管恶性肿瘤
肺	干咳、较为频繁;慢性而频繁;发作频繁,伴有咯血;刺激性干咳、持续性发作;躺下时加重,有时伴有泡沫样分泌物	肺炎 支气管扩张 结核 间质性肺病 肺水肿
ACE 抑制剂	持续性干咳,可伴有刺痛感	药物作用

ACE,血管紧张素转化酶;COPD,慢性阻塞性肺疾病。

清单 9-2　不同持续时间咳嗽的鉴别诊断

急性咳嗽　（<3 周）鉴别诊断

上呼吸道感染：普通感冒，鼻窦炎

下呼吸道感染：肺炎，支气管炎，慢性阻塞性肺疾病
　　（COPD）恶化

刺激物：吸入支气管刺激物（如烟雾或烟雾）

慢性咳嗽　鉴别诊断与线索

COPD：吸烟史

哮喘：喘息，支气管扩张剂可缓解

胃食管反流：发生于躺卧时，可有烧灼性胸痛感

上呼吸道咳嗽综合征：有鼻炎、后鼻漏、窦性头痛和鼻塞
　　的病史

支气管扩张：慢性地，痰较多

ACE 抑制剂用药史：干咳病史

肺癌：吸烟史，咯血

心力衰竭：呼吸困难，多表现为阵发性夜间呼吸困难
　　（PND）

心因性原因：变化多样，长期症状，通常比较轻微

ACE，血管紧张素-转换酶；COPD，慢性阻塞性肺疾病；
PND，阵发性夜间呼吸困难。

最常见的原因。通常具有这些问题的患者以咳嗽为主诉，但是当被要求演示他们的咳嗽时，他们表现的不是咳嗽而是清嗓子。刺激性的慢性干咳是由食管反流和气道酸性刺激引起的，关于这些是否是引起咳嗽的原因还存在一些争议。干咳可能是晚期间质性肺病（interstitial lung disease）的特征，或与血管紧张素转化酶（ACE）抑制剂药物的使用有关，后者用于高血压和心力衰竭的治疗。夜间睡眠时发生咳醒的情况可能是心力衰竭的表现，也可能是当一个人躺下时由食管反流刺激上呼吸道的表现。慢性咳嗽伴有大量脓痰时应考虑到支气管扩张（bronchiectasis）。慢性咳嗽与后鼻漏、支气管扩张、肺纤维化、哮喘、胃食管反流等疾病有关。

患者对于咳嗽的描述对于病史的采集是有帮助的。

- 当儿童的咳嗽听起来闷闷的声音时，可能与会厌炎有关；与病毒性喉头炎相关时的咳嗽通常被描述成"吠叫（barking）"或者"哮吼样"，即像小狗一样咳嗽，听起来"空、空、空"的声音；而在成人，"喘鸣"或者"哮鸣"性质的咳嗽需要考虑有无气管软化可能，这是一种松弛的气管和大支气管状况。
- 由肿瘤压迫气管引起的咳嗽可能响亮而刺耳。喉返神经麻痹引起的咳嗽，由于声带不能完全闭合，声音嘶哑类似空谷回音，被称为"牛的咳嗽（bovine cough）"。

- 夜间咳嗽加重可能是哮喘或者心力衰竭表现；在吃或喝后立即咳嗽，可能是由于吞咽不协调或食管反流或罕见的气管食管瘘（tracheo-oeso-phageal fistula）造成。

一个免疫功能不全的患者发生咳嗽时通常有感染的因素，比如肺结核、隐球菌感染等，巨细胞病毒、水痘和曲霉病也应考虑到。

有些患者在异位心跳后必须要咳嗽才会舒服，因为异位心律使人有种心跳漏一拍的感觉。

了解咳痰的类型，可能的话亲眼看一下痰的样子是病史采集中非常重要的。要注意的是，有些患者对于痰的描述过于细致。大量脓性（黄色或绿色）痰应考虑支气管扩张或大叶性肺炎（lobar pneumonia）的诊断。有臭味的深色痰可能提示肺脓肿伴有厌氧菌感染。从气管排出的粉红色泡沫分泌物可能是肺水肿（pulmonary oedema）引起，而不能认为是痰。最好是由患者来描述痰的气味等从而做出推断，当然在支气管扩张或肺脓肿等情况下，痰的味道很难闻。

咯血

咯血（咳出血液）是肺部疾病的一种严重表现（表 9-2），必须明确病因。须与呕血（吐血）和鼻咽出血区分开来（表 9-3）。

表 9-2　咯血的鉴别诊断及病因、典型病史表现

呼吸系统

支气管炎	痰中带血（少量）
支气管肺癌	咯血，吸烟史，声音嘶哑
支气管扩张	痰中带血（大量）
肺炎	发热，最近出现的症状，呼吸困难
（以上 4 种占咯血原因的 80%）	
肺栓塞	胸痛，呼吸困难
囊性纤维破裂	反复感染
肺脓肿	发热，脓性痰
结核（TB）	既往结核病史，接触过结核患者，HIV 感染
异物	有吸入、咳嗽、喘鸣的病史
抗肾小球基底膜（GBM）抗体病*	肺出血，肾小球肾炎，基底膜抗原抗体
魏格纳肉芽肿+	鼻窦炎病史，鞍鼻畸形
系统性红斑狼疮	肺出血，多系统受累

表 9-2　咯血的鉴别诊断及病因、典型病史表现(续)	
剧烈咳嗽后黏膜血管的破裂	严重咳嗽及咯血史
循环系统	
二尖瓣狭窄(严重)	
急性左心室衰竭	
出血体质	

注意:需排除假性因素,如鼻出血或呕血。

* 病理学家 Ernest WGoodpasture(1886—1960)于 1919 年提出(Baltimore 约翰霍普金斯)。

+ 更多情况下被称为 GPA:肉芽肿合并多血管炎。

表 9-3　咯血与呕血及鼻咽出血的区别		
咯血	**呕血**	**鼻咽出血**
痰中带血	伴随恶心	口腔中有血
咳嗽后立即出现	混合着呕吐物,可伴随干呕	

了解咯血量很重要。轻度咯血是咯血量<20ml/24h。它看起来像一道道血色的痰。大咯血则是咯血量>250ml/24h,通常表示情况危急,其最常见的原因是癌症、囊性纤维破裂、支气管扩张和肺结核。

呼吸困难

患者主观上感觉吸气不足、呼吸费力的一种症状。病因可能是呼吸系统或循环系统疾病引起,也可能是身体素质较差或者焦虑引起(清单 9-3)。仔细询问发病时间、严重程度和呼吸困难的类型有助于作出判断(问诊清单 9-2 和清单 9-4)[1]。患者可能只有在剧烈运动时才会意识到这一点,或者对运动的忍耐力非常有限。呼吸困难可以根据纽约心脏学会分类分为 I～IV 级。

清单 9-3　呼吸困难的原因

呼吸系统

1. 呼吸道疾病

慢性阻塞性肺疾病(COPD)

哮喘

支气管扩张

肺组织纤维化

喉部或咽部肿瘤

双侧声带麻痹

气管阻塞或狭窄

气管软化

环杓软骨类风湿关节炎

2. 薄壁组织疾病

间质性肺疾病(弥漫性肺实质疾病,如特发性肺纤维化、结节病、结缔组织疾病、无机或有机粉尘)

弥漫性感染

急性呼吸窘迫综合征(ARDS)

浸润性和转移性肿瘤

气胸

肺尘埃沉着病

3. 肺循环

肺栓塞

慢性血栓性栓塞肺

高血压

肺动静脉畸形

肺动脉炎

4. 胸壁和胸膜

胸腔积液或大量腹水

胸膜肿瘤

肋骨骨折

强直性脊柱炎

脊柱后侧凸

神经肌肉疾病

双侧膈肌麻痹

循环系统

左心室衰竭

二尖瓣疾病

心肌病

心包积液或缩窄性心包炎

心内分流

贫血

非心肺疾病

心因性

酸中毒(代偿性呼吸性碱中毒)

下丘脑病变

问诊清单 9-2　呼吸困难患者的问诊

❗表示表示可能诊断出紧急或危险问题的症状

1. 你气短多长时间了？它来的快吗？
2. 在感觉到呼吸急促之前你的活动量是多少？能爬一层楼梯吗？

❗3. 是否曾在夜间被憋醒或者觉得要坐起来才会好受些？（阵发性夜间呼吸困难）

4. 过去有过心脏或肺部疾病吗？

❗5. 有过发热吗？

6. 你抽烟吗？

❗7. 当你喘不过来气时，胸部有紧缩感吗？（心绞痛）

8. 有没有喘息的感觉？咳嗽吗？

9. 有没有觉得深呼吸会让自己舒服一些？（焦虑）

10. 深吸一口气时感觉到疼痛吗？（胸膜炎或心包炎）

❗11. 呼吸急促是很快发生的还是瞬间发生的？［肺栓塞（极快发作）或气胸（瞬时发作）］

12. 当你焦虑时会经常感觉到气短吗？当你呼吸困难时，会感到嘴唇周围麻木和刺痛吗？（过度通气与焦虑相关）

清单 9-4　根据发病时间对呼吸困难做出的鉴别诊断

几秒-几分钟，多见于：
哮喘
肺栓塞
气胸
肺部水肿
速发型过敏反应
引起气道阻塞的异物

数小时-数天，多见于：
慢性阻塞性肺疾病的恶化
心脏衰竭
哮喘
呼吸道感染
胸腔积液
代谢性酸中毒

数周-更长时间，多见于：
肺纤维化
慢性阻塞性肺疾病
间质性肺病
胸腔积液
贫血

Ⅰ级：患者患有心脏病但活动量不受限制，平时一般活动不引起疲乏、心悸、呼吸困难或心绞痛。

Ⅱ级：心脏病患者的体力活动受到轻度的限制，休息时无自觉症状，但平时一般活动下可出现疲乏、心悸、呼吸困难或心绞痛。

Ⅲ级：心脏病患者体力活动明显限制，小于平时一般活动即引起上述的症状。

Ⅳ级：心脏病患者不能从事任何体力活动。休息状态下也出现呼吸困难的症状，体力活动后加重。

但实际中通过询问行走的距离或者爬楼梯的情况更容易明确导致呼吸困难的运动量。

与喘息相关的呼吸困难提示呼吸系统疾病可能，比如哮喘或者慢性阻塞性肺疾病（COPD，清单 9-5），呼吸困难的持续时间和变异性很重要。

清单 9-5　慢性阻塞性肺疾病的特点

病史
吸烟史
呼吸困难、喘息

体格检查
呼吸频率加快
缩唇呼吸
嘴唇发绀
身体前倾-双臂放在膝关节上
肋间隙增宽、桶状胸、明显的气管牵拉

- 在几周、几个月或几年的时间里逐渐恶化的呼吸困难可能是由于间质性肺病（ILD）。
- 起病较急的呼吸困难可能是由急性呼吸道感染（包括支气管肺炎或大叶性肺炎）或肺炎（可能是传染性的或继发于过敏反应）引起的。
- 每天甚至每小时都发生不同类型的呼吸困难提示诊断为哮喘。
- 与剧烈胸痛相关的快速发作的呼吸困难提示气胸（清单 9-6）。
- 呼吸困难被患者描述为"缺一口气"或是"缺氧"感并伴有叹息则提示焦虑。
- 中度运动时出现的呼吸困难可能是由于肥胖和缺乏身体锻炼（"去适应"，一种常见的现象）。

清单 9-6　突发性呼吸困难的鉴别诊断

存在胸痛症状时,常见于:

气胸

胸膜炎/肺炎

肺栓塞

胸痛消失时,常见于:

肺水肿

代谢性酸中毒

肺栓塞

出现胸部中央疼痛,常见于:

心肌梗死和心力衰竭

大的肺栓塞

存在咳嗽和喘息症状,常见于:

哮喘

支气管吸入刺激物

慢性阻塞性肺疾病(COPD)

喘息

在呼吸的过程中,许多情况会导致从胸部(而不是喉咙)发出持续的口哨声。这些疾病包括哮喘或慢性阻塞性肺疾病、毛细支气管炎等感染性疾病以及异物或肿瘤引起的气道阻塞。喘息通常在呼气时达到最大,并伴有较长时间的呼气。这需要喘鸣声区分开来(见下文),喘鸣声与此类似,但在气管上方声音最大,并在吸气时出现。

胸痛

呼吸系统疾病引起的胸痛通常与心肌缺血引起的胸痛不同。胸膜壁层有疼痛纤维,可能是呼吸疼痛的来源。胸膜疼痛的特征是尖锐的胸膜性疼痛,并因深吸气和咳嗽而加重。它通常位于胸部的一个区域。多见于:大叶性肺炎、肺栓塞和梗死、气胸,常与呼吸困难有关。突然发作的胸痛和呼吸困难是非常紧急的,因为这些情况如果不及时治疗可能会危及生命。

其他表现症状

细菌性肺炎是一种急性疾病,在胸痛和呼吸困难开始前短时间(数小时)出现前驱症状(发热、不适和肌痛)。

病毒性肺炎可能存在一个较长的前驱症状,患者可能偶尔在夜间出现发热。

呼吸系统疾病应始终考虑结核、肺炎和淋巴瘤。偶尔肺结核患者会在夜间出现盗汗。

声音沙哑或发音困难(声音异常)有时可被认为是呼吸系统症状。它可能是由于声带暂时性充血(喉炎),声带肿瘤或喉返神经麻痹。

睡眠呼吸暂停是在睡眠期间周期性停止呼吸的频率增加。患者有阻塞性睡眠呼吸暂停(OSA,在睡眠过程中气流停止至少 10s,有时超过 2min)通常表现为白天嗜睡、慢性疲劳、早晨头痛、人格障碍。

鼾声在夜间睡眠中非常恼人,却很常见,对于睡眠呼吸暂停的患者来说夜间窒息或喘息则是一个更可靠的信号($LR = 3.3$)[2]。这些患者往往有肥胖和高血压。Epworth 睡眠量表可以量化睡眠呼吸暂停的严重程度(清单 9-7)。中枢性睡眠呼吸暂停(膈肌病变)的患者也可能出现嗜睡,但不会过度打鼾(表 9-4)。

有些患者发生焦虑时,其呼吸频率和深度增快,也就是换气过度。其结果是二氧化碳潴留和碱中毒发生——即血液 pH 值的升高。这些患者的主诉可能是不同类型的呼吸困难,大部分表现为吸气比呼气困难得多。碱中毒会导致手指和嘴唇周围感觉异常、头晕目眩、胸痛和一种即将崩溃的感觉。

清单 9-7　Epworth 睡眠量表

"在下面这种情况下,你容易睡着吗?"*

0,没有

1,微小的机会

2,中等机会

3,高概率

- 坐着阅读
- 看电视
- 在会议上还是在剧院里
- 作为一名乘客在一辆行驶超过一小时的汽车上
- 下午会躺下休息一会
- 坐着和某人说话
- 午餐后安静地坐着(不喝酒)
- 开车时遇到红灯停车

*正常分值 0~9 分,严重的睡眠呼吸暂停分值在 11~20 分。

表 9-4　不正常的呼吸方式	
呼吸类型	病因
睡眠呼吸暂停——气流停止超过 10s，每晚睡眠期间超过 10 次	阻塞性（如肥胖伴上呼吸道狭窄、扁桃体肿大、肢端肥大症或甲状腺功能减退患者咽部软组织改变）
陈-施 呼 吸（Cheyne-Stokes breathing）*——呼吸暂停期（与意识水平降低有关）与呼吸暂停期交替发生（平均持续 30s，与躁动有关）；这是由于骨髓化学感受器对血气变化反应的延迟	左心室衰竭脑损伤（如外伤、脑出血）高海拔
库式呼吸（Kussmaul breathing）——由于呼吸中枢的刺激而产生的深而快的呼吸	代谢性酸中毒（如糖尿病、慢性肾衰竭）
过度通气——可导致碱中毒、手足抽搐和口周麻木感	焦虑
共济失调型呼吸（Biot breathing）†——时间及深度不规律的呼吸	脑干损伤
呼吸暂停——吸气后暂停呼吸	大脑（脑桥）损伤
反常呼吸——腹部吸气时向内吸气（通常由于膈肌下降而向外收缩）	膈肌麻痹

* John Cheyne（1777—1836），在都柏林工作的苏格兰医生，他在 1818 年描述了这一体征。

† Camille Biot（1878—1936），法国医生。

目前的治疗

重要的是要了解患者正在使用什么药物（清单 9-8），多久服用一次，是吸入型或是吞咽下去。患者以前和现在的药物治疗可以给目前的诊断提供线索。支气管扩张剂和吸入类固醇用于慢性阻塞性肺疾病和哮喘。患者使用支气管扩张剂的频次增多，说明哮喘的控制情况较差，需要对治疗方案进行调整。

慢性呼吸系统疾病，包括结节病，过敏性肺炎和哮喘，可能已经用口服激素治疗。口服激素可能易患肺结核或肺孢子虫肺炎。患有慢性肺疾病，如囊性纤维化或支气管扩张症的患者往往非常了解他们自己的治疗方法，并能知晓各种各样的物理疗法，这对于保持气道畅通至关重要。

了解是否已经开了家用氧疗的处方。可以使用制氧机或氧气瓶，氧气通过面罩或鼻导管供养。

> **清单 9-8　药物和肺**
>
> **引起咳嗽的药物**：ACE 抑制剂，β-肾上腺素受体阻滞剂
> **引起喘息的药物**：β-肾上腺素受体阻滞剂，阿司匹林（阿司匹林过敏），其他非甾体类药物，他莫昔芬、双嘧达莫、硫酸吗啡、琥珀酰胆碱
> **引起肺间质病变（肺纤维化）的药物**：肼屈嗪，抗肿瘤坏死因子（anti-TNF）-α-肾上腺素受体阻滞剂，博来霉素，呋喃妥英，甲氨蝶呤
> **引起肺栓塞药物**：雌激素，他莫昔芬，雷洛昔芬
> **引起非心源性肺水肿的药物**：氢氯噻嗪
> **引起胸膜疾病/积液的药物**：呋喃妥英，苯妥英钠，氢奥沙普秦（诱导全身红斑狼疮），甲氨蝶呤，二甲麦角新碱
>
> ACE，血管紧张素转化酶。

流速通常为每分钟 2L 或更高，在某些情况下，可 24h 供氧。目前有便携式氧气瓶和可充电便携式制氧机。家用氧疗费用较贵，且需要严格的处方规定。通常动脉血气测量显示血氧浓度低才能给予氧疗。为了安全起见，使用氧疗时禁止吸烟。

肺康复课程现在是慢性肺部疾病患者的常用处方，它们包括关于如何处理慢性呼吸系统症状的分级锻炼计划。看看这是否被推荐过，是否有帮助。

几乎每一类药物都能产生肺毒性。包括：

- 口服避孕药引起的肺栓塞
- 细胞毒性药物（如甲氨蝶呤、环磷酰胺、博来霉素）引起的肺间质病变
- β-肾上腺素受体阻滞剂或非甾体抗炎药（NSAID）引起的支气管痉挛
- ACE 抑制剂引起的咳嗽

一些已知会引起肺部疾病的药物可能不会被患者提及，因为他们：

- 可能违法（如可卡因）
- 偶尔重复使用（如氢氯噻嗪）
- 可以非处方买到（如色氨酸）

或

- 不是口服剂型（如替莫洛尔、β-肾上腺素受体阻滞剂眼药水治疗青光眼）

因此，临床医生需要对这些类型的药物进行专门的询问。

既往史

应该询问患者以前的呼吸系统疾病，包括肺炎、肺结核或慢性支气管炎，或以前关于患者的胸部 X 线异常的报告等。还有如支气管镜，肺活检和

胸腔镜等令人难忘的呼吸道检查。肺功能测定法，包括或不包括哮喘的激发试验，都可能已经进行了。许多严重哮喘患者会进行他们自己的常规峰值血流测试。询问这些调查的结果。获得性免疫功能丧失综合征（AIDS）患者发生肺孢子虫肺炎和包括肺结核在内的其他胸部感染的风险很高。

职业史

职业史的询问非常重要，包括既往及现在的职业（表 9-5）[3]。职业性肺病或肺孢子虫病通过破坏肺泡和小气道而引起肺间质病变。需要了解有无长时间接触某些受到严格限制的物质。吸烟史在这些患者中也需要重视。最常见的职业性肺病是哮喘。询问关于暴露在采矿行业和工厂的粉尘情况：包括：石棉、煤、二氧化硅、锡氧化物、棉、铍、氧化钛、银、二氧化氮和酸酐等。过度接触石棉可导致石棉沉着病（清单 9-9），但即使是轻微的暴露也会导致间皮瘤（胸膜的恶性疾病）。患者可能不知道其职业涉及接触危险物质；例如，直到 25 年前，制造绝缘电缆和板的工厂经常使用石棉。接触石棉可导致石棉沉着病、胸膜斑块、间皮瘤或 30 年后的肺癌。接触石棉人员的亲属在接触工作服时可能会接触到石棉。只有非常小的接触才会导致疾病的发生（尽管只有一小部分接触者会导致疾病），有时还需要大量的调查工作来确定接触源。作为一项公共卫生问题，找到接触源可能很重要。

表 9-5　职业性肺病

引起物	疾病
煤炭	煤工肺尘埃沉着病
硅	硅肺病
石棉	石棉沉着病
滑石	滑石肺

清单 9-9　石棉可能的职业暴露情况

石棉开采，包括矿工的亲属
海军造船厂的工人和水手——管道的外壳
建筑者——纤维板中的石棉（切割或钻孔时释放出的颗粒）
工厂工人——制造纤维板，刹车片，一些纺织品
建筑维修工人——石棉绝缘
房屋拆迁工人
家里装修
紧急工作人员——清理水灾和火灾后

工作或家庭接触包括鸟类在内的动物也与此有关（如 Q 型热或鹦鹉螺病，这是从动物身上感染的传染病）。

暴露于有机粉尘可引起局部免疫应答的有机抗原，并导致广泛牙槽炎过敏。在接触病毒的几个小时内，患者就会出现类似流感的症状。这些通常包括：发热、头痛、肌肉疼痛、无喘息呼吸困难、干咳。罪魁祸首抗原可能来自发霉的干草、加湿器或空调等（表 9-6）。

表 9-6　过敏性肺泡炎的来源

疾病	来源
鸟类爱好者肺	鸟的羽毛和排泄物
农民肺	发霉的干草或稻草（烟曲霉）
棉屑沉着病	棉或麻粉
奶酪工人的肺	发霉干酪（曲霉菌）
麦芽工人的肺	发霉麦芽（曲霉）
空调热	空调（嗜热放线菌）

最重要的是了解患者在工作时实际做了什么，接触的时间，使用的防护设备，以及其他工人是否生病。周末症状的改善是职业性肺病，特别是职业性哮喘存在的重要线索。这可能是由于暴露于喷漆或塑料或焊接烟雾的结果。

个人史/社会史

吸烟史必须常规询问，因为它是慢性阻塞性肺疾病[4]和肺癌的主要原因（清单 1-2）。它还会增加间质性肺病、自发性气胸和肺出血肾炎综合征的风险。有必要询问患者每天吸几包烟和吸了多少年的烟。应该估计每包烟可以抽多久（参见第 1 章）。职业可能进一步影响吸烟者；例如，吸烟的石棉工人患肺癌的风险特别高。被动吸烟现在被认为是一种严重的肺部疾病的风险，患者应该被询问在家里和工作单位有关暴露在二手烟环境的情况。

许多呼吸系统疾病是慢性的，可能会影响工作和锻炼的能力，也会影响正常的家庭生活。在某些涉及职业性肺病的病例中，可能有补偿患者的问题：

- 询问这些问题以及患者是否参与了肺康复计划。
- 居住条件可能不适合于运动耐力有限或患有传染病的人。
- 询问患者的酒精消耗量。饮酒过量有时会导致

吸入性肺炎,而酗酒者更有可能发展为肺炎球菌或克雷伯菌肺炎。

- 静脉注射毒品的人有患肺脓肿和与毒品有关的肺水肿的危险。
- 不安全的性行为或静脉注射毒品使用史可能与人类免疫缺陷病毒感染风险增加和易受感染有关。

这些信息可能会影响是否建议在家治疗或在医院治疗的决定。

家族史

家族病史哮喘或其他特应性疾病,囊性病变,肺癌或肺气肿应引起重视。例如,α_1 抗胰蛋白酶抗体缺乏是一种遗传性疾病,这种遗传病极易发展为肺气肿。家族感染结核病史也很重要。许多肺部疾病可能与家族或遗传有关。这些包括肺癌和肺动脉高压。

要点小结

1. 仔细的病史询问往往有助于确定呼吸困难是由心脏系统还是由呼吸系统引起的。

2. 可根据吸烟史作出慢性阻塞性肺疾病的诊断。

3. 仔细地询问职业史对呼吸系统评估比其他身体系统评估更重要。

4. 一个吸烟者发生咯血——必须排除肺癌。

5. 服用药物史,是肺部疾病的重要诱因。

6. 患有呼吸困难的焦虑患者经常描述自己无法呼吸。他们的症状通常在休息时出现。

OSCE 复习题——呼吸系统

1. 患者胸片上发现阴影。请做呼吸系统和职业史的检查。

2. 患者,哮喘病。请了解其病史。

3. 患者女性,请看看其病史是否与慢性阻塞性肺疾病一致。

4. 患者女性,咳嗽。请询问其呼吸病史。

5. 患者男性,请评估其可能的睡眠呼吸暂停。

（姜蕾　译）

参考文献

1. Schmitt BP, Kushner MS, Wiener SL. The diagnostic usefulness of the history of the patient with dyspnea. *J Gen Intern Med* 1986; 1:386–393. History alone was correct three out of four times when deciding the cause of dyspnoea in defined circumstances.

2. Myers KA, Mrkobrada M, Simel DL. Does this patient have obstructive sleep apnoea?: The Rational Clinical Examination systematic review. *JAMA* 2013; 310(7):731–741.

3. Anonymous. Obtaining an exposure history. Agency for Toxic Substances and Disease Registry. United States Department of Health and Human Services, Public Health Service, Atlanta, Georgia. *Am Fam Phys* 1993; 48:483–491.

4. Broekhuizen BD, Sachs AP, Oostvogels R et al. The diagnostic value of history and physical examination for COPD in suspected or known cases: a systematic review. *Fam Pract* 2009; 26(4):260–268. Items of diagnostic value for COPD included a history of dyspnoea, wheezing and smoking. Items of value on examination included audible wheezing and forced expiratory time. However, the data were heterogeneous.

第 10 章

呼吸系统检查

我倒是愿意，可是我的肺功能已经衰竭，说话的能力完全丧失了。

——莎士比亚，Henry Ⅳ 第 2 部分

检查解剖

肺是成对的不对称器官，被肋骨、椎骨和膈构成的腔体保护。肺的表面被脏层胸膜覆盖，一层薄薄的膜，类似的外层（壁层胸膜）覆盖在肋骨上。这些膜被一薄层液体隔开，使肺部在呼吸过程中自由活动。肺部和胸膜本身的各种疾病，包括感染和恶性肿瘤，可导致胸膜腔积液（一种胸膜渗出物）（图 10-1）。

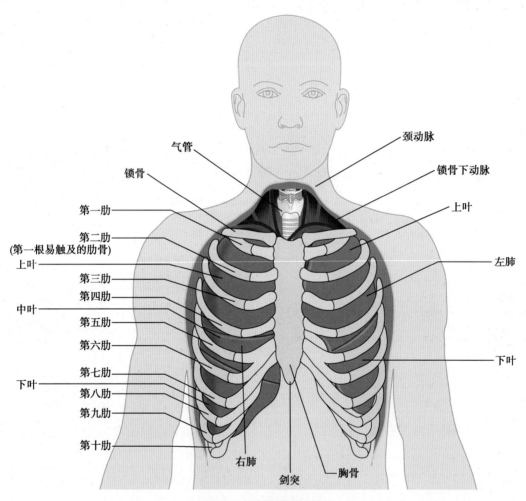

图 10-1 肺部基础解剖

心脏、气管、食管、大血管和神经位于两肺之间，构成称为纵隔的结构。左肺动脉和右肺动脉供应各自肺的血液。气体交换发生在肺泡周围的肺毛细血管，而肺泡是位于末梢细支气管之外的微小气囊。氧合血通过肺静脉回流到左心房。肺循环的异常，如由心力衰竭或肺动脉高压引起的肺静脉压力升高，可干扰气体交换。

心脏的位置，其心尖指向左边，意味着左肺小于右肺，左肺只有两叶，由斜裂分开。右肺具有水平（上）和斜（下）裂隙，将其分成三叶（图 10-2）。

128

Lobes of the lung.

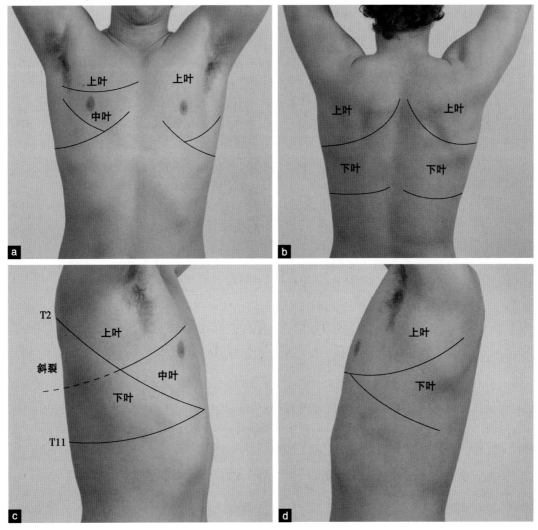

图 10-2 （a）前叶。（b）后叶。（c）右肺叶。（d）左肺叶

呼吸肌包括膈（膈上面是肺的基底部），还有肋间肌肉。在吸气时，膈肌变平，肋间肌肉收缩以提升肋骨，胸腔内压力下降，空气在大气压下进入肺部。

呼气是由肌肉的弹性回位引起的被动过程。肺功能或结构的异常可能改变呼吸的正常解剖和生理，例如肺过度膨胀［慢性阻塞性肺疾病（COPD）］。肌肉和神经系统疾病也会对肌肉功能产生不良影响，而脑桥和延髓呼吸中枢的呼吸控制异常会干扰正常的呼吸模式。

在呼吸系统检查期间，要记住肺部的表面解剖结构，并试图确定哪些肺叶受到影响。

患者体位

患者应该穿脱衣服到腰部[1]。当胸部未被检查时，女性应该穿长袍或有毛巾或衣服覆盖乳腺。如果患者没有严重的疾病，检查可能很容易，患者可以坐在床的边缘或椅子上。

一般外观检查

如果患者是住院患者，在床上仔细检查鼻导管或面罩，计量吸入器（喷雾器）和其他药物。在开始详细检查之前，再仔细检查以下体征。

呼吸困难

观察患者休息时呼吸困难的体征。计算呼吸频率，休息时的正常速率每分钟不应超过 25 次（正常范围 16~25 次/min）。14 次/min 的呼吸频率可能过低，正常人的呼吸频率可达 25 次，平均每分钟呼吸 20 次。传统的方法是在计算脉搏的同时，计算呼吸频率。呼吸频率是自主神经直接控制下的唯一的生命体征。呼吸急促是指呼吸频率每分钟大于 25 次。呼吸过缓是指每分钟低于 8 次的呼吸频率,与镇静和不良预后相关。在正常放松状态的呼吸过程中,膈肌是唯一活动的肌肉,并且仅在吸气时活动,呼气是被动的过程。

慢性阻塞性肺疾病的特征

检查是否正在使用呼吸辅助性肌肉,这是呼吸强度增加的标志。COPD[①]是一种呼吸强度增加的重要病因。呼吸辅助性肌肉包括胸锁乳突肌、颈阔肌和颈部的带状肌。其特征在于,吸气时辅助肌肉引起肩部上抬,并通过增加胸部扩张来辅助呼吸。气道阻塞患者在呼气时可能出现腹肌收缩。重度COPD患者吸气时,常有肋间隙和锁骨上间隙的凹陷。这是由于肺容积增加延迟及胸腔负压引起的。

在某些情况下,呼吸模式有助于疾病的诊断(表9-4)。检查缩唇呼吸,这是严重的慢性阻塞性肺疾病患者的特征。这种动作可以减少患者的呼吸困难,可能是通过提供持续的正气道压力,并有助于防止呼气时气道塌陷。

严重的慢性阻塞性肺疾病患者可能觉得俯身向前,手臂放在膝关节上更舒适。这个位置压迫腹部并将膈肌向上推。这样可部分恢复其正常胸廓圆桶形状,并提高其吸气时的有效性。在吸气时,膈肌运动的增加可能导致气管向下移位-气管牵引(这也是严重哮喘的体征,尤其是儿童多见,参见第37章)[②]。

发绀

中枢性发绀最好通过检查舌来判断。舌部检查(舌诊)可用来鉴别中枢性与外周性发绀。严重的肺部疾病可引起通气-血流比值失调(如肺炎、COPD和肺栓塞),可能导致动脉血氧饱和度降低和中枢性发绀。当毛细血管血中脱氧血红蛋白的绝对浓度为50g/L时,发绀变得更为明显。当正常血红蛋白水平的人,动脉血氧饱和度低于90%时,发绀通常是明显的。因此,中枢性发绀是严重低氧血症的体征。在贫血患者中,只有达到更大程度的低动脉血氧饱和度,才发生发绀。没有明显的发绀不排除缺氧。在良好的(特别是荧光)照明条件下,发绀的检测要容易得多,如果患者的床被粉红色的窗帘包围,容易导致误诊。

[①]　在命名上发生了许多变化,目前专家们已经公认了该名称的唯一性。慢性阻塞性肺疾病(COLD)包括肺气肿、慢性支气管炎、慢性阻塞性肺病和慢性气流受限(CAL)。这个术语基本已经固定了(至少现在)。慢性阻塞性肺疾病的诊断取决于临床、影像学和肺功能评估。可能包含所说的慢性支气管炎和肺气肿。

[②]　当气管随动脉搏移动时,该征提示胸主动脉的动脉瘤,这是气管牵曳的首要含义。

咳嗽特点

咳嗽是对上气道或支气管黏膜下层感觉感受器刺激的保护性反应。请被检查者咳嗽几声,如果缺乏通常的爆破性声音,可能表明声带麻痹("牛"咳嗽)。一次沉闷、气喘、无效的咳嗽提示阻塞性肺部疾病。一次容易的排痰性咳嗽,表明由于慢性支气管炎,肺炎或支气管扩张引起的过多支气管分泌物。胸部感染、哮喘或支气管癌,或者伴有左心衰竭或间质性肺疾病(ILD),可能会引起干燥、刺激性咳嗽。这也是血管紧张素转化酶(ACE)抑制剂药物引起咳嗽的典型特征。吠叫或哮吼性咳嗽可能提示上呼吸道有问题-咽喉或百日咳感染。

痰液

应检查痰液。痰液的研究是化验必不可少的一部分。应记录颜色、体积和类型(脓性、黏液性或黏液脓性)和有无血的存在。

喘鸣

喉或气管的阻塞(胸外气道)可能会引起喘鸣、刺耳的声音或嘎嘎的声音。这可能是由于异物、肿瘤、感染(如会厌炎)或炎症(清单10-1)引起的,这是一个需要紧急关注的体征。

清单 10-1　导致成人喘鸣的重要原因

突然发作(分钟)
速发型过敏反应
吸入有毒气体
急性会厌炎
吸入异物
逐渐发作(天、周)
喉部或咽部肿瘤
环杓关节的类风湿关节炎
双侧声带麻痹
气管癌
气管旁淋巴结压迫
气管切开或插管后出现肉芽肿

声音嘶哑

听到患者的声音嘶哑(发音困难),可能表明喉返神经麻痹、肺癌(通常是LFT侧),或喉癌。然而,最常见的原因是喉炎和治疗哮喘的吸入性糖皮质激素的应用。非呼吸性原因包括甲状腺功能减退。

手

像往常一样,详细的检查从手开始。

杵状指

杵状指可见于 80% 的呼吸系统疾病(图 10-3,表 5-1)。与杵状指具有重要联系的一种罕见的疾病是肥厚性肺骨关节病(HPO)。HPO 的特征是在长骨远端、手腕、脚踝、掌骨和跖骨远端存在骨膜炎症。手腕及其他相关部位有肿胀和压痛。很少有 HPO 不发生杵状指。HPO 的病因包括原发性肺癌和胸膜纤维瘤。重要的是要注意到 COPD 不会导致杵状指。

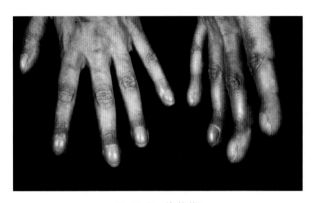

图 10-3　杵状指

染色

检查手指的染色(实际上是由焦油引起的,尼古丁是无色的),这是吸烟的迹象(图 3-18)。染色密度并不表明吸烟的数量,而是取决于香烟放在手上的位置。

衰弱

T1 神经根下躯干周围的肺肿瘤压迫和浸润,会导致手部小肌肉的萎缩和手指外展的无力。

脉搏

心动过速和奇脉是重症哮喘的重要体征。心动过速是用 β-兴奋剂治疗哮喘的常见副作用,并伴有呼吸困难或缺氧。

扑动性震颤(扑翼样震颤)

让患者张开双臂背屈手腕,伸展手指。间隔 2~3s 就发生扑动性震颤,可能存在严重的二氧化碳潴留,这通常是由于严重的慢性阻塞性肺疾病所致[2],导致不能保持姿势。扑翼样震颤[①]也可以通过让患者伸出舌或抬起腿,让脚保持向后弯曲来证实。然而,这是一个晚期表现或是不可靠的表现,因为这也可以发生在肝或肾衰竭的患者。严重 CO_2 潴留的患者可能存在判断混淆,典型者出现外周温暖和洪脉。

脸

鼻子位于面部中央。在这个位置,让患者把头向后仰,可以容易地检查鼻子的内部和外部(参见第 42 章)。可能需要用鼻镜打开鼻孔,用手电筒提供光源。检查息肉(与哮喘相关)、充盈的鼻甲(各种过敏性疾病)和偏斜的鼻中隔(鼻塞)。

正如已经讨论过的,看看中央发绀的舌。在口中检查:

- 上呼吸道感染的证据(红色的咽部和扁桃体肿大,有或没有脓液)。
- 咽部的"狭窄",与睡眠呼吸暂停有关;它意味着腭咽腔减小,这是软腭、扁桃体和舌背之间的空间。
- 断牙或残齿残端,可导致肺脓肿或肺炎。
- 严重的牙周病,易患肺脓肿。

在夜间使用睡眠呼吸暂停面罩的人,通常会从脸上的面罩和眼睛周围水肿上留下痕迹。他们往往存在肥胖,短脖子和狭小的咽部;有时上颌骨和下颌骨出现回缩(下颌骨)。

鼻窦炎触诊时提示鼻窦有压痛(参见第 42 章)[3]。

看看吸烟患者的脸,呈现红色、皮革、发皱的皮肤。如果存在上腔静脉阻塞,可能会有面部多血症或发绀。检查阻塞性睡眠呼吸暂停的特征(见上文)。

检查眼睛以发现罕见的霍纳综合征(Horner syndrome)[②](瞳孔缩小,部分上睑下垂和出汗)的证据,这可能是由于肺尖部的肺癌[肺上沟瘤(Pancoast tumor)[③]]压迫颈部交感神经。面部可能有硬皮病或结缔组织病的皮肤改变。

---

① 这个词来源于希腊单词 sterigma,意思是支持,指的是扑动震颤。
② Johann Horner(1831—1886),苏黎世眼科教授,在 1869 年描述了这一综合征。
③ Henry Khunrath Pancoast(1875—1939),宾夕法尼亚大学的放射学教授,在 1932 年描述了这一点。

气管

气管的位置是最重要的,并且应该花费时间仔细地检查。这个检查对患者来说会不舒服,所以动作必须轻柔。从患者前面,用自己右手示指,在胸骨上切迹向上和向后推动,直到感觉到气管(图 10-4)。如果气管移位到一侧,其边缘而不是其中间将被触及,一侧较对侧存在更大的空间。在正常人中,轻微的向右移位相当普遍。气管的显著位移提示但不特指肺上叶的疾病(清单 10-2)。

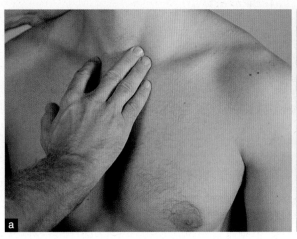
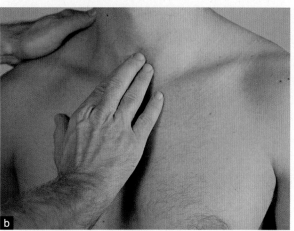

图 10-4　感觉气管的位置,每一侧都应该有类似的间隙

清单 10-2　气管移位的原因

1. 靠近肺部病变的一侧
   上肺叶塌陷
   上肺叶纤维化
   全肺切除术
2. 远离肺部病变的一侧
   (罕见)
   大量胸腔积液
   张力性气胸
3. 上纵隔肿块,如胸骨后甲状腺

当手指头放在气管上,感觉它随着每一次吸气向下移动时,气管牵引就表现出来了。这是由于气流阻塞导致胸部严重扩张的体征。气管的这种运动是可见的,当怀疑慢性阻塞性肺疾病时,花费时间检查气管是值得的。

如果患者出现呼吸困难,怀疑使用副呼吸肌时,将手指放在锁骨上窝。

当斜角肌被使用,可以感觉到在手指下收缩。甚至更严重的呼吸困难也会导致肩峰肌的使用。他们的收缩,在吸气时也很容易感受到。长时间使用这些肌肉会出现疲劳,是呼吸衰竭预兆体征。

胸部

胸部应通过检查、触诊、叩诊和听诊进行前后检查[4]。检查每一处都要进行左右两侧比较。

检查

胸部形状与对称性

当前后径(AP)较横向直径增加时,胸部被描述为桶形(图 10-5)。AP 直径与横向直径的增加

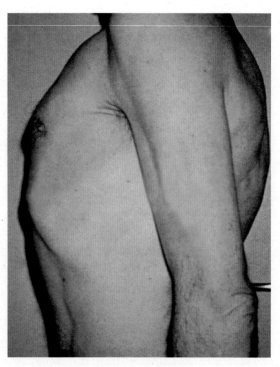

图 10-5　桶状胸

超过 0.9 的胸廓比率是异常的,常见于重度哮喘或肺气肿患者。它并不总是可靠的严重肺部疾病指征,可能存在于正常老年人。当瘦的人腹部相对较小时,有时容易混淆。

漏斗胸是一种发育性缺陷,为胸骨下端的局部凹陷(图 10-6a)。通常只是影响美观,但在严重的情况下,肺活量可能受到限制。

鸡胸是局部突起(胸骨和肋软骨的向外弓形;图 10-6b)。它可能是慢性儿童呼吸道疾病的表现,多由于膈肌的反复强烈收缩,而胸部仍然柔韧所致,也见于佝偻病[1]。

哈里森[2]沟是位于膈肌附着处的肋骨受牵拉而内陷,它可能是由儿童哮喘或佝偻病引起的。

脊柱后凸是指脊柱向前弯曲,脊柱侧凸是侧向

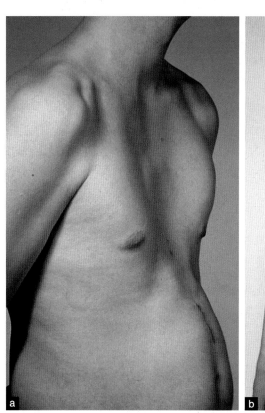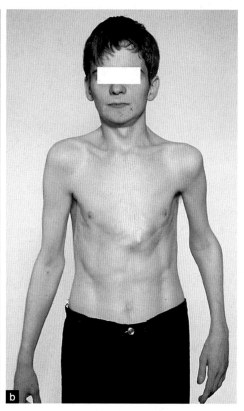

图 10-6　(a)漏斗胸(凹陷胸)。(b)鸽胸(鸡胸)

弯曲。脊柱侧凸可导致不对称的胸部畸形,它可能是特发性(80%),继发于脊髓灰质炎或与马方综合征相关。老年人或糖皮质激素患者常因胸椎椎体楔状骨折而出现。严重胸廓后凸可减少肺活量,增加呼吸做功。

胸壁病变可能是明显的。从以前的胸部手术或胸腔引流管的瘢痕,检查以前气胸或胸腔积液。肺切除术(肺切除术)或肺叶切除术(肺叶切除术)胸上会留有瘢痕。三个 2~3cm 的瘢痕表明以前做过胸腔镜手术,胸腔镜手术可以进行淋巴结活检、肺减张手术或胸膜固定术。胸廓成形术导致严重的胸部畸形;该手术用于肺结核,并在胸部一侧切除大量肋骨,以实现受影响的肺的永久性塌陷。

由于有效的抗结核化疗药物的出现,该术式已被淘汰。

放疗可引起照射区皮肤红斑和增厚。异常皮肤与正常皮肤之间有明显的界限。可能存在小的文身标记,提示照射区域的界限。放疗的迹象通常表明,患者已是肺癌或乳腺癌治疗后,或少部分的淋巴瘤治疗后。

皮下气肿是触摸胸部或颈部皮肤,出现一种噼啪作响的感觉。经检查,胸壁和颈部常有弥漫性肿胀。这是源于肺部的空气所致,通常是气胸引起的,不太可能发生食管或纵隔气肿(纵隔空间内的空气)。上腔静脉阻塞患者可见静脉显露。重要的是确定血流方向。

---

[1]　儿童期维生素 D 缺乏引起的骨疾病。
[2]　Edward Harrison(1766—1838),林肯的英国全科医生,1798 年描述了佝偻病畸形。伦敦医生 Edwin Harrison(1779—1847)对此也进行了描述。

应注意观察胸壁的运动方式,检查前后壁运动的不对称性。站在患者后部,在适量强度呼吸期间,向下观察锁骨,可以最佳观察到肺上叶扩张的情况(图10-7)。运动减弱表明存在肺病可能。受影响侧会显示运动延迟或减少。其次应检查胸部,以评估下叶扩张情况。

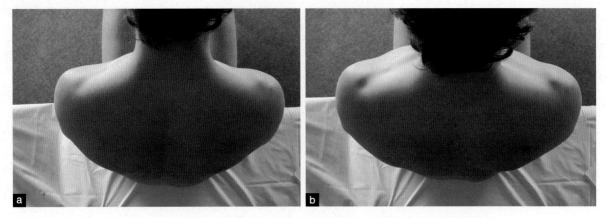

图 10-7   检查肺上叶扩张。(a)呼气。(b)吸气——注意锁骨的对称性抬高

一侧胸壁运动减少可能是由于局部肺纤维化、肺泡融合、肺泡塌陷、胸腔积液或气胸。

双侧胸壁运动减少表明弥漫性异常,如 COPD 或弥漫性间质性肺疾病(ILD)。当胸膜炎性胸痛或肋骨骨折等损伤时,可能会出现胸壁单侧运动减弱或夹板固定。

当患者仰卧时,检查吸气过程中腹部的反常向内运动(提示膈肌麻痹)。

触诊

胸部扩张

把双手紧紧地放在患者的胸壁上,手指在胸部两侧伸展开。两个拇指几乎在中线上相对,从胸部稍微抬起,这样它们就可以自由地随着呼吸运动(图10-8)。当患者进行大呼吸时,拇指应该对称

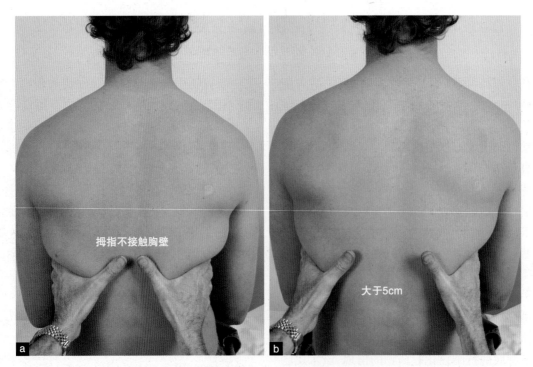

拇指不接触胸壁

大于5cm

图 10-8   下叶扩张触诊。(a)呼气。(b)吸气

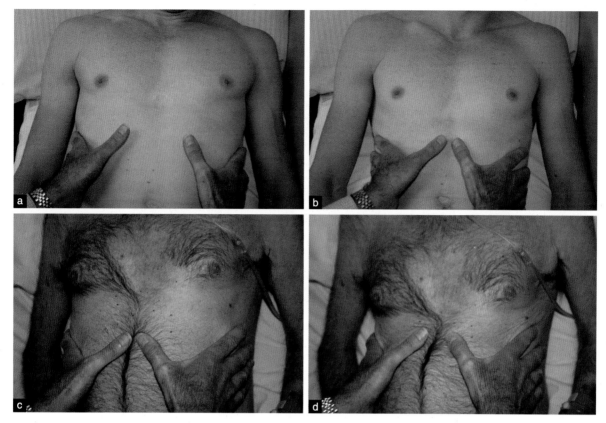

图 10-9 　(a)正常吸气。(b)正常呼气。(c)Hoover 吸气。(d)Hoover 呼气

地移动至少 5cm。一侧扩张缩小表明一侧病变。原因前面已经讨论过了。

如果怀疑 COPD,可以寻找 Hoover[①] 标志(图 10-9)。用手沿着肋缘,拇指靠近剑突,通常吸气会使他们分开,但慢性阻塞性肺疾病患者过度膨胀的胸部导致不能这样扩张,横膈将肋骨和拇指拉得更近[5]($LR+=4.2$)[6]。

从后面用这种方法评估下叶扩张。当胸部重复这个动作时,上叶和中叶的扩张是可能的,但最好通过检查来判断。

心尖冲动

当患者躺下时,评估心尖冲动的位置可能是有帮助的,因为对病变侧的移位可能是由下叶的塌陷或局部 ILD 引起的。胸腔积液或张力性气胸可引起心尖冲动远离肺损伤侧。当继发于 COPD 的胸部过度扩张时,心尖冲动常常是不可触及的。

语音(触觉)震颤

当患者说话(或唱歌)时,检查者的手在患者

的胸壁上感觉到一种明显的振动。当患者重复"九十九"时,用手掌触诊胸壁。前胸和后胸各有两个可比较的位置,一只手掌放在胸部的一侧。以这种方式,可以检测胸壁上的振动差异。该体征可能不容易解释,观察者间具有相当大的差异,这取决于在患者说话时,检查者对双手振动变化的识别,现在它不再是常规检查的一部分。

要认识正常与异常的区别,就需要反复实践。男性语音震颤更为明显,因为他们声音低沉。如果发现一侧震颤不同,提示异常可能,正常人一般不存在(高音或厚胸壁)。语音震颤与声带共振的原因相同。

肋骨

轻轻压迫胸壁前后侧壁。局部疼痛提示肋骨骨折,这可能是继发于外伤、自发的肿瘤侵犯、骨疾病或者是严重和长期咳嗽的结果。肋软骨交界处的压痛提示肋软骨炎可能。

局部淋巴结

必须检查腋窝、颈部和锁骨上淋巴结(参见第 21 章);它们可能因肺部恶性肿瘤和感染而增大。

[①]　Charles Hoover(1865—1927),1907 年克利夫兰医学教授,描述了对非器质性肢体无力的 Hoover 测试。

叩诊

　　左手放在患者的胸壁上,手指稍微分开并与患者肋骨对齐,将中指紧紧地压在患者的胸部,使用右中指(叩诊锤)固定地敲击左手中指的中间指骨(叩诊板[①])。快速去除叩诊指,以使所产生的音符不受抑制(是否将叩诊板手指牢牢地固定在胸壁上,可能不太重要)。打击手指必须保持部分弯曲,轻松摆动运动应该来自手腕,而不是来自前臂。医生尽快学会留短的右中指甲。

　　前部、后部和腋窝的对称区域的叩诊是必要的(图10-10)。肺尖锁骨上窝的叩诊和锁骨的直接叩诊是常规检查。后背部叩诊时,肩胛骨应移开,将患者肘部向前移动到胸前部,使肩胛骨向前旋转。

胸部叩诊

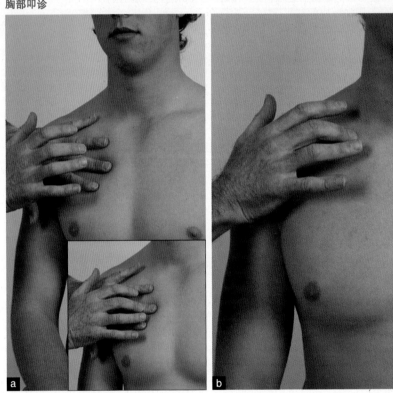

图 10-10　(a)叩诊手指固定摆放;插入:叩诊指敲击固定板指。(b)直接叩击锁骨引起上叶共振

　　叩诊音的感觉和声音一样重要。叩诊音受胸壁厚度以及下层结构的影响。在实质脏器上叩诊,如肝脏或肺实变区或塌陷区,产生浊音。在充满液体的区域(如胸腔积液)上叩诊,出现明显的浊音(实性)。对正常肺的叩诊产生清音,并在中空结构上叩诊,如肠或气胸,产生过清音。

　　在进行熟练的叩诊之前,需要进行大量的练习,尤其是在有人在场的时候。在临床检查中,通常能明显地观察到叩诊的水平,并且有利于医生工作量的计量,可反应在病房中是否有足够的工作量。

肝浊音

　　肝脏浊音的上限是通过锁骨中线前胸部叩诊来确定的。正常情况下,肝脏浊音的上水平是右锁骨中线的第六肋间间隙。如果胸部在这一水平以下出现清音,这是一种过度充气的体征,通常是由于肺气肿或哮喘引起的。这个体征在观察者间存在相当大的差异。

心脏浊音

　　肺气肿或哮喘患者,位于胸部左侧心脏浊音区通常会缩小。

---

　　①　在19世纪,这通常是一块木头、象牙或硬币,但现在总是医生的手指。

听诊

呼吸音

使用听诊器听诊胸前部和后部（图 10-11）[7-9]。

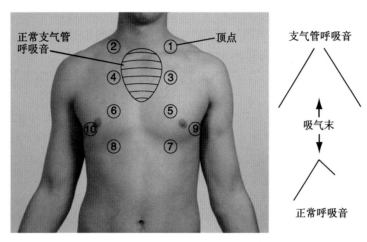

图 10-11　正常支气管呼吸音。在显示的每个区域听诊（数字代表建议的顺序）。从支气管呼吸声中区分正常呼吸音

呼吸音质量

听诊器在胸部几乎所有部位都能听到正常的呼吸音。让患者张口呼吸，避免鼻咽的声音不干扰①。在呼气期间，这些声音是在大气道中产生的，而不是在肺泡中产生的。然而，在肺部的外周，吸气声音可能就是来源于此。由于这两种声音曾经被认为是在肺泡或肺小泡中产生的，所以它们被称为湿啰音（水泡音）。他们颇有异想天开地把 Laënnec 比作树叶沙沙作响的声音。它们的强度与口里的总气流和区域气流有关。正常（肺泡）呼吸声在吸气上比呼气时更大和更长，吸气和呼气的声音之间没有间隙。

可听到大气道湍流时存在支气管呼吸音，不被肺泡过滤。支气管呼吸音具有中空、吹气的性质。它们在整个呼气过程中是可以听到的，吸气和呼气之间经常有间隙。呼气声具有比吸气声音更高的强度和音频。支气管呼吸音比所描述的更容易记忆。在正常人群中可以听到，在右上胸部后方，气管与右上支气管相连。在肺实变区可以听到这些声音，因为肺实变将主气道中的湍流声音传导到周围区域，而无须过滤。支气管呼吸音的成因如清单 10-3 所示。

要求患者经口深呼吸。两侧对比观察很重要。注意要对着腋窝听，用听诊器的胸件在锁骨上方听肺尖。听诊时必须进行一些观察。比如心脏听诊，不同的心动周期必须要考虑到。听诊注意呼吸声音的质量，呼吸声音的强度和额外的（外来的）声音存在。

偶尔，大腔的呼吸声有放大的支气管性质。这种中空的或空瓮声②的声音被比作空气穿过中空罐子顶部时听到的声音。

呼吸音强度

最好将呼吸音描述为强度正常或减弱，而不是讨论空气是否进入。空气进入肺部的部分不能直接从呼吸音中测量出来。呼吸音的不对称减少是支气管阻塞的体征，例如在呼吸音减少的一侧有癌或异物。呼吸音减少的原因包括慢性阻塞性肺疾病（尤其是肺气肿）、胸腔积液、气胸、肺炎、大肿瘤和肺萎陷。如果患者呼吸越深，呼吸音通常越更大，例如运动后。

附加（额外）音

有两种类型的附加声音：连续的（喘息）和中断的（爆裂音）。

连续的声音被称为哮鸣音。他们是异常的发现并具有音乐性质。喘息必须与呼吸周期相关。该声音可以在呼气或吸气中听到，或者两者兼而有之。哮喘病是由于反向的气道壁的连续振动，意味着明显的气道狭窄。呼气时喘息声往往更大。这是因为气道通常在吸气时扩张，在呼气时较窄。吸气性哮喘病意味着严重的气道狭窄。哮鸣音的音高（频率）各不相同。它仅由空气流速决定，与气

---

① 很多人被要求深呼吸，吸气，然后，出于某种原因，保持停止状态。虽然等待患者呼气也是呼吸的一部分，但这会浪费时间。

② 来自希腊单词 amphiphoreus，意思是一个"细脖子花瓶"。

道长度无关。在较小的支气管中产生高音的哮鸣音,并有口哨的性质,而低音喘息(有时称为鼾音)来源于较大的支气管。

哮喘病通常是由于哮喘(常常是高音)或 COPD(常常是低音)引起的急性或慢性气流阻塞的结果,其次是支气管肌肉痉挛、黏膜水肿和过多分泌物的组合。喘息是评价气流阻塞严重性的一个很差的指标。在严重气道阻塞中,由于通气量减少,空气流速降低到产生声音所需的临界水平以下,喘息可能就不存在。

一个固定的支气管阻塞,通常是由于肺癌,往往导致局部喘息,它有一个单一的音乐音符(单声道),咳嗽不明显。

喘息必须区别于喘鸣。喘息听起来与哮鸣音很类似,但在气管上更响亮,而且总是吸气(哮喘病通常发生在呼气中,但可以在吸气和呼气中发生)。

被打断的非音乐声音最好命名为爆裂音(crackle)[10,11]。对于这些声音的命名很混乱,可能是由于 Laënnec 误译的结果。一些作者把低音爆裂音说成"râles",把"高音"当作"爆裂音",但其他人却没有做出这种区分。最简单的方法是称所有这些声音为爆裂音,而且描述它们的时间和音高。爆裂音有时会出现在正常人身上,但这些爆裂音在咳嗽时更明显。

爆裂音可能是由于周围的气道末期塌陷失去稳定性造成的。在吸气压力较高的情况下,进入远端气道的空气迅速进入。这会导致肺泡突然打开,以及肺中含有分泌物的中、小支气管收缩至残余体积。柔性(扩张)的区域首先开放,然后是越来越僵硬的地区。细微和中等音高的爆裂音并不像人们曾经认为的那样,由空气通过分泌物引起,而是由小气道的打开和关闭引起的。

爆裂音的发生时间是非常重要的。早期吸气性爆裂(在吸气中期停止)提示小气道疾病,是 COPD 的特征[10]。爆裂音仅在早期吸气时才听到,且中等程度粗糙。爆裂音不同于左心衰竭的杂音,后者发生在呼吸循环以后。

晚期或泛吸气性爆裂音(pan-inspiratory)提示肺泡局限性疾病。声音性质可以是细的、中等的或粗的。细小的爆裂音被比作手指间摩擦的毛发声,或被拉开时发出的声音。它们通常是由肺纤维化(ILD)引起的。典型地,在每一次吸气中,当纤维化程度高达 14 时(COPD 为 1~4,心力衰竭为 4~9),会听到更多的爆裂音。当 ILD 变得更严重时,

爆裂音开始延伸到吸气中,并在胸部进一步听到[①]。爆裂音通常是由于左心衰竭的表现。肺泡液的存在破坏了正常分泌的表面活性剂的功能。粗爆裂音是保留分泌物池的特征,具有令人不快的咯咯声。粗爆裂音在咳嗽时会有变化,也有令人不快的咯咯声。支气管扩张是一种常见的原因,但是任何导致分泌物滞留的疾病都可能产生这些特征。肺纤维化也可能发生呼气性爆裂。

胸膜摩擦音:

当增厚、粗糙的胸膜表面随着肺的扩张和收缩而相互摩擦时,可能会听到连续或间歇的刺耳声。胸膜摩擦表明胸膜炎,可能继发于肺梗死或肺炎。很少见的情况下,胸膜恶性侵犯,自发性气胸或胸膜痛(pleurodynia)可能引起摩擦。

语音共振

当患者说话时,在胸部进行听诊可以进一步了解肺部传递声音的能力。在正常肺中,语音的低音调成分以高质量的方式听到,而高音的成分被减弱。然而,肺实变倾向于传导高频率,以致通过听诊器听到的语音具有一种敲打性质(bleating quality)(被 Laënnec[12] 称为 aegophony[②])。当一个带着颤音的患者说"嘻"的拖长音"噫"时,听起来就像"气"的拖长音一样。

增强的共振是确诊实变的一个有用的标志,但作为常规可能是不必要的。听诊胸部各个部分时,可以让患者说"九十九"。过度实变肺将变得清晰可听,而在正常肺部则声音消沉。如果语音共振,可能会听到支气管呼吸音(清单 10-3)。有时声音的共振增强到可以清楚地听到低语的程度,这叫作耳语音(whispered pectoriloquy)。

如果在听诊时发现局部异常,尝试确定所涉及的肺叶(图 10-2)。

清单 10-3 支气管呼吸音的产生原因

常见支气管呼吸音
肺实变(大叶性肺炎)
不常见支气管呼吸音
局部肺纤维化
胸腔积液(液体以上)
肺萎陷(如胸腔积液旁)
注意:大气道必须通畅

---

① 肺纤维化也可能出现呼气性爆裂音。
② 来自希腊单词 aix,意思是"山羊"。

心脏

心脏检查是呼吸系统评估的重要组成部分,反之亦然。这两个系统是密切相关的。

患者平躺,上半身置于 45°的体位,测量颈静脉压(JVP)以判定右心衰竭。接下来检查心前区。重视第二心音的肺动脉瓣听诊区成分(P2)是非常重要的。这是在左边第二肋间最容易听到的。它不应该比主动脉瓣听诊区成分更响亮,最容易在第二肋间隙听到。如果 P2 更响亮(尤其是显而易见的话),应该强烈怀疑肺动脉高压。可能是右心室衰竭或高血压的体征。肺动脉高压性心脏病(肺心病)可能是源于 COPD、ILD、肺血栓栓塞症、明显的肥胖症、睡眠呼吸暂停或严重脊柱侧凸。

腹部

因肺气肿触诊肝下垂①,或因肺癌继发肿瘤而肿大(参见第 14 章)。

其他

Pemberton 征②

让患者抬起头,等待 1min[13]。注意满月脸、发绀、吸气鸣音和颈静脉压非脉动性抬高。阳性表现见于上腔静脉阻塞。

腿部

检查患者的腿肿胀(水肿)或发绀,这可能是肺心病的线索,并检查深静脉血栓形成的证据。

运动呼吸频率

呼吸困难的患者应该在休息时测量呼吸频率,在最大耐受力(如在爬一两段楼梯之后或在跑步机运动试验中)和仰卧时。如果患者爬楼梯时呼吸困难不伴有呼吸急促,考虑焦虑或装病的可能性。

---

① 这个词源自希腊语,意为"坠落",以前主要指眼睑,但现在似乎被接受用来描述器官的移位。
② Hugh Pemberton(1891—1956),英国利物浦医生。

体温

任何急性或慢性胸部感染均可引起发热。

要点小结

1. 当患者坐在床边时,检查肺部通常是最容易的。

2. 一如既往,在详细检查之前应先进行全面检查,特别注意呼吸窘迫和发绀的症状。

3. 让患者咳嗽并查看痰液。

4. 请记住:肺病可能与周围症状有关,如杵状指和霍纳综合征。

5. 上叶征象很难引出,要特别注意气管偏移和比较一下锁骨在上面和后面的运动。

6. 间质性肺疾病晚期细微的吸气声是非常典型的、一旦听到就容易记住。

OSCE 复习题

1. 患者咯血,请为其做检查。
2. 患者女性,咳嗽,请为其做检查。
3. 患者有胸膜炎胸痛,请为其做胸部检查。
4. 患者抽烟抽得很厉害,请为其做检查。

（郭唐猛 译）

参考文献

1. Mulrow CD, Dolmatch BL, Delong ER et al. Observer variability in the pulmonary examination. *J Gen Intern Med* 1986; 1:364–367. Documents the poor reliability of many respiratory signs.

2. Conn HO. Asterixis: its occurrence in chronic obstructive pulmonary disease, with a commentary on its general mechanism. *N Engl J Med* 1958; 259:564–569.

3. Williams JW Jr, Simel DL, Roberts LR, Samsa GP. Clinical evaluation for sinusitis; making the diagnosis by history and physical examination. *Ann Intern Med* 1992; 117:705–710. The doctor's impression of the likelihood of sinusitis was superior to findings of a purulent nasal discharge, history of maxillary toothache, poor response to nasal decongestants and abnormal transillumination.

4. Model D. Smokers' face: an underrated clinical sign? *BMJ* 1985; 291:1760–1762. A red face with leathery skin and excessive wrinkling, associated with a gaunt look, may help identify up to half of chronic smokers.

5. Garcia-Pachon E. Paradoxical movement of the lateral rib margin (Hoover sign) for detecting obstructive airway disease. *Chest* 2002; 12:651–655.

6. McGee S. *Evidence-based physical diagnosis*, 3rd edn. St Louis: Saunders, 2012.

7. Kraman SS. Lung sounds for the clinician. *Arch Intern Med* 1986; 146:411–412. Describes the physiological evidence for many auscultatory findings.

8. Earis J. Lung sounds. *Thorax* 1992; 47:671–672.

9. Forgacs P. The functional basis of lung sounds. *Chest* 1978; 73:399–405.

10. Nath AR, Caple LH. Respiratory crackles: early and late. *Thorax* 1974; 29:223–227. Severe airways obstruction causes crackles in the first half of inspiration. In contrast, late crackles are not associated with airways obstruction.

11. Walshaw MJ, Nissa M, Pearson MG et al. Expiratory lung crackles in patients with fibrosing alveolitis. *Chest* 1990; 97:407–409. Inspiratory crackles are usually considered more important, but this report suggests that expiratory crackles occur intermittently in fibrosing alveolitis, usually in mid-expiration.

12. Shapira JD. About egophony. *Chest* 1995; 108:865–867.

13. Wallace C, Siminoski K. The Pemberton sign. *Ann Intern Med* 1996; 125:568–569. Discusses the mechanism of this useful sign, which is present when a large retrosternal goitre compresses the thoracic inlet.

第 11 章

体征与呼吸系统疾病的相关性

没有呼吸就无法维持生命,没有运动就无法进行呼吸。

——Crooke,Body of Man(1615)

呼吸困难：呼吸衰竭

严重的呼吸系统疾病可能是医疗急症。下面讨论的许多呼吸系统疾病和一些非呼吸道疾病(清单 11-1)可能导致急性呼吸问题,重要的是要识别表明存在紧急问题的体征。

这些体征包括：

- 发绀或外周动脉低血氧饱和度(S_PO_2)
- 辅助呼吸肌肉的使用
- 难以说话
- 呼吸频率大大增快或减慢
- 筋疲力尽
- 沉默肺
- 喘鸣(气道阻塞)
- 嗜睡
- 胸部损伤
- 心动过速
- 奇脉

可能存在潜在呼吸系统疾病的迹象(表 11-1)。

> **清单 11-1　急性呼吸窘迫或呼吸衰竭的原因**
>
> **肺部疾病**
> 慢性阻塞性肺疾病或支气管哮喘
> 大量胸腔积液
> 肺炎
> 非心源性肺水肿(如吸入有毒气体)
> 肺栓塞
> 胸部损伤或气胸
> **气道阻塞**
> 吸入异物
> 面部或颈部损伤
> 血管性水肿
> 会厌炎或扁桃体周围脓肿
> 意识不清和误吸——气道保护性反射消失
> **非呼吸性原因**
> 贫血
> 糖尿病酮症酸中毒
> 焦虑与过度通气

表 11-1　常见呼吸系统疾病的胸部体征比较

疾病	纵隔移位	胸壁运动	叩诊音	呼吸音	额外声音
实变	无	受影响区域减弱	浊音	支气管呼吸音	湿啰音
坍塌(不张)	同侧移位	受影响区域减弱	浊音	减弱或消失	消失
胸腔积液	心脏对侧移位(气管仅在大量积液时移位)	受影响区域减弱	石质沉闷样浊音	积液区消失;可能在积液区上界闻及支气管呼吸音	消失;积液区上方可闻及胸膜摩擦音
气胸	气管向张力不足的另一侧移位	受影响区域减弱	清音	消失或大大减低	消失
支气管哮喘	无	对称减弱	正常或减弱	正常或减低	哮鸣音
间质性肺纤维化	无	对称(最小)减弱	正常不受咳嗽或姿势影响	正常	受影响肺叶闻及吸气末或全程细湿啰音

实变（大叶性肺炎）

肺炎被定义为肺部的炎症,其特征为渗出物进入肺泡(典型体征 11-1),存在一个或多个肺段(肺叶)新阴影的 X 线变化。肺炎分类为:

体征	LR+	LR−
典型体征 11-1　肺炎		
常见症状		
痴呆	4.0	NS
生命体征	3.4	0.94
体温>37.8℃	2.4	0.58
呼吸频率>25 次/min	1.5	0.8
心率		
>100 次/min	2.3	0.49
肺部发现		
叩诊浊音	4.3	0.79
呼吸音减弱	2.5	0.6
支气管呼吸音	3.5	0.9
羊鸣音	5.3	0.76
湿啰音	3.5	0.62
干啰音/哮鸣音	1.4	0.76

NS,没有重要意义。
Heckerling PS, Tape TG, Wigton RS et al. Clinical prediction rule for pulmonary infiltrates. Ann Intern Med 1990;113(9):664-670)。

1. 社区获得性肺炎(CAP)
2. 医院获得性肺炎
3. 发生在受损的肺中(如吸入的结果)
4. 发生在免疫受损的宿主中

这种分类可以预测可能的病原体,并协助选择抗生素治疗。

大叶性肺炎的体征是特征性的,临床上称为实变[1]。

这可能有突然出现不适、胸痛、呼吸困难和发热的病史。患者可能会出现非常严重的症状,必须记录生命体征,包括体温、呼吸频率和血压。患者可能有发绀和疲惫的症状。支气管肺炎一词是指肺部感染,其特征是更多的 X 线胸片呈现斑片状改变,经常影响双侧肺下叶,而实变的临床征象可能不存在。

症状

- 咳嗽(开始时咳嗽感到疼痛并且为干咳)
- 发热和寒战(颤抖)
- 胸膜炎性胸痛
- 呼吸困难
- 心动过速
- 意识模糊

体征

- **扩张度**:患侧减低
- **语音震颤**:患侧增强(在其他胸部疾病中,这个体征很少使用!)
- **叩诊**:浊音,但不是石质沉闷样浊音
- **呼吸音**:支气管呼吸音
- **其他声音**:当肺炎消退时,中、晚期或全程吸气性湿啰音
- **语音共振**:增高
- **胸膜摩擦音**:可能存在

社区获得肺炎的病因

- 肺炎链球菌(>30%)
- 肺炎衣原体(10%)
- 肺炎支原体(10%)
- 嗜肺军团菌(5%)

肺不张（塌陷）

如果支气管被肿瘤肿块、残留的分泌物阻塞或长时间存在异物,则支气管所供应的肺部部分的空气被吸收,肺部受影响的部分出现塌陷。

体征

- **气管**:向坍塌一侧移位
- **扩张度**:在患侧减低伴胸壁扁平
- **叩诊**:塌陷区呈浊音
- **呼吸音**:当肿瘤是病因时,通常在肺不张区域上方没有支气管呼吸音,因为气道不通畅。

备注:①可能没有完全性肺叶塌陷的征象;②吸入异物后的早期变化可能是患侧过度充气。

病因

- **腔内**:黏液(如术后、哮喘、囊性纤维化)、异物、误吸

- 壁内侧:支气管癌
- 壁外侧:支气管周围淋巴结肿大,主动脉瘤

胸腔积液

这是胸膜腔内液体的集合。请注意,由血液(血胸)、乳糜(乳糜胸)或脓液(脓胸)组成的胸膜疾病具有特定名称,尽管其物理体征相似,但不称为胸腔积液。

体征

- **气管和心尖冲动**:因大量积液而移位
- **扩张度**:在受影响的一侧减少
- **叩诊**:积液区呈现石质沉闷样浊音
- **呼吸音**:减少或消失。由于上覆肺受压,积液上方可能有支气管呼吸音区
- **语音共振**:减低

病因

- 漏出液(Light 标准)[1]:
  - 心力衰竭
  - 肾病综合征或慢性肝病引起的低蛋白血症
  - 甲状腺功能减退
- 渗出液(Light 标准[1]——如果 Light 标准为阴性,则渗出液的 $LR- = 0.04$)[2]:
  - 肺炎
  - 肿瘤性——支气管癌、转移癌、间皮瘤
  - 结核病
  - 肺梗死
  - 膈下脓肿
  - 急性胰腺炎
  - 结缔组织病,如类风湿关节炎、系统性红斑狼疮
  - 药物,如麦角新碱、细胞毒性药物
  - 辐射或照射
  - 创伤
  - Meigs 综合征[2](卵巢纤维瘤导致胸腔积液和腹水)

- **血胸**(胸膜腔内的血液)
  - 胸部严重创伤
  - 胸膜粘连伴血管破裂
- **乳糜胸**(因淋巴漏而出现乳糜状液体)
  - 胸部严重创伤
  - 胸导管癌或淋巴瘤
- **脓胸**(胸膜腔脓液):
  - 肺炎
  - 肺脓肿
  - 支气管扩张
  - 结核病
  - 胸部穿透伤

黄甲综合征

这是由淋巴系统发育不全引起的罕见疾病。指/趾甲增厚和变黄(图 11-1),远端指/趾甲板与甲床分离(甲床分离症)。它可能与胸腔积液和支气管扩张有关,并且通常伴有腿部淋巴水肿。

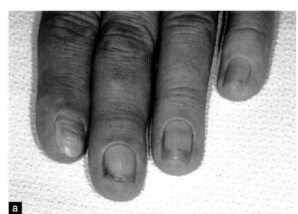

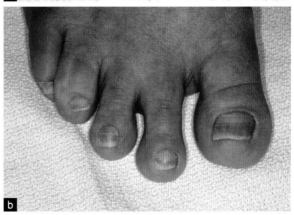

图 11-1　黄甲综合征。(a)手。(b)足(摘自 McDonald FS. Mayo Clinic images in internal medicine, with permission. © Mayo Clinic Scientific Press and CRC Press. Reproduced by permission of Taylor and Francis Group, LLC, a division of Informa plc)

---

[1]　渗出液的正式定义是液体至少符合下列(Light)标准的一项:①胸腔积液蛋白/血清蛋白>0.5;②胸膜积液乳酸脱氢酶(LDH)/血清 LDH>0.6;③胸腔积液 LDH>血清 LDH 正常值上限 2/3。否则就是漏出液。

[2]　Joe Vincent Meigs(1892—1963),哈佛大学妇科学教授,在 1937 年描述了这一点。

气胸

空气从肺部泄漏或胸壁穿刺进入胸膜腔引起气胸。

体征

- **扩张度**：在受影响的一侧（患侧）减少
- **叩诊**：如果气胸较大，则引起过清音
- **呼吸音**：大大减少或消失
- 可能有皮下气肿
- 如果气胸程度很小（小于 30%），可能没有任何症状

病因

原发性

- "自发性"：胸膜下大泡破裂，通常发生在高大健康的年轻男性身上

继发性

- 外伤性：肋骨骨折、穿透性胸壁损伤、胸膜或心包穿刺时
- 医源性[①]（由医疗干预引起）：插入中央静脉导管后
- 肺气肿伴大疱破裂，通常发生在中年或老年有广泛性肺气肿患者
- 更罕见的原因：包括哮喘、肺脓肿、支气管癌，嗜酸性肉芽肿、淋巴管平滑肌肉增生症（LAM，绝经前妇女）、纤维化终末期或 Marfan（马方）综合征

张力性气胸

这种情况发生当肺与胸膜腔之间存在连通时，通过组织瓣起到的瓣膜作用，吸气时允许空气进入胸膜腔而呼气时阻止空气离开。张力性气胸是在胸膜腔内压力增加情况下空气积聚造成的，其会导致纵隔大量移位，并伴有大血管的阻塞和扭结，代表着医疗紧急情况。

体征

- 患者常心动过速和发绀，可能存在低血压

[①]　希腊语中，latros 指医生。

- 气管和心尖跳动：远离患侧
- 扩张度：患侧减低或消失
- 叩诊：患者叩诊呈鼓音
- 呼吸音：消失
- 语音共振：消失

病因

- 创伤
- 高压机械通气
- 自发性（张力性气胸的罕见原因）

支气管扩张

这是支气管的病理性扩张，导致黏液清除功能受损和慢性感染。从儿童时期开始有慢性咳嗽和脓性痰（通常量大）的病史几乎可以诊断。

体征

最有可能在病情恶化期间
- 全身症状：发热、恶病质；鼻窦炎（70%）
- 咳痰：大量、脓性、有臭味，有时会痰
- 吸气和呼气喘息
- 严重支气管哮喘的迹象：

病因

- 先天性原因
  - 原发性纤毛运动障碍（包括原发性纤毛不动综合征）
  - 囊性纤维化
  - 先天性低丙种球蛋白血症
- 获得性原因
  - 儿童期的感染，例如百日咳、肺炎或麻疹
  - 局部疾病，如异物、支气管腺瘤或结核等
  - 过敏性支气管肺曲菌病，会导致近端支气管扩张

支气管哮喘

定义：指由于气道狭窄引起的阵发性反复发作的哮鸣（或儿童的咳嗽），气道狭窄的程度在短时间内会发生严重变化。

体征

- 喘息

- 干咳或咳痰
- 呼吸急促
- 心动过速
- 呼气延长
- 用力呼气时间延长[峰值流量减少,用力呼气量(FEV_1)减少]
- 使用辅助呼吸肌
- 胸部过度膨胀(肩部高,肩前后径增大,叩诊时肝脏浊音界下降)
- 吸气和呼气喘息
- 严重支气管哮喘的迹象
  - 疲惫和恐惧的表现
  - 由于呼吸困难而难以说话
  - 高碳酸血症(临终前)引起的嗜睡
  - 发绀(非常危险的迹象)
  - 心动过速(脉搏超过 130 次/min 伴随明显的低氧血症)
  - 奇脉(超过 20mmHg)
  - 呼吸音降低或"沉默肺"

慢性阻塞性肺疾病（COPD）

慢性阻塞性肺疾病(慢性气流受限;典型体征 11-2)代表了一系列主要由肺气肿引起的异常,其在终末细支气管末端的肺泡空间病理性超出正常。对于慢性支气管炎,其存在黏液腺肥大、杯状细胞数量增多和支气管内黏液分泌过多,从而导致慢性咳嗽和咳痰。慢性阻塞性肺疾病不会导致杵状指或咯血。

典型体征 11-2　慢性阻塞性肺疾病

体征	LR+	LR-
Hoover 征(吸气时,胸部向内移动,腹部向外移动)	4.2	0.5
吸气早期湿啰音	NS	NS
非强迫性(自然地)喘息	4.4	0.88
呼吸音大大降低	2.6	0.66
用力呼气时间		
<6s	0.6	—
6~9s	1.8	—
>9s	6.7	—

NS,没有重要意义。
注意:自我报告的吸烟史大于 40 年,COPD 的 LR＝8.3。
摘自 Simel DL, Rennie D. The rational clinical examination:evidence-based diagnosis. New York:McGraw-Hill,2009,表 32-3。

大约 50% 的慢性支气管炎患者有肺气肿,所以症状可能会有相当大的重叠[3]。通常可以根据以下三种情况进行诊断[4]:

1. 有大量吸烟史(超过 40 年,$LR＝12$;小于 20 年,$LR＝0.5$[5])
2. 呼吸音减低
3. 既往诊断为肺气肿或慢性阻塞性肺疾病

如果其中两到三种存在,慢性阻塞性肺疾病的 $LR+＝25.7$。

体征

患者通常不会产生发绀,但会出现呼吸困难,并被称为"气肿型或红喘型",这体征起因于过度充气膨胀。

- 桶状胸,前后径增大。
- 噘唇呼吸(这在肺气肿中发生,而不是慢性支气管炎):通过部分闭合的嘴唇呼气,增加呼气末压力,保持气道畅通,有助于减少空气滞留。
- 使用辅助呼吸肌,吸气时收缩肋间外肌。
- 嗜睡甚至昏迷可能是 CO_2 潴留的迹象,意味着患者 CO_2 浓度水平长期增加导致病情加重。这可能是由于给予氧气补充剂(寻找氧气面罩)引起的,这进一步减少了患者的呼吸驱动力[①]。这是 Ⅱ 型呼吸衰竭。
- CO_2 潴留还会导致周围的环境变热,洪脉搏,有时还会发生扑翼样震颤。
- 触诊:扩张度减少,胸部过度膨胀,Hoover 征,气管牵引感。
- 叩诊:过清音伴肝浊音界下降
- **呼吸音**:降低,吸气早期湿啰音
- 干啰音/哮鸣音通常是消失的。
- 右心衰竭的迹象可能发生,但只是在病程的晚期。

广义肺气肿的病因

- 经常吸烟。
- 偶尔为 α_1-抗胰蛋白酶缺乏

[①] 这被称为 Ⅱ 型呼吸衰竭。Ⅰ 型呼吸衰竭与正常或低二氧化碳分压有关,可由急性肺部问题(哮喘、肺炎、气胸)或慢性疾病(ILD)引起。

慢性支气管炎

临床定义为至少连续 2 年,每年 3 个月,每日有咳痰现象。可能因其历史性价值,它现在还没有被诊断为与慢性阻塞性肺疾病(COPD)独立的疾病实体。

体征

这些症状是由支气管分泌过多和气道阻塞引起的。

- 咳嗽咳痰(黏液痰或脓痰),特别是早晨醒来后不久,并随着时间的推移而逐渐减轻。
- **发绀**:这些患者有时被称为"紫肿型或支气管炎型",因为发绀出现在右心室衰竭晚期及其相关水肿。
- **触诊**:胸部过度膨胀,扩张度减少。
- **叩诊**:过清音。
- **呼吸音**:呼气末高或低音调干啰音和早期吸气湿啰音。
- 右心室衰竭的征象。

病因

吸烟是主要原因,但反复发作的支气管感染可能导致疾病的进展。

间质性肺疾病(ILD)[①]

肺实质的弥漫性纤维化破坏了气体的输送,导致通气-灌注不匹配。

炎症性纤维化可能是炎症(肺泡炎和间质炎症)或肉芽肿病导致的结果(清单 11-2)。它通常没有确切的病因(特发性间质坏死)或继发于未知的病因(如结节病、结缔组织病)。它可由吸入矿物质粉尘(局灶性肺组织纤维化)、肺组织在肺损伤性疾病(如吸入性肺炎、肺结核)后的替代引起。结缔组织病和血管炎是重要的病因。

体征

记住三个 C:干咳[cough(dry)]、杵状指(clubbing)、湿啰音(crackles)。

- **常见**:呼吸困难、发绀和杵状指。
- **触诊**:胸廓扩张度稍微减少。

---

① 有时称为肺纤维化。

> **清单 11-2   间质性肺疾病**
>
> **继发于肺泡炎(先前称为纤维性肺泡炎)**
> 未知原因
> - 特发性肺纤维化
> - 结缔组织病(如 SLE、类风湿关节炎、强直性脊柱炎、系统性硬化症)
> - 肺出血综合征(如 Goodpasture 综合征)
> - 移植物抗宿主病(GvHD)
> - 胃肠或肝脏疾病(原发性胆汁性肝硬化、慢性活动性肝炎)
>   已知原因
> - 石棉沉着病
> - 辐射损伤
> - 吸入性肺炎
> - 药物(如胺碘酮)
> - 暴露于气体(毒性气体、煤气等)或烟雾中
>
> **继发肉芽肿性疾病**
> 未知原因
> - 结节病
> - 肉芽肿性多血管炎(GPA)
> - 嗜酸性肉芽肿性多血管炎(Churg-Strauss 病)
> 已知原因
> - 有机或无机粉尘(二氧化硅、铍)致过敏性肺炎
>
> ---
> SLE = 系统性红斑狼疮。

- **听诊**:在受影响的肺叶上听到吸气末期细湿啰音(Velcro 啰音)或吸气全程湿性啰音。
- **结缔组织疾病相关的症状**:类风湿关节炎、系统性红斑狼疮、硬皮病、Sjögren 综合征[②](干燥综合征)、多发性肌炎和皮肌炎。

病因

- 上叶为主。
  - 硅沉着病(进行性大块肺纤维化),结节病。
  - 煤矿工人的肺尘埃沉着病病(进行性大块纤维化),囊性纤维化,慢性过敏性肺泡炎,慢性嗜酸性粒细胞增多性肺炎。
  - 强直性脊柱炎,过敏性支气管肺曲霉病,肺泡出血综合征。
  - 辐射。
  - 肺结核。

---

② Henrik Samuel Conrad Sjögren(1899—1986),斯德哥尔摩的眼科医生,他在 1933 年描述了这种综合征。

- 下叶为主。
  - 类风湿关节炎,其他胶原血管性疾病。
  - 石棉沉着症,急性过敏性肺泡炎,急性嗜酸性粒细胞性肺炎。
  - 硬皮病(全身性硬化症)。
  - 特发性间质纤维化。
  - 其他(药物,例如白消安、博来霉素、呋喃妥英、肼屈嗪、甲氨蝶呤和胺碘酮)。

结核病

原发性肺结核

通常没有发现异常的胸部体征,但是由于肺门淋巴结的支气管阻塞,偶尔会出现节段性不张。结节性红斑是重要的相关体征,但很罕见。对于儿童通过 X 线胸片发现 Ghon[①]病灶伴肺门淋巴结肿大时,即可进行诊断。

原发性后结核

原发性或成年结核病的病因是原发灶的再激活或偶发的再感染。免疫抑制(如人类免疫缺陷病毒感染)和营养不良容易使结核病重新激活。

通常没有胸部症状,诊断的线索有咳嗽、咯血、体重减轻、盗汗和全身不适这些典型症状。

粟粒性肺结核

广泛的血源性结核杆菌可在各种器官(脾、肝、淋巴结、肾、脑或关节)播散引起多发性结核性小结节。粟粒性结核病可使儿童和成人结核病复杂化。

发热、贫血和恶病质是常见的症状。患者也可能出现呼吸困难、胸腔积液、淋巴结肿大、肝脾肿大或脑膜炎征象。

纵隔腔压迫

纵隔结构可能被各种病理肿块压迫,包括肺癌(90%)、其他肿瘤(淋巴瘤、胸腺瘤、皮样囊肿)、胸骨后巨大甲状腺或主动脉瘤(罕见)。

---

① Anton Ghon(1866—1936),奥地利病理学家,布拉格解剖病理学教授。他在 1912 年描述了这种病变。

体征

这些症状是由支气管分泌过多和气道阻塞引起的。

- 上腔静脉阻塞[②]:面部瘀血,脸色发绀,伴有眶周水肿(图 11-2),眼部可出现眼球突出,结膜充血,眼底静脉曲张。颈部颈静脉压力(JVP)升高但无搏动,甲状腺肿大,也可能存在锁骨上淋巴结病和 Pemberton 征阳性。胸部可见侧支血管扩张或肺癌的迹象。

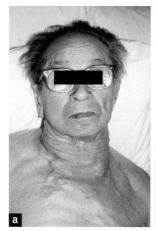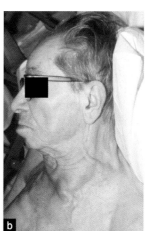

图 11-2　上腔静脉阻塞。(a)前视图。(b)侧视图(摘自 Mangione S. Physical diagnosis secrets. 2nd ed. Philadelphia:Mosby Elsevier,2007)

- **气管压迫**:喘鸣,通常伴有呼吸窘迫。
- **喉返神经受累**:声音嘶哑。
- **Horner 综合征**
- **膈神经麻痹**:患侧叩诊浊音,不会随着深吸气而改变(呼吸矛盾运动),呼吸音消失提示膈神经受累导致膈肌瘫痪。

肺癌

许多患者没有任何症状。

呼吸和胸部体征

- 咯血
- 杵状指,有时伴有肥大性肺骨关节病(通常不是小细胞癌)
- 肺叶塌陷(肺不张)或肺容积减少

---

② 最早由 William Hunter(1718—1783)对梅毒性主动脉瘤患者进行描述。

- 肺炎
- 胸腔积液
- 固定吸气哮鸣音
- 肋骨疼痛(肿瘤的肋骨骨转移)
- 纵隔受压,包括神经受累的迹象
- 锁骨上或腋窝淋巴结肿大

肺尖(Pancoast)肿瘤

- 症状:霍纳综合征,由于 C8/T1 神经根病变导致喉返神经麻痹(声音嘶哑)。

远处转移

大脑、肝脏和骨骼是最常受影响的。

非转移性肺外表现

- 畏食症、体重减轻、恶病质、发热。
- 内分泌变化:
  - 鳞状细胞癌分泌的甲状旁腺激素样物质导致的高钙血症。
  - 低钠血症——抗利尿激素由小(燕麦)细胞癌释放。
  - 异位促肾上腺皮质激素综合征(小细胞癌)。
  - 类癌综合征[①]。
  - 男性乳腺发育(促性腺激素——罕见;通常是鳞状细胞)。
  - 低血糖症(来自鳞状细胞癌的胰岛素样肽)。
- 神经系统表面:
  - Eaton-Lambert 综合征(进行性肌肉无力)和视网膜失明(小细胞癌)。
  - 周围神经病。
  - 亚急性小脑变性。
  - 多发性肌炎。
  - 皮质变性。
- **血液学特征:**游走性血栓性静脉炎,弥散性血管内凝血,贫血。
- **皮肤:**黑棘皮病,皮肌炎(罕见)。
- **肾脏:**膜性肾小球肾炎引起的肾病综合征(罕见)。

[①] 这种罕见的神经内分泌肿瘤可能发生在支气管,但最常开始于肠道,通常是小肠。它可能分泌 5-羟色胺(5-HT),这通常从肝脏中清除,但当存在肝转移时,它会到达全身循环,并引起喘息发作和皮肤潮红:即类癌综合征。

结节病

这是一种全身性疾病,以非干酪性肉芽肿为特征,常见于肺、皮肤、眼睛、淋巴结、肝脏、脾脏和神经系统。病因不明。可能没有肺部征象。肺受累分期为 0~4 期(清单 11-3)。

> **清单 11-3　结节病中的肺疾病**
>
> 0＝未涉及
> 1＝仅 BHL(DLCO 可能减低)
> 2＝BHL 和肺部 X 线片显示浸润
> 3＝有纤维化浸润征象——无淋巴结肿大
> 4＝ILD 终末期
>
> ---
> BHL,双侧肺门淋巴结病;DLCO,肺对一氧化碳的扩散能力;ILD,间质性肺病。

肺部症状

- 肺:通常无症状,但 80% 的患者有肺受累。在严重的疾病中可能有间质性肺病(ILD)的迹象。

肺外症状

- 皮肤:红斑狼疮(脸上有紫斑,特别是鼻子、手指或脚趾),陈旧性瘢痕内有粉红色结节和斑块(肉芽肿),小腿胫骨结节性红斑。
- 眼睛:睫状体充血,前葡萄膜炎。
- 淋巴结:全身性淋巴结病变。
- 肝脏和脾脏:肿大(不常见)。
- 腮腺:腺体肿大(不常见)。
- 中枢神经系统:脑神经病变,周围神经病变(不常见)。
- 肌肉骨骼系统:关节痛,手指肿胀,骨囊肿(罕见)。
- 心脏:心脏传导阻滞或室性心律失常,表现为心悸或晕厥、肺源性心脏病(均罕见)。
- 高钙血症的迹象。

肺栓塞

栓塞通常没有症状或体征,当患者有栓塞的危险因素,如果突然出现和无法解释的呼吸困难,应该始终考虑这个诊断(清单 11-4)。只有在梗死时才发生胸膜炎胸痛和咯血。大量栓塞可导致晕厥或突发剧烈胸骨后疼痛。

清单 11-4　肺栓塞（PE）的风险因素

既往肺栓塞病史
制动（长途座飞机或汽车旅行，尤其是手术后——下肢骨科手术的风险最高）
已知凝血因子异常
已知的恶性肿瘤

体征

- **一般体征**：心动过速、呼吸急促、发热（伴梗死）。
- **肺部**：如果发生梗死则出现胸膜摩擦音。
- **大面积栓塞**：颈静脉压力（JVP）升高、右心室奔马律、右心室隆起、三尖瓣反流杂音、肺动脉瓣听诊区第二心音（P2）、奔马律（S3 和/或 S4）。
- **深静脉血栓形成的迹象**：只有不到 50% 的患者有临床证据来源。

采用临床评分系统改进临床评估[6]：

DVT 临床症状或体征（3.0），心率>100 次/min（1.5），卧床制动 3 天以上或手术后 4 周内（1.5），既往 DVT 或肺栓塞病史（1.5），咯血（1.0），已知的癌症（恶性肿瘤）（1.0）或其他诊断的可能性比肺栓塞低（3.0）；如果超过 4 分，则存在肺栓塞可能。

要点小结

1. 呼吸衰竭是一种内科急症。

2. 肺栓塞必须被认为是任何无法解释的突然呼吸困难的一种可能性，特别是如果它与胸膜疼痛有关。

3. 必须立即识别严重支气管哮喘的症状，因为这是一种危及生命的疾病。

OSCE 复习题——呼吸系统疾病

1. 患者女性，胸部 X 线片显示了胸腔积液。请概述你所预料的身体检查结果。

2. 患者男性，有杵状指，请为其做呼吸系统检查，你有什么特别的发现？

3. 患者男性，胸部 X 线片显示了实变，你对查体有什么预料？

4. 慢性阻塞性肺疾病患者，请为其做体格检查并尝试评估其严重程度。

（肖昌亮　译）

参考文献

1. Metlay JP, Kappor WN, Fine MJ. Does this patient have community-acquired pneumonia? Diagnosing pneumonia by history and physical examination. *JAMA* 1997; 278:1440–1445. Normal vital signs and normal chest auscultation substantially reduce the likelihood of pneumonia, but a chest X-ray is required for a firm diagnosis.

2. Wilcox ME, Chong CA, Stanbrook MB et al. Does this patient have an exudative pleural effusion? *JAMA* 2014; 311(23):2422–2431.

3. Global Initiative for Chronic Obstructive Lung Disease (GOLD). Global strategy for diagnosis, management and prevention of chronic obstructive pulmonary disease. 2016. Available from: goldcopd.org/global-strateg y-diagnosis-management-prevention-copd-2016.

4. Holloman DR, Simmel DL, Goldberg JS. Diagnosis of obstructive airways disease from the clinical examination. *J Gen Intern Med* 1993; 8:63–68. A history of smoking, self-reported wheezing and wheezing detected at auscultation combined had a high predictive value for chronic obstructive airways disease. The forced expiratory time added little additional information to these predictors.

5. Holleman DR, Simel DL. Does the clinical examination predict airflow limitation? *JAMA* 1995; 273(4):313–319.

6. van Belle A, Buller HR, Huisman MV et al. Effectiveness of managing suspected pulmonary embolism using an algorithm combining clinical probability, D-dimer testing, and computer tomography. *JAMA* 2006; 295:172–179.

第 12 章

胸部检查及扩展内容汇总

调查是一种发现真理的思索过程。

——Samuel Johnson,《英语词典》(1775)

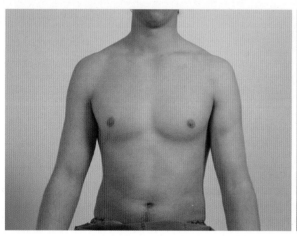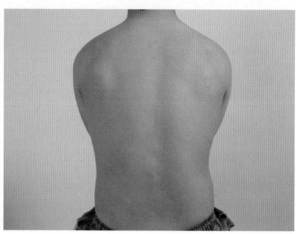

图 12-1　呼吸系统

1. **一般检查**

   痰杯中内容物的性状(血痰、脓痰等)

   咳嗽的类型

   呼吸的节律和深度,静息时呼吸规律

   辅助呼吸肌的参与

2. **手部检查**

   杵状指

   外周型发绀

   尼古丁烟渍

   手指外展和内收障碍(见于肺癌累及臂丛神经)

   手腕压痛(见于肥厚性肺骨关节炎)

   脉搏(心动过速、交替脉或奇脉)

   扑动性震颤(见于 CO_2 麻醉)

3. **面部**

   眼-霍纳综合征(Horner syndrome)(见于顶端肺癌),贫血

   口-中心型发绀

   声音-声音嘶哑(见于喉返神经麻痹)

   多血质外貌-见于吸烟者,上腔静脉阻塞

4. **气管**

5. **后胸部**

   视诊

   胸廓和脊柱形状

   皮肤瘢痕

   静脉曲张(可确定血流方向)

   触诊

   颈部淋巴结

   胸廓扩张度

   语音震颤

   叩诊

   语音共振

   锁骨上区

   背部

   腋窝

   潮汐冲击(膈肌麻痹可引起)

   听诊

   呼吸音

   呼吸附加音

6. **前胸部**
   视诊
   体表标记
   触诊
   锁骨上淋巴结
   胸廓扩张度
   语音震颤
   心尖冲动
   叩诊
   听诊
   Pemberton 征(见于上腔静脉阻塞)
7. **心血管系统(取 45°仰卧位)**
   颈静脉充盈(见于上腔静脉综合征等)
   肺心病
8. **用力呼气时间**
9. **其他**
   下肢水肿或发绀
   乳腺
   体温单(感染时需注意)
   恶性肿瘤或胸腔积液的体征:检查乳腺、腹部、直肠及淋巴结等
   运动后的呼吸频率

　　请患者将衣物脱至腰部以下,若为女性患者则另外提供病患服。随后请患者坐在床边。若在诊室或手术室,可请患者坐于椅子上完成体格检查。

　　观察患者步入诊室或脱衣时是否出现喘气。进行**视诊**时,可向后退一步,以便更好地观察胸部全貌。询问患者可否咳痰以便马上观察痰液性状。脓性痰液往往提示呼吸系统感染,咳大量脓痰及咯血是支气管扩张的特殊表现。观察静息时的呼吸频率,是否存在静息呼吸困难。膈肌麻痹的患者可出现腹部异常的反向运动。存在肺气肿时则会出现辅助呼吸肌参与呼吸运动及吸气时肋间异常凹陷。观察患者是否出现恶病质表现。

　　仔细观察患者的**手部**,寻找是否存在杵状指,指端发绀,尼古丁烟渍和贫血。注意手部小肌肉是否有肌肉萎缩和外展无力(见于肺癌累及臂丛神经)。触诊腕部是否有压痛(见于肥厚性肺骨关节炎)。握住患者的桡动脉搏动,感受是否存在奇脉(表现为吸气时脉搏明显减弱或消失)。注意测血压。

SVC,上腔静脉。

呼吸系统体格检查的扩展

床边的肺功能评估

用力呼气时间

　　估计用力呼气时间(FET)[1]可进一步完善体

　　下一步检查**颜面部**。仔细观察眼睛,看是否有瞳孔缩小和上睑下垂(见于顶端肺癌引起的霍纳综合征)。检查舌是否有中心型发绀。

　　仔细触诊**气管**的位置。如果气管移位,需要进一步对双上肺叶进行体格检查。同时也要观察和触诊气管牵拉和辅助呼吸肌群的参与情况,这些表现常提示气管阻塞,并感觉附属肌肉的参与情况。请患者说话(是否有声音嘶哑),然后咳嗽,并注意咳嗽声音时候轻咳、干咳还是声音洪亮的咳嗽。接下来测量用力呼气时间(FET)①。告诉患者尽可能最快速并最用力呼气,若在患者用力呼气时闻及喘息声并且呼气时间延长超过 3s,则提示可能存在慢性阻塞性肺疾病。

　　下一步是**胸部检查**。可以先检查前胸,也可以先检查背部。在患者解剖结构正常的情况下,先检查背部可以发现更多的阳性体征。

　　接下来是**背部视诊**。观察是否存在脊柱后凸。注意是否存在强直性脊柱炎,它会导致胸部扩张度下降和上肺叶纤维化。观察是否有开胸手术后瘢痕、皮肤静脉曲张及放疗后局部皮损。

　　触诊首先从颈部淋巴结开始,然后检查胸廓扩张度,建议先从双侧上肺叶开始,观察患者平静呼吸时锁骨的活动度即可。若一侧锁骨活动延迟或幅度下降则提示该侧胸廓活动受限。然后触诊双侧肺下叶的胸廓扩张度。注意双侧胸廓运动是否出现不对称或幅度下降的情况。

　　请患者将肘部向前并拢,以将肩胛骨移向胸廓两侧以便检查语音震颤,并对背部进行**叩诊**。

　　进行胸部**听诊**时,注意是否为正常呼吸音,是否有支气管呼吸音,注意呼吸深度是否减弱。注意是否存在湿啰音或干啰音。

　　回到**前胸部**。再次检查胸部畸形、静脉曲张、放疗后皮损及皮肤瘢痕。仔细触诊锁骨上淋巴结,然后参照背部检查过程进行前胸部的叩诊和听诊。听诊时不要漏掉腋部。最后检查腋窝淋巴结和乳腺(检查方法参见第 36 章)。

　　将患者置于 45°半卧位,测量颈静脉压力。然后检查心前区和下肢是否有肺心病的表现。最后检查肝脏,并测量体温。

　　对每个患者进行"针对性"②的胸部体检,不是每个患者都需要做全套胸部体检。

格检查。FET 指测量患者在最大限度吸气后,通过张嘴用力并完全地呼气所花的时间。有必要向患者说明测量 FET 的意义。正常 FET 为 3s 或更短。

---

①　临床医生之间对该检查结果的相关性很好:κ 值为 0.7。如果使用秒表执行,则最为准确。
②　如果在 OSCE 考试中你忘记完成某部分体检,你可以试着告诉考官你在进行"针对性"体检——你可能会说服考官并幸运地通过考试。

注意在检测 FET 时是否可以听到患者的喘息或咳嗽。FET 增加表明气道阻塞。若同时具有吸烟史和大于等于 9s 的 FET 值这两种情况,则提示患者患有慢性阻塞性肺疾病(COPD)($LR+=9.6$)[2]。利用尖峰呼气流速计(peak flow meter)或肺活量仪可更加准确地测量肺功能。

尖峰呼气流速计

尖峰呼气流速计是用来检测最大呼气速率的仪器(图 12-2)。嘱患者在深吸气后用嘴快速用力呼气,而不是缓慢呼气①。测得的数值[呼气流量峰值(PEF)]主要取决于气道直径。青年男子正常参考值为每分钟约 600L,青年妇女为每分钟约 400L。PEF 受年龄、性别和身高的影响,所以应结合受试者个体情况查阅正常值表以正确评估。由支气管哮喘或 COPD 引起的气道阻塞会导致 PEF 下降或变异度增加。监测 PEF 是一种简单的评估及随访有气道阻塞患者的方式,但需要与其他评价肺功能的指标相互参照。

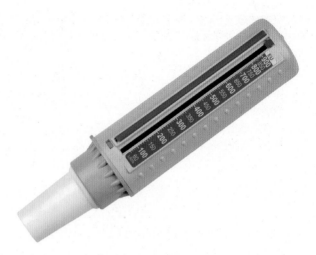

图 12-2 尖峰呼气流速计(Shutterstock/Ugorenkov Aleksandr)

肺活量计

肺活量计可用图形或数字方式显示用力呼气量和用力肺活量(图 12-3)[3]。

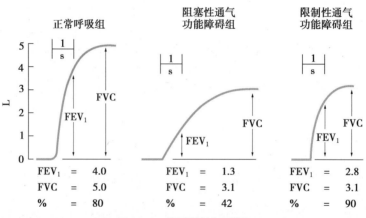

图 12-3 肺活量计记录图

- 用力呼气量(Forced Expiratory Volume,FEV)是在固定时间内测量最大吸气后的最大呼气量②。通常固定时间是一秒(FEV_1)。
- 用力肺活量(Forced Vital Capacity,FVC)是在最大吸气后以最大力呼出的肺部气体的总量。

用力肺活量通常与常规肺活量相当,但在气道阻塞时,由于气道过早关闭,用力肺活量则会较低。测量方法是记录三次测试中数值最高的一次,然后计算 FEV_1/FVC 的百分比。在健康的年轻人中,正常参考值是 80%,但到了老年,这一比例可能会下

降到 60%。正常参考值也受性别、年龄、身高和种族的影响。

在使用支气管扩张剂后,FEV_1/FVC 的下降是否可以逆转是鉴别哮喘与 COPD 的重要标准。

阻塞性通气功能障碍

当 FEV_1/FVC 比值降低(<70%)时称为阻塞性通气障碍。此时,FEV_1 与 FVC 两个值都会降低,但 FEV_1 下降更显著。引起阻塞性通气障碍的原因是肺组织失去弹性回缩或气道出现狭窄,正如哮喘或慢性阻塞性肺疾病中出现的情况。

限制性通气功能障碍

当 FEV_1/FVC 比值正常或高于正常,但 FEV_1 与 FVC 两个值都降低时,则为限制性通气障碍。

---

① 建议医生熟练掌握尖峰呼气流速计的使用方式,以便能流畅地向患者展示使用方式。

② 让患者尽可能地吸气,然后尽可能地用力、快速地呼出,直到感觉呼出肺部所有气体。

这种情况通常见于肺实质病变,例如间质性肺疾病(ILD)、结节病或肺炎或胸壁异常引起的肺扩张度下降。

流速容量曲线

流速容量曲线是肺活量评估的一部分,可借助便携式电子设备测得。它测量呼气和吸气气流量,而不以时间为参考,以此评估呼气量。它是一种简单并可重复的测试,在呼吸实验室或床边均可进行。FVC、FEV_1 和其他气流量的参数(如峰值流量)均可由曲线计算得到。(图12-4)

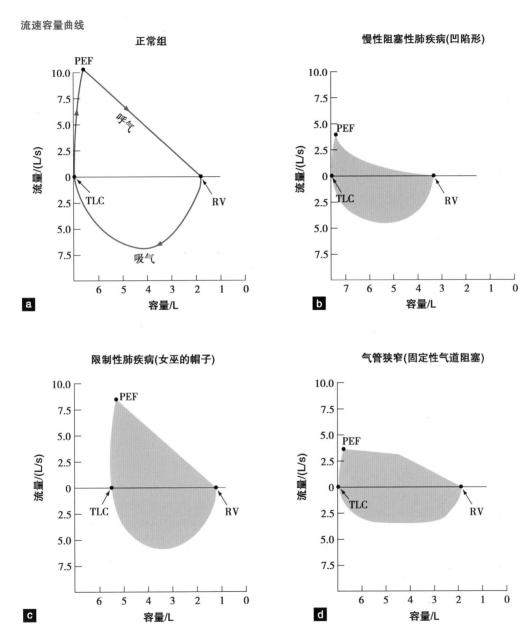

图 12-4　流速容量曲线观察(a)到(d)不同情况下环形图形形状。正常的流速容量曲线是外凸并对称的。在 COPD 中,气流通道减少,呼气相被延长(形成一个凹陷形状)。在限制性肺疾病(如肺纤维化)中,环形图形形状正常但是更为窄而高尖(像"女巫的帽子")。在气管狭窄(固定性气道阻塞)中,由于呼气和吸气都有限,使得环形图形较正常时更为扁平。PEF,呼气量峰值;TLC,肺总量;RV,残气量

脉搏血氧饱和度仪

可以使用血氧饱和度检测设备持续监测患者的动脉血氧饱和度（SpO_2）（图12-5）。这种简单的设备可以作为体格检查的延伸，特别适用于出现呼吸窘迫的患者。SpO_2数值下降可能提示呼吸系统疾病的恶化，例如重症哮喘的患者病情加重时SpO_2会显著降低。这种检测方式对于任何出现呼吸窘迫或者发绀或者嗜睡的患者都是十分有效的。

脉搏血氧饱和度仪的感应探头可固定于患者的耳垂或手指端。在低温或休克导致的组织灌注不良时，或者指甲上涂有彩色指甲油时，脉搏血氧饱和度仪不能检测到患者真实的血氧饱和度从而会显示错误的读数。贫血也可能导致读数下降。

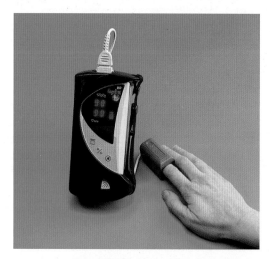

图12-5　脉搏血氧饱和度仪（摘自Sanders MJ：Mosby paramedic textbook，revised ed 3，St Louis，2007，MosbyJems，图1-32）

需要谨记的是所有的检查结果都需要结合患者临床表现来判断。一个没有任何不适的患者若SpO_2较低，往往提示该读数是错误的。一般来说，SpO_2≥95%是血氧饱和度正常，SpO_2<90%则提示可能存在呼吸衰竭或其他严重疾病（如感染性休克或大面积肺栓塞）。

6min 步行实验（ 6-minute walking test，6MWT）

通过这个相对简单的测试可以评估肺功能。测试过程中患者被要求以正常的速度沿着既定的路线行走，最后记录患者6min步行的距离。也可以在治疗后复测步行距离以达到随访比较的目的。在进行6MWT时可同时检测血氧饱和度、心率和呼吸困难的情况。在运动过程中，血氧饱和度降低超过5%则提示异常。6MWT是一种可用来测试运动耐力、评估治疗效果以及随访病情的简单测试，现已证明6MWT可以预测死亡率和发病率。

胸部X线摄片和CT的应用

图12-6展示的是经过肺叶标记的正常肺部影像学表现。

肺实变、胸腔积液、气胸和液气胸的影像学改变分别见图12-7～图12-10。

图12-11展示的是一个肺部肿块。图12-12显示的是肺部多发转移灶。原发性肺结核如图12-13所示，肺气肿的影像学表现如图12-14所示。

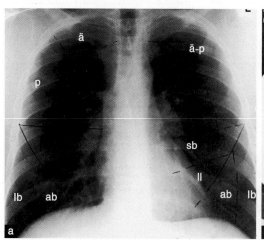
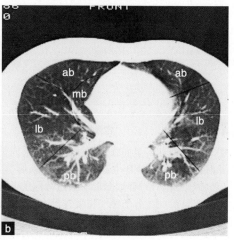

图12-6　肺段。（a）胸部X线正位片。（b）肺底CT扫描图像。

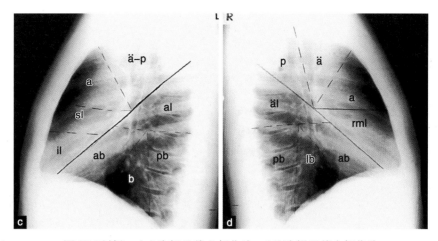

图 12-6(续) （c)胸部 X 线左侧位片。(d)胸部 X 线右侧位片

右上叶:ä=尖段;a=前段,p=后段

左上叶:ä-p=尖后段,s=前段,sl=右中叶外段,il=右中叶内段

右中叶(rml):m=内侧段,l=外侧段

右下叶:äl=背段,mb=内侧基底段,lb=外侧基底段,ab=前基底段,pb=后基底段

左下叶:äl=背段,lb=外侧基底段,ab=前基底段,pb=后基底段

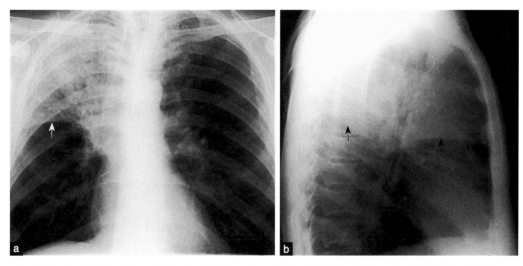

图 12-7 （a)和(b)显示右上肺叶实变影像。右上叶呈实变影,被水平方向的叶间裂(箭头所指)向下牵拉。由于叶间裂位置较正常时上移,提示存在肺不张。这些变化可由细菌性大叶性肺炎或中央支气管狭窄病变导致。如果反复的肺炎持续存在,应行支气管镜检查以明确是否存在中心型肺癌

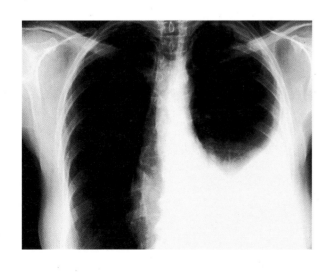

图 12-8 胸腔积液。积液上缘呈现内凹的弧线形("弯月征")。由于左侧胸腔积液导致左侧膈肌缺乏邻近正常充气肺组织的对比,左侧膈肌在图中显示不清。图中心脏向右偏,但这个现象不足以由图中显示的胸腔积液量引起,更可能是由下胸段脊柱侧弯导致

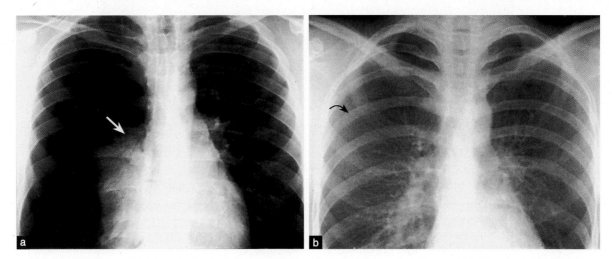

图 12-9   气胸。(a)右侧大量气胸,右肺萎陷并被压向肺门(箭头处)。由于缺乏血管阴影,肺野透明度增加。
(b)是一个少量气胸的患者胸片。在呼气时少量气胸更容易被观察到,在呼气相可见包绕于塌陷肺组织周围的弧
状气体带。脏层胸膜见图中箭头标记处

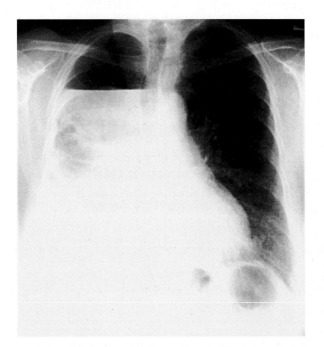

图 12-10   液气胸。右侧胸腔上部可见气液平面。当空
气和积液均存在于胸膜腔时,积液上缘不再为弯月形。
在积液中可见充气的肺组织

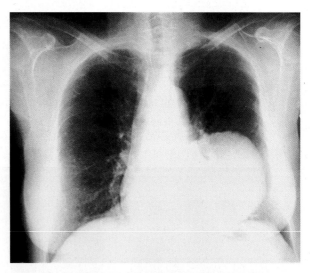

图 12-11   肺部肿块。左下肺可见一巨大的孤立肿块。
需要鉴别是由原发或继发肿瘤、包虫囊肿还是肺脓肿引
起。在肿块中未见气液平面,提示肿块中无空洞

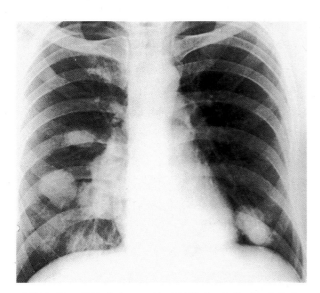

图 12-12　肺转移瘤。双肺可见散在、多发、圆形实变影，主要集中在左肺基底部和右肺门周围。最可能的病因是多发性肺转移瘤，其他罕见的病因包括肝棘球蚴病、大肌瘤结节或大类风湿结节。在没有空洞征的情况下，多发肺脓肿的可能性极小

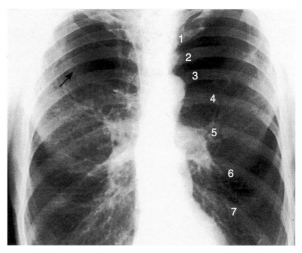

图 12-14　肺气肿。双肺过度充气膨胀，膈肌低平。膈肌水平远低于第六肋骨水平。横膈膜前方通常在第六肋骨和后方在第十肋间隙。见图中肋骨标记（1～6）。由于肺大疱的形成（箭头所指），双上肺透明度增加，血管纹理消失，这种透明度增加并不是由于胶片过度曝光导致。肺门因中央肺动脉增大而突出。相反，较小的周围肺动脉（肺纹理）在大小和数量上均会减少。这是由于肺大疱周围的肺实质破坏、移位和肺气肿区域灌注减少所致

胸部 X 线片阅片清单

1. 气道（居中，无明显畸形，无气管旁肿块）。

2. 骨骼和软组织（无骨折、皮下气肿、胸骨正中切开固定钢丝、肺切除或冠状动脉搭桥术后金属夹）。

3. 心脏大小，轮廓和心脏后密度正常。

4. 膈肌（右侧比左侧高 1～3cm，肋膈角锐利，膈肌与肺的对比显著）。

5. 左右对称（数肋骨，寻找是否有纵隔移位）。

6. 细节清晰（胸膜和肺实质）。

7. 胃泡（正常情况下在胃泡上方不会出现超过 0.5cm 宽的高密度区域）。

8. 肺门（左侧通常比右侧高 3cm，双侧肺门大小均不大于拇指），置入物（特别在重症监护室：气管内导管，中心静脉导管，起搏器）。

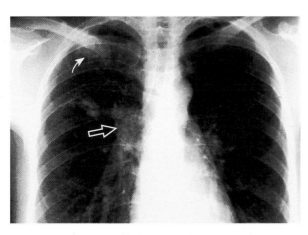

图 12-13　原发性肺结核。在右上肺可见两个圆形阴影（实心箭头标注）。右上肺所对应的引流淋巴结增大，导致右侧肺门扩大（空心箭头标注）。肺部原发灶和局部淋巴结肿大共同组成原发综合征（Ghon 复合体）。肺部原发灶和淋巴结中出现钙化，提示肺结核好转。相反，若结核病出现再活化或再感染，原发灶中会有空洞形成，而不引起淋巴结病变

高分辨率 CT 扫描会使患者暴露在更多的辐射中，但可以提供更多关于肺部的详细信息，对诊断肺间质病变、肺出血（图 12-15）和支气管扩张（图 12-16）尤其擅长。原发和继发肺肿瘤病变利用肺部 CT 更容易鉴别，同时肺结核时肺组织受累情况可以通过 CT 定量分析（图 12-17）。

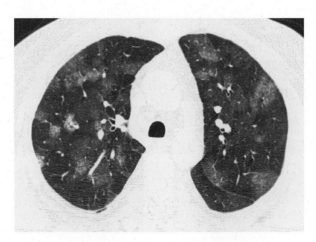

图 12-15　肺出血（摘自 Hansell D. Imaging of diseases of the chest. 5th ed. Maryland Heights, MO：Mosby, 2009）

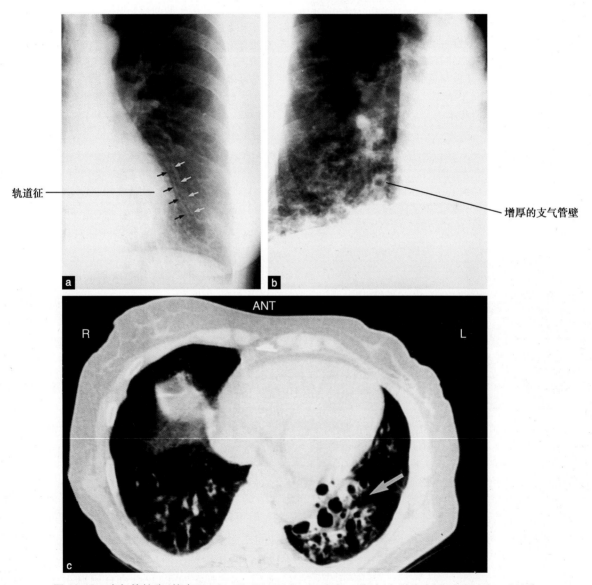

图 12-16　支气管扩张（摘自 Mettler FA. Essentials of radiology. 2nd ed. Philadelphia：Saunders, 2005）

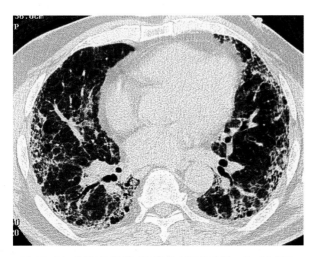

图 12-17　间质性肺病 CT 影像（摘自 Sellke F，del Nido PJ，Swanson SJ. Sabiston & Spencer surgery of the chest. 8th ed. Philadelphia：Saunders，2009）

要点小结

1. 呼吸科医生将胸部 X 线片检查作为体格检查的延伸。

2. 使用胸部 X 线片阅片清单可以帮助你系统地阅读胸部 X 线片，避免遗漏。

3. 时刻谨记将体格检查结果与 X 线片改变相对比：这也将有助于提高体格检查的水平。

4. 与胸部 X 线检查相比，CT 扫描提高了灵敏度和特异性，但代价是极大地增加了辐射暴露。

5. 床边监测，如脉搏血氧饱和度和峰值流量测量，对迅速评估患者有极大的帮助。

OSCE 复习题——呼吸系统体格检查

1. 严重慢性阻塞性肺疾病患者肺功能测定的典型结果是什么？

2. 患者的胸部 X 线片显示实变。在体格检查时会有什么相应表现？

3. 胸部 CT 显示支气管扩张的改变。在体格检查时会有什么相应表现？

4. 向患者演示肺活量计的使用方法，并解释用肺活量计对哮喘患者和间质性肺疾病患者检测后可能得到怎样的结果。

（刘雨薇　译）

参考文献

1. Schapira RM, Schapira MM, Funahashi A et al. The value of the forced expiratory time in the physical diagnosis of obstructive airways disease. *JAMA* 1993; 270:731–736. In patients with chronic obstructive airways who have a low pretest probability, an appropriate low-end cut-off is required (e.g. 3 seconds).

2. McGee S. *Evidence-based physical diagnosis*, 3rd edn. St Louis: Saunders, 2012.

3. Miller MR, Hankinson J et al; ATS / ERS Task force. Standardisation of spirometry. *Eur Respir J* 2005; 26(2):319–338.

第四篇
消化系统疾病

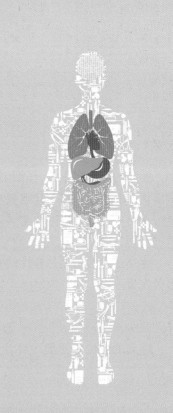

第 13 章

胃肠道疾病病史

研究疾病现象没有教材,犹如航海没有海图;而只读教材不接触患者,则是航海而根本没有海。——Sir William Osler(1849—1919)

胃肠病学家和胃肠外科医生关注整个肠道、外分泌胰腺、肝脏和周围组织异常引起的不适。

现有症状

参见清单 13-1。

清单 13-1　胃肠道疾病病史采集

主要症状

腹痛
食欲和/或体重改变
餐后腹胀或早饱,或两者都有
恶心和/或呕吐
胃灼热和/或反酸
反酸
吞咽困难
排便紊乱(腹泻、便秘、大便失禁)
肿胀或可见膨胀,或两者都有
出血(呕血、黑便、直肠出血)
黄疸
尿色深、大便苍白
皮肤瘙痒
嗜睡
发热

腹痛

腹痛的原因有很多,仔细询问病史往往能帮助做出正确的诊断。以下几点要考虑:

频率和持续时间

疼痛是急性的还是慢性的?什么时候开始的?多久发生一次?

部位和放射痛

疼痛的部位很重要。要让患者指出疼痛的区域和最痛点。壁腹膜炎症引起的疼痛通常发生在局部。

关于放射痛:

- 放射至背部的疼痛提示胰腺疾病或穿透性溃疡。
- 由膈肌刺激引起的疼痛可放射至肩部。
- 食管反流或痉挛引起的疼痛可放射至咽部。

特点和类型

腹痛可呈绞痛(以波动的形式,与蠕动有关)或稳定痛。绞痛继发于肠道或输尿管的梗阻。绞痛是由肠道完全或部分阻塞后刺激肠道痛觉感受器引起的。如果是慢性腹痛,询问患者疼痛的日常模式。

加重和缓解因素

- 溃疡引起的腹痛多在餐后发生(当胃酸分泌增多时);
- 进食可能引起肠道的缺血性疼痛(由于动脉疾病或栓塞引起肠道血液供应减少);
- 呕吐或使用抑酸剂可减轻溃疡性疼痛或胃食管反流;
- 排便或排气可能暂时缓解结肠疾病引起的疼痛;
- 通过剧烈翻滚获得疼痛缓解的患者发生绞痛的可能性大(如肠梗阻),而躺着不动能缓解疼痛的患者发生腹膜炎的可能性大。

疼痛的类型

消化性溃疡

溃疡痛是一种典型的上腹部钝痛或灼痛,可通过进食或抑酸剂获得一定程度的缓解。通常是发作性疼痛,可能在夜间发生,使患者从睡眠中醒来。

综合征状特点可提示诊断。尽管经典教学中并不认同,溃疡痛并不总是与进食有关。十二指肠溃疡和胃溃疡在临床症状上是无法区分的。许多与进食有关的胃痛患者在调查中没有消化性溃疡的证据(即非溃疡或功能性消化不良)。

胰腺疼痛

这是一种稳定的上腹部疼痛,可通过坐起和前倾体位缓解。多数引起背部放射痛和呕吐。

胆道疼痛

虽然通常称为"胆绞痛",但这种疼痛很少呈绞痛。胆管阻塞常引起上腹痛。通常是一种持续数小时的剧烈痛。通常过去有类似疼痛发作的历史,虽然高脂饮食后会发生阵痛,胆道疼痛多是不可预见的。如果发生胆囊炎,疼痛通常转移到右上象限,且更加剧烈。胆绞痛常伴有恶心和呕吐。

肾绞痛

这是一种叠加在肾角持续疼痛背景上的绞痛,伴有朝向腹股沟的放射痛,确实可能会非常严重。

肠梗阻

是一种绞痛。脐周疼痛提示小肠起源,但结肠疼痛可发生在腹部的任何部位。小肠梗阻(2～3min 一个周期)往往引起比大肠梗阻(10～15min 一个周期)更频繁的绞痛。肠梗阻常伴有呕吐、便秘和腹胀。

食欲和体重改变

食欲缺乏(畏食症)和体重减轻是重要的胃肠道症状。两者同时存在可使人怀疑潜在的恶性肿瘤,但也可能是抑郁症或其他疾病。体重减轻和食欲增加同时存在提示营养吸收不良或高代谢状态(如甲状腺功能亢进)。着重记录症状开始的时间以及在此期间体重减轻多少。肝病可能会引起味觉障碍。急性肝炎和黄疸可能会导致吸烟者戒烟。

早饱和餐后腹胀

不能正常进食(早饱)可能是胃部疾病的症状,包括胃癌和消化性溃疡。一种不适当的餐后饱腹感也可能是功能性消化不良的症状。

恶心和呕吐

恶心是想要呕吐的感觉。胃内容物无法排出,可能出现胃胀和干呕。呕吐是指胃内容物通过口腔排出,这是无意识的。可能的原因有很多:

- 胃肠道感染(如金黄色葡萄球菌食物中毒)或小肠梗阻可引起急性症状。
- 妊娠和药物(如地高辛、阿片类、多巴胺激动剂和化疗)可引起慢性症状。
- 在胃肠道自身原因中,消化性溃疡伴幽门梗阻、动力障碍(如糖尿病导致的胃轻瘫或胃术后)、急性肝胆疾病和酒精中毒是重要因素。

最后,精神性呕吐、饮食失调(如暴食症)和颅内压升高可能是导致慢性不明原因恶心和呕吐的少见情况。

询问呕吐时间(问诊清单 13-1)可能有帮助;餐后呕吐延迟超过 1h 是典型的幽门梗阻或胃轻瘫,而早晨饭前呕吐是妊娠、酒精中毒和颅内压升高的特征。同时询问呕吐物的内容(如胆汁表明十二指肠和胃之间有开口,宿食表明幽门梗阻,而血液则表明溃疡)。肠梗阻引起的呕吐可能很少或没有恶心。

问诊清单 13-1　复发呕吐患者的问诊

❗表示可能诊断出紧急或危险问题的症状

1. 描述在一次典型发作中发生了什么(排除深思熟虑后的答案)

2. 呕吐发作有多久了(区分急性和慢性)

3. 呕吐是在恶心之前发生的?还是在没有任何征兆的情况下发生的?

4. 呕吐通常是饭后立即出现还是饭后数小时才出现?

5. 是否在清晨或深夜发生呕吐?

❗6. 呕吐物是什么样的?带血的?带胆汁的?或臭的?(消化道出血或肠梗阻)

7. 呕吐后很长一段时间感觉完全良好,然后呕吐再次发生,是否有这种特殊发作的呕吐?(周期性呕吐综合征)

8. 呕吐时有腹痛么?

❗9. 是否有体重减轻?

10. 在用什么药物?

11. 是否有头痛加剧?(神经系统症状提示中枢问题)

呕吐不同于反刍。反刍是一种在进食后将食物无限制地反刍到嘴里的行为。当被要求描述症状时,患者通常称之为呕吐。食物被吐出来或重新咽下,显然是味道并不难闻。

胃灼热和反酸(胃食管反流性疾病)

胃灼热是指胸骨后区域出现灼痛或不适。通常情况下,这种感觉会向喉咙方向放射,通常在饭后出现,或因弯曲、弯腰或仰卧而加重(问诊清单13-2)。抑酸剂通常能减轻疼痛,至少可暂时缓解。此症状的出现是因为胃内容物反流到了食管,通常这些胃内容物都是酸性的,尽管有时碱性内容物也会引起类似的问题。与胃食管反流相关的可能是酸反流,患者会经历一种酸味或苦味的液体流进口腔。这种症状强烈地暗示着反流正在发生。

重减轻、黑便和呕血),通常可以根据典型症状作出胃食管反流的诊断。

反流是指唾液分泌过多进入口腔,不应与反酸混淆,它可能不常见于消化性溃疡或食管炎患者。

吞咽困难

吞咽包括两个阶段:1. 口咽的部分——食物通过从口到下咽部再到食管上段。2. 食管的部分——食物从食管到胃部。

固体或液体食物可能会出现这种困难。吞咽困难的原因见清单13-2。如果患者主诉吞咽困难,重要的是将吞咽疼痛与实际的吞咽困难区分开来。吞咽疼痛被称为吞咽痛,包括任何涉及食管的严重炎症。病因包括感染性食管炎(如念珠菌、单纯疱疹)、食管消化性溃疡、食管腐蚀性损伤或食管穿孔(很少)。

问诊清单 13-2   疑似胃食管反流患者的问诊

❗表示可能诊断出紧急或危险问题的症状

1. 是否有胃灼热(一种胸骨下的灼痛,可向上放射至喉咙)？多久发作一次？(频率大于一周一次提示胃食管反流疾病)。

2. 胃灼热是在饭后、身体前倾或平躺时发生么？(酸反流的典型症状)

❗3. 疼痛是否会从胸部向左臂或下颌扩散？(提示心肌缺血可能)

4. 疼痛是否可被抑酸剂缓解？(酸反流的典型症状)

5. 是否会突然感到口中涌出苦味液体？(反酸,酸反流的典型症状)

6. 是否会突然感觉口中出现咸味或无味液体？(反酸,不是胃食管反流)

❗7. 有吞咽困难么？(吞咽困难,见问诊清单13-3)

8. 平躺时有咳嗽么？

清单 13-2   吞咽困难的原因

机械性梗阻
　内部因素(食管内原因)
　　反流性食管炎,狭窄形成
　　食管癌或贲门癌
　　嗜酸性食管炎
　　咽部或食管网
　　咽囊
　　食管下段环
　　食管异物
　外部因素(食管外原因)
　　甲状腺胸骨后延伸
　　纵隔肿瘤、支气管癌、血管压迫(罕见)
神经肌肉运动失调
　病史提示:固体和液体食物同样吞咽困难,症状呈间歇性
　失弛缓症
　弥漫性食管痉挛
　硬皮病
口咽性吞咽困难
　提示:误吸、液体回流入鼻
　环咽功能障碍
　神经系统疾病:球茎或假性球茎、瘫痪、重症肌无力、多肌炎、强直性肌营养不良

一些患者主诉说他们躺下时咳嗽使他们很不舒服。胃食管反流患者食管下括约肌松弛不适当。反流症状可能因以下原因而加重:酒精、巧克力、咖啡因、高脂饮食、茶碱、钙通道抑制剂和抗胆碱能药物。因为这些降低了食管括约肌的压力。

只要没有恶性肿瘤的警示症状(吞咽困难、体

如果患者主诉吞咽困难(问诊清单13-3),液体反流到鼻子或可能咽时窒息,这表明吞咽困难的原因在咽部(口咽吞咽困难)。口咽吞咽困难的原因可能包括神经系统疾病(如运动神经元疾病,导致延髓性麻痹或假性延髓性麻痹)。

问诊清单 13-3　吞咽困难患者的问诊

❗ 表示可能诊断出紧急或危险问题的症状

1. 吞咽固体或液体食物有困难吗？还是两者都有？（固体和液体均有表示运动问题，如贲门失弛缓症；固体只表示机械问题，如癌症或狭窄）

2. 吞咽困难发生在哪里（请指向该区域）？（指向食管下段提示下食管机械性梗阻）

3. 吞咽困难是间歇性的还是持续性的？（间歇性提示嗜酸性食管炎、下食管环或运动障碍；嗜酸性是关于也会引起急性食物嵌塞）

4. 吞咽困难是否进行性加重？（提示癌症或狭窄）

5. 开始吞咽时会咳嗽或窒息么？（提示口咽部吞咽困难）

6. 有吞咽疼痛么？（提示食管的急性炎症）

7. 是否有反酸或胃灼热？（提示胃食管反流）

❗ 8. 体重减轻了么？（提示肿瘤）

9. 有哮喘或花粉症么？（可进一步提示嗜酸性食管炎）

如果患者主诉食物黏在食管里，重要的是要考虑食管阻塞的一些解剖学原因[1]。让患者指出固体附着的部位。如果食管下端有机械性梗阻，大部分患者会将吞咽困难定位在胸骨后下部。然而，在胸骨后的任何地方都能感觉到食管的梗阻。例如，如果还存在胃灼热，这表明胃食管反流伴或不伴狭窄形成可能是吞咽困难的原因。

吞咽困难的实际过程也是病史采集很重要的一部分。

如果患者说吞咽困难是间歇性的，或者只有少量的吞咽食物，这表明存在食管下段环，嗜酸性食管炎，或者很少出现的食管痉挛。

然而，如果患者主诉进行性吞咽困难，这表明食管狭窄，癌或贲门失弛缓症。

如果患者主诉固体和液体食物都黏在一起，那么食管运动障碍，如贲门失弛缓症或食管痉挛的可能性更大。

腹泻

腹泻的症状可以通过多种不同的方式表达。

患者可能会主诉大便频繁（每天超过三次，或与先前排便频率相比出现异常改变），也可能会主诉大便稠度的变化，大便变得不成形或带有黏液。腹泻有很多可能的原因。

应询问患者排便的频率和量。有些患者由于排便欲望增加，每天排便三次以上，大便成形且量不增加，这不是真正的腹泻。它可能是由于局部直肠病变、直肠排空不全或导致排便兴趣增加的心理障碍所致。

当获得腹泻病史（问诊清单 13-4）时，确定腹泻是急性发作还是慢性发作也很重要。急性腹泻在性质上更可能具有传染性，而慢性腹泻有许多原因。

问诊清单 13-4　腹泻患者的问诊

❗ 表示可能诊断出紧急或危险问题的症状

1. 通常每天排便多少次？

2. 大便是什么样的？（大便的形状，如松软、潮湿）

3. 要跑到洗手间排便么？（结肠疾病导致的排便紧迫）

4. 晚上有没有因腹泻影响睡眠？（更有可能是器质性原因）

❗ 5. 大便里有鲜红的血，黏液或脓吗？（提示结肠疾病）

6. 每天大便量多吗？（如果不是血性的，则表明是小肠疾病）

7. 大便是苍白的，油腻的，有臭味的，而且很难排出么？（脂肪痢）

8. 大便里有油滴吗？（慢性胰腺炎）

9. 有大便失禁的问题么？

❗ 10. 体重是否减轻？（癌症、吸收不良）

11. 最近是否应用抗生素？（考虑艰难梭菌感染）

12. 最近旅行过吗？去哪里？（考虑贾第虫等感染）

13. 有肠道感染史或胃肠手术史吗？

14. 有腹腔疾病或肠道疾病家族史吗？

15. 有关节炎的问题吗？（如肠内感染性疾病、惠普尔病）

❗ 16. 最近有发热、僵硬或畏寒吗？（如感染、淋巴瘤）

17. 经常感染吗？（免疫球蛋白缺乏症）

临床上,腹泻可根据生理上的可能障碍分为若干不同的组[2]。

1. 如果是大量的水样便,可考虑以下原因:

分泌性腹泻:腹泻量大(通常每天超过 1L)且禁食时仍持续出现腹泻;大便没有脓液或血,没有过多脂肪。当结肠或小肠的净分泌超过吸收时,就会发生分泌性腹泻;另一些原因包括感染(如大肠埃希菌、金黄色葡萄球菌、霍乱弧菌)、激素分泌异常(如血管活性肠多肽分泌瘤、佐林格-埃利森综合征、类癌综合征)和绒毛腺瘤。

渗透性腹泻:腹泻随着禁食而消失,并且有大量与食物摄入有关的大便。渗透性腹泻是由于溶质过多而引起的,原因包括乳糖不耐受(双糖酶缺乏)、镁抗酸剂或胃部手术。

异常肠蠕动:甲状腺功能亢进或肠易激综合征时发生。

2. 如果大便中带血,则应考虑以下情况:

渗出性腹泻:当结肠中有液体时,会出现渗出性腹泻。大便体积小但频繁,可能有相关的血液或黏液(如肠道感染性疾病、结肠癌)。

3. 如果大便是脂肪性的,请考虑以下情况:

营养吸收不良和脂肪痢:大便脂肪多,颜色苍白,气味难闻,飘在马桶中,很难冲走。脂肪痢定义为脂肪含量超过 7g/24h 的大便中。导致脂肪痢的原因有很多。

便秘

当患者主诉便秘[3]时,明确他们的实际意思很重要。便秘是一种常见症状,可指排便次数不多(每周少于三次)、大便过硬或排便困难。

便秘可能是急性的,也可能是慢性的(问诊清单 13-5)。许多患者的慢性便秘是由于习惯性忽视排便冲动而引起的,导致大便大量堆积,干燥。随着粪便不断地扩张直肠,患者可能对直肠充盈的意识逐渐减弱,从而导致慢性便秘。

询问患者的药物和既往史。便秘可能与摄入药物(如可卡因、抗抑郁药或铝或钙抗酸剂)和各种代谢或内分泌疾病(如甲状腺功能减退、高钙血症、糖尿病、嗜铬细胞瘤、卟啉症、低钾血症)以及神经系统疾病(如无神经节细胞增多症、先天性巨结肠症、自主神经系统疾病、脊髓损伤、多发性硬化)有关。

问诊清单 13-5　便秘患者的问诊

❗表示可能诊断出紧急或危险问题的症状

1. 多久排便一次?

2. 大便是硬还是很难排出?

3. 大便是什么样子的?(大便的形状,例如小颗粒状)

4. 大便时是否过度用力

5. 排便时是否感觉肛门部有阻塞?

6. 是否用手指压在肛门或阴道周围帮助排便?

❗7. 最近排便习惯改变了么?

8. 最近服用的药物有改变么?

❗9. 大便带血么?

10. 腹痛么,排便能缓解腹痛么?

❗11. 最近有体重减轻么?

12. 有过腹泻么?

❗13. 有结肠息肉或癌症的病史么?有结肠癌的家族史么?

便秘也可能发生在部分结肠癌梗阻后。因此,确定最近是否有肠道习惯的改变是非常重要的,因为这可能预示着恶性肿瘤的发展。在没有结构性疾病的情况下,患有非常严重便秘的患者可能在转运研究中发现结肠转运缓慢,这种慢传输型便秘在年轻女性中最常见。

便秘在怀孕期间也很常见,尤其是在怀孕后期。

询问在尝试排便时是否过度紧张或大便被阻塞的感觉。排便困难可能发生在盆底肌肉或神经紊乱,或肛肠疾病(如裂缝或狭窄)。这个问题可能会导致患者心理紧张,肛门堵塞,甚至需要自助排便。

住院或腹部手术的患者也常便秘。饥饿和饮食变化可能是其原因。

肠易激综合征

在没有任何结构或生化异常的情况下,与腹痛相关的慢性但不稳定的排便障碍(通常是交替便秘和腹泻)非常常见,这类患者被认为有肠易激综合征[4,5]。相比于器质性疾病,有腹痛加上以下两种或两种以上症状(即通过排便缓解腹痛,随着腹痛的开始大便较稀或较频繁,有直肠内黏液排出,排便后直肠排空不全和可视的腹胀)的患者更易发生肠易激综合征。肠易激综合征不再被视为排除性诊断,而应以诊断标准为基础(清单 13-3)。

> **清单 13-3　肠易激综合征的罗马Ⅳ诊断标准:**
>
> 在过去 3 个月内,平均每周至少 1 天出现反复腹痛,并且出现以下两种或两种以上情况:
> 1. 排便后腹痛改善或加重
> 2. 伴随大便次数的改变(或多或少)
> 3. 伴随大便外观的改变(大便变松或变短)

黏液便

黏液便(白色黏液)的发生可能与直肠溃疡、瘘管、绒毛状腺瘤或肠易激综合征有关。

出血

患者可能会出现呕血、黑粪症(大量的黑色大便)或便血(带有直肠鲜红的血)的问题。有的患者是因为大便隐血常规检测呈阳性而确诊。重要的是,诊断呕血应尽量排除牙槽或鼻子出血和咯血等情况。

呕血表明出血部位在十二指肠内或附近(表 13-1)。要询问患者是否有消化性溃疡的症状,呕血通常是由于慢性消化性溃疡出血,特别是十二指肠溃疡出血所致。溃疡出血常不伴随腹痛。

表 13-1　急性消化道出血的原因

上消化道出血	14. Menetriers 病
常见	15. 出血体质
1. 慢性消化性溃疡(十二指肠溃疡、胃溃疡)	16. 假性出血
2. 急性消化性溃疡	**下消化道出血**
不常见	常见
3. Mallory-Weiss 综合征	1. 血管畸形
4. 食管和/或胃静脉曲张	2. 憩室
5. 腐蚀性或溃疡性食管炎	3. 结肠癌或息肉
6. 胃癌,息肉,其他肿瘤	4. 痔疮或肛裂
7. Dieulafoy 溃疡	不常见
8. 西瓜胃(胃窦血管扩张)	5. 大量上消化道出血
9. 主动脉瘘	6. 炎症性肠病
10. 血管异常-血管畸形、动静脉畸形、蓝色橡皮疱痣综合征(blue rubber bleb nevus syndrome)、遗传性出血性毛细血管扩张症、CRST 综合征	7. 缺血性结肠炎
	8. Meckels 憩室
11. 弹性假黄瘤	9. 小肠疾病(如肿瘤、憩室、肠套叠)
12. 淀粉样变	10. 胆道出血(胆囊出血)
13. 血管炎	11. 单发的结肠溃疡

要询问患者血是不是和呕吐物一起呕出的(问诊清单 13-6)。Mallory-Weiss 撕裂通常伴有反复呕吐,通常患者报告先呕吐清晰的胃内容物,然后呕吐血液。

要询问患者是否大便带血,血是在大便上面还是混在大便里面。痔疮和局部肛肠疾病,如肛裂,通常表现为直肠排出少量鲜红色血液。血液不混在大便里,而是在厕纸上、大便上面或马桶里。

黑粪症通常是由上消化道出血引起的,然而右侧结肠和小肠病变也可能是其原因。大量鲜红色的出血可发生在远端结肠或直肠,或来自胃肠道的主要出血部位。当有大量下消化道出血时,血管发育不全或憩室疾病的可能性大。虽然憩室在左结肠更常见,但更多的憩室出血发生在结肠右侧。

> **问诊清单 13-6　呕血患者的问诊**
>
> ❗ 表示可能诊断出紧急或危险问题的症状
> ❗ 1. 呕吐物中是否有新鲜血液? 呕吐物是否为呈咖啡色?
> ❗ 2. 是否有黑便或血便?
> 　3. 在发现呕吐物中带血之前,是否经历强烈的干呕或呕吐?
> 　4. 是否有服用阿司匹林、非甾体抗炎药或激素?
> 　5. 是否饮酒或患有肝脏疾病?
> 　6. 是否有消化性溃疡?
> ❗ 7. 体重是否减轻?

皮肤、鼻子或口腔的自发性出血,通常是由肝脏疾病导致的凝血功能障碍所致。

黄疸

通常情况下,亲属会在患者之前发现巩膜或皮肤的黄染。黄疸是由于结膜和皮肤中沉积了过多的胆红素。引起黄疸的原因参见表14-2。如果患者出现黄疸,要询问其大便和尿液的颜色,由于尿胆原无法到达肠道,梗阻性或胆汁淤积性黄疸患者会出现白陶土样便和深色尿。还要询问是否有腹痛,例如胆结石,可引起胆道疼痛和黄疸[6](问诊清单13-7)。

问诊清单13-7 黄疸患者的问诊

！表示可能诊断出紧急或危险问题的症状

1. 是否有尿色发深,大便发白?(梗阻性黄疸)
2. 是否有皮肤瘙痒?
！3. 是否发热?(胆管炎)
！4. 是否有食欲或体重有改变?(肿瘤性)
5. 是否有腹痛或排便习惯的改变?
！6. 是否有呕血或黑便?
7. 是否饮酒?饮多少量?饮酒多长时间了?
8. 是否曾静脉注射过毒品?
9. 是否有文身?
10. 是否输过血?
11. 最近有无新服用的药物?
12. 最近是否接触过黄疸或肝脏疾病的患者?
13. 是否有高危性行为?
14. 是否去甲型肝炎流行区旅游过?
15. 对乙肝是否免疫?
16. 是否有肠内炎症病史?(原发性硬化性胆管炎)
17. 是否做过胰腺或胆道的手术?
18. 职业是什么?是否接触肝毒素?
19. 是否有肝脏疾病的家族史?

瘙痒症

这种症状意味着皮肤发痒,可能是全身性的,也可能是局部性的。胆汁淤积性肝病可引起瘙痒,

往往表现为更严重的四肢瘙痒。

腹胀

腹胀可能是由过量气体或肠道敏感(如肠易激综合征)引起的。持续性腹胀可能因为腹水积聚,可能与踝关节水肿有关。

嗜睡

疲劳和易疲劳是急慢性肝病患者的常见症状,但其发病机制尚不清楚。它们也可能与胃肠道或慢性炎症引起的贫血有关。嗜睡在一般人群中也很常见,不是一种特殊的症状。

治疗史

治疗史很重要。传统的非甾体抗炎药,包括阿司匹林,可诱发急性或慢性胃肠道损伤出血。如上所述,许多药物会导致排便不畅。许多药物对肝脏也有影响:

- 氟烷,苯妥英钠或氯噻嗪可引起急性肝炎;
- 胆汁淤积可由对氯奥沙普秦或其他吩噻嗪、磺胺类、磺酰脲类、苯基丁氮酮、利福平或硝基呋喃妥因的过敏反应引起;
- 合成代谢类固醇和避孕药可引起与剂量相关的胆汁淤积;
- 酒精、四环素、丙戊酸或胺碘酮可引起脂肪肝;
- 使用合成代谢类固醇或避孕药可导致肝内巨大的血管炎性空洞;
- 如果服用过量的对乙酰氨基酚(扑热息痛),会发生急性肝细胞坏死。

既往史

外科手术可导致麻醉性黄疸(如多次使用氟烷)、肝细胞性低氧血症(手术或术后低血压)或腹部手术时直接损伤胆管。严重腹痛的患者有复发和缓解上腹部疼痛的病史可能提示消化性溃疡穿孔。消化性肠病(溃疡性结肠炎或克罗恩病)的既往病史是很重要的,因为这些都是容易感染的慢性疾病。

个人史

患者的职业可能与疾病相关(如医护人员可能

接触肝炎）。毒素暴露在慢性肝病（如四氯化碳、氯乙烯）中也很重要。如果一个患者有肝病的症状，询问一下最近是否去肝炎流行的美国旅行。

饮酒史是非常重要的，尤其是当酗酒者否认或低估他们的饮酒量时（清单 1-3）。且与任何黄疸患者的接触史都应该被记录下来。

性生活史也应该问到。注射史例如（静脉注射药物、血浆输注、牙科治疗或文身）对出现肝病症状的患者很重要，尤其是乙肝或丙型肝炎可能通过这种方式转移。病毒性肝炎的危险因素包括性行为（如男性之间）、静脉注射毒品、输血和文身。

家族史

结肠癌家族史，尤其是家族性息肉或肠道感染性疾病是很重要的。询问家庭中的腹部疾病。溶血性贫血（由于血红蛋白异常或自身免疫性疾病）或先天性或家族性高胆红素血症患者可能有黄疸、贫血、脾切除术或胆囊切除术的阳性家族史。

要点小结

1. 诱发个体胃肠道症状和表现形式往往会导致正确的诊断。

2. 如果患者使用呕吐、腹泻、便秘等术语，询问具体是什么意思。

3. 间歇性吞咽困难和食物阻塞提示嗜酸性食管炎。

4. 吞咽困难、出血和体重减轻是警示症状，需要进一步检查。

5. 胃灼热和反酸通常是由胃食管反流引起的。

6. 这种腹痛可能是胆道痛么？胆道痛是由胆结石或急性胆囊炎引起的，它是一种持续数小时的剧烈疼痛，通常发生在上腹部或右上腹部，且难以预料。

7. 慢性或反复腹痛伴便秘或腹泻，或两者兼而有之，加上腹胀，在没有警示症状的情况下，通常是由肠易激综合征引起的。根据病史即可做出阳性诊断。

（田甜　译）

OSCE 复习题——胃肠病病史

1. 患者女性，多年来一直受腹痛的困扰。请了解其病史。
2. 患者男性，最近有黄疸病史。请了解其病史。
3. 患者男性，腹泻 3 个月。请了解其病史。
4. 患者男性，发现有黑色的肠内容物。请了解其病史。
5. 患者女性，被诊断为胆绞痛。请了解其症状。

参考文献

1. Hendrix TR. Art and science of history taking in the patient with difficulty swallowing. *Dysphagia* 1993; 8:69–73. A very good review of the key historical features that must be obtained when a patient presents with trouble swallowing.

2. Talley NJ. Chronic unexplained diarrhea: what to do when the initial workup is negative? *Rev Gastroenterol Disord* 2008; 8(3):178–185.

3. Talley NJ, Lasch KL, Baum CL. A gap in our understanding: chronic constipation and its comorbid conditions. *Clin Gastroenterol Hepatol* 2009; 7(1):9–19.

4. Ford AC, Talley NJ, Veldhuyzen van Zanten SJ et al. Will the history and physical examination help establish that irritable bowel syndrome is causing this patient's lower gastrointestinal tract symptoms? *JAMA* 2008; 300(15):1793–1805.

5. Mearin F, Lacy BE, Chang L et al. Bowel disorders. *Gastroenterology* 2016 Feb 18. pii: S0016-5085(16)00222-5. doi: 10.1053/j.gastro.2016.02.031. [Epub ahead of print.]

6. Theodossi A, Knill-Jones RP, Skene A. Interobserver variation of symptoms and signs in jaundice. *Liver* 1981; 1:21–32. The history and examination permitted a correct clinical diagnosis in jaundiced patients two-thirds of the time.

第14章

消化系统查体

上帝把智慧藏于腹中，胆量置于脑海。——莎士比亚，Troilus and Cressida

消化系统的体格检查包括完整的腹部查体。寻找胃肠道及肝脏疾病的外周表现也很重要。某些腹部的体征或许比其他检查更具有诊断意义[1]。

解剖学

了解胃肠道及腹部器官的结构和功能，对诊断消化系统疾病十分关键（图14-1）。口部是胃肠道的入口。检查口、肛门和直肠相比较而言较为方便和直观，因此任何有疑似消化道系统疾病的患者都必须仔细检查这几个部位。腹部各脏器的位置因人而异，但是在进行体格检查时，需牢记重要的体表标记。

肝脏（liver）是腹部最大的器官；它由较大的右叶和较小的左叶构成，包括夹在中间的尾状叶（段1）在内共分为8段。肝脏的下界从右侧第十肋骨尖端延伸到左侧乳头正下方。在正常情况下，检查者无法触到完整的肝脏，但在健康人群中有可能触及肝下缘。

脾脏（spleen）是一种淋巴器官，位于左侧第九、十和十一肋下。在健康人群中，通常无法被触及（参见第12章）。

肾脏（kidney）位于第十二肋骨的后方，距中线约前4指宽的位置。正常情况下，右肾位置比左肾

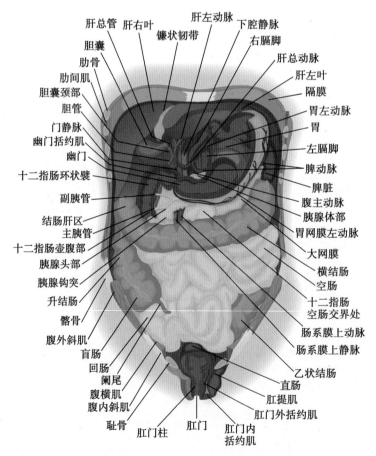

图 14-1　腹部解剖图（Talley NJ，O'Connor S. Pocket clinical examination. 3rd ed. Sydney：Churchill Livingstone，2009）

170

低 2.5cm。在体型偏瘦的人群中可能触及右肾下极。

胆囊（gallbladder）是一个梨形器官，其底部（顶部）位于右侧第九肋软骨的顶端；它在健康人群中无法被触及。胰腺（pancreas）位于腹膜后，其头部被"C"型的十二指肠环绕，尾部紧临脾脏。胰腺肿物的体积很少能大到被触及。

腹主动脉（aorta）位于中线，终止于中线偏左的髂嵴水平。若在中腹部触及搏动性肿块，这可能是来自腹主动脉，是腹主动脉瘤（aneurysm）的体征。

胃（stomach）通常呈"J"型，位于左上腹部，在脾脏和胰腺上方；它与十二指肠（duodenum）相连。小肠（small intestine）长约 3~10m，上半部分由十二指肠和空肠（jejunum）组成，下半部分为回肠（ileum）。小肠位于中腹部，但通常无法触及。

结肠（colon）大约 1.5m 长，从右到左由盲肠、升结肠、结肠肝曲、横结肠（transverse colon）、结肠脾曲（splenic flexure）、降结肠（descending colon）、乙状结肠（sigmoid colon）、直肠（rectum）和肛管（anorectum）组成。阑尾（appendix）通常位于右下腹部，根部连于盲肠的后内侧壁。盲肠和升结肠位于右腹部；横结肠从右到左穿过上腹部；降结肠、乙状结肠和直肠位于左腹部。源自结肠的肿块几乎无法被检查出。

其他重要的解剖区域包括腹股沟管（inguinal canal）和肛肠，将在本章后半部分关于疝气和直肠的检查中被讲解。

患者的检查体位

为了对腹部进行充分的体格检查，患者需要取平卧位，头低枕头（图 14-2）。这样能够放松腹部肌肉，便于进行触诊检查。检查者需帮助患者调整好检查姿势以便于全面查体。

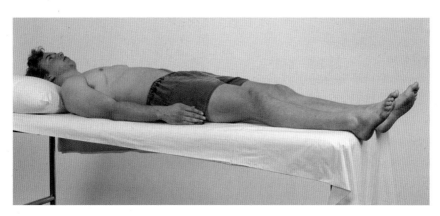

图 14-2　腹部体格检查：患者的检查体位

一般表现

黄疸

最好在自然光下观察因高胆红素血症引起的巩膜（结膜）和皮肤的黄染。不管潜在病因是什么，黄疸的深度可能有很大变化。

体重和腰围

体格检查时必须记录患者的体重。胃肠道吸收功能障碍会导致体重下降和恶病质。胃肠道恶性肿瘤或酒精性肝硬化（alcoholic cirrhosis）也可引起体重的改变。若在腹部和四肢看到松弛的皮肤褶皱，提示近期体重下降。肥胖（obesity）可引起肝脏脂肪浸润（non-alcoholic steatohepatitis，非酒精性脂肪性肝炎），并导致肝功能检查异常。使用合成代谢类固醇可导致肌肉体积增加（有时认为是正常的药物反应）和各种肝脏肿瘤，包括腺瘤或肝细胞癌。

皮肤

胃肠道组织和皮肤共同起源于胚胎母细胞。许多疾病可以同时累及皮肤和胃肠道（图 14-3~图 14-8 和表 14-1）[2]。

色素沉着

全身性皮肤色素沉着可由慢性肝脏疾病引起，尤其是血色素沉着病（haemochromatosis，由于含铁血黄素刺激黑色素细胞产生黑色素）。吸收不良可能导致乳头、掌纹、皮肤受压区和口腔出现 Addisonian 式色素沉着（"日光亲吻"样色素沉着）。

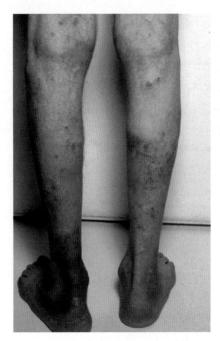

图 14-3　腹腔疾病表现为疱疹样皮炎(摘自 McDonald FS. Mayo Clinic images in internal medicine, with permission. © Mayo Clinic Scientific Press and CRC Press. Reproduced by permission of Taylor and Francis Group, LLC, a division of Informa plc)

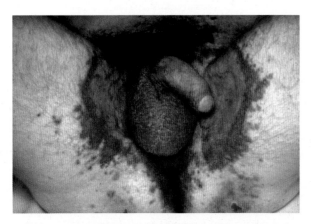

图 14-4　高血糖素瘤:腹股沟区域的迁移性皮疹(非常罕见)(摘自 McDonald FS. Mayo Clinic images in internal medicine, with permission. © Mayo Clinic Scientific Press and CRC Press. Reproduced by permission of Taylor and Francis Group, LLC, a division of Informa plc)

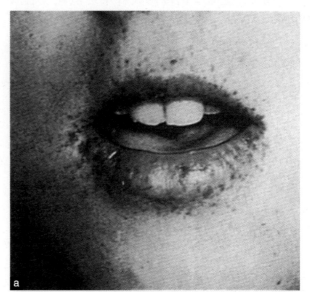

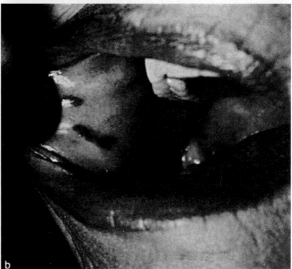

图 14-5　波伊茨-耶格综合征(Peutz-Jeghers syndrome), 唇部有离散的棕黑色皮损[Figure(a)from Jones DV et al, in Feldman M, et al. Sleisenger & Fordtran gastrointestinal disease. 6th ed. Philadelphia: WB Saunders, 1998, with permission. Figure(b)from McDonald FS. Mayo Clinic images in internal medicine, with permission. © Mayo Clinic Scientific Press and CRC Press. Reproduced by permission of Taylor and Francis Group, LLC, a division of Informa plc]

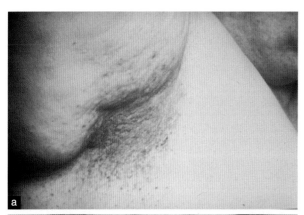

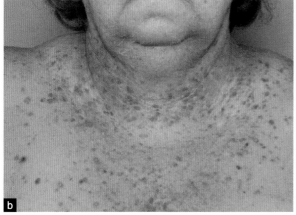

图 14-6　黑棘皮病。（a）腋窝。（b）胸壁（摘自 McDonald FS. Mayo Clinic images in internal medicine，with permission. © Mayo Clinic Scientific Press and CRC Press. Reproduced by permission of Taylor and Francis Group，LLC，a division of Informa plc）

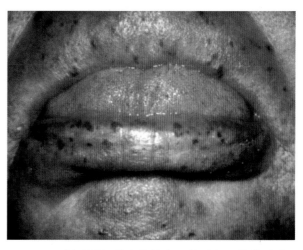

图 14-7　累及唇部的遗传性出血性毛细血管扩张症（摘自 McDonald FS. Mayo Clinic images in internal medicine，with permission. © Mayo Clinic Scientific Press and CRC Press. Reproduced by permission of Taylor and Francis Group，LLC，a division of Informa plc）

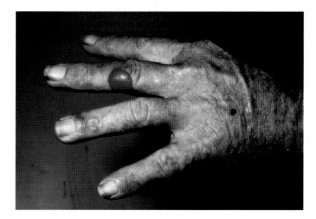

图 14-8　迟发性皮肤卟啉病

表 14-1　皮肤和胃肠道			
疾病	皮肤表现	胃肠道表现	其他系统表现
胃肠道息肉病综合征			
波伊茨-耶格综合征（常染色体显性遗传）	色素斑位于手、足部、唇部	错构瘤性息肉（罕见腺癌）位于胃、小肠、大肠	
Gardner 综合征*（常染色体显性遗传）	囊肿、纤维瘤、脂肪瘤（多发性）	位于大肠的息肉和腺癌	骨瘤
Cronkhite-Canada 综合征	脱发、色素沉着、舌炎、甲营养不良	错构瘤性息肉、腹泻、胰腺外分泌功能不全	
分泌激素的肿瘤			
类癌综合征	皮肤潮红、毛细血管扩张	水样腹泻、肝大	喘息、右心杂音
系统性肥大细胞增多症（由于肥大细胞增殖和组胺释放）	毛细血管扩张、皮肤潮红、色素样丘疹、瘙痒、皮肤划痕症、Darier 征†（用钢笔的钝端摩擦皮损：几分钟后出现明显的红色风团）	消化性溃疡、腹泻、吸收不良	哮喘、头痛、心动过速
高血糖素瘤（高血糖素分泌肿瘤）	移行性坏死松解性皮疹（皮肤屈曲和摩擦区域）	舌炎、体重下降、糖尿病	

表 14-1　皮肤和胃肠道（续）			
血管和其他疾病			
遗传性出血性毛细血管扩张症（常染色体显性遗传）	毛细血管扩张（尤其是甲床、手掌、足部）	消化道出血	鼻咽部出血、肺动静脉瘘、高输出量心力衰竭
弹性假黄色瘤（常染色体隐性遗传）	皮肤屈曲部位黄色斑块/丘疹	肠出血、缺血	眼底血管样条纹
蓝色橡皮泡综合征	血管瘤（如舌）	肠道或肝脏出血	
Degos 病（恶性萎缩性丘疹病）	半球状红色丘疹（早期），小的瓷白萎缩性瘢痕（晚期）	肠穿孔、肠梗死（主要发生在年轻人——非常罕见）	
黑棘皮病	棕黑色皮肤乳头状瘤（常位于腋下）	肿瘤	肢端肥大症、糖尿病
疱疹样皮炎	瘙痒性水疱——常位于膝关节、肘部、臀部	乳糜泻	
锌缺乏症	唇、眼、生殖器周围的红色有鳞片结痂皮损；位于舌部的白色斑点	腹泻（锌缺乏症尤其见于克罗恩病合并肠瘘、肝硬化、肠外营养及胰腺炎的患者）	
迟发性皮肤卟啉病	水疱位于裸露的皮肤处（如手部）	酒精性肝病	
炎症性肠病	坏疽性脓皮病、结节性红斑、杵状指、口腔溃疡	溃疡性结肠炎或克罗恩病	
血色沉着症（常染色体隐性遗传）	皮肤色素沉着（铜色）	肝大、慢性肝病体征	糖尿病、心力衰竭（心肌病）、关节病、睾丸萎缩
系统性硬化症	皮肤增厚、粘连、钙质沉着、雷诺现象‡、指端硬化、毛细血管扩张	胃食管反流、食管动力障碍、小肠细菌过度生长合并吸收不良	

* Eldon John Gardner（1909—1989），美国遗传学家。
† Ferdinand Jean Darier（1856—1938），巴黎皮肤病学家。
‡ Maurice Raynaud（1834—1881），巴黎医生。

波伊茨-耶格综合征

口唇周围、颊黏膜（图 14-5）、手指和脚趾上的雀斑样斑点（离散的棕黑色皮肤病变）与位于小肠（50%）和结肠（30%）的错构瘤有关。这种错构瘤可引起消化道出血或肠套叠。这是常染色体显性遗传病，其胃肠道腺癌的发病率升高。

黑棘皮病

由融合的乳头状瘤引起的棕黑色天鹅绒样的表皮隆起，通常见于腋窝和颈部（图 14-6）。黑棘皮病几乎与胃肠道肿瘤（尤其是胃癌）、淋巴瘤（lymphoma）、肢端肥大症（acromegaly）、糖尿病（diabetes mellitus）和其他内分泌疾病无关。

遗传性出血性毛细血管扩张症（Rendu-Osler-Weber 综合征）

这是一种少见的常染色体显性遗传疾病，表现为多处小的毛细血管扩张，常见于嘴唇和舌部（图

14-7），也可以发生在皮肤的任何部位。当毛细血管扩张出现在胃肠道时，会导致慢性出血，甚至消化道大出血。偶尔可以见到与此病相关的动静脉畸形。

迟发性皮肤卟啉症

皮肤裸露的区域可见易破的水疱，皮损愈合时会形成瘢痕（图 14-8）。在这种与酒精中毒（alcoholism）和丙型肝炎相关的慢性卟啉代谢紊乱中，患者的尿液呈深色。

系统性硬化症

系统性硬化症的患者皮肤紧绷，常伴胃食管反流和胃肠动力紊乱。

精神状态

评估患者意识状态。肝性脑病综合征（hepatic encephalopathy）是由失代偿性晚期肝硬化（慢性肝功能衰竭）或重型肝炎（急性肝功能衰竭）引起的

一种器质性神经功能障碍。疾病的特征取决于病因和诱发因素。患者后期昏睡,最终昏迷。由于肝脏内外结构的改变引起肝细胞损伤和门-体静脉分流,肝脏未能清除门静脉血中的毒性代谢产物,如氨、硫醇、短链脂肪酸和胺,最终引发肝性脑病。

手部

有经验的胃肠病专家在进行消化系统体格检查时,会从手部检查开始。手部的某些体征可能提示慢性肝病。不管病因是什么,长期弥漫性肝脏损伤都会导致相似的外周体征,但缺乏特异性。

指甲

灰指甲

慢性肝病或其他疾病导致低蛋白血症时,甲床发生浑浊(异常部位是甲床而不是指甲),通常只在指甲顶端残留了粉红色的甲床的边缘(Terry 指甲;图 14-9)。拇指和示指最常受累。其机制可能由于低白蛋白血症导致细胞外液积聚,对周围毛细血管过度压缩。

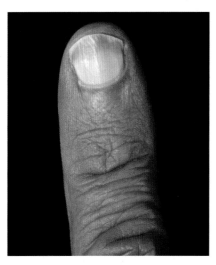

图 14-9　灰指甲——Terry 指甲(摘自 McDonald FS. Mayo Clinic images in internal medicine, with permission. © Mayo Clinic Scientific Press and CRC Press. Reproduced by permission of Taylor and Francis Group, LLC, a division of Informa plc)

低蛋白血症状态下,如肝硬化(cirrhosis),也可以出现 Muehrcke 线(横向白线)。威尔逊病[Wilson disease,又称肝豆状核变性(hepatolenticular degeneration)]患者可见蓝色新月样甲床。

杵状指

1/3 的肝硬化患者可伴有杵状指。肺动静脉(AV)分流可以解释部分原因,因其导致动脉血氧饱和度下降。发绀(cyanosis)可能与长期严重的慢性肝病有关。这种肺动静脉分流的原因尚不清楚。慢性消耗性疾病,如炎症性肠病(inflammatory bowel disease,IBD)和腹腔疾病等也能导致杵状指。

手掌

手掌红斑("肝掌")

手掌红斑是指鱼际和小鱼际隆起处皮肤变红(图 14-10)。通常脚底也会受到影响。这可能是慢性肝病的一个特征。肝掌发生机制目前尚未明确,尽管之前认为与雌激素水平升高有关,但至今没有充分证据表明肝掌的出现与血浆雌二醇水平有关。手掌红斑也可能见于甲状腺毒症(thyrotoxicosis)、类风湿关节炎(rheumatoid arthritis)和红细胞增多症(polycythaemia),罕见于慢性发热性疾病或慢性白血病。它也可能是一种正常的体征,就像蜘蛛痣一样,可见于女性妊娠期间。

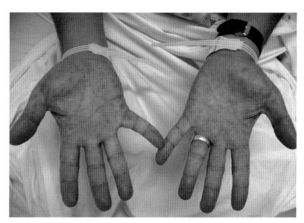

图 14-10　手掌红斑(摘自 Goldman L, Schafer AI. Goldman Cecil medicine. 24th ed. Philadelphia:Saunders,2011)

贫血

掌纹苍白可能暗示贫血,可由胃肠道出血、吸收不良(叶酸、维生素 B_{12})、溶血(如脾功能亢进)或某些慢性疾病引起。

掌腱膜挛缩

掌腱膜挛缩表现为手掌筋膜可见、可触的增厚和收缩,最常见于无名指,最终会导致永久性屈曲(图14-11)。疾病通常表现为双侧,偶尔位于足部。它与酒精中毒(不是肝病相关)有关,但也可见于一些体力劳动者;通常是家族性发病。这些患者的掌筋膜中含有过量的黄嘌呤,这可能与其发病机制有关。

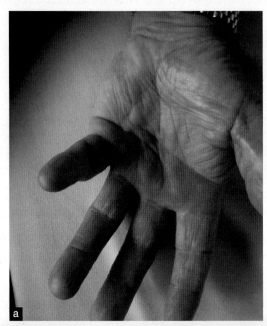

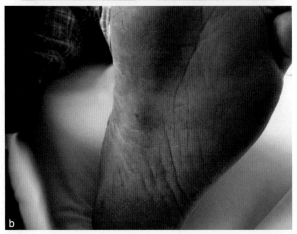

图 14-11　(a)手掌掌腱膜挛缩。(b)足底挛缩。(Waldman SD. Pain management. 2nd ed. Philadelphia:Saunders, 2011)

扑翼样震颤

　　检查者协助患者向前平举双臂,伸展双腕,分开双手手指后放手,让患者独立保持此状态 15s(图14-12)。肝性脑病的扑翼样震颤表现为腕和掌指关节的快速不规则的屈伸动作,并常伴有手指的侧向运动。

　　扑翼样震颤的发病机制可能是疾病干扰了关

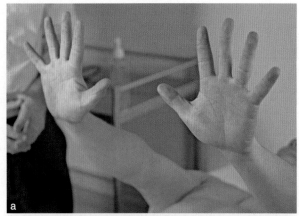

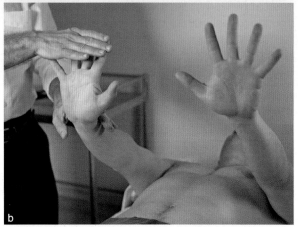

图 14-12　扑翼样震颤的检查

节本体感觉信息上传至脑干网状结构,从而导致肌张力的节律性下降。如果要求患者用力闭眼或伸舌,有时也会发生类似的震颤行为,这说明除了双上肢外,手臂、颈部、舌、下颌和眼睑有时也会受累。

　　扑翼样震颤常累及双侧,由持续的姿势引发,休息时少见。双侧震颤的节律不同步。当患者昏迷时,无法引出扑翼样震颤。

　　尽管扑翼样震颤是肝性脑病的特征性体征,并且在疾病早期即可出现,但不能凭此诊断;它还可见于心力衰竭、呼吸衰竭和肾衰竭、低血糖症(hypoglycaemia)、低钾血症(hypokalaemia)、低镁血症(hypomagnesaemia)或巴比妥类中毒。

　　威尔逊病也可出现明显的震颤(实际上是一种舞蹈徐动症)。酒精中毒常见静止性微小震颤。

手臂

　　检查者需检查患者上肢是否有瘀伤(bruising)。较大的瘀斑(ecchymoses)可能由于凝血功能异常造成的。肝细胞损伤会影响蛋白质合成,从而影响凝血因子的生成(因子Ⅷ除外,因为它在网状内皮系统的其他地方生成）。梗阻性黄疸导致肠道胆汁酸缺乏，因此减少维生素 K（一种脂溶性维生素）的吸收，而维生素 K 是凝血因子 II（凝血酶原）、VII、IX 和 X 生成所必需。

手臂也可能出现瘀点（petechiae）（针头大小的瘀伤）（图 14-13），可因血小板减少造成。长期过度的酒精摄入可引起骨髓的抑制状态，导致血小板减少症（thrombocytopenia）。此外，继发于门静脉高压的脾肿大会引起脾功能亢进，使血小板在脾中破坏增多；在急性肝脏疾病中（尤其是急性肝坏死），可发生弥散性血管内凝血（diff use intravascular co-agulation，DIC）。

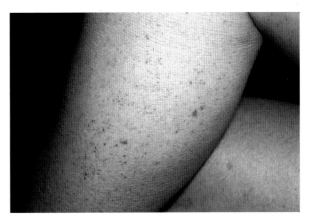

图 14-13　瘀点（摘自 Marks JG，Miller JJ. Lookingbill & Marks' principles of dermatology. 4th ed. Philadelphia：Saunders，2006）

还需检查患者是否存在肌肉萎缩，这通常是酗酒患者营养不良的晚期表现（框 14-1）。酒精也会引起近端肌病。

框 14-1　慢性肝脏疾病引起营养不良的体格检查

1. 皮下脂肪：在皮下组织上寻找皮肤松弛和失去饱足感。这些变化在肱三头肌、胸部、肋缘、腋中线和手中最为明显。
2. 肌肉萎缩：主要检查三角肌和股四头肌。三角肌质量的丧失使肩部看起来呈方形。某些神经疾病也会出现肌肉萎缩。
3. 体液从血管内流至血管外（与肝脏不能生成血清蛋白有关）：检查是否存在腹水和外周水肿。
4. 微量营养素缺乏，如瘀伤（维生素 K、C）、舌炎（叶酸、维生素 B_{12}、烟酸）、皮炎（维生素 A）。

在梗阻性或瘀胆性黄疸患者中常见因严重瘙痒引起的抓痕（scratch marks）。通常是原发性胆汁性肝硬化（primary biliary cirrhosis）最早出现的体

征。早先认为因胆盐在皮肤中沉积而引发瘙痒，但现在认为是胆汁常规分泌的某种未知物质停留皮肤所致。

蜘蛛痣（spider naevi）（图 14-14）由中央小动脉及其发出的辐射样蜘蛛足样的小血管分支组成。其大小从仅肉眼可见到直径 0.5cm 不等。它们通常发生在上腔静脉分布的区域，比如手臂、颈部和胸壁。有时蜘蛛痣会引起大量出血。当用尖端物体压迫中央小动脉时，会使整个病变消失。去除压迫时，血液会自中心到外周再充盈。若在身体的任何部位同时存在两个以上的蜘蛛痣，提示可能存在某种疾病。肝硬化能够引起蜘蛛痣，最常见的是酒精性因素。在肝硬化患者中，蜘蛛痣的数量会随着患者病情的变化而变化，肝掌也是如此。病毒性肝炎的患者可以短暂出现蜘蛛痣。在妊娠的第二个月到第五个月期间，蜘蛛痣经常出现，但在分娩后几天内消失。目前尚未清楚蜘蛛痣只出现在身体上部的原因，但怀疑这一部分常发生潮红有关。和肝掌相似，蜘蛛痣之前被归因于雌激素过多。肝脏会使雌激素失活，而在慢性肝病中这个功能受损。已知雌激素对子宫内膜的螺旋小动脉有扩张作用，这也被用来解释蜘蛛痣的发生机制，但仍未发现血浆雌二醇水平的变化与蜘蛛痣的出现和消失有关。

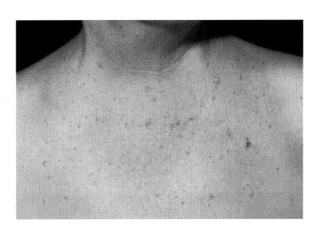

图 14-14　大量的蜘蛛痣

蜘蛛痣的鉴别诊断包括 Campbell de Mganh 斑点、静脉星（venous stars）和遗传性出血性毛细血管扩张症。Campbell de Morgan 斑点是发生在腹部或胸前的隆起性红色圆形病变。它们在施加压力后不会消失，是常见的良性病变。静脉星是由于静脉压力升高造成的 2~3cm 病变，常分布在足部、腿、背和胸下部。主要分布在某条大静脉的主要分支上，并且不会因为压力而消失。此外，静脉星内的

血液从周围流向病变的中心,这与蜘蛛痣的血液流向相反。遗传性出血性毛细血管扩张症的病变有时与蜘蛛痣类似。

检查者还需触诊腋窝判断是否有淋巴结病变,并观察腋下是否有黑棘皮病相关表现。

面部

眼睛

首先检查巩膜是否有黄疸(图 14-15)或贫血(结膜苍白)的迹象。Bitot 斑是巩膜上的黄色角化区(图 14-16),是由于吸收或营养不良导致的严重维生素 A 缺乏的结果,之后可进展为视网膜损伤和失明。凯-弗环(Kayser-Fleischer ring)(图 14-17)是发生在角膜周边的褐绿色环,它对上极的影响大于下极,是因角膜的后弹力层中沉积过多的铜造成,需要裂隙灯检查明确。凯-弗环是威尔逊病的特征性表现,这是一种铜储存疾病,会导致肝硬化和神经紊乱。凯-弗环通常伴随神经体征共同出现。然而,其他胆汁淤积性肝病的患者也可能有类似的环状表现。虹膜炎(iritis)可见于炎症性肠病的患者中。

黄斑瘤(xanthelasmata)是眼眶周围皮下组织中的淡黄色斑块,由脂质沉积所致(图 5-21)。这可能提示血清胆固醇长期处于较高水平。在胆汁淤积症患者血浆中发现了一种异常的脂蛋白(脂蛋白 X),它与血清胆固醇升高有关。黄斑瘤在原发性胆汁性肝硬化患者中也很常见。

结肠镜检查后出现的眶周紫癜("黑眼症")是淀粉样变性的特征性体征(可能与因子 X 缺乏有关),但极其罕见(图 14-18)。

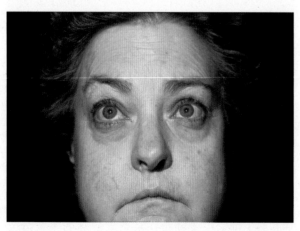

图 14-15　巩膜黄染

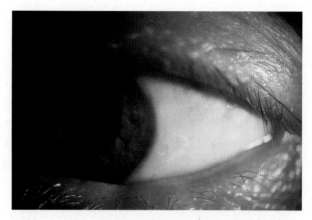

图 14-16　Bitot 斑:位于结膜干燥区域,呈泡沫状(摘自 Mir MA. Atlas of clinical diagnosis. 2nd ed. Edinburgh: Saunders,2003)

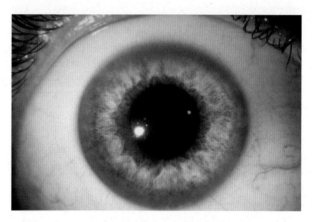

图 14-17　威尔逊病表现为凯-弗环(摘自 McDonald FS. Mayo Clinic images in internal medicine,with permission. © Mayo Clinic Scientific Press and CRC Press. Reproduced by permission of Taylor and Francis Group,LLC,a division of Informa plc)

Amyloidosis causing periorbital purpura.

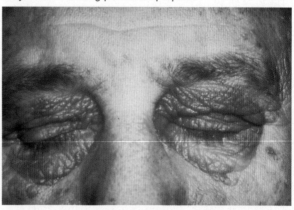

图 14-18　结肠镜检查后出现的眶周紫癜,这是一种特征性的体征(尽管很少见)(摘自 McDonald FS. Mayo Clinic images in internal medicine,with permission. © Mayo Clinic Scientific Press and CRC Press. Reproduced by permission of Taylor and Francis Group,LLC,a division of Informa plc)

唾液腺

接下来需要检查腮腺，判断腮腺是否增大（清单 14-1，图 14-19）。让患者咬紧牙齿，以便触摸到咬肌；在正常情况下腮腺是无法触到，但当腺体增大时，在咬肌后方和耳前方最易触到。

清单 14-1　腮腺肿大的原因

双侧

1. 流行性腮腺炎（可以是单侧）
2. 结节病或淋巴瘤，可能引起双侧无痛性腮腺肿大
3. 米库利兹综合征（Mikulicz syndrome）：双侧三个唾液腺全部无痛性肿大；这种疾病可能是干燥综合征的早期阶段
4. 酒精相关性腮腺炎
5. 营养不良
6. 严重脱水：比如肾衰竭、晚期癌症和严重感染

单侧

7. 腮腺多形性腺瘤（偶尔为双侧）
8. 肿瘤浸润，通常导致单侧无痛性肿大，也可能引起面神经麻痹
9. 导管阻塞（如唾液腺结石）

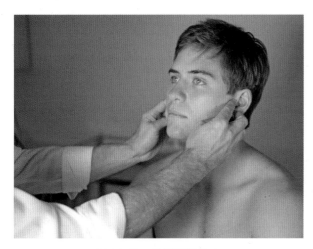

图 14-19　触诊腮腺肿大

用双手触诊法可以感受到腮腺导管；判断是否存在腮腺结石，它可能在腮腺管口处（与第二上颌磨牙相对）。双侧腮腺肿大与酒精中毒有关，而与肝脏本身疾病无关。这是由于酒精中毒伴或不伴营养不良引起腮腺发生了脂肪浸润。腮腺触痛、局部温度升高、体积肿胀提示了急性腮腺炎或术后腮腺炎。腮腺多形性腺瘤（多形性腺瘤）是形成腮腺肿块的最常见原因。腮腺癌可能导致面神经麻痹。腮腺炎（mumps）还会导致急性腮腺肿大，通常为双侧。

下颌下腺（submandibular gland）增大的最常见原因是结石。可以通过双手触诊摸到（图 14-20）。

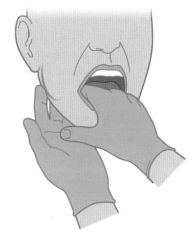

图 14-20　检查下颌下腺

将戴手套的示指放在患者靠近舌的口腔侧面，另一只手放在患者下颌后方，感受两只手指之间的感觉。在慢性肝脏疾病中，颌下腺也可能增大。

口腔

牙齿和口腔气味

就像直肠和肛门一样，检查胃肠道的起点同样不需要复杂的设备[3]。首先需要观察牙齿的状态，注意是否有义齿。如若存在，需取出后才能进行全面的检查。其次，观察是否有牙龈肥大（清单 14-2）或色素沉着（清单 14-3）。松动的义齿可能会引起口腔溃疡，而龋齿可能会引起口臭（fetor）。

清单 14-2　牙龈肥大的病因

1. 苯妥英钠
2. 妊娠
3. 维生素 C 缺乏症（维生素 C 缺乏症：牙龈变得松软、发红、出血、肿胀且不规则）
4. 牙龈炎症，如吸烟、结石、牙菌斑、Vincent 心绞痛（梭菌性膜性扁桃体炎）
5. 白血病（通常为单核细胞性）

清单 14-3　口腔黏膜色素沉着的病因

1. 重金属：铅或铋（牙龈边缘的蓝黑色线条），铁（血色沉着症-硬腭出现蓝灰色色素沉着）
2. 药物：抗疟药，口服避孕药（口腔中任何部位均可出现棕色或黑色色素沉着）
3. 艾迪生病（Addison disease）（口腔中任何地方均可出现深棕色色素斑）
4. 波伊茨-耶格综合征（Peutz-Jeghers syndrome）（嘴唇、口腔黏膜或腭部有深褐色色素斑）
5. 恶性黑色素瘤（口腔任何地方均可出现无痛性隆起黑色病变）

清单 14-4 列出了口臭的其他原因。这必须与肝病性口臭(fetor hepaticus)相鉴别,后者是一种带有甜味的臭气,是严重肝脏疾病的体征,可能是由甲硫醇引起的。引起肝病性口臭的物质可能来自未被去甲基化的蛋氨酸,并经肺部排出(严重肝脏疾病无法将蛋氨酸去甲基化)。若检查者可明显闻到患者的肝病性口臭,提示患情严重;若在不明原因昏迷的患者口中闻及此气味,则有助于诊断。

清单 14-4　口臭的原因

1. 口腔卫生不良
2. 肝病性口臭(带有甜味)
3. 酮病(糖尿病酮症酸中毒时大量酮体经肺呼出,带有烂苹果味)
4. 尿毒症(鱼腥味:一种氨性气味)
5. 酒精(特有味道)
6. 丙醛
7. 腐臭(伴大量痰的胸部厌氧感染)
8. 吸烟

除非患者口腔内气味非常明显,否则需要患者配合呼气以协助检查。

舌

舌苔(coating)是由增厚的上皮细胞伴细菌碎片和食物残渣形成的,吸烟者的舌苔更为明显。但这几乎不是病理改变。舌苔在舌体后部稍厚,因为后部活动度低,舌乳头代谢速度慢。呼吸道感染容易诱发舌苔的生成,但舌苔与便秘或其他严重的消化系统疾病无关。

黑舌病(lingua nigra)是由位于舌后部的舌乳头延长所致。由于角蛋白的沉积,舌体后部呈现深褐色。这个疾病除了不美观外没有任何不适表现。铋化合物也可能导致舌体变黑。

地图样舌(geographical tongue)用来描述舌面上无痛性缓慢变化的红色纹路。其经常复发,但通常没有临床意义,可能是核糖核酸(维生素 B_2)缺乏的征兆。

白斑病(leucoplakia)(图 14-21)是发生在舌和口腔黏膜的白色增厚样改变,属于癌前病变。引起白斑的原因包括:口腔卫生不良、吸烟、烈性酒、脓毒症或梅毒,但通常没有明确的病因。白斑病也可发生在喉部、肛门和外阴。

舌炎(glossitis)(图 14-22)通常用来描述舌体表面光滑,或出现红斑。这是由于舌乳头萎缩所

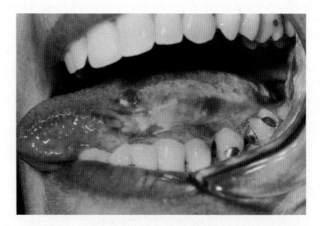

图 14-21　口腔白斑病(摘自 Weidner N, et al. Modern surgical pathology. 2nd ed. Philadelphia:Saunders,2009)

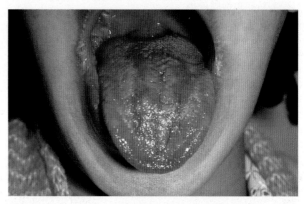

图 14-22　舌炎(摘自 Kanski JJ. Clinical diagnosis in ophthalmology, 1st ed. Maryland Heights, MO:Mosby, 2006)

致,后期可能形成浅溃疡。因为舌体黏膜细胞代谢迅速,更易受营养不良的影响,故营养不良常导致舌炎的发生,而铁、叶酸和 B 族维生素,尤其是维生素 B_{12} 的缺乏是常见原因。酗酒者中常见舌炎,类癌综合征的患者中也可见到。然而,许多舌炎病例(尤其老年患者)至今病因未明。

舌体增大(macroglossia,巨舌症)可能是先天性(如唐氏综合征),或见于某些内分泌疾病,如肢端肥大症。肿瘤浸润(如血管瘤或淋巴管瘤)。淀粉样变病的患者舌体中淀粉样物质沉积也可导致巨舌症。

口腔溃疡

许多全身性疾病都可以出现口腔溃疡(清单14-5),因此需要引起检查者的重视。阿弗他溃疡(Aphthous ulceration)是最常见的类型(图 14-23)。初期病变是舌或口腔黏膜表面的痛性水疱,之后会形成浅表溃疡,均伴有疼痛。溃疡愈合后不留瘢痕。目前阿弗他溃疡发生机制未明,但通常与严重

清单 14-5 口腔溃疡的病因

常见病因
阿弗他样溃疡
创伤
药物（如类固醇类）
不常见病因
消化系统疾病：克罗恩病、溃疡性结肠炎、腹腔疾病
风湿免疫系统疾病：白塞综合征、Reiter 综合征
多形性红斑
感染：病毒：带状疱疹病毒、单纯疱疹病毒；细菌：梅毒（硬性下疳、继发性蜗牛纹溃疡、黏液斑）、结核自残

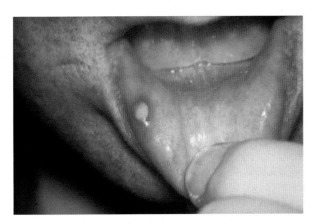

图 14-23 阿弗他溃疡（摘自 McDonald FS. Mayo Clinic images in internal medicine, with permission. © Mayo Clinic Scientific Press and CRC Press. Reproduced by permission of Taylor and Francis Group, LLC, a division of Informa plc）

的全身性疾病无关,在克罗恩病或某些腹部疾病中可见阿弗他溃疡。HIV 感染可能引起多种口腔病变。口角炎（angular stomatitis）（图 14-24）指的是嘴角处的裂纹,其病因包括维生素 B_6、维生素 B_{12}、叶酸和铁缺乏。

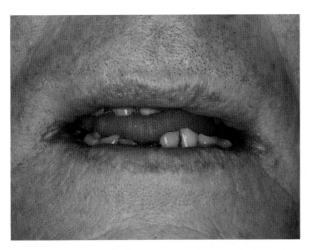

图 14-24 口角炎（摘自 Sproat C, Burke G, McGurk M. Essential human disease for dentists. London: Churchill Livingstone, 2006）

念珠菌病

真菌感染,如白色念珠菌（鹅口疮）,会导致口腔出现白色凝乳斑块。这些斑块很难擦除,去除后可见下方黏膜出血（图 43-33）。白色念珠菌感染可以扩散到食管,引起吞咽困难或疼痛。念珠菌病通常与免疫抑制（应用类固醇类药物、进行肿瘤化疗、酒精中毒或潜在的免疫异常,如 HIV 感染或血液恶性肿瘤）引起宿主抵抗力降低有关。广谱抗生素能够抑制口腔正常菌群,造成真菌过度生长,这也是引起念珠菌感染的常见原因。口腔卫生不良、铁缺乏和糖尿病也是其病因。慢性黏膜皮肤念珠菌病（chronic mucocutaneous candidiasis）是一种以反复或持续的鹅口疮、指或趾甲床感染及皮肤受累为特征表现的综合征,通常是 T 细胞免疫功能缺陷导致,约半数患者合并内分泌疾病,如甲状旁腺功能减退、甲状腺功能减退或艾迪生病（Addison disease）。

颈部和胸部

检查者需触诊颈部淋巴结（参见第 21 章）。颈部淋巴结肿大可能由口咽部感染或恶性肿瘤造成。可从患者前方（图 14-25）或后方（图 14-26）进行触诊。在检查锁骨上淋巴结时,最好要求患者做耸肩动作,并在患者前方进行触摸。需要额外注意左侧锁骨上淋巴结是否肿大。

在发展中国家和地区,淋巴结肿大最常见的原因是结核病。进展期胃癌、胃肠道其他恶性肿瘤或肺癌转移也可能导致淋巴结肿大。合并胃癌的左锁骨上淋巴结肿大（Virchow 淋巴结）称为 Troisier 征。

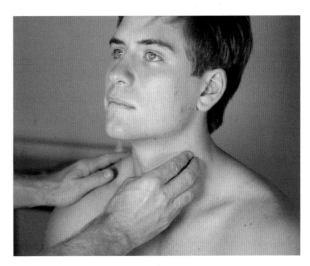

图 14-25 在患者前方触诊颈部淋巴结

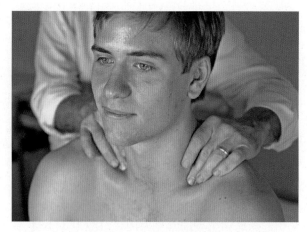

图 14-26　患者耸肩后从后方触摸锁骨上淋巴结

检查患者是否存在蜘蛛痣。

男性乳腺发育（gynaecomastia）可能是慢性肝脏疾病的征兆。乳腺发育可是单侧或双侧，可伴有触痛（图 14-27），提示肝硬化，特别是酒精性或慢性自身免疫性肝炎所致肝硬化。在慢性肝脏疾病中，雌二醇/睾酮比率的改变可能是其发生机制。肝硬化患者用于治疗腹水的螺内酯也是引起乳腺发育的原因之一。此外，某些酗酒者虽无肝脏疾病，但也可发生乳腺发育，是因为酒精会损伤睾丸的间质细胞。其他药物很少引起此病（如地高辛、西咪替丁）。

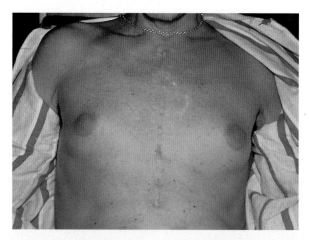

图 14-27　与混合性肥胖无关的男性乳腺发育（摘自 Mir MA. Atlas of clinical diagnosis. 2nd ed. Edinburgh：Saunders，2003）

腹部

视诊

患者取平卧位，头低枕，暴露乳头至耻骨联合区域（图 14-2）。为了保护患者隐私，最好分段暴露腹部。

患者看起来不舒服？急腹症的患者平卧后不敢轻易移动，并且呼吸浅快。

首先观察腹部瘢痕，从这可以判断患者之前是否接受过手术治疗或受过创伤（图 14-28）。观察脐部是否存在腹腔镜手术留下的瘢痕。较老的瘢痕呈现白色，而近期的瘢痕组织中仍存留血管，故呈现粉色。注意有无造口（结肠末端造口、结肠环形造口、回肠造口或回肠导管造口）或瘘管。近期体重下降可见腹纹。

全腹膨隆（图 14-29）的原因如下：严重肥胖、腹水（ascites）、妊娠、肠胀气（通常由肠梗阻引起）、粪便、巨大肿瘤（如卵巢肿瘤或包虫囊肿）、假性妊娠等。脐部的形状也可以为病因诊断提供线索。过度肥胖的患者脐部凹陷；大量腹水的患者腹壁紧绷，脐部变浅甚至向外凸出并指向下方；妊娠时脐部受增大子宫的影响被推向上方，而巨大的卵巢囊

腹部瘢痕

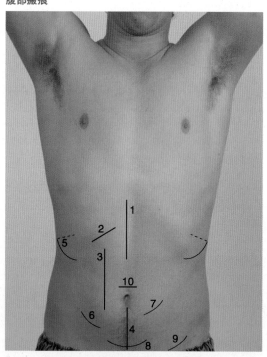

图 14-28　注意：现在腹腔镜手术造成的瘢痕很常见，多数包括一个脐上方约 2cm 左右的瘢痕
1. 正中线上部
2. 右肋下（Kocher 切口）
3. 右旁正中线
4. 正中线下部
5. 肾切除术切口
6. 阑尾切除术切口（Gridiron 切口）
7. 肾移植切口
8. 耻骨上（Pfannensteil 切口）
9. 左侧腹股沟
10. 经脐腹腔镜手术

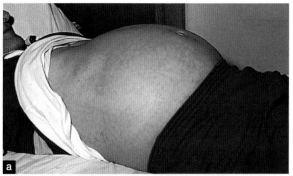

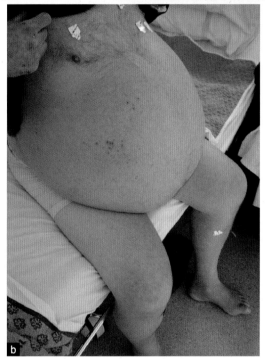

图 14-29　（a）腹水引起腹部膨隆（患者仰卧位）：与盆腔肿物引起腹部膨隆不同，腹水患者的脐部指向下方。（b）严重腹水（患者坐位）（Courtesy of Dr A Watson, Infectious Diseases Department, The Canberra Hospital）

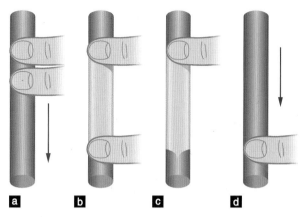

图 14-30　检查静脉血液流向。（a）两个手指并拢放在静脉上。（b）下方手指沿静脉移动，以排空血液并使其闭塞。（c）松开下方的手指后静脉没有再充盈。（d）重复检查，将上方手指松开，静脉重新充盈，提示了血液流动的方向（摘自 Swash M. Hutchison clinical methods. 20th ed. Philadelphia：Baillière Tindall, 1995）

31），静脉内血液自脐流向外周。曲张的脐静脉如同神话中美杜莎的蛇发；这个罕见的体征也被称为"海蛇头"（caput medusae）（图 14-32）。一般情况下仅可见 1~2 条曲张的静脉（常位于脐部上方）。引起下腔静脉阻塞的因素，如张力性腹水、肿瘤压迫或静脉血栓等，也可造成腹壁静脉曲张。为避开阻塞的下腔静脉，下肢的侧支循环形成并汇入扩张的腹部静脉，血液流向心脏的方向。因此，可以通过脐部下方曲张静脉血液流向鉴别"海蛇头"和下腔静脉阻塞；前者血液流向下方，后者为上方。有时腹部静脉曲张也可为先天形成。

检查者需观察腹部是否有异常搏动。上腹部中线处异常的搏动提示腹主动脉瘤。然而，在体型

肿也会造成同样的改变。

局部膨隆提示腹部或盆腔内某器官的增大。疝气（hernia）是腹腔内容物经异常通路凸出，由手术（切口疝）、先天性腹壁缺损或长期腹内压力增高造成腹壁薄弱所导致。

有时腹壁可见明显的静脉曲张。若发现此体征，需要判断曲张静脉内血液的流向。检查者可将示指和中指并拢按压在曲张静脉上，使其闭塞；示指原位阻断血流，中指挤出该静脉内血液至一段距离。抬起中指，如果静脉迅速再充盈，说明血流流向为中指至示指方向（图 14-30）。需分别在脐部上方和下方检查。

重度门静脉高压的患者，受阻血流可经脐静脉汇入下腔静脉，这引起脐静脉的过度充盈（图 14-

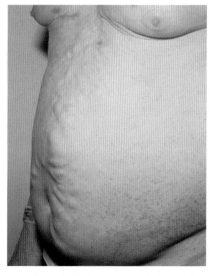

图 14-31　门静脉高压患者腹壁静脉曲张（摘自 Mir MA. Atlas of clinical diagnosis. 2nd ed. Edinburgh：Saunders, 2003）

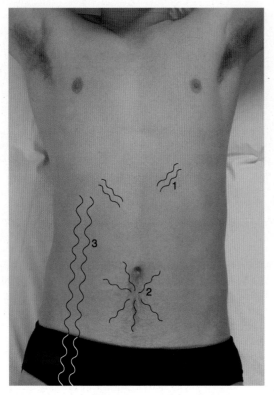

图 14-32　腹壁静脉曲张。1 = 肋骨边缘处的细小静脉——无临床意义；2 = "海蛇头"；3 = 下腔静脉阻塞（Based on Swash M. Hutchison clinical methods. 20th ed. Philadelphia：Baillière Tindall，1995）

偏瘦的健康人身上，也可见腹主动脉的搏动。

体型极瘦的正常人群中偶尔可见胃肠蠕动；但这个体征通常提示肠梗阻。消化性溃疡或肿瘤引起的幽门梗阻也可见胃肠蠕动，常表现为横穿上腹部的从左到右的缓慢波动。远端小肠梗阻可在中腹部中引起类似的阶梯样波动。

腹壁皮损也值得注意。带状疱疹引起的水疱呈根状分布（分布于某一神经根的区域，仅局限腹部一侧）。带状疱疹可引起病变部位严重疼痛，并且腹痛可先于皮疹出现。Sister Joseph 结节（玛丽约瑟夫结节）指恶性肿瘤转移到脐部形成的结节样病变，因为脐部是腹膜最靠近皮肤的区域。广泛的腹腔积血和急性胰腺炎（Cullen 征：脐带"黑眼圈"；图 14-33）在脐部可见淡蓝色瘀斑，但发生率很低。重症急性胰腺炎（Grey-Turner 征）可在侧腹部见到皮肤颜色改变，也较为罕见。

皮纹（striae）指的是极度拉伸的腹壁造成皮肤弹力纤维的破坏，导致表面出现的弯曲样粉色条纹。库欣综合征（Cushing syndrome）可导致宽大紫色的皮纹；引起皮纹更常见的原因为腹水、妊娠状态及近期体重上升。

检查完上述部位后，检查者蹲在床边，视线与患者腹部齐平（图 14-34），让患者张口缓慢的深呼吸。通过观察腹部是否有不对称运动，来寻找肿块存在的证据，如体积增大的肝脏可在右侧肋弓下方移动，而肿大的脾脏在左侧肋弓下方移动。

触诊

触诊在腹部体格检查中为医生提供最多的信

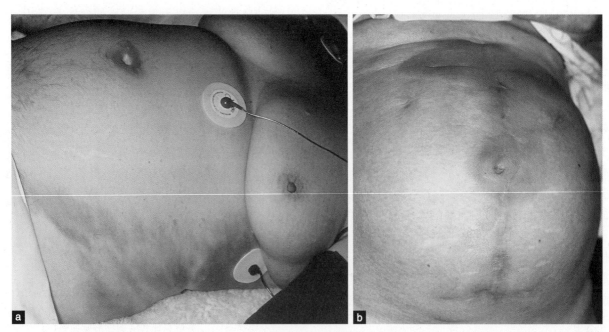

图 14-33　重症急性胰腺炎。（a）Grey-Turner 征。（b）Cullen 征（脐部）（摘自 Jarnagin，W，et al. Blumgart surgery of the liver，pancreas and biliary tract. 5th ed. Philadelphia：Saunders，2012）

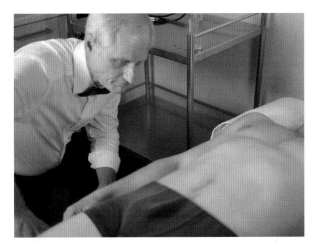

图 14-34 视线与腹部齐平,观察随呼吸而移动的腹部肿块

息。成功的触诊需要:①患者完全放松腹部肌肉;②安慰患者这项检查不会带来痛苦;③检查者的双手温暖,检查动作轻柔。检查者需提前询问患者腹痛的部位,并最后触诊该区域。鼓励患者张口缓慢呼吸。如有必要,可弯曲患者膝关节以进一步放松腹壁肌肉。

为便于描述,腹部被划分为 9 个区域(图 14-35)。用手指掌侧进行触诊;用示指外侧面触诊器官或肿块的边缘,因为这是手部最敏感的部位。

触诊时回想相应的解剖结构,检查结束前避免触诊痛区。每个区域的触诊均由轻到重,由掌指关节带动手部的运动,手平贴腹壁。要注意检查区域是否有压痛或肿块。接着进行腹部的深部触诊,深

部触诊主要用来发现深处或再次确认已被发现的肿块。要仔细描述发现的肿块(清单 14-6)。

> **清单 14-6 描述腹部肿块的特点**
>
> 对任何腹部肿块均应明确下述各项内容:
> - 位置:所在的腹部区域
> - 压痛
> - 大小(需进行测量)和形状
> - 表面:规则或不规则
> - 边缘:规则或不规则
> - 质地:坚硬或柔软
> - 活动度
> - 是否有搏动
> - 是否由多个肿块组成

腹壁紧张(由于腹肌收缩而抵抗触诊)是一种主观行为,可能由腹痛或焦虑引起,通过放松可以消失;腹肌强直(rigidity)是腹肌持续的不自主的反射收缩,常伴有压痛,通常提示腹膜刺激或炎症(腹膜炎)。

反跳痛(rebound tenderness)表现为腹壁被缓慢深压后突然抬起而产生的刺痛。患者通常有痛苦的表情,所以在进行这项检查时要同时观察患者的面部神态。这项体征强烈提示存在腹膜炎;应当对怀疑局限性或全身性腹膜炎的患者进行此项检查。已确诊的急腹症患者不必重复检查以减少痛苦。注意检查动作,不要突然的深压和释放:反跳痛应被缓慢诱出。若怀疑患者假装腹部压痛,可让患者静躺,用听诊器(按压腹部)检查反跳痛,这样可以进行鉴别。

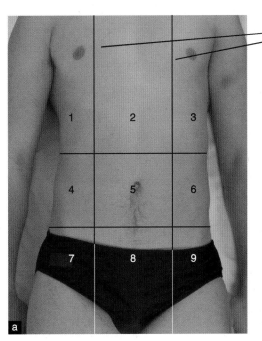

锁骨中线

1. 右季肋部
2. 上腹部
3. 左季肋部
4. 右腰部
5. 中腹部
6. 左腰部
7. 右髂窝部
8. 下腹部
9. 左髂窝部

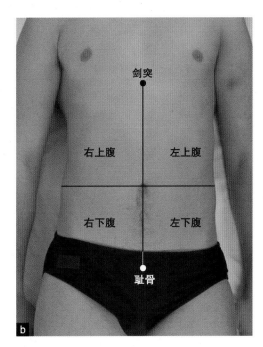

剑突

右上腹　左上腹

右下腹　左下腹

耻骨

图 14-35 (a)腹部九分法。(b)腹部四分法

肝脏

触诊肝大（hepatomegaly）（图 14-36）[4]。患者张口做缓慢呼吸，检查者手平行于右侧肋缘。当患者呼气时，手从髂窝开始向上移动 1~2cm；吸气时，手保持静止，示指的侧缘迎触下移的肝下缘。

肝脏的边缘和表面可以用坚硬、柔软、规则、不规则，是否搏动等来形容。患者深吸气时，在右侧肋缘下方可触摸到正常肝脏的边缘，特别是在体型偏瘦的人身上。正常肝脏的边缘柔软规则，边界清晰，表面光滑。有时肝硬化患者可能只触到肝脏的左叶（位于中线的左侧）。

若可以触摸到肝脏的边缘，就可以测量肝脏的边界。肝脏边界随身高而改变，男性大于女性，并且不同检查者测量误差很大。通常肝脏的上缘位于右侧锁骨中线第六肋间。在这一点上，肺部叩诊由清音变为浊音（图 14-37a）。若评估肝上、下界（图 14-37b），需沿右锁骨中线向下叩诊，直到变为

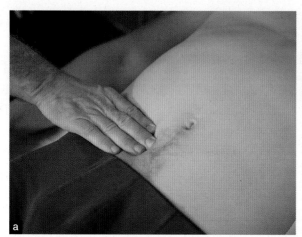
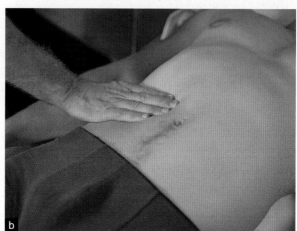

图 14-36   肝脏的体格检查

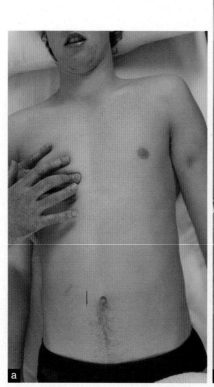
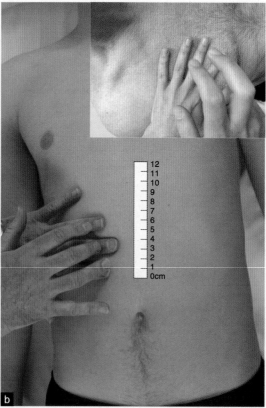

图 14-37   肝界叩诊。（a）肝上界。（b）肝下界

浊音的那一点。测量此点到触及的肝脏下缘之间的距离。精准锁骨中线的位置将提高测量的准确性。正常情况下,肝脏上、下界的跨度小于 13cm。请注意,临床工作中,对肝上、下界的测量通常比实际肝脏小 2~5cm。

肝脏正常但仍可被触及的其他原因包括肺气肿引起的肝脏下垂、哮喘或膈下积液,或 Riedel 叶。Riedel 叶是肝脏右叶向下的舌状突起;它可以体积很大,但极少达到右髂窝。Riedel 叶可能与增大的胆囊或右肾相混淆。

许多疾病会造成肝脏体积增大,这些疾病见于清单 14-7。临床上检出肋缘下肝脏边缘具有很高的

清单 14-7　肝脏触诊的鉴别诊断

肝肿大

1. 重度
   - 转移癌
   - 酒精性肝病伴脂肪浸润
   - 骨髓增生性疾病
   - 右心衰
   - 肝细胞癌
2. 中度
   - 上述原因
   - 嗜铬细胞瘤
   - 血液病(如慢性白血病、淋巴瘤)
   - 脂肪肝(继发于糖尿病、肥胖症、毒素)
   - 浸润(如淀粉样蛋白)
3. 轻度
   - 上述原因
   - 肝炎
   - 胆道梗阻
   - 包虫病
   - 人类免疫缺陷病毒(HIV)感染

肝脏坚硬不规则

肝细胞癌
转移性疾病
肝硬化
包虫病、肉芽肿(如肉瘤)、淀粉样蛋白、囊肿、类脂病

肝脏柔软

肝炎
肝脏快速增大[如右心衰、Budd-Chiari 综合征(肝静脉血栓形成)]
肝细胞癌
肝脓肿
胆道梗阻性胆管炎

肝脏有搏动

三尖瓣反流
肝细胞癌
血管异常

*伦敦国王学院(King's College)医院的医学教授 George Budd(1808—1882)在 1845 年描述了这一点。布拉格病理学教授 Hans Chiari(1851—1916)于 1898 年描述了这一现象。

特异性(100%),但敏感性很低(肝脏增大时为 48%)-阳性似然比 2.5,阴性似然比 0.5[4,5]。但请记住,病变的肝脏并不总是增大的,肝脏变小在晚期肝硬化中很常见,并且伴有肝脏的迅速萎缩和急性肝坏死(由于肝细胞死亡和网状蛋白框架破坏)。

脾

脾肿大一般向下及向中线靠拢(图 14-38),所以对脾的检查应该首先在腹部中线脐以下寻找脾的边缘。通常建议使用双手的触诊方法,将左手放置在患者左下肋的后外侧,同时将右手放置在腹部脐以下,手掌平行于左肋缘(图 14-39a)。注意不能从太靠近肋缘的地方开始触诊,不然可能会遗漏肿大的脾。触诊时,右手向肋缘移动,左手紧紧按压胸廓,从而使皮肤皱褶松弛(图 14-39b);同时,左手的按压能够消除腹壁张力,并且使检查者的右手能够触及患者吸气末向右髂窝移动的轻度肿大的脾(图 14-39c)。

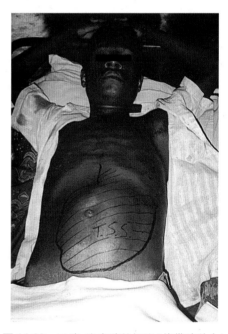

图 14-38　巨脾:注意脾的切迹(热带脾肿大)

如果脾无法触到,则让患者向右侧翻身朝向检查者(右侧卧位),再次触诊。此时应从靠近左肋缘的部位开始(图 14-39d)。通常如果脾增大为原来的 1.5 或 2 倍,则脾可被触及。脾大的触诊虽然仅具有中度的敏感性但特异性高,当可触到脾时,脾大的阳性似然比为 9.6;当未能触及脾时,脾大的阴性似然比为 0.6[5]。第 21 章将进一步讨论脾脏检查。脾肿大的原因列于清单 21-6。肝脾肿大的原因列于清单 14-8。

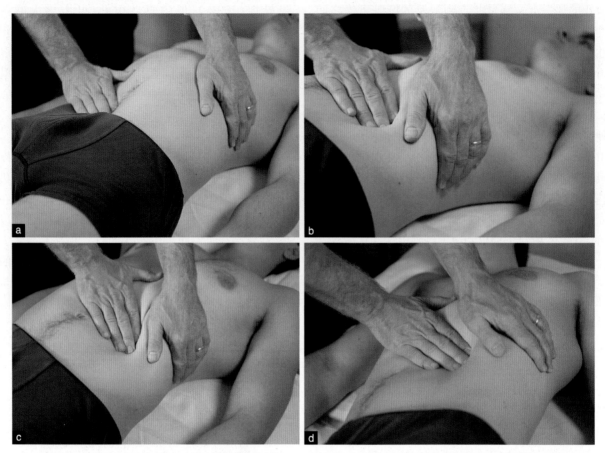

图 14-39   脾的触诊。(a)触诊开始于下腹部的中部,到达左肋缘下时结束。(b)检查者的手支撑着患者的侧面。(c)然后停在肋缘下以降低皮肤张力。(d)如果患者平躺时无法触及脾,则患者应翻身朝向检查者

清单 14-8   肝脾肿大的原因

慢性肝病合并门脉高压
血液系统疾病(如骨髓增生性疾病、淋巴瘤、白血病、恶性贫血、镰刀型细胞贫血症)
感染(如急性病毒性肝炎,传染性单核细胞增多症,巨细胞病毒)
浸润(如淀粉样蛋白,结节病)
结缔组织疾病(如系统性红斑狼疮)
肢端肥大症
甲状腺功能亢进

肾脏

如果在左侧或者右侧肋下触及肿物,首先必须要考虑的脏器是肾脏,则需要进行肾脏触诊。双手触诊法是最好的选择,首先让患者平躺,进行右肾触诊时,将左手滑至患者背部下方,使得手掌根部放于患者右腰下方,掌指关节保持自由弯曲于肾角上。触诊时,左手手指向前推动腹部内容物,放在腹部右上象限的右手配合触诊。

肾脏触诊时,第一步是让肾脏位于两手之间。

使用双手触诊法更可能感觉到肾脏(通常称之为浮球感,虽然该名词通常用于形容液体中的器官或肿物的触诊)。然后,置于腰后部的手指向前推肾角(图 14-40),需要强调的是,腰后部的手应尽可能靠近脊柱,而不能仅仅置于侧腰部。此时可以感受到肾脏向前浮动并冲击放在腹部的手。左肾的触诊用相反手即可。

触到肾脏时,检查者能感觉到肾脏为有圆钝的下极及中部凹陷(肾门)的脏器。但是,除了右肾下极可以在较瘦的、健康的人身上触到外,通常来说正常的肾脏不应该能被感受到如此清晰的形状。患者吸气时双肾都会向下移动。

左肾肿大特别容易与脾肿大混淆,主要的鉴别点如下:①一般不能触及脾的上界——当肾脏肿大时,不能触到类似于脾与肋缘之间的空隙;②脾没有肾脏表面的凹陷;③在吸气时,脾移动极小,而肾脏会向下移动;④除了大量腹水外,脾不会出现浮球感,而肾脏因为其在腹膜后而会出现浮球感;⑤脾叩诊是浊音,而肾脏因为处于充满气体的肠道后方而呈鼓音;⑥有时可能听到脾表面

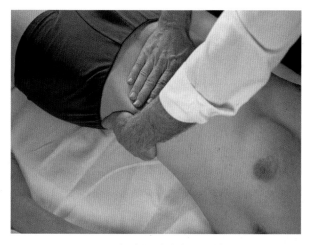

图 14-40　肾脏的浮球感（双手触诊）

的摩擦音,但肾脏因为处于太靠后的位置而不会出现摩擦音。

其他腹部肿物

除了肝、脾和肾脏之外,导致触诊到腹部肿物的原因总结于清单 14-9。

清单 14-9　腹部肿物的原因

右髂窝
阑尾脓肿或阑尾黏液囊肿
盲肠癌或远端堵塞导致的盲肠扩张
克罗恩病(通常在脓肿并发时)
卵巢肿瘤或囊肿
疝
移植的肾脏

左髂窝
粪便(注:通常可以压缩)
乙状结肠或降结肠癌
卵巢肿瘤或囊肿
腰大肌脓肿
疝
移植的肾脏

上腹部
腹膜后淋巴结肿大(如淋巴瘤,畸胎瘤)
肝左叶
腹主动脉瘤(膨胀性的)
胃癌
胰腺假性囊肿或肿瘤
胃扩张(如幽门狭窄,糖尿病酮症酸中毒或手术后扩张)
骨盆

膀胱
卵巢肿瘤或囊肿
子宫(如妊娠,肿瘤,纤维瘤)
小肠梗阻

胆囊

胆囊偶尔可在右肋缘下方腹直肌外侧缘的外侧被触及。如果怀疑胆道阻塞或者急性胆囊炎,检查者的手应该垂直于肋缘,从内侧至外侧进行检查。与肝缘不同,胆囊如果可被触到,则呈球茎状、汇合于一点的圆形肿物,并且随着吸气朝下移动。清单 14-10 列出了胆囊肿大的原因。

清单 14-10　胆囊肿大与黄疸

合并黄疸
- 胰头癌
- Vater 壶腹癌[*]
- 胆总管内原位胆结石形成
- 由于 Hartmann[†] 囊的结石和胆总管的结石而导致的胆囊黏液囊肿(非常罕见)

不合并黄疸
- 胆囊黏液囊肿或脓肿
- 胆囊癌(质硬,不规则肿胀)
- 急性胆囊炎

　[*] Abraham Vater(1684—1751),Wittenberg 的解剖学家和植物学家。
　[†] Henri Hartmann(1860—1952),巴黎的外科学教授。

如果怀疑急性胆囊炎,则应注意是否有墨菲征(Murphy sign)阳性。该体征阳性指的是当患者深吸气时,检查者于肋缘处按压患者发炎的胆囊,患者会突然屏住呼吸。除此之外的其他体征对急性胆囊炎的诊断意义较小。另一种检查方法是站在患者身后,当患者深吸气时将右手放置在右肋缘下。

当检测到肿大的胆囊时,需要警惕库瓦西耶征(Courvoisier sign)。该体征的含义如下:如果患者胆囊肿大并合并黄疸,通常病因不是胆结石,而更可能是胰腺癌或者低位胆总管癌。这是因为如果胆囊结石,胆囊通常会慢性纤维化而不会表现为扩大。需要注意的是,如果胆囊不能被触及,但患者有黄疸,则胆结石外的其他原因仍是可能的,因为至少有 50% 的胆囊肿大是无法触及的(典型体征 14-1)。

典型体征 14-1　胆囊:库瓦西耶征(Courvoisier sign)

体征	LR+	LR-
胆囊可触及		
诊断黄疸患者存在胆道梗阻	26.0	0.70
诊断梗阻性黄疸患者为恶性梗阻	3.4	0.73

胃和十二指肠

虽然疑似消化道溃疡的患者的上腹部触诊结果中有腹部柔软的结论,但事实上腹部是否柔软对消化道溃疡的诊断并无多大用处。

当消化道溃疡或者胃癌导致胃出口梗阻时,患者可能会有振水音。如果怀疑是胃出口梗阻,请在告知患者后,用两只手分别抓住一侧髂骨,将听诊器放置在靠近上腹部的位置,用力摇动患者,然后仔细听是否有由于胃内液体潴留而产生的液体撞击的声音。但是,如果患者饮用大量牛奶或者大量其他治疗溃疡的液体,该项检查就没有意义了,此时医生必须在禁止患者饮用任何流质物体4h后再进行该项检查。

胰腺

急性胰腺炎后的胰腺假性囊肿如果足够大,则有时可被触到,其为位于脐上的圆形肿物。典型的胰腺假性囊肿是具有张力的,并且不会随着吸气而向下移动,位置比较固定。有时候在体型较瘦的患者中可触到胰腺癌。

主动脉

在对健康的体型较瘦的患者进行触诊时,可能会触及上腹部的腹主动脉搏动,这是正常的。当触及动脉搏动时,关键在于判断是否为动脉瘤(通常由动脉粥样硬化导致)引起的。检查者可将两个手指轻柔地平行放置在主动脉两个边缘处,测量搏动的宽度。如果是主动脉瘤,则搏动是膨胀性的(如在心脏收缩时明显扩张;图14-41)。如果腹主动脉瘤直径大于5cm,则通常需要进行手术。通过触诊发现5cm或以上的动脉瘤的灵敏度为82%[6,7],且灵敏度随着动脉瘤大小的增大而增大。

肠

乙状结肠常可触及,特别是在腹壁柔软且有粪便贮积的严重便秘患者中。但不同于其他肿物的是,粪便常可被检查者的手指压缩。肠道的癌症比较少被触诊到,特别是盲肠,因为此部位的肿瘤要长到非常大才会产生梗阻症状。此外,癌症引起的肿物并不会随着呼吸而移动。在对患有慢性便秘和巨直肠的儿童或成人进行检查时,可能会在耻骨联合以上触及装满粪便的扩张的直肠,并占据骨盆中线的位置。

膀胱

空虚的膀胱是不可能被触及的,但如果患者有尿潴留,则充盈的膀胱可以在耻骨联合上方被触及。因此,充盈的膀胱是骨盆上方肿物需要鉴别的情况,通常来说,膀胱下界是不可能被触及的。充盈的膀胱通常是规则的、光滑的、质地较硬且椭圆形的,有时候充盈的膀胱可到达脐水平。因此,在患者膀胱未排空前就做出骨盆上方肿物的诊断是不明智的,因为这可能是需要进行导尿的尿潴留。

腹股沟淋巴结

该部分将会在第21章进行阐述。

睾丸

如果进行腹部触诊之后显示可能有睾丸的原因,则需要进行睾丸触诊。睾丸萎缩可发生于慢性肝病患者(如酒精性肝病、血色病),该机制可能与导致男性乳腺发育的机制相似。

前腹壁

前腹壁的皮肤和肌肉容易出现和身体表面其他部位类似的肿物(清单14-11)。因此,为避免医疗事故,不能将这些肿物与腹腔内肿物混淆。如果要判断腹壁是否有肿块,则可让患者双臂交

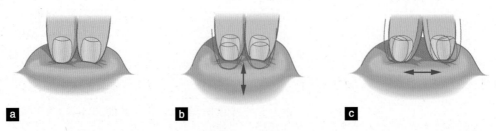

图14-41　膨胀性搏动的检测。(a)无搏动。(b)从邻近动脉传播过来的搏动。(c)膨胀性搏动,动脉瘤的体征(摘自 Clain A. Hamilton Bailey physical signs in clinical surgery. 17th ed. Bristol：John Wright & Sons,1986)

清单 14-11　前腹壁肿物的一些原因

脂肪瘤
皮脂囊肿
皮肤纤维瘤
恶性沉积物（如黑素瘤、癌）
上腹部疝
脐疝或脐旁疝
切口疝
腹直肌鞘分离（图 14-42）
腹直肌鞘血肿

又于胸前并处于半坐位，此时腹腔内肿物会消失或者体积减小，而腹壁各层内的肿物将保持原来大小。另外，部分患者坐起时，腹直肌鞘可能会出现分离（图 14-42），腹壁腱膜的这种薄弱非常常见，并且会导致腹部的中间部位在腹内压增加时凸起。

同时，腹壁也可能会出现疼痛，这可能会与腹腔内疾病导致的疼痛相混淆。若要判断疼痛是否来源于腹壁，可进行如下步骤。首先，让患者处于仰卧位，触诊并确定出现局部压痛的部位。明确该疼痛部位后，让患者双臂交叉于胸前并半坐，然后再次触诊。如果压痛消失，则说明疼痛来自腹腔内部（因为紧张的腹肌可以保护内脏），但如果仍有压痛或者更剧烈，则说明疼痛来源于腹壁（如肌肉拉伤、神经卡压和肌炎）[8-10]。但是，当发生内脏疾病并累及壁腹膜导致上方的肌肉发生炎症时，Carnett 检查有时可能为阳性（如阑尾炎）。

叩诊

叩诊通常用以确定器官或肿物的大小或性质，但在探查腹腔内液体方面最有用，以及可用于诱发腹膜炎患者的压痛。

肝脏

肝界叩诊应该常规进行以判断肝脏的大小。如果不能触到肝界且无腹水，则应该沿着锁骨中线从腹部右侧向上叩诊至肋缘，直至出现浊音，此即为肝下界。肝上界的确定需要沿着锁骨中线向下叩诊。正常肝浊音的消失可能出现在广泛肝坏死或者腹腔内有游离气体（如肠穿孔）的情况下。

脾

诊断脾肿大时，叩诊左肋缘比触诊更敏感。叩诊时，让患者处于仰卧位，在患者吸气及呼气时均于腋前线上叩诊最下位肋间隙（图 14-43），如果叩诊浊音或者吸气末为浊音，则需考虑脾肿大。此外，如果叩诊浊音，则需要再次进行触诊（参见第 21 章下的"腹部检查"）。

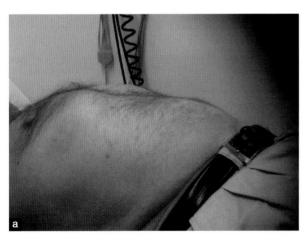
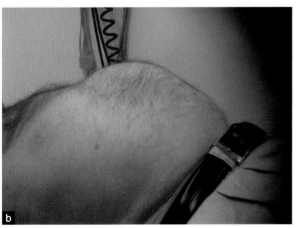

图 14-42　腹直肌鞘分离。（a）平躺时。（b）抬头时

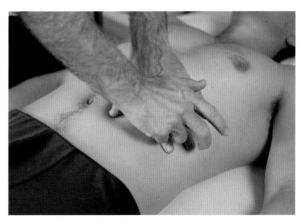

图 14-43　脾的叩诊

肾脏

左或右肋下肿物的叩诊有助于区分肝、脾和肾脏肿物:对于肾脏肿物,由于表面覆盖肠管,叩诊会存在鼓音(但是有时较大的肾脏肿物表面可能没有肠管覆盖)。

膀胱

耻骨上的浊音区代表着充盈的膀胱或盆腔肿物的上界。

腹水

由于肠腔内存在气体,腹部大部分区域的叩诊均为鼓音[11],而且两侧的叩诊也是鼓音。但患者有腹水时,由于重力的影响,腹水首先会积聚于平躺患者的腹部两侧。因此,腹部两侧叩诊浊音(至少 2L 液体积聚)是腹水相对早期的体征(典型体征 14-2)。当患者有大量腹水时,会表现出腹部膨隆、腹部两侧鼓起、脐部外翻(图 14-29)以及叩诊浊音靠近腹中线。但是,腹部中央的鼓音区会持续存在。常规腹部检查应包括从腹中线开始的叩诊,且手指朝向患者脚部,同时应该在腹部两侧进行叩诊。

典型体征 14-2 腹水		
体征	*LR+*	*LR-*
检查		
腹部两侧鼓起	2.4	0.3
脚踝部水肿	2.8	0.1
触诊和叩诊		
腹部两侧浊音	2.6	0.3
移动性浊音	5.8	0.5
液波震颤	9.6	0.6

如果(且仅仅)在腹部两侧叩诊出浊音,则应该进一步考虑是否为移动性浊音(图 14-44)[11]。检查移动性浊音时,检查者站在患者右侧,先叩诊腹部左侧直到出现浊音(图 14-45a),标记该浊音点(通常是将手指固定于该位置),接着让患者翻身朝向检查者,等待 30s~1min 以让腹腔内液体移动,然后再次叩诊标记的位置(图 14-45b)。

如果原来的浊音区变成了鼓音,则移动性浊音阳性。这是因为当腹部右侧为最低点时,腹水在重力的影响下向下移动。偶尔情况下,小肠梗阻时在扩张的肠腔内积聚的液体和气体或者充满整个腹腔的巨大卵巢囊肿可能会导致混淆。

检查液波震颤时,请助手或者患者将两只手的内侧缘紧贴并放置于腹部正中线上,并让手指相对。然后检查者轻弹一侧腹壁,放置在另一侧腹壁的手可感受到波动(或液体的颤动)。当有大量腹水时,液波震颤更有意义。但是,当存在巨大卵巢囊肿或者妊娠合并羊水过多时也会出现此体征。

腹部两侧鼓起对诊断腹水具有较高的灵敏度和特异度。移动性浊音对腹水的诊断也有较高的灵敏度和特异度,而脚踝部水肿则增加了腹水的可能性(典型体征 14-2)。

腹水的原因概括于清单 14-12。

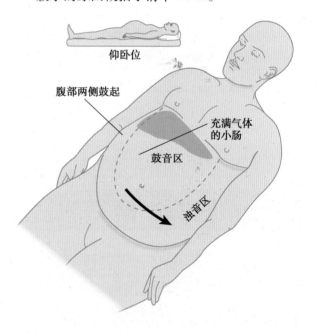

仰卧位

腹部两侧鼓起

充满气体的小肠

鼓音区

浊音区

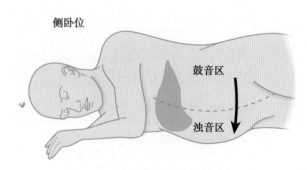

侧卧位

鼓音区

浊音区

图 14-44 移动性浊音的解剖示意图

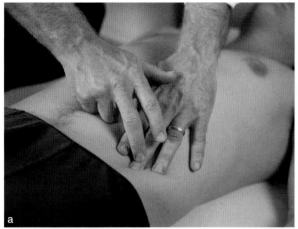

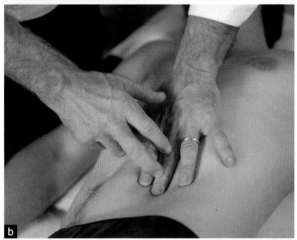

图 14-45 移动性浊音。(a)叩诊腹部左侧直至出现浊音,用手指标记此位置。(b)让患者翻身朝向你,等待30s。如果原来腹部左侧的浊音区变成了鼓音,则为移动性浊音阳性

清单 14-12 根据血清腹水白蛋白梯度分类的腹水原因

高血清腹水白蛋白梯度(>11g/L)

- 肝硬化*
- 酒精性肝炎
- 巴德-吉亚利综合征(Budd-Chiari syndrome)(肝静脉血栓形成)或静脉闭塞性疾病
- 暴发性肝衰竭
- 充血性心力衰竭,缩窄性心包炎(心包积液)

低血清腹水白蛋白梯度(<11g/L)

- 腹膜种植转移
- 结核
- 胰源性腹水
- 肾病综合征

* 血清腹水白蛋白梯度高的患者最常为门静脉高压症(97% 的准确性)。

当存在大量腹水时,直接触诊可能很难触到腹部肿物,此时可以使用冲击触诊法。首先将手平放在腹部上,然后快速弯曲手指以冲击腹壁,使覆盖在肿物上液体散去,这使得手指能够感受到腹水中的肿物。这种方法尤其适用于触诊肿大的肝脏或者脾。当大量腹水时,肝脏或脾会出现浮球感。

听诊

尽管一些心脏病学家认为,腹腔内的声音并不如胸腔内的声音那么多样化和有趣,但它们还是有一定价值的。

肠鸣音

听肠鸣音时需要将听诊器的膜片放置在脐下方。如果患者是健康人,则可以在腹部各个区域听到肠鸣音(图 14-46)。肠鸣音定位较差,在多个部位听肠鸣音并没有多大意义。大多数的肠鸣音起源于胃,一些来自大肠,还有少部分来源于小肠。肠鸣音是一种柔和的气过水声,并且是间歇性的。肠鸣音应该描述为存在或者不存在,由于肠鸣音是多变的,且受上一次进食时间影响,因此用"减弱"或者"增强"来描述肠鸣音是无意义的。

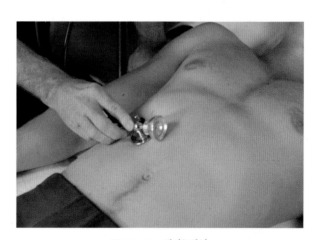

图 14-46 腹部听诊

如果超过 4min 未能听到肠鸣音则提示麻痹性肠梗阻(麻痹的肠管完全丧失蠕动性)。如果肠道中仅有液体,则可能会听到通过扩张的肠管传导而来的心音。

由于梗阻上方肠管内气体和液体的存在,梗阻的肠管会发出响亮的、高亢的带有金属音调的肠鸣音("梗阻性肠鸣音")。因此,肠鸣音正常的患者不太可能有肠梗阻。腹泻患者的肠蠕动加快或者急促,肠鸣音是一种响亮的气过水声,而且通常可

以不用听诊器即可听到,这种肠鸣音也通常称为腹鸣。

摩擦音

摩擦音的出现表明壁腹膜和脏腹膜发生炎症,但它非常少见且特异性不强。

摩擦音可能在肝脏或者脾上方听到,这是一种粗糙的吱吱样的或刺耳的声音,并随着患者的呼吸而出现。其中,可产生摩擦音的肝脏原因与肝包膜炎症有关,包括肝内肿瘤(肝细胞癌或者肝转移瘤)、肝脓肿、近期的肝活检、肝梗死或者淋球菌性或衣原体性肝周炎(Fitz-Hugh-Curtis 综合征)。脾表面摩擦音通常提示脾梗死。

静脉杂音

静脉杂音是一种持续的、低调柔和的杂音,可随吸气而增强,或随检查者的按压而减弱。典型的静脉杂音是在门静脉高压患者的剑突和脐之间听到的,但是非常罕见。静脉杂音可能放射到胸部或者肝脏。静脉杂音出现的原因是镰状韧带的脐静脉和脐旁静脉内有大量的血液流动,从门静脉左支流至上腹壁的静脉或乳内静脉。另外,静脉杂音有时出现在较大的血管如肠系膜下静脉或者门体分流术后,并且有时可在杂音最响的部位触及震颤。当出现脐部静脉杂音合并腹壁静脉扩张的表现时,称为 Cruveilhier-Baumgarten 综合征,该综合征通常由肝硬化导致,并且通常有脐静脉开放,导致该部位发生门体分流。静脉杂音和腹部中央明显的脐静脉表示门静脉阻塞的原因在肝内,而不是在门静脉本身。

杂音

在少数情况下,肝脏上方可听到动脉收缩期杂音,这种杂音比静脉杂音的音调更高,而且不是连续性的,但是通常位置局限。肝脏的这种动脉杂音通常出现在肝细胞癌的患者中,有时也会发生于急性酒精性肝炎、动静脉畸形的患者中或者是肝活检后的一过性动脉杂音。在脐上方腹中线两侧听诊到肾血管杂音提示肾动脉狭窄可能;上腹部的杂音可能会在因肠系膜动脉狭窄导致的慢性肠缺血的患者中听到,也可能发生在没有病理学改变的正常人身上。当患有胰体部肿瘤或者脾动静脉瘘时,有时可在脾上方听到杂音。

搔刮试验

当患者腹部有压痛、紧张或者膨隆时,搔刮试验可用于确定肝下界。进行搔刮试验时,将听诊器的膜片放置在剑突下方,以与预计的肝缘成直角的方向轻柔但迅速地敲击皮肤,从右下象限开始,沿着锁骨中线缓慢向上直至右肋缘,当到达肝缘时,搔刮音会传至听诊器。最早出现搔刮音的部位(而不是声音最强的部位)为肝缘部位。虽然该试验存在争议,但还是比较可靠的,并有着中等程度的准确性(与腹部超声相比)[12,13]。

疝

疝是外科的重点,不应该在腹部查体中遗漏。而且,疝还常常为医生评估考试的重点。

解剖

我们需要知道腹股沟管和股管的解剖学知识。这两个结构的关键解剖学标志是耻骨结节(或者耻骨棘),它是位于耻骨上支上缘内侧的可触及的圆形结节(由一个软骨关节连接左右耻骨上支),而腹股沟韧带就附着在耻骨结节上(图 14-47)。寻找耻骨结节时可先寻找股动脉搏动,之后再向内侧寻找耻骨结节。通常很容易在耻骨联合旁(距离中线 2~3cm)触摸到耻骨结节。但是肥胖患者可能比较难触及耻骨结节,此时可将大腿屈曲、外展,随后沿着长收肌向近端寻找,可以触及耻骨结节。

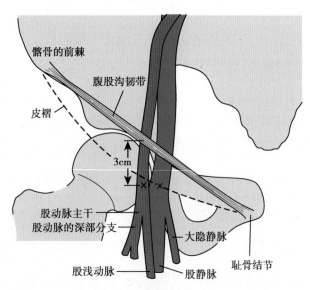

图 14-47　耻骨结节和腹股沟韧带的解剖(摘自 Kaplan J, et al. Kaplan cardiac anesthesia. 6th ed. Philadelphia: Saunders 2011)

腹股沟管位于耻骨结节和髂前上棘之间,腹股沟管内环位于腹股沟的中点处(耻骨联合和髂前上棘的中间),外环位于耻骨结节处,外环在男性中也是阴囊的入口。股管位于耻骨结节的侧边、腹股沟韧带的下方。

腹股沟疝

腹股沟疝的主要体征是腹股沟区的肿块。但是需要注意的是,并不是所有的腹股沟区的肿块都是腹股沟疝(清单14-13)。

清单14-13 单个腹股沟区肿块的鉴别诊断

腹股沟韧带上方
　腹股沟疝
　隐睾
　Nuck 管囊肿
　包裹性鞘膜积液或精索脂肪瘤
　髂骨结节
腹股沟韧带下方
　股疝
　淋巴结
　大隐静脉曲张(触诊时有"水柱"样的感觉,仰卧位时消失)
　股动脉瘤(搏动性)
　腰大肌脓肿(伴发热、胁腹部疼痛和屈曲畸形)

如果腹股沟区肿块在站立或者进行增加腹内压的动作(如咳嗽或者用力)时出现,而平躺时消失(或者减小),则很容易诊断为腹股沟疝。

但是,部分疝是不可复性的。不可复性疝的另一种情况是嵌顿疝,最好应该避免出现嵌顿疝。另外,部分疝的内容物包括肠管,这可能会导致肠梗阻,因此,此时疝的症状除了不可复性肿块外,还有小肠梗阻的表现。有时候影响到肠管的血液供应,则变为绞窄疝,绞窄疝通常是疼痛的,并且疝块红、张力高以及有压痛。

腹股沟区肿块通常隆起于腹股沟区的皮褶之上,一般位于耻骨结节内侧、腹股沟韧带上方(牢记:腹股沟疝=内侧和上方)。腹股沟疝分为直疝和斜疝,斜疝是最常见的腹股沟疝。斜疝发生时,肠管从内环膨出,沿着腹股沟管下降,并有时可从外环突出。腹股沟直疝通常是因为腹股沟区(称为海氏三角的区域,下界为腹股沟韧带,外侧为腹壁下动脉,内侧是腹直肌鞘的外侧缘)的肌肉薄弱。通常直疝并不能到达阴囊。但是,单独依靠临床体征来鉴别直疝和斜疝是非常困难的。

股疝是疝内容物通过股环进入股管形成的。股疝的内侧端会鼓入腹股沟区皮褶,股疝通常位于耻骨结节外侧、腹股沟韧带下方(请牢记,股疝=外侧和下方)。

体格检查的技巧

1. 洗手并戴好手套。

2. 让患者保持恰当的姿势。对于疝的全面的体格检查应该从患者站立位开始,同时患者应该彻底暴露大腿至上腹部的区域。

3. 指出部位。让患者指出肿块出现的部位或者感觉到肿块的部位。

4. 视诊。仔细观察以前手术留下的伤口,注意伤口有时可能很难发现。另外,需要在两侧都寻找明显的肿块或者肿胀。

5. 咳嗽时的冲击。在触诊前,让患者扭头并咳嗽,检查者注视耻骨结节部位,并注意在患者咳嗽时肿块会不会变大。当检查另一侧时,需要让患者再次咳嗽。

6. 触诊。检查者将手指放在耻骨结节部位上,让患者再次咳嗽,并感受是否有咳嗽时的膨胀性的冲击感。如果疝块出现,则不应该在肿块凸起时尝试按压使疝块减小,因为这会比仰卧位时更加困难及让患者痛苦。

7. 让患者仰卧。让患者在检查床上仰卧,以同样的方式再次进行视诊和触诊。当患者仰卧位时,通常能够更容易判断疝的部位。

8. 确定疝的种类。如果肿块出现,检查者必须明确这是否能诊断为疝,如果是疝那应该是什么类型的疝。另外,需要辨认耻骨结节的位置。请记住,疝是不透光的,但腹股沟部的鞘膜积液是可以透光的。此外,根据疝与耻骨结节及腹股沟韧带的关系,可鉴别是腹股沟疝还是股疝(图14-48)。

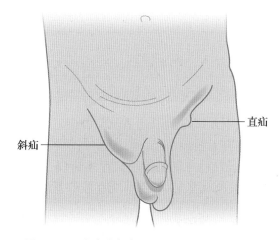

图14-48　注意右侧斜疝的椭圆形肿物下降到阴囊内,以及左侧直疝的球性肿物

需要注意的是,股疝通常更危险:股疝通常比腹股沟疝更小并更坚硬,且常常不表现出咳嗽时的冲击感,因为股疝通常是不可复位的,所以经常会被误认为是肿大的腹股沟淋巴结。股疝很少出现咳嗽冲击感,但当冲击感出现时则需要与咳嗽时大隐静脉的扩张相鉴别。

9. 如果是男性患者,则需要检查睾丸和阴囊。因为较大的腹股沟疝可能会通过耻骨结节上方的外环下降进入阴囊。检查者戴上手套后用手指尖轻轻地在外环处按压阴囊,使之内陷,这可以在男性患者中确认是否为斜疝,但是如果检查者没有较多的经验,可能会忽略这一征象(图 14-49)。另外,下降不良的睾丸可能会与腹股沟疝混淆,因此需要确认阴囊内有两个睾丸。较大的腹股沟疝可能会表现为阴囊内的肿块,所以需要确认肿块是否能够透光。如果肿块能透光,则肿块常为阴囊内的原发性病变而不是疝。

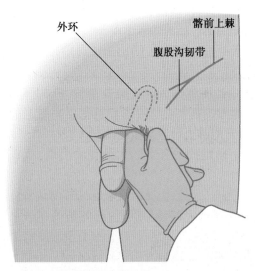

外环

髂前上棘

腹股沟韧带

图 14-49　检查男性的腹股沟管时,可以如图所示使阴囊内陷(戴手套)

上腹壁疝

上腹壁疝通常出现于老年患者。该部位的疝可通过以下方式确诊:让患者从仰卧位坐起至半坐位并寻找有无明显凸起。要注意寻找可能导致腹壁薄弱的伤口,并询问肿块是否疼痛以及进行触诊,感受咳嗽时有无冲击感。无症状的上腹壁疝通常可以不用治疗。

切口疝

因为可导致腹壁薄弱,所以任何腹壁切口都可能成为疝的发生部位。诊断时可让患者咳嗽,然后寻找腹部是否有异常凸起。然后让患者从床上抬起头及肩膀,同时检查者用手抵住患者前额以阻抗其动作,如果能看到凸起,则检查者用另一只手触诊患者该筋膜层缺损部位,并感受是否有咳嗽冲击感。

直肠检查

> 检查者通常不愿进行这项必要的检查,因为会弄脏手指。
> ——William Mayo(1861—1939)

如果没有直肠检查,则腹部检查不算彻底(戴手套,图 14-50)[14,15]。所有 40 岁及以上、有肠道症状的住院患者都应该进行直肠检查,除非检查者手指有残疾、患者无肛门或者患者患有急性病(如心肌梗死等)暂时的禁忌证。

直肠检查必须征得患者的同意,而且如果有需要,可以让陪护人员陪同。在整个检查过程中,必须保护患者的隐私。进行检查时,需要向患者解释下一步操作以及原因,让患者左侧卧,并且双膝一前一后摆放。另外,检查者可在患者站立并弯腰的情况下进行检查,这个姿势虽然有利于进行前列腺的相关检查,但会使直肠功能的评估变得较困难。

戴上一副检查手套后,分开患者臀部并视诊肛门及肛周区域,寻找是否有以下情况:

1. 血栓性外痔。肛门边缘的一侧可能会看到小的(小于1cm)、有张力的蓝色的肿物,并且由于直肠外静脉丛的静脉破裂,血栓性外痔表现为痛性肿物。血栓性外痔也被称为肛周血肿。

2. 皮赘。它们看起来和身体其他部位的赘生物类似,可能是偶然发现的,也可能是伴随着痔或克罗恩病(Crohn disease)一起发生的。

3. 直肠脱垂。直肠脱垂时可见直肠黏膜红色的环形皱襞从肛门突出,但这需要让患者蹲下并用力做出排便动作时才比较明显。如果是直肠脱垂,用力时可能会导致暗红色肿物出现于肛门边缘。直肠黏膜脱垂表现为肛门外的辐射状的皱襞,而直肠完全脱垂则表现为环形皱襞。直肠脱垂的肿块是与肛周皮肤相连续的,而且常为无痛性肿物。对直肠黏膜脱垂的患者进行直肠指诊时,检查者可在拇指及示指之间感受到脱垂的黏膜。另外,自然状态下的扩张的肛门暗示着括约肌张力的消失,可能

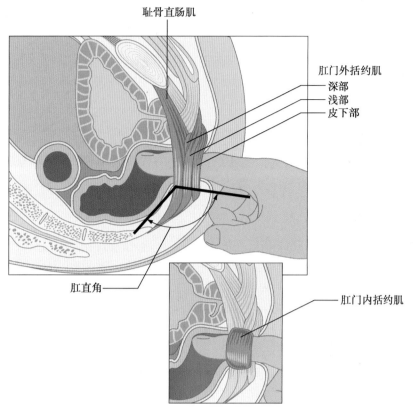

图 14-50　直肠检查：局部解剖

与直肠脱垂合并存在。

4. 肛裂。肛裂是肛管壁上的裂缝，并且疼痛剧烈，因此需要避免用手指进行直肠检查。肛裂通常发生在肛管后壁正中线处，基底部可能会出现皮赘：即前哨痔，前哨痔的存在往往表示肛裂是慢性的。有时可能需要让患者用力以让肛裂能被检查者看到。多发的或者广基底的肛裂可能会在炎症性肠病、恶性肿瘤或者性传播疾病的患者中出现。

5. 肛管直肠瘘。瘘管的内口可能会被检查者看到，且通常距离肛门 4cm 以内。由于肉芽组织的原因，瘘管的开口表现为红色的鱼嘴样外观。肛管直肠瘘通常发生在克罗恩病（Crohn disease）或者肛周脓肿的患者身上。

6. 尖锐湿疣（肛门疣）。尖锐湿疣（图 14-51）可能会与皮赘相混淆。尖锐湿疣通常是带蒂的乳头瘤状肿物，表面是白色的，而底部则为红色。

7. 肛门的恶性肿瘤。肛门的恶性肿瘤可能会以菜花样肿物的形状出现在肛门边缘。

8. 肛门瘙痒症。这种肛门不适的临床表现较多变，可为湿润的红色皮炎样表现或者表现为发白的增厚的皮肤。该疾病通常是因为粪便污染引起。

接着让患者用力并检查会阴：检查是否有粪便

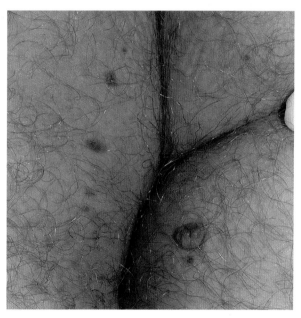

图 14-51　尖锐湿疣（肛门疣）（摘自 Venkatesan A. Pigmented lesions of the vulva. Dermatology Clinics 2010;28（4）:795-805）

或者黏液的失禁及渗漏、会阴部有无异常的下降（>4cm）以及是否有肛门自然状态下的扩张。自然状态下的肛门扩张通常与直肠动力学检查中较低的静息压相关。另外，内痔可在右前方、右后方及左侧脱出。

然后检查肛门对刺激的反射情况。用棉签在肛门周围的四个象限轻划,通常可以看到肛门明显地收缩,这表示骶神经反射通路完整,但有时候健康人的此反射也可能稍弱。如果该反射完全丧失,特别是合并大便失禁时,通常表示患者存在脊髓的病变,需要进一步的神经系统查体及检查。

接下来是直肠指检。首先,检查者用润滑剂润滑戴上手套后的右示指,并将示指放在患者的肛门外口处,然后让患者缓慢地吸气和呼气,以让患者分散注意力及使括约肌放松。

如果患者在直肠指检开始时便感受到难以忍受的疼痛,则强烈提示患者有肛裂,应该停止直肠指检。通常可以在视诊时诊断是否有肛裂。肛裂会导致便秘,但也可能继发于便秘。虽然患者有肛裂,但使用利多卡因凝胶充分润滑直肠后,仍然可以进行剩余的直肠指检,但对于肛裂的患者,最好在适当镇静的情况下用肛门镜进行检查。其他导致触诊时肛门疼痛的原因包括新发的血栓性外痔、坐骨肛门窝脓肿、活动期直肠炎及其他原因导致的直肠溃疡。

除非患者感觉疼痛,否则应该用指腹缓慢增加压力,直到肛门括约肌轻微放松,再缓慢将手指伸入患者的直肠。在进入的过程中,应该评估肛门括约肌的张力,评估为正常或者减弱,虽然曾有人质疑该评估的准确性,但近些年显示该项评估与直肠动力学检查有很好的相关性[16]。这种静息状态下的张力主要来源于肛门内括约肌(70% ~ 80%)。括约肌张力减弱可能是由于括约肌撕裂。另外,较高的肛门静息张力可能会导致排便困难。

直肠前壁的触诊应该首先进行,该部位的触诊在男性中是为了检查前列腺,而在女性中则是检查子宫颈。正常的前列腺触诊质韧而有弹性,有左右两叶,并有中央的纵行浅沟,随着年龄增大,前列腺质地会变得更韧。前列腺增生时,中央沟会消失,且腺叶通常会变得不对称;当患者有前列腺癌时,可触及非常坚硬的结节;当患者有前列腺炎时,会触及前列腺弥漫性肿大并有压痛。如果触及前列腺或者子宫颈上的肿物,则可能是 Blumer 架(Blumer shelf)上的转移瘤。

接下来顺时针转动手指,依次触诊直肠的左侧壁、后壁和右侧壁。然后手指尽可能地伸入直肠,再沿着直肠壁缓慢撤出,通过这种方式更可能触及小的病变,例如小的直肠癌或者息肉(清单14-14)。

盆底——盆底功能障碍的特殊检查

进行该检查时,第一步是让患者用力,同时检查者尝试撤出手指。正常情况下,检查者会感受到患者用力时肛门括约肌和耻骨直肠肌的松弛,同时会阴会下降 1 ~ 3.5cm。而如果肌肉变得紧张,特别是当会阴没有下降时,这提示肛门括约肌和耻骨直肠肌反常收缩,这种情况将会阻碍排便[称为盆底协同运动障碍或者盆底失迟缓(anismus)]。然后,让患者再次用力,检查者转动手指使之朝向前,此时有可能触及直肠膨出(直肠前壁薄弱)。

接下来按压直肠后壁并询问患者是否疼痛,如果疼痛则代表耻骨直肠肌压痛,这种情况可能发生在盆底协同运动障碍的患者身上。

第三步,让患者收缩盆底肌,检查肛门括约肌及耻骨直肠肌是否收缩。耻骨直肠肌收缩表现为"上升",即该肌肉的收缩会使检查者的手指有朝向患者的脐部的运动。很多大便失禁的患者在被引导收缩耻骨直肠肌时不能增大肛压。

最后,检查者将另一只手放在患者前腹壁上,并让患者再次用力,这能检查患者是否过度收缩腹壁(如做出不恰当的瓦尔萨尔瓦动作时)以及盆底肌,这种情况下的盆底肌收缩会阻碍患者排便。但是,这一步检查的确切价值还有待确认。

约 70% 因盆底肌功能障碍而导致便秘的患者对生物反馈治疗有反应,且这种治疗方法能让患者不用依赖泻药,因此,所有慢性便秘患者均应接受这个检查。好的直肠检查可以帮助检查者确定是否需要进行直肠动力学检查。

结束直肠检查

检查者撤出手指后,检查指套是否染血或者有无黑便、黏液或者脓液,并注意粪便的颜色。除非有血栓形成,否则痔疮是没法触到的。如果撤出手指后,患者的肛门一直不闭合,则提示患者肛门外括约肌的神经支配障碍。

检查粪便是否带血

在诊断贫血、缺铁、胃肠道出血或患者症状提示可能为结肠癌或进行无症状人群的结肠癌筛查时,可以考虑检查粪便是否带血。在愈创木脂试验中,将粪便放在涂满愈创木脂的试纸上,粪便中的血液会导致愈创木脂里的酚醛氧化,使之变蓝色。

但是,粪便隐血试验会存在假阳性及假阴性,存在于许多食物中的过氧化物酶及过氧化氢酶(如新鲜的水果及未烹饪的蔬菜)、红肉中的血红素以及阿司匹林、抗凝药和口服铁剂可导致假阳性,而维生素 C 可以降低愈创木脂的敏感性,因此在检测前不能服用维生素 C。此外,假阴性在结直肠肿瘤的患者中并不罕见,因为这些患者的出血是间歇性的。因此,在直肠检查后利用手套上存留的粪便检测是否粪便带血的意义很小[17],并且,根据临床情况的不同,可能需要采取更敏感及特异的检测方法(如结肠镜检查)。

其他

检查大腿是否有瘀斑或者水肿,如果有则可能存在肝脏疾病。另外,可能还会有酒精中毒的神经系统体征(如粗大的震颤)或者维生素 B_1 缺乏的表现(周围神经病变及记忆力减退)。

心血管系统的检查可能对肝大的患者有帮助,因为心力衰竭是肝大的常见原因,甚至可能导致肝硬化。另外,患者体温的测量是很重要的,特别是在出现急性腹部症状或者存在感染迹象的患者中。

当患者出现恶性肿瘤的表现如坚硬、不规则的肝大时,尤其要注意检查所有淋巴结群、乳腺以及胸部。

胃肠内容物的检查

粪便

不要忘记检查患者的粪便,因为这可以获取大量关于胃肠道的信息。

黑便

黑便一般不成型、黑色并且有柏油样外观,常有特征性的、难闻的气味。黑便出现的原因是胃肠道内的血液被胃酸及结肠的细菌分解。黑便通常表示食管、胃或十二指肠的出血,最常见的原因是消化道溃疡,其次是右侧结肠出血和(罕见)小肠出血。粪便变黑的鉴别诊断包括铁剂、铋剂、甘草和木炭的摄入,但是,这些原因导致的黑便通常是体积小、成型的非柏油样便,且通常没有难闻的气味。

鲜红色的血液(便血)

便血的出现通常是由于直肠或左侧结肠出血,需要注意的是摄入甜菜根也可出现鲜红色的粪便。这种出血可能是因为癌症或者息肉、动静脉畸形、炎症性肠病或者憩室病。但当上消化道大出血时,也可出现便血。如果血液来自直肠肛管以上,血液通常会因肠道的运动而混合在粪便内;如果血液出现在粪便表面或者仅仅是厕纸上有血液,则常提示(但不是确定)血来源于直肠局部,比如内痔或者肛裂。另外,暗红色果冻样粪便可能出现于缺血性肠病的患者。

脂肪泻

脂肪泻患者的粪便通常是苍白、有难闻臭味且排便量较大的。这种粪便会漂浮在水面上并且难以冲走。但是,导致粪便漂浮最常见的原因是气体和水,而不是脂肪。

脂肪泻通常是由于脂肪吸收不良。在有严重胰腺疾病的患者中,油脂(甘油三酯)可直接通过直肠,而这实际上是胰腺性脂肪泻(脂肪酶缺乏)的病因。油状物质也可能出现在吃减肥药的患者粪便中,因为减肥药能导致脂肪吸收不良[如药物奥利司他(Orlistat)]。

"牙膏样"粪便

这种粪便就像是从管子里挤出来的牙膏一样:这种情况通常出现在严重便秘伴溢出性腹泻(overflow diarrhoea)的患者中。但是,它也可能发生在肠易激综合征伴肠腔狭窄或 Hirschsprung 病的患者中。

米泔水样便

霍乱可导致大量液体及电解质从肠腔内分泌，导致严重的分泌性腹泻。这种白色水样便通常量大且含黏膜碎片。

呕吐物

能够收集到患者的呕吐物是非常幸运的，所以不能放过这个机会，而应该好好检查（若没有很好地告知工作人员，则呕吐物可能会被丢弃）。下面是一些呕吐物的类型。

"咖啡渣"

呕吐物中的陈旧性凝血块看起来就像是咖啡渣。但在临床中，较深颜色的呕吐物常被错误地描述成咖啡渣，这也显示了亲自检查呕吐物的重要性。服用铁剂、饮用红酒及喝咖啡后也能产生类似外观的呕吐物。

鲜红色的血液（呕血）

这种呕吐物看起来像是新鲜的凝血块，常表明有上消化道的新发的出血。

黄绿色的呕吐物

这常是因呕吐胆汁及上段小肠内容物导致的，通常发生于有梗阻的患者身上。

粪样呕吐

这通常是来自小肠的棕色、伴难闻气味的呕吐物，是晚期小肠梗阻的征象。茶的摄入也可导致相同的外观，但是没有类似的气味。

当存在胃急性扩张时，患者可呕吐大量棕黑色液体，振水音通常也会出现。胃急性扩张可能发生在糖尿病酮症酸中毒或腹部手术后，属于外科急症，因为患者存在误吸的风险，所以应该紧急放置鼻胃管。

喷射性呕吐

该名词描述的是呕吐的动作，可能暗示存在幽门狭窄，同时也可能发生在颅内压升高的患者中。

尿液分析

需要注意的是在诊断肝脏疾病时，尿液的检测是非常有帮助的。

尿液颜色检查可以检测尿液中是否有胆红素或者尿胆素原。但如果患者摄入维生素 C 或者甚至暴露于阳光下，也可能导致假阳性或者假阴性。若要理解尿液中出现胆红素或尿胆素原的原因，则需要明白这些物质的代谢过程（图 14-52）。

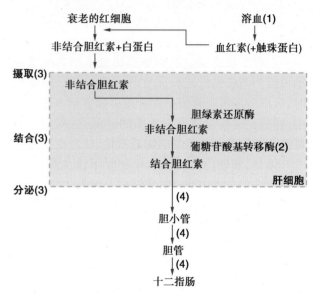

图 14-52　胆红素代谢途径的图示。溶血增加（1）超过肝细胞形成结合胆红素及分泌结合胆红素的能力，导致血清中非结合胆红素水平升高。葡糖苷酸基转移酶的低水平（2）（如 Gilbert 病）导致胆红素与白蛋白结合减少。肝细胞功能障碍（3）导致对非结合胆红素的摄取、结合以及结合胆红素的分泌减少，引起非结合胆红素和结合胆红素水平均升高。结石或肿瘤导致的肝后阻塞（4）阻止胆红素从胆道进入肠道，导致血清结合胆红素水平升高

红细胞被网状内皮系统破坏会引起血红素的释放。血红素先转变为胆绿素，然后转变为疏水的非结合胆红素。因为这个原因，溶血性贫血导致产生的非结合胆红素不会出现在尿液中（称之为无胆色素尿性黄疸）。

非结合胆红素在血液中的转运主要通过与白蛋白结合，但也可与其他血浆蛋白结合。随后非结合胆红素被肝细胞摄取并运输至内质网，在葡糖苷酸基转移酶的作用下与葡萄糖苷酸结合，形成水溶性的结合胆红素。随后结合胆红素聚集并被肝细胞分泌至小管中。

结合胆红素几乎全部进入小肠，并在末端回肠和结肠转变为尿胆素原，然后转变为粪胆原。粪胆原和其他非胆红素性的、饮食来源的色素共同形成粪便的颜色。超过 20% 的尿胆素原被肠道重吸收，小部分以尿液中的尿胆素

原的形式排出，排出的尿胆素原通常可用试纸检测到。

任何原因导致的胆道完全阻塞会引起尿液中缺乏尿胆素原、结合胆红素不能进入小肠以及粪便呈白色（粪胆原缺乏）。另外，无法排泄（排泄是胆红素代谢的限速步骤）的结合胆红素会从肝细胞中渗漏进入血液，接着通过尿液排出（正常尿液中不能检测出胆红素），这将导致尿色变深（过多的结合胆红素）。急性肝损伤，如病毒性肝炎，发病初期可能会导致尿液中尿胆素原过量，因为肝脏无法重新排泄从肠腔中重吸收的尿胆素原。这些变化汇总于表 14-2。

表 14-2　黄疸患者尿液及粪便的变化

物质及排泄物	黄疸的原因		
	溶血	胆汁淤积	肝细胞性肝病
尿液			
结核性胆红素	正常*	升高	正常或升高
尿胆素原	升高	缺乏或减少	正常或升高
粪便			
粪胆原	升高	缺乏或减少	正常
原因	溶血性贫血	肝外胆道梗阻（如胆结石，胰腺癌或胆管癌，胆管狭窄），肝内胆汁淤积（如药物，妊娠期反复发作的黄疸）	肝炎，肝硬化，药物性肝损伤，静脉阻塞

* 血清非结合胆红素水平升高。

要点小结

1. 检查腹部时，让患者平躺很重要。触诊时，请认真考虑异常部位下方的器官。

2. 如果发现腹部肿块，应该先描述其特征，然后应重点关注肝脏、直肠检查和锁骨上淋巴结。

3. 左上象限的肿物可能是脾或肾脏。请记住，肾脏不会位于脾的上方，另外，脾的触诊没有浮球感。

4. 如果肝脏和脾肿大，请检查是否有其他慢性肝病的体征。

5. 如果触及肝脏，可能也不是肿大（可以通过检查上界判断）。只有在上腹部才能触及肿大的肝左叶。

6. 腹股沟疝的肿块一般突起于腹股沟的皮褶上方，而股疝常在腹股沟皮褶的内侧末端突起。

7. 引流淋巴结组必须仔细检查。

8. 如果没有直肠检查，则消化系统检查并不完整。

9. 尿液检查是体格检查的重要补充。

OSCE 复习题——胃肠道检查

1. 患者男性，请检查其慢性肝病的体征。
2. 患者女性，有腹部膨隆，检查是否有腹水。
3. 患者男性，患有慢性肝病，请进行检查，并判断是否有门脉高压的体征。
4. 患者男性，在腹股沟区发现肿物，请对其进行检查。
5. 请叙述你会如何进行直肠检查。

（吴东　陈国榕　宋锴　译）

参考文献

1. Sibarte V, Shanahan F. Clinical examination of the gastrointestinal system in the 21st century—is the emphasis right? *Am J Gastroenterol* 2004; 99:1874–1875.

2. Walton S, Bennett JR. Skin and gullet. *Gut* 1991; 32:694–697. An excellent review of skin signs in gastroenterology.

3. Beitman RG, Rost SS, Roth JL. Oral manifestations of gastrointestinal disease. *Dig Dis Sci* 1981; 26:741–747. A detailed review.

4. Naylor CD. The rational clinical examination. Physical examination of the liver. *JAMA* 1994; 271:1859–1865. A valuable review of technique. Palpation is probably superior to percussion (in part because the midclavicular line is a 'wandering landmark'). Auscultation is usually of minimal value.

5. McGee S, *Evidence-based physical diagnosis*, 3rd edn. St Louis: Saunders, 2012.

6. Fink HA, Lederle FA, Roth CS et al. The accuracy of physical examination to detect abdominal aortic aneurysm. *Arch Intern Med* 2000; 160:833–836.

7. Chervu A, Clagett GP, Valentine RJ et al. Role of physical examination in detection of abdominal aortic aneurysms. *Surgery* 1995; 117:454–457.

8. Thomson WH, Francis DM. Abdominal wall tenderness: a useful sign in the acute abdomen. *Lancet* 1977; 2:1053–1054. Although abdominal wall pain can be recognised when the patient tenses the abdominal wall muscles, intraperitoneal inflammation can cause a false-positive sign.

9. Srinivasan R, Greenbaum DS. Chronic abdominal wall pain: a frequently overlooked problem. Practical approach to diagnosis and management. *Am J Gastroenterol* 2002; 97:824–830.

10. Editorial. Abdominal wall tenderness test: could Carnett cut costs? *Lancet* 1991; 337:1134.

11. Williams JW Jr, Simel DL. The rational clinical examination. Does this patient have ascites? How to divine fluid in the abdomen. *JAMA* 1992; 267:2645–2648. This review provides information on the discriminant value of signs. Bulging flanks, shifting dullness and a fluid wave are each reasonably sensitive and specific. The presence of ascites is more easily predicted than its absence.

12. Gupta K, Dhawan A, Abel C et al. A re-evaluation of the scratch test for locating the liver edge. *BMC Gastroenterol* 2013; 13:35.

13. Goodsall TM, Flynn P, Attia JR. The scratch test for determining the inferior hepatic margin. *MJA* 2017; 206:386–387. Excellent description of this test (and a linked video).

14. Muris JW, Starmans R, Wolfs GG et al. The diagnostic value of rectal examination. *Fam Pract* 1993; 10:34–37. A useful procedure in patients with rectal or prostatic symptoms. Based on a literature review but studies in general practice are lacking.

15. Talley NJ. How to do and interpret a rectal examination in gastroenterology. *Am J Gastroenterol* 2008; 108:802–803.

16. Dobben AC, Terra MP, Deutekom M et al. Anal inspection and digital rectal examination compared to anorectal physiology tests and endoanal ultrasonography in evaluating faecal incontinence. *Int J Colorectal Dis* 2007; 22:783–790.

17. Longstreth GF. Checking for 'the occult' with a finger: a procedure of little value. *J Clin Gastroenterol* 1988; 10:133–134. A faecal occult blood test from the glove after rectal examination has too many false-positive and false-negative results to be of value.

第 15 章

体征与胃肠道疾病的相关性

腹痛,肠绞痛。——Samuel Johnson,《英语词典》(1775)

急腹症检查

急性腹痛患者是否需要紧急手术或仔细观察并接受重新评估,确定哪一种方案为最佳治疗方案是很重要的[1]。注意患者是否接受过止痛治疗(通常为阿片类药物),通常不应暂停止痛治疗,但也不应过度应用止痛治疗以改变体征并导致误诊[2]。

首先,要注意患者的总体情况。明显因疼痛感到痛苦的患者或看起来不舒服的患者值得注意,相反,如果患者看起来不那么严重或者看起来很舒适,就可以打消一些顾虑。

立即评估患者的生命体征,并定期复查。循环血容量减少和脱水的体征包括:

- 心动过速

- 直立性低血压
- 呼吸急促
- 血管收缩
- 出汗

这些体征需要极其关注。当这些症状与腹痛相关时,通常指示腹腔内大量失血(如主动脉瘤破裂)、大量液体流失(如由于急性胰腺炎)或脓毒性休克(如内脏穿孔或脓肿)。

注意给患者量体温。

检查腹部(图 15-1)。尤其需注意腹壁肌肉固定不动导致的呼吸幅度不足。如果存在可能的钝性腹部外伤史,请查看安全带征(安全带分布区域中有瘀伤)[3]。

需注意任何腹胀迹象,可见的肠蠕动或隆起和包块,不应遗漏腹股沟区和疝。注意腹部的伤疤,并询问其性质和时间。

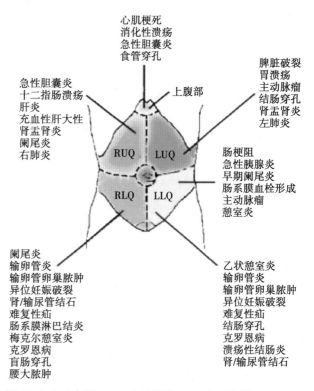

图 15-1　急腹症的鉴别诊断。RUQ,右上象限;LUQ,左上象限;RLQ,右下象限;LLQ,左下象限

触诊应非常轻柔。需首先评估是否存在腹膜炎。腹膜炎是当腹膜表面相对移动时引起疼痛的一种炎症（典型体征 15-1）。一般来说，反跳痛被用来评估是否存在腹膜炎。如果存在腹膜炎，反跳痛测试引起的压痛远比轻叩诊让患者更加不适（痛苦）。如果患者极度焦虑，可让患者先自行咳嗽；腹膜炎反应将提示腹膜炎的程度和位置。之后缓慢继续进一步触诊，尽可能地深入并尽力找到包块。不要忘记触诊动脉瘤破裂所致的搏动性肿块，但其搏动感可能很模糊。

典型体征 15-1　腹膜炎		
体征	LR+	LR-
腹部检查		
肌紧张	2.3	0.54
腹肌强直	4.4	0.84
反跳痛	2.0	0.42
肠鸣音异常	1.2	0.89
直肠检查		
直肠压痛	1.2	0.91
其他检查		
腹壁压痛阳性	0.08	1.9

要点小结

在触诊时反复观察患者面部表情，确保检查不会造成痛苦。

之后在触痛部位进行轻叩。除了急性胰腺炎外，如果出现广泛的腹膜炎，患者几乎都需要外科手术。

进而进行疝气的检查。因为疝气很常见，存在疝气并不一定表示其为腹痛病因。然而，一个压痛或难复性疝可能更有意义，尤其是近期才被患者注意到或近期才出现压痛的疝。

继续进行听诊检查。在大肠梗阻的情况下，肠鸣音（典型体征 15-2）会更响亮、更频繁并呈高音调。在任何原因的小肠梗阻中，肠鸣音通常会减弱或消失。

典型体征 15-2　急性肠梗阻		
体征	LR+	LR-
腹部检查		
可见蠕动		
腹胀		
腹部检查		
肌紧张	1.0	0.98
腹肌强直	1.2	1.0
反跳痛	0.86	1.1
听诊		
肠音增强（阻塞）	5.8	0.61
肠音异常	2.7	0.54

直肠和阴道检查可能很重要，但对阑尾炎或肠梗阻的诊断没有很大帮助；注意任何直肠/阴道的压痛（及其部位）、肿块或出血。增加异位妊娠诊断可能性的临床表现包括压痛[宫颈举痛（$LR=4.9$）和附件压痛（$LR=1.9$）]和肿块[附件肿块（$LR=2.4$）][4]。

如发现直肠出血，应联想到急性结肠炎（如克罗恩病、溃疡性结肠炎、缺血性结肠炎或感染性结肠炎）或肠系膜缺血。脓性阴道分泌物提示输卵管炎。

尿检可发现糖尿病酮症酸中毒的尿糖/尿酮（可引起急性腹痛）、肾绞痛的血尿、胆管炎的胆红素尿以及肾盂肾炎的蛋白尿。

检查呼吸系统是否有肺实变、胸膜摩擦或胸腔积液的迹象，检查心血管系统是否存在心房颤动（肠系膜动脉栓塞的主要原因）。检查背部是否有可能放射到腹部的脊柱疾病迹象。记住，带状疱疹可能会在典型的水疱暴发之前引起腹痛。

需考虑阑尾炎的症状和体征[1]（典型体征 15-3）。不适和发热通常与腹痛有关，而腹痛首先在下腹部最严重，然后转移到右侧髂窝。检查常显示右侧髂窝有压痛及肌紧张，疼痛和压痛通常比 McBurney 点严重。McBurney 描述这一点位于髂前上棘到脐的连线上 3.8～5cm 处。Rovsing 征是另一种测试反跳痛的方法。按压患者腹部左下象限，然后迅速释放；这会导致右髂窝疼痛。当阑尾炎患者处于左侧卧位，临床医生试图向后伸展右髋时，其腰大肌征为阳性。如果患者出现痛苦和抵抗，腰大肌征仍为阳性。当阑尾引起盆腔炎症时，直肠检查会引起右侧压痛。这些迹象都有不同的用处。

典型体征 15-3　阑尾炎

标志	LR+	LR-
生命体征		
发热	1.9	0.58
腹部检查		
严重右下腹痛	7.3	0.2
McBurney 点压痛	3.4	3.04
Rovsing 征	1.1~6.3	0~0.86
直肠检查		
直肠压痛	0.83~5.3	0.36~1.1
其他		
腰大肌征	2.4	0.9

摘自 Simel DL, Rennie D. The rational clinical examination: evidence-based diagnosis. New York: McGraw-Hill, 2009, 表 5-3。

谨记,在老年患者中,这些症状可能减退或消失。

钝性创伤后急腹症

必须评估腹部钝性损伤后是否存在腹腔内损伤,而这在交通事故中是很常见的。仔细的临床评估以寻找休克体征以及腹部体征,然后进行有针对性的检查,尤其是急诊腹部超声检查[3]。

测量患者的脉搏和血压。低血压提示腹腔损伤($LR = 5.2$)。寻找擦伤。注意创伤中的安全带征以及碰撞区域的瘀伤(损伤的 $LR = 5.6 \sim 9.9$)。同时检查腹胀($LR = 3.8$)。触诊反跳痛($LR = 6.5$)和肌紧张($LR = 3.7$)。注意,触诊时没有腹部压痛不足以排除腹部损伤(总体 $LR = 0.61$)。

完善急诊超声检查,这将比查体更准确。在床边超声评估中发现腹水或器官损伤表明需要紧急手术会诊($LR = 30$)。正常的超声结果是非常令人安心的($LR = 0.26$)[3]。

肝脏疾病

许多迹象提示慢性肝病。

标志

- 手部:白甲、杵状指、肝掌、瘀伤、扑翼样震颤。
- 面部:黄疸、划痕、蜘蛛痣、肝病性口臭。
- 胸部:男性乳腺发育、体毛脱落、蜘蛛痣、瘀伤、

胸肌萎缩。
- 腹部:肝脾肿大、腹水、门脉高压征、睾丸萎缩。
- 腿部:水肿、肌肉萎缩、瘀伤。
- 发热:高达 1/3 的晚期肝硬化患者(尤其是酒精性继发性肝硬化)或如果出现感染性腹水。

包括蜘蛛痣($LR = 4.3$)和腹水($LR = 7.2$)在内的查体结果,以及特定筛查试验,尤其是血小板减低($< 160 \times 10^3 / \mu l$, $LR = 6.3$),可作为疑似肝病患者肝硬化的指标[5]。出现以下两种或两种以上的体征强烈提示肝硬化:①蜘蛛痣;②肝掌;③腹水;④肝大(肝脏质硬);⑤腹部侧支静脉异常;和⑥肝性脑病。没有肝大提示肝硬化的可能性较小($LR = 0.37$)。似然比在典型体征 15-4 中进行总结。

典型体征 15-4　肝硬化

体征	LR+	LR-
蜘蛛痣	4.3*	0.61
掌状红斑	5.0	0.59
肝硬化	3.3	0.37*
脑病	10.0*	0.86
腹水	7.2*	0.69
腹静脉突出	11.0*	0.72

* 最有用的指标。

摘自 Udell JA, Wang CS, Tinmouth J, et al. Does this patient with liver disease have cirrhosis? JAMA 2012;307:832-842。

门脉高压

征象

- 脾肿大:与门脉高压程度关系不大。
- 侧支静脉:出血(食管或胃静脉曲张)。
- 腹水。

原因

1. 肝硬化。
2. 其他原因:
 a. 窦前型:①门静脉压迫(如淋巴瘤、癌);②血管内凝血(如红细胞增多症);③脐静脉炎。
 b. 肝内型:①肉瘤、淋巴瘤或白血病浸润;②先天性肝纤维化。

　　c. 窦后型：①肝静脉出口梗阻[巴德-吉亚利综合征（Budd-Chiari syndrome）]可能是特发性，或由骨髓增生性疾病、癌症（肾脏、胰腺、肝脏）、避孕药或妊娠、阵发性睡眠性血红蛋白尿症（PNH）、纤维膜、创伤、血吸虫病引起；②静脉阻塞性疾病；③缩窄性心包炎；④慢性心力衰竭。

肝性脑病

分级

　　零级　正常精神状态。

　　一级　精神变化（缺乏觉醒、焦虑、亢奋、注意力下降、加减法功能受损）。

　　二级　嗜睡，定向力异常，性格变化，行为不当。

　　三级　昏迷，但对刺激有反应；严重的定向障碍，精神混乱。

　　四级　昏迷。

原因

　　其中包括：

- 急性肝衰竭（如病毒性肝炎、酒精性肝炎）
- 肝硬化
- 慢性门体系统性脑病（如门腔静脉分流术）
　　脑病可能由以下因素引起：
- 腹泻、利尿剂或呕吐（导致低钾血症，可能增加氨和其他毒素的产生，或碱中毒，其可能增加氨和其他穿过血脑屏障的毒素）
- 胃肠道出血或相对高蛋白饮食（导致肠道氮质吸收急剧增加）
- 感染（如尿路、胸部或自发性细菌性腹膜炎）
- 急性肝细胞失代偿（如酗酒或肝癌）
- 镇静剂
- 代谢紊乱，如低血糖

吞咽困难

　　吞咽困难和吞咽疼痛是潜在器质性疾病的重要症状。仔细检查这些患者是否存在可能病因（特别是癌症）是很重要的（清单13-2）。

体征

- 一般检查。注意因为食物摄入减少或食管癌本身导致的体重下降。
- 手。检查指甲有无匙状形甲，手掌有无苍白，其可提示贫血。缺铁性贫血可与上段食管黏膜赘片有关，上段食管黏膜赘片是由黏膜和黏膜下层而不是肌肉组成的薄层结构。由于上段食管黏膜赘片引起的缺铁性贫血和吞咽困难称为Plummer-Vinson 综合征（或称为 Paterson-Brown-Kelly）综合征。同时检查手部是否有硬皮病的迹象。
- 口腔。检查黏膜有无溃疡或感染（如念珠菌病），其可引起吞咽疼痛。检查后组脑神经有无延髓性麻痹或假性延髓性麻痹的迹象。
- 颈部。触诊有无锁骨上结节，可与食管癌有关；检查有无胸骨后甲状腺肿大。颈部左侧伴有咯咯声的肿块可能很少情况下是由 Zenker 憩室引起的，Zenker 憩室是下咽后壁的外翻。
- 肺。检查是否有误吸的迹象（由于残留物质溢出、胃食管反流，或者，很少情况下由食管癌引起的气管食管反流）。
- 腹部。检查有无由于食管癌引起的继发性肝大以及胃癌引起的上腹部肿块；进行直肠检查以排除黑便（尽管不常见于食管疾病）。

胃肠道出血

　　呕血、黑便或大量直肠出血是胃肠道出血的显著征象[6]。在这种情况下，评估失血量并试图确定出血的可能部位是很重要的。呕血提示十二指肠附近或十二指肠内的出血。

评估失血程度

　　首先测量仰卧位和坐位的脉搏和血压。一般来说，数小时内失血达 1.5L 或更多会导致心排血量下降，导致低血压和心动过速。脉搏每分钟超过 100 次，收缩压低于 100mmHg 或收缩压下降 15mmHg 表明近期严重失血。这些体征一定程度上取决于患者心血管系统状态。患有心血管疾病的患者比心血管系统正常的年轻患者更早发生休克。

　　一旦出现休克迹象，已经出现了大量失血。这些标志包括：

- 周围发绀伴四肢冷
- 皮肤湿
- 呼吸困难和呼吸窘迫

- 焦虑

低血压伴有代偿性心动过速,尿量减少或无尿,这些是胃肠道出血患者的不良体征,必须采取紧急复苏措施。

确定可能的出血部位

急性胃肠道出血的原因见表 13-1。

检查急性上消化道出血患者是否存在慢性肝病和门脉高压体征。应完善的部分检查包括呕吐物和大便检查,以及直肠检查(关键)。直肠检查发现黑便大大增加了患者上消化道出血的可能性($LR = 25$)[6]。

需注意的是,在慢性肝病和上消化道出血的患者中,只有大约一半是静脉曲张出血。其他的情况通常是消化性溃疡出血(急性或慢性)。同时检查有无出血倾向的迹象(全身瘀伤或瘀斑)。

最后,检查患者是否有任何与胃肠道血管异常相关的皮肤损伤迹象,尽管这些情况很少见(表 13-1 和表 14-1)。例如,弹性假黄瘤是一种常染色体隐遗传弹性纤维变性,可导致黄瘤样黄色结节,尤其是在腋窝或颈部(图 15-2)。这些患者还可能有视基底的血管样条纹以及导致出血入消化道的血管瘤样畸形。埃勒斯-当洛综合征(Ehlers-Danlos syndrome)是一组结缔组织疾病,导致皮肤脆弱以及皮肤过度伸展(图 15-3)。在许多分型中,血管可收累及。Ⅳ型以胃肠道出血、自发性肠穿孔,皮肤弹性极小,关节活动度极小为特征。

按上述方法检查急性下消化道出血患者,密切注意腹部检查和直肠检查。化验大便其中有无血液。注意,粪便中血块的排出($LR = 0.05$)会降低诊

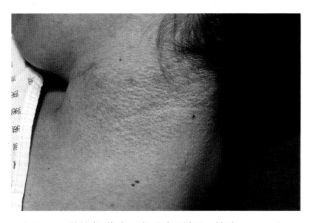

图 15-2 弹性假黄瘤(腋下或颈部)(摘自 Paller AS, Mancini AJ. Hurwitz clinical pediatric dermatology. 4th ed. Philadelphia:Saunders 2011)

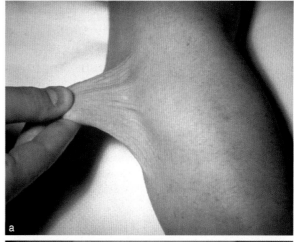

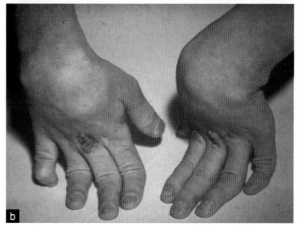

图 15-3 埃勒斯-当洛综合征。(a)手臂。(b)手。皮肤弹性异常是埃勒斯-当洛综合征的典型表现。皮肤可被极大拉伸,并远需要比正常皮肤更长的时间才能恢复到正常位置,也比正常皮肤更脆弱。Ⅲ型埃勒斯-当洛综合征患者可出现关节活动过度

断上消化道出血的可能性[6],并考虑结肠出血可能性(但这不是绝对的规律)。

炎症性肠病

炎症性肠病是指两种胃肠道的慢性特发性疾病:溃疡性结肠炎和克罗恩病。

溃疡性结肠炎

胃肠道系统仅有大肠受累积。有时末端回肠可继发性受累(倒灌性回肠炎)。此病几乎总是累及直肠并可能无跳跃部分延而伸到不同结肠区域。

- 腹部体征:如果只存在直肠炎,通常没有其余异常发现(结肠镜检查和活检除外)。偶尔会出现肛瘘;在一般情况下,结肠炎患者腹部查体结果可能是正常的,或者可能发现受累结肠部位的

压痛和肌紧张
- 并发症体征：局部体征包括：
  - 中毒性扩张（巨结肠）：最严重并发症之一，表现为腹胀、全腹肌紧张和腹肌强直（腹膜炎）、发热和心动过速
  - 大量出血或穿孔
  - 癌症：在广泛的长期溃疡性结肠炎中，结肠癌的发病率增加
- 全身体征包括：
  - 慢性肝病：原发性硬化性胆管炎或肝硬化
  - 贫血：由于慢性病本身，或失血，或自身免疫性溶血
  - 关节炎：可能有周围非变形性关节病，尤其是膝关节、脚踝和手腕（10%），3%的患者可能有强直性脊柱炎症状
  - 皮肤表现：结节性红斑（2%）由通常在胫部上的嫩红色结节组成（图15-4）；坏疽性脓皮病（罕见）开始时是柔软的红色隆起区，后演变成大疱和溃疡（图15-5）——可能发生在任何部位，但经常发生在腿的前部；口腔溃疡很常见，是由于阿弗他溃疡（5%）引起的；可能会出现杵状指
  - 眼部变化包括结膜炎、虹膜炎和巩膜外层炎（图15-6），与关节炎和皮疹密切相关。（结膜炎是结膜的一种炎症，后出现红肿，眼睛本身无疼痛。虹膜炎是虹膜中央巩膜充血引起的一种炎症，从瞳孔向外放射，眼部疼痛。巩膜外层炎是巩膜表面的炎症结节）

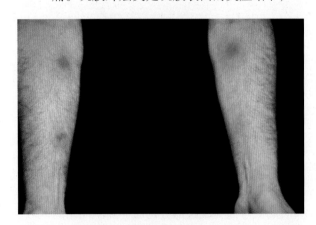

图15-4　结节性红斑（摘自 McDonald FS. Mayo Clinic images in internal medicine, with permission. © Mayo Clinic Scientific Press and CRC Press. Reproduced by permission of Taylor and Francis Group, LLC, a division of Informa plc）

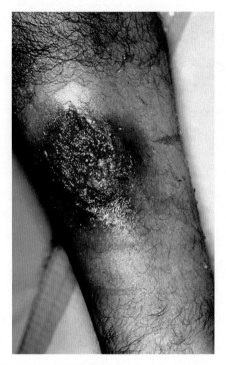

图15-5　坏疽性脓皮症（摘自 Misiewicz JJ, Bantrum CI, Cotton PB et al. Slide atlas of gastroenterology. London：Gower Medical Publishing, 1985）

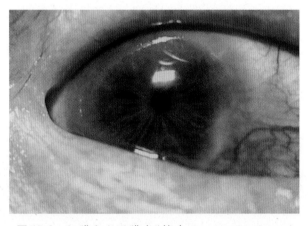

图15-6　虹膜和上巩膜炎（摘自 Guerrant DL. Tropical infectious diseases：principles, pathogens and practice. 3rd ed. Philadelphia：Saunders, 2011）

克罗恩病

从口腔到肛门，整个胃肠道都可能受到累及。然而，最常见的是末端回肠，可涉及结肠。

- 腹部体征：如仅涉及回肠末端，则常没有异常体征，尽管可能存在右髂窝压痛、充盈或包块（软或硬）。偶尔，可能有腹腔脓肿体征；此类患者可能有间歇高热、局部压痛、可触及的肿块和肠梗阻迹象（疼痛、呕吐、便秘、脱水、腹胀、压痛、直肠无内容物）。肛门疾病是很常见的，包括皮

肤息肉、肛裂、肛管阻塞和脓肿。结肠受累产生与溃疡性结肠炎相同的体征

- 并发症体征:与溃疡性结肠炎相似,但以下情况除外:
  - 肝脏疾病:原发性硬化性胆管炎不太常见
  - 回肠末端广泛受累的患者可能出现骨软化和骨质疏松,导致骨压痛和骨折
  - 可能存在吸收不良迹象
  - 杵状指更常见
  - 胃肠道恶性肿瘤(结肠癌)体征;如果结肠受累积,其肿瘤发病率就会增加
  - 胆结石和肾结石的发病率增加
  - 肾盂肾炎、肾积水或极少数继发性淀粉样变性引起的肾脏疾病

吸收不良与营养状态

许多疾病都会导致食物消化不良或吸收不良,导致脂肪、蛋白质和/或碳水化合物的吸收可能受到影响。

标志

- 一般:消瘦(蛋白质和脂肪吸收不良)、皮肤皱褶(近期体重减轻)、苍白(贫血)或色素沉着(如 Whipple 病)
- 大便:脂肪痢(苍白、大量、恶臭的大便)
- 口腔:舌炎和口角炎(缺乏维生素 B_2、维生素 B_6、维生素 B_{12}、叶酸或烟酸)或口腔内紫癜(缺乏维生素 K)
- 四肢:瘀伤(维生素 K 缺乏)、水肿(蛋白质缺乏)、周围神经病变(维生素 B_{12} 或维生素 B_1 缺乏)、骨痛(维生素 D 缺乏)
- 提示潜在原因的体征:腹部包括先前手术留下的瘢痕,如胃切除术、克罗恩病手术或大范围小肠切除术;皮肤上可发现疱疹样皮炎(伸肌表面有红色瘙痒肿块;图 15-7)——这种情况与乳糜泻和组织相容性抗原 HLA-DQ2 或 DQ8 密切相关;可能存在慢性肝病或炎症性肠病的体征

原因

常见原因包括因乳糜泻、慢性胰腺炎和先前的胃切除术。

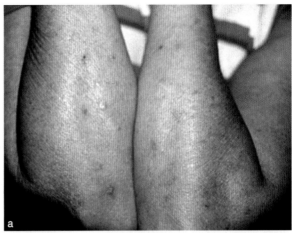
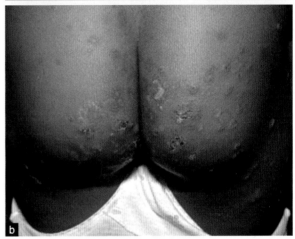

图 15-7　疱疹样皮炎:乳糜泻患者伸肌表面瘙痒性丘疹样水疱(摘自 Fitzpatrick JE, Morelli JG. Dermatology secrets plus. 4th ed. Maryland Heights, MO: Mosby, 2010)

吸收不良的分类

- **脂肪溶解期缺陷**(胰腺酶缺乏):①慢性胰腺炎;②囊性纤维化。
- **微泡相缺陷**(胆盐缺乏):①肝外胆管梗阻;②慢性肝病;③细菌过度生长;④回肠末端疾病,如克罗恩病或切除术。
- **黏膜缺陷**(上皮黏膜病变):①乳糜泻;②热带口炎性腹泻;③淋巴瘤;④Whipple 病(引起色素沉着和关节炎;图 15-8);⑤肠缺血或切除;⑥淀粉样变;⑦低人免疫球蛋白血症;⑧人类免疫缺陷病毒感染。
- **转运期缺陷**(无法将脂肪从细胞中输送到淋巴管):①肠淋巴管扩张;②无 β 脂蛋白血症;③癌性淋巴管炎。

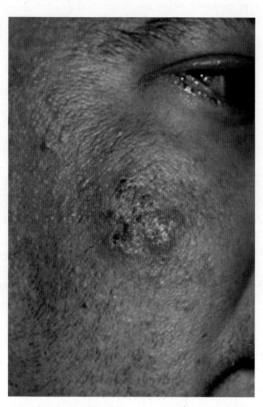

图 15-8 Whipple 病的色素沉着（摘自 Schaller J, Carlson JA. Erythema nodosum-like lesions in treated whipple disease. Journal of the American Academy of Dermatology Copyright © 2008, American Academy of Dermatology, Inc）

要点小结

1. 在触诊腹膜炎前先叩诊评估急腹症。

2. 了解慢性肝病的症状。掌挛缩病是酒精使用或外伤的体征，而不是慢性肝病体征。

3. 在评估胃肠道或肝脏疾病时，寻找营养缺乏的体征。

4. 溃疡性结肠炎或克罗恩病可出现结节性红斑或坏疽性脓皮病。

（宣靖超 译）

参考文献

1. Wagner JM, Mckinney WP, Carpenter JL. Does this patient have appendicitis? *JAMA* 1996; 276:1589–1594. A 'must read' that discusses the key symptoms and signs that help make the correct diagnosis.

2. Ranji SR, Goldman LE, Simel DL, Shojania KG. Do opiates affect the clinical evaluation of patients with acute abdominal pain? *JAMA* 2006; 296(14):1764–1774. The answer is no, not enough to withhold pain relief.

3. Nishijima DK, Simel DL, Wisner DH, Holmes JF. Does this adult patient have a blunt intra-abdominal injury? *JAMA* 2012; 307(14):1517–1527.

4. Crochet JR, Bastian LA, Chireau MV. Does this woman have an ectopic pregnancy?: the rational clinical examination systematic review. *JAMA* 2013; 309(16):1722–1729.

5. Udell JA, Wang CS, Tinmouth J et al. Does this patient with liver disease have cirrhosis? *JAMA* 2012; 307(8):832–842.

6. Srygley FD, Gerardo CJ, Tran T, Fisher DA. Does this patient have a severe upper gastrointestinal bleed? *JAMA* 2012; 307(10):1072–1079. Malaena on rectal examination suggests an upper gut bleed, but blood clots in stool are against an upper GI bleed. Do a rectal exam!

第 16 章

胃肠道检查：概述及拓展

黄疸是你朋友诊断的一种疾病。——Sir William Osler(1849—1919)

框 16-1　胃肠道查体：一种建议的方法

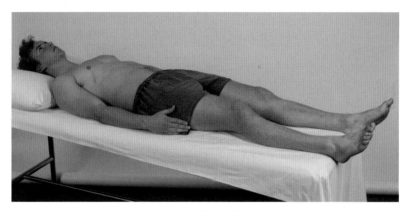

图 16-1　胃肠系统查体

平躺(头下垫着1个枕头)

1. 一般检查

黄疸(肝病)

色素沉着(血色病,Whipple 病)

黄瘤(慢性胆汁瘀积症)

精神状态(脑病)

2. 指甲

杵状指

白甲

肝掌

掌腱膜挛缩症(酒精所致)

关节病

扑翼样震颤

3. 手臂

蜘蛛痣

瘀伤

消瘦

划痕(慢性胆汁瘀积)

4. 面部

眼睛

巩膜:黄疸、贫血、虹膜炎

角膜:凯-弗环(Kayser-Fleischer ring)、威尔逊病、腮腺(酒精)

嘴

呼吸:肝病性口臭

嘴唇:口炎、白斑、溃疡、局部色素沉着[波伊茨-耶格综合征(Peutz-Jeghers syndrome)]、毛细血管扩张症(遗传性出血性毛细血管扩张症)

牙龈:牙龈炎、出血、肥大、色素沉着、念珠菌

舌:萎缩性舌炎,白斑,溃疡

5. 颈部/腋窝淋巴结

6. 胸部

男性乳腺发育

蜘蛛痣

体毛

7. 腹部

视诊

瘢痕

腹胀

突出的静脉——注意判断血流方向(水母头;下腔静脉阻塞)

条纹

瘀伤
色素沉着
局限的包块
可见的肠蠕动
触诊
表浅触诊——触痛、强直、任何肿块的轮廓
深部触诊——器官肿大(肝、脾、肾),异常肿块
右侧卧位(触诊脾脏)
叩诊
肝、脾
腹水——移动性浊音(如果浊音发生移动)
听诊
肠鸣音
血管杂音,静脉哼鸣,摩擦声

8. 腹股沟
　　睾丸
　　淋巴结
　　疝气开口(站立位)
9. 腿
　　瘀伤
　　水肿
　　神经体征(酒精所致异常)
10. 其他
　　直肠检查——视诊(瘘、皮赘、血液、黏液),触诊(肿块)
　　尿液分析(提示胆道疾病)
　　心血管系统(心肌病、心力衰竭、缩窄性心包炎)
　　体温单(感染性疾病)

与其他系统查体一样,这些查体通常是针对性的。但是,在繁忙的医院中,完整的查体也不能合理地进行,除非患者躺下来,脱掉足够的衣服,在必要时分阶段并在陪同下进行。

将患者摆放于正确体位,将一个枕头放在患者头部,腹部完全暴露。简单检查全身,特别是慢性肝病的体征。

检查患者的手。要求患者伸展手臂和手,有无扑翼样震颤。还要检查指甲是否有杵状指和白甲,并注意肝掌或掌腱膜挛缩。需注意血色病导致的关节病。查看患者手臂有没有瘀伤,划痕和蜘蛛痣。

之后检查患者面部。注意任何巩膜异常(黄疸、贫血或虹膜炎)。检查角膜上有无凯-弗环。检查有无腮腺肿大,接着用手电筒和压舌板检查口腔有无口角炎、溃疡、毛细血管扩张和萎缩性舌炎。查看有无肝病性口臭。查看胸部是否有蜘蛛痣,男性患者是否存在男性乳腺发育和体毛脱落。

从侧面视诊患者的腹部,蹲下至患者的水平。可能发现巨大包块。要求患者缓慢深呼吸,特别观察肝、脾和胆囊的轮廓。之后起身,观察有无瘢痕,腹胀,突出的静脉,腹纹,疝,瘀伤和色素沉着。

对每一个区域进行轻柔触诊以寻找包块,以了解是否有任何区域存在特别压痛。这将避免引起患者疼痛,也可能为可能的病理区域提供线索。下一步更深入地触诊每个区域;然后具体感觉肝大和脾肿大。如果有肝大,用叩诊确认并估计范围。如果感觉不到脾脏,则在完全吸气

时,在左腋前线左肋缘叩诊(浊音表明脾肿大)。如果一开始感觉不到脾脏,将患者置于右侧卧位再触诊。此时尝试双手感觉肾脏。记住脾与肾的重要鉴别特征。

只有当存在移动性浊音时叩诊才能发现腹水(通常这是显而易见的)。如果腹部回声范围是可以移动的,就不必把患者翻过来。否则就要测定是否存在移动性浊音。从检查者一侧开始叩诊,直到听到浊音。然后将患者朝向你侧卧,在等待一分钟左右后,再次开始叩诊以听到回声。

通过听诊注意肠鸣音。接下来听诊肝脏、脾脏和肾脏区域,听是否有血管杂音、静脉哼鸣和摩擦声。

接下来检查患者的腹股沟。触诊腹股沟淋巴结病变。让患者站着,然后咳嗽,进行疝气检查。应对睾丸进行触诊。再观察腿部有没有水肿和瘀伤。如果有慢性肝病的体征,可能需要对腿部进行神经系统检查。

如果怀疑肝脏肿大或肝硬化,要求患者 45° 坐位并估计颈静脉压,以避免遗漏诊断缩窄性心包炎或慢性心力衰竭作为肝病病因。让患者处于坐位,在锁骨上窝触诊淋巴结,在背部感觉骶骨水肿。如果有腹水,有必要检查是否存在胸腔积液。

如果怀疑存在恶性疾病,检查所有淋巴结组,乳腺以及肺部。

应时常想起直肠检查,如果有呕吐物或粪便标本且症状提示异常情况,应检查对其进行化验。进行尿液分析(胆红素、尿胆原和葡萄糖)并检查患者的体温。

胃肠道检查的拓展

放射学、内镜检查、生化和特殊功能检查为胃肠道和肝脏疾病提供了重要的诊断和预后信息。这里介绍各种检查。

内镜检查

内镜检查允许临床医生将查体直接扩展至胃肠道。食管、胃和十二指肠(第二部分)通常很容易被标准胃镜探查,而结肠镜可以触及回肠末端。尽管在技术上仍然具有挑战性,小肠镜检查可使全部小肠可视化,而小肠胶囊镜很容易被吞咽,并提供小肠图像(如确定不明原因的胃肠道出血)。内镜超声(通过内镜活检通道放置超声探头)可以对胰腺和胆管进行良好的成像。

内镜视诊是一项关键的内镜技术,系统化方法是确保正确识别病理学表现的关键。

上消化道内镜检查的适应证包括吞咽困难(尽

管首先进行吞咽钡剂可被认为有助于指导内镜治疗)、吞咽疼痛、胃肠道出血、反复呕吐、体重减轻和难治性胃灼热或消化不良。该操作还用于确定是否存在食管静脉曲张,以便考虑预防性治疗。结肠镜是用来筛选结肠癌和调查不明原因的下消化道症状。

因为其明确的风险(尤其是穿孔、出血和麻醉风险),术前必须获得知情同意。

内镜检查的相对禁忌证包括肠穿孔、严重心肺疾病或阻塞性睡眠呼吸暂停(镇静风险增加)、近期心肌梗死(过去 6 个月)和抗凝药物应用(因其出血风险,特别是需要活检的情况下)。

生物化学

检查血液肝酶在诊断可能的肝病时提供了一些有用的帮助。在进行更深入的调查之前,一定要对一个孤立的异常血液测试值进行确认,其可以作为一个简单的原则(虽然在医学上没有绝对的原则)。

当出现肝脏炎症(如肝炎)时,肝转氨酶丙氨酸氨基转移酶[ALT(SGPT)]和天冬氨酸氨基转移酶[AST(SGOT)]均升高。在急性病毒性肝炎中,ALT 具有肝特异性的(ALT 中的 L 可记忆为 Liver 的 L),通常高于 AST。在酒精性肝病中,AST 高于 ALT(比例约为 3∶1,因为酒精对线粒体有特异性损伤,而 AST 来源于线粒体)。

另一个指标的肝功能障碍是血清碱性磷酸酶(SAP),但这种酶可能来自肝脏(如胆管梗阻)或骨骼(如转移癌)。如果 γ-谷氨酰转肽酶(GGT)也升高,这表明其肝源性,因为 GGT 与 SAP 同时升高。超声检查通常能排除扩张的胆管(如癌症)。

白蛋白水平降低可能表明肝脏没有合成这种蛋白质。如果维生素 K 缺乏(如因为肝脏不合成凝血因子Ⅱ、Ⅶ、Ⅸ和Ⅹ),就会出现国际标准化比率(INR)升高。

如肝转氨酶升高,则需要确定病因。回顾饮酒史。计算体重指数(如脂肪肝引起的炎症:非酒精性脂肪性肝炎)。检测甲、乙、丙型肝炎,寻找引起肝内浸润的疾病(如通过检测血清铁蛋白和铁的相关检验,发现血色病中的铁超载)并根据临床表现进一步思考。

胃肠道系统影像学

腹部成像最常用的三种方法为腹部 X 线片(图 16-2-图 16-7),CT(图 16-8,图 16-9)和超声(图 16-9,图 16-10)。

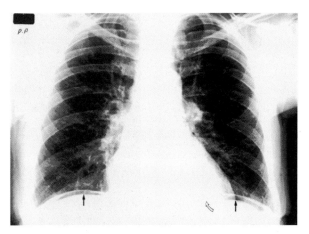

图 16-2　腹膜游离气体在显示游离气体方面,直立胸片优于直立腹部片。在直立的胸部 X 线片上,横膈膜下可见游离腹膜气体(黑色箭头)。必须将左侧游离气体与胃底气体鉴别(空心箭头所示)。由于左侧游离气体(黑色箭头)勾勒出脾脏,位于半横膈膜的顶点,所以其呈新月形。除非最近有手术或穿透性外伤,否则其表明腹部空腔脏器穿孔(摘自 Leal RF. Free peritoneal perforation in apatient with Crohn disease. Report of acase. International Journal of Surgery Case Reports 2013;4(3):322-324)

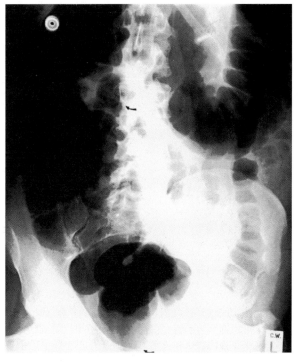

图 16-3　广泛肠梗阻除降结肠外,大肠充满气体并扩张。右侧季肋区可见小肠扩张(上方箭头)。直肠周围可见气体(下箭头),排除机械性梗阻(摘自 Herring W. Learning radiology:recognizing the basics. St Louis, MO: Mosby,2012)

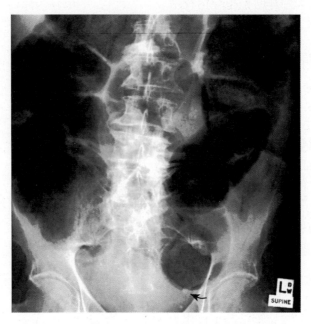

图 16-4　大肠梗阻。乙状结肠周围大肠明显扩张,并突然停止继续扩张(箭头所示)。梗阻常见原因是癌或憩室狭窄。梗阻开始发生时出现蠕动增强,可清除梗阻远端的气体和粪便。因此,此患者梗阻远端看不到气体(摘自 Keighley M. Surgery of the anus,rectum and colon. Philadelphia:Elsevier,2008)

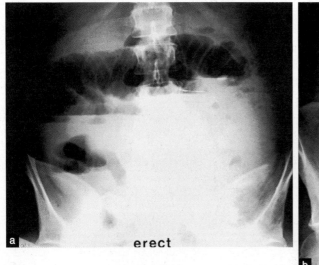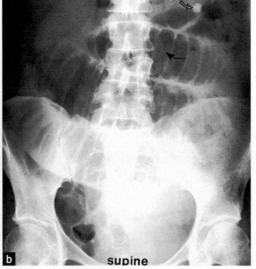

图 16-5　小肠梗阻。小肠有明显的扩张。从位于中央位置和横向走行黏膜带以及环状襞(黑色箭头所示)可识别其为小肠。在直立位(a)上可以看到气液平。仰卧位(b)能更好地观察扩张肠袢分布。从显示的扩张肠袢的数目和位置来看,梗阻位于小肠中段水平。左季肋区的圆形不透明阴影是一片药片(空心箭头)(摘自 Koch MR. Abdominal imaging. Philadelphia:Saunders,2011)

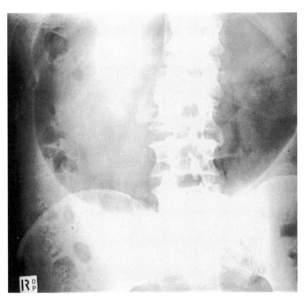

图 16-6 胃扩张。胃部因气体而极大增大并扩张。当这种情况发生时,必须立即行鼻胃管吸引。需要排除幽门溃疡或癌引起的机械性梗阻。无张力性扩张通常是一种术后并发症,但可发生在糖尿病昏迷、外伤、胰腺炎或低钾血症的情况下(摘自 Gore R. High-yield imaging:gastrointestinal. Philadelphia:Saunders,2010)

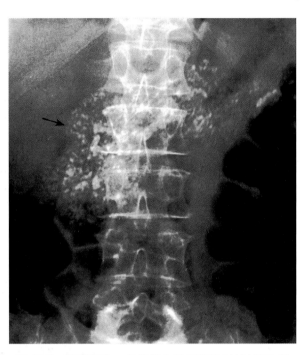

图 16-7 胰腺钙化。点状钙化见于胰腺区域(箭头所示),提示慢性钙化性胰腺炎。最可能的病因为酒精过量(摘自 Miller FH. Textbook of gastrointestinal radiology. Philadelphia:Saunders,2008)

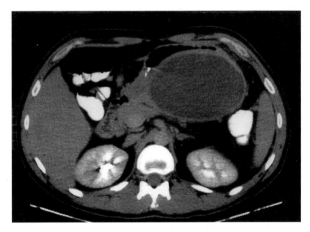

图 16-8 胰腺假性囊肿

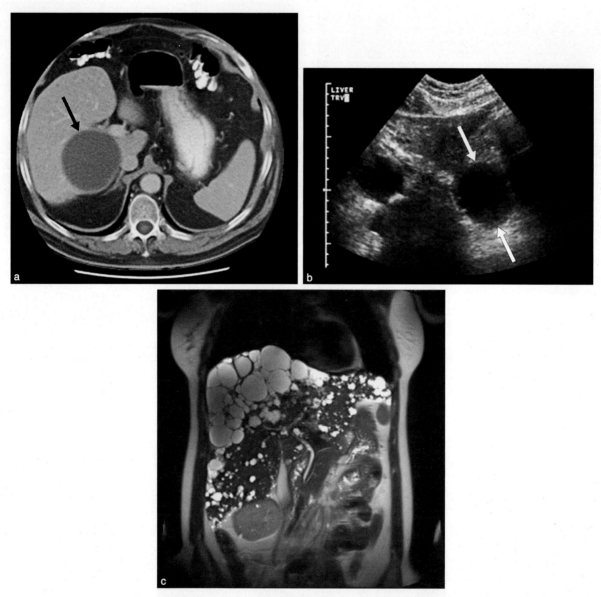

图 16-9　肝囊肿。(a)CT,(b)超声和(c)MRI。囊肿在超声上无内部回声,但有明显的后方回声增强。存在很薄的内隔膜,为分隔性肝囊肿的特征[From Shaked O. Biologic and clinical features of benign solid and cystic lesions of the liver. Clinical Gastroenterology and Hepatology 2011;9(7):547-562. AGA Institute,© 2011]

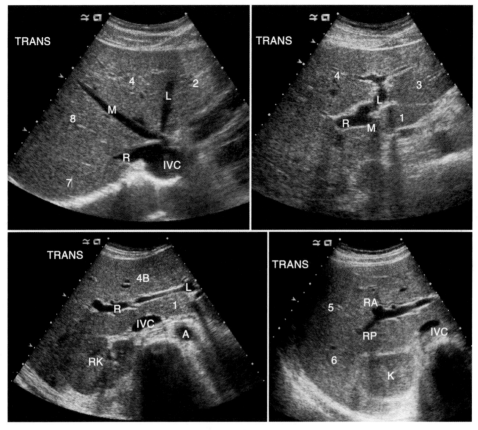

图 16-10　肝转移瘤的超声表现。肝脏上可见多发圆形回声病灶,来源于转移性结肠癌。还要注意的是,由于大结节性肝硬化,肝缘呈分叶状(摘自 Jarnagin WR. Blumgart surgery of the liver,biliary tract and pancreas. Philadelphia:Elsevier,2012)

腹部 X 线片

适应证

腹部平片可初步确定三种情况:肠梗阻、腹腔游离气体和不透 X 线结石。高达 50% 的腹主动脉瘤,因为 90% 的肾结石和至少 10% 的胆石含有足够的钙质,可以在平片上检测到。偶尔,粪便存积的程度也可以通过腹部 X 线片来评估。非特异性腹痛不应作为腹部 X 线检查的指征。

检查技术

腹部常规 X 线检查包括仰卧位、直立位和直立位胸片。如果患者不能直立,就用左侧卧位代替。KUB 一词偶用于腹部 X 线片,表示肾脏、输尿管和膀胱。这三种图像都应该系统地加以解读。

解读原则

对平片的解读需要基本的解剖学和病理进展过程的知识。腹部器官的软组织密度与水的密度相似。因此,它们通常不可见,除非由脂肪或邻近气体勾勒出其外形。例如,液体充盈的肠道是看不见的,但由肠道内所含气体可体现肠道的外形。

需要解释的五种基本放射学密度是气体、脂肪、固体器官、钙化和金属(表 16-1)。由于腹部固有的对比度不足,可使用不透 X 线的造影剂来突出各种器官。造影剂对比方法包括钡餐、钡灌肠、静脉尿路造影和动脉造影。

表 16-1　基本腹部平片密度	
内容	密度
气体	非常黑
脂肪	黑色
固体器官	灰色
钙化	白色
金属	非常白

阅读腹部 X 线片

和胸部 X 线一样,应该检查姓名和日期。左右两侧应该很容易被左侧的胃气和右侧季肋部中可见的三角形粗大肝脏软组织所区分。

回顾以下内容:

- 界限:膈肌、腰大肌、腹膜外脂肪("侧翼线")。
- 骨骼:下肋骨和肋软骨、腰椎、骨盆。
- 中空脏器气体:可见体现胃、小肠和大肠外形的气体。
- 实体器官:肝、脾和肾的大小。
- 盆腔器官:膀胱大小。
- 血管:主动脉钙化。
- 异常:肾或胆管结石、肠扩张、游离腹膜气体(图16-2)。
- 肠道气体分布:大多数情况下采用仰卧位平片显示肠道气体的分布。在急腹症患者中,还可以通过水平光束成像(常为直立位)显示气液平。阻塞时,流体和气体在近端聚集。在炎症性或缺血性结肠炎中,肿胀的肠黏膜会被其内的气体("拇指印")所勾勒出来。
- 肠扩张:当出现回肠梗阻(图 16-3)或出现大肠梗阻(图 16-4 和图 16-5)时,可能对小肠扩张和大肠扩张进行区分。大肠袢存在于外周,数量较少,直径大于 5cm,含有粪便,存在不延伸超过肠腔的结肠袋边缘。相比之下,小肠袢是中央的,数量多,直径在 3～5cm 之间,不含粪便。空肠环中可见完全横跨肠腔的环状皱襞。出现胃扩张时,胃可能会被空气极大地扩张/膨胀(图 16-6)。
- 钙化:钙化可在灰白色软组织密度下良好地显现。大约 90% 的肾结石是钙化的,而只有 10% 的胆石是钙化的。为了鉴别透 X 线结石,首选超声检查。慢性胰腺炎其胰腺可出现钙化(图16-7)。肋软骨钙化常见于老年患者,可见于季肋区。腹主动脉瘤壁钙化可见于侧位腹片。脾动脉瘤和肾动脉瘤也常发生钙化。血管钙化常见于老年人。
- 腹水:随着腹水在腹膜腔的积聚,腹片通常呈灰色并存在细节不清。在仰卧位腹片,肠袢向腹部中部伸展。腹水最好用超声确定。

腹部超声

诊断性超声是一种安全、快速的成像技术。它是非侵入性的,通常是无痛的,不需要造影剂,可用于有条件限制或没有进行准备的患者。

超声不适合肥胖或肌肉发达、含有大量气体、不能遵照指示、严重疼痛或有大面积开放性伤口和外科敷料的患者。

适应证

超声是肝胆疾病(还有如脾肿大、肾和膀胱疾病、阑尾炎、腹水和主动脉瘤)初步检查中首选的腹部成像技术。在发生急性腹部创伤的情况下,通常使用五部位超声(FAST)快速评估游离液体(FAST 扫描的英文含义为:Focused Assessment with Sonography in Trauma。意为"用超声对创伤进行聚焦评估")。由于没有电离辐射的有害影响,超声波特别适用于儿科和产科。

检查技术

当 2～15MHz 的高频声波从手持式传感器(探头)经由皮肤发射到人体组织时,就会形成超声波图像。产生的超声波穿过其下的身体组织,作为回波反射回来。生成的波进入人体组织并返回所需的时间转换为深度,而返回的回波数转换为密度("回声度")——可以是黑色、白色还是许多深浅不同的灰色。允许声波传输仅少量反射回声的组织显示为黑色(低回声,无回声),而反射大量回声显示为白色(高回声,回声;表 16-2 和表16-3)。

表 16-2　超声基本术语

超声术语	定义	相关
无回声	没有回声,非常黑	胆囊、囊肿
低回声	减少回声,黑色至深灰色	肾髓质,实体瘤
高回声	增强回声,白色至浅灰色	肾窦脂肪,急性出血
回声	增强回声,白色至浅灰色	脂肪,出血
等回声	与周围组织密度相同	胆囊、囊肿
声学增强	结构后密度增加	胆囊、囊肿
声阴影	结构后密度降低	肋骨、肠、结石
多普勒	评估血管流动的技术	门静脉,主动脉

表 16-3 腹部基本超声密度

内容物	密度
空气	高回声界面伴后方声影
脂肪	回声
中空器官	低回声界面伴后方声学增强
固体器官	回声
钙化	高回声界面伴后方声影

解读原则

首先对每个器官进行完整的实时识别和扫描。进而系统地对每个器官截取纵向和横向图像。应用多普勒超声检测门静脉、主动脉、肾动脉、肝静脉和下腔静脉的血流。任何病理状况,如肿块,也要用多普勒超声仔细检查以查明其血液流动特征。评估每个器官的大小、形状、边缘、内部结构、回音强度和血管形成。任何检测到的异常都需要确定其特征,包括其确切的解剖位置、大小、内部结构和边缘特征,以及其血管形成(图 16-9~图 16-10)。

腹部 CT

适应证

腹部 CT 扫描已成为许多腹部疾病的首选成像技术。CT 的主要优点是图像采集时间短,并提供了精细的解剖细节,覆盖范围广,能够评估器官及病变部位的血管以及灌注特征。患者不良反应发病率主要与放射剂量和静脉注射碘造影剂引起的并发症如肾衰竭和过敏反应有关。

检查技术

当患者移动通过成像光束时,在连续螺旋的横向平面(轴向)中获得图像。当 X 线通过患者时,其能量根据组织密度而减少(衰减),并记录在一排探测器上,然后转换成密度。扫描身体区域后,数据可以重新计算为任何密度或平面的形式,包括三维格式副本。多排 CT 扫描器允许以更薄的切片进行更快速的采集。其可以检测到更多细节和更细微的异常。

注射含碘造影剂以改善器官成像、识别血管和显示血管形成。口服造影剂显示肠道细节。

CT 技术的许多变体可以用来优化异常病变的成像(表 16-4,图 16-8,图 16-9a,图 16-11)。

解读原则

第一,应对腹部的初始扫描图进行回顾,因为在多达 10% 的病例中,由检查结果可作出诊断或修改诊断。第二,对整个扫描进行逐层审视,以确定任何主要异常,如肠袢扩张、腹水、器官肿大、主动脉瘤或肿块。第三,逐器官分析,检查其大小、边缘、增强特征和任何肿块病变。在每个正常器官的外围,从表面到邻近脂肪的过渡应是突然和明显的,如果没有这种特征,则常常意味着炎症改变、出血或肿瘤浸润。第四,通过调查膈下间隙、结肠旁沟、肾盂和骨盆来识别游离液体和游离气体。第五,将图像设置更改为"肺窗"以查看胸腔积液、裂孔疝和肿瘤等基础病理学表现,或更改为"骨窗"以最佳方式查看脊柱、肋骨和骨盆。

表 16-4 腹部常见 CT 技术概述

技术	造影剂	应用	实例
非对比(CT-螺旋或 KUB 非螺旋 CT)	无	钙化,气体	肾结石,钙化淋巴结,肿瘤内钙化,异物 气体——气腹,肝内气体,肠壁内气体
动脉(CTA)	静脉注入;20s 延迟	血管疾病(动脉瘤) 急性出血 器官活性 病变部位灌注	主动脉瘤、动脉闭塞或夹层 血管发育不良 坏死性胰腺炎 肿瘤转移
门静脉	静脉注入;70s 延迟	常规评估器官灌注	所有疾病,如实体器官疾病、导管阻塞
三相	无造影剂 动脉 门静脉	器官灌注	坏死性胰腺炎、梗死、出血、检查病变特征
延迟	静脉注入;2~10min 延迟	血管泄漏 急性出血 肾盂-输尿管撕裂/膀 胱肿瘤	胃肠道出血 动脉瘤破裂 输尿管或肿瘤膀胱肿瘤 肝脏病变

表 16-4　腹部常见 CT 技术概述（续）

技术	造影剂	应用	实例
CT 胆管造影	静脉注入胆红素类似物	胆道树病	结石 狭窄 肿瘤 泄漏
CT 结肠造影	经直肠灌注二氧化碳	结肠疾病	肿瘤 狭窄

CTA，计算机断层血管造影。

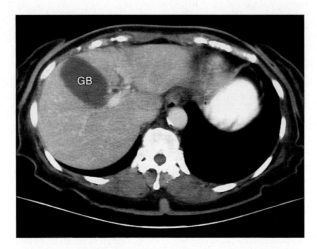

图 16-11　胆囊与肝脏的 CT 表现。超声在确定胆结石方面有优势（摘自 Gore R. High-yield imaging. Philadel-phia：Saunders，2010）

要点小结　腹部 CT 解读

1. 检查患者的姓名和扫描日期

2. 扫描类型

- 非造影剂对比

- 造影剂对比

- 不同相位，例如肾脏、输尿管和膀胱（KUB），三期，门脉期

3. 一般审查

- 查看定位片（此图以正面 X 线显示腹部，覆盖范围比 CT 扫描更广）

- 找到轴位和冠状位图像

- 找到顶端——肺底图像和底端——骨盆图像

- 寻找明显异常

4. 审查重要区域

- 耻骨联合（底部）

- 骨盆

- 髂嵴

- 肾脏

- 肝脏

- 肺底（顶部）

5. 系统地查看所有部位

- 逐器官

- 逐层

6. 搜索特定部位

- 骨架

- 肺基底

- 腹股沟区

- 淋巴结组

- 腹膜中的气体

7. 与以往的检查和临床表现进行比较

OSCE 复习题

1. 概述腹部超声检查的适应证。解释可能发现哪些重要异常。
2. 腹部 CT 阅片并指出主要解剖特征。
3. 概述上下内镜检查的主要适应证。此操作有哪些限制?
4. 简要阐述如何对患有缺铁性贫血患者进行检查。

（宣靖超　译）

第五篇
泌尿生殖系统疾病

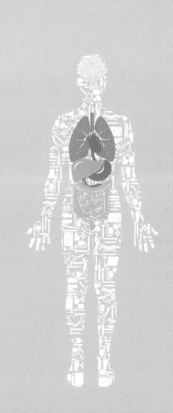

第 17 章

泌尿生殖系统病史

福斯塔夫:"医生如何评价我体内的水分?"

　书:"他说,先生,水本身就是健康的:但是对于缺少水的人来说,他患的疾病可能比他所知道的要多。"——莎士比亚,Henry Ⅳ,第 1 部分

尽管男性和女性的生殖器和泌尿系统功能各不相同,但它们在解剖学上密切相关,通常会一起评估。

呈现症状

出现的症状可能包括尿液外观改变,排尿异常,耻骨上或腹侧疼痛或肾衰竭的全身症状(清单 17-1)。有些患者没有症状,但发现高血压或常规尿液分析或血清生化异常。对患有遗传性肾脏疾病的患者的亲属进行调查可能会得出诊断(如多囊肾;清单 17-2)。其他人可能会感到不适,但没有局部症状(问诊清单 17-1)。表 17-1 列出了主要的泌尿系统症状。

清单 17-1　泌尿生殖系统病史

主要症状	尿道分泌物
尿液外观变化(如血尿)	提示慢性肾脏病
尿液量或尿流变化:	或尿毒症表现:
多尿	少尿,夜尿,多尿
夜尿	纳差,金属味,呕吐,疲劳,打呵欠,失眠
无尿	瘙痒,瘀青,水肿
尿流量大小减少	月经
尿等待	初潮年龄
尿滴	规律
尿潴留	末次月经时间
腹痛	痛经,月经过多
膀胱排空不完全	勃起功能障碍
尿失禁	性欲减退
排尿困难(尿痛)	不孕症
尿频,尿急	妊娠:数量及任何并发症
发热,腰痛	尿道或白带
肾绞痛	生殖器疱疹

清单 17-2　多囊肾的病史

家族史(20% 没有家族史)	血尿
腹痛	高血压病史
背痛	腹部肿块

問诊清单 17-1　疑似肾脏疾病患者的问诊

!请可能诊断为紧急或危险问题的症状
1. 您的肾脏问题是如何开始的? 您是否有疲倦,夜间需要排尿(夜尿症)或食欲缺乏?
2. 是否认为您服用的任何药物引起了肾脏疾病(如非类固醇抗气喘药,用于 X 线检查的 ACE 抑制剂/血管紧张素受体阻滞剂或造影剂)?
3. 您是否被告知尿液中有炎症(肾小球肾炎)或蛋白质?
4. 您最近或小时候有肾脏感染吗?
5. 您是否有肾结石或尿路阻塞?
!6. 您的尿液中有血液通过吗? (尿路恶性肿瘤)
7. 您是否进行了肾脏活检? 你知道结果吗?
8. 您是否患有糖尿病或高血压?
9. 您是否患有心血管病或周围血管疾病?
10. 您是否进行过肾脏手术或肾脏切除手术,或者是否被告知您只有一个正常运作的肾脏?
11. 肾脏增大和高血压的家族有史吗? (多囊肾)
12. 您有皮疹或关节炎问题吗? (系统性红斑狼疮,硬皮病)
13. 您是否有肿胀或呼吸急促的问题? (液体滞留)
14. 是否告知您肾脏功能有多严重以及一天是否需要透析?
15. 您是否正在服用药物以帮助肾功能?
16. 您服用什么片剂和药物(包括非处方产品,草药等)?

表 17-1　主要肾病综合征

名称	定义	举例
肾病	大量蛋白尿	最小变化疾病
肾炎	肾性血尿,肾衰竭	链球菌性肾小球肾炎
肾间质性肾病	肾衰竭,轻度蛋白尿	镇痛神经病
急性肾损伤*	功能突然下降,肌酐升高	急性肾小管坏死
快速进展性肾衰竭	持续数周肾衰竭	恶性高血压或"新月型"肾小球肾炎
无症状性泌尿异常	孤立性血尿或轻度蛋白尿	免疫球蛋白 A 肾病

* 以前叫急性肾衰竭。

Levin A,Warnock D,Mehta R,Kellum J,Shah S,Melitoris B,Ronco C. Improving outcome for AKI. Am J Kidney Dis. 2007;50(1):1-4。

基本的男性和女性生殖解剖结构如图 18-8 和图 40-3 所示。

尿液外观改变

一些患者尿液变色。尿液变为红色表明血尿(尿中有血)[1]。尿道炎症或外伤或前列腺疾病可在排尿开始时引起血尿,然后变清澈,或仅在排尿结束时出现血尿(清单 17-3)。卟啉症患者的尿液在站立时会变色。食用某些药物(如利福平)或大量甜菜根,以及不常见的血红蛋白尿(由于红细胞破坏和游离血红蛋白的释放)或肌红蛋白尿(由于肌肉外伤和分解)会导致尿液变红。泡沫,茶色或棕色尿液可能是肾病或肾衰竭的迹象。值得注意的是,尿液的颜色不是其浓度的可靠指标。

清单 17-3　血尿

尿路感染的表现
排尿困难
发热(前列腺炎,肾盂肾炎)
耻骨上疼痛(膀胱炎)
中度胁腹或背痛(肾盂肾炎)
肾结石的表现
腰痛
非肾小球的来源
尿凝块
非尿中的血来源
月经
IGA 肾病
数月内多次发作
外伤导致的
最近留置过导尿
最近背部或腰部损伤
出血性疾病
抗凝药物的应用

尿路感染

尿路感染（UTI）包括上尿路感染（肾脏）和下尿路感染（主要是膀胱炎）。可能多达 50% 的较轻的 UTI 也涉及肾脏。肾脏感染可能很难在临床上与较低的尿路感染区别开来，但它是一种更严重的疾病，更可能涉及全身性并发症，例如败血症。女性比男性更常见尿路感染，但该疾病有许多危险因素（清单 17-4）。根据患者的症状可以强烈怀疑它[2]。这些包括：

> **清单 17-4 尿路感染的危险因素**
> 女性
> 性生活
> 妊娠
> 糖尿病
> 留置导尿管
> 既往有尿路感染
> 下尿路梗阻的表现

- 排尿困难（排尿时疼痛或刺痛）
- 频率（需要经常排尿）
- 血尿
- 腰部疼痛（更提示上尿路感染）
- 背痛

认为自己患有尿路感染的女性通常是对的。阳性预测值据报道为 84%[3]（典型症状和体征 17-1）。

典型症状和体征 17-1——泌尿系感染

症状或体征	LR+	LR-
排尿困难	1.5	0.48
尿频	1.8	0.59
血尿	2.0	0.92
发热	1.6	0.9
腹痛	1.0	0.84
下腹痛	1.0	0.89
患者描述	4.0	0
阴道分泌物	1.3	3.1

摘自 Simel DL, Rennie D. The rational clinical examination: evidence-based diagnosis. New York: McGraw-Hill, 2009, Table 51-2.

询问发热，发作情况和下腹部不适。体检可能在向后划肾角时发现腰部压痛。

随后的发现更提示并发性尿路感染或肾盂肾炎。白带或刺激物的存在不利于诊断。患有 UTI 的老年患者症状不典型，几乎没有其他症状或体征。男女性泌尿系感染示解剖学异常，需要泌尿科评估。

尿路梗阻

尿路阻塞在老年男性中很常见，并会导致下尿路症状（LUTS；以前称为前列腺炎）或膀胱流出道梗阻。该患者可能已经感到尿等待（开始排尿时却难以排尿），随后尿液量减少和尿液终末滴流。会产生窒息感（经常会流出量尿液，每次都会有排尿的痛苦愿望），可能会出现双重排尿（尽管刚刚才有排尿的感觉）[4]。阻塞解除后，尿液可能会出现尿失禁。阻塞与尿路感染的风险增加有关。

肾结石可引起输尿管梗阻（图 19-2）。然而，这里表现出的症状通常是严重的颈突或持续的腰部疼痛或下腹痛，可能向下辐射到耻骨联合或会阴或睾丸（肾绞痛）。有时主要症状是腹痛和恶心，必须将其与急腹症区别开来。尿路阻塞可能是导致急性肾损伤（AKI 或肾衰竭；清单 17-5）的原因。

尿失禁

这是无法将尿液自愿保留在膀胱中的原因。这不是正常衰老的结果。尿道感染，谵妄，尿量过多（如使用利尿剂），行动不便（由于患者无法如厕），尿道炎或阴道炎或大便受累可能会短暂出现问题。

确立的尿失禁的原因包括：

1. 压力性尿失禁（突然的咳嗽或任何原因引起的腹内压突然升高后的渗漏）：由于阴道分娩，该问题在女性中更为常见。

绝经后萎缩性阴道壁引起尿道过度活动。

2. 尿失禁（逼尿肌活动性），其特征是强烈的小便冲动，然后在没有咳嗽或其他压力源的情况下尿液流失，男女均会发生。

3. Detrusor 功能不全：少见，其特征是尿频，夜尿症和神经系统疾病频繁漏出少量尿液。

4. 尿失禁（尿道梗阻）：这通常发生在患有前列腺疾病的男性中，其特征是在排尿后出现排尿淋漓不尽。

5. 膀胱/尿道瘘管：阻塞性分娩的并发症。

清单 17-5 急性肾脏损伤的原因

数天之内的发作

被定义为肾功能的迅速恶化,严重程度足以引起废物(尤其是含氮废物)在体内的积累。通常尿流率低于20ml/h 或 400ml/天,但偶尔它是正常的或增加的(高输出肾衰竭)

肾前性

体液流失:血液(出血),血浆或水和电解质(腹泻和呕吐,液体量减少)

降压:心肌梗死,败血性休克,药物肾血管疾病:栓塞,解剖或动脉粥样硬化肾血管阻力增加:肝肾综合征

肾性

急性慢性肾衰竭(由感染,体液耗竭,阻塞或肾毒性药物引起),参见清单 17-1

急性肾脏疾病

- 例如原发性或继发性肾小球肾炎,结缔组织疾病

  继发于以下原因的急性肾小管坏死
  - 缺血(低血容量)
  - 毒素和药物(如氨基糖苷类抗生素,放射性对比物质,重金属)
  - 横纹肌溶解症,血红蛋白尿

肾小管间质疾病

- 例如药物(如质子泵抑制剂,磺胺类药物,环孢素),尿酸盐或钙沉积物,磷酸盐,草酸盐,结晶性肾病

血管疾病

- 例如血管炎,硬皮病

骨髓瘤

急性肾盂肾炎(罕见)

肾后(完全尿道梗阻)

尿道梗阻

- 例如结石或血凝块,乳头脱落,外伤,包茎或包皮过长(包皮过紧变窄,防止其缩回,并可能阻塞尿道)。

膀胱颈

- 例如。结石或血块,前列腺肥大或癌症

双侧输尿管梗阻

- 输尿管内,例如血块,化脓性碎片,结石
- 输尿管外,例如腹膜后纤维化(由于放射,美塞麦肽或特发性),腹膜后/盆腔肿瘤或手术,子宫脱垂

迅速进行性肾衰竭的原因(数周至数月发作)

尿路阻塞

快速进行性肾小球肾炎

双侧肾动脉狭窄[可能由双肾动脉狭窄引起血管紧张素转化酶抑制剂(ACEI)或血管紧张素受体阻滞剂的使用]

多发性骨髓瘤

硬皮病

肾脏疾病

恶性高血压

溶血性尿毒症

注:无尿可能缘于尿路梗阻、双侧肾动脉闭塞、快速进行性(新月型)肾小球肾炎、肾皮质坏死或孤肾结石。

Levin A,Warnock D,Mehta R,et al. Improving outcome for AKI. Am J Kidney Dis 2007;50(1):1-4.

慢性肾病

慢性肾脏疾病(CKD;慢性肾衰竭)的临床特征可以部分通过检测肾脏的正常功能来推断。

1. 排泄功能衰竭会导致大量尿液毒素蓄积,因此名词"尿毒症"被广泛使用。

这通常会导致不适,嗜睡,纳差,营养不良。

2. 尿液浓缩能力可能会早期丧失,从而导致脱水的风险;夜尿症可能是早期症状。

3. 排泄钠等各种因素可能导致高血压。

4. 肾小管受损可能导致钠流失和低血压。

5. 钾的排泄部分取决于尿量。高钾血症通常在患者尿液少(每天尿量少于 400ml)时成为问题,在服用保钾利尿剂或促进钾 potassium 留的药[ACE 抑制剂、血管紧张素受体阻滞剂(NSAID)]时可能会发生。

6. 排酸失败会导致代谢性酸中毒。

7. 矿物质和骨骼代谢紊乱[钙、磷、甲状旁腺激素(PTH)和维生素 D 含量异常]可能导致骨骼和血管异常或软组织钙化[5]。

8. 不能分泌重组人促红素会导致正色素性正常细胞性贫血。

9. 肾脏排泄药物代谢的改变。

10. 肾功能是否充分由肾小球滤过率(GFR)定义。GFR 是指单位时间被肾脏过滤的血液量。正常范围是 90~120ml/min。通过计算从血液中清除肌酐(肌肉的正常分解产物)来估算 GFR。血清肌酐和尿素水平也提供了尿毒症毒素积累和肾功能的量度。现在,大多数实验室都提供了根据血清肌酐以及患者年龄和性别计算出的估计 GFR(eGFR)测量值。

CKD 定义为肾脏损害或 GFR<60ml/(min·1.73m^2)持续 3 个月或更长时间,无论其原因如何[6]。此外,根据 GFR,肾脏疾病已分为六类(表 17-2)。

表 17-2	肾小球滤过率（GFR）对慢性肾脏疾病的分类	
阶段	描述	肾小球滤过率/（ml/（min·1.73m²）
-	CKD 风险增加	>90
1	肾损害但正常 GFR	>90
2	肾损害和轻度 GFR 降低	60~89
3	中度降低 GFR	30~59
4	重度降低 GFR	15~29
5	肾衰竭	<15

这些规定有助于开展研究和治疗以减缓疾病的进展。尿毒症患者可能出现以下症状：

- 无尿（定义为每天尿量小于 50ml）
- 少尿症（尿量每天少于 400ml）
- 夜尿症（需要在夜间起床以排泄尿液）
- 多尿（异常大量尿液排泄）

夜尿症可能表明肾脏无法正常浓缩尿液，多尿症可能表明完全无法浓缩尿液（或大量摄入液体）。

肾衰竭的更一般的症状包括纳差、呕吐、疲劳、打呵欠和失眠。还可能会出现瘙痒（皮肤普遍发痒），由于液体滞留而导致的容易瘀伤和水肿。其他表明并发症的症状包括骨痛，由于肾骨疾病引起的骨折以及由于血液三系减低（或原发性）甲状旁腺功能亢进引起的高钙血症（包括纳差、恶心、呕吐、便秘、排尿增多和精神错乱）。患者还可能表现为心包炎、高血压、心力衰竭、缺血性心脏病、神经病或消化性溃疡。查明患者是否正在接受透析，是血液透析还是腹膜透析。

这是透析患者必须要解决的许多重要问题（问诊清单 17-2）。询问是否发生了任何并发症，包括腹膜透析复发性腹膜炎或血液透析的血管通路问题。

肾移植是肾衰竭的常见治疗方法。患者可能知道移植物的功能状况以及最新的肾功能检查结果。查明患者是否了解排斥反应，如何治疗以及是否有不止一次肾脏移植。有必要确定反复感染，尿液渗漏或治疗副作用是否存在任何问题。可能会出现长期的免疫抑制问题，包括癌症的发展，慢性肾毒性（如由环孢素或他克莫司引起的），类固醇引起的肥胖症和高血压或反复感染。患者应该意识到需要避免皮肤暴露在阳光下，女性应该知道他们需要定期涂以巴氏涂片（Pap）进行癌症监测。询

问诊清单 17-2   透析患者的问诊

！表示可能诊断为紧急或危险问题的症状。

1. 建议您使用哪种流体限制？

2. 是否开过磷酸盐结合药？您何时吃过？

3. 您是否使用血液透析或腹膜透析？你在家做吗？一周几次？

！4. 您最近有腹痛或发热吗？（与腹膜透析有关的腹膜炎）

5. 血液透析是否存在任何问题，例如血压低或用于血液透析的瘘管？您是否有腹膜透析腹膜炎的问题？

6. 每次血液透析之间体重增加了多少？

7. 您还会排尿吗？如果是这样，量有多少？

8. 您在肾脏移植名单上还是以前曾进行过移植？

9. 您遵守建议的饮食限制吗？

10. 您还服用其他哪些药物？

11. 您有心脏或血管问题吗？

12. 您是否有甲状旁腺症状过度活跃或甲状旁腺手术？

问肾脏是尸体移植还是活体捐赠者（通常是亲戚）。肾脏来源可能会在心理上影响患者和家人（如亲戚捐赠的移植物的早期失败）。

月经和性生活史

采集性病史可能会使患者（和医生）感到尴尬；除非它与提出的问题非常相关，否则最好留待第二次或更晚些的问诊时采集。到那时，患者和临床医生将变得更加熟悉，问题似乎也不会那么令人讨厌。

对于月经史，月经初潮日期很重要。前几个月或前几年的周期的规律性和最后一个周期的日期也都重要。患者可能主诉痛经（月经疼痛）或月经过多（严重的痛经或多次出现月经）。

生殖道感染患者可产生阴道分泌物。有时分泌物的类型可以预判感染的类型。怀孕和分娩的次数是相关的：妊娠数是指妇女怀孕的次数，而产数是指分娩婴儿的数目（活产或死产）。还须询问怀孕期间发生的任何并发症（如高血压）。

性病史也很重要[7]。询问避孕方法和怀孕的可能性[8]。向男性询问勃起功能障碍（阳痿）。勃起功能障碍定义为在 3 个月内无法达到或维持令人满意的勃起。多数原因是器质性的［神经源性的（例如糖尿病），血管（与内皮功能障碍有关）或药物相关（例如 β-肾上腺素受体阻滞剂、噻嗪类利尿剂）］。发作是渐进性的，通常开始于老年男性失去晨勃。

治疗

必须记录详细的药物史。注意所有药物，包括类固醇和免疫抑制剂及其剂量。在肾功能下降的患者中，必须调整许多经肾脏清除的药物的剂量。CKD 患者应充分了解对蛋白质、磷酸盐、钾、液体或盐的需求。尿路感染患者可能已经接受了许多疗程的抗生素治疗。用于血管造影 CT 扫描和 MRI 扫描的造影剂可能具有肾毒性。患者最近接触过这些吗？高血压的治疗应予以记录。某些药物应谨慎使用。例如，NSAID 可使肾功能恶化或引起 CKD。

既往史

查明是否有先前或复发的 UTI 或肾结石。由于女性尿失禁或男性前列腺炎，可能已进行了尿路结石取石手术或进行了骨盆手术。患者可能会在常规检查时了解先前发现的蛋白尿或镜下血尿。肾小球肾炎通常可以通过肾脏活检来诊断，这一过程常常令人难忘。糖尿病或痛风史是相关的，因为这些疾病可能导致肾脏并发症。了解高血压最重要，因为这不仅可能导致肾功能不全，而且是肾脏疾病的常见并发症。同样，AKI 发作史，化学疗法或放射疗法治疗的癌症史，严重的过敏反应以及暴露于肾毒性物质都是相关的。超过 3 岁的儿童遗尿史（尿床）可能与膀胱输尿管反射和随后的肾脏瘢痕形成有关。

如果有其他部位血管疾病史，例如心肌缺血或脑血管疾病，则肾血管疾病的可能性更高。在老年患者中，与摄入 Bex 或 Vincent 的散剂有关的特定问题可能提示诊断为止痛性肾病。这尤其重要，因为这些患者除了管理其肾功能不全之外还需要监测尿路上皮恶性肿瘤。

社会史

CKD 患者可能有许多社会问题。可能需要在家中使用设备进行透析。如果家庭透析出现问题，患者应与谁联系？您必须提出详细的问题才能发现患者及其家人如何应对慢性病及其并发症。患者能工作吗？如果是治疗方法，请找出患者对移植的了解程度。还要明确患者从亲戚和朋友那里能获得什么样的支持。可以在其他中心组织透析，以便患者休假吗？

家族史

某些形式的肾脏疾病是遗传性的。例如，多囊肾是常染色体显性疾病。询问家庭中的糖尿病和高血压。耳聋和肾功能不全的家族病史提示奥尔波特综合征（Alport syndrome，家族性出血性肾炎）是一种遗传性肾炎。任何类型的肾脏疾病的家族病史都是发生肾脏疾病的危险因素。

要点小结

1. 患有早期肾脏疾病的患者通常无症状。
2. 常规尿液或血液检查可能会导致需要采集肾脏病史。
3. 任何药物均具有肾毒性。换药可能解释肾功能恶化。
4. 患有慢性肾脏疾病的患者罹患心血管疾病和骨骼疾病的风险增加。
5. 慢性肾脏病会对患者的生活产生深远的影响。有关应对和支持的问题应该是常规的。

OSCE 复习题——泌尿外科的历史

1. 患者男性，6 年前进行过肾脏移植，请采集其病史。
2. 患者女性，请向患者询问其透析方案以及如何应对。
3. 患者女性，尿路反复感染，请采集其病史。
4. 患者男性，患有高血压，被告知患有 4 期肾脏疾病。请采集其病史。

（崔超　译）

参考文献

1. Marazzi P, Gabriel R. The haematuria clinic. *BMJ* 1994; 308:356.

2. Bent S, Nallamothu BK, Simel DL et al. Does this woman have an acute uncomplicated urinary tract infection? *JAMA* 2002, 287; 20:2701–2710. Dysuria, frequency, haematuria, back pain and costovertebral tenderness increase the likelihood of UTI (positive LRs between 1.5 and 2.0). No vaginal discharge or irritation decreases the likelihood.

3. Scoles D, Hooton TM, Roberts PL et al. Risk factors for recurrent urinary tract infection in young women. *J Infect Dis* 2000; 182(4):1177–1182.

4. Dawson C, Whitfield H. Urological evaluation (ABC of urology). *BMJ* 1996; 312:695–698. This article provides useful definitions and interpretation of symptoms.

5. Moe S, Cunningham J, Goodman W et al. Definition, evaluation, and classification of renal osteodystrophy: a position statement of the Kidney Disease: Improving Global Outcomes (KDIGO). *Kidney Int* 2006; 69: 1945–1953.

6. Levey A, Eckarrdt K, Tsukanoto Y et al. Definition and classification of CKD: a position statement of KDIGO. *Kidney Int* 2005; 67:2089–2100.

7. Dean J. ABC of sexual health: examination of patient with sexual problems. *BMJ* 1998; 317:1641–1643.

8. Bastian LA, Pistcitelli JT. Is this patient pregnant? Can you reliably rule in or rule out early pregnancy by clinical examination? *JAMA* 1997; 278:586–591. Clinical features (amenorrhoea, morning sickness, tender breasts, enlarged uterus after 8 weeks with a soft cervix) cannot reliably diagnose early pregnancy—a pregnancy test, however, can.

第18章

泌尿生殖系统检查

不要触摸患者——先陈述你所看到的,培养你的观察能力。——Sir William Osler(1849—1919)

检查解剖

图 18-1 显示了泌尿系解剖的轮廓。图 18-2 显示 CT 肾血管造影所呈现的肾脏动脉血供。图 18-3 显示肾脏集合系统的轮廓。从肾脏的动脉血供、肾实质、输尿管和膀胱(包括它们的神经支配)到尿道,任何部位都可能出现泌尿系功能问题。

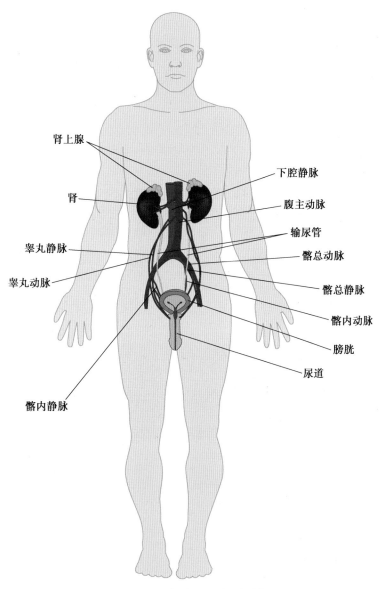

图 18-1　肾脏和尿路的解剖

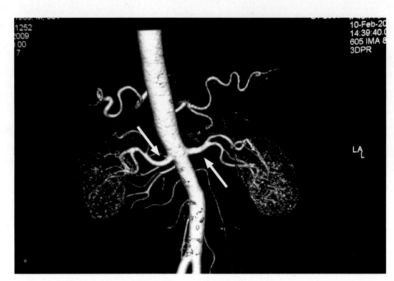

图 18-2　显示腹主动脉肾动脉（大箭头）起源和分支的 CT 血管造影；左、右膈下动脉可见

肾集合系统轮廓

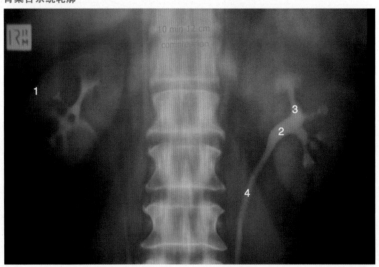

图 18-3　静脉肾盂造影显示肾脏（1）、肾盂（2）、肾盏（3）和输尿管（4）的轮廓

检查

一整套泌尿生殖系统检查不是常规例行的检查。但是，如果怀疑存在肾脏疾病或已知肾脏疾病存在，那么必须寻找某些症状。这些是主要的慢性肾脏疾病（CKD）（尿毒症）的症状及其诱因（清单18-1）。然而，男性生殖器检查或女性盆腔检查（参见第40章）是一般常规检查的一部分。

清单 18-1　慢性肾脏病（CKD）的病因

在一段波动时间内可导致肾单位数量严重减少，最终导致尿毒症*

1. 肾小球肾炎
2. 糖尿病
3. 全身性血管疾病
4. 镇痛药肾病
5. 反流性肾病
6. 高血压性肾动脉粥样硬化
7. 多囊肾病
8. 梗阻性肾病
9. 淀粉样变性
10. 肾血管性疾病
11. 心脏栓塞性疾病
12. 高钙血症，高尿酸血症，高氧尿症
13. 自身免疫性疾病
14. 血液病
15. 中毒性肾病
16. 肉芽肿性疾病
17. 慢性肾小管间质性肾炎

临床特征表明肾衰竭是慢性的，而不是急性的

肾萎缩（多囊肾，糖尿病，淀粉样变和骨髓瘤除外）

肾性骨病

贫血（红细胞指数正常）

周围神经病变

---

* 请注意，这份清单并未包含全部病因。

Levey A，Eckarrdt K，Tsukanoto Y，et al. Definition and classification of CKD：a position statement of KDIGO. Kidney Int. 2005；67：2089-2100.

一般检查

一般检查仍然至关重要。观察到过度通气，这可能表明存在潜在的代谢性酸中毒。持续的呃逆可能是晚期尿毒症的不祥之兆。肾衰竭还会出现鱼腥味的氨气味呼吸（尿毒症恶臭）。这种发霉的气味不容易描述，但一旦被发现就很容易被记住。患有CKD的患者通常有一个浅肤色（一个肮脏的

棕色皮肤或贫血貌）。这可能是由于尿色素排泄受损加上贫血。皮肤颜色从灰色到青铜色，可能是由多次输血的透析患者的铁沉积引起的。

但随着外源性重组人促红素（EPO）的使用，这些迹象越来越少。在终末肾衰竭时，由于氮或毒素的滞留，患者会昏昏欲睡，最终陷入昏迷。由于肌阵挛性抽搐，以及神经肌肉兴奋性升高或血清钙水平低引起的手足抽搐和癫痫发作，常发生在肾衰竭晚期。过度纠正酸中毒（如碳酸氢盐输注）也可能导致癫痫发作和昏迷。由于磷酸钙的沉积可能出现典型的皮肤结节。

所有肾病患者均应评估液体平衡状态。严重的液体容量消耗可能是急性肾损伤（AKI）的原因，并可能导致CKD患者的急剧失代偿。相反，容量过剩可能是由于静脉输液用于纠正AKI，并导致肺水肿。患者应定期称重以作为客观测量他们液体平衡状态的手段。

尿路感染（UTI）的独特酮样气味可能同样明显。患有尿失禁的患者可以在他们的衣服上发现证据。

手

检查患者的指甲。可以观察到灰指甲。Muehrcke指甲（黑甲症）指指甲末端附近成对的白色横向线；这些现象发生于低白蛋白血症（如肾病综合征）[1]。指甲上的一条横向白色带（Mees线；图18-4）在砷中毒和慢性肾脏疾病患者指甲上都可能发现。半指甲（远端指甲棕色或红色，近端指甲粉红色或白色）也可见于CKD。

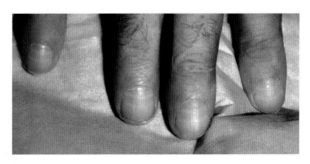

图 18-4　Mees 线

贫血是常见的，并导致手掌苍白。CKD患者贫血有多种原因，包括营养不良（特别是叶酸缺乏）、失血、重组人促红素缺乏、溶血、骨髓抑制和慢性疾病状态。

扑翼样震颤可能存在于终末期 CKD 中。

胳膊

检查患者的手腕和前臂是否有瘢痕,触诊用于血液透析而手术形成的动静脉瘘。一根血管纵向肿胀,并且有明显的持续震颤——一个特征性的嗡嗡声——出现在动静脉瘘管上面(图 18-5)。有些瘢痕可能存在于动静脉瘘瘢痕两侧,这些瘢痕可能来自以前的血栓分流手术或腕管综合征手术。可以寻找腕管综合征的体征。

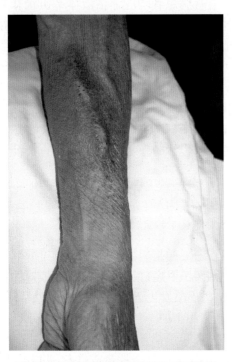

图 18-5　血液透析患者前臂的动静脉瘘

瘀伤是由于氮在体内蓄积导致的,氮蓄积会导致受损的凝血酶原消耗,这是一种发生在 CKD 的血小板Ⅲ因子缺陷和血小板聚集异常。皮肤色素沉着是常见的,反映了尿色素排泄功能的丧失。抓痕和皮肤脱落是由于尿毒症瘙痒,这通常可能与高磷血症的存在有关。这种情况经常发生,可能会使人极度衰弱。尿毒症霜是一种细小的白色粉末,存在于皮肤上,形成原因是很高浓度的尿素从终末 CKD 的汗液中析出,这是非常罕见的。此外,还应寻找血管炎的症状,血管炎也可导致肾脏疾病。

在四肢寻找周围神经病变的体征。疾病初期,感觉障碍比运动障碍更明显。肌病和骨压痛的症状也可发生。

脸

皮疹或皮肤结节的存在可能表明潜在的结缔组织疾病,如系统性红斑狼疮或系统性硬化症。

助听器的存在可能与奥尔波特综合征(Alport syndrome,家族性出血性肾炎)(遗传性肾病,通常与感觉神经性耳聋和视网膜或角膜眼病一同发生)并存。

检查患者的眼睛,寻找贫血的迹象,少见有黄疸的发生(含氮废物的蓄积会导致溶血)。带状角膜病变时钙沉积在角膜上皮组织内,与眼睑裂一致——这是继发于甲状旁腺功能亢进或 CKD 患者钙替代治疗过度所致。

患者的口腔可能存在尿毒症臭味。这是一种发霉的氨气味,形成原因是唾液中含有尿素分解形成的氨。口腔黏膜溃疡可以发生,因为唾液减少,而且 CKD 患者容易感染(如鹅口疮),由于氮潴留导致急性炎症反应减少。用钙调神经磷酸酶抑制剂(环孢素和他克莫司)治疗的移植患者经常出现牙龈增生(牙龈增厚)。

颈部

仔细检查按压颈静脉(图 5-6),以帮助评估血管内充盈情况。听诊颈动脉杂音;这是一个(相当不可靠的)提示,提示可能存在动脉粥样硬化疾病(这可能导致肾动脉狭窄或使 CKD 复杂化)。寻找以前颈静脉穿刺的迹象,因为以前的血管通路经颈静脉(Vascath)进行血液透析。以前曾因甲状旁腺切除手术治疗甲状旁腺功能亢进可能留下手术瘢痕。

胸部

检查心脏和肺。在 CKD 中,可能有由于液体滞留而引起的充血性心力衰竭,以及由于钠和水潴留或过度的血管收缩活动而引起的高血压,或两者兼而有之。也可能因尿毒症肺部疾病、容量超载或尿毒症心肌病而存在肺水肿的表现(一种非心源性肺水肿与典型的"蝙蝠"翅膀模式在胸部 X 线;图 8-5)。

心包炎,可能是纤维蛋白性或血性心包炎,是继发于体内代谢毒素蓄积,并且心包炎可引起心包积液;症状上可能有心包摩擦或心脏压塞的迹象。肺部感染也是常见的,因 CKD 本身导致的免疫抑制或为治疗 CKD 而导致的免疫抑制。

腹部检查

腹部检查必须特别注意以下问题。

检查

应注意 Tenckhoff 导管(腹膜透析导管)的存在。寻找肾切除术瘢痕是很重要的(图 14-28)。这些检查需要注意患者的后背区域。可能有必要把患者翻过来查看腰部的区域。肾移植瘢痕通常见于右侧或左侧髂窝。移植的肾脏可能是可见瘢痕下的隆起,因为它被放置在一个相对浅表的平面。腹膜透析导致腹腔导管放置的区域存在小瘢痕;这些瘢痕位于下腹部,在腹部中线或附近。

腹部可能因大的多囊肾或腹水而膨胀(由肾病综合征或腹膜透析液所致)。

检查阴囊是否有肿块和生殖器水肿。

触诊

须特别注意不要漏诊肾区肿块(清单 18-2)。记住,一个扩大的肾脏通常会向前膨胀,而肾周脓肿或肾盂倾向于向后膨胀。右侧或左侧髂窝移植的肾脏也可触及。移植后的压痛可能是排斥反应的表现。多囊肾患者也可能有多囊肝,由于肝囊肿,可能有肝大(清单 18-3)。触诊膨胀的膀胱[2]。也可触诊腹主动脉瘤。腹痛患者,如有肾压痛($LR+=3.6$)或腰部压痛($LR+=27.7$),应怀疑肾绞痛[3]。

清单 18-2　肾肿块

单侧可触及肾脏
肾细胞癌
肾积水或肾积脓
肉芽肿性肾盂肾炎
多囊肾(不对称增大)
正常右肾或孤立肾
急性肾静脉血栓形成(单侧)
急性肾盂肾炎
肾脓肿
单侧功能肾的代偿性肥大
双侧可触及肾脏
多囊肾
双侧肾积水或肾积脓
双侧肾细胞癌
糖尿病肾病(早期)
肾病综合征(见清单 19-2)
浸润性疾病,例如淀粉样变,淋巴瘤
肢端肥大症
双侧肾静脉血栓形成

清单 18-3　成人多囊肾病

如果你发现多囊肾,记住这些非常重要的点

1. 测血压(75% 患侧患者有高血压)

2. 检查尿液是否有血尿(由于肾囊肿出血)和蛋白尿(通常小于 2g/d)

3. 寻找贫血(由于 CKD)或红细胞贫血(由于高重组人促红素水平)的证据。注意,血红蛋白水平是高于预期的肾衰竭程度

4. 注意存在肝大或脾肿大(由于囊肿)。当检查腹部时,这可能会引起混乱

5. 触诊时的压痛可能表明囊肿感染

注:蛛网膜下腔出血发生在 3% 的多囊肾病患者,由于相关颅内动脉瘤破裂。由于多囊肾病是常染色体显性疾病,所有家庭成员也应进行评估。

冲击触诊

Ballotting 来自法语,意思是摇晃。这种检查肾脏的技术需要向前移动肾脏。将一只手放在肾角下,手指弯曲向前用力,而另一只手放置在腰部——右或左上象限,感觉肾脏向上移动和来回滑动(图 18-6)。

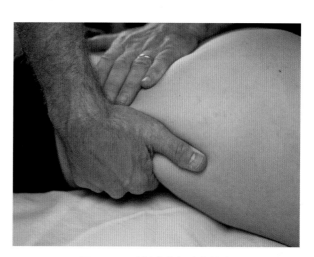

图 18-6　对肾脏进行冲击触诊

叩诊

叩诊可以通过检查移动性浊音以确认腹水的存在。也可以叩诊膨胀的膀胱[4]。肥胖和腹水直接造成膀胱叩诊困难。这是一个尝试听诊性叩诊的机会[2]。将听诊器的膈肌放置在耻骨联合边界上方,并对腹壁进行直接叩诊,从中间肋下边缘中线的位置开始。

当到达膀胱的上缘时,响度突然增加。甚至可

以用这种方法估计膀胱内的尿量。距听诊器不到2cm的上界表明膀胱相当空,而高于8cm的上界则相当于750ml~1L之间的尿量。

听诊

这里的重要标志是肾动脉杂音存在。肾动脉杂音在脐以上,中线左右2cm附近。用听诊器在这两个区域听诊。接下来请患者坐起来,两侧都听。收缩期和舒张期杂音的存在十分重要。舒张期杂音更有可能具有血流动力学意义。其存在提示纤维肌肉发育不良或动脉粥样硬化,这将导致肾动脉狭窄。大约50%的肾动脉狭窄患者会有杂音。在难以控制的高血压患者中,左右侧可及收缩/舒张期腹部杂音存在提示肾动脉狭窄的概率超过40%。另一方面,如果只能听到轻柔的收缩期杂音,至少有一半的患者没有任何明显的肾动脉狭窄。在这种情况下,主动脉或脾动脉可能是声音的来源。如果不存在高血压,则肾动脉狭窄的诊断可能性较小。在肾损害和高血压患者中,突然发作的不明原因肺水肿("闪光"肺水肿)使肾动脉狭窄的诊断更有可能成立。

直肠和盆腔检查

检查直肠和盆腔对前列腺肿大[5,6]和宫颈癌引起的冰冻骨盆是很重要的。这也可能是尿路梗阻和继发性肾衰竭的原因。(女性盆腔检查,参见第40章)

背部

用拳头底部轻轻敲击患者的脊椎骨,以引出骨性压痛。这可能是由于肾骨营养不良导致的骨软化,或者继发于甲状旁腺功能亢进,或者多发性肌瘤。肾衰竭情况下存在的背痛应该会增加潜在的低蛋白血症的可能性。温和地使用紧握的拳头叩击患者的肾区被称为 Murphy 肾区叩击(图 18-7),旨在引起肾脏感染患者的肾疼痛。类似的症状可见于当患者仰卧时进行更温和的肾区叩诊检查时。如果患者长期卧床,还要寻找骶骨水肿的症状,特别是如果怀疑存在肾病综合征或充血性心力衰竭。脚趾溃疡的存在提示动脉粥样硬化性疾病。

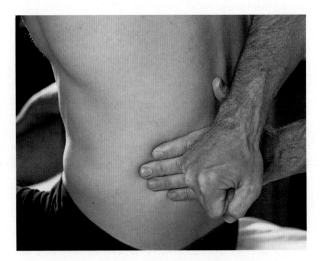

图 18-7   Murphy 肾区叩击(不要太用力)

腿

这里的重要标志是水肿,紫癜,网状青斑(一个红-蓝色青斑,由血管炎或动脉粥样硬化性疾病引发),色素沉着,抓痕和周围血管疾病的表现。与检查手臂一样的检查周围神经病和肌病。痛风结石或痛风性关节病的存在可能偶尔为患者的肾衰竭提供解释(虽然 CKD 患者出现继发性尿酸潴留很常见,但很少引起临床痛风)。

血压

对每个肾脏疾病患者测量血压是最为重要的检查。这是因为高血压可能是肾脏疾病的原因或其并发症之一。检查直立性低血压,因为低血容量可能会导致 AKI。

眼底

对眼底的检查很重要。特别注意高血压引起的变化和糖尿病引起的变化。糖尿病是 CKD 的常见诱因。

男性生殖器

检查生殖器(图 18-8 和图 18-9)以获得黏膜溃疡的证据。这可能发生在许多系统性疾病中,包括 Reiter 综合征(反应性关节炎)和罕见的白塞综合征。出于美观和防护的原因,这项检查必须戴手套。将包皮向下撸,露出阴茎龟头。阴茎黏膜表面在感染和结缔组织疾病(清单 18-4)情况下容易出现炎症或溃疡。观察是否存在尿道分泌物。如果有分泌物,可以试图通过压缩或"挤奶"的方式来排出分泌物。

> **清单 18-4　生殖器病变的原因**
>
> **溃疡**
> 单纯疱疹(小泡后溃疡:软)
> 梅毒(硬)
> 肿瘤(鳞状细胞癌:非延性)
> 软性下疳(糜烂感染:软)
> 贝切特综合征
> **非溃疡**
> 龟头炎,由于 Reiter 综合征或不良卫生引起
> 性病湿疣
> 原发性皮肤病(如牛皮癣)

注意:始终考虑人类免疫缺陷病毒感染。

任何获得的液体都必须送去进行显微镜检查和培养。

嘱患者站立位检查阴囊。通常左睾丸比右低。这是人体组织中唯一的在检查时始终不出现双边对称的部分。

牵拉睾丸会导致触诊的睾丸更高,并比正常更横向地躺着。检查皮肤水肿、皮脂腺囊肿、癣(由腹股沟湿部皮肤真菌感染引起的红斑皮疹)或疥疮。阴囊水肿常见于严重心力衰竭,可与肾病综合征和腹水一起发生。

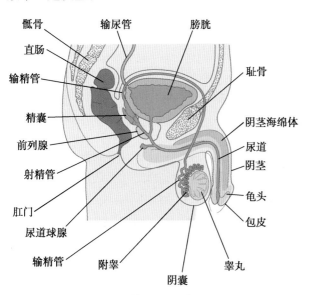

图 18-8　男性生殖器官解剖图

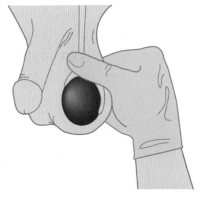

(a)触诊附睾,沿睾丸后部触摸

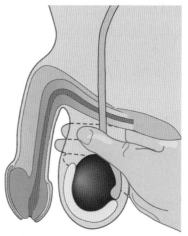

(b)阴囊肿胀-手指可以触及团块

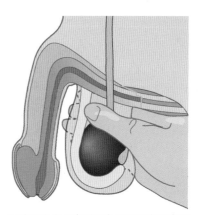

(c)腹股沟疝下降到阴囊-手指不触及团块

图 18-9　阴囊检查

用(戴手套的)右手手指和拇指轻轻触摸每个睾丸,或用右手的中指和示指之间固定阴囊,并用同侧拇指触诊[7]。睾丸通常大小相等,光滑,相对牢固。一个或两个睾丸缺失可能是由于以前被手术切除,或睾丸未能下降或收缩的睾丸。在儿童中,睾丸可能会收缩,因为阴囊检查是一个明显的条件反射。一个不正常的睾丸(一个永久位于腹股沟管或更高)很有可能会发展成恶性肿瘤。一个极

度敏感触痛的、质硬的睾丸意味着睾丸炎[8]。这常常见于感染腮腺炎后的患者,并发生在大约腮腺炎发作 5 天后。在腹股沟管,通常在外部或外部上方可触及未切除的睾丸腹股沟环。小睾丸的存在表明内分泌疾病(性腺功能减退)或由于酒精或药物摄入而导致的睾丸萎缩。

向后触诊附睾,然后向上感觉输精管和精索。应该可以区分出血管和睾丸。

精索静脉曲张就像阴囊里有一袋虫子。精索静脉曲张一侧的睾丸通常水平躺着。目前尚不清楚这是精索静脉曲张的原因还是影响。左侧精索静脉曲张有时发现有潜在的左肾肿瘤或左肾静脉

血栓形成。罕见的右侧精索静脉曲张的意义目前仍有争论[9]。

阴囊肿块的鉴别诊断

如果阴囊中有明显的肿块,首先要判断是否有可能触及上缘。让患者站起来。如果没有可触及的上缘,而且它是从腹部下降至腹股沟管,因此诊断是腹股沟疝(图 18-10)。如果有可能触及,需要判断它是否可与睾丸分离,并做半透明实验。使用透光镜(手电筒;图 18-11),嘱患者在一个黑暗的房间,将光源放在肿块的一侧,光线透过阴囊。囊性肿块会发光,而固体肿块仍然是黑暗的。

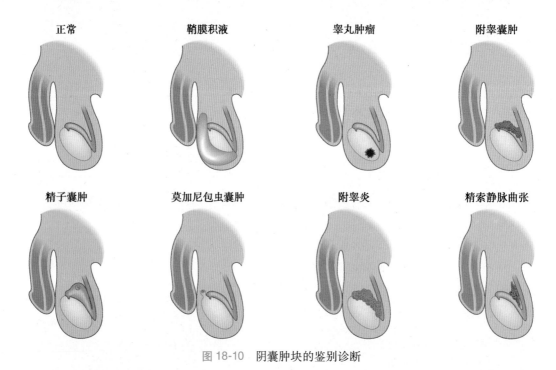

正常　鞘膜积液　睾丸肿瘤　附睾囊肿

精子囊肿　莫加尼包虫囊肿　附睾炎　精索静脉曲张

图 18-10　阴囊肿块的鉴别诊断

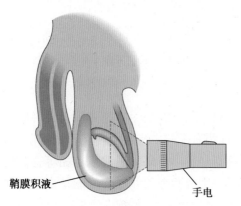

鞘膜积液　　手电

图 18-11　阴囊透光实验

如果肿块是睾丸的一部分,是固体的(非半透明的),很可能是肿瘤,或者,小概率是梅毒胶质瘤。患有白血病的男性睾丸可能会增大和坚硬。如果肿块是囊性的(半透明的),睾丸内有鞘膜积液(睾丸内的液体集合)。如果睾丸肿块可以和睾丸分开,并且透光,那肿块可能是附睾的囊肿。而一个类似的肿块,如果不能通光,可能是慢性附睾炎的结果。通过沿着睾丸-附睾间隙触摸,通常可以将附睾肿块与睾丸分离。

要点小结

1. 肾脏疾病患者可能没有任何体征。

2. 肾脏(除非移植)是腹膜后结构,最好是通过冲击触诊。

3. 移植的肾脏在腹部触诊时很容易感觉到,而且是浅表的。

4. 多囊肾可能非常大,但可能与肝脏和脾脏肿大混淆。

5. 尿液检查是肾脏检查的延伸。

6. 男性(和女性)生殖器检查需要有系统的方法。

OSCE 复习题——泌尿生殖系统检查

1. 患者女性,多囊肾病家族史。请为其做检查。

2. 患者正在进行血液透析。请为其做检查。

3. 患者女性,做过肾移植。请为其做腹部体格检查。

4. 患者,4 期肾病,糖尿病。请为其做检查。

5. 患者阴囊肿块。请为其做检查。

(苏路路 译)

参考文献

1. Muehrcke RC. The fingernails in chronic hypoalbuminaemia: a new physical sign. *BMJ* 1956; 1:1327–1328. The classic description of this sign.

2. Guarino JR. Auscultatory percussion of the urinary bladder. *Arch Intern Med* 1985; 145:1823–1825. This careful study makes a convincing case for the use of this technique, especially in obese patients or those with ascites.

3. McGee S. *Evidence-based physical diagnosis*, 3rd edn. St Louis: Saunders, 2012.

4. D'Silva KA, Dahm P, Wong CL. Does this man with lower urinary tract symptoms have bladder outlet obstruction?: The Rational Clinical Examination: a systematic review. *JAMA* 2014; 312(5):535–542.

5. Guinan P, Bush I, Ray V et al. The accuracy of the rectal examination in the diagnosis of prostate carcinoma. *N Engl J Med* 1980; 303:499–503. This article suggests that rectal examination is an excellent technique for distinguishing benign prostatic hyperplasia and cancer, but this has subsequently been questioned.

6. Schroder FH. Detection of prostate cancer. *BMJ* 1995; 310:140–141.

7. Zornow DH, Landes RR. Scrotal palpation. *Am Fam Physician* 1981; 23:150–154. This article describes standard examination techniques.

8. Rabinowitz R, Hulbert WC Jr. Acute scrotal swelling. *Urol Clin North Am* 1995; 22:101–105.

9. Roy CR, Wilson T, Raife M, Horne D. Varicocele as the presenting sign of an abdominal mass. *J Urol* 1989; 141:597–599. A sign of late-stage renal cell carcinoma, due to testicular vein compression, but can be on the left or right side!

第19章

慢性肾脏疾病检查及泌尿生殖系统检查的总结

死去患者的鬼魂环绕着我们,他们不会问我们为什么没有采用最新的临床检查手段;他们会问你为什么没有检测我的尿液? ——Sir Robert Hutchison (1871—1960)

框 19-1　慢性肾脏病患者的检查:一种建议的方法

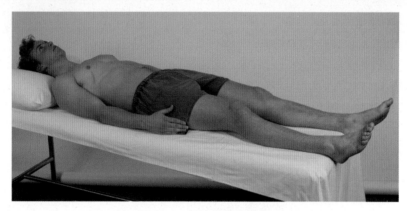

图 19-1　慢性肾脏病检查

1. 一般检查
   - 精神状态
   - 过度通气(酸中毒),呃逆
   - 浅肤色("肾性贫血")
   - 水肿
   - 皮下结节(磷酸钙沉积物)
2. 手
   - 指甲——透明;白色线条;远端棕色弧线
   - 动静脉瘘
   - 扑翼样震颤
   - 神经疾病
3. 胳膊
   - 擦伤
   - 色素沉着
   - 抓痕/皮肤脱落
   - 肌病
4. 面部
   - 眼睛——贫血,黄疸,带状角膜病
   - 口腔——口干,溃疡,口臭,牙龈肥大

　　皮疹(狼疮,血管炎等)
5. 颈部
   - 按压颈静脉
   - 颈动脉杂音
   - 既往颈内静脉置管瘢痕
   - 甲状旁腺切除术瘢痕
6. 腹部
   - Tenckhoff 导管
   - 瘢痕——透析,手术
   - 肾脏——移植肾
   - 膀胱
   - 肝脏
   - 淋巴结腹水
   - 杂音
   - 直肠和盆腔检查(前列腺肿大,冰冻骨盆,出血)
7. 背部
   - 肾切除术瘢痕
   - 压痛
   - 水肿

---

8. 胸部
    心脏——隆起,心包炎,衰竭
    肺——感染,肺水肿
9. 腿
    水肿——肾病综合征,心力衰竭
    擦伤
    色素沉着
    抓痕/皮肤脱落
    神经疾病
    血管通路

10. 尿液分析
    比重,pH 值
    葡萄糖——糖尿病
    血液——"肾炎",感染,结石
    蛋白——"肾炎"等
11. 其他的
    血压——下降和站立
    眼底——高血压和糖尿病改变等
    皮疹,皮肤青斑
    生殖器检查,如有需要

嘱患者平躺在床上,进行一般检查。一些肾衰竭患者可能有液体超载或心力衰竭的问题,无法舒适地平躺。在放下床头之前,持续询问患者目前的平躺角度是否舒适。特别注意患者的精神状态和面色苍白,患者是否有适当地补充水分,是否有过度通气或打嗝。

详细的检查从手和指甲开始,可能会有明显地灰指甲,指甲上存在白色横向线(Muehrcke 指甲),一个单一的白色带(Mees 的线条)或远端棕色弧线(半指甲)。检查手腕和手臂是否有血管吻合瘘。

让患者伸出手,观察是否有扑翼样震颤。然后检查手臂是否有瘀伤,皮下结节(磷酸钙沉积),色素沉着,抓痕和痛风结节。

现在观察患者的脸,检查眼睛是否贫血,黄疸或带状角膜病。检查口腔是否干燥、溃疡或口臭,并注意面部是否有血管炎性皮疹。

检查颈部是否有手术瘢痕,并倾听颈动脉杂音。观察患者向一侧转动 45° 时颈静脉的变化情况。

当你检查患者腹部的瘢痕-表明腹膜透析或手术,包括肾移植时,患者应该平躺。触诊肾脏,包括移植肾脏,然后检查肝脏和脾脏。感觉腹部主动脉瘤。叩诊膀胱,判断是否有腹水,并听肾动脉杂音,直肠检查是指检测前列腺肥大或出血。

患者坐立,触诊背部有无压痛和骶椎水肿。

检查心脏是否有心包炎或心力衰竭的迹象,肺是否有肺水肿。

再让患者平卧。看腿部是否有水肿(由于肾病综合征或心力衰竭)、瘀伤、色素沉着、划痕或痛风的存在。检查周围神经病变(感觉下降,远端反射丧失)。

进行尿液分析,测试比重,pH 值,葡萄糖,潜血,蛋白质或白细胞。检查结束时测量血压,躺то和站立(用于直立性低血压),并进行眼底检查,以寻找高血压和糖尿病的变化。

泌尿生殖系统检查扩展

调查

肾脏疾病的调查如下:

1. 检查尿液(如试纸测试,尿液培养)和尿沉渣。

2. 肾功能检测-例如:肾小球功能检测,如血清肌酐和估计肾小球滤过率(e-GFR,来源于血清肌酐水平),肾小管功能检测,如测量电解质和尿液(pH 值,比重,葡萄糖,蛋白质排泄)。

3. 血液检测以寻找肾功能障碍的原因-例如,寻找肾脏疾病:乙型肝炎或丙型肝炎,人类免疫缺陷病毒,补体和免疫复合物,自身免疫性疾病的检测,免疫电泳。

4. 血液检测以评估肾脏疾病的影响-例如电解质变化;红细胞计数(贫血);血糖(糖尿病);钙、磷酸盐和甲状旁腺激素;尿酸。

5. 超声和其他扫描(图 19-4~图 19-7),检查肾脏大小和任何肾肿块或尿路阻塞(输尿管和膀胱),以及动脉多普勒测量肾脏供血。阴囊超声用于鉴别阴囊肿块(图 19-8)。注意,慢性肾脏疾病(CKD)超声检查时肾脏通常都很小,但例外情况包括糖尿病和淀粉样或多囊肾。

6. 肾活检-例如,诊断肾小球肾炎。

尿液

对任何怀疑存在肾脏,糖尿病,胃肠道或其他主要系统疾病的患者,这种有价值的液体不能忽略。

颜色

看尿液的颜色(表 19-1)。

透明度

磷酸盐或尿酸盐沉积可以正常发生,并产生白色(磷酸盐)或粉红色(尿酸盐)絮状物。暗淡的絮状物可能是由于细菌造成的。脓液,乳糜(淋巴液)或血液可引起较混浊的尿液外观。

表 19-1　尿液颜色变化的一些原因

颜色	根本原因
苍白或无色	稀释尿液(如饮水过多,最近饮用过量的啤酒,尿崩症,[*]梗阻后性利尿)
黄色/橙色	浓缩尿液(如脱水)胆红素 四环素,蒽,磺胺嘧啶,维生素 B_2,利福平
棕色	胆红素 硝基呋喃妥因,吩噻嗪类;氯喹,番泻叶,大黄(黄至棕色或红色)
粉色	甜菜根 苯二酮,酚酞(泻药),尿酸结晶尿(大量)
红色	血尿,血红蛋白尿,肌红蛋白尿(也可能是粉红色,棕色或黑色) 卟啉,利福平,苯氮吡啶,苯妥英,甜菜根
绿色	亚甲蓝,三甲苯,轻度时肌红蛋白尿症
黑色	严重血红蛋白尿 甲基多巴,甲硝唑,单烯类黑色素瘤;卟啉,碱尿(站立时由红变黑)
白色/乳白色	乳尿症

Diabetes 糖尿病来自一个希腊语单词,意思是"通过",是指患有不受控制的糖尿病或尿崩症的人通过的大量尿液。mellitus 的意思是"甜蜜",而 insipidus 的意思是"无味"。我们应该感谢味觉测试不再是尿检的一部分。

气味

轻微的氨臭味是正常的。尿路感染(UTI)会引起腥味,抗生素有时会在尿液中闻到,芦笋也是如此。

比重

尿液计是一种带有刻度的浮标,可以用来测量比重。尿液中浮标下沉的深度表示比重,可以在其侧面读出刻度。比重也可以用浸渍法估算。

水的比重为 1,尿液中溶质(特别是重溶质,如葡萄糖或碘对比度培养基)的存在增加了比重。正常范围为 1.002~1.025。持续的低比重表明 CKD(因为肾脏未能集中尿液)或尿崩症(在那里缺乏抗利尿激素,导致大量稀释尿液通过)。高比重提示液体体积耗竭或糖尿病,尿液中存在大量葡萄糖。

尿液的比重与其渗透压之间存在粗略的相关性。例如,1.002 的比重对应于渗透压 100mOsm/kg,1.030 的比重对应于 1 200mOsm/kg。

化学分析

尿液分析试纸允许同时多次分析 pH 值、蛋白质、葡萄糖、酮体、血液、亚硝酸盐、比重、白细胞、胆色素和尿碱原的存在。分析试纸浸在尿液一段时间后,产生颜色变化。将颜色与提供的图表进行比较。应该注意的是,浸渍法的比重是 pH 值依赖性的,对非离子分子不敏感,因此与尿渗透压密切相关。

pH 值

正常的尿液是酸性的,除了饭后短时间内变成碱性时(碱性潮)。测量尿液 pH 值在许多关键情况下是有帮助的。有时为了治疗目的,尿液必须变成碱性,例如治疗肌红蛋白尿症或由于尿酸或胱氨酸而复发的尿路结石。如果清晨的尿液呈持续碱性,不能酸化,则应怀疑远端肾小管性酸中毒。尿路感染(UTI)会将尿素分解,如奇异变形杆菌,也可能导致碱性尿液,这反过来有利于肾结石的形成。

蛋白质

将试剂颜色与提供的图表进行比较。条形测试只给出尿蛋白的半定量测量(+~++++),如果阳性,则必须通过其他测试确认。非常重要的是要注意,试纸对白蛋白敏感,但对其他蛋白质不敏感。+蛋白尿的读数可能是正常的,因为每天最多有 150mg 的蛋白质在尿液中丢失。清单 19-1 和清单 19-2 概述了尿液中蛋白质异常量的原因。化学试纸没有检测到本周蛋白(Bence-Jones protein)尿的存在[a](免疫球蛋白轻链)。

如果在试纸测试中检测到蛋白尿,则应进行量化和仔细的尿液(相位对比)显微镜观察,以寻找活动性肾脏疾病的证据。

清单 19-1　蛋白尿的原因

持续性蛋白尿

1. 肾脏疾病

几乎任何肾脏疾病都可能引起微量蛋白尿。中度或大量倾向于发生肾小球疾病(见清单 19-2)

2. 无肾病(功能性蛋白尿)

运动

发热

高血压(严重)

充血性心力衰竭

烧伤

术后输血

严重酗酒

直立性蛋白尿

当患者站立时发生的蛋白尿,而不是当平卧时发生的蛋白尿称为直立性蛋白尿。在没有尿沉渣异常、糖尿病、高血压或肾功能减退的情况下,可能有良性预后

---

[a] 亨利・本斯・琼斯(1818—1873),伦敦圣乔治医院的医生,在 1848 年描述了这一点。

清单 19-2　肾病综合征

定义
1. 蛋白尿（每 24h>3.5g）（注：其他特征都可以用蛋白质丢失来解释）
2. 低蛋白血症（血清白蛋白<30g/L，因蛋白尿）
3. 水肿（因低蛋白血症）
4. 高脂血症（由于 LDL 和胆固醇的增加，可能是由于调节脂蛋白合成的血浆因子的丧失）

原因
原发性肾脏病理
1. 膜性肾小球肾炎
2. 微小改变肾小球肾炎
3. 局灶性和节段性肾小球硬化

继发性肾脏病理
1. 毒品（如青霉胺、锂、氨苄西林、双膦酸盐、非甾体抗炎药）
2. 系统性疾病（如 SLE，糖尿病，淀粉样变）
3. 恶性肿瘤（如癌症，淋巴瘤，多发性骨髓瘤）
4. 感染（如乙型肝炎，丙型肝炎，感染性心内膜炎，疟疾，HIV）

　　LDL，低密度载脂蛋白；SLE，系统性红斑狼疮；HIV，人体免疫缺陷病毒。

葡萄糖和酮体

　　葡萄糖和酮体的半定量测量是可用的。尿糖通常表示糖尿病，但可与其他疾病一起发生（清单19-3）。

清单 19-3　糖尿和酮尿的原因

糖尿症
糖尿病
其他还原物质（假阳性）：水杨酸，维生素 C，半乳糖，果糖的代谢产物
肾小管吸收葡萄糖能力受损（肾糖尿）：范可尼综合征*（近端肾小管病）

酮尿症
糖尿病酮症酸中毒

　　* Guido Fanconi（1892—1972），苏黎世儿科医生。他被认为是现代儿科学的创始人，他在 1936 年描述了这一点。Guido De-Toni 在 1933 年曾对此作过描述，有时被称为德托尼-范科尼综合征。

　　糖尿病患者尿液中的酮体是糖尿病酮症酸中毒存在的重要指征（清单 19-3）。三种酮体分别为丙酮，β-羟丁酸和乙酰乙酸。缺乏葡萄糖（饥饿）或缺乏葡萄糖供应的细胞（糖尿病）。

　　引起肉碱乙酰转移酶的激活，加速肝脏脂肪酸氧化。然而，脂肪酸转化的途径变得饱和，导致酮体形成。条带试验仅对乙酰乙酸反应。酮尿症也可能与禁食、呕吐和剧烈运动有关。

血

　　尿液中的血液（血尿）是异常的，如果每升尿液中有 0.5ml，则可以用肉眼看到（清单 19-4）。女性经期时，血液可能会污染尿液。一个阳性的指标测试提示异常，并提示血尿，血红蛋白尿（不常见）或肌红蛋白尿（也不常见）。

清单 19-4　尿液中血液检测阳性的原因

血尿
肾性
肾小球肾炎
多囊肾病
肾盂肾炎
肾细胞癌
镇痛剂肾病
恶性高血压
肾梗死（如感染性心内膜炎，血管炎）
凝血障碍
肾后性
膀胱炎
结石（图 19-2）
膀胱或输尿管肿瘤
前列腺疾病（如癌症，良性前列腺肥大）
尿道炎
血红蛋白尿
血管内溶血，例如，微血管病变溶血性贫血，三月血红蛋白尿，人工心脏瓣膜，阵发性睡眠性血红蛋白尿症，慢性冷凝集素疾病
肌红蛋白尿症
这是由于横纹肌溶解（肌肉破坏）：
- 肌肉梗死（如创伤）
- 肌肉过度收缩（如抽搐，热疗，马拉松跑）
- 病毒性肌炎（如流感，军团病）
- 药物或毒素（如酒精，蛇毒，他汀类药物）
- 特发性

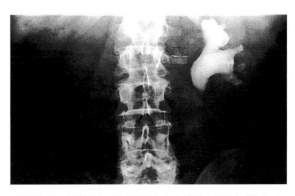

图 19-2　肾结石。这里显示的大鹿角结石占据了左肾的肾盂肾盏。这种结石几乎总是不透明的。静脉结石（与血管有关的钙化）是骨盆内圆形的不透明影像，常低于坐骨棘的水平。而输尿管结石位于这个水平以上，在输尿管的投影内。腹部超声检查［静脉肾盂造影（IVP）］是必要的，以检查是否有梗阻存在于盆腔交界处。一般情况下，90% 的肾结石是放射性不透明的，在普通 X 线片上可见。有相当比例的因钙结石而出现肾绞痛的患者同时存在甲状旁腺功能亢进

此外,不仅微量蛋白质提示肾脏病变,在血尿也提示病变是肾源性的。当某些细菌浓度较高时,可能会出现假阳性。如果服用维生素 C,则可能出现假阴性结果。

亚硝酸盐

如果阳性,这通常表明感染细菌而产生了亚硝酸盐。更具体的白细胞试纸测试现在可用;阳性试验对泌尿感染的 $LR=4.2$,阴性试验的 $LR=0.3$[1]。

尿沉渣

每个疑似肾脏疾病的患者都应该检查中段尿液样本(典型体征 19-1)。在 2 000rpm 下离心 10ml 的尿液四分钟。去除上清液,留下 0.5ml 摇匀至悬浮,然后用盖子放一滴在载玻片上。使用低倍显微镜观察载玻片,并在高倍径(HPF)下观察特定形成的尿沉渣以进行识别。当尿液中形成的尿沉渣数量较少时,存在显著的假阴性率。寻找红细胞(RBC),白细胞(WBC)和管型。

典型体征 19-1　尿析及慢性肾脏病

体征	LR+	LR-
尿液试纸上有血	1.55	0.89
尿液试纸上有蛋白质	3.0	0.61
尿液试纸上有血液或蛋白质	1.4	0.56
尿液显微镜下红细胞	1.3	0.78
尿显微镜上有管型	4.1	0.22
微量白蛋白尿	3.4	0.76

红细胞

红细胞看起来像没有核的小圆形物体。通常情况下是看不到的,尽管高达 5 个红细胞/低倍镜(LPF)在非常浓缩的尿液中可能是正常的。如果它们的数量增加,试着确定红细胞是来自肾小球(80% 以上的红细胞是畸形的——大小和形状不规则)还是肾后(红细胞通常是均匀的)。

白细胞

这些细胞有分叶核。通常不到 6 个 WBC/HPF 存在,尽管在非常浓缩的液体中可能有多达 10 个 WBC/HPF 都是正常的。小管上皮细胞核致密,较大。脓尿提示尿路炎症。看到细菌也可以提示是否有感染,但如果鳞状上皮细胞(更大,有单个细胞核)突出,细菌污染的可能性更大。无菌性脓尿是肾结核的特征,但也可能发生在急性或慢性肾小管间质疾病中。多种测试条通常会测试 WBC 的存在。

管型

管型是在肾小管或集合管腔内形成的圆柱形蛋白聚体(图 19-3)。它们是肾小球基底膜受损或小管受损的迹象。管型的尺寸是由其形成的肾单位管腔的尺寸决定的。管型的存在是一个非常重要的异常指标,表明肾脏疾病。

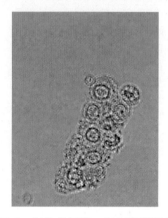

图 19-3　红色的尿液。红细胞管型是指红细胞在肾小管内排出的 Tamm-Horsfall 蛋白中的沉积,并作为尿管型的基质。这些只发生在肾小球炎症,其严重程度与管型数量(每高倍镜视野下的管型数)相关

透明管型 是长圆柱形结构。一个或两个红细胞或白细胞可能存在于管型中。通常每个 LPF 少于 1。它们主要由肾小管分泌的 Tamm-Horsfall 黏蛋白组成。

颗粒管型 是由肾小管引起的异常圆柱形颗粒结构,通常在蛋白尿患者中。它们由含有血清蛋白片段的透明物质组成。

红细胞管型 总是异常的,表明原发性肾小球疾病(肾小球起源的血尿或血管炎)。它们包含 10~50 个红细胞,这种红细胞管型很容易判定。

白细胞管型 有许多白细胞黏附在管型表面或管型里。这是异常的表现,表明细菌肾盂肾炎或不太常见的肾小球肾炎,肾梗死或血管炎。

脂肪管型(即脂肪存在于管型内)暗示肾病综合征。

电解质异常

肾脏在维持体内液体和电解质平衡方面起着重要作用。最常见的电解质异常有:

* 高钾血症(高浓度的钾存在于血液中)
* 低钾血症(钾浓度降低)
* 高钠血症(钠浓度增加)
* 低钠血症(钠浓度降低)

高钾血症

原因：

- 严重的 CKD——可能是透析的指征。
- 肾小管性酸中毒(4 型)——通常见于糖尿病。
- 艾迪生病(Addison disease)(低盐皮质激素水平)。
- 药物——血管紧张素转化酶(ACE)抑制剂和血管紧张素Ⅱ受体(AR)阻滞剂,螺内酯。

询问患者肌肉无力,药物和肾脏或内分泌疾病。心悸或晕厥可能提示心律失常。

低钾血症

原因：

- 液体流失,例如腹泻和呕吐
- 醛固酮增多导致高血压
- 药物,例如,利尿剂
- 某些肾小管性酸中毒
- 神经性畏食症

询问肌肉无力和心悸(如异位搏动或室性心动过速;见 OSCE 心电库,室性心动过速)。询问利尿或泻药的使用,腹泻和呕吐。

寻找体重不足,并询问饮食——神经性畏食症。

高钠血症

记住,问题不是钠太多,而是水不够。

原因：

- 脱水——更多的钠保留的(醛固酮)比水多(抗利尿激素)

这可能是由于：

- 肾脏的水分流失
  - 糖尿病(糖尿病)
  - 利尿激素释放减少(尿崩症)
  - 使用渗透利尿剂,例如,甘露醇
  - 年龄相关的肾浓缩能力降低
- 从其他地方丢失水
  - 出汗,烧伤
  - 非常严重的腹泻
  - 严重呕吐

询问腹泻和呕吐,糖尿病和近期血糖水平,过度运动和出汗,肌肉无力,癫痫发作。

寻找脱水的迹象,肌肉和精神易激惹,以及癫痫和昏迷。

低钠血症

低钠血症相当常见。问题通常是水太多,而不是盐不够。患者可能是等渗,高渗或低渗。

原因：

- 等渗:抗利尿激素分泌失调综合征(SIADH)(清单 19-5),严重疾病,疼痛,多脂血症。

> **清单 19-5　抗利尿激素分泌失调综合征(SIADH)的原因**
>
> 1. 药物-抗惊厥药,精神药物,抗抑郁药,细胞毒药物,阿片类药物,口服降血糖药物
> 2. 肿瘤,例如,肺小细胞癌
> 3. 卒中,头部损伤,脑脓肿
> 4. 肺炎,肺结核
> 5. 术后状态,疼痛

- 高渗:肝衰竭,心力衰竭,CKD。
- 低渗:液体流失——呕吐、腹泻和利尿剂的使用。

详细询问(如果患者能够回答)药物使用(利尿剂和可引起 SIADH),饮水,肝脏,心脏或肾脏疾病的药物。

寻找电解质紊乱和严重疾病的症状(如肺炎,头部损伤)。

肾脏和阴囊影像

一些常见的扫描结果如图 19-4~图 19-8 所示。

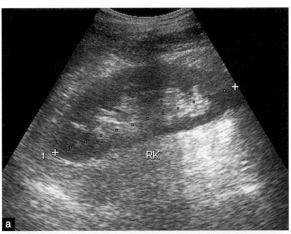

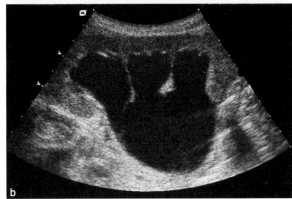

图 19-4　超声检查(a)正常肾脏和(b)肾积水伴皮质萎缩

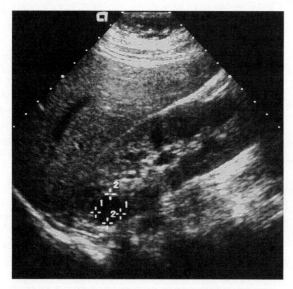

图 19-5 多囊肾超声检查。有多个离散囊肿,最大的肾囊肿约 1.2×1.2cm

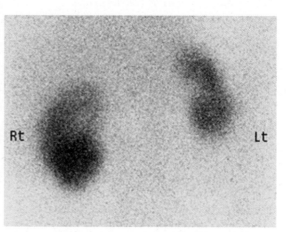

图 19-6 高血压患者左侧瘢痕肾的核扫描。右肾上极有梗死区

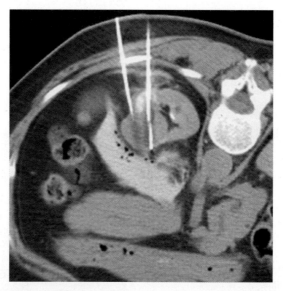

图 19-7 肾肿瘤 CT 扫描显示用于射频消融治疗的针头

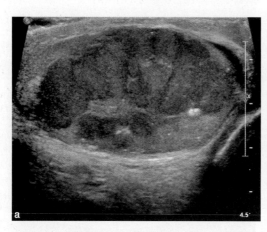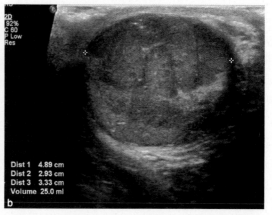

图 19-8 阴囊肿块的超声:精原细胞瘤的矢状和横向扫描。正常睾丸组织旁有一个分叶不均匀的薄壁肿块

(苏路路 译)

要点小结

1. 肾脏疾病及其严重程度的评估取决于能够提供肾功能数据的血液化验。

2. 尿液分析很重要,特别是作为一种筛查试验-例如,检测血尿或蛋白尿。

3. 肾脏超声可以帮助区分 CKD(通常是小肾)和急性肾脏疾病(通常是正常大小的肾脏)。

4. 肾脏病理的准确诊断,特别是肾小球肾炎的鉴别,可能需要肾活检。

OSCE 复习题

1. 对尿液样本进行试纸测试。解释检查结果的意义。

2. 讨论尿液分析的意义,如果化验提示++++蛋白尿。你会为患者做什么体检?

3. 患者女性,检查发现肾肿大。讨论如何恰当检查。

参考文献

1. McGee S. *Evidence-based physical diagnosis*, 3rd edn. St Louis: Saunders, 2012.

第六篇
血液系统疾病

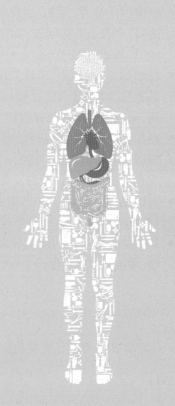

第20章

血液学史

血液是生殖的部分,是生命的源泉,是生命的第一生命,是生命的最后生命,也是灵魂的主要生命。——William Harvey(1578—1657)

血液学疾病

血液系统疾病的范围包括:

- 红细胞异常:例如,贫血(红细胞太少),红细胞增多症(红细胞太多)和血红蛋白病(血红蛋白分子异常)。小红细胞(小红细胞增多症)和贫血通常是铁缺乏的结果。大红细胞(红细胞增多症)和贫血可继发于维生素 B_{12} 或叶酸缺乏症(卵圆形巨噬细胞增多症),近期失血(新红细胞较大)或过量饮酒和任何原因的肝病(圆形巨噬细胞增多症)。慢性肾脏疾病通常与贫血有关,部分原因是肾脏减少了重组人促红素的产生。
- 血小板异常:例如,由于使用抗血小板药物(最常见的是阿司匹林),导致血小板减少症(血小板数量减少),血小板增多症(血小板数量增加)和血小板功能降低。
- 凝血因子异常:例如,血友病(凝血因子Ⅷ或Ⅸ缺陷)和凝血趋势增加[如存在因子Ⅴ莱登(factor Ⅴ Leiden)突变]。
- 白细胞异常:例如,中性粒细胞减少症(中性粒细胞数目减少)和白血病(白细胞数目增加,成熟,未成熟或两者兼有)。
- 白细胞或红细胞或两者的骨髓生成减少[如骨髓增生异常综合征(MDS),骨髓纤维化,骨髓浸润和药物或免疫诱导的发育不良)。
- 淋巴结癌[霍奇金淋巴瘤和非霍奇金淋巴瘤(NHL)]。
- 产生免疫球蛋白的细胞异常:例如,多发性骨髓瘤(单克隆抗体过度产生)和免疫球蛋白缺乏症。

症状

清单 20-1 概述了主要的症状。

> **清单 20-1　血液学病史**
>
> **主要症状**
> **贫血症状**
> - 虚弱
> - 疲倦
> - 呼吸困难
> - 疲劳
>
> 体位眩晕患者可能意识到与贫血相关的问题:
> - 出血(月经,胃肠道,后牙拔牙)
> - 饮食中的铁(小细胞性贫血)和维生素 B_{12} 或叶酸缺乏(大细胞性贫血)
> - 骨髓异常引起的骨痛(如感染,多发性骨髓瘤,白血病)
> - 慢性疾病(如类风湿关节炎)
> - 血红蛋白病(珠蛋白生成障碍性贫血家族史)
> - 疟疾
>
> **出血和凝集异常的症状**
> - 容易瘀伤
> - 足癣(针状红色,斑点处无出血)
> - 紫癜(>5mm)
> - 渗入关节(血友病)
>
> 血栓形成趋势该患者可能知道以下方面的先前问题:
> - 凝血(如血友病)
> - 血小板[如低血小板计数(ITP),抗血小板药物]
> - 凝血,血栓形成的风险增加[如先前的深静脉血栓形成(DVT),遗传性凝血异常]
>
> **白细胞异常的症状**
> - 反复感染(如中性粒细胞减少,多发性骨髓瘤,骨髓抑制)
> - 发热或黄疸
> - 口腔溃疡
>
> **淋巴症状**
> - 淋巴结肿大
> - 体重减轻,发热,出汗,疲倦
>
> **骨髓瘤症状**
> - 钙,高钙血症症状
>   - 肛门损伤,疲劳
>   - 贫血,呼吸困难和心
>   - 疼痛或骨折
>
> **其他**
> - 反复感染(如肺炎)
> - 继发性淀粉样变性引起的舌肿大

红细胞异常

贫血的众多原因使得仔细询问病史对帮助确定病因很重要(问诊清单 20-1)。

问诊清单 20-1　贫血患者的问诊

1. 如何诊断该问题?(常规检查或症状)
2. 您有什么症状(如疲劳,呼吸困难,心绞痛)?
3. 您是否注意到肠出血或呕吐血?
4. 您是否注意到黑色排便?
5. 您是否有胃溃疡或肠道炎症(结肠炎)或以前的肠道手术有问题?
6. 您是否正在服用关节炎片或血液稀释片?
7. 您最近是否进行过手术?(失血)
8. 您的月经量多吗?
9. 您的饮食是什么样的?您是素食主义者吗?你喝酒多吗?
10. 您是否服用铁或维生素补充剂?
11. 您的肾脏或慢性重症关节炎吗?(慢性疾病贫血)
12. 您是否曾经需要输血?
13. 您是否总体上身体不适或有反复感染或溃疡的问题?
14. 家庭有贫血病史吗?你知道是什么原因吗?(血红蛋白病)

贫血患者可能出现虚弱,疲倦,呼吸困难,疲劳或体位头晕。贫血可导致心绞痛和心力衰竭。由于铁缺乏引起的贫血通常是胃肠道失血或有时反复发作的大量月经失血的结果,因此应注意询问这些症状。慢性疾病的贫血(红细胞大小正常,正细胞贫血)是与慢性疾病(如类风湿关节炎,感染性心内膜炎和慢性肾脏病)相关的骨髓抑制的结果。

询问其他疾病和导致贫血的原因。在世界许多地方,慢性疟疾感染或肠道寄生虫感染是慢性贫血的原因。

如果已知患者患有大细胞性贫血,请询问酒精摄入、饮食和可能的维生素 B_{12} 缺乏症。某些纯素食会导致维生素 B_{12} 缺乏。先前切除胃或回肠末端(未产生内在因素——胃;或未吸收维生素 B_{12}——回肠切除)也可能导致维生素 B_{12} 缺乏。严重的胃肠道疾病会由于吸收不良而导致叶酸和铁缺乏。

红细胞增多症可能与瘙痒和头痛有关。询问可能是原因的吸烟和慢性肺部疾病(缺氧)。

凝血和出血

考虑异常出血的重要原因。

血小板

血小板功能障碍可能伴有瘀点(红色为针头大小的斑点),容易出现瘀伤或出血问题(表 20-1)。询问药物治疗;通常针对血管疾病开具抗血小板药。自身免疫性疾病[特发性血小板减少性紫癜(ITP)]可导致血小板数量减少(血小板减少),有时与出血风险增加相关。询问以前的创伤性或手术性脾切除术,这可能导致血小板数量增加(血小板增多)。

表 20-1　出血异常疾病的特征

	血小板异常	凝血异常
家族史或用药史	有时	经常
性别	女性≫男性	男性≫女性
瘀点	常有	罕见
浅表性瘀斑	小,众多	大,单个
关节内出血	罕见	常见
创伤后延迟出血	罕见	常见
血肿(较深的瘀伤)	罕见	常见

凝血异常

血友病

因子Ⅷ缺乏会导致 A 型血友病,而因子Ⅸ会导致 B 型血友病。这是 X 连锁隐性疾病。

临床情况取决于血液中凝血因子降低的严重程度。凝血水平的严重降低与自发性出血有关,特别是在承重关节,特别是膝关节(红细胞)中。关节反复出血会导致关节炎。通常会渗入大腿,腰肌,小腿和腹壁等大块肌肉。自发性脑出血很少见,但可在轻度创伤后发生。

患有重度血友病的患者通常会充分了解这种终身病情,但由于手术后出现异常出血,只有在事后进行检查,才可能诊断出病情较轻的疾病。问诊清单 20-2 概述了向血友病患者提出的重要问题。

血管性血友病(von Willebrand disease)

编码在 12 号染色体上的血管性血友病因子(von Willebrand factor,vWF)在血管损伤部位与胶原蛋白结合,并将血小板吸引到这些部位。它还保护因子Ⅷ免受降解。

问诊清单 20-2   血友病患者的问诊

1. 您是否知道患有血友病 A 或 B?
2. 家庭中有人受到影响吗?
3. 您被诊断时几岁?
4. 您知道因子Ⅷ或Ⅸ的水平有多低吗?
5. 您有哪些出血问题?
6. 您的关节是否受损?哪个?
7. 这如何影响您的运动或工作能力?
8. 您采取什么预防措施以防止流血?
9. 需要时如何获得Ⅷ因子注射?
10. 如果您受伤或需要牙科手术,该怎么办?

静脉血栓形成和栓塞

询问身体任何地方的异常凝血。深静脉血栓形成(DVT)可能伴有小腿疼痛和肿胀,近端腿部静脉血栓形成可能并发肺栓塞。这可能是由于呼吸困难和胸痛,以及由于缺氧和休克而导致的栓子很大而被诊断出来的。该患者可能还记得曾经做过 CT 肺血管造影或 V/Q 肺扫描。所涉及的肺段的数目可能是已知的。患者可能了解晚期并发症,包括:

- 腿部慢性静脉功能不全
- 肺动脉高压的发展
- 反复发作

静脉血栓形成也可发生在其他静脉中,例如腋静脉、腔静脉(从腿静脉延伸或与肾细胞癌有关)。

查明患者是否有任何血栓形成危险因素(清单 20-2)。

最后,询问患者对长期预后的了解以及为防止进一步发作建议的措施。这种威胁生命的疾病如何影响其生活和家庭?

动脉血栓形成和栓塞

动脉血栓形成和栓塞可表现为卒中,肢体缺血或肠系膜或肾脏缺血。尽管大多数情况是由于动脉粥样硬化或心脏原因(如心房颤动)引起的,但仍有许多血液学原因需要考虑:

- 多囊血
- 镰状细胞贫血
- 肝素诱导的血小板减少和血栓形成(HITT)
- 系统性红斑狼疮(SLE)
- 抗磷脂综合征
- 遗传原因(如蛋白 C 或 S 缺乏)

清单 20-2   血栓形成的危险因素

患者:

- 肥胖症
- 高龄
- 吸烟
- 口服避孕药或激素替代治疗
- 怀孕
- 长期固定——卧床,长途旅行

手术

- 下肢骨科手术
- 创伤和固定
- 骨盆或腹部手术,尤其是恶性肿瘤
- 在手术或外伤后(如夹板等)固定下肢

内科疾病

- 恶性肿瘤
- 心脏衰竭
- 血管炎
- 炎症性肠病

血液学血栓形成异常

- 凝血酶原基因突变
- 凝血因子 V 莱登突变
- 抗磷脂综合征
- 内源性抗凝剂的缺乏,例如蛋白 C,蛋白 S,抗凝血酶 3

这些因素相互影响。例如,因子 V 莱登突变和口服避孕药一起使用会使血栓形成风险增加 100 倍。

反复感染

反复感染,例如肺炎,可能是免疫系统疾病的首发症状,包括白血病(由于中性粒细胞低)、多发性骨髓瘤(由于免疫球蛋白水平低)、HIV 感染(淋巴细胞减少)或遗传性或获得性免疫球蛋白缺乏。该患者可能已经注意到淋巴结肿大,这可能与淋巴瘤或白血病有关。并非所有的肿块都是淋巴结:请考虑鉴别诊断(清单 20-3)。询问发热,其持续时间和方式。淋巴瘤可能是引起慢性发热的原因,病毒感染如巨细胞病毒和传染性单核细胞增多症与血液学异常和发热有关。

清单 20-3   疑似淋巴结肿大的鉴别诊断

1. 脂肪瘤:通常大而软;可能不在淋巴结区域
2. 脓肿-嫩红斑,可能是絮状的
3. 皮脂囊肿-皮内位置
4. 甲状腺结节-形成甲状腺的一部分
5. 继发于近期免疫接种或蜂窝织炎

免疫球蛋白缺乏与反复发作的严重呼吸道感染和鼻窦炎有关。询问鼻窦炎和支气管扩张的症状。

治疗历史探究

- 贫血可能已经用铁补充剂或维生素 B_{12} 射液治疗。
- 抗炎药或抗凝剂可能是出血的原因。
- 因骨髓增生异常综合征（MDS），骨髓纤维化或骨髓衰竭引起的贫血的支持治疗可能包括定期输血。
- 患有慢性肾脏疾病的患者可能正在服用重组人促红素。
- 可能已通过常规的穿刺术治疗了红细胞增多症或血色素沉着病（haemochromatosis）。
- 白血病，骨髓瘤或淋巴瘤的治疗可能涉及化学疗法，放疗或两者兼有，或骨髓移植。询问这些复杂的治疗方法对患者生命的影响。
- 可能已针对血小板减少症或淋巴瘤进行了脾切除术。
- 糖皮质激素，有时还包括免疫抑制药，也用于特发性血小板减少症。
- 免疫球蛋白缺乏症患者应定期输注免疫球蛋白。询问这些药物是否对减少感染有效。
- 凝血因子Ⅷ已被用于治疗缺乏凝血因子Ⅷ的血友病患者。这可以源自重组产物的供血者。老年患者可能已暴露于肝炎和人类免疫缺陷病毒。询问患者是否知道其肝炎和人类免疫缺陷病毒状况。
- 重组和供体获得的因子Ⅸ浓缩物可用于 B 型血友病患者。

有血栓形成病史的患者，已经做过什么治疗，多长时间？询问以下问题：

- 静脉还是皮下肝素？
- 口服抗凝药物：例如华法林或直接口服抗凝剂（DOAC），例如阿哌沙班、利伐沙班或达比加群
- 如果服用华法林，则应监测该药（INR 测试）和推荐的 INR 范围
- 药物治疗是否存在问题，尤其是出血
- 阿司匹林，用于 DVT 抗凝治疗后的预防
- 是否需要其他治疗，例如 B 型血友病患者可采用手术清除血块、腔静脉滤器以防止更多的肺栓塞。

既往史

有息肉或肠癌结肠镜检查史或吸收不良可能

会提示有关贫血的根本原因。类风湿关节炎或慢性肾脏病等全身性疾病患者的贫血可能是多因素的。

社会史

患者的种族出身是相关的。珠蛋白生成障碍性贫血在地中海或南亚血统的人中很常见，非洲人的镰状细胞病很常见。查明患者的职业，明确其是否从事繁重的暴露于苯等毒素（白血病风险）的工作。询问患者先前是否曾因恶性肿瘤（与药物相关的白血病或 MDS 发生）进行过化疗。找出患者是否喝酒以及喝多少。

家族史

这可能是家族中珠蛋白生成障碍性贫血或镰状细胞贫血的病史。血友病是一种与性别相关的隐性疾病，而血管性血友病是一种常染色体显性遗传疾病，伴有不完全外显。

要点小结

1. 血液学症状通常不明确：许多血液学和其他疾病会引起疲劳和不适。

2. 贫血和慢性白血病通常是通过常规血液检查而不是体格检查来诊断的，但是从患者那里获得详细病史通常可以提供有关其病因的线索，并有助于指导进一步的检查。

3. 任何药物都可能引起血液学问题，患者并不总是认为这些药物具有相关性（如非处方阿司匹林）。仔细询问对于确定可能引起血液疾病的药物副作用非常重要。

4. 反复感染应引起对潜在的急性或慢性血液病的怀疑。

OSCE 复习题

1. 患者，A 型血友病。请采集病史并做体格检查。
2. 患者女性，铁缺乏性贫血。结合病史，概述可能的原因。
3. 患者女性，容易受伤。记录其病史，并做出可能的鉴别诊断。

（崔超　译）

第 21 章

血液学检测

血是在动物体内循环的红色液体。——Samuel Johnson,《英语词典》(1775)

血液学的评估不仅仅依赖于对血液成分的显微镜检查。同时,生理指标及血涂片结果也可以提供潜在疾病的重要线索。血液病可累及红细胞、白细胞、血小板等和凝血机制,以及单核吞噬细胞(网状内皮细胞)系统。

体格检查

检查的一个重要部分是评估所有可触及的淋巴结群。在对每一组淋巴结进行检查时,必须记住其通常的淋巴结引流区(图 21-1)。因此,只要在任何地方发现了可能由感染或恶性肿瘤引起的异常,就必须对其引流淋巴结进行检查。明确脾脏的大小是血液学检查最重要的方面之一。正常脾脏几乎完全位于肋骨下,一般不能触及。脾脏肿大不能使脊柱、肾脏(在腹膜后)或膈肌移位,因此会向下使胃移位。脾脏前极与第十根肋骨的骨性部分成一条直线,当脾脏下降到胸腔以下时穿过腹部向右髂窝移位。

Ludwig Traube 描述了一个区域:上界由第六肋骨,外侧由腋窝中线,下界由左肋缘构成,通常认为是清音叩诊区域。他注意到在有胸腔积液的情况下会变为浊音,但是脾脏肿大也会导致清音叩诊消失。

一般特征

按照胃肠道检查的方式让患者躺在一个有枕头上的床上(图 14-2)。检查是否有消瘦和苍白的征象(这可能是贫血的征兆)[1-3]。需注意患者的种族(如珠蛋白生成障碍性贫血和镰状细胞病)。如果有瘀伤,请查看其分布范围和程度。如果有黄疸,可能存在溶血性贫血。同时应注意有无划痕(有时在淋巴瘤和骨髓增生性疾病患者会伴随有瘙痒)。

手

详细检查通常从手部开始。观察匙状甲(反甲):干燥、易碎、起皱,呈勺状,然而如今很少见。匙状甲可能是由于严重的缺铁性贫血所致,尽管其机制尚不清楚。偶发性匙状甲可能是由于真菌感染引起的。匙状甲也可见于雷诺现象(图 21-2)。手指坏死(图 21-3)可能是球蛋白异常(如冷冻球蛋白血症)的迹象。手指甲床的苍白提示可能发生贫血,但这不是可靠的征象。掌纹的苍白表明血红蛋白水平低于 70g/L,但这也不是一个可靠的现象[1]。

注意类风湿或痛风性关节炎或结缔组织疾病的任何变化(参见第 25 章)。类风湿关节炎伴有脾肿大和中性粒细胞减少,被称为费尔蒂综合征(Felty syndrome):中性粒细胞减少的机制很可能是自身免疫性的,通常与大颗粒淋巴细胞有关,会导致严重的感染。费尔蒂综合征还可能与血小板减少(图 21-4)、溶血性贫血、皮肤色素沉着和小腿溃疡有关。手部可能存在痛风石和关节炎。痛风可能是骨髓增生性疾病的一种表现。结缔组织疾病可能由于相关的慢性炎症引起贫血。

测量患者的脉搏,可能存在心动过速。贫血患者由于血液携氧能力的降低从而增加了心排血量,会出现心动过速。

紫癜(图 21-4)实际上是由于皮肤出血出现的一种瘀血。病变的大小可能有所不同,从针尖样大小的瘀点(来自拉丁语 pethecia 的"a spot";清单 21-1)到被称为瘀斑(ecchymoses)的大挫伤(>5mm)(图 21-5 和清单 21-2)。

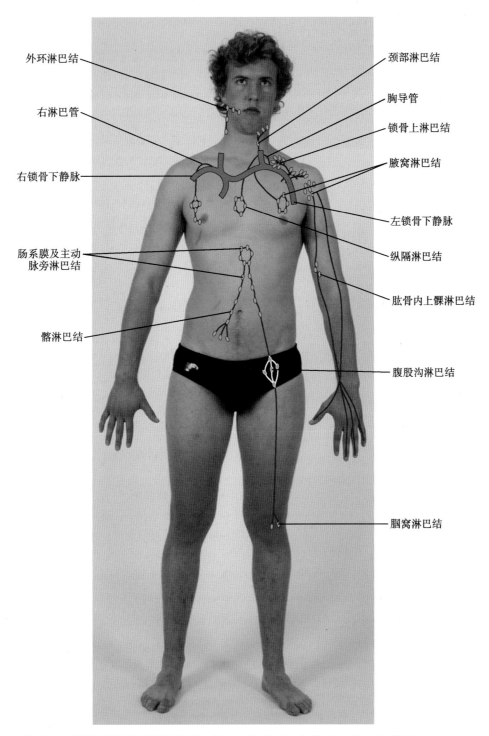

外环淋巴结

右淋巴管

右锁骨下静脉

肠系膜及主动脉旁淋巴结

髂淋巴结

颈部淋巴结

胸导管

锁骨上淋巴结

腋窝淋巴结

左锁骨下静脉

纵隔淋巴结

肱骨内上髁淋巴结

腹股沟淋巴结

腘窝淋巴结

图 21-1　常见的淋巴结引流区（摘自 Epstein O，Perkin G，Cookson J，et al. Clinical examination. 4th ed. Edinburgh：Mosby，2008）

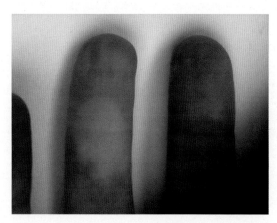

图 21-2　雷诺现象

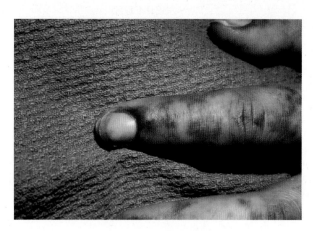

图 21-3　多部位梗死

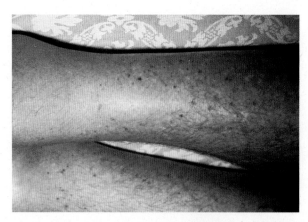

图 21-4　血小板减少性紫癜

清单 21-1　血小板减少的原因

血小板减少症

血小板计数<100×10⁹/L

破坏性增加

免疫性

- 免疫性血小板减少性紫癜(ITP)
- 系统性红斑狼疮(SLE)
- 药物(如奎宁、磺胺、甲基多巴)

非免疫性

- 破坏(如人工心脏瓣膜)
- 消耗[如弥散性血管内凝血(DIC)损失,例如出血]

产生减少

骨髓发育不良(如药物、化学药品、放射线)

骨髓恶性肿瘤[如骨髓增生异常综合征(MDS)、癌、多发性骨髓瘤、急性白血病、骨髓增生症]

脾隔离症

脾肿大

血小板功能障碍

先天性或家族性

后天获得性

- 骨髓增生性疾病
- 高蛋白血症
- 慢性肾脏病,慢性肝病
- 药物(如阿司匹林)

小血管疾病引起的出血

感染

- 感染性心内膜炎
- 败血病(如脑膜炎球菌)
- 病毒性发炎(如麻疹)

药物(如类固醇)

维生素 C 缺乏症(维生素 C 缺乏症)-经典下肢的滤泡性紫癜,可以诊断出这种情况

库欣综合征

血管炎

- 结节性多动脉炎
- 过敏性紫癜(Henoch-Schönlein purpura)

脂肪栓塞

高蛋白血症

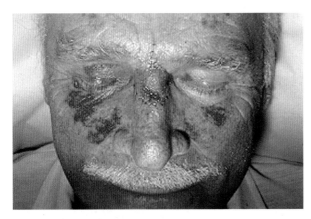

图 21-5　瘀斑（摘自 Vidimos A, Ammirati C, Poblete-Lopez C. Dermatologic surgery, 1st ed. Philadelphia: Saunders, 2008）

清单 21-2　紫癜和挫伤/流血的原因

外伤
血小板减少症或血小板功能障碍
凝血障碍
　后天获得性
　　维生素 K 缺乏症（导致因子 II , VII , IX 和 X 缺陷）
　　肝病（凝血功能受损因素）
　　抗凝剂 [如肝素, 华法林, 新型（直接）口服抗凝药（NOAC）]
　　弥散性血管内凝血
　先天性（罕见原因: 子宫肌瘤和通常伴出血）
　　血友病 A（因子 VIII 缺乏症）
　　乙型血友病（第因子 IX 缺乏症, 克雷司马斯病）
　　血管性血友病（血管性血友病蛋白的遗传异常, 是 VIII 因子复合体的一部分, 引起血小板黏附缺陷）
老年性瘀斑（由于皮肤弹性下降, 或长期使用糖皮质激素）

　　如果瘀点凸出（可触及的紫癜）, 则不是由于血小板减少所致, 而是提示潜在的全身性血管炎, 病变处有疼痛或菌血症。

前臂

　　如果怀疑有血小板减少或毛细血管脆性, 可以进行 Hess 测试。

肱骨内上髁淋巴结

　　现在来触诊肱骨内上髁淋巴结肿大。最好的方法是将患者的肘部弯曲至 90°, 将外臂稍稍固定, 然后将右手的手掌放在患者的右肘下方（图

21-6）。然后可以将您的拇指放在内侧上髁近端的位置, 稍稍向前靠近内侧上髁。用左手在另一侧上肢用同样的方法进行检查。肱骨内上髁淋巴结肿大通常是病理性的。它发生于局部感染、非霍奇金淋巴瘤或罕见于梅毒患者。请注意清单 21-3 和清单 21-4 中列出的特征和不同的原因。某些症状和体征暗示存在淋巴结病, 可能是由于某个严重的疾病导致（典型体征 21-1）。

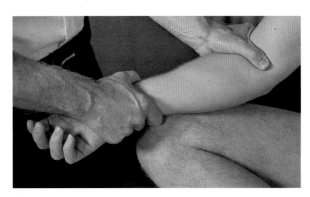

图 21-6　触诊肱骨内上髁淋巴结

清单 21-3　淋巴结的特征

在触诊淋巴结时, 以下情况必须考虑:
部位
可触知的淋巴结可能位于一个区域（如局部感染, 早期淋巴瘤）或周身的（如晚期淋巴瘤）
可触及的淋巴结区域为:
- 肱骨内上髁
- 腋窝
- 颈椎和枕叶
- 锁骨上
- 主动脉旁（极可触及）
- 腹股沟
- 腘窝。

大小
大淋巴结通常是异常的（大于 1cm）。
一致性
硬结节提示癌变, 软结节可能正常, 橡胶节点可能是淋巴瘤。
压痛
这意味着感染或急性炎症。
固定
与活动淋巴结相比, 固定于底层结构的淋巴结更容易被癌浸润。
上覆皮肤
上覆皮肤的炎症提示感染, 与上覆皮肤的粘连提示恶性肿瘤。

局部淋巴结肿大的原因

1. 腹股沟淋巴结感染：下肢感染，性传播疾病，腹部或盆腔恶性肿瘤，免疫接种
2. 腋窝淋巴结炎：上肢感染，乳腺癌，已扩散恶性肿瘤，免疫接种
3. 上肢淋巴结肿大：手臂感染，淋巴瘤，结节病
4. 左锁骨上淋巴结：转移到胸部、腹部恶性肿瘤（尤其是胃-Troisier 的体征）或骨盆
5. 右锁骨上淋巴结：来自胸部或食管恶性肿瘤
6. 宫颈淋巴结：口咽部和头颈部的癌症

典型体征 21-1　提示淋巴结病与重大疾病相关的因素（特别是淋巴瘤）

指标	LR+	LR-
年龄>40 岁	2.25	0.41
体重减轻	2.3	0.85
发热	0.71	1.1
头颈部（除锁骨上）	0.84	1.2
锁骨上	3.1	0.76
腋窝	0.86	1.0
腹股沟	0.76	1.0
淋巴结径值		
<4cm^2	0.44	3.6
4~9cm^2	2.0	0.87
>9cm^2	8.4	0.65
质硬	3.3	0.64
压痛	0.61	1.2
淋巴结固定	13.0	0.73

腋窝淋巴结

　　首先触摸肿大的腋窝淋巴结（图 21-7）。抬起患者的手臂，用左手检查患者的右侧，将手指尽可能高地推入腋窝（图 21-8a）。然后把患者的手臂放在检查者的前臂上，让患者放松，让检查者承受重量。检查患者左侧时相反（图 21-8b）。有五组主要的腋窝淋巴结（图 21-9）：①中央淋巴结；②外侧淋巴结（上方和侧面）；③胸肌淋巴结（内侧）；④锁骨下淋巴结；⑤肩胛下淋巴结（最下面）。

　　应该尽量触诊到腋窝每个区域中的淋巴结。

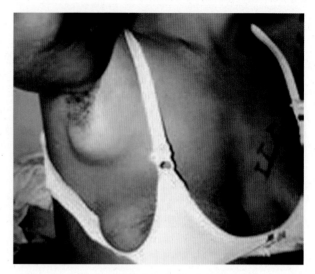

图 21-7　腋窝淋巴结肿大（Courtesy of Dr A Watson, Infectious Diseases Department, The Canberra Hospital）

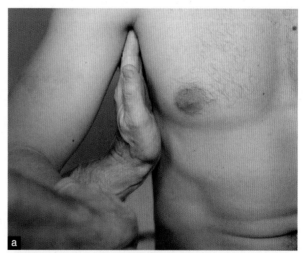

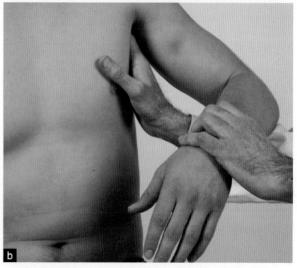

图 21-8　（a）触诊右侧腋窝淋巴结。（b）左侧：患者的手臂靠在检查者的手臂上以放松肩膀

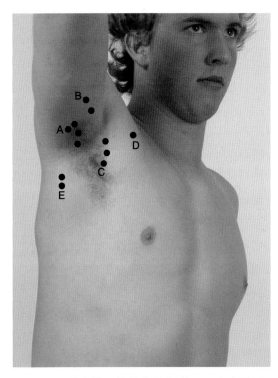

图 21-9　腋窝淋巴结的主要组群。A,中央淋巴结;B,外侧淋巴结;C,胸肌淋巴结;D,锁骨下淋巴结;E,肩胛下淋巴结

脸

　　检查患者的眼睛是否存在巩膜黄疸,出血或充血(由巩膜血管的突出性增加所致,如红细胞增多症;图 21-10)。结膜苍白可能提示严重贫血,并且比检查甲床或掌纹更可靠。在北欧人中,过早出现白发和蓝眼睛的组合可能预示着自身免疫性恶性贫血的易感性,原因是胃黏膜萎缩导致内因子分泌

较少,从而引起维生素 B_{12} 缺乏。同时应检查口腔是否有牙龈肥大,这可能是白血病细胞浸润引起的,尤其是在急性单核细胞白血病中,或维生素 C 缺乏症(罕见)肿胀时。检查是否有牙龈出血以及溃疡,应注意到颊和咽黏膜是否有感染和出血。萎缩性舌炎见于巨幼细胞性贫血或铁缺乏性贫血。遗传性出血性毛细血管扩张患者的周围或口腔中可能出现多发毛细血管扩张。查看扁桃体是否肿大。Waldeyer 环是口咽和鼻咽后部的淋巴组织(包括扁桃体和腺样体)的环形分布。有时非霍奇金淋巴瘤会累及 Waldeyer 环的扁桃体,但霍奇金病很少。

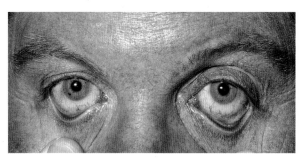

图 21-10　真性红细胞增多症-巩膜突出血管(摘自 Marx J,Hockberger R,Walls R. Rosen emergency medicine. St Louis,MO:Mosby,2009)

颈和锁骨上淋巴结

　　让患者坐起来,从后面检查颈部淋巴结。一共有八组。尝试用手指识别每个组的淋巴结(图 21-11)。首先触诊直接位于下颌下方的颏下淋巴结

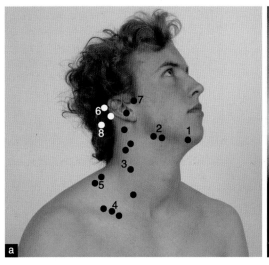
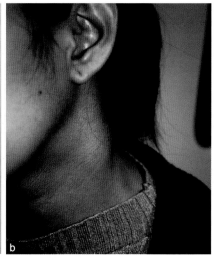

图 21-11　(a)颈部和锁骨上淋巴结。1,颏下淋巴结;2,下颌下淋巴结;3,颈淋巴链(后颈和前颈或深颈);4,锁骨上淋巴结;5,颈外侧淋巴结;6,耳后淋巴结;7,耳前淋巴结;8,枕淋巴结。(b)颈淋巴结肿大。

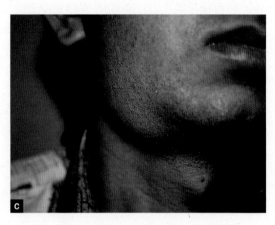

图 21-11（续）　（c）下颌下淋巴结肿大 [（b）and（c）Courtesy of Dr A Watson, Infectious Diseases Department, The Canberra Hospital]

（图 21-12），然后触诊下颌角以下的下颌下淋巴结。接下来，触诊位于胸锁乳突肌前的颈淋巴链（图 21-13），然后触诊胸锁乳突肌后的三角后节。触诊枕叶的枕叶区域，然后移到耳后面的耳后淋巴结（图 21-14），再移到耳前面的耳前淋巴结。最后位于患者前面，让患者将肩膀略微耸起，在锁骨上窝和锁骨上的胸锁乳突肌底部触诊（图 21-15）。清单 21-5 给出了局部和全身的淋巴结病的原因。值得注意的是健康的年轻人通常可触及小的颈部淋巴结[4,5]。检查淋巴结病应扩大检查范围到淋巴结引流区，这可能揭示了潜在的原因（清单 21-5）。淋巴管炎（图 21-16）是淋巴管的炎症，尤其是由于感染引起肿大时，在异常淋巴结的引流区域可见。

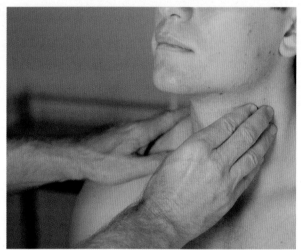

图 21-13　触诊颈部淋巴结

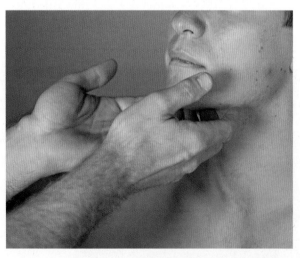

图 21-12　触诊颏下淋巴结

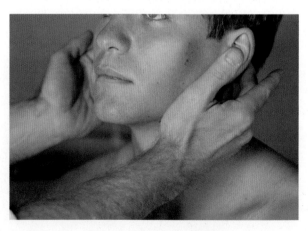

图 21-14　触诊耳后淋巴结

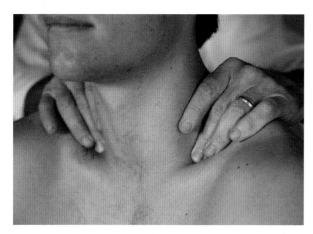

图 21-15　"耸耸肩膀"——触诊锁骨上淋巴结肿大

清单 21-5　淋巴结病的原因

全身淋巴结肿大

淋巴瘤（硬而且有韧性）

白血病（如慢性淋巴细胞白血病、急性淋巴细胞白血病）

感染：

- 病毒（如传染性单核细胞增多症、巨细胞病毒、人类免疫缺陷病毒）
- 细菌（如结核、布鲁菌病、梅毒）
- 原生动物（如弓形虫病）

结缔组织疾病（如类风湿关节炎、系统性红斑狼疮）

浸润（如肉瘤）

药物［如苯妥英钠（假淋巴瘤）］

局部淋巴结肿大

局部急性或慢性感染

癌或其他实体瘤的转移

淋巴瘤，特别是霍奇金病

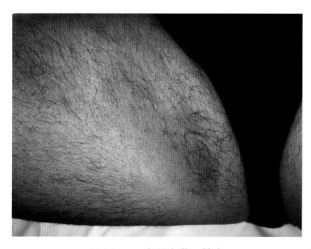

图 21-16　腹股沟淋巴结炎

骨骼触诊

　　患者坐位，医生用示指在脊柱上轻轻但坚定地

敲击，以感受骨的压痛。局部的疼痛可能是由于多发性骨髓瘤、淋巴瘤或癌浸润引起的骨髓肿大导致，或由于骨骼的恶性疾病所致。同样，用掌根轻轻按压胸骨和两个锁骨，然后用双手向彼此推动检查两个肩膀。

腹部检查

　　再次让患者躺下，仔细检查腹部，尤其是脾肿大[6]（清单 21-6 和典型体征 21-2）、肝大、主动脉旁淋巴结（除非肿大明显，否则很难触及）、腹股沟淋巴结和睾丸肿块。值得一提的是：腹中部深部肿块偶尔可能是由于主动脉旁淋巴结肿大所致。主动脉旁腺瘤强烈提示淋巴瘤或淋巴白血病。直肠检查可能会发现出血或癌变的迹象。

清单 21-6　脾肿大的原因

巨型

常见

慢性髓细胞性白血病

特发性骨髓纤维化

慢性淋巴细胞白血病

罕见

疟疾

黑热病

脾原发性淋巴瘤

中型

以上原因

门脉高压

非霍奇金淋巴瘤（NHL）

白血病（急性或慢性）

珠蛋白生成障碍性贫血

贮积症（如戈谢病*）

小型

以上原因

其他骨髓增生性疾病：

- 红细胞增多症
- 原发性血小板增多症

溶血性贫血

巨幼细胞性贫血（很少）

感染：

- 病毒（如传染性单核细胞增多症，肝炎）
- 细菌（如感染性心内膜炎）
- 原生动物（如疟疾）

结缔组织疾病：

- 类风湿关节炎
- 系统性红斑狼疮
- 结节性多动脉炎

渗透（如淀粉样蛋白，肌瘤）

脾肿大的比例为正常人群 3% ~ 12%

典型体征 21-2　脾肿大		
查体发现	LR +	LR −
可触及脾脏	8.2	0.4
脾叩诊阳性（Traube 间隙）	2.3	0.48
脾脏叩诊（Castell 点）	1.2	0.45

Adapted from Simel DL, Rennie D. The rational clinical examination: evidence-based clinical diagnosis. Chicago, IL: American Medical Association, 2008。

评估脾肿大的另外两种方法描述如下：

1. Traube 区域叩诊：让患者仰卧，轻轻固定患者的左臂，让患者正常呼吸，然后从内侧到外侧叩击整个区域。除非脾脏增大，否则叩诊为清音[6,7]。

2. 用 Castell 方法叩击：患者仍保持仰卧，配合患者充分吸气并呼气敲击 Castell 点（图 21-17）（腋前线上左下肋间隙最低区域）。如果脾脏肿大，在吸气过程中，叩击音会变钝。该检查的灵敏度和特异性分别高达 82% 和 83%[6]。

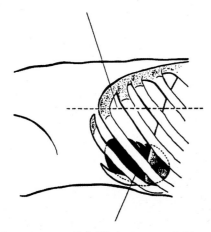

图 21-17　Castell 点（摘自 Mangione S. Physical diagnosis secrets. 2nd ed. St Louis, MO: Mosby, 2007）

清单 21-7 给出了对可疑恶性肿瘤患者的评估。

清单 21-7　评估可疑的患者

恶性肿瘤
1. 触诊所有引流淋巴结。
2. 检查所有其余的淋巴结组。
3. 检查腹部，尤其是肝大和腹水。
4. 触诊睾丸。
5. 进行直肠检查和骨盆检查。
6. 检查肺部。
7. 检查乳腺。
8. 检查所有皮肤和指甲是否有黑色素瘤。

腹股沟淋巴结

腹股沟淋巴结分为两组：一组沿腹股沟韧带，另一组沿腹股沟血管（图 21-18）。小、坚固的移动点通常出现在瘦弱受试者。

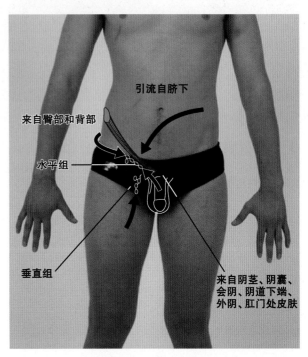

引流自脐下
来自臀部和背部
水平组
垂直组
来自阴茎、阴囊、会阴、阴道下端、外阴、肛门处皮肤

图 21-18　腹股沟淋巴结及其引流区（摘自 Epstein O, Perkin G, Cookson J, et al. Clinical examination. 4th ed. Edinburgh: Mosby, 2008）

腿

检查是否有瘀斑、瘀伤、色素沉着或划痕。过敏性紫癜是存在臀部和腿部可触及的紫癜（图 21-19）。药物反应可能导致腿部或其他部位出现瘀斑或紫癜（图 21-20）。与溶血性贫血（包括镰状细胞贫血和遗传性球囊细胞增多症）相关的腿溃疡可能发生在内侧或外侧踝骨上方，可能是由于血液黏度异常引起的组织梗死的结果。珠蛋白生成障碍性贫血、巨球蛋白血症、血栓性血小板减少性紫癜和红细胞增多症以及费尔蒂综合征也会导致腿部溃疡。长期使用羟基脲治疗骨髓增生异常会引起黄斑溃疡。

偶尔，在腘窝可以触诊到腘窝淋巴结。

还应检查腿部是否有维生素 B_{12} 缺乏症引起的神经系统异常的证据：周围神经病变和脊髓亚急性合并变性。维生素 B_{12} 是高半胱氨酸向蛋氨酸转化的必需辅助因子。在维生素 B_{12} 缺乏症中，缺

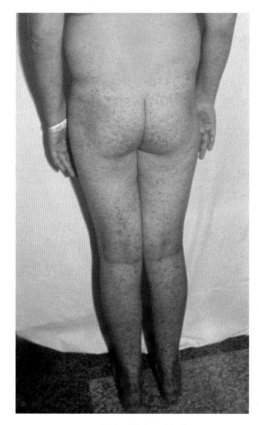

图 21-19　过敏性紫癜（摘自 McDonald FS. Mayo Clinic images in internal medicine, with permission. Mayo Clinic Scientific Press and CRC Press. Reproduced by permission of Taylor and Francis Group, LLC, a division of Informa plc）

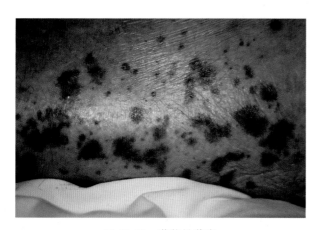

图 21-20　药物性紫癜

友病引起的畸形和慢性关节炎的迹象（图 26-12）。

眼底

检查眼底。大球蛋白血症、骨髓增生性疾病或慢性髓细胞性白血病等疾病的血黏度增加，可导致视网膜血管充血，随后出现视乳头水肿。出血可因止血功能紊乱而发生。弓形虫病（图 45-5）和巨细胞病毒感染（图 45-6）可能存在视网膜病变（多发黄白色斑块）。

要点小结

1. 必须检查全身是否有血液系统疾病的迹象。
2. 准确评估淋巴结大小和特征，这需要反复实践。
3. 触诊脾脏可能很困难。医生需要练习很多技巧。
4. 脾肿大的原因很多，在鉴别诊断时，应考虑脾脏的大小，相关淋巴结病的存在以及患者的病史。

（张莹　译）

参考文献

1. Strobach RS, Anderson SK, Doll DC, Ringenberg QS. The value of the physical examination in the diagnosis of anaemia: correlation of the physical findings and the haemoglobin concentrations. *Arch Intern Med* 1988; 148:831–832. Palmar crease pallor can occur above a haemoglobin value of 70 g/L.

2. Nardone DA, Roth KM, Mazur DJ, McAfee JH. Usefulness of physical examination in detecting the presence or absence of anemia. *Arch Intern Med* 1990; 150:201–204.

3. Sheth TN, Choudray NK, Bowes M, Detsky AS. The relation of conjunctival pallor to the presence of anemia. *J Gen Intern Med* 1997; 12:102–106. The presence of conjunctival pallor is a useful indicator of anaemia, but its absence is unhelpful. It is also a reliable sign.

4. Linet OI, Metzler C. Practical ENT: incidence of palpable cervical nodes in adults. *Postgrad Med* 1977; 62:210–211, 213. In young adults without chronic disease, palpable cervical lymph nodes are often detected but are not clinically important. Remember, posterior cervical nodes are almost never normal.

5. Habermann TM, Steensma DP. Lymphadenopathy. *Mayo Clin Proc* 2000; 75(7):723–732.

6. Grover SA, Barkun AN, Sackett DL. Does this patient have splenomegaly? *JAMA* 1993; 270:2218–2221. A valuable guide to assessment of splenomegaly, although the recommendations are controversial. A combination of percussion and palpation may best identify splenomegaly but, in contrast to hepatomegaly, percussion may be modestly more sensitive, according to the few available studies. Our conclusion is that this needs to be better established; in practice, splenomegaly is often missed by percussion alone.

7. Barkun AN, Camus M, Meagher T et al. Splenic enlargement and Traube's space; how useful is percussion? *Am J Med* 1989; 87:562–566.

乏蛋氨酸会损害髓鞘碱性蛋白的甲基化。维生素 B$_{12}$ 缺乏也会导致视神经萎缩和精神改变。铅中毒会导致贫血和脚（或手腕）下垂。

腿部静脉疾病的迹象可能表明先前的静脉血栓形成和浅静脉和深静脉之间的静脉瓣膜受损。寻找当前静脉血栓形成的迹象。

检查血友病患者的下肢负重关节，以寻找由血

第 22 章

血液学检查总结及扩大血液学检查

不断地追求客观、条理和缜密，但最重要的是谦逊。——Sir William Osler
(1849—1919)

框 22-1　推荐的血液系统检查方法

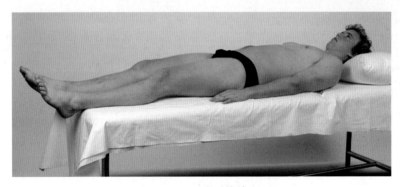

图 22-1　血液系统检查

平躺（1 个枕头）

1. 一般体格检查
   体重（正常、减轻、增加）
   瘀伤（血小板减少、维生素 C 缺乏症等）
   　瘀点（点状出血）
   　瘀斑（大块瘀伤）
   色素沉着（淋巴瘤）
   皮疹和感染性病变（淋巴瘤）
   溃疡（中性粒细胞减少）
   发绀症（红细胞增多症）
   普勒索拉（红细胞增多症）
   黄疸（溶血）
   划痕（骨髓增生性疾病、淋巴瘤）
   种族出身
2. 手
   指甲——匙状甲（反甲），苍白
   掌纹苍白（贫血）
   关节炎（血友病、继发性痛风、药物治疗等）
   脉搏
3. 上颌骨和腋窝淋巴结
4. 面部
   巩膜——黄疸，苍白，结膜充血（红细胞增多症）
   口——牙龈肥大（单核细胞白血病等），溃疡，感染，出血
   　（骨髓发育不全等）；

萎缩性舌炎，口角炎（铁、维生素缺乏症）
   舌——淀粉样变性
5. 颈部淋巴结（坐位）
   从背后触诊
6. 骨痛
   脊柱
   胸骨
   锁骨
   肩部
7. 腹部和生殖器
   腹股沟淋巴结
   详细检查
8. 腿部
   血管炎（过敏性紫癜——臀部、大腿）
   瘀血
   色素沉着
   溃疡（如血红蛋白病）
   神经系统症状（亚急性联合变性、周围神经病变）
9. 其他
   眼底（出血、感染等）
   体温图（感染）
   尿液分析（血尿、胆汁等）
   直肠和盆腔检查（失血）

这将是后续咨询期间的有针对性检查,但如果怀疑或已知血液病,则应在第一次就诊时完全完成。

检查患者时按照胃肠检查的体位。在检查相应部位时,需要完全暴露,女性患者可以披一件长袍。寻找青紫、色素沉着、发绀、黄疸和刮痕(由于骨髓增生性疾病或淋巴瘤)。还请注意患者的种族出身。

拿起患者的手。查看指甲[匙状甲(反甲)汤匙形指甲,在如今很少见,表明铁缺乏症]和血管炎的变化。苍白的手掌皱痕可能表明贫血(通常血红蛋白水平低于70g/L)。关节炎的证据可能很重要[如类风湿关节炎和费尔蒂综合征(Felty syndrome),出血性疾病中反复发作的血红蛋白,骨髓增生性疾病中的继发性痛风]。

检查上肢淋巴结。注意任何瘀伤。特别需要注意,瘀点是点状出血,瘀斑是较大的皮下片状出血。

转到腋窝并触诊腋窝淋巴结点。有五个主要区域:中央淋巴结,外侧淋巴结(上方和外侧),胸肌淋巴结(最内侧),锁骨下淋巴结和肩胛下淋巴结(最下方)。

检测面部。检查眼睛,注意巩膜的黄疸、苍白或出血,以及充血的眼底。检查口腔。寻找口周毛细血管扩张。

注意牙龈肥大(如来自急性单核细胞白血病或维生素 C 缺乏症)、溃疡、感染、出血、萎缩性舌炎(如来自铁缺乏症或维生素 B_{12} 或叶酸缺乏症)和口角炎。寻找扁桃体和腺样体肿大(Waldeye 环)。

让患者坐起来。从后面检查颈淋巴结。有八组:颏下淋巴结、下颌下淋巴结、颈部淋巴结、锁骨上淋巴结、后三角淋巴结、耳后淋巴结、耳前淋巴结和枕淋巴结。然后从前面检查锁骨上区域。首先,用脊柱拍打骨质压痛(由骨髓肿大引起,例如骨髓瘤或癌)。同时轻轻按压胸骨、锁骨和肩膀,以缓解骨质压痛。

再次使患者平躺。检查腹部。着重于肝脾。触诊主动脉旁淋巴结。不要忘记对男性触诊睾丸并进行直肠和盆腔检查(肿瘤或出血)。触诊臀部骨盆压痛。触诊腹股沟淋巴结。有两组:沿腹股沟韧带和沿股动脉血管。

检查腿部。特别要注意腿部溃疡。从神经病学方面检查腿,以寻找维生素 B_{12} 缺乏或其他原因引起的周围神经病变的证据。记住,甲状腺功能减退会引起贫血和神经系统疾病。

最后,检查眼底,看看体温表和检测尿液。

扩大血液学检查

血液学检查

血液病的诊断取决于病史,体格检查和详细检测。尽管血液学是一项需要大量测试的专业,但最终的诊断仍取决于临床环境。要考虑的关键检测包括:

- 彻底的血细胞计数(CBC)或完整的血细胞计数(FBC)——从自动计数分析开始,以识别贫血和可能的病因(必须通过更明确的检测加以确认),或识别白细胞疾病(如白血病)或血小板疾病(低:血小板减少,或高:血小板增多)。
- 外周血涂片检查——体格检查的扩展,以识别免疫性溶血中的疾病(如肝病中的靶细胞,球细胞[圆形红细胞(RBC)]和多色症(存在大的灰色染色细胞——网织红细胞),肾病中有毛刺细胞,骨髓浸润中泪滴细胞——见下文)。
- 网织红细胞计数——如果有红细胞生成或成熟缺陷,则低;如果红细胞存活期短且红细胞生成增加(如失血或溶血),则高;与多色性相关(网织细胞是未成熟的红细胞)从骨髓中释放出来。
- 过度出血的检测——例如,肝病、维生素 K 缺乏症或华法林治疗会增加凝血酶原时间[国际标准化比率(INR)]。在血友病或肝素治疗中,活化的部分凝血活酶时间(APTT)延长。可以测

量因子Ⅷ和Ⅸ的水平,并将其用于预测血友病患者的出血风险和治疗要求。
- 检测是否有过度的凝结倾向(血栓形成)(如多次深静脉血栓形成的病史),例如,因子 V 莱登(factor V Leiden)突变,抗凝血酶缺乏症,蛋白 C 或 S 缺乏症,抗磷脂抗体。
- 特殊检测——例如,真红细胞增多症和其他骨髓增殖性肿瘤中的 JAK2 突变,慢性髓细胞性白血病中的 BCR-ABL 致癌基因突变(与费城染色体相关),多发性骨髓瘤的血清和尿液和血清游离轻链免疫电泳,溶血[包括直接抗球蛋白检测(DAT),以前称为直接 Coombs 试验,用于抗体介导的红细胞损伤),外周血淋巴细胞的免疫表型分析,用于慢性淋巴细胞白血病。
- 骨髓——例如以确定骨髓增生异常综合征(MDS)或白血病的类型,或过多的浆细胞(多发性骨髓瘤)。

外周血涂片检查是一种简单而有效的临床方法

在对红细胞、白细胞和血小板指数进行自动计数分析之后,正确制作的外周血涂片是"组织活检"的最简单、侵入性最小、最容易获得的形式之一,并且在临床中可能是非常有用的诊断工具药物。检查患者的血涂片可以:①评估 RBC,白细胞(WBC)和血小板的形态是否正常;②帮助表征贫

血的类型;③检测是否存在贫血。异常细胞,并提供有关血浆蛋白(如副蛋白血症)的定量变化的线索;以及④帮助诊断潜在的感染,骨髓恶性渗透或原发性增殖性血液病。接下来的页面展示了通过检查血涂片而诊断出的一些临床问题的示例(图22-2~图22-14)。

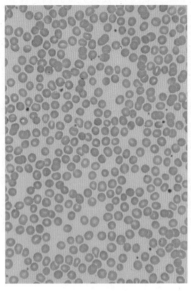

图 22-2　球细胞性贫血。遗传性球血增多或自身免疫性溶血性贫血。许多小的,圆形且缺乏中心苍白的 RBC 是球细胞(大的 RBC 可能是网织细胞)

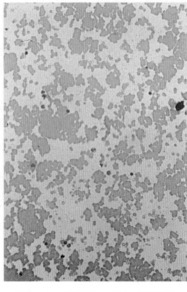

图 22-3　自凝集。冷血凝素病。影片显示红细胞团块(低功率)

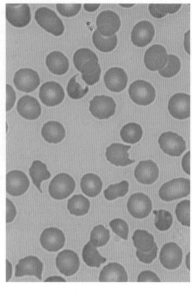

图 22-4　微血管性溶血(如弥散性血管内凝血)。频繁破碎(咬伤)的红细胞

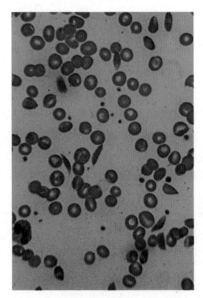

图 22-5　镰状细胞贫血。影片显示了几种镰状细胞,其靶细胞可能是该疾病发生的"自脾切除术"继发的

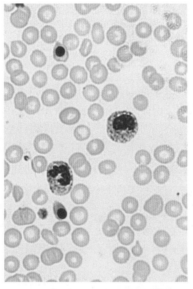

图 22-6　白细胞增生。指示骨髓浸润的胶片,显示循环有核红细胞和未成熟白细胞

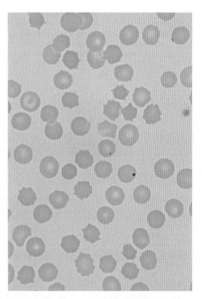

图 22-7　脾切除术后图片。影片显示了几个 Howell-Jolly 体,靶细胞和齿状细胞

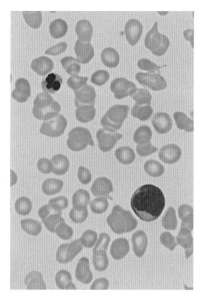

图 22-8　骨髓增生症。影片显示不正常的有核红细胞,频繁的泪滴小细胞和原始粒细胞

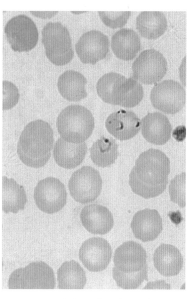

图 22-9　疟疾。中心的两个 RBC 显示滋养体

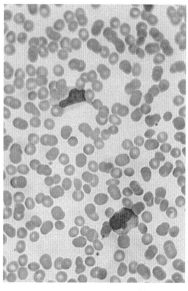

图 22-10　病毒性疾病(如传染性单核细胞增多症)。影片显示了两个非典型或"接通"淋巴细胞

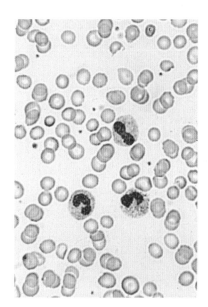

图 22-11　细菌感染(如肺炎,感染性心内膜炎)。中心的 WBC 是带状,带有突出的"有毒"颗粒

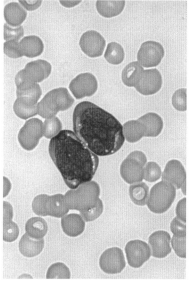

图 22-12　急性白血病。图片显示了两个非常原始的白细胞,其核仁非常突出

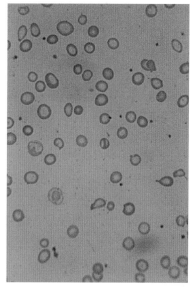

图 22-13　缺铁性贫血。红细胞的形状和大小各不相同;它们通常是变色的

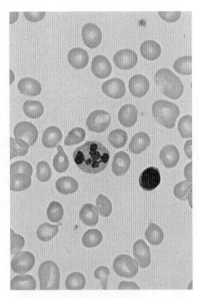

图 22-14　巨幼细胞性贫血。RBC 是巨噬细胞，具有许多卵形，中性粒细胞过分节段

贫血

贫血是指成年男性的血红蛋白浓度降低到 135g/L 以下，成年女性的血红蛋白浓度降低到 115g/L 以下。贫血本身不是疾病，而是由潜在的病理过程引起的（清单 22-1）。可以根据血液膜分类。平均细胞体积（MCV）低的 RBC 显得小（微胞）和苍白（低平均细胞血红蛋白-MCH，低色度）。具有高 MCV 的那些出现大而圆形或椭圆形（大卵红细胞）。或者红细胞的形状和大小可能正常（正常变色，正常细胞），但数量减少。在自身免疫性溶血性贫血和遗传性球囊增多症中发生球囊增多症。如果混合了小红细胞和大红细胞，MCV 可能是正常的，但是红细胞分布宽度（RDW）将增加。

各种原因引起的严重贫血的症状，包括苍白、心动过速、宽脉压、心排血量代偿性升高引起的收缩期喷射性杂音以及心肌能量储备减少引起的心力衰竭，可以提示潜在的原因。

全血细胞减少症

症状

可能有贫血，白细胞减少（白细胞数量减少，导致对感染的易感性，主要是中性粒细胞减少症）和血小板减少症（瘀点和出血）的临床证据，这三种骨髓细胞系均缺乏。如果通过血细胞计数确认，这种情况称为全血细胞减少症。

清单 22-1　贫血的原因

小细胞性贫血
- 缺铁性贫血（铁是产生血红蛋白的必要条件）
  - ○ 慢性出血（最常见的原因，通常是由于胃肠道或月经的流失）
  - ○ 吸收不良（如乳糜泻）
  - ○ 钩虫（失血）
  - ○ 怀孕（需求增加）

注意：仅饮食不足很少是唯一原因
- 轻度贫血（血红蛋白异常）
- MDS 的滋养细胞贫血（铁渗入血红素异常）
- 长期存在的慢性疾病性贫血

大细胞性贫血
- 巨幼细胞骨髓（血液膜上的卵形大细胞）
  - ○ 维生素 B_{12} 缺乏症是由于：
    - 恶性贫血
    - 热带脂肪泻或肠道菌群失调
    - 回肠疾病（如克罗恩病，回肠切除>60cm）
    - 鱼绦虫（阔节裂头绦虫），特别是斯堪的纳维亚半岛的患者
    - 不良的饮食习惯（素食主义者，罕见）
  - ○ 叶酸缺乏症是由于：
    - 饮食缺乏症，尤其是酗酒者
    - 吸收不良，尤其是乳糜泻
    - 细胞更新速度增加，例如：怀孕、白血病、慢性溶血、慢性炎症
    - 抗叶酸药物，例如苯妥英钠、甲氨蝶呤、柳氮磺吡啶
- 非巨幼细胞骨髓（血液膜上的圆形大细胞）
  - ○ 酒精
  - ○ 肝硬化
  - ○ 红细胞增多症（如溶血、出血）
  - ○ 甲状腺功能减退
  - ○ 骨髓浸润
  - ○ MDS
  - ○ 骨髓增生性疾病

正细胞性贫血
- 骨髓衰竭
  - ○ 再生障碍性贫血（骨髓脂肪性或空性）［如药物（例如氯霉素、吲哚美辛、苯妥英钠、磺胺类药物、抗肿瘤药），放射线，全身性红斑狼疮，病毒性肝炎，妊娠，范可尼综合征，特发性］
  - ○ 无效的造血功能（正常或增加的骨髓细胞）（如骨髓增生异常综合征、PNH）
  - ○ 渗透（如白血病、淋巴瘤、骨髓瘤、肉芽肿、骨髓纤维化）
- 慢性病贫血
  - ○ 慢性炎症［如感染（脓肿、肺结核、结缔组织疾病）］
  - ○ 恶性肿瘤
  - ○ 内分泌缺乏症（如甲状腺功能减退、垂体功能低下、艾迪生病）
  - ○ 肝病
  - ○ 慢性肾脏病
  - ○ 营养不良
- 溶血性贫血
  - ○ 体内缺陷［如遗传性球形红细胞增多症（hereditary spherocytosis）、血小板增多症；血红蛋白病-镰状细胞贫血，珠蛋白生成障碍性贫血，阵发性睡眠性血红蛋白尿症］
  - ○ 体外缺陷［如免疫-自身免疫（热抗体或冷抗体）或不相容的输血；脾功能亢进；创伤（马拉松运动员，人工心脏瓣膜）；微血管病变-弥散性血管内凝血；毒性-疟疾］

MDS，骨髓增生异常综合征；PNH，阵发性睡眠性血红蛋白尿症。

病因

- 再生障碍性贫血:骨髓中红系、髓样和血小板前体细胞系的严重发育不全,导致骨髓中脂肪丰富且无细胞。原因见清单 22-1;50% 的人未找到原因。
- MDS、白血病、淋巴瘤、癌、多发性骨髓瘤、骨髓纤维化或肉芽肿引起的骨髓浸润。
- 其他:恶性贫血、脾功能亢进、系统性红斑狼疮、叶酸缺乏、阵发性睡眠性血红蛋白尿症(PNH)。

急性白血病

白血病是一种造血细胞的肿瘤增生性疾病。急性白血病表现为骨髓未成熟细胞逐渐浸润引起的骨髓衰竭。如果没有治疗,这当然是致命的。急性白血病可分为两种主要类型:急性淋巴细胞白血病和急性髓细胞性白血病,这两种疾病在特殊检测中会进一步细分,然后确定最佳疗法。

急性白血病的一般体征

苍白(贫血),发热(通常继发于中性粒细胞减少症)和瘀点(血小板减少症)都是由于骨髓衰竭所致。体重减轻,肌肉松弛(高分解代谢状态)和局部感染(如由于中性粒细胞减少症引起的口腔溃疡,扁桃体或直肠周围区域)也会发生。

侵入造血系统的迹象

其中包括:①因渗透或梗死引起的骨性压痛;②淋巴结病(轻度至中度,尤其是急性淋巴细胞白血病);③脾肿大(轻至中度,特别是在急性淋巴细胞白血病中;脾脏可能由于脾梗死而变软);④肝大(轻度至中度)。

渗透其他系统的表现

可能有:①扁桃体肿大(特别是在急性淋巴细胞白血病中);②牙龈肿胀或出血,特别是在单核细胞白血病中;③胸腔积液;④神经麻痹,累及脊神经根或脑神经;或⑤脑膜渗透引起的脑膜炎,尤其是在急性淋巴细胞白血病。

慢性白血病

这是血液恶性肿瘤,其中白血病细胞首先分化良好。与急性白血病相比,未经治疗的预后更好。

大多数患者在诊断时没有症状,通常是在出于不相关原因进行血液计数时做出的。这有两种主要类型:慢性髓细胞性白血病和慢性淋巴细胞白血病。慢性淋巴细胞白血病通常是一种低度恶性疾病,很多年通常不需要治疗。一些患者从不需要治疗。然而,慢性髓细胞性白血病将在中位 3.5 年内转化为急性白血病并死亡,因此在慢性期早期进行检测和治疗至关重要。

慢性髓细胞性白血病的体征

慢性髓细胞性白血病是一种骨髓增生性疾病,通过检测 BCR-ABL 癌基因(费城染色体的分子对应物)进行诊断。在骨髓,肝脏和脾脏中有一个扩大的粒细胞肿块。

- 一般体征可能包括苍白(由于骨髓渗透引起的贫血)和继发性痛风(常见)。
- 造血系统体征包括大量脾肿大和中度肝大。(注意:淋巴结肿大通常是胚细胞转化的迹象。)

慢性淋巴细胞白血病的体征

慢性淋巴细胞白血病是一种淋巴增生性疾病(与非霍奇金淋巴瘤有关),可通过外周血淋巴胞的免疫表型诊断。可能会感到疲倦和面色苍白。可能再次发生急性感染。

造血系统体征包括明显或中度淋巴结病和中度肝脾肿大。

其他异常可能包括 DAT(Coombs 检验)-溶血性贫血,带状疱疹皮肤感染和结节性浸润。在做出诊断之前,患者可能会注意到对昆虫叮咬过敏。

骨髓增生性疾病

这是一组造血干细胞疾病。这些包括真性红细胞增多症,原发性骨髓纤维化,慢性骨髓细胞性白血病和原发性血小板增多症。在这些疾病中发生重叠的临床和病理特征。因此,患者可能有一种或多种情况的征兆。他们中的任何一个都可能发展为急性髓细胞性白血病。

红细胞增多症

这是血红蛋白浓度升高,可能是由于 RBC 质量增加或血浆体积减小所致。真性红细胞增多症是 RBC 产量自主增加的结果。经常有红细胞增多症的患者出现红润,多血症的外观。要检查怀疑患有红细胞增多症的患者,请评估真性红细胞增多症的表现以及其他可能的红细胞增多症的潜在原因（清单 22-2）。

清单 22-2　真性红细胞增多症

真性红细胞增多症的症状和体征包括：
多血症面容，包括结膜和视网膜血管充血（非特异性）
划痕（全身瘙痒）
脾肿大（80%）
出血倾向（血小板功能障碍）
周围血管和缺血性心脏病（血栓形成，缓慢循环）
痛风
轻度高血压
红细胞增多症的原因
绝对性红细胞增多症（红细胞质量增加）
特发性：真性红细胞增多症及继发性红细胞增多症
继发性红细胞增多症
- 重组人促红素增加：
  ○ 肾脏疾病-多囊性疾病，肾积水，肿瘤；肾移植后
  ○ 肝细胞癌
  ○ 小脑血管母细胞瘤
  ○ 子宫纤维
  ○ 男性化综合征
  ○ 库欣综合征
  ○ 嗜铬细胞瘤
- 缺氧状态（继发性重组人促红素增加）：
  ○ 慢性肺病
  ○ 睡眠呼吸暂停
  ○ 高海拔生活
  ○ 先天性心脏病
  ○ 血红蛋白异常
  ○ 一氧化碳中毒
静电性红细胞增多症（血浆容量减少）
脱水
应激性红细胞增多症：Gaisböck* 病

　　* Felix Gaisböck（1868—1955），a German physician，described this in 1905。

　　查看患者并评估其脱水状态（单独脱水治疗会导致血液浓缩进而引起血红蛋白升高）。请注意是否有库欣样或慢性中毒的外观。诸如发绀性先天性心脏病或慢性肺病等潜在疾病可能会出现发绀。寻找尼古丁染色（吸烟）。所有这些疾病都会导致继发性红细胞增多症。

　　检查患者的手臂是否有划痕；沐浴后瘙痒发生在真性红细胞增多症中，可能是由于嗜碱性粒细胞组胺的释放所致。降低血压：很少有嗜铬细胞瘤会引起继发性红细胞增多症和高血压。

　　检查患者的眼睛。寻找充血的结膜。可能会出现眼底高黏度变化，包括充血，扩张的视网膜静脉和出血。检查舌是否有中枢性发绀。

　　检查心血管系统是否有发绀性先天性心脏病迹象，呼吸系统是否有慢性肺部疾病迹象。仔细评估腹部是否有脾肿大，这在 80% 的真性红细胞增多症病例中会发生，但通常不会与其他形式的红细胞增多症一起发生。这可能是慢性肝病或肝细胞癌的证据，可能导致继发性红细胞增多症。触诊肾脏并进行尿液分析。女性触诊子宫。多囊肾、肾积水、肾癌和子宫纤维瘤很少会引起继发性红细胞增多症。

　　检查患者的双腿是否有划痕、痛风石（图 25-6）和关节炎以及周围血管疾病的迹象。在红细胞增多症中，由于细胞更新增加导致继发性痛风，导致高尿酸血症。由于血栓形成（由于血小板黏附性增加和动脉粥样硬化加速）和高黏度引起的血液循环减慢，在真性红细胞增多症中会发生周围血管疾病。

　　寻找小脑体征，这可能是由于小脑血管母细胞瘤的存在，这是继发性红细胞增多症的罕见原因。检查中枢神经系统是否有因血栓形成而导致的卒中迹象。

原发性骨髓纤维化

　　这是一种克隆性造血干细胞疾病，以纤维化为继发现象。纤维化和进行性脾肿大逐渐替代骨髓是该病的特征。

- 一般体征包括苍白（最终在大多数患者中出现贫血）和瘀斑（20% 的患者由于血小板减少）。
- 造血系统的体征包括脾肿大（几乎在所有情况下，而且程度很大-由于脾梗死也可能有脾脏擦伤），肝大（发生在 50% 的患者中，并且可能很大）和淋巴结肿大（非常罕见）。
- 其他体征是骨性压痛（不常见）和痛风（发生在 5% 的患者中）。

原发性血小板增多症

　　这是血小板计数持续升高至高于正常水平，而没有任何主要原因，并且需要排除铁缺乏症，这可能掩盖了真性红细胞增多症。

- 一般体征包括自发性出血和血栓形成。
- 造血系统体征包括脾肿大。

　　血小板增多症（血小板计数超过 $450×10^9/L$）的原因包括：①出血或手术后；②脾切除术后；③铁缺乏症；④慢性炎症性疾病；和⑤恶性肿瘤。

血小板增多症（血小板计数超过 $800 \times 10^9/L$）的原因包括：①骨髓增生性疾病和②继发于近期脾切除术，恶性肿瘤或偶尔发炎。

淋巴瘤

淋巴瘤是淋巴系统的恶性疾病。临床病理类型主要有两种：霍奇金淋巴瘤［HL，多数情况下具有里-施细胞（Reed-Sternberg cell）特征］和非霍奇金淋巴瘤（NHL）。NHL 指广泛的临床和组织病理学上不同的亚型，范围从惰性（仅需观察而无须治疗）到高度侵袭性，如果不紧急治疗，其预后较差。淋巴瘤的迹象取决于疾病的阶段。霍奇金淋巴瘤常出现在 Ⅰ 或 Ⅱ 期，而 NHL 通常出现在 Ⅲ 或 Ⅳ 期。

使用 Ann Arbor 分类法进行淋巴瘤分期：

Ⅰ期　疾病仅限于单个淋巴结区域或单个淋巴外部位（IE）

Ⅱ期　疾病仅限于横膈膜一侧的两个或多个淋巴结区域

Ⅲ期　疾病仅限于横膈膜两侧的淋巴结，有无脾脏（ⅢS），其他淋巴外器官或部位（ⅢE）或两者（ⅢES）局部受累

Ⅳ期　一个或多个淋巴结器官的弥漫性疾病（有或没有淋巴结病）

在任何阶段，a = 无症状，b = 发热，六个月内体重减轻超过 10% 或盗汗。

对患者总体状况的评估有助于确定血液恶性肿瘤进一步治疗的预后和实用性。这被称为东部合作肿瘤小组（ECOG）表现状态（表 22-1）。

表 22-1　ECOG 表现状态

分级	ECOG 表现
0	完全活跃；与患病前相比，活动不受限制
1	受限制，但仅限于剧烈活动。能够进行轻便或久坐的工作
2	能够照顾自己。移动但无法工作
3	仅能部分照顾自己。在床上或椅子上醒来的时间超过 50%
4	完全限制在床或椅子上。根本无法照顾自己

ECOG，东部合作肿瘤小组（Eastern Cooperative Oncology Group）。

霍奇金淋巴瘤的体征

1. 淋巴结肿大（图 22-15）：离散、质韧、无痛，大而浅表的淋巴结，通常局限于一侧和一个淋巴结组。

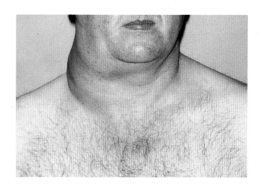

图 22-15　淋巴瘤患者颈淋巴结肿大（摘自 Mir MA. Atlas of clinical diagnosis. 2nd ed. Edinburgh：Saunders，2003）

2. 脾肿大和肝大。脾肿大并不总是代表病变广泛。

3. 很少发生器官浸润，并伴有晚期疾病。特别注意以下迹象。①肺部疾病，例如胸膜外溢；②骨痛或病理性骨折（罕见）；③脊髓或神经受压（罕见）；以及④结节性皮肤感染（稀有）。

4. 大量盗汗，体重减轻和发热（有或无感染）（细胞介导的免疫力降低）提示预后较差或疾病晚期。

非霍奇金淋巴瘤的迹象

1. 淋巴结肿大：涉及多个部位，与 HL 相比，Waldeyer 环的受累更大。

2. 可能发生肝脾肿大。

3. 系统性的"B"体征（如大量盗汗，体重减轻或发热）

4. 结外扩散的迹象比 HL 更普遍。

5. 该疾病有时可能在结外部位（如胃肠道）出现。

多发性骨髓瘤

这是浆细胞的播散性恶性疾病。请记住"CRAB"特征（高钙，肾功能异常，贫血，骨病），这些特征可将骨髓瘤与未明确诊断的良性，恶性前驱疾病单发性乳腺病（MGUS）区分开。

一般体征

可能有贫血（由于骨髓渗透或由于慢性肾脏疾病导致），紫癜（由于骨髓渗透和血小板减少）或感染（特别是肺炎）的迹象。

可能存在骨性压痛和病理性骨折。体重减轻可能是一个特点。

皮肤变化包括多毛，环形红斑，皮肤发黄和继

发性淀粉样蛋白沉积。

　　可能有脊髓受压的迹象或精神改变(由于高钙血症)。

　　寻找慢性肾脏疾病的迹象(可能是由于过滤的轻链、尿酸肾病、高钙血症、尿路感染、继发性淀粉样变性或浆细胞浸润引起的肾小管损伤)。

血液系统成像

　　通常使用CT和超声来帮助确定是否存在脾肿大或淋巴结肿大(图22-16和图22-17)。正电子发射断层扫描(PET)扫描现在是淋巴瘤的常规分期检查。多发性骨髓瘤需要进行普通的X线骨骼检查,以寻找溶骨性病变(如"胡椒罐"头骨),通常需要对整个脊柱进行MRI检查,以排除威胁脊髓压迫的浆细胞瘤。

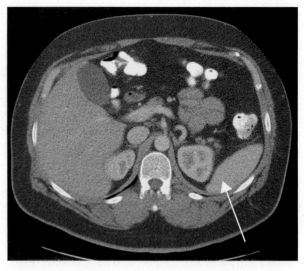

图 22-16　腹部 CT 扫描。可见正常大小的脾脏(箭头所示)(摘自 Halpert RD. Gastrointestinal imaging：the requisites. 3rd ed. Maryland Heights：Mosby，2006)

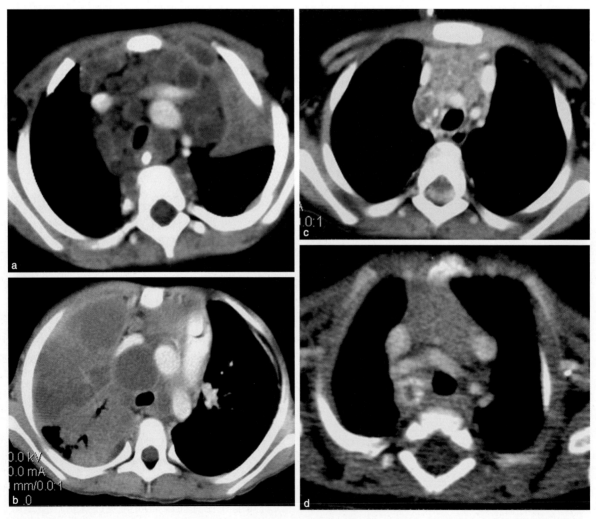

图 22-17　胸部 CT 扫描显示大量的淋巴结,这是淋巴瘤的一个典型表现。可见前纵隔有很多淋巴结使胸腺移位(摘自 Schaaf HS，Zumla A. Tuberculosis，1st ed. Edinburgh：Saunders，2009)

要点小结

1. 全身症状可能是血液学问题的线索。

2. 常规血涂片检测可以发现许多血液学异常。

3. 容易瘀伤可能是出血异常的第一征兆。

4. 贫血是常见的,其症状不具有特异性。回顾病史可以为寻找病因提供很大帮助。

5. 彻底的淋巴结检查是血液学检查的常规部分。

6. 通过体格检查可以发现中度至重度脾肿大。

7. 质硬且无痛的橡胶状淋巴结提示很可能是淋巴瘤。继发性恶性转移的淋巴结通常较硬且不规则。质软的淋巴结通常是由感染原因引起。

OSCE 复习题——血液系统

1. 患者男性,接受过淋巴瘤的治疗。请采集病史。

2. 患者男性,被诊断出患有骨髓瘤。请采集病史。

3. 患者男性,某些淋巴结肿大。请采集病史。

4. 患者女性,有淋巴结肿大。请为其做检查。

5. 患者女性,被发现左上象限有肿块。请为其做检查以确认是否有脾肿大。

(张莹 译)

第七篇

风湿病

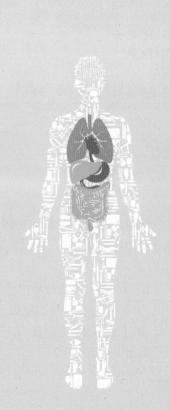

第 23 章

风湿病病史

风湿是一大类没有特殊归类的疼痛性疾病的总称，尽管包含了多种疾病。

——William Heberden(1710—1801)

症状学

风湿病主要的症状表现在清单 23-1。

> ### 清单 23-1　风湿病的主要表现
>
> **关节**
> 疼痛
> 肿胀
> 晨僵
> 不活动后的僵硬
> 失去运动
> 失去功能
> 变形
> 变软弱
> 不稳定
> 感觉异常
> **眼睛**
> 口干、眼干
> 红眼
> **系统性症状**
> 雷诺现象
> 皮疹、发热、乏力、体重下降、腹泻
> 黏膜溃疡

外周关节

疼痛和肿胀

引起关节疼痛背后的病因可以问诊疼痛的部位、持续时间、累及关节的特点等获得（问诊清单 23-1）。

让患者指出疼痛的部位或区域将非常有用，比如说，引起膝关节疼痛的原因可能在腘窝、膝关节本身、髌上或髌下，有时膝关节或者大腿下部的疼痛可能指向臀部（图 23-1）。

> ### 问诊清单 23-1　关节痛患者的问诊
>
> **！提示可能是危重疾病的症状**
>
> 1. 哪些关节痛？
>
> 2. 是单个关节（单关节炎）还是多个关节（多关节炎）？指出部位（清单 23-2、清单 23-3 和清单 23-4)
>
> 3. 关节是否肿胀或发红（关节炎）还是只有疼痛（关节痛）？
>
> 4. 疼痛是否减轻还是加重？
>
> 5. 晨起关节痛是否加重？（晨僵：风湿性关节炎或运动后加重：骨关节炎）
>
> 6. 是否关节外伤？
>
> **！**7. 夜间是否有后背痛加重？（可能是强直性脊柱炎或恶性疾病）
>
> 8. 后背痛是突然发生的吗？（车祸骨折）

风湿性疾病的表现特点将有助于疾病的鉴别诊断：

- 关节或非关节（关节本身还是周围结构比如韧带）
- 炎症或非炎症（类风湿性还是骨关节炎）
- 急性或慢性
- 外周或中轴（脊柱或骶髂关节）
- 累积性或迁延性（部分好转后新关节累及）或复发性（复发加重）
- 炎性单关节炎或骨关节炎(2~5 个关节)或多关节炎(>5 个关节)

引起单关节炎（单个关节）和多关节炎（>1 个关节）的病因在清单 23-2 和清单 23-3 列出，多关节炎在不同疾病的特点在清单 23-4 中列出。

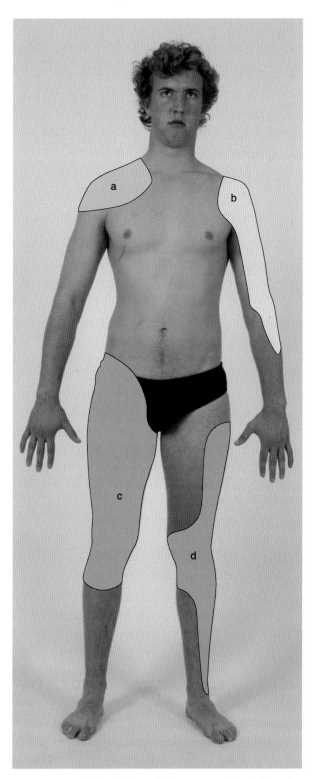

图 23-1　不同关节疼痛的参考图。(a)肩锁关节和胸锁关节。(b)肩肱关节。(c)髋关节。(d)膝(摘自 Epstein O,Perkin G,Cookson J et al. Clinical examination,4th ed. Edinburgh:Mosby,2008)

清单 23-2　单关节炎病因

单发红肿热关节(急性单关节炎)

感染性关节炎

血源性(如:葡萄球菌或淋球菌,后者也可是多发性关节炎)

继发于贯通伤

损伤性关节炎

痛风、假性痛风或羟磷灰石关节炎

关节血肿(血友病,见图 26-5p433)

血清反应阴性强直性脊柱炎(偶发)

单关节痛无感染

骨关节炎

单关节慢性炎症(慢性单关节炎)

慢性感染(非典型分枝杆菌感染)

血清反应阴性强直性脊柱炎

色素绒毛滑膜炎

软骨瘤病

清单 23-3　多发性关节炎病因

急性多发性关节炎

感染-病毒、细菌

慢性多发性关节炎急性加重

慢性多发性关节炎

类风湿关节炎

血清反应阴性强直性脊柱炎

骨关节炎

痛风、假性痛风或羟磷灰石关节炎

结缔组织病(如系统性红斑狼疮)

感染(如:螺旋体感染,罕见)

- 结核-感染性单关节炎
  - 炎性(Poncet 病):大小关节均受累
- 丙型肝炎
- 类风湿性相似

RA,类风湿关节炎;TB,结核。

清单 23-4　多关节炎特点

类风湿关节炎

通常为对称性多关节炎

手:近端指间关节、掌指关节、腕关节

肘关节

上颈椎小关节

膝关节

踝关节

足:跗骨、掌趾关节

颈椎和颞下颌关节

脊柱关节炎

强直性脊柱炎

清单 23-4　多关节炎特点（续）

骶髂关节和脊柱
股关节、膝关节、肩关节
银屑病关节炎
非对称少关节炎
香肠指
末端指间关节
骶髂关节
类风湿特点
线索：
银屑病家族史
银屑病-皮肤表面、发根、脐周和臀沟
指甲凹陷
反应性关节炎（REITER 综合征）
骶髂关节和脊柱
股骨
膝关节
踝关节和足部关节
原发性骨关节炎
通常为对称性多关节受累
指关节：远端（赫伯登结节）和近端（布沙儿结节）指间关节及拇指指间关节
肩锁关节
脊柱小关节（下颈椎和腰椎）
膝关节
蹋趾的指间关节
继发性骨关节炎
这是：
非对称性和影响之前损伤、炎症或感染承重关节，尤其是股关节和膝关节
代谢因素（如血友病），症状和特点普遍

发病的形式

　　可能是突发或逐渐发生或慢性发病，当关节痛是突然发生的时候首先考虑是否有明显的原因：

- 是否损伤？
- 是否大量饮酒？
- 是否合并感染或反应性炎症——比如说尿路感染或胃肠道感染？

　　没有明确的原因（自发）提示炎症：

- 慢性关节炎的急性加重？
- 是否迁移性关节炎？

要点小结

　　1. 如果一个控制较好的类风湿关节炎患者出现单个关节的红肿，很可能是感染性的
　　2. 免疫抑制会掩盖脓毒症
　　3. 警惕可疑的感染性关节炎，非常危急

晨僵或机械性疼痛

　　问诊是否有晨僵及持续的时间（典型的持续至少 1h），晨僵主要见于类风湿关节炎或其他炎症性关节病，晨僵持续时间长短与疾病严重程度相关。不活动后引起的僵硬比如说静坐等是髋关节或膝关节骨关节炎的特点。骨关节炎引起的机械性疼痛表现为休息时缓解活动后加重。

关节变形

　　患者可能注意到某个关节或骨头的变形，如果该区域的形态进行性变化提示情况比较严重。

关节不稳定

　　关节不稳定的患者常描述为偶尔的脱出感，在某些情况下，这可能是因为关节的错位（如肩关节或髌骨）或肌肉的病变或韧带问题。

感觉异常

　　这可能是神经卡压或有时因为缺血，问诊是否有麻木或针刺样感觉异常。感觉异常的分布可能有助于鉴别神经损伤是由于挤压伤还是缺血。

　　超过 50% 的 1 型糖尿病和部分 2 型糖尿病会出现糖尿病性手关节炎，常累及手部小关节和大关节炎。常会有疼痛和活动受限，尤其是远端指关节，皮肤变得增厚紧缩。可能是糖尿病的微血管病变引起的皮肤和结缔组织损害。

背痛

　　这是非常常见的症状，多由于局部的肌肉骨骼疾病引起。

　　问诊是否处于疼痛期，疼痛的发生是突发还是逐渐，是否局限还是弥漫，是否有向肢体放射痛，活动、咳嗽或紧缩时是否加重。肌肉骨骼疾病引起的疼痛常局限且活动后加重。如果有神经根的损伤常有按神经分布的皮肤感觉异常，这有助于病灶的定位。疾病比如骨质疏松（骨折），肿瘤的侵袭，白血病或骨髓瘤可能引起持续不间断的背痛且这种疼痛常夜间加重。椎体骨折引起的疼痛通常突发发生有一定的自限性。强直性脊柱炎时疼痛通常位于骶髂关节或腰椎，可能会有臀部放射痛向股部、骶神经根区、大腿后侧肌腱，也表现为夜间加重并且和晨僵相关。强直性脊柱炎疼痛在活动后好转有助于同机械性背痛[1-3]相鉴别。腹部和胸部来

源的疼痛(如腹部动脉或胸主动脉夹层)也可放射至背痛。

突然出现的背痛没有明显的原因或创伤提示骨质疏松性骨折,以下这些因素增加骨质疏松症的风险:

- 更年期
- 饮酒
- 吸烟
- 内分泌失调:甲状腺
- 慢性肾脏疾病
- 慢性肝脏疾病

肢体疼痛

肢体的疼痛可能是由于骨骼肌肉系统、皮肤、血管或神经系统引起。

骨骼肌肉系统引起疼痛可能是外伤或炎症,肌肉疾病如多肌炎可表现为肩部和股部近端肌群的疼痛伴乏力。50 岁以上人群出现肩关节和股关节的疼痛僵硬提示风湿性多肌痛。多部位发作的急性或亚急性疼痛提示炎性过程。骨骼疾病比如骨髓炎、软骨病、骨质疏松或肿瘤可引起肢体疼痛。肌腱的炎症可引起(腱鞘炎)局部区域的疼痛。

脉管系统疾病也可引起肢体疼痛,急性动脉闭塞可引起突发的急性剧痛伴肢体变凉苍白。慢性外周血管疾病可引起间歇性跛行。静脉血栓也可引起肢体弥漫的肿痛。

椎管狭窄可引起假性跛行,与外周血管病变引起的疼痛不同,行走时疼痛,向前倾斜时减轻,外周的动脉搏动可触及。

神经卡压和神经病变都可引起肢体疼痛,通常伴随肢体麻木和无力。常见原因为滑膜增厚或关节半脱位。尤其是类风湿关节炎患者。血管炎相关的炎症关节炎也可引起神经病变导致弥漫的外周神经鞘炎或单神经鞘炎。

慢性类风湿关节炎患者常发生寰枢关节的半脱位,这与齿突后方的横韧带侵蚀破坏有关。患者可能描述为上肢的放射性发麻和间断的头痛。颈部的弯曲可引起齿突的绳状压迫,可导致四肢瘫痪或猝死。这种异常情况在颈椎 X 线检查上较明显(图 26-3)。

外周神经的损伤可引起血管缩舒的障碍和严重的肢体疼痛,临床上为烧灼痛,甚至伴随着肢体截肢后,患肢的疼痛可能发展或变成慢性问题。

雷诺现象

雷诺现象是指趾对寒冷刺激的异常反应,典型的表现是指端遇冷后先变白后变蓝最后变红并可伴随着疼痛。患有雷诺疾病的患者有雷诺现象却缺乏明确的病因。常为家族聚集且女性更容易罹患。这是一种良性的状态,但在患结缔组织病特别是系统性红斑狼疮患者,雷诺现象可引起消化道溃疡的形成(清单 23-5),也可能是这种状态的首发表现(图 21-2)。

清单 23-5　雷诺现象病因(指端遇冷变白-蓝-红)

反应性疾病
雷诺病(特发性)
震动机械损伤
颈椎强直

结缔组织病
系统性硬化,全身性或局限性
混合型结缔组织病
系统性红斑狼疮
结节性多动脉炎
类风湿关节炎
多肌炎
血管炎

动脉性疾病
动脉或静脉栓塞
血栓闭塞性脉管炎(Buerger disease,伯格病)——吸烟者
创伤

血液系统疾病
红细胞增多症
白血病
异常蛋白血症
冷凝集疾病

中毒
药物:β-肾上腺素受体阻滞剂、麦角胺
氯乙烯

眼干和口干

眼干和口干是干燥综合征的特点(清单 23-6),这种综合征可能发生在孤立性(原发性干燥),其在类风湿关节炎和其他结缔组织病中也很常见。分泌黏液的腺体被淋巴细胞和浆细胞浸润,导致腺体的萎缩和纤维化,干眼症可引起结膜炎、角膜炎和角膜溃疡。干燥综合征也会累及其他器官包括肺和肾脏。

> **清单 23-6　干燥综合征的临床特点**
>
> 该综合征,分泌黏液腺体被淋巴细胞和浆细胞浸润,导致腺体的萎缩和纤维化。
> 1. 干眼症:结膜炎、角膜炎、角膜溃疡(角膜很少有血管化)
> 2. 口干
> 3. 胸部:继发于黏液分泌减少后引起的感染和 IgA 亚型缺陷或间质性肺炎
> 4. 肾脏:肾小管性酸中毒或肾源性尿崩症
> 5. 生殖道:萎缩性阴道炎
> 6. 假性淋巴瘤:舌下淋巴结病和脾肿大,很少进展为真性淋巴瘤(通常为非霍奇金淋巴瘤)
>
> 　　注明:该综合征发生于类风湿关节炎和结缔组织病
> 　　IgA,免疫球蛋白 A。

红眼症

非类风湿性脊柱关节炎和白塞综合征可能并发红眼症(眼睛痛伴随红眼自巩膜中心向周围放射,图 25-3)。在其他疾病比如干燥综合征,红眼症主要是眼干、巩膜表层炎或巩膜炎。

全身症状

疲劳在结缔组织病中常见,体重下降和腹泻可能发生在系统性硬化、可能由于小肠细菌的过度繁殖。溃疡和皮疹在一些结缔组织病中非常常见,如系统性红斑狼疮。多发的僵硬可见于类风湿关节炎或系统性硬化。但应该除外全身感染(流感),过度运动,风湿性多肌痛,神经肌肉疾病(锥体外束疾病、破伤风、肌强直、皮肌炎)和甲状腺功能减低症。最后,发热有可能和结缔组织病有关,尤其是系统性红斑狼疮,但首先需除外感染。

治疗史

记录目前和既往抗关节炎药物(非甾体抗炎药、磺胺嘧啶、来氟米特、羟氯喹、甲氨蝶呤、激素、TNF-拮抗剂和其他生物制剂)。药物的任何副作用(如胃溃疡或出血:NSAID)激素副作用或严重感染(生物制剂)也需要识别。开始使用生物制剂的患者通常进行相关检查除外结核(如胸部 X 线,结核菌素试验),生物制剂可能激活结核感染。

询问患者是否进行过理疗和治疗是否有效。

既往史

询问患者既往是否有创伤、关节或韧带手术(可能是创伤的另一种形式)非常重要。同样,复发性感染史-包括肝炎、链球菌性咽炎、痢疾、淋病或肺结核可能与关节痛或关节炎的发病有关。

蜱咬史可能提示患者有蜱咬关节炎,其他可能的原因包括:

* 罗斯河热(澳大利亚:农村多见)
* 巴尔曼热病毒(澳大利亚北部)
* 切昆贡亚热流行(热带旅行史)
* 细小病毒感染
* Q 热和结核,可引起单关节炎或骨髓炎
* 反应性关节炎,可能发生在近期的性传播疾病如淋病和衣原体或痢疾感染后
* 单发或多发关节炎或腱鞘炎和儿童急性风湿热
* 莱姆病(通常为大关节)

有银屑病史提示可能为银屑病性关节炎,对关节疾病可能早于皮疹的银屑病关节炎患者,银屑病家族史(一级亲属)可能是一个线索,对于儿童时期的关节炎病史也同样重要。吸烟史很重要:类风湿关节炎在吸烟者中更常见,吸烟增加他们心血管疾病风险。

社会病史

测定患者的功能(表 23-1)询问患者的家庭环境、职业、爱好和运动兴趣,如果患者有慢性致残性关节炎,以上信息将非常有用。过去的性传播疾病史也很重要非特异性尿道炎和淋病尤其相关。

等级	评估
1 级	正常功能
2 级	一般活动不影响,单个或以上关节轻度受限
3 级	只能完成正常工作的部分内容或自理
4 级	完全或几乎完全失能,只能坐轮椅或卧床

表 23-1　类风湿关节炎的功能评估

家族病史

有些与慢性关节炎有关的疾病常在家族中遗传,这些疾病包括类风湿关节炎、痛风和原发性骨关节炎、血色素沉着病、脊柱关节炎、肺孢子虫病和炎症性肠病。有家族性出血性异常提示患儿突发的急性肿胀性关节炎可能是血友病。

要点小结

1. 许多风湿性疾病伴随全身异常，询问关节以外的症状必须是病史的一部分

2. 睡眠中被背痛疼醒提示可能和恶性肿瘤有关

3. 慢性风湿病对患者生活和工作有很大影响，详细记录这种影响很重要

4. 晨僵（通常超过 1h 或更长）是类风湿关节炎的特点，将有助于区别于骨关节炎，持续时间是疾病严重程度的指标。

OSCE 复习题——风湿病的病史

1. 患者女性，关节痛。请采集病史。
2. 患者男性，有很长的背痛和皮疹病史。请采集病史。
3. 患者女性，早晨关节僵硬。请采集病史。
4. 患者男性，最近开始出现严重的背痛和发热。请采集病史。

（马帅　译）

参考文献

1. Van den Hoogen HMM, Koes BW, Van Eijk JTM, Bouter LM. On the accuracy of history, physical, and the erythrocyte sedimentation rate in diagnosing low back pain in general practice: a criteria based review of the literature. *Spine* 1995; 20:318–327. Unfortunately, distinguishing mechanical from non-mechanical causes of low back pain such as ankylosing spondylitis is clinically difficult. However, tenderness to pressure over the anterior superior iliac spines and over the lower sacrum may, based on other studies, be somewhat helpful for the positive diagnosis of ankylosing spondylitis.

2. Deyo RA, Rainville J, Kent DL. What can the history and physical examination tell us about low back pain? *JAMA* 1992; 268:760–765.

3. Chou R. In the clinic. Low back pain. *Ann Intern Med* 2014; 160:ITC 6-1.

第 24 章

风湿病学检查

解剖学

类风湿关节炎首先引起关节滑膜炎症,引起滑膜增厚可以被触诊并称为关节翳,随之引起周围组织如肌腱、关节软骨和骨骼本身在内的破坏。

如果邻近皮肤有感染,关节的疼痛是局限的,更深的关节异常也可引起疼痛。感觉关节疼痛的区域与连接在关节上的肌小体的神经支配相对应。比如说肩关节和后方的肩胛区肌肉受 C5 和 C6 支配,所以肩关节和肩胛区的疼痛除了来自肩部的关节肌肉还有 C5 和 C6 神经神经根支配。关节参与的形式可以帮助判断关节炎的类型,也有关节炎不止一种类型。图 24-1a 为典型的类风湿关节炎引起的滑膜关节炎,图 24-1b 为脊柱关节炎引起的胸椎关节受累,图 24-1c 银屑病关节炎关节受累,图 24-1d 骨关节炎是膝关节受累。骨关节炎有一些危险因素(清单 24-1)。

环绕关节的关节外结构(图 24-2)韧带、肌腱和神经也可能是关节疼痛的来源。关节本身的疾病会限制各个方向的运动,包括主动运动(患者自主运动)和被动运动(被检查者运动)。关节外疾病对关节活动在不同方向上的影响是不同的,对主动运动的影响大于被动运动。

一般检查

有一些确定的方法可以对关节和相关的结构进行检查[1],也要注意风湿性疾病的各种全身并发症。系统性检查要根据患者的病史和一般检查时发现的异常。常规体检时通常不进行每个关节的正规检查,但是医生应该掌握每个关节的检查方法,而且对一个有关节症状或确定诊断并活动期患者进行正式的检查评估病情是非常重要。关节外软组织疾病非常常见。

一般检查非常重要的原因有二:首先是能发现患者的功能障碍,这是所有风湿性疾病评估必备,其次是通过仔细的查体可以诊断特定的类型。观察患者步入诊室的情况,行走时是否有疼痛和困难? 什么姿势? 是否需要拐或助步器的协助? 是否有明显的失能? 哪些关节受累? 关节受累的类型对潜在病因可能是一个线索(清单 23-2 和清单 23-4)。

更详细的检查,患者应该脱掉衣物,包括内衣,根据患者的情况和检查部位,检查通常从患者躺在病床上开始,或坐在床边或椅子上或站着。观察患者脱掉衣物的过程不应该错过,因为关节炎会影响到这项日常基本的工作。

考虑骨关节炎的特征性改变(清单 24-2)。

清单 24-1　骨关节炎的危险因素

- 年龄
- 女性
- 肥胖(尤其是膝关节)
- 遗传因素
- 创伤
- 体力劳动(手)
- 职业或娱乐性使用(农民的髋骨,足球运动员的膝关节)
- 种族(如白人:髋骨和手部)

注明:终身有症状的骨关节炎膝关节 27% 和髋关节 45%。

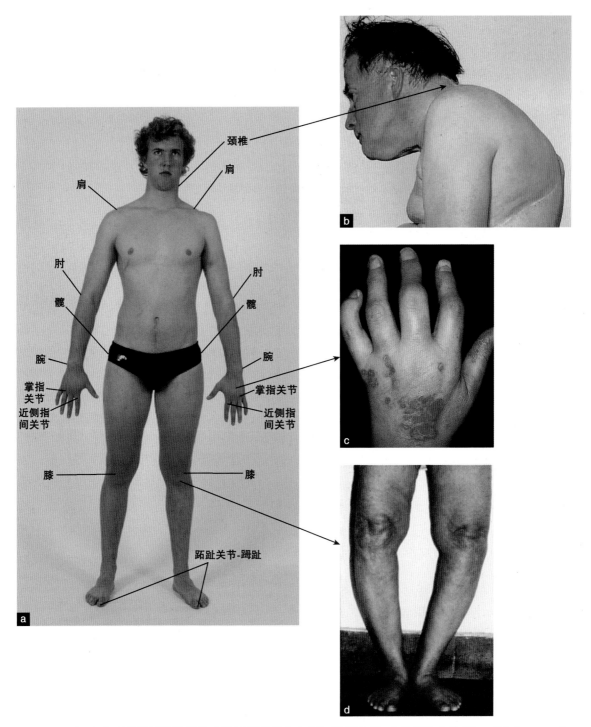

图 24-1　(a-d)典型的类风湿性关节炎累及滑膜关节(对称、胳膊和腿、大关节和小关节)。(b) Courtesy of MA Mir, from Atlas of Clinical Diagnosis, Saunders 2003—fig. A; RT Emond, PD Welsby and HA Rowland, from Colour Atlas of Infectious Diseases, Mosby 2003—fig. C)。(c) Clinical Dermatology, Psoriasis and Other Papulosquamous Diseases, Figure 8. 25, 2010。(d) Manual of Clinical and Practical Medicine, Musculoskeletal system, Figure 9. 57, 2010, 277-302pp

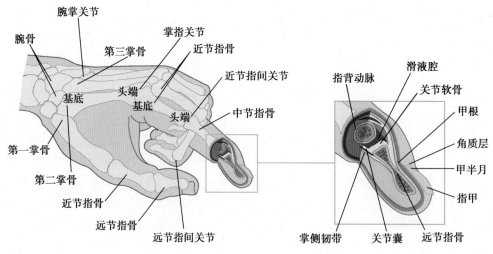

图 24-2　手骨和指关节——典型的滑膜关节

清单 24-2　典型骨关节炎的表现

- 关节边缘骨赘(骨肿胀)如赫伯登结节
- 很少或没有滑膜炎
- 畸形伴少有不稳定
- 活动受限:主动和被动
- 关节摩擦音
- 关节压痛
- 肌肉的失用与乏力

关节检查的原则

关节检查的一般原则适用于所有关节检查并可以概括为:视、触、移动、测量和与对侧比较。

视诊

第一原则是总是右侧与左侧比较,记住关节是三维结构,需要从前面、后面和侧面检查,检查皮肤红斑提示潜在的炎症或活动性、严重的关节炎或感染,萎缩提示慢性潜在疾病,瘢痕提示之前手术比如肌腱修复或关节置换,皮疹比如牛皮癣提示皮疹和多关节炎(多余一个关节炎症),牛皮癣皮疹包括红斑脱屑、伸肌表面的斑块(图 24-6)。还要检查血管性皮肤红斑(皮肤的血管炎),表现可从网状条纹或网状青斑,从触诊的紫癜到皮肤坏死。

背部的一些小的、实性、无痛的肿胀常在腕关节表面提示滑膜囊肿,较大的、局限的、柔软的、位于腕关节背面的提示腱鞘炎。

注意关节处的肿胀,有一些可能的原因比如关节积液、滑膜的增生或炎症(类风湿关节炎)、

滑膜骨过度增生(骨关节炎)。当关节周围组织受累时可会出现关节肿胀,类风湿关节炎的肌腱炎或黏液囊炎,下肢肿胀可能是关节积液,通常是无痛的可能和腿任何部位的炎症有关。疼痛性肿胀提示踝关节或肌腱炎或筋膜炎或皮肤皮下的炎性水肿。

畸形是一种慢性的,通常是破坏性的关节炎的标志,范围从早期类风湿关节炎时掌指关节的轻度尺侧偏到失去神经的(沙尔科)关节炎的严重破坏和紊乱(图 29-4)。身体偏离中线的部分称为外翻畸形,而向中线的部分称为内翻。例如,膝外翻的意思是膝关节朝外,膝内翻的意思是弓腿。

检查骨排列是否异常。半脱位是指关节表面的移位部分仍保持部分接触。错位是用来描述关节表面之间有接触损失的位移。

肌肉萎缩的原因是关节的失用、周围组织的炎症和有时神经卡压共同作用。它往往会影响病变关节附近的肌肉群(如活跃的膝关节关节炎导致四头肌萎缩),是慢性的一种迹象。"

触诊

触诊皮肤温度。通常用手背完成是因为手背的温度感更好。冷关节不太可能参与急性炎症过程。肿胀的伴随轻度温暖的关节常见于活动性滑膜炎(见下文)、感染(非常温暖;葡萄球菌或晶体性关节炎(如痛风)。

触痛是炎症剧烈程度的一个指标,但也可能出现在纤维肌痛患者的肌肉。关节边缘的压痛表明炎症。如果不能直接检查关节(如髋关节、跗骨中关节),引起关节疼痛的被动运动可以代替直接触

痛检查。告诉患者如果检查变得不舒服就说出来。触痛可分级如下：

Ⅰ级　患者主诉疼痛

Ⅱ级　患者主诉疼痛及退缩

Ⅲ级　患者主诉关节疼痛,关节退缩

Ⅳ级　患者不允许触诊

这可能是由于关节炎症或关节外病变(关节周围组织),包括发炎的肌腱,黏液囊或附着体(附着体)。受感染的关节非常脆弱,患者通常不会让检查者移动关节。必须轻柔地触诊关节或触痛部位,观察患者的面部而不是关节本身,以发现检查不舒服的迹象。

如果可能的话,现在就仔细地触诊关节,寻找滑膜炎的迹象,滑膜炎是一种海绵状肿胀。这必须与积液区分开,积液往往影响大关节,但可发生在任何关节。滑膜炎引起的肿胀是波动的,可以使关节内移位。骨肿胀感觉坚硬和不活动,提示骨赘形成或软骨下骨增厚。

运动

通过检查被动运动的范围,可以获得有关某些关节的大量信息(在肢体或关节新近受伤的情况下,如疑似骨折,明确禁止被动运动)。让患者放松,然后轻轻地尝试活动关节,如果关节疼痛(继发于肌肉痉挛),或有紧张的积液、有包膜收缩,或者有固定的畸形,这将限制关节的活动。关节可能有有限的伸展(称为固定屈曲畸形)或有限的屈曲(固定屈曲畸形)。被动运动脊柱不是一个实用的动作(除非检测者非常强壮),这里推荐主动运动。主动运动对综合关节功能的评估更有帮助。手的功能和步态通常用于功能测试。运动时的疼痛表明关节或关节周围组织有问题。

提示框

1. 当主动运动和被动运动均有疼痛时提示固有关节问题。
2. 当只有主动运动时疼痛提示关节周围异常。
3. 如果主动运动受损,但被动运动时正常时,考虑软组织损伤或神经疾病。

关节的稳定性很重要,很大程度上取决于周围的韧带。通过在韧带和肌肉张力设定的正常范围内,以反方向轻轻地移动关节来检测的。

关节缝隙是关节发出的一种刺耳的关节异响,它表示关节表面的不规则性。其存在暗示着慢性病程。

测量

精确测量关节的运动范围可以用角度计,这是一个铰链杆与中心的量角器。张开角度,与关节对齐。关节运动的测量从零起点开始。对于大多数关节来说,这是伸展时的解剖位置。伸直膝关节,然后运动被记录为从这个位置开始的弯曲度。固定屈曲畸形的膝关节可记为"30°~60°",即固定屈曲畸形为30°,屈曲受限为60°。在一些关节,从解剖位置可以测量弯曲和伸展,比如手腕。非风湿病学家不常使用角度计,关节运动的正常值范围很广。大多数临床医生估计大概的关节角度。

卷尺对于连续测量和估计股四头肌的体积以及检查脊柱运动非常有用。"

个别关节的评估

手和手腕

参见图 24-3~图 24-8。

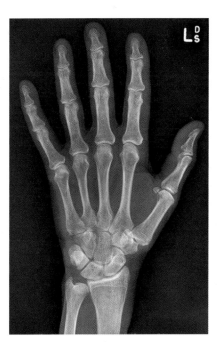

图 24-3　正常手部的 X 线（Courtesy of M Thomson, National Capital Diagnostic Imaging, Canberra）

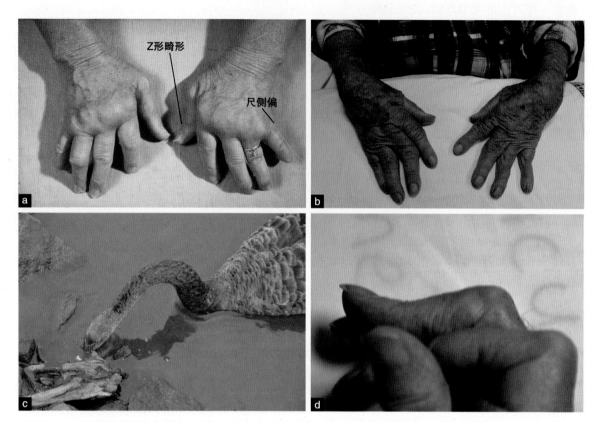

图 24-4　（a）类风湿关节炎的手表现为尺侧偏和 Z 形畸形。（b）表现为天鹅颈畸形和远端指间关节病的类风湿手。（c）天鹅进食时的颈部（颈部向身体伸出，头部弯曲）。（d）钮孔状畸形，近侧指间关节屈曲，远侧指间关节过伸关节畸形

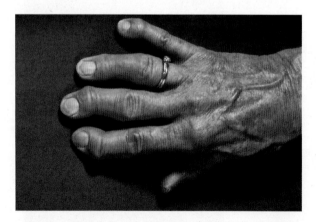

图 24-5　骨关节炎患者的手显示希伯登氏结节（远指间关节）和布夏尔氏淋巴结（近指间关节）

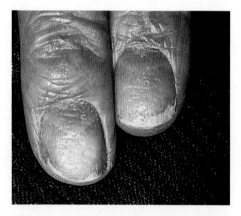

图 24-6　银屑病指甲，表现为甲脱落和变色，伴有典型的凹陷和隆起

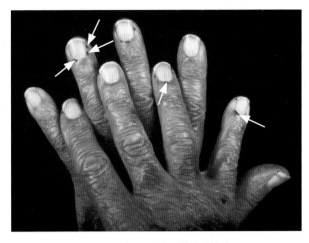

图 24-7 类风湿性血管炎(箭头)

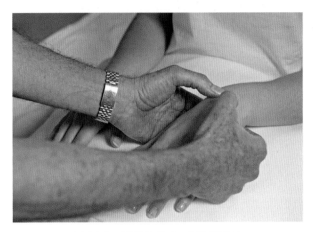

图 24-8 触诊腕关节:直接触诊法

检查解剖学

指骨间关节为滑膜铰链关节。手腕上的八块骨头(腕骨)形成了滑动关节,当它们相互滑动时,手腕可以活动——弯曲/伸展和外展/内收。

病史

疼痛可能存在于部分或全部关节。如果是由肩、颈或腕管综合征引起放射痛,则更有可能是模糊或弥漫性的,如果是由关节炎引起,则更有可能是局部的。类风湿关节炎患者的僵硬程度通常在早晨更严重。腕关节肿胀可能表明关节炎或肌腱鞘炎症。单个关节肿胀提示关节炎。由类风湿关节炎引起的手指和手畸形,或由关节炎或痛风性关节炎引起的手指畸形可能是患者的主诉。突然发生的畸形提示肌腱断裂。锁定或折断手指(扳机指)是屈肌腱鞘炎(腱鞘炎)的典型症状。失去功能是一个严重的问题,特别是有许多功能的手和手腕。这将引起哪些问题呢?神经卡压引起的神经症状可引起感觉异常、麻木或有时感觉过敏、力量受限或复杂的手部功能障碍。

检查

首先让患者坐在床边,双手放在枕头上,手掌向下。通常(框 24-1)仅手的检查就能提供足够的信息让检查者做出诊断。因此,这是 OSCE 考试中相当普遍的一种测试。

框 24-1 手和腕关节的检查

坐下(双手放在枕头上)
1. 一般检查
   类库欣样症状
   体重
   虹膜炎、巩膜炎等
   明显的其他关节疾病
2. 视诊
   - 背方面
     ○ 腕关节
       皮肤——瘢痕,发红,萎缩,皮疹
       肿胀——分布
       畸形
       肌肉萎缩
     ○ 掌指的关节
       皮肤
       肿胀——分布
       畸形——尺侧畸形偏曲、掌侧半脱位等
     ○ 近端和远端指间关节
       皮肤
       肿胀——分布
       畸形——天鹅颈、胸针、Z 形等
     ○ 指甲
       银屑病的变化——斑点,隆起,甲裂,角化过度,变色
3. 触诊和被动运动
   - 腕关节
     ○ 滑膜炎
     ○ 积液
     ○ 活动范围
     ○ 捻发音
     ○ 尺茎突压痛
   - 掌指的关节
     ○ 滑膜炎
     ○ 积液
     ○ 活动范围
     ○ 捻发音
     ○ 半脱位
   - 近端和远端指间关节
     ○ 如上所述
   - 掌腱捻发音
   - 腕管综合征检测
   - 手掌方面
     ○ 皮肤瘢痕、掌心红斑、掌心皱褶(贫血)
     ○ 肌肉萎缩
4. 手功能
   握力
   精确抓握
   反向力量
   运动能力
5. 其他
   肘部-皮下结节-银屑病皮疹
   其他关节
   系统性疾病特点

要点小结

在双手多发性关节炎的情况下，如果远端指间关节未被诊断为风湿性关节炎或系统性红斑狼疮，如果远端指间关节受累，还要考虑：骨关节炎、痛风性关节炎或银屑病性关节炎。

视诊

从手腕和前臂开始检查。检查皮肤是否有红斑、硬皮病、萎缩、瘢痕和皮疹，观察肿胀及其分布。接下来，观察腕关节肿胀、畸形、尺侧和茎突突出。然后观察手部固有肌肉的肌肉萎缩。这导致掌骨之间出现中空脊。尤其是在手背上。

接着检查掌指关节，需要注意任何皮肤异常、肿胀或畸形。尤其要注意尺侧偏位和手指掌侧半脱位。尺侧偏移是指掌指关节指骨向手的内侧（尺侧）偏移。通常与手指前（掌侧）半脱位有关（图24-4）。这些畸形是类风湿关节炎的特征，但不是其病理特点（清单24-3）。

清单24-3 变形性多发性关节病的鉴别诊断

类风湿关节炎

杰可德* 关节炎

血清阴性脊柱炎，特别是银屑病性关节炎，强直性脊椎炎或赖特病

慢性痛风（很少对称）

原发性大骨关节炎

腐蚀性或炎性骨关节炎

---

* Francois Jaccoud（1830—1913），日内瓦医学教授。

然后检查近端指间关节和远端指间关节，需要注意任何皮肤变化和关节肿胀。寻找类风湿关节炎的特征性畸形（图24-4）。其中包括手指天鹅颈、钮孔畸形和拇指Z型畸形（图24-4）。它们是由于关节破坏和肌腱功能障碍。天鹅颈样畸形是指近端指间关节过度伸展和远端指间关节固定屈曲畸形。这是由于近端指间关节半脱位和远端指间关节肌腱缩短所致。钮孔畸形包括近端指间关节的固定屈曲和远端指间关节的伸展。这是由于近端指间关节通过其断裂的伸肌腱突出。拇指Z型畸形包括指间关节过度伸展、掌指关节固定屈曲和半脱位。

现在看骨关节炎的特征变化（图24-5）。通常累及远端指间关节和第一腕掌关节。赫伯登结节是一种常见的畸形，由位于远端指骨基部的边缘骨赘引起。不太常见的是，可能累及近端指间关节，此处的骨赘称为布沙尔结节。

再看趾骨是否出现梭状趾炎。这是银屑病关节病的特点，但也可发生在反应性关节炎患者。这是由于指关节间关节炎和屈肌腱鞘水肿。由于严重的破坏性关节炎导致的手指缩短也发生在银屑病中，被称为关节炎致残。由于手指的缩短和伸缩，这只手可能会呈现出一种主要的"手持式长柄歌剧镜"的外观。由于类风湿关节炎治疗的改善，这种情况现在非常罕见。

看看手指上的肌肉是否萎缩和手指溃疡，这提示系统性硬化症。

现在检查指甲，典型的银屑病性指甲改变是可见的：包括甲裂、凹陷（指甲上的小凹陷）、甲裂（图24-6），以及不常见的角化过度（指甲增厚）、隆起（非特异性征象）和变色。指甲皱褶周围血管的变化意味着活跃的疾病。这些包括由皮肤梗死引起的1~2mm的黑色到棕色的病变，通常发生在类风湿关节炎中（图24-7）。系统性红斑狼疮（和感染性心内膜炎）患者可能因血管炎而出现片状出血。与甲襞梗死不同，它们位于甲床的甲下。系统性红斑狼疮、硬皮病或皮肌炎可发生甲周毛细血管扩张。

现在把患者的手翻过来，露出手掌的表面，观察手掌上的瘢痕（肌腱修复或转移）、手掌红斑和下丘脑或下丘脑的肌肉萎缩（由于失用、血管炎或周围神经卡压）。掌腱膜挛缩症可能可见。毛细血管扩张有助于硬皮病的诊断。

提示框

即使被要求检查手部，也要检查肘部的伸肌面是否有：

- 类风湿结节
- 痛风结节
- 牛皮癣

感觉和运动

再次将手转回到掌心向下的位置，触诊腕关节时，拇指置于腕关节的背侧表面，示指支撑于腕关节下方（图24-8）。轻摸滑膜炎（肿胀）和渗出物。手腕应该轻轻地向后弯曲（通常可以弯曲到75°），手掌应该用拇指弯曲（也可以弯曲到75°）。然后测量桡骨和尺侧偏移（20°）（图24-9）。注意运动

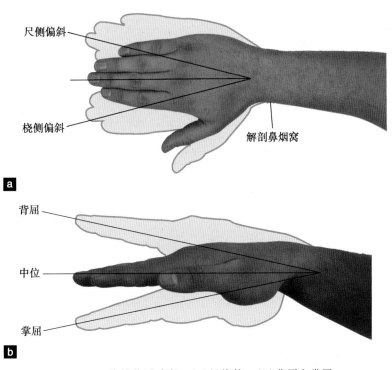

尺侧偏斜

桡侧偏斜

解剖鼻烟窝

a

背屈

中位

掌屈

b

图 24-9　腕关节活动度。(a)尺桡偏。(b)背屈和掌屈

或关节的任何压痛或限制,触诊尺骨茎突,以观察类风湿关节炎中可能出现的压痛。

现在把患者的手翻过来,露出手掌的表面。观察手掌上的瘢痕(肌腱修复或转移)、手掌红斑和下丘脑或下丘脑的肌肉萎缩(由于失用、血管炎或周围神经卡压)。掌腱膜挛缩症可见。毛细血管扩张有助于硬皮病的诊断。茎突远端肿胀提示滑膜炎。

感觉鼻烟壶的触痛,这可能是第一次腕掌关节关节炎或舟骨损伤的结果(图 24-9)。尺骨尺伸肌肌腱炎尺骨远端压痛试验。

现在继续检查掌指关节,它是用两个拇指以类似的方式触诊的。再次检查被动运动。关节最好在 90°弯曲,这可打开关节的边缘。掌侧半脱位可以通过拇指和示指之间的近端指骨屈曲掌指关节来体现。然后,掌指关节前后摇摆(图 24-10)。在正常的关节处,这种动作几乎不会发生。当韧带松弛或半脱位时,可能出现相当大的运动。

触诊近端和远端指间关节的压痛、肿胀和骨赘。用每只手的拇指和示指在两个平面上检查。

下一个检查手掌腱裂。当患者弯曲和伸展"掌指关节"时,将手指的掌心部分放在手掌上。发炎的手掌肌腱在增厚的鞘中会发出吱吱声,可以触诊结节,这提示腱鞘炎。

触发手指也可以通过这个动作被探测到。这

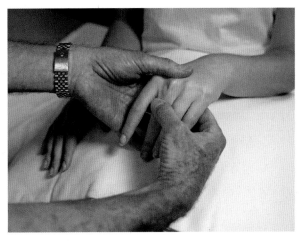

图 24-10　检查掌指关节的掌侧半脱位

里,指屈肌腱的增厚使其在通过肌腱鞘狭窄部分时容易堵塞。类风湿关节炎是一个重要的原因。通常情况下,手指的弯曲是自由的,达到一定程度后,手指就会黏在一起,无法伸展(因为屈肌比伸肌更有力)。需更大的力量克服了阻力与抓地力。

如果怀疑有腕管综合征,请患者弯曲双腕 30s:如果有这种综合征,感觉异常会在受影响的手上表现出来(指骨腕管弯曲试验)。当屈肌支持带增厚将神经包裹在腕管中时,异位感觉(针和针)分布在正中神经(清单 24-4)。这个检测比 Tinel 征更可靠,在 Tinel 征中,轻击屈背肌带(位于手掌的近端)可能导致类似的感觉异常[2]。

清单24-4   腕管综合征的原因

与职业相关:工作时手腕和手弯曲
类风湿关节炎
甲状腺功能减退
肢端肥大症
怀孕
痛风
肥胖
淀粉样变
糖尿病
特发性
腕骨骨髓炎

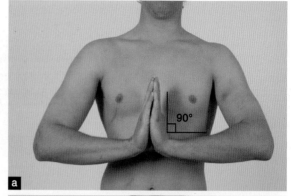
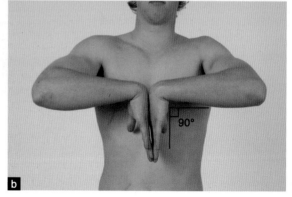

检查主动运动,首先评估腕关节屈伸,如图24-11 所示。比较这两个方面。接下来是拇指运动(图24-12)。患者把手放平,手掌向上,检测者的手握住患者的手指。检测伸展的方法是让患者拇指向外伸展,外展的方法是让拇指指向正上方,内收的方法是让患者挤压检测者的手指,对位的方法是让患者用拇指触摸小拇指。寻找这些运动的局限性和由此引起的不适。下一步检查掌指关节和指间运动。作为筛查试验,要求患者先握拳,然后

图 24-11   (a)主动伸腕。(b)主动屈腕

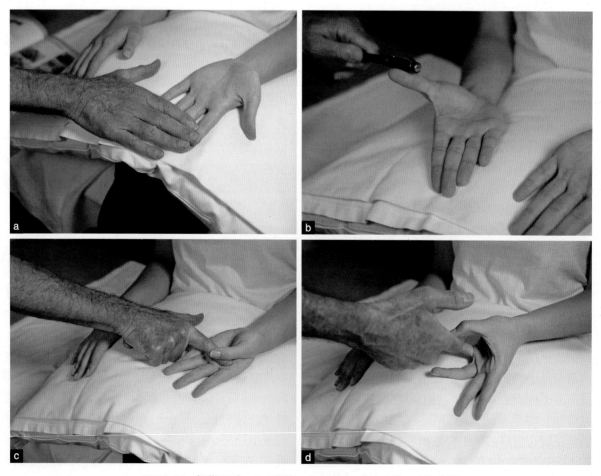

图 24-12   拇指运动。(a)背伸。(b)外展。(c)内收。(d)内屈

伸直手指(图 24-13)。然后分别检查手指。如果一个或多个手指的主动屈曲减少,检查浅屈肌腱和深屈肌腱(图 24-14)。握住伸出的手指近端关节,指导患者弯曲手指近端关节;如果深屈肌完好,远端指尖会弯曲。然后握住伸出的另一根手指(使深层肌失去活性),待测手指置于手指上方,并指示患者弯曲手指(无力表明浅表肌无法工作)。最常见的肌腱断裂是第四和第五指的伸肌。

功能

　　检测手的功能是很重要的。握力是通过让患者捏检测者的两个手指来检测的。即使是愤怒的患者,如果只有两根手指,也很少会引起疼痛。连续测量握力可以通过让患者挤压一个部分膨胀的血压计袖口,并记录压力值。钥匙握把(图 24-15)是把钥匙夹在拇指和示指之间的握把。让患者紧紧握住这个把手,并试着张开手指。相对强度(图 24-16)是指患者拇指和单个手指相对的位置。评估了将这两种方法强制分开的难度。最后,应该进行一个实际的检测,例如要求患者撤销按钮或用笔写字。

　　手部功能检测应通过正式评估神经系统的变化来完成(第 34 章)。

　　如果没有在肘部附近发现类风湿关节炎的皮下结节,手的检查是不完整的(图 24-17)。这些是

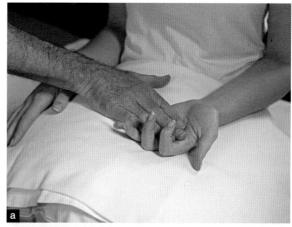
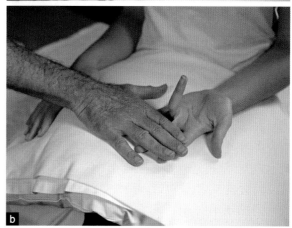

图 24-14　检测浅屈肌腱和深屈肌腱。(a)深屈肌。(b)浅屈肌

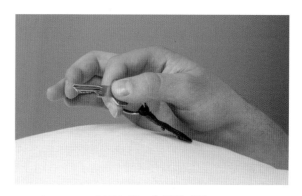

图 24-15　拿钥匙对捏

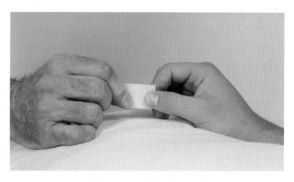

图 24-16　检测对抗力量

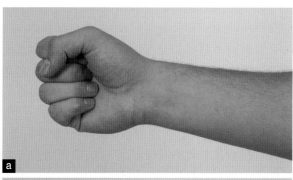
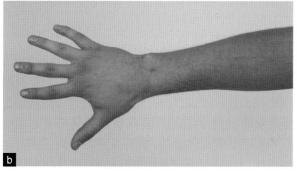

图 24-13　筛查掌指关节和指间关节的动作。(a)弯曲:"握拳"。(b)伸展:"现在把手伸开"

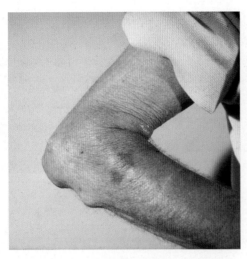

图 24-17   类风湿关节炎的皮下结节

0.5~3cm 厚的硬块,通常发生在鹰爪上,也可能附着在骨头上。它们在类风湿因子阳性的类风湿关节炎中被发现。类风湿结节是一种纤维蛋白样坏死的区域,具有特征性的组织学表现。可能是由小血管炎引起的。它们受创伤局限,但也可能发生在其他地方,尤其是附着在肌腱上、手或脚的受压区域、肺、胸膜、心肌或声带。最常见的是附着在尺骨近端,肘部远端。有时它们在鹰嘴囊内,可以在里面自由移动。关节炎和结节的同时存在提示了清单 24-5 所列的诊断可能性。

清单 24-5   关节炎加结节的原因
类风湿关节炎
系统性红斑狼疮(罕见)
风湿热(贾卡德关节炎)(非常罕见)
肉芽肿(如结节病)(非常罕见)

如果患者有糖尿病,则观察糖尿病性关节病变的特点,然后检测其功能。皮肤看起来又厚又紧,患者可能无法完全伸展所有的手指。这不同于杜普伊特伦挛缩,通常只影响第四和第五手指。两个简单的检测可能会有帮助:

- 要识别掌指关节、近端指间关节和远端指间关节的挛缩,请患者将手掌平放在一起,就像在祈祷一样(祈祷征)。
- 要识别掌指关节的挛缩,请患者将手掌平放在桌子表面(桌面检测)。

肘关节

检查解剖学

肱骨、桡骨和尺骨在肘部汇合,肘部是铰链和枢轴关节(图 24-18)。旋转发生在桡骨和尺骨之间,所有三块骨头之间的关节形成一个铰链关节。

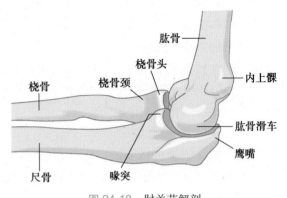

图 24-18   肘关节解剖

病史

肘部的疼痛通常是弥漫性的,并可能向前臂放射。如果患者患有肌腱炎(网球或高尔夫球肘),它可能发生在外侧或内侧上髁。患者可能已经注意到炎症引起的肿胀,背部肿胀提示鹰嘴滑囊炎。僵硬可能会影响肘部运动,患者可能会主诉梳头困难。当旋后和内翻受到影响时患者可能会主诉拿东西有困难。如果患者意识到肘部运动异常,这表明关节不稳定,可能是类风湿关节炎或创伤的结果。肘部尺神经损伤可导致神经分布麻木或感觉异常。

检查

观察患者脱掉衣服,因为很难把胳膊从衣服上解开。上臂应该完全暴露。注意正常 5°~10° 外翻位置(抬角)的任何畸形或差异,患者站立时掌心向前。

检查关节积液,它在鹰嘴的两侧表现为肿胀。在鹰钩鼻或尺骨近端皮下边界上的肿胀可能是由于类风湿结节、痛风性痛风、鹰钩鼻囊扩大或其他类型的结节(清单 24-5)。

感觉触痛,特别是在外侧和内侧上髁,这可能意味着网球或高尔夫球手的肘部。触诊这些肿胀,类风湿结节是相当硬的,可能是软的,并附着在基础结构。痛风性结节有一种坚实的感觉,皮肤下常出现黄色,但有时很难与类风湿结节区分开。鹰嘴囊的积液是轻微波动的,如果有炎症可伴压痛。这些积液与类风湿关节炎和痛风有关,但往往独立于这些疾病发生。

检查者可以在面对患者时,将另一只手的拇指沿着尺轴的边缘,即滑膜最接近表面的鹰嘴关节的远端,检测到肘关节的少量液体或滑膜炎。如果有液体存在,肘关节的完全伸展会在这个区域造成明显的隆起。

被动地移动肘关节,肘关节是铰链关节。当手臂完全伸展(0°)时为零位置。正常屈曲可达150°。扩张受限是滑膜炎的早期症状。

如果怀疑有侧上髁炎,请患者主动伸展手腕以抵抗阻力。通过站在患者面前演示来检测活动范围。如果有任何畸形或麻木的主诉,神经检查的手和手臂的尺神经卡压的提示。

肩关节

检查解剖学

肩关节是身体中最灵活的关节。它包括三块骨头:锁骨、肩胛骨和肱骨(图 24-19)。肩锁关节由肩胛肩峰和锁骨肩峰组成。肩关节的运动是肩胛盂[肩胛盂(窝)与肱骨球形末端之间]关节盂窝关节[肩胛盂(窝)与肱骨球形末端之间]和肩胛与胸腔之间关节球窝关节结合的结果。包括 17 块肌肉。关节本身的稳定性取决于四种肌肉:冈上肌、冈下肌、小腹圆肌和肩胛下肌。

浅盂窝由软骨边缘(盂唇)延伸,这缓冲了肱骨头,增加了关节的深度和表面积。关节的不稳定可能是由于这些结构的异常或损伤造成的。

关节被包裹在关节囊中,并与滑膜相连。

这个复杂的关节经常受到许多非关节炎的影响,包括黏液囊、包膜和周围肌腱;例如,"冻结(僵硬)肩膀"(粘连性囊炎)、肌腱炎和滑囊炎。所有这些疾病都会影响肩关节的运动。

关节不稳定可能导致脱位(关节表面之间的所

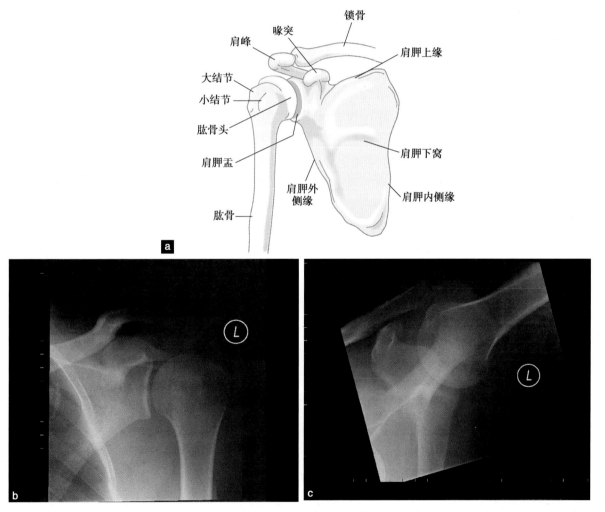

图 24-19　肩关节的检查。(a)肩部解剖。(b)左肩在中立位置的 X 线片;可见肱骨头、锁骨、肩胛骨的相对位置。(c)左肩外展时的 X 线片;手臂外展使肱骨头旋转锁骨向上移动(X-rays courtesy of M Thomson,National Capital Diagnostic Imaging,Canberra)

有接触都消失了)或半脱位(部分接触仍然存在)。前脱位或半脱位往往发生在跌倒伴有一个伸展的手臂。更多的慢性不稳定与支持结构的逐渐拉伸有关,通常和运动或工作活动时需要使手臂伸过头有关。韧带松弛的患者可能有多向不稳定性,有些患者可能会主动脱臼(如在聚会上)。

病史

疼痛是肩疾患者最常见的症状[3]。典型的感觉是在关节的前部和外侧。它可以辐射到三角肌甚至更远。肩膀上方的疼痛更可能来自肩锁关节或颈部,在畸形变得明显之前,一定是非常严重。疼痛和僵硬可能严重限制肩膀的运动。不稳定可能会导致肩膀脱臼的感觉,这很可能发生在外展和外旋时(如在发球时)。功能丧失可能会导致手臂在肩部以上高度或伸展至背部时出现困难[4]。

检查

观察患者脱衣,注意肩膀向前、向后和向上的运动,看这些运动是受限的还是引起患者疼痛的。站在后面比较一下两边,手臂应保持在同一水平,肩锁关节的轮廓应相同。可能有一个三角肌的损耗是不明显的,除非将两侧比较,三角肌萎缩是肩部问题的特征,而斜方肌萎缩则提示颈椎问题。

检查关节,肿胀可能是前方可见的,但除非是大量的积液和患者是瘦的,这些是很难发现的。检查两侧不对称和由于受伤或以前的手术造成的瘢痕。

感觉触痛和肿胀,站在患者旁边,一只手放在患者的肩膀上,将手臂移动到不同的位置(见下图)。当肩膀移动时,摸一下肩锁关节然后沿着锁骨移动检测者的手到胸锁关节。

活动关节(图 24-20 和图 24-21)。零位置是手臂挂在身体一侧,手掌朝前。外展检测肱骨盂外展,正常情况下可达 90°。对于右肩,站在患者身后,将左手放在患者的肩膀上,同时右手将肘部从肩膀上抬起。主动抬高仰角通常可以达到 180°,这也包含了肩胛骨的运动。内收可以达到 50°。手臂向前跨到胸前。外部旋转可以达到 65°。肘部弯曲到 90°时,手臂尽可能向外侧转动。内部旋转通常可以达到 90°。它是通过让患者把手放在背后,然后试着用拇指尽可能高的抓背来进行积极的检测。有肌腱套问题的患者在做这个动作时主诉疼痛。屈曲可达 180°,其中肱骨盂关节的屈曲约为 90°。延伸到 65°是可能的。行军时手臂向后摆动。在所有这些操作过程中,评估有无疼痛和关节的限制。

使用三步骤 Apleyj 划痕检测可以快速评估肩膀的运动情况(图 24-22)。站在患者身后,让患者从肩胛骨的另一侧挠痒痒,首先从另一侧的肩膀挠痒痒,然后从脖子后面挠痒痒,最后从后背挠痒痒。如果这个检测是正常的,通常没有必要检测被动的肩膀运动。

传统上,肩关节的前稳定性是通过恐惧试验来评估的。站在患者身后,外展、伸展和外部旋转肩膀(图 24-21),同时用拇指向前推肱骨头部。如果即将发生脱位($LR+=1.8, LR-=0.234$),患者将强烈抵制这种操作。如果手臂内收并内旋,即将发生后脱位,也会有类似的反应。撞击试验(clunk test)可能对患者更友好,更准确。患者仰卧着,手臂完全外展。然后将其完全置于外部旋转状态,肱骨头向前推一点。而不是寻找痛苦的迹象,检查者倾听和感觉来自肩膀的研磨感($LR+=16, LR-=0.67$)。

这也是检测肱二头肌功能的时间。患者弯曲肘部以抵抗阻力。肱二头肌肌腱断裂导致肱二头肌卷起成一个球。

一般情况下,关节内疾病会导致关节向各个方向运动的疼痛受限,而肌腱炎只会导致关节向一个平面运动的疼痛受限,肌腱断裂或神经损伤会导致无痛性虚弱。例如,如果异常体征为中度(45°~135°)肩外展受限,则提示肌腱套问题(即冈上肌、冈下肌、肩胛下肌和小圆肌),而不是关节炎。

肱二头肌腱炎导致冈下肌、肩胛下肌和小圆肌局部压痛,而不是关节炎。

肱二头肌腱炎导致沟部局部压痛。冈上肌腱稍高一些,就在肩峰的前表面下面。冈上肌腱炎很常见。检查它包括在肩膀伸展时将一根手指放在肌腱的头部。当肌腱向前挤压手指时,运动是痛苦的。当肩膀弯曲时,肌腱就会移动,疼痛就会消失。

不要忘记影响肩锁关节的关节炎可能与肩关节紊乱混淆。还记得检查肩痛患者的颈部和腋窝。

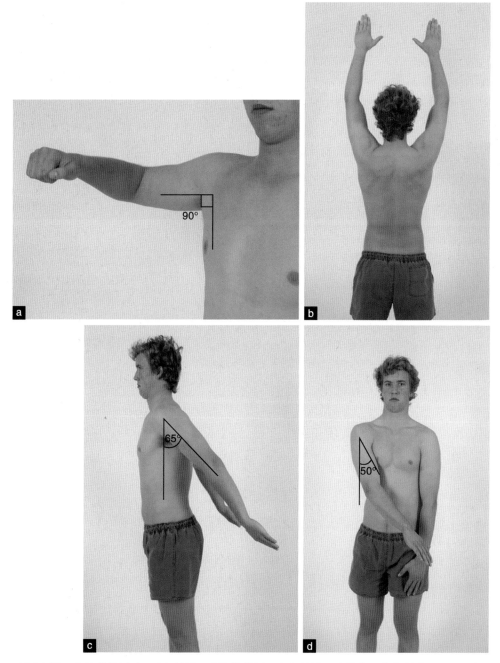

图 24-20　肩关节的活动。(a)利用盂肱关节外展。(b)利用盂肱关节和肩胛骨外展。(c)背伸。(d)内收

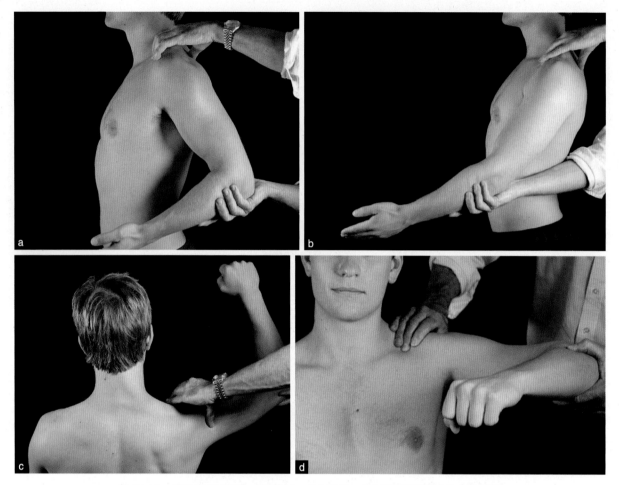

图 24-21 肩关节的检查。(a)伸展。(b)屈曲。(c)恐惧检测。(d)内旋外展

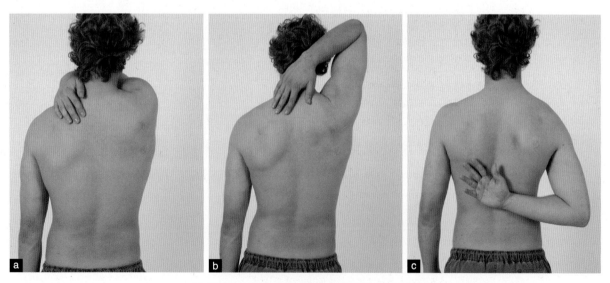

图 24-22 (a-c)Apley 摸背试验评估肩部运动

颞下颌关节

病史

颞下颌关节功能障碍的常见症状包括咔哒声和张嘴时的疼痛。下颌有时会锁定在打开的位置。

检查

检查耳前方有无肿胀。当患者张开和关闭嘴巴时,将手指放在耳前面来感受(图 24-23)。当下颌骨张开时,下颌骨的头部向前滑动时是可以触摸到的。可以感觉到滴答声和格栅声。如果关节有炎症性关节炎,这时与压痛有关。类风湿关节炎可能影响颞下颌关节。

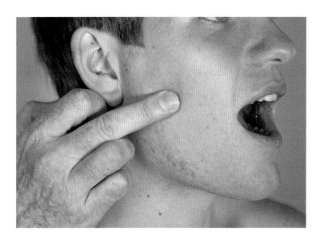

图 24-23　检查颞下颌关节——"给我把嘴张开和闭上。"

颈部

检查解剖学:脊柱

脊柱(图 24-24)就像一个由骨头组成的塔,保护着脊髓,并容纳着其血液供应、传出和传入神经。它为身体提供机械支持,足够灵活,可以弯曲和扭转运动。椎体关节突之间有滑动关节,椎体被椎间盘分隔。这些软骨垫足够灵活,可以在脊椎之间活动。颈椎 C3~C7 段存在露脊关节。这些是形成于侧骨延伸(钩突)之间,从较下椎体的边缘与上面的。这些关节的骨关节炎性肥大可能导致疼痛或神经根刺激。

病史

疼痛是最常见的颈部症状。肌肉骨骼性颈痛通常发生在颈部后部的结构:颈椎、棘肌、半棘肌和斜方肌,或颈神经或神经根。颈部前部的疼痛可能来自食管、气管、甲状腺或颈部前肌(如胸锁乳突肌和颈阔肌)。疼痛可能是由颈部前部的心脏引起的。

可能有直接受伤或突然减速导致颈部过度伸展的外伤史:鞭伤。尝试治疗性的颈部手法也可能造成损伤。这些患者必须考虑脊髓损伤的可能性。询问有关四肢无力或感觉改变以及肠或膀胱功能方面的任何问题。

疼痛可能是突然开始的,提示椎间盘脱出,或由于椎间盘退变而逐渐加重。

姿势不对引起的肌腱和肌肉拉伤是引起暂时性颈部疼痛的常见原因。这些通常与过度使用有关。询问患者的职业,工作或娱乐活动是否涉及重复和延长颈部伸展(如画家和骑自行车者)。这些患者常表现为颈部僵硬、疼痛和肌肉痉挛。肩膀和耳之间反复握着电话会导致神经根问题。颈部运动可引起神经根症状,如在过度伸展损伤或颈椎关节炎后分布的颈神经感觉异常。询问有关感觉异常和四肢无力的问题。

肌肉痉挛或有时椎间盘脱出后可导致畸形。斜颈是由于肌肉张力障碍或颈部神经根问题导致的一种慢性、无法控制的颈部向一侧扭转。

检查

患者应脱光衣服,露出颈部、肩部和手臂(图 24-25)。

当患者坐着的时候观察颈椎,特别注意其姿势。

运动应积极检测,屈曲是通过让患者试着用下颌触摸胸部来检测的(正常的屈曲可以达到 45°)。扩展(图 24-26a)的检测方法是让患者向上和向后看(通常可能是 45°)。侧弯(图 24-26b)通过让患者用耳触摸肩膀来检测;横向弯曲通常可以达到 45°。旋转试验的方法是让患者从肩膀向右看,然后向左看。这通常是可能的 70°。

感觉后棘突,当患者俯卧,胸部由枕头支撑,颈部轻微弯曲时,这通常是最容易做到的。感觉触痛和棘突间距不均匀。关节突关节的压痛是通过感觉手指在两侧中线外侧的宽度来引起的(图 24-27)。

上肢的神经病学检查[5],包括肩部外展(C5,C6)和前锯肌(C5,C6,C7)的检测,是评估颈部的一部分。

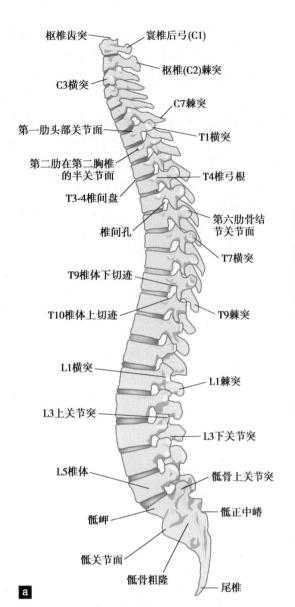

枢椎齿突
寰椎后弓(C1)
枢椎(C2)棘突
C3横突
C7棘突
第一肋头部关节面
T1横突
第二肋在第二胸椎
的半关节面
T4椎弓根
T3-4椎间盘
第六肋骨结
节关节面
椎间孔
T7横突
T9椎体下切迹
T10椎体上切迹
T9棘突
L1横突
L1棘突
L3上关节突
L3下关节突
L5椎体
骶骨上关节突
骶岬
骶正中嵴
骶关节面
骶骨粗隆
尾椎

a

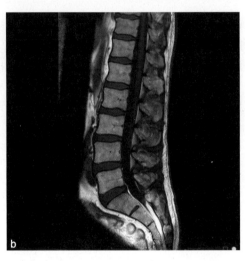

b

图 24-24　(a)脊柱结构。(b)显示(a)中解剖特征的腰椎 MRI 扫描(MRI scan courtesy of M Thomson, National Capital Diagnostic Imaging, Canberra)

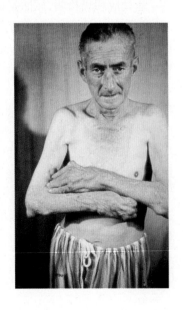

图 24-25　类风湿性关节炎。注意由于右侧寰枢椎半脱位导致的头部倾斜,类风湿的手和皮下的类风湿结节

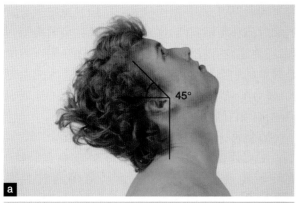

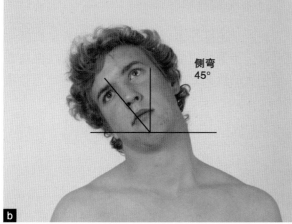

图 24-26　颈部的活动度。(a)后伸——"抬头向后看"。(b)侧弯——"现在把你的右耳贴在肩膀上"(45°);旋转——"现在向右看,然后向左看"(70°)

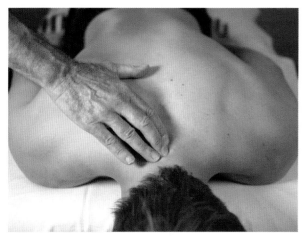

图 24-27　检查棘突

胸腰椎和骶髂关节

病史

　　腰痛是一种非常常见的症状(清单 24-6),腰骶部不适最严重,询问患者突然起病,是否与举重

清单 24-6　背痛的鉴别诊断

记住,背部疼痛的严重原因在其他情况良好的患者中很少见(<1%)。

⚠表示可能诊断为紧急或危险问题的症状。

提示非特异性或肌肉骨骼原因

(虽然常被认为是由于椎间盘突出,但 MRI 扫描检测到的椎间盘突出与疼痛之间几乎没有相关性——30%的无症状人群存在这种相关性)

逐渐出现

无神经症状或体征

最近小伤

提示强直性脊柱炎

全身症状

静息痛

⚠**提示恶性疼痛**

静息时加重,影响患者休息

持续 4 周以上

体重下降

已知的恶性肿瘤

⚠**提示脓肿**

静息时加重

发热

免疫抑制

⚠**提示马尾综合征**

(骶神经根受压,通常由于椎间盘突出,但也可由引起椎管狭窄的感染或恶性肿瘤引起)

剧烈的疼痛

尿潴留或尿失禁

粪便尿失禁

鞍区麻木

下肢无力

提示椎体骨折

突发剧痛

既往骨质疏松症

使用类固醇

创伤

椎体压痛

提示坐骨神经痛

(刺激或压迫 L4-S1 神经根)

疼痛向膝关节以上的腿部扩散

提示椎管狭窄

走路时疼痛加剧

提腿弯曲

提示牵涉性痛

腹痛(憩室脓肿、肾盂肾炎)

恶心、呕吐、排尿困难(肾盂肾炎)

⚠突发撕裂痛、低血压、休克(腹主动脉瘤破裂)"

或紧张有关,或者是否渐进性[6,7]。早上腰背部僵硬和疼痛更严重是炎性脊椎关节炎的特征,从臀部和大腿沿坐骨神经分布发出的疼痛称为坐骨神经痛。腰骶神经根坐骨神经受压时,咳嗽、用力或身体微微前倾,如刷牙,常会加重疼痛。背部疼痛,患者可能称为"腰痛",往往是由于涉及疼痛(如从脊椎关节)。由于神经压迫或刺激,腿部可能有其他神经症状。感觉异常或无力的分布可提示脊髓或神经根水平异常。询问尿失禁、尿潴留、"鞍区"麻木、勃起功能障碍和便失禁,这可能是马尾受累的结果。

检查

开始检查时,让患者站着,只穿内裤。检查是否有畸形,从背部和侧面检查。特别注意缺少正常的胸后凸和腰椎前凸,这是强直性脊柱炎的典型表现,还要注意脊柱侧弯的任何证据,脊柱侧弯可能是简单的("C"形)或复合的("S"形),可能由创伤、发育异常、椎体疾病(如佝偻病、结核病)或肌肉异常(如脊髓灰质炎)引起。

感觉每一个椎体的压痛,触诊肌肉痉挛[6]。

主动评估运动。弯曲运动主要发生在腰椎,而旋转运动发生在胸椎。运动范围通过观察(图 24-28)和使用 Schober 检验(图 24-29)进行检验。

屈曲是通过让患者用膝关节伸直触摸脚趾来检测的。正常的屈曲范围很宽。很多人在保持膝关节伸直的情况下,只够到小腿的一半。当患者弯

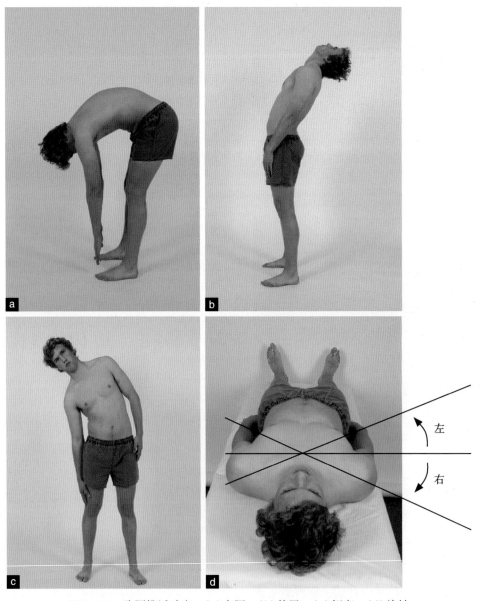

图 24-28　胸腰椎活动度。(a)弯腰。(b)伸展。(c)侧弯。(d)旋转

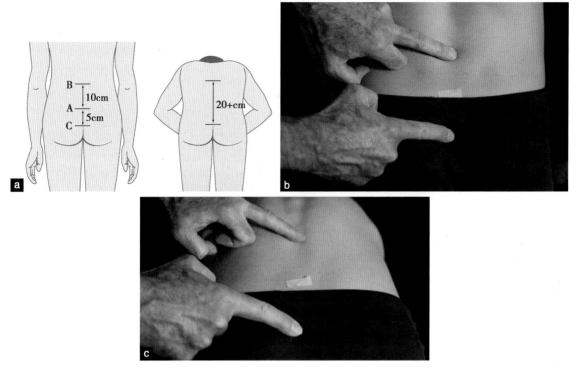

图 24-29 （a-c）肖伯试验（摘自 Douglas G, Nicol F and Robertson CMacleod's clinical examination, 12th ed. Edinburgh: Churchill Livingstone, 2009）

腰时, 看一下脊柱: 从肩膀到骨盆, 背部通常有一个平缓的曲线。晚期强直性脊柱炎患者有一个平坦的强直性脊柱, 所有的弯曲发生在髋部。通过让患者向后倾来测试伸展。背部疼痛的患者通常会发现, 这种姿势没有前屈那么不舒服。侧弯的评估方法是让患者在不向前弯曲的情况下, 将右手尽量滑下右腿, 然后对左侧也进行同样的评估。这种运动在强直性脊柱炎早期往往受到限制。旋转试验是让患者坐在凳子上（固定骨盆）, 并要求患者将头部和肩膀尽可能地向两边旋转, 最好从上面观察。

用肖伯试验（Schober test）测量腰椎屈曲（图 24-29）。在脊柱髂后棘水平处做一个标记（大约在 L5 处）。将一根手指放在 5cm 以下, 另一根手指放在 10cm 以上。请患者触摸脚趾。两指间距离增加小于 5cm 表明腰椎屈曲受限。手指到地板的距离在完全弯曲时可以连续测量, 以提供一个疾病进展的客观指标。

评估直腿抬高（Lasegue 测试包括被动踝关节背屈）。如果怀疑有坐骨神经痛, 患者躺下, 抬起伸直的腿（通常 80°~90°）。这将受到腰椎间盘突出症疼痛（小于 60°: 敏感性 91%）的限制[8]。

直接按压两侧髂前上棘, 施加侧压力, 使其分离。这可能会引起骶髂关节疼痛时, 患者有骶髂炎。

让患者俯卧在床上。寻找臀肌萎缩。骶髂关节位于维纳斯酒窝的深处。根据传统, 双手互相叠的坚实触诊用于引起骶髂炎患者的触痛, 分别测试每一面。

请患者侧卧, 用力按压骨盆上缘。这也会引起骶髂关节疼痛。

背部的完整检查还需要对下肢进行神经病学评估[9]。

臀部

检查解剖学

髋关节是一个球窝滑膜关节（图 24-30）。骨臼由三根骨头组成: 髂骨、坐骨和耻骨。球是股骨的头部, 周围的肌腱和神经可能会引起需要与髋关节异常鉴别的症状。

病史

"髋关节"一词被患者用来描述包括臀部、下背部或转子区域在内的多个部位。请患者指出疼痛的部位（清单 24-7）。患有真正的髋关节问题的患者通常会感到腹股沟前的疼痛, 或可能辐射到膝关节。腹股沟劳损的运动员通常会因外伤或过度使用而导致内收肌肌腱炎或耻骨骨炎, 大转子疼痛

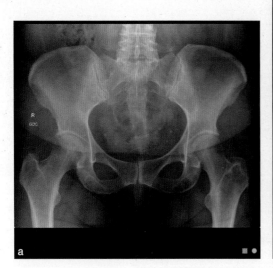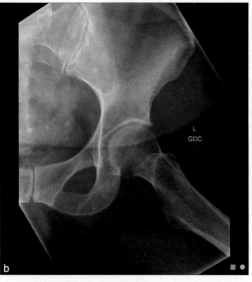

图 24-30   X 线检查:(a)骨盆和髋关节。(b)髋关节外展(Courtesy of M Thomson, National Capital Diagnostic Imaging, Canberra)

清单 24-7   髋关节和大腿疼痛的鉴别诊断

股骨颈骨折	不适
既往骨质疏松症	**股骨头无菌性坏死**
摔落史	突然发作的疼痛
突发剧痛	不能承受腿部的重量
无法承重	使用类固醇
骨关节炎	既往骨折
高龄	糖尿病
肥胖	镰状细胞贫血
渐进发病	**感觉异常性股痛**
行走时疼痛	(股外侧皮神经卡压)
工作包括从卡车或平台上跳下来	大腿前痛伴异位
类风湿关节炎	职业包括长时间的坐着
静息痛	使用收缩的腰部支撑带
晨起疼痛加重	**转子滑囊炎**
其他关节受累	疼痛在大腿外侧
行走受到严重限制	爬楼、前弯腰或侧躺时加重
感染性关节炎	
发热	

通常是由转子滑囊炎、臀中肌腱炎或撕裂引起的。跷二郎腿会加重这种症状。了解患者做什么运动,这种情况在跑步运动中很常见。一般来说,疼痛出现在运动开始时,随着运动员"热身"而改善,直到休息后才会复发。详细记录工作经历,与工作相关的过度使用综合征可能在周五最严重,周末会有所改善。从卡车或平台上跳下可能会导致关节反复受伤。

患者可能会注意到跛行,当与疼痛相关时,它是一种代偿机制,当无痛时,它可能是由于肢体长度不等或关节不稳定造成的。患者有时会意识到髋部发出咔咔声或咔嗒声,这可能是由于腰肌滑囊炎或臀大肌肌腱滑过大转子边缘。功能障碍通常导致行走和爬楼梯困难。由于僵硬和疼痛,坐着和站着会变得越来越不舒服。

有跌倒史,不能走路或腿部负重,提示股骨颈骨折。类风湿关节炎的病史和在休息时出现的疼痛提示髋关节类风湿关节炎。骨关节炎更可能在老年人中逐渐演变,并与肥胖和复发性创伤有关。

询问全身症状,如发热和体重减轻,这可能是感染性关节炎的迹象。

疼痛与感觉异常有关,并在大腿外侧皮神经的分布中放射,提示一种卡压综合征(痉挛性疼痛)。

检查

观察患者走进房间,注意拐杖的使用,缓慢且明显不舒服的步态或跛行。

让患者躺下,先仰卧。

观察髋关节本身是不可能的,因为有太多的肌肉覆盖在它上面。然而,你必须检查瘢痕和畸形。

患者可能会因为疼痛而采取一条腿蜷曲的姿势。

感受腹股沟韧带中点远端关节压痛,这点位于股骨头上唯一不是髋臼内的部分。现在感受一下大转子,拇指放在两侧髂前上棘上,示指和中指向后移动,寻找大转子的尖端。它们应该在同一水平上。如果一边比另一边高,那么另一边就可能是不正常的一边。

被动移动髋关节(图 24-31)。屈曲是通过弯曲患者的膝关节和大腿向胸部移动来测试的。将

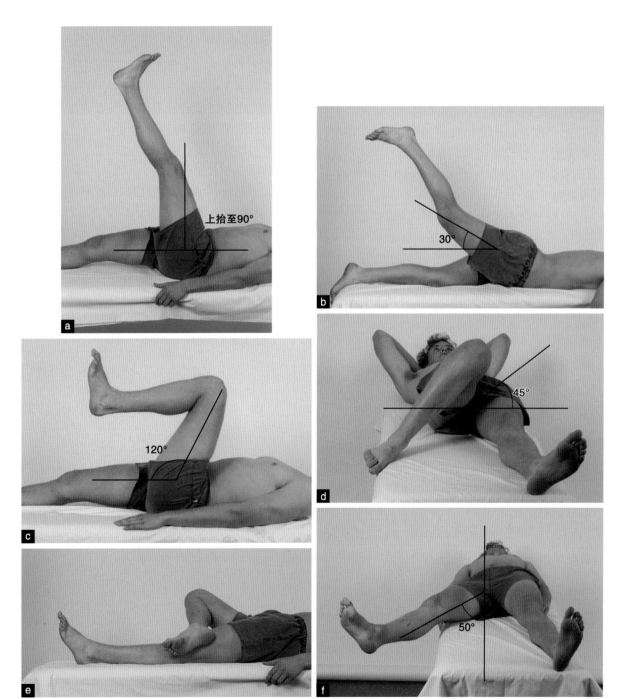

图 24-31 髋关节活动度。(a)前屈。(b)后伸。(c)前屈,屈膝。(d)内旋。(e)外旋。(f)外展

另一条腿放低，保持骨盆在床上。固定屈曲畸形（无法正常伸展关节）可能被患者的弓背、骨盆前倾和腰椎前凸增加所掩盖，除非应用托马斯试验。双腿完全弯曲以伸直骨盆，然后一条腿被伸展。固定的屈曲畸形（如骨关节炎）将不能被矫直。旋转是测试膝关节和臀部弯曲，一只手握住膝关节，另一只手握住脚，然后将脚向内侧移动（髋关节外侧旋转，通常为45°），然后向外侧移动（髋关节内侧旋转，正常为45°）。外展测试是站在床的同一侧作为腿被测试，右手抓住右侧脚跟，而左手放在髂前上棘，以稳定骨盆，然后将腿尽可能向外移动，这通常能达到50°，内收则相反，这条腿被抬到另一条腿的前面，通常在45°。

让患者俯卧，然后将一只手放在骶髂关节上，另一只手抬高每条腿，以测试伸展度，这通常约30°。请患者现在站起来做特伦伯格试验，患者先用一条腿站立，然后换用另一条腿站立，正常情况下，非负重侧髋升高，但近端肌病或髋关节疾病时，非负重侧髋下垂。

最后，测量每条腿的真实腿长（从髂前上棘到内踝）和表观腿长（从脐到同一下端），腿的实际长度的差异表明髋关节疾病在较短的一侧，而明显的腿长差异是由于骨盆倾斜。

在关节骨关节炎患者中，内旋、外展和伸展通常受到限制[10]。骨关节炎关节在平片上表现为关节间隙缩小、关节边缘硬化（增厚和放射性密度增加）和骨赘（骨外增生）形成。

膝关节

检查解剖学

膝关节是由股骨远端、髌骨和胫骨近端组成的复杂铰链关节（图24-32）。骨头被包裹在关节囊内，关节囊内有广泛的滑膜。外侧稳定由外侧副韧带提供，前后运动受十字韧带的限制。广泛的关节软骨起着减震器的作用，允许骨头末端之间平滑的滑动运动。

病史

疼痛是常见的膝关节问题（表24-1）。如果有损伤或疼痛是由于机械异常，通常是局部的，炎症性疾病更多引起弥漫性疼痛。请患者指出疼痛最严重的地方，僵硬通常是渐进性的，是典型的骨关节炎表现，这在不活动之后会加重。膝关节的锁定

通常意味着突然无法完全伸展，经常卡在大约45°的弯曲。解锁也可能是突然发生的，有时是在患者进行某种活动之后，原因是机械因素：一个松散的关节或撕裂半月板已成为楔在关节表面的关节。受伤后突然发生的肿胀通常是由于骨折或韧带撕裂引起的关节出血；如果肿胀发生在几个小时后，半月板撕裂可能是原因。关节炎和滑膜炎引起慢性肿胀，患者有时会注意到畸形，这在以后的生活中通常是由于关节炎引起。有时患者可能会主诉膝关节不稳定或弯曲，髌骨不稳定和韧带断裂可能是这种情况。经常询问关于功能丧失的问题，行走距离、爬楼梯和上下椅子的能力往往会下降。

膝关节骨关节炎很常见。高龄，既往受伤和僵硬持续不到半个小时，这提示骨关节炎诊断。经常运动的青少年可能会在膝关节以下髌腱至胫骨结节性胫骨骨膜炎或 Osgood Schlatter 病。这是最常见的牵引性骨膜炎。

询问是否有过膝关节手术或关节镜检查。

询问职业和运动史，损伤和过度使用综合征通常与运动（特别是竞技运动）和与膝关节反复轻微损伤相关的职业有关。

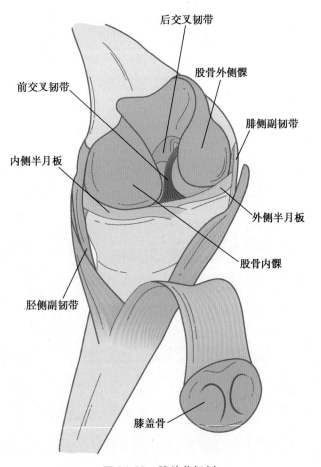

图 24-32   膝关节解剖

表 24-1　膝关节疼痛鉴别诊断	
疼痛部位	**相关特点**
膝关节外侧	
外侧半月板撕裂	创伤史
	咔咔声
	损伤后肿胀
侧副韧带撕裂	膝关节扭伤
股二头肌拉伤	过度使用或损伤
膝关节内侧	
内侧半月板撕裂	创伤史
	咔咔声
	损伤后肿胀
内侧副韧带撕裂或拉伤	膝关节扭伤
腘绳肌腱拉伤	过度使用或损伤
髌骨关节综合征	过度使用
	慢性症状
膝关节背面	
贝克囊肿	突发疼痛
滑囊炎（如腘窝，半膜肌）	局部肿胀、无力
腘绳肌拉伤	过度使用
深静脉血栓形成	慢性疼痛
	损伤或过度使用
膝关节前面	
髌骨骨折	损伤
	突发疼痛或无力
	肿胀
	骨折分离，可视诊或触诊
髌腱炎	过度使用
骨关节炎	慢性疼痛
	行走时加重
	既往外伤史
髌前黏液囊炎（女佣膝）	职业
髌下黏液囊炎（牧师膝）	职业

检查

这是在患者的不同部位上进行的，当然，还有行走[11,12]。与其他关节相比，重要的是先检查比较正常或未受伤的膝关节。这将有助于解释另一个膝关节的变化，并给患者更多的信心，检查不会是痛苦的。

首先让患者仰卧，膝关节和大腿完全暴露。受影响的膝关节往往会弯曲，姿势最舒适。注意任何四头肌的消耗，这在膝关节异常导致肌肉停止使用后不久就开始了。检查膝关节本身的皮肤变化、瘢痕（包括以前手术或关节镜检查留下的瘢痕）、肿胀和畸形。把每一边和另一边比较一下，局部肿胀

可能随着膝关节弯曲和伸展而移动，它们通常是软骨性的疏松体。关节线上的固定肿块可能是半月板囊肿。

滑膜肿胀或膝关节积液通常见于髌骨内侧和关节髌上伸展处。髌骨周围沟的消失可能是渗出液的早期迹象，评估固定屈曲畸形，蹲下来，从侧面看每个膝关节。如果有永久性屈曲畸形性关节炎，可以看到膝关节下的空隙。

内翻和外翻畸形可能很明显，但当患者站立时更容易看到。内翻畸形常与骨关节炎有关，外翻畸形常与类风湿关节炎有关。

现在看着患者依次弯曲和伸直膝关节。随着膝关节的伸展，髌骨向上滑动，并保持在股骨髁的中心。如果发生髌骨半脱位，则在膝关节屈曲时发生侧向滑移，在膝关节伸展时恢复到中线。

感觉四头肌消耗，触诊膝关节以获得温暖和滑膜肿胀。

仔细检查关节积液。浮髌试验用于确认是否存在大量积液（图 24-33）。将一只手放在股四头肌的下方，压缩髌上关节间隙的伸展。用另一只手向下推髌骨。如果髌骨感觉下沉，然后触碰到下方

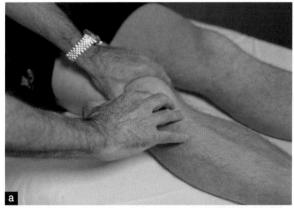

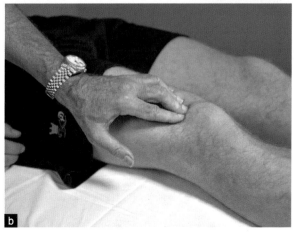

图 24-33　髌骨积液的检查。（a）髌骨轻叩。（b）隆起征：压迫髌上囊

股骨时轻拍一下,这个信号就是肯定的。隆起标志用于检测小的渗出物。用左手按压髌上袋,同时用右手的手指沿着髌骨一侧和另一侧旁边的凹槽移动。在没有被压缩的一侧,由于流体波的作用而沿着凹槽凸起,这是小渗出的迹象。

检查髌骨病变的方式是将髌骨横向滑动到股骨髁的下方。

被动地活动关节,测试弯曲(通常可能达到

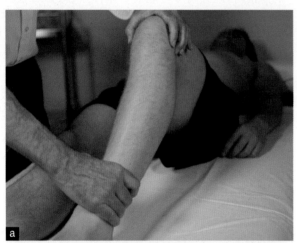

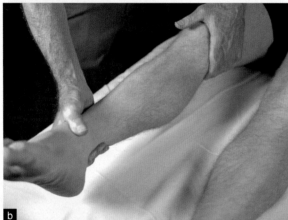

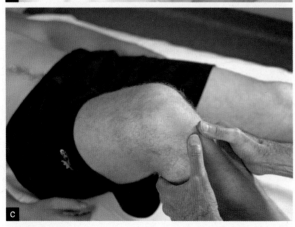

图 24-34　膝关节检查。(a)检查膝关节屈曲——"让我弯曲你的膝关节"。(b)侧副韧带检查。(c)交叉韧带检查

135°)和伸展(通常达到 5°),一只手放在膝关节骨上,另一只手上下移动腿(图 24-34a)。注意动作的范围和捻发音的存在。当抱着弯曲的膝关节时,感受并试着定位压痛。沿着髌韧带的关节线和副韧带的附着部位轻摸触痛。

接下来检查韧带(典型体征 24-1)[13-15]。评估外侧和内侧副韧带的方法是,在握住腿时,膝关节轻微弯曲,前臂沿着胫骨的长度休息;测试腿部在膝关节上的外侧和内侧运动(图 24-34b)。同时用另一只手稳住大腿。运动超过 5°~10°是不正常的。接下来测试十字韧带(图 24-34c)。用肘部或坐在患者脚上使其稳定。把患者的膝关节弯曲到90°。抓住胫骨,在膝关节上尝试腿部前后运动。拇指在关节边缘的位置可以检测到运动。同样,超过 5°~10°的移动是不正常的。前运动增加提示前交叉韧带松弛,后运动增加提示后交叉韧带松弛。拉赫曼测试(Lachman sign)可能更准确($LR+$ = 42.0,$LR-$ = 0.1)。患者平躺时膝关节弯曲 20°~30°。抓住股骨(把检测者的手放在膝关节以上)来稳定它,然后抓住膝关节以下的小腿,快速向前拉。当胫骨前运动过度或膝关节无法停止时,这是不正常的。

典型体征 24-1　韧带和半月板损伤*

征象+	敏感性%	特异性%	LR +	LR −
前交叉韧带撕裂的检测				
前抽屉征	78	100	37	0.2
拉赫曼征(Lachman sign)	89	100	42	0.1
枢轴移位征	95	NA	NA	NA
半月板损伤检测				
麦氏征(Mc-Murray sign)	56	100	8.9	0.5
关节线压痛检查	76	43	1.3	0.6
关节积液	35	100	5.7	0.7

备注:NA,无法获取。
+征象的定义:见文中。
*诊断标准:前交叉韧带撕裂,通过 MRI 影像、关节镜或手术证实的撕裂,半月板撕裂,关节镜检查。
引自 Simel DL,Rennie D. The rational clinical examination:evidence-based diagnosis. New York:McGraw-Hill,2009,表 27-6。

当怀疑复发性髌骨脱位或半脱位时,应进行髌骨恐惧试验,用力将髌骨向外侧推,同时慢慢弯曲膝关节。应该观察患者的面部表情,看其焦虑的表情是否预示着即将发生脱位(然后暂停检查)。

让患者翻滚至俯卧位,在腘窝寻找贝克囊肿,这是滑膜的压力憩室,发生于膝关节囊的裂孔中(图 24-35)。最好是伸直膝关节,如果患者躺下时不明显,当其站着时再看一看,膝关节过度伸直,小腿肌肉改变可能模拟深静脉血栓形成。破裂常与踝槌下的"新月征"有关。贝克囊肿必须与腘动脉的动脉瘤(搏动性动脉瘤)和骨性肿瘤(非常硬)区分开来。

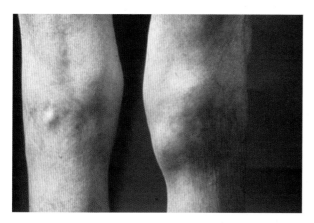

图 24-35　右膝关节贝克囊肿后面观

这也是可以进行 Apley 磨削试验的位置(图 24-36),这是对半月板损伤的测试。将患者的腿弯曲到 90°,轻轻地跪在腿上,稳定大腿,同时按住脚,前后转动腿。疼痛或点击使测试呈阳性。注意力分散测试正好相反。在这里,患者的腿向上拉,以减轻半月板的压力,并伸展韧带,如果患者发现检查很痛苦,韧带异常可能是原因。

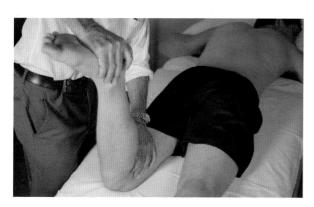

图 24-36　Apley 研磨试验(用力推)

回旋挤压试验(McMurray)(图 24-37)是检测半月板撕裂的另一种方法。患者仰卧,侧身站立接受检查,握住患者的脚踝。另一只手放在膝关节内侧,用力推外翻。将患者的腿从弯曲的位置伸直,同时进行内旋和外旋。检查结果是阳性,如果有一个弹出的感觉,这可能是无法延长膝关节。

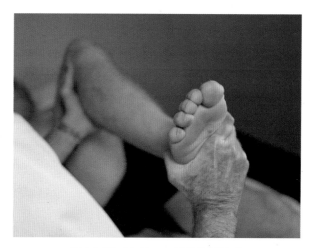

图 24-37　McMurray 回旋挤压试验

让患者站起来。尤其要注意内翻(弓形腿)和外翻(膝关节撞击)畸形。

最后进行功能测试。让患者来回走动,研究步态和膝关节的运动,特别是侧摆。

脚踝和脚

检查解剖学

踝关节是胫骨远端与腓骨、距骨之间形成的滑膜铰链关节(图 24-38)。胫骨和腓骨末端的突出物称为槌状突,与外侧韧带结合形成一个窝,稳定关节。足部的近端称为跗骨,由 7 块跗骨骨(距骨、跟骨(跟骨)、舟骨、长方体和三块楔形骨)及其支撑韧带和关节囊组成。这些骨头周围的关节和韧带允许脚的运动:反转和外翻,背曲(向上)和跖曲(向下)。

病史

通常的症状是疼痛。如果只有当患者穿鞋时才会出现这种情况,那么问题可能出在鞋子而不是脚上。可能有一个特定的区域是疼痛的,应该让患者指出来。可能有受伤史、剧烈运动史或不寻常运动史。脚踝受伤在某些运动中是很常见的,涉及脚在腿上的扭转(如:网球,足球;清单 24-8)。跟腱

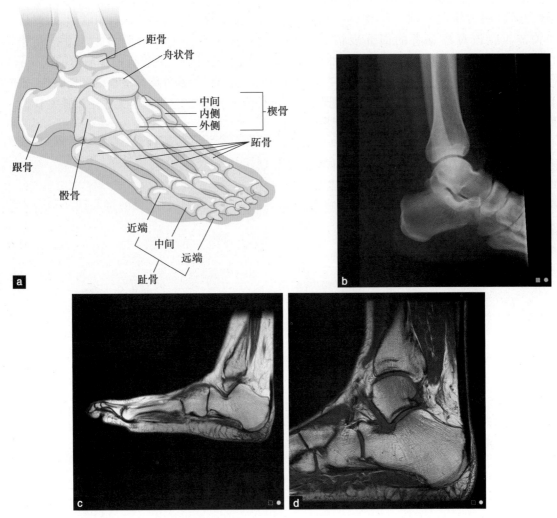

图 24-38 踝关节和足。(a)踝和足的解剖学。(b)踝关节 X 线片。(c)左足 MRI 扫描。(d)踝关节 MRI
扫描(X-ray and MRI scans courtesy of M Thomson,National Capital Diagnostic Imaging,Canberra)

清单 24-8 踝关节疼痛的鉴别诊断

慢性或持续性疼痛提示
骨关节炎(走路更严重)
炎症性关节炎(通常在休息时疼痛)
脚踝后面的疼痛提示
跟腱炎(足后软块,伴有类风湿关节炎)
跟腱断裂(突然剧烈疼痛)
踝关节外侧疼痛提示
外侧韧带损伤:扭伤(踝关节强迫反转病史)
外踝骨折(严重疼痛,外伤史)
踝关节内侧疼痛提示
三角韧带损伤:扭伤(踝关节强迫外翻史)
胫后肌腱炎
跗骨隧道综合征(胫骨后神经卡压)
内踝骨折(剧烈疼痛,外伤史)

后)通常是由于足底筋膜炎,跟腱炎或跟骨后滑
囊炎。

　　足部疼痛(清单 24-9)或踝关节疼痛的患者
可能有类风湿关节炎病史。这可能会导致疼痛
和畸形,影响踝距下、跗骨中部和跖趾关节。

清单 24-9 足部疼痛的鉴别诊断

后脚或中脚疼痛提示
骨关节炎
类风湿关节炎
足底纤维瘤
足底筋膜炎(足跟痛)
脚痛提示
跖骨痛
跖骨骨折
指间神经瘤(指间神经卡压性神经病)
痛风(严重的疼痛和肿胀,通常发生在第一跖趾关节)
脚趾问题(蹞囊炎,趾甲内生,爪状脚趾,锤状脚趾)

断裂发生在 50 岁以上的壁球和网球运动员,并
随后强迫背屈的脚。脚后跟疼痛(足底和跟骨

非常剧烈的疼痛累及第一跖趾关节通常是由于痛风。在异常剧烈的运动后,跖骨上的疼痛可能是由应力性骨折引起的。

如果患者觉得穿鞋很困难,可能有踝关节或脚趾畸形,就会觉得特别麻烦。患者可能已经注意到肿胀,询问这是否疼痛,是否累及一只脚或两只脚。双侧肿胀更可能是由于炎症。第一个跖骨头内侧肿胀(踇外翻,图 24-39)通常发生在老年人,但可能与类风湿关节炎有关。

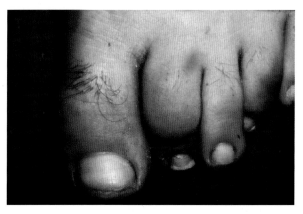

图 24-40　银屑病关节炎患者的第一和第二脚趾呈香肠状

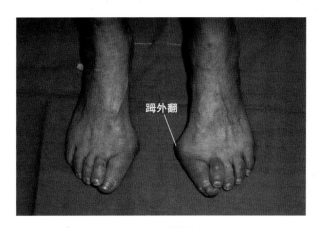

图 24-39　踇囊炎

脚上的感觉异常可能已被注意到。尝试找出异常感觉的分布,这可能是由于周围神经损伤或周围神经病变,脚部寒冷是很常见的,但发绀和溃疡是更令人担忧的问题。慢性足溃疡意味着必须排除糖尿病。

检查

检查包括脚踝、脚和脚趾。

视诊皮肤,注意任何肿胀、瘢痕、畸形或肌肉萎缩。影响前脚的畸形包括踇外翻(踇趾主轴的固定侧偏)、爪形(固定屈曲畸形)和脚趾拥挤,如类风湿关节炎。腊肠畸形的脚趾发生银屑病关节病或赖特病(Reiter disease)(图 24-40)。

检查指甲的变化是否提示银屑病。检查脚的横向拱,它在跖趾关节下方,纵向拱,它从第一个跖趾关节到脚跟。这些足弓承受着身体的重量,在足部关节炎的情况下,比如类风湿关节炎,它们可能会变平。足跖表面跖骨头以上的老茧发生于这些关节半脱位(图 24-41)。

触诊,从脚踝开始,周围肿胀的外侧和内侧,这不应该与点状水肿混淆。如果因外伤病史怀疑踝关节骨折,后内侧踝部压痛是一个可靠的信号[16]。

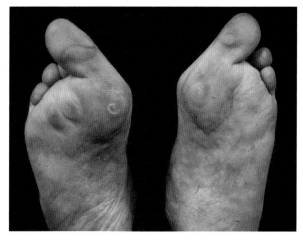

图 24-41　类风湿足表现为双侧踇外翻和跖骨头上的老茧

活动距骨(踝关节)关节,一只手抓住足中部。背屈的测试方法是将脚抬高到膝关节(正常情况下可能达到 20°),而足底屈的测试方法是做相反动作(正常情况下可能达到 50°)。

在距下关节,只测试脚在踝关节的翻转和外翻。运动时的疼痛比关节的活动范围更重要。中跗骨(中足)关节允许固定后足时前脚旋转。这是通过一只手稳定脚踝和旋转(扭转)前脚来实现的。再次强调,运动时的疼痛而不是运动范围的丧失是值得注意的。

用拇指和示指挤压第一和第五跖骨,挤压跖趾关节。压痛提示炎症,常见于早期类风湿关节炎。从脚底向上,紧靠第三和第四脚趾的跖趾关节。此处疼痛提示莫顿神经瘤。这是由于脚趾间的趾神经卡压和肿胀造成的。它与这些脚趾的疼痛和麻木有关。

然后通过感觉和运动来评估每一个趾骨间关节。这些是典型的影响,在血清阴性的脊椎关节病。第一跖趾关节受累极轻是急性痛风的特征。在这种情况下,关节看起来也红肿。

触诊跟腱类风湿性结节（图 24-42）及跟腱炎引起的压痛。挤压小腿可以发现旧的跟腱断裂：正常情况下，除非跟腱以前断裂过，否则足底会弯曲（Simmonds 试验）。也触诊脚后跟的下侧以获得压痛；这可能表明足底筋膜炎，发生在血清阴性的脊椎关节炎，有时没有明显的原因。

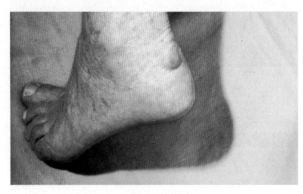

图 24-42　跟腱上的类风湿性结节

要点小结

1. 关节炎患者的检查必须始终受到患者疼痛或不适的限制。总是比较两边。

2. 在大多数联合考试中，功能评估是必要的。

3. 邻近肌肉群的萎缩可能是关节炎存在的一个线索。

4. 检查关节炎关节时，要检查其他邻近结构的异常，如肌腱和皮肤。

5. 感染性关节炎是一种急症。

6. 记得检查风湿病的全身表现。

OSCE 关注风湿病的考试

使用 OSCE 中经常出现的这些主题来帮助复习

1. 请检查一下患者的背部。

2. 请检查一下女性患者的手。

3. 患者女性，发现她的手和胸部皮肤很紧。请为其做检查。

4. 患者女性，左髋关节疼痛。请为其做检查。

5. 患者的肩膀有些活动，感到疼痛。请为其做检查。

6. 患者的左膝疼。请为其做检查。

7. 患者女性，因为脚疼，走路有困难。请为其做检查。

（马帅　译）

参考文献

1. Fuchs HA. Joint counts and physical measures. *Rheum Dis Clin North Am* 1995; 21:429–444. Describes useful quantitative methods to evaluate tenderness, pain on motion, swelling, deformity and limitation of movement.

2. Katz JN, Larson ME, Sabra A et al. The carpal syndrome: diagnostic utility of the history and physical examination findings. *Ann Intern Med* 1990; 112:321–327. This study compares the neurophysiological assessment of the carpal tunnel syndrome with the information obtained by examination and history. No single symptom or sign is sufficiently predictive.

3. Glockner SM. Shoulder pain: a diagnostic dilemma. *Am Fam Phys* 1995; 51:1677–1687, 1690–1692. Reviews the utility of symptoms and signs in differential diagnosis.

4. Leech MT, Hall ST. Examination of the shoulder joint. *Med J Aust* 2016; 205(10):444–445.

5. Shabat S, Leitner Y, David R, Folman, Y. The correlation between spurling test and imaging studies in detecting cervical radiculopathy. *J Neuroimaging* 2012; 22(4):375–378.

6. Van den Hoogen HMM, Koes BW, Van Eijk JTM, Bouter LM. On the accuracy of history, physical, and the erythrocyte sedimentation rate in diagnosing low back pain in general practice: a criteria based review of the literature. *Spine* 1995; 20:318–327. Unfortunately, distinguishing mechanical from non-mechanical causes of low back pain such as ankylosing spondylitis is clinically difficult. However, tenderness to pressure over the anterior superior iliac spines and over the lower sacrum may, based on other studies, be somewhat helpful for the positive diagnosis of ankylosing spondylitis.

7. Deyo RA, Rainville J, Kent DL. What can the history and physical examination tell us about low back pain? *JAMA* 1992; 268:760–765.

8. Chou R, Qaseem A, Snow V et al. Diagnosis of low back pain. *Ann Intern Med* 2007; 147:478–491.

9. Katz JN, Dalgas M, Stucki G et al. Degenerative lumbar spinal stenosis. Diagnostic value of the history and physical examination. *Arth Rheum* 1995; 38:1236–1241. Describes symptoms (severe lower limb pain that is absent when the patient is seated) and signs (including a wide-based gait, positive Romberg's sign, thigh pain with lumbar extension) that help predict this rare condition in older patients.

10. Murtagh J. Diagnosis of early osteoarthritis of the hip joint: the four-step stress test. *Aust Fam Phys* 1990; 19:389. Discusses the diagnosis of osteoarthritis of the hip in a systematic way, suggesting a four-step approach.

11. Solomon DH, Simel DL, Bates DW et al. Does this patient have a torn meniscus or ligament of the knee? *JAMA* 2001; 286:1610–1620.

12. Scholten RJ, Opstetten W, van der Plas CG et al. Accuracy of physical diagnostic tests for assessing ruptures of the anterior cruciate ligament: a meta-analysis. *J Fam Pract* 2003; 52:689–694.

13. Lee JK, Yao L, Phelps CT et al. Anterior cruciate ligament tears: MR imaging compared with arthroscopy and clinical tests. *Radiology* 1988; 166(3):861–864.

14. Liu SH, Osti L, Henry M, Bocchi L. The diagnosis of acute complete tears of the anterior cruciate ligament. *J Bone and Joint Surg Br* 1995; 77(4):586–588.

15. Barry OCD, Smith H, McManus F, MacAuley P. Clinical assessment of suspected meniscal tears. *Ir J Med Sci* 1983; 152(4):149–151.

16. McGee S. *Evidence-based clinical diagnosis*, 3rd edn. Philadelphia: Saunders, 2012.

第 25 章

风湿病相关的体征

越无知,越教条。——Sir William Osler(1849—1919)

类风湿关节炎

类风湿关节炎是一种病因不明的慢性全身性炎症性疾病,特征性累及关节(图 25-1)。在大多数情况下,类风湿关节炎患者的血清中存在类风湿因子(血清阳性疾病),这些是针对免疫球蛋白 G(IgG)Fc 段的特异抗体,但对类风湿关节炎缺乏特异性。抗环瓜氨酸肽抗体可见于 70% 的类风湿关节炎患者(主要是类风湿性因子阳性患者),而且和病情进展和关节外症状相关(特别是肺和心血管)。

要检查疑似风湿性关节炎的患者(框 25-1 和图 25-1),让其坐在床上或椅子上。

框 25-1　类风湿关节炎检查

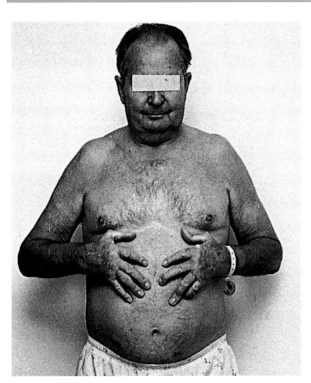

图 25-1　类风湿关节炎

1. **一般检查**
   库欣面容
   体重
2. **手**
3. **上肢**
   卡压性神经病(如腕管)

皮下结节
肘关节
肩关节
腋窝淋巴结
4. **面部**
   干眼症(干燥眼),巩膜炎,巩膜外膜炎,穿孔性巩膜软化症,贫血,白内障(类固醇、氯喹)
   眼底:高黏血症
   面部:干燥综合征
   口干:干燥,溃疡,龋齿
   颞下颌关节(捻发音)
5. **颈部**
   颈椎
   颈淋巴结
6. **胸部**
   心脏:心包炎,瓣膜病变
   肺积水、纤维化、梗死、感染、结节(和 Caplan 综合征)
7. **腹部**
   脾肿大[如费尔蒂综合征(Felty syndrome)]
   腹股沟淋巴结
8. **臀部**
9. **膝关节**
10. **下肢**
    溃疡(血管炎)

框 25-1　类风湿关节炎检查(续)	
小腿肿胀(滑膜囊肿破裂) 周围神经病变 多发性单神经炎 脊髓压迫	**11. 足** **12. 其他** 尿:蛋白质,血液(药物、血管炎、淀粉样变性) 直肠检查(血)

一般检查

观察患者是否因类固醇治疗而出现库欣面容,或是否有体重减轻的迹象,这可能表明患者患有活动性疾病。

手

把患者的手放在枕头上,尤其要注意对称的小关节滑膜炎(通常不包括远端指间关节)。其他常见异常包括尺侧偏曲、掌指关节掌侧半脱位、拇指Z型天鹅颈样畸形和手指钮孔畸形。检查指甲和甲周的血管分裂样改变,并寻找手部小肌肉的萎缩。看手掌是否有红斑。当患者伸直和弯曲手指时,用手掌触摸手掌腱裂。检查尺神经麻痹(肘部尺神经卡压)和正中神经麻痹(腕管)的征象。

手腕

检查滑膜增厚并检查 Phalen 征(腕管)。

肘部

观察手肘周围的类风湿性结节,这表明是血清阳性疾病,并检查肘关节。屈曲挛缩是常见的。

肩膀和腋下

检查动作的柔软性和局限性。也要触诊腋窝淋巴结,因为肿大的淋巴结可能预示着引流部位关节的活跃疾病。

眼睛

眼睛发红,这可能提示干燥综合征(清单 23-6),发生在 10%~15% 的病例。同时注意结节性巩膜炎——一种隆起的白色或紫红色病变,病理上为类风湿性结节,通常被注射巩膜的强烈发红所包围(图 25-2)。这些结节主要发生在巩膜上部,通常是双侧的,但只影响 1% 的患者。虹膜炎不会发生。

严重的巩膜炎可发生巩膜变薄,暴露下脉络膜,这叫作巩膜软化症。寻找因类固醇治疗引起的

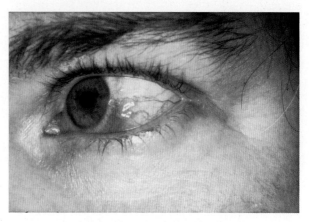

图 25-2　累及虹膜外侧巩膜的结节性巩膜炎

白内障。结膜苍白,提示缺铁引起贫血。这可能是由于非甾体抗炎药的使用导致的失血、不良饮食导致的叶酸缺乏症、脾功能亢进或慢性炎症,或这些因素的某些组合。

腮腺

观察腮腺肿大,如干燥综合征。

口

检查口腔干燥和龋齿(干燥综合征),以及与药物治疗相关的溃疡(如甲氨蝶呤)。

颞下颌关节

当患者开口和闭上嘴时,感觉颞下颌关节是否有捻发音。

颈部

接着检查颈椎是否有压痛、肌肉痉挛和旋转运动减少。检查颈部淋巴结病。

胸部

现在检查肺部是否有胸腔积液或肺纤维化的迹象。Caplan 综合征是类风湿肺结节合并肺尘埃沉着病的表现。

心脏

听诊心脏的心包摩擦(相对常见)和提示瓣膜

反流的杂音(尤其是主动脉瓣),后者可能由于心脏瓣膜结节性受累而发生。

腹部

感觉腹部是否有脾脏肿大(10%的患者有脾脏肿大,提示可能有费尔蒂综合征)和肝大。摸一下腹股沟淋巴结。

下肢

检查髋部关节运动的限制,然而,膝关节更容易受到影响,在这里必须注意任何四头肌萎缩(膝关节关节炎的一个重要标志)、滑膜积液和屈曲挛缩。外翻畸形(由外侧关节炎引起的变化:骨关节炎引起内翻畸形)和韧带不稳定可能作为晚期并发症发生。在腘窝里找找贝克囊肿。继续察看小腿的溃疡;这可以发生作为血管并发症的费尔蒂综合征。检查一个放射分布周围神经病变和单一神经炎的多发性下肢神经。由于第一颈椎前脱位或齿突垂直半脱位,也可能有脊髓受压的迹象。

脚踝和脚

现在检查足下垂(腓神经卡压或血管炎),检查踝关节运动受限。观察跖趾关节肿胀和半脱位。也可能有侧偏和脚趾抓伤,记住指骨间关节很少受累。最后,摸摸跟腱上的结节——这是一种血清阳性疾病的症状。

评估疾病的活动性是评估治疗充分性的重要方法,也是风湿病学家经常使用的方法。这包括晨僵时间、关节疼痛、疲劳、关节压痛、软组织肿胀和关节外表现。这些标准可以在各种风湿病学会的网站上找到,核心点如下:

- 压痛关节数
- 肿胀关节数
- 患者总体评分
- 红细胞沉降率
- C 反应蛋白

血清反应阴性的脊柱关节炎

一般认为强直性脊柱炎、甲状腺肿病(反应性关节炎)、银屑病关节炎和肠病关节炎属于这一类。这些被称为血清阴性的脊椎关节炎,因为它们最初与类风湿关节炎的区别在于血清中没有抗环瓜氨酸肽抗体。然而,高达 30% 的典型类风湿关节炎患者是抗环瓜氨酸肽抗体阴性。血清阴性的脊髓型关节病在临床和病理上有重叠,并与 HLA-B27 有关。

强直性脊柱炎

应检查以下部位。

腰骶髂关节:可出现腰椎前凸和胸后凸消失;腰椎严重屈曲畸形(罕见);腰椎压痛;腰椎各方向运动减少;还有骶髂关节的压痛。测量后枕骨到墙壁的距离:连续测量显示距离增加,表明畸形恶化。进行肖伯试验和脊柱横向运动试验,要求患者将一只手沿每条腿的一侧依次向下伸。这种运动经常受到严格限制。

- **腿**:跟腱炎;足底筋膜炎;和马尾受压的迹象(罕见)——下肢无力,括约肌控制丧失,鞍感丧失。
- **肺**:胸围缩小(小于 5cm);特发性纤维化的迹象。
- **心脏**:主动脉反流的迹象。
- **眼睛**:急性虹膜炎(容易复发)——痛苦的红眼(10% ~ 15%)(图 25-3)。

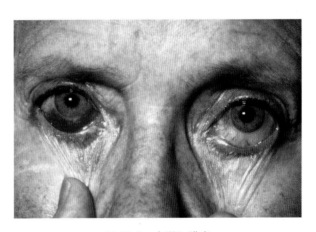

图 25-3　右眼虹膜炎

直肠和大便检查:炎症性肠病的征象(溃疡性结肠炎或克罗恩病)。注意:继发性淀粉样变性的征象——例如肝脾肿大、肾肿大、蛋白尿——可能存在,尽管这是一种非常罕见的并发症。"

反应性关节炎(赖特综合征)

这种疾病的典型症状是尿道炎或腹泻,结膜炎和关节炎(通常不对称)的大型负重关节,如髋关节、膝关节或踝关节。应注意以下检查:

- **生殖器区域**:尿道分泌物;环状龟头鳞片状,表面发红的糜烂,龟头阴茎边界清晰(图 25-4)。

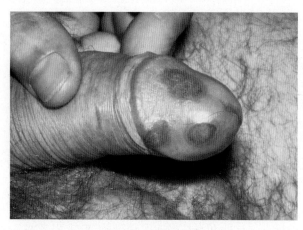

图 25-4　环状龟头炎

- **前列腺**：前列腺炎。
- **眼睛**：结膜炎；虹膜炎（罕见）。
- **口腔**：无痛平滑的黏膜病变，尤指舌。
- **背部**：骶髂关节（可单侧累及）。
- **下肢（较常见）**：膝关节、脚踝；跖趾关节和脚趾（"香肠脚趾"）；足底筋膜炎、跟腱炎；鞋底的角化皮炎（不嫩的红褐色斑疹，变成鳞状丘疹）——这与脓疱性银屑病没有区别；指甲变厚，不透明，易碎。
- **手（较少涉及）**：手腕；掌指关节、近端指间关节、远端指间关节；手掌角状硬皮病；指甲的变化。
- **心血管系统**：主动脉反流（罕见）。

银屑病关节炎

大约 10% 的银屑病患者患有关节炎。

检查类风湿关节炎，但包括脊柱和骶髂关节。银屑病关节炎有五种不同的类型，但重叠是常见的：

- 手、脚和其他关节的单关节和不对称少关节炎（图 24-39）。大多数银屑病关节炎就是这种类型。
- 对称性多发性关节炎，类似风湿性关节炎（但血清阴性）。
- 远端指间关节受累伴银屑病指甲改变（图 24-6）。
- 残关节炎（破坏性多发性关节炎）。
- 伴有或不伴有周围关节受累的骶髂炎。

肠源性关节炎

溃疡性结肠炎和克罗恩病关节受累有两种类型：

- 周围关节疾病，这是一种不对称的少关节炎，通常影响下肢，尤其是膝关节和脚踝。它很少引起畸形。

- 骶髂关节炎，这在临床上与强直性脊柱炎难以区分。

痛风性关节炎

首先从脚开始，75% 的病例（图 25-5），急性痛风性关节炎会影响趾跖趾关节。接下来检查脚踝和膝关节，这往往是在反复发作后涉及。手指、手腕和肘部受影响较晚（图 25-6）。检查并触诊痛风性拓扑（这些是周围有炎症细胞的尿酸沉积）。痛风的存在表明痛风的慢性复发。它们往往发生在关节滑膜、鹰嘴囊（图 25-7）、前臂伸肌表面、耳的螺旋（图 25-8）以及髌下和跟腱。

最后，检查继发性痛风的原因：骨髓增生性疾病、淋巴瘤或白血病引起嘌呤周转增加；以及由于肾脏疾病或甲状腺功能减退而导致的肾脏尿酸排泄减少，高血压、糖尿病和缺血性心脏病在痛风患者中更为常见。

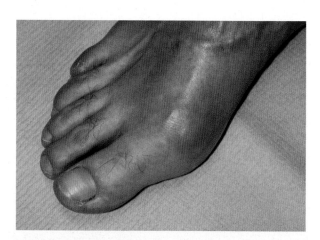

图 25-5　第一跖趾关节急性痛风（Hochberg MC. Rheumatology. 5th ed. Philadelphia：Elsevier，2010）

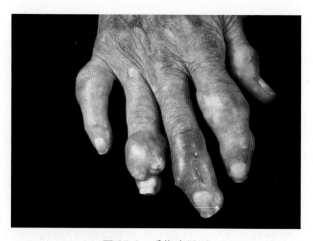

图 25-6　手指痛风石

关节(尤其是膝关节)和手腕。少数患者会出现甲状旁腺功能亢进、血色素沉着病或真正痛风的症状。

羟磷灰石钙关节炎

这会导致大关节关节炎(尤其是膝关节和肩膀),在老年患者中更为常见。

骨关节炎

退行性关节炎或骨关节炎(osteoarthritis,OA)是最常见的关节炎类型,在老年人中很常见。主要影响滑膜关节(图 24-2),其特征是关节软骨的破坏、新骨形成和关节变形。骨关节炎有一定的危险因素(清单 24-1)。

患者通常会有受累关节疼痛和晨僵的病史,患者的晨僵通常短暂(不到半小时)但会随着关节的活动加重,疼痛是间歇性,患者会出现关节功能的进行性下降,肿胀、发热和关节积液也会出现,但比炎性关节炎轻得多。

任何滑膜关节均可能受累,骨关节炎也可继发于其他关节疾病或异常:

- 损伤
- 炎性关节炎(如类风湿关节炎、痛风性关节炎)
- 股骨头坏死
- 感染性关节炎
- 骨坏死(骨量增加的先天性疾病)
- 血色素沉着病(第 2 和 3 掌骨)
- Ehlers-Danlos 症(矫正组织的遗传异常引起的皮肤过度增生和关节过度活动)

系统性红斑狼疮

系统性红斑狼疮(systemic lupus erythematosus,SLE)是一种起源不明的多系统慢性炎症性疾病,其命名的原因是这种疾病的腐蚀性类似于饥饿的狼所造成的损害。

一般检查

寻找体重减轻(由于慢性炎症)或库欣样外观(类固醇治疗;框 25-2,图 25-9)。请注意,任何异常的精神状态,精神病可能发生由于狼疮本身或类固醇治疗。

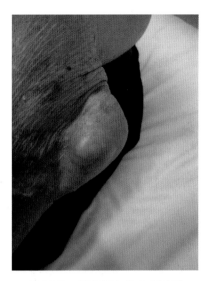

图 25-7　鹰嘴囊内的大痛风石

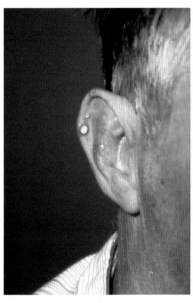

图 25-8　耳前缘的痛风石

提示框

1. 在医学上痛风的一个常见原因是慢性肾病。
2. 在这些患者中,痛风看起来就像风湿性关节炎,可能有对称性关节破坏的腕关节、远端指间关节和肘部结节。关节液结晶和抗 CCP 试验阴性有助于诊断痛风,记住痛风和类风湿关节炎有负相关性。

焦磷酸钙关节炎(假性)

这可能与上面描述的痛风相似,但通常涉及大

框 25-2   系统性红斑狼疮检查

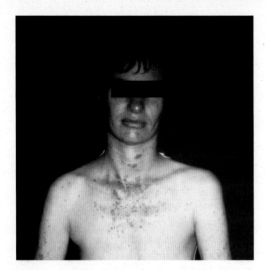

图 25-9   系统性红斑狼疮

1. **一般检查**
   库欣外观
   体重
   精神状态
2. **手**
   血管炎
   皮疹
   关节病
3. **四肢**
   网状青斑
   紫癜
   近端肌病(活动性疾病或类固醇)

4. **头**
   脱发,有无瘢痕,狼疮毛
   眼:巩膜炎、细胞样病变等
   口腔溃疡、感染
   红斑:蝶状
   脑神经损伤
   宫颈腺疾病
5. **胸部**
   心血管系统:心包炎
   呼吸系统胸腔积液、胸膜炎、肺纤维化、塌陷或感染
6. **腹部**
   肝脾肿大
   腹部压痛
7. **臀部**
   无菌性坏死
8. **腿**
   脚底:发红,小关节滑膜炎
   皮疹溃疡(如抗磷脂综合征)
   近端肌病
   神经病变
   多发性单神经炎
   小脑性共济失调
   偏身障碍
9. **其他**
   尿液分析(蛋白尿)
   血压(高血压)
   体温图

手

注意甲床周围的血管病变,或指甲根部皮肤的毛细血管扩张和红斑。皮疹可能发生,常见的是光敏性。红斑狼疮的手皮疹往往发生在指骨上,而不是影响指关节的皮肌炎。

如果天气寒冷,可能会发生雷诺现象(清单23-5)。

关节炎检查:近端和掌指关节滑膜炎,系统性红斑狼疮的关节炎不是侵蚀性的,但如果严重的话,由于支撑结构的损伤可能导致畸形。

前臂

网状青斑可能出现在这里(图25-10);在拉丁语中,这描述了皮肤的小网状变色。这是由蓝紫色条纹组成,没有离散的边界。它们通常发生在四肢上。青斑可发生于血管炎、抗磷脂综合征或动脉粥

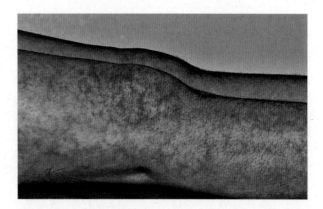

图 25-10   网状青斑(Paller A,Mancini AJ. Hurwitz clinical pediatric dermatology, 4th ed. Philadelphia:Saunders, 2011)

样硬化栓塞[1]。还要注意紫癜(由于血管炎[2]或自身免疫性血小板减少)。检查近端肌病(由于疾病本身或类固醇治疗)。SLE患者很少发生皮下结节。腋窝淋巴结可能增大,但不会变软。

头部和颈部

脱发(脱发)是一个重要的诊断线索,发生在约 2/3 的患者,并可能与瘢痕形成有关。特别要注意红斑狼疮的毛发,它们是前额上方短而破碎的毛发。头发作为一个整体可能是粗糙和干燥的,如甲状腺功能减退时。

检查眼睛是否有巩膜炎和巩膜外膜炎(作为类风湿关节炎的一种表现,比 SLE 更常见)。眼睛可能又红又干(干燥综合征)。苍白的结膜发生贫血,通常由于慢性疾病。偶尔可发现自身免疫性溶血性贫血引起的黄疸。细胞样体是硬渗出物(白色斑点),由肿胀的神经纤维聚集而成,继发于血管炎。

面部皮疹可能是诊断性的(图 25-11)。典型皮疹是脸颊和鼻梁的红斑"蝴蝶疹",必须与酒渣鼻鉴别。软腭或硬腭可能发生口腔溃疡,口腔可能干燥(干燥综合征)。

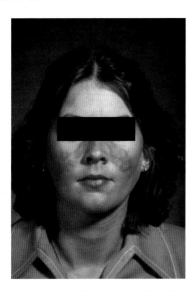

图 25-11 系统性红斑狼疮的蝴蝶征

盘状红斑狼疮的皮疹可能出现在同一区域或影响身体的不同部位。病变开始于扩散的红色斑块,其中心区域有角化过度和滤泡堵塞。活跃病灶有水肿边缘。外观可能提示银屑病。一个愈合的病变可能有边缘色素沉着,中央萎缩和脱色。头皮、外耳和面部是最常见的受累部位,但一些患者的病灶可能发生在手臂和胸部。广泛的环形或银屑病样病变可能提示亚急性皮肤狼疮的存在。

检查面部后,摸摸颈部淋巴结病,这通常是非压痛的。

胸部

心包摩擦的迹象(由心包炎引起)可以发现。在呼吸检查中,可发现胸膜摩擦(胸膜炎)或提示胸腔积液、肺纤维化、肺塌陷或肺动脉高压的征象。胸部疾病最常继发于间质性肺炎,而非肺部血管炎。

腹部

10% 的病例可发现脾脏肿大,通常较轻。肝大(轻度)可发生在不复杂的病例。由慢性肝炎引起的慢性肝病("狼疮性肝炎")是一种单独的自身免疫性疾病,而不是 SLE 的变种。

臀部

检查髋关节运动:无菌性坏死(无血管)患者运动时疼痛,髋部扩张保留,但其他运动消失。这是由于股骨头缺血,可能与类固醇的使用或 SLE 本身有关。

腿

检查近端肌病和周围神经病变(主要是感觉神经病变)。

很少有偏瘫、小脑共济失调或舞蹈症的迹象。

腿部溃疡超过踝提示由于血管炎或抗磷脂综合征。非常偶然的脚趾可能是坏疽的。可能有脚踝水肿肾病综合征或液体潴留类固醇,腿上可能有网状青斑。

尿液和血压

进行尿液分析(蛋白尿和血尿),并测量血压(高血压)。肾脏疾病是 SLE 的常见并发症。

体温

测一下体温,因为红斑狼疮中发热很常见,无论是继发性感染还是疾病本身。

系统性硬化症(硬皮病和 CREST)

这是一种结缔组织紊乱,伴有不同程度的皮肤纤维化和手指、肠道、肺、心脏和肾脏的微血管系统异常。弥漫性全身硬化以皮肤硬化更为突出，这些患者可能有肺纤维化。局限性系统性硬化症（CREST 综合征：钙化、雷诺现象、食管运动障碍、指趾端硬化和皮肤毛细血管扩张症）不会发生弥漫性皮肤硬化症和严重的肺间质疾病，但患者有发展为肺动脉高压的风险。

一般检查

检查因吞咽困难（食管运动障碍）或吸收不良（细菌过度生长）引起的恶病质；框 25-3）。

框 25-3   系统性硬化症检查

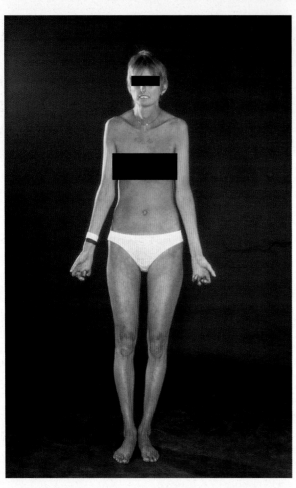

图 25-12   硬皮病

1. **一般外观**

   "鸟样"面容

   体重减轻（吸收不良）

2. **手**

   CREST-钙质沉着，远端组织萎缩（雷诺现象），硬结，毛细血管扩张，指髓丢失，坏死

   扩张毛细血管袢（甲襞）

   肌腱摩擦音

小关节关节炎和跟腱断裂

固定弯曲变形

手功能

3. **上肢**

   水肿（早期），或皮肤增厚和收紧

   色素沉着

   白斑

   脱毛

   近端肌病

4. **头**

   脱发

   眼睛：眉毛脱落，贫血，难以闭合

   口皱（"钱包线嘴"），减少开口

   色素沉着

   毛细管扩张

   颈部肌肉萎缩无力

5. **吞咽困难**

6. **胸部**

   皮肤紧缩（"罗马胸甲"）

   心脏：肺动脉高压，心包炎，心力衰竭

   肺：纤维化，反流性肺炎，胸部感染

7. **腿**

   皮肤损伤

   血管炎

8. **其他**

   血压（肾脏受累的高血压）

   尿液分析（蛋白尿）

   体温图表（感染）

   粪便检查（脂肪痢）

全身硬化的皮肤变化各不相同，早期可能有水肿，出现手的非软点性水肿，表现为紧密肿胀。进展期患者的水肿性皮肤被硬化性皮肤所替代，硬化性皮肤变厚、变硬、变紧。这个阶段通常从手指开始（清单 25-1）。

关于系统性硬化症的体征在框 25-3 中可查阅。

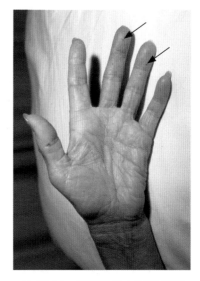

图 25-14　CREST 综合征的手部毛细血管扩张(箭头)

手

检查手。特别值得注意的是钙质沉着症(手指皮下组织有钙化沉积,可触及结节),雷诺现象有时可导致手指髓萎缩(缺血所致,图 25-13)、硬结(手指皮肤收紧导致变细)和手指上的多个毛细血管扩张(图 25-14)。

检查手指的挛缩畸形,这是比较常见的(图 25-15),滑膜炎,虽然这是不常见的。指甲会受到雷诺病的影响。用手持放大镜检查指甲褶皱是有用的:在硬皮病中,你可能会看到扩张的毛细血管环,但这不是诊断。这些最好在第四个数字上查看。弥漫性疾病患者可能存在肌腱摩擦音,提示预后不良。评估手的功能在这种疾病中很重要。

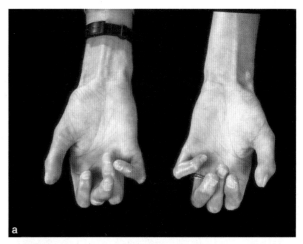

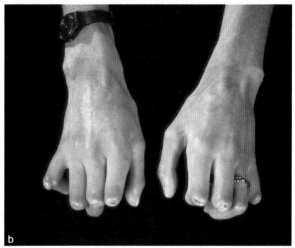

图 25-15　(a)和(b)系统性硬化:手部体征。硬化指、皮肤栓系、钙质沉着和溃疡、雷诺现象导致的指腹萎缩和手指固定屈曲畸形

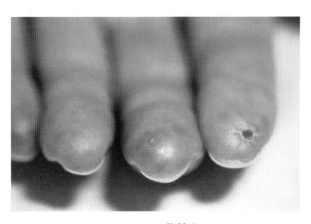

图 25-13　指缺血

上肢

确定手臂上的皮肤束缚程度。如果手腕以上的皮肤增厚延伸到手臂、腿或躯干，则诊断为弥漫性硬皮病，而CREST。如果皮肤增厚只延伸到肘部和脸部，这被称为局限性硬皮病。评估由肌炎引起的近端肌病。

面部

面部皮肤与进行性疾病有关。正常的皱纹和皮肤褶皱消失了，眉毛也消失了。面部出现捏痕和无表情（"类鸟"相）。检查颧毛细血管扩张症，检查盐和胡椒色素沉着。要求患者闭上眼——皮肤系绳可能会使这个不完整。眼睛可能是干燥的（干燥综合征），虽然这是不常见的，结膜苍白（贫血的原因有很多，包括：

- 慢性疾病的存在
- 食管炎出血
- 胃炎
- 微血管病溶血性贫血

请患者把嘴完全张开，它可能看起来皱巴巴的很窄。不能张开嘴，使门牙之间的间隙超过3cm，这表明限制异常。

胸部

检查胸壁的皮肤，它可能有一个紧密的，增厚的外观，像古罗马胸甲。

检查肺纤维化，反流性肺炎或（很少）胸腔积液或肺泡细胞癌的证据。

检查心脏是否有继发肺纤维化的肺心病或心包炎。左心室衰竭也可因心肌受累而发生。

腿

检查血管炎、溃疡和皮肤受累的迹象。周围神经病变是罕见的。

尿检和血压

这些是非常重要的，因为肾受累是常见的硬皮病，往往与严重的高血压。肾脏疾病是硬皮病最常见的死亡原因之一。

腹泻

寻找脂肪泻的证据（由于细菌过度生长而吸收不良）。

混合结缔组织病

混合结缔组织病史一种以系统性硬化症、SLE和多发性肌炎为特征的疾病，这是一种罕见病，女性发病率比男性高9倍，超过一半的患者表现为水肿和手部滑膜受累，约1/3的患者出现肌炎和一半的患者会出现食管运动异常和间质性肺病（interstitial lung disease，ILD）。可能有以下皮肤异常：

- 光过敏
- 颧部皮疹
- 硬皮病
- 钙质沉着
- 毛细血管扩张症
- Gottren症

胸膜炎和心包炎很常见，约一半的患者会出现Sicca综合征，25%的患者有肾病（膜性肾炎），20%的患者出现肺动脉高压，这些患者出现疲劳和呼吸困难。

检查

检查系统性硬化症和系统性红斑狼疮的特点，检查近端肌无力和压痛（多发性肌炎），肺动脉高压的体征提示预后较差。

约30%患者可能有潜在的实体器官恶性肿瘤。

风湿热

风湿热是一种炎症性疾病，是A组溶血性链球菌感染的延迟后遗症；这在今天的西方国家很少见。其诊断是通过发现两个主要或一个主要和两个次要的标准，加上最近的链球菌感染的证据。

- 主要标准[3]
  - 心脏炎（引致心动过速、杂音、心力衰竭、心包炎）
  - 多发性关节炎
  - 舞蹈症
  - 边缘红斑（见下）
  - 皮下结节（无痛性活动肿胀）
- 次要标准
  - 发热
  - 关节痛
  - 既往风湿热

○ 急性期蛋白

○ 心电图 PR 间期延长

1. 明确的初始发作 = 2 个主要或 1 个主要和 2 个次要标准和 A 组链球菌感染的依据（GAS）

2. 明确的复发发作 = 2 个主要或 1 个主要和 1 个次要或 3 个次要标准和 GAS 感染依据

3. 可疑首次或复发 = 1 个主要或 1 个次要标准或无链球菌感染依据

高危人群是风湿热发病率在 30/10 万 5~14 岁儿童人群。

检查疑似风湿热的患者

首先检查四肢的大关节是否有积液和滑膜炎。必须累及两个或两个以上的关节（典型的是暂时性迁移性多发性关节炎）。检查骨突起上的皮下结节，寻找皮疹，边缘红斑是一种轻微隆起的粉红色或红色皮疹，因压力而变白，红色的环有一个清晰的中心和圆形的边缘，并发生在躯干和近端四肢；脸上没有皮疹。寻找舞蹈动作，它们的发病通常延迟到喉咙感染后 3 个月左右。

现在检查心血管系统是否有全心炎的迹象：①心包炎引起的心包摩擦；②心肌炎引起的充血性心力衰竭；③急性心内膜炎引起二尖瓣或主动脉反流。

最后，测量一下体温。

血管炎

这是一组以炎症和血管损伤为特征的异质性疾病。临床特点及累及主要的血管见表 25-1。

表 25-1 血管炎

名称	血管	特点
小血管炎		
Wegener[*] 肉芽肿	小到中等大小的毛细血管、小静脉、小动脉	影响呼吸道的肉芽肿性炎症，常伴有坏死性肾小球肾炎、鞍鼻畸形
Churg-strauss 综合征	小血管	哮喘，嗜酸性粒细胞增多症，皮肤结节，多发性单神经炎，肺部渗出
Henoch-Schonlein 紫癜	小血管	儿童受累，臀以上紫癜，腹痛，膝关节或踝关节炎，肾炎（40%）
显微镜下小血管炎	小血管	肾小球肾炎，肺泡出血，神经病，胸腔积液
混合原发性冷球蛋白血症	小血管	关节炎，四肢的紫癜，雷诺病，神经病
丙肝常见		
中血管炎		
结节性多动脉炎	中等到小血管	肌痛，关节痛，发热，紫癜，皮肤溃疡或破损，体重下降，睾丸压痛，神经疾病（神经滋养血管受累），高血压，肾梗死，乙肝
川崎病	中等血管（可累及冠脉）	儿童受累，四肢脱屑皮疹，草莓舌
大血管炎		
巨细胞动脉炎（颞动脉炎，见图 25-16）	中等到大血管（颞动脉或眼动脉及它们分支）	局限性头痛，全身症状，颞动脉区压痛，下颌痛，视力缺失——睫状后动脉（>50 岁）
Takayasu[†] 大动脉炎	大动脉（主动脉，支气管动脉，颈动脉，尺动脉和腘动脉）	全身症状，间歇性跛行，无脉搏（主要是亚裔<40 岁）

[*] Frederich Wegener，German pathologist，described this in 1936。

[†] Mikito Takayasu（1860—1938），Japanese professor of ophthalmology。

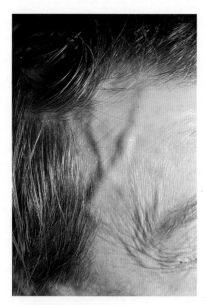

图 25-16 巨细胞动脉炎（摘自 Klippel JH, Dieppe PA, eds. Rheumatology, 2nd ed. Maryland Heights, MO: Mosby, 1997）

软组织风湿病

这包括一些常见的,关节周围软组织引起疼痛的情况。这个问题可能是一般的（如纤维肌痛）或局限于一个单一的解剖区域（如肌腱、腱鞘、辐照点或囊）。有很多这样的情况,这里描述的是最常见的如下:

- 抑郁症
- 睡眠障碍（阻塞性睡眠呼吸暂停）
- 肠易激综合征

  需要重点排除:

  1. 甲状腺疾病
  2. 糖尿病
  3. 炎性关节炎
  4. 维生素 D 缺乏症

肩综合征

肩关节软组织疾病是一种常见的疾病,具有一定的临床特点。

旋转肌综合征

冈上肌腱炎是最常见的肌腱套综合征,它与冈上肌腱变性和随后的炎症有关,因为当手臂抬起时,冈上肌腱被压缩在肩峰和肱骨头之间。它主要影响 40~50 岁的人。症状可能开始于不习惯的日常活动后,如园艺。

检查

检查肩关节。注意手臂外展时的疼痛（图 25-17）,在外展 60°至 120°之间有一个痛苦的弧形运动。其他肌腱受累也会引起类似的疼痛。肱二头肌肌腱炎是存在于大多数患者的肌腱套综合征。Yergason 征对肱二头肌肌腱炎有帮助（$LR+ = 2.8$）[4]。患者将肘关节弯曲到 90°,并旋腕。抓住患者的手腕,尽量防止患者试图仰卧前臂。肱二头肌的炎症引起肩部疼痛,因为这块肌肉是前臂的主要平卧肌。

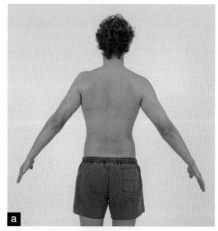

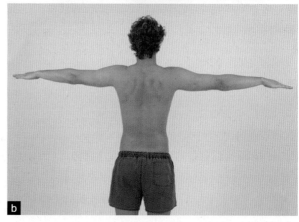

图 25-17 在手臂外展时,肩袖肌腱的炎症可能引起"疼痛弧线"。最初的运动（a）是无痛的,但接下来的 90°运动（b）会引起疼痛。当手臂达到完全外展时,由于肩袖位置的压力被解除,疼痛减轻

冻结肩

肩关节囊炎,或冻结肩,与限制主动和被动手臂运动的所有方向。卒中后手臂可能无法活动。通常会突然出现肩痛,在夜间更为严重,并向颈部底部和手臂下方放射。肩部运动使疼痛加重,可能是双侧的。疼痛和僵硬通常会在几个月后消退。完整的动作可能无法恢复。

检查

检查肩膀。肩膀的主动和被动运动都受到整体的限制,也就是说,它被冻结了。

肘关节上髁炎(网球和高尔夫球手肘)

许多接触性和非接触性运动都可能造成身体伤害,尽管严重的伤害在某些运动中相当少见(如花样游泳)。肘关节上髁可能会痛,外侧上髁是最常受影响的部位,被称为"网球肘"。疼痛起源于伸肌肌腱插入外侧上髁的位置。前臂屈肌腱插入处的内上髁受累导致内上髁炎-"高尔夫球手肘"。这种情况在画家等体力劳动者中也很常见。

检查

检查外侧(图 25-18)或内侧上髁的局部压痛(图 25-19)。要求患者伸出手指抵抗阻力(图 25-20)。这会使外侧上髁炎的疼痛加重。让患者弯曲手指以抵抗阻力。这会加重内上髁炎的疼痛。

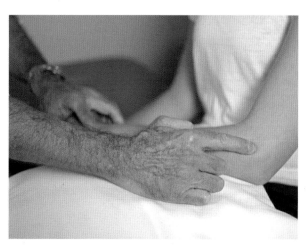

图 25-18　肘关节外上髁炎的检查。寻找外上髁炎的迹象。触诊前臂伸肌起点引起疼痛。由于腕关节的抵抗性伸展而导致的肌肉紧张会加重症状

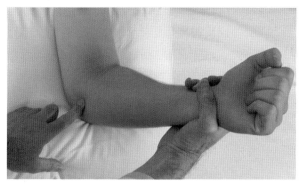

图 25-19　肘关节内上髁炎的检查。内上髁的局部压力引起疼痛。腕关节和手指的抵抗性屈曲会加重症状

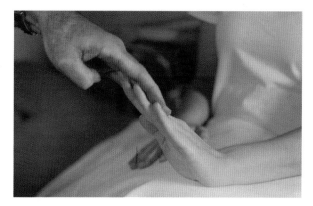

图 25-20　检查肱骨外上髁炎:"把你的手向上顶住我的手"

手腕腱鞘炎

滑膜管炎症,肌腱在其中运行,可发生在风湿性关节炎患者,但也可发生在其他健康的人。原因通常是不习惯的重复动作。腱鞘炎的一个常见部位是手腕,它涉及长伸肌和展肌(图 25-21)。

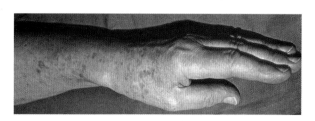

图 25-21　一例桡骨茎突狭窄性腱鞘炎患者。拇短展肌的腱鞘在桡骨茎突上有特征性的肿胀

检查

腕关节桡侧(桡茎突)有压痛和肿胀。拇指的主动或被动运动都有疼痛。通过 Finkelstein 检验确定诊断。握住患者的手,拇指插入手掌,然后迅速将手腕变成尺侧完全偏移(图 25-22)。据报道,另一种减少假阳性的方法是抓住患者的拇指,而不

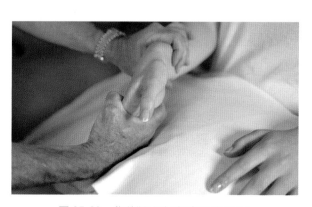

图 25-22　芬科斯试验(握拳尺偏试验)

是把拇指塞进手掌[5]。当检查呈阳性时,肌腱鞘会发生剧烈的疼痛。同时检查其他常见的肌腱受累部位:手指屈肌腱和跟腱。

滑囊炎

滑囊炎通常出现在机械损伤或外伤的部位,或者是肌肉或肌腱在骨头或肌肉上滑动的部位,或者是骨突起表面受到机械应力的部位。滑囊炎通常发生在局部软组织炎症反应的不寻常的机械压力。它可能与类风湿关节炎、痛风或败血症有关。常见部位包括髌前区(女佣的膝关节;(图 25-23),在鹰嘴上方(鹰嘴滑囊炎)和大转子上方(转子滑囊炎;通常是肌腱炎)。

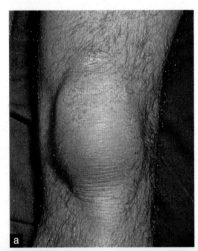

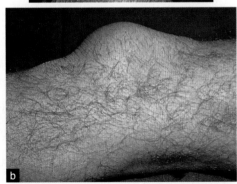

图 25-23　一个红色,肿胀和疼痛的髌骨前囊。(a)前视图。(b)侧位视图

神经卡压综合征

神经卡压综合征是由脆弱部位的周围神经受压引起的,与特定神经分布的疼痛、感觉异常和麻木有关。

腕管综合征

腕部正中神经受压是最常见的形式。当你记得腕管夹在腕骨和腕韧带之间,包含 9 条屈肌腱和正中神经时,这似乎并不令人惊讶。这些患者主诉正中神经分布麻木、疼痛和异位感觉(3 指桡侧和无名指桡侧)。这可能是早期类风湿关节炎的征兆。症状通常会使患者从睡眠中醒来,并可能辐射到前臂(1/3 的病例),涉及第四和第五根手指和手腕,但不包括手掌或手背——典型的手部模式。如果牵涉到手掌,这种模式就称为或然。最常见的原因是手腕屈肌腱鞘过度使用引起的腱鞘炎。怀孕期间或口服避孕药引起的液体潴留也会导致腕管症状。此外,类风湿关节炎、甲状腺功能减退、肢端肥大症和淀粉样变性可发生正中神经压迫。

检查

当腕关节处于伸展状态时,通过腕管轻轻敲击(从腕关节远端折痕开始),症状可以重现(Tinel 征 $LR+=1.8,LR-=0.8$)。在经电生理学证实的正中神经受压患者中,有 30% 的患者表现为阴性。延长(60s)被动腕关节屈曲[腕掌屈试验(Phalen test)]的假阴性率较低($LR+=1.3,LR-=0.7$)。问患者:"当有这种感觉的时候,你用手做什么?""当患者表现出用手腕轻拍的动作,就像在摇动一个非电子体温计($LR+=29;LR-=0.1$——但仅在一项研究中)[6]。注意正中神经分布的萎缩和运动功能的丧失(下颌骨肌肉力量:拇指外展无力)和感觉功能(但通常保留下颌骨隆起的感觉)。这些症状只发生在晚期病例。

感觉异常性股痛

大腿外侧皮神经受压导致大腿外侧感觉异常和感觉丧失。这完全感觉神经穿过腹股沟韧带外侧只在髂前上棘内侧。在这里,肥胖、系紧或重腰带或长时间坐着的患者容易受到压迫。糖尿病、怀孕和创伤也可引起神经损伤。

跗骨隧道综合征

这可能是由于屈肌支持带和跗骨形成的纤维骨管中胫后神经受压所致。症状包括脚趾、脚底和脚后跟的灼痛和幻像。患者经常在夜间被疼痛惊醒,就像腕管综合征一样,这种疼痛可能会向上辐射。步行可以改善症状。病因包括糖尿病、风湿性关节炎引起的滑膜炎、骨畸形和屈肌腱炎,外展幻觉肌肥大,这发生在无节制的跑步者,是一个偶然的原因。

检查

通常内踝后神经有压痛。在跗骨隧道上方可能有一个 Tinel 症。运动表现包括脚趾屈曲无力和足部固有肌肉无力。

莫顿神经瘤

这是由跖横韧带压迫足趾间神经引起的。患者主诉烧灼性疼痛或疼痛从受影响的网络空间延伸到脚趾(最常见的是第三和第四)。

跖骨痛是一种非局部的疼痛,蔓延至前脚,累及部分或全部跖骨头部。长时间站立后,正常足部也会出现这种情况,但也会出现在其他一些足部疾病中(清单 25-2),通常与不合脚的鞋子有关。莫顿跖骨痛是指间神经卡压(通常在第三和第四跖骨之间)。患者描述跖骨之间有烧灼痛,相邻脚趾可能麻木。他们通过脱鞋和按摩脚来缓解疼痛。

> **清单 25-2　跖骨痛的原因**
>
> - 紧身或尖头鞋
> - 老年人跖骨脂肪垫萎缩
> - 足底胼胝
> - 跖趾关节关节炎
> - 足部扁平或凹陷畸形
> - 重叠的脚趾
> - 趾间卡压
> - 半身不遂
> - 外周血管疾病

检查

受累的跖骨头之间常有压痛,可触及疼痛的结节。

纤维肌痛综合征

这种综合征是一种常见的、经常被忽视的疾病,主要影响 40 多岁和 50 多岁的女性。它表现为一系列不同的症状,包括广泛的肌肉骨骼疼痛和疼痛,通常伴有慢性疲劳症状。肌肉骨骼疼痛

主要是轴向(颈部和背部)和弥漫性的。压力和寒冷会使情况变得更糟。全身疼痛,对消炎药治疗无效。疼痛和疲劳的结合可能导致患者严重残疾。患者通常有不良的睡眠模式。患者醒来时并没有感到精神焕发,早上反倒比白天晚些时候更累。注意,这些患者的关节、肌肉或肌腱未发现异常。

检查

多发痛觉敏感痛点特征性试验(图 25-24)。正常人的这些区域可能对手指的压力敏感,但受影响的患者有明显的压痛和明确的退缩反应。这种反应在上肢和下肢以及两侧 18 个部位中至少应在 11 个部位测到(即广泛和对称)。下一步检查控制部位的痛觉过敏,如前额或前臂远端,那里应该没有痛觉过敏。

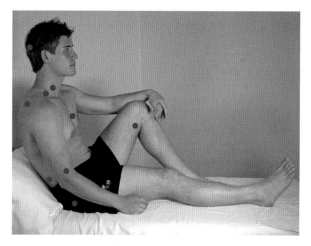

图 25-24　纤维肌痛中常见的局部压痛部位

18 个压痛点(双侧测试)如下:

1. 枕下肌的起止
2. 胸锁乳突肌下端
3. 冈上肌的起止
4. 斜方肌(中上)
5. 靠近第二个肋骨软骨交界
6. 上髁外侧远端的 2cm
7. 在大转子的突出处
8. 臀部上外侧象限
9. 位于膝关节内侧脂肪垫处

诊断是基于存在典型症状和多个痛觉过敏敏感部位(阴性对照部位)。但这可能会引起女性患者的过度诊断[7],目前的诊断标准包括:

- 3 个月以上自诉 19 个部位中任一部位的疼痛(广泛疼痛指数,WPI-1 分每个部位)
- 疲乏

- 晨僵
- 认知功能障碍：这 3 项（疲劳、晨僵和认知障碍）每项 0~3 分和症状严重程度评分（SSS）
- WPI>7 分和 SSS>5 分或 WPI 3~6 分和 SSS>9 分时考虑该诊断

　　必须排除炎症和内分泌疾病。

要点小结

　　1. 关节受累的模式可以作为潜在风湿病异常的线索。

　　2. 腕管综合征的诊断是由许多不同的测试提示的，但问及症状出现时患者在做什么，往往会导致患者表现出"弹动症"。

　　3. 肌腱套综合征是一个常见的表现问题。寻找疼痛的运动轨迹可以帮助做出诊断。

　　4. 对于强直性脊柱炎患者，对脊柱运动和枕壁距离的连续测量有助于确定疾病的进展。

OSCE 复习题——风湿病的疾病

1. 患者女性，注意到手指变冷与颜色有关。请检查她的手和任何你认为必要的部位。
2. 患者女性，被诊断为系统性红斑狼疮。请为其做检查。
3. 患者的第一跖趾关节很痛。请为其做检查。
4. 患者的下背部疼痛，活动受限。请为其做检查。
5. 患者女性，肩膀又痛又僵硬。请为其做检查。

（马帅　译）

参考文献

1. Grob JJ, Bonerandi JJ. Cutaneous manifestations associated with the presence of the lupus-anticoagulant. *J Am Acad Dermatol* 1986; 15:211–219. Antiphospholipid antibody syndrome can be associated with leg ulcers (that resemble pyoderma gangrenosum), livedo reticularis and fingertip ischaemia.
2. Stevens GL, Adelman HM, Wallach PM. Palpable purpura: an algorithmic approach. *Am Fam Phys* 1995; 52:1355–1362.
3. RHD Australia. Criteria. www.rhdaustralia.org.au.
4. McGee S. *Evidence-based clinical diagnosis*, 3rd edn. Philadelphia: Saunders, 2012.
5. Elliott BG. Finkelstein's test: a descriptive error that can produce a false-positive. *J Hand Surg Br* 1992; 17:481–482. Careful explanation of the performance of this test (which is often misunderstood) appears in this article. Movement with the thumb folded into the hand can produce a false-positive result.
6. Pryse-Phillips WE. Validation of a diagnostic sign in the diagnosis of carpal tunnel syndrome signs. *J Neurol Neurosurg Psychiatry* 1984; 47(8):870–872.
7. McBeth J, Mulvey MR. Fibromyalgia: mechanisms and potential impact of the ACR 2010 classification criteria. *Nat Rev Rheumatol* 2012; 8(2):108–116.

第 26 章

风湿病检查总结及风湿病检查的推广

框 26-1　风湿学系统：一建议的 GALS 检查方法

改良的 GALS（步态，手臂，腿和脊柱）评估是一个快速识别关节炎和运动问题的方法[1,2]

问：

1. 你的背部、肌肉或关节疼痛或僵硬吗？在哪里？
2. 这对你有什么影响？你能上下楼梯吗？你能轻易地从椅子上站起来吗？你会穿衣服和洗澡吗？

检查：

1. 步态：让患者走到房间的尽头，转身回来。注意步幅的长度，走路和转身的流畅度，姿势，脚跟着地和手臂摆动。行走是痛苦的吗？偏瘫、帕金森、足下垂等神经病学步态应明显。
2. 手臂、腿和脊柱：
   ○ 从后面：看脊柱是否脊柱侧弯，肩膀肌肉块，脊柱旁肌肉，臀肌和小腿；看看髂嵴对称性的缺失。
   ○ 从侧面：检查正常的前凸和胸后凸，要求患者弯下腰，检查腰椎棘突是否正常分离。
   ○ 从前面：检查主要肌肉群（肩膀、手臂和四头肌）的不对称或萎缩。膝关节、脚踝或脚有畸形吗？
   当关节炎似乎是一个重要的部分的情况下，花时间测试运动，寻找受限、不对称或痛苦的运动。
3. 脊柱：旋转，要求"肩膀尽可能向右转，现在向左转"，"侧屈"，将你的手从腿的一侧滑到右侧，现在又滑到左侧。"颈椎-脊柱侧弯"，将右耳向下弯向肩膀，现在另一边。屈身和伸展，"尽可能地向上和向后看，现在把下颌放在胸前。"

4. 肩膀（肩锁关节，肩胛盂肱关节，胸锁关节）："把你的右手放在背上，尽可能地向上伸展，就像挠背一样。"现在离开了。把你的手举到头后，把你的胳膊肘尽可能往后推。"
5. 肘部（伸展）："肘部伸直，双臂放在身体两侧。"
6. 手和手腕："伸直你面前的胳膊和手。"寻找固定的手指弯曲畸形、手部和手腕肿畸形或手部小肌肉萎缩。"把你的手反过来举。"看看手掌是否肿胀或肌肉萎缩。仰卧起坐顺利吗？肩膀的外旋是否用来弥补有限的仰卧？"尽可能用力挤压我的手指"（握力测试）。"用拇指触摸每个手指的指尖"（测试大多数手指关节）。
7. 腿和臀部：让患者躺在床上。观察腿的长度，如果有疑问，测量从髂前上棘到内踝的真实腿长和从脐到内踝的表观腿长。测试膝关节屈曲："弯曲膝关节，将脚向上拉向臀部。"同时，把手放在膝关节骨上，摸摸克列皮托斯。髋关节内旋试验髋关节骨关节炎的试验。将膝关节弯曲到 90°，并将脚侧向移动。骨关节炎早期会出现疼痛和运动受限。
8. 足部：观察关节炎的变化，特别是跖趾关节、踇囊炎、肿胀、老茧等。

对于非常不活动的患者，这种检查必须有所变化，但经过实践，这种检查可以迅速进行。如果一个或一组关节在筛查时异常，则应进行更详细的针对性检查。

拓展的风湿病系统检查

风湿病学检查

风湿病的诊断依赖于仔细的病史和体格检查，在许多情况下需要符合公认的诊断标准。进行实验室检测来确认临床诊断。表 26-1 给出目前美国风湿病学会对类风湿关节炎的诊断标准——临床和实验室检查相结合。

实验室检测

了解自身免疫抗体！检查包括以下内容：

- 抗核抗体（ANA）在许多自身免疫性疾病中呈高滴度阳性，包括系统性红斑狼疮（SLE）（95%）、药物引起的狼疮、混合结缔组织疾病、硬皮病和干燥综合征（至少 5% 的健康老年患者 ANA 呈阳性）。ANA 是敏感的，但不是特异性的。

- 如果 ANA 呈阳性，对特定 ANA 进行检测是必要的：例如，抗双链 DNA（SLE 特异性）、抗 U1-RNP（混合结缔组织疾病非常敏感）和抗着丝粒抗体（CREST）。

- 抗中性粒细胞胞浆抗体（ANCA）可呈核周型（p-ANCA；例如 Churg-Strauss 综合征）或中性粒细胞胞质（c-ANCA；如 Wegner 肉芽肿病）。

表 26-1 类风湿关节炎的 ACR 标准*	
	分数
A. 受累关节	
1 个大关节(肩关节、肘关节、髋关节、膝关节、踝关节)	0
2~10 个大关节	1
1~3 个小关节(掌指关节、跖趾关节、近端指间关节、腕关节)	2
4~10 个小关节	3
>10 个关节;至少 1 个小关节	5
B. 血清学	
RF 阴性,抗 CCP 抗体阴性	0
RF 弱阳性或抗 CCP 抗体低度>正常 1~3 倍	2
RF 强阳性或抗 CCP 抗体滴度强阳性	3
C. 急性期反应	
ESR 和 CRP 正常	1
异常的 ESR 或 CRP	1
D. 持续时间	
<6 周	0
>6 周	1

备注:CCP,抗环瓜氨酸肽;CRP,C 反应蛋白;ESR,血细胞沉降率;RF,类风湿因子。

* 超过 6 分及以上诊断类风湿关节炎。

Neligan PC. Plastive surgery. 3rd ed. Elsevier,2013。

- 补体成分(C4 和 C3)在 SLE 中降低。
- HLA-B27 存在于 90% 的强直性脊柱炎患者和高达 80% 的 Reiter 综合征患者中,但不用于诊断(高达 8% 的正常人群也是 HLA-B27 阳性)。

关节液抽吸对鉴别感染性关节炎或痛风性、假性痛风性关节炎很重要。

影像检查

X 线、CT 扫描和 MRI 扫描现在是风湿病研究的常规。医生们需要熟悉这些检查中一些比较常见的变化,以及这些变化可能有什么提示。

普通 X 线片可以在不同类型关节炎的软组织和骨骼中显示以下情况:

- 软组织肿胀(如血管翳)
- 骨骼畸形或增大
- 关节间隙变窄,因炎症性关节炎中软骨缺损而导致关节间隙变窄,并在骨关节炎中变宽(图 26-1 和图 26-2)。
- 颈椎风湿性关节炎(图 26-3)
- 关节侵蚀伴(如银屑病;图 26-8)或不伴(如类风湿关节炎;图 26-3)骨质增生

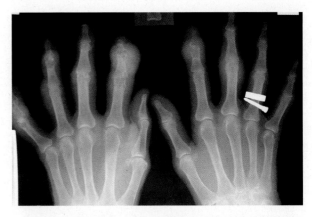

图 26-1   骨关节炎。手部 X 线片显示典型的骨关节炎表现,关节间隙变窄,关节远端增生性改变。也显示了多个近端指间关节(PIP)的侵蚀性和破坏性改变(Courtesy Canberra Hospital X-ray library)

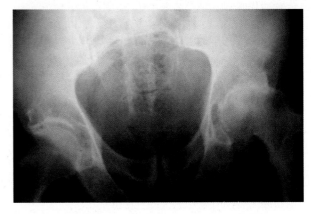

图 26-2   骨关节炎。髋关节正位 X 线片显示骨关节炎的特征。左侧比右侧受累更严重;同时显示了硬化,骨赘形成和不对称的关节间隙狭窄(Courtesy Canberra Hospital X-ray library)

- 新骨形成[如合生骨赘(图 26-4),骨膜反应,骨赘]
- 骨骼畸形(图 26-5)
- 韧带、软骨、肌腱或关节间隙内的异常钙化
- 骨密度变化:骨硬化,密度增加(如骨质疏松症关节边缘处),骨质疏松症,密度降低(如感染性关节炎)。

通常不需要对所有有症状的关节进行 X 线检查;关节破坏和有助于诊断的典型变化可以从选定的 X 线中获得。例如,多发性关节炎的临床表现可能需要手和脚的 X 线检查,如果它们显示侵蚀和典型的模式(如跖趾和掌指关节受累),可以帮助诊断类风湿关节炎(图 26-6 和图 26-7)。

骶髂关节 X 线检查可发现强直性脊柱炎患者关节受累,部分症状在强直性脊柱炎临床表现不正常之前。

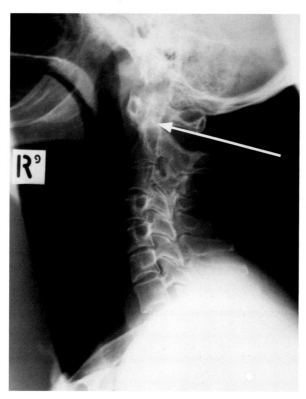

图 26-3　类风湿性关节炎。颈椎侧位 X 线片显示枢椎齿突前弓前半脱位（C2,箭头）（Courtesy Canberra Hospital X-ray library）

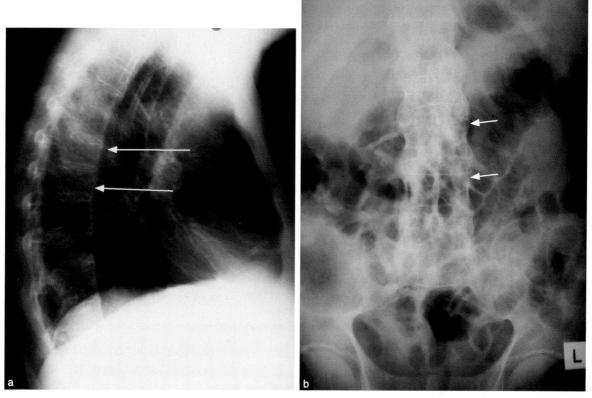

图 26-4　强直性脊柱炎。胸椎正位(a)和侧位(b)X 线片显示骶髂关节强直,广泛的韧带骨赘形成(短箭头),椎体呈方形(长箭头)（Courtesy Canberra Hospital X-ray library）

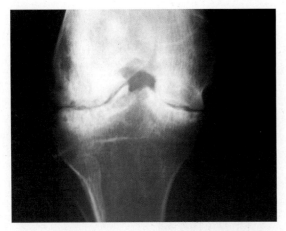

图 26-5　血友病。膝关节 X 线片显示关节间隙消失和邻近骨部分畸形。虽然在破坏性改变附近的胫骨和股骨是硬化的，但骨骺通常是骨质减少的，骨骺轻度过度生长。血友病关节炎的结果（Courtesy Canberra Hospital X-ray library）

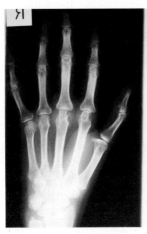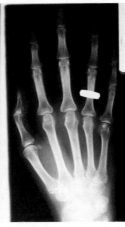

图 26-6　类风湿关节炎，早期表现。早期类风湿关节炎患者手部 X 线检查显示掌指关节头和尺骨茎突的侵蚀，关节间隙的软骨数量减少（Courtesy Canberra Hospital X-ray library）

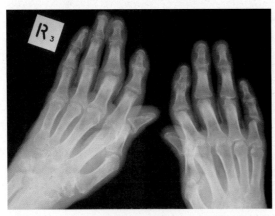

图 26-7　类风湿关节炎，晚期表现。晚期类湿关节炎患者手部 X 线检查显示关节间隙消失和右腕关节破坏，掌指关节和远端指间关节半脱位，拇指 Z 形畸形。远端指间关节有侵蚀，这是活动期的迹象（Courtesy Canberra Hospital X-ray library）

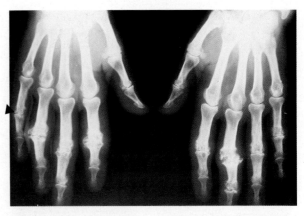

图 26-8　银屑病性关节炎。银屑病关节炎患者腕部 X 线片；显示手指远端骨的"杯状铅笔"畸形（近端骨面变细，基底扩张），右小指指间关节的早期强直（箭头所指）和小指增生改变的侵蚀。还显示缺少骨质疏松症的特点（Courtesy Canberra Hospital X-ray library）

　　CT 扫描和 MRI 扫描越来越多地用于这些患者。必须牢记的是，CT 扫描使患者暴露于普通 X 线辐射剂量的许多倍，因此，只有当 CT 扫描提供的信息可能超出普通 X 线和超声波所能显示的范围时，才应使用 CT 扫描。MRI 通常是首选的时候，优先考虑磁共振。

　　CT 扫描和 MRI 扫描提供复杂关节的三维信息，对脊柱问题尤其有用。适应证包括：
- 软组织问题，如滑囊炎、腱鞘炎和肌腱套撕裂
- 怀疑关节或软组织感染
- 椎间盘问题，如脊髓受压或神经根卡压
- 关节或相关软组织或骨恶性肿瘤
- 关节损伤或损伤，如运动员或外伤后的膝关节问题

　　超声可用于检查关节积液、囊肿和肌腱增厚。然而，它不能提供 CT 或 MRI 的空间分辨率。

　　使用 Tc-双膦酸盐进行核素扫描可以用于一些特定的问题，包括：
- 检测转移
- 骨骼或关节感染
- 应力性骨折
- 检测佩吉特病的程度

特定风湿病情况下的 X 线

强直性脊柱炎

　　脊柱和骶髂关节的 X 线片（图 26-4）可能显示骶髂关节强直（融合）和由于前角丢失和腰围骨膜炎导致椎体"方形"。"桥接联合体"是由于关节环纤维骨化而产生的。严重的疾病会引起 X 线片上可见的竹节改变。

Reiter 综合征

关节炎的第一次发作与软组织改变有关,随后的发作可能导致关节间隙变窄和 X 线片显示的关节边缘增生性糜烂。骶髂关节和脊柱的变化与强直性脊柱炎相似,但骶髂关节的变化和脊柱联合病往往是不对称的。足底筋膜炎导致的跟骨骨刺是特征性的。

银屑病性关节炎

在轻度病例中,X 线正常或仅显示关节间隙缩小和糜烂变化,与类风湿关节的 X 线不同,骨密度保持不变,小骨可能有硬化变化(图 26-9)。外周关节强直和关节炎可以发生在任何一种情况下。脊柱和骶髂关节的受累是不对称的,如 Reiter 综合征。

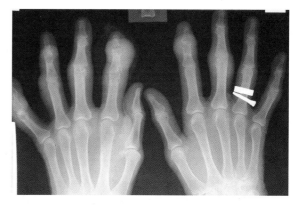

图 26-10 痛风。严重痛风性关节炎患者手部 X 线片显示多个关节周围的侵蚀,相对保留关节间隙,以及边缘突出的侵蚀。在食指的远指间关节上有很大的软组织肿胀(Courtesy Canberra Hospital X-ray library)

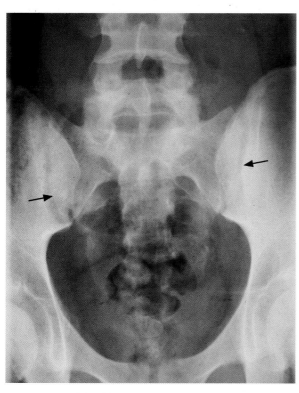

图 26-9 反应性关节炎。患者骨盆 X 线片显示骶髂关节间隙消失(箭头)

痛风

X 线(图 26-10)显示了多处关节面侵蚀,可能会使关节间隙消失。

假性痛风

X 线显示关节间隙缩小,软骨下形成囊肿,关节软骨钙化(软骨钙化)。X 线片上的软骨病是典型的假性痛风,但并不总是存在。

核素扫描

图 26-11 和图 26-12 显示了膝关节变化的 CT 扫描。

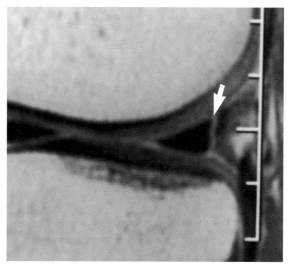

图 26-11 CT 扫描显示膝关节半月板撕裂(箭头)(摘自 Resnick DR et al. Internal derangement of joints, 2nd ed. Philadelphia:Saunders,2006)

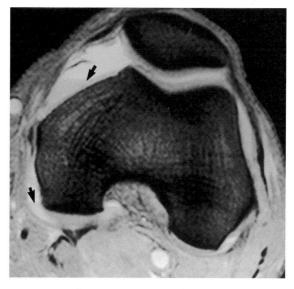

图 26-12 CT 扫描显示膝关节出血(箭头)(摘自 Resnick DR et al. Internal derangement of joints,2nd ed. Philadelphia:Saunders,2006)

要点小结

1. GALS 检查方法是评估风湿性疾病对患者活动性影响的一种极好且快速的方法。

2. 关节 X 线平片异常模式有助于鉴别风湿性疾病的类型。

3. CT 和 MRI 扫描可提供关节异常的详细结构信息，尤其对关节损伤的评估有用。

（马帅　译）

参考文献

1. Beattie KA, Bobba R, Bayoumi I et al. Validation of the GALS musculoskeletal screening exam for use in primary care: a pilot study. *BMC Musculoskelet Disord* 2008; 9:115. GALS is a useful tool in primary care.

2. Doherty M, Dacre J, Dieppe P, Snaith M. The 'GALS' locomotor screen. *Ann Rheum Dis* 1992; 51:1165–1169. Describes the GALS screen.

第八篇

内分泌系统疾病

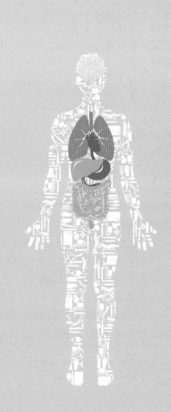

第 27 章

内分泌的病史

一个医生有责任去考虑比一个病态器官更多的东西,甚至比整个人还要多——他必须观察他世界中的人。——Harvey Cushing(1869—1939)

临床症状

激素控制着身体功能的众多方面,因此内分泌疾病的表现千变万化。

询问内容:

- 体重变化
- 食欲
- 排便习惯
- 毛发分布
- 色素沉着
- 出汗
- 身高
- 月经

- 溢乳(男女性意外产生的乳汁)
- 烦渴
- 多尿
- 嗜睡
- 头痛
- 性欲减退和勃起功能障碍

椎骨骨折引起的腰痛和身高下降可能是骨质疏松症的症状和体征,它有内分泌和非内分泌的原因。许多这些症状还有其他原因,必须仔细评估。另一方面,患者可能知道是哪个内分泌器官或哪组内分泌器官出了问题。甲状腺疾病和糖尿病的病史特别常见。与各种内分泌疾病相关的常见症状见清单 27-1。在这一章中,将讨论一些与内分泌疾

清单 27-1　内分泌的病史

主要症状
食欲和体重变化
排便障碍
大汗
毛发分布改变
嗜睡
皮肤变化
色素沉着
身高
性欲减退、勃起功能障碍
月经
多尿
颈部肿块(甲状腺肿)
内分泌异常及典型症状和体征
垂体功能减退:
ACTH 缺乏:慢性——类似 Addison 病,但无色素沉着;急性——疲劳、低血压、恶心或呕吐、体重减轻
TSH 缺乏:指甲状腺功能减退
促性腺激素缺乏:妇女——不孕不育,骨质疏松,继发性闭经;男性——睾丸萎缩,不孕,体毛减少
催乳激素缺乏:妇女泌乳失败

生长激素:肌肉量减少,脂肪增加(特别是中枢),心血管风险增加,无力
加压素(抗利尿激素):多尿,口渴加重,低比重尿,高钠血症,夜尿
甲状腺功能亢进:偏好较凉的天气,体重减轻,食欲增加(暴饮暴食),心悸(尤其在休息时),出汗增加,紧张,易怒,腹泻,闭经,肌肉无力,劳力性呼吸困难,震颤
甲状腺功能减退(黏液性水肿):喜欢温暖的天气,嗜睡,眼睑水肿,声音嘶哑,便秘,皮肤粗糙,胡萝卜素血症,反射松弛期减少
糖尿病:多尿、多饮、口渴、视力模糊、乏力、感染、腹股沟瘙痒、皮疹(外阴瘙痒、龟头炎)、体重减轻、疲劳、昏睡、意识障碍
低血糖症:晨起头痛,体重增加,痉挛,出汗
原发性肾上腺功能不全:色素沉着、疲劳、体重减轻、纳差、恶心、腹泻、夜尿症、直立性低血压、精神变化、癫痫发作(低血压、低血糖)
肢端肥大症:疲倦、虚弱、出汗增多、热耐受不良、体重增加、手脚增大、面部特征粗大、头痛、视力下降、声音低沉、性欲减退、勃起功能障碍(阳痿)
库欣综合征:躯干肥胖,紫纹,满月脸,面部多血症,水牛背,肌病,瘀伤,反复感染

病相关的重要症状。

食欲和体重的改变

食欲增加但体重减轻通常发生在甲状腺功能亢进(由于代谢活动增加)和未控制的糖尿病(由于尿液中葡萄糖丢失)。食欲随着体重的增加而增加的情况则发生在库欣综合征(糖皮质激素过多的后果)、低血糖症和下丘脑疾病患者。食欲减退伴随体重减轻可发生于肾上腺功能不全,但也可发生于神经性畏食症和胃肠道疾病(特别是恶性肿瘤)。食欲减退但体重增加可由甲状腺功能减退(代谢活动减少)可引起。

排便习惯的改变

腹泻和排便频率增加与甲状腺功能亢进和肾上腺功能不全有关,而便秘则可能与甲状腺功能减退和高钙血症有关。糖尿病引起的自主神经功能障碍可导致腹泻或便秘。

出汗的变化

出汗增加是甲状腺功能亢进、低血糖症和肢端肥大症的特征,但也可能发生在焦虑状态和更年期。

毛发分布的改变

多毛症是指女性体毛增加。男性面部毛发的缺失提示性腺功能减退,而女性头皮毛发的暂时减少则与雄激素过量有关。由性腺功能减退、垂体功能减退或肾上腺功能不全而引起的肾上腺雄激素分泌减少可导致两性腋毛和阴毛的缺失。

嗜睡

这种常见的症状可由许多不同的疾病引起。甲状腺功能减退、Addison 病或糖尿病患者可出现嗜睡。贫血、结缔组织疾病、慢性感染(如 HIV、感染性心内膜炎)、药物(如镇静剂、引起电解质紊乱的利尿剂)、慢性肝病、慢性肾病、隐匿性恶性肿瘤和抑郁症也可能导致嗜睡。

皮肤和指甲的变化

甲状腺功能减退使皮肤粗糙、苍白、干燥,甲状旁腺功能减退使皮肤干燥、鳞状化。类癌综合征患者可出现面部和颈部皮肤的潮红(由于肿瘤释放血管活性肽)。肢端肥大症患者会出现软组织过度生长,而腋部可能会出现一种被称为软疣状纤维蛋白沉积的皮赘。黑棘皮病也可发生在肢端肥大症和胰岛素抵抗状态,后者包括库欣综合征、多囊卵巢综合征和肥胖。黄斑瘤可出现于糖尿病、血脂异常或甲状腺功能减退患者。

Graves 病可发生甲床剥离症、少部分杵状指(成为甲状腺杵状指)和胫骨黏液性水肿。库欣综合征可出现自发性瘀斑、皮肤薄和紫纹。

色素变化

在原发性肾上腺功能不全、库欣综合征或肢端肥大症患者可出现色素沉着增加。色素沉着减少发生在垂体功能减退。局部脱色是白癜风的特征(图 28-16),可能与某些内分泌疾病如桥本甲状腺炎、Addison 病(自身免疫性肾上腺功能不全)等自身免疫性疾病有关。

身高的变化

由于体质原因(父母高),儿童可能会出现身高偏高,也有极少部分患者出现生长激素过多(导致巨人症)、促性腺激素缺乏、克兰费尔特综合征(Klinefelter syndrome)、马方综合征或全身脂肪营养不良。身材矮小也可能由内分泌疾病导致。身高下降超过 5cm 可能意味着椎骨骨折和潜在的骨质疏松症。

勃起功能障碍(阳痿)

持续无法达到或维持阴茎勃起可能是由于原发性性腺功能低下,或由高催乳素血症或垂体功能低下引起的继发性性腺功能低下。更常见的原因是与内皮功能障碍(血管疾病)或情绪障碍(排除抑郁)有关。自主神经病变(如糖尿病或酒精中毒)、脊髓疾病或睾丸萎缩也可导致这一问题。

溢乳

高催乳素血症(通常是垂体腺瘤的结果)可导致多达 80% 的女性和 30% 的男性出现溢乳。男性溢乳发生于正常的男性乳腺。

月经

月经不来潮被称为闭经。原发性闭经定义为在 17 岁时无月经初潮。真正的原发性闭经可能是由于卵巢功能衰竭(如 X 染色体异常,如特纳综合征),或垂体或下丘脑疾病(如肿瘤、创伤或特发性疾病)。雄激素分泌过多或全身性疾病(如吸收不良、慢性肾病、肥胖)也可导致原发性闭经。如果月经不能排出,如处女膜闭锁,也可能发生明显的原发性闭经。

继发性闭经是指月经停止 6 个月以上。常见原因包括怀孕、更年期、多囊卵巢综合征、高泌乳素血症、男性化综合征或下丘脑或垂体疾病。使用避孕药、精神疾病和引起体重下降的任何原因,特别是神经性畏食症,也可导致继发性闭经。

多尿症

多尿症的定义是每天尿量超过 3L。尿频的患者可能很难判断是否有大量尿液排出。病因包括糖尿病(由于过度滤出葡萄糖),尿崩症(由于抗利尿激素不足或缺乏,或肾脏对该激素不敏感引起的肾保水功能降低),患者饮水过多(由于心因性或下丘脑疾病或药物如氯奥沙普秦、硫利达嗪或者只是单纯的怪癖),高钙血症,肾小管间质疾病和囊性肾脏疾病。

糖尿病的危险因素(代谢综合征)

代谢综合征是指引起 2 型糖尿病和心血管疾病并且与之的并存的一组危险因素。包括糖代谢障碍、肥胖(中枢性)、高血压和高脂血症(表 27-1)。代谢综合征患者患心血管疾病的风险是正常人的

表 27-1 代谢综合征的诊断标准	
血压	收缩压>130mmHg
	舒张压>85mmHg
	目前需要药物治疗高血压
腰围	男性>102cm
	女性>89cm
空腹甘油三酯	>1.7mmol/L
	或药物治疗
HDL 胆固醇	男性<1mmol/L
	女性<1.3mmol/L
空腹血糖	>5.6mmol/L
	或药物治疗

两倍,患 2 型糖尿病的风险是正常人的五倍。

既往病史及治疗

任何与内分泌疾病有关的病史都必须明确。包括颈部手术。过去的甲状腺部分切除术或放射性碘(^{131}I)治疗最终会导致甲状腺功能减退。这同样适用于颈部的任何辐射(如癌)。一个妇女在生产一个大婴儿后可能被诊断为糖尿病。高血压病史有时是由于内分泌疾病[如嗜铬细胞瘤、库欣综合征或康恩综合征(Conn syndrome)]引起。以前的甲状腺手术可能与甲状旁腺功能减退有关,因为手术对甲状旁腺造成了损害。以前的头部损伤可能是垂体或下丘脑损伤的原因。儿童白血病或脑肿瘤的颅脑照射可能最终导致垂体功能减退。

既往对患者甲状腺疾病的治疗可能包括使用抗甲状腺药物、甲状腺素或放射性碘。肾上腺或垂体的手术可能会使患者的肾上腺或垂体功能下降。

糖尿病是一种重要的慢性疾病。治疗可采用饮食、胰岛素或药物[如二甲双胍、磺酰脲类、高血糖素样肽 1(GLP-1)类似物]。必须确定患者对病情的了解程度,以及他/她是否了解糖尿病饮食的原则并坚持执行。了解血糖水平是如何监测的,以及患者是否调整胰岛素剂量。大多数患者应该能够在家里使用血糖仪来监测他们的血糖水平。现在有充分的证据表明严格控制血糖水平可以降低糖尿病并发症的发生率。患者应该有家庭血糖测量的记录,并可能知道血红蛋白 A1c(平均血糖水平的替代指标)、肾功能和尿蛋白测试的结果。

患者应该明白足部和眼睛护理的必要性,以防止并发症的发生。大多数糖尿病患者有定期的眼科检查,经常使用视网膜摄影。可能有激光治疗或血管内皮生长因子(VEGF)抑制剂注射治疗增生性糖尿病视网膜病变的历史。

垂体功能减退或肾上腺功能减退的患者可使用糖皮质激素(类固醇)替代;后者可能也需要盐皮质激素的替代。应获得患者的详细治疗剂量表。

患者可能知道骨质疏松症[1]的诊断。这可能

---

[1] 注:虽然这通常被称为骨质疏松症,但它通常(至少部分)是骨软化症。

是由于自发性骨折或骨密度筛选试验的结果。了解预防骨折的治疗方法。

抗心律失常药物胺碘酮含有碘,常引起甲状腺功能减退或亢进。有甲状腺病史的患者患甲状腺疾病的风险较高。

个人史

其中许多是慢性的,并发症也很严重。询问患者如何处理家庭和工作中的各种问题,因为这对治疗的成功有重要影响。

家族史

甲状腺疾病、自身免疫性疾病或糖尿病的患者可能有家族史。偶尔也可获得多发性内分泌肿瘤(MEN)综合征的家族史。这些是罕见的常染色体显性状态。

Ⅰ型MEN:表现为原发性甲状旁腺功能亢进(>90%)、垂体肿瘤(20%)和胃肠道肿瘤[如胃泌素瘤(70%)]。

Ⅱ型MEN:如果家族中有甲状腺髓样癌或嗜铬细胞瘤,应考虑Ⅱ型MEN。

要点小结

1. 内分泌疾病的影响是多种多样的。从怀疑内分泌疾病患者身上提取的病史应涵盖广泛的可能症状。

2. 从糖尿病患者身上提取的病史必须完整,因为这种疾病可以影响多个系统。包括糖尿病的诊断、症状、目前的治疗以及糖尿病的各种并发症。

3. 筛查某些常见内分泌疾病(如甲状腺疾病、糖尿病、骨质疏松症)应成为患者评估的常规部分。

4. 许多内分泌疾病是慢性的,可能对患者的生活和工作产生深远的影响。

5. 一些传统上与内分泌异常相关的症状(如勃起功能障碍)通常是由非内分泌疾病引起的。

OSCE 复习题——内分泌病史

1. 患者甲状腺肿,请采集其病史。
2. 患者女性,最近体重增加,请采集其病史。
3. 患者男性,消瘦和多尿,请采集其病史。
4. 患者女性,溢乳,请采集其病史。
5. 患者女性,体重增加,从椅子上站起来有困难。请采集其内分泌病史。

（李以煊　译）

第 28 章

内分泌检查

甲状腺会因疾病而肿大的,会导致"德比郡脖子(Derbyshire neck)"或"甲状腺肿"。——Huxley(1872)

对整个内分泌系统的正式检查并非例行公事。通常情况下,从病史和一般检查中会有一些线索来提示应该追查哪些具体的内分泌疾病。

甲状腺

甲状腺腺体

检查解剖

即使没有增大,甲状腺[①](图 28-1)也是最大的内分泌腺(图 28-2)。甲状腺肿大很常见,10%的女性和2%的男性会出现这种情况,在世界上缺碘地区更为常见。正常的腺体位于喉部和气管的前方,在甲状软骨的喉部突起的下方。它由中线的一个狭窄的峡部(在第 2 到第 4 气管环的前部,大小约 1.5cm)和两个较大的侧叶组成,每个侧叶大约

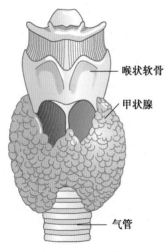

图 28-1　甲状腺的解剖

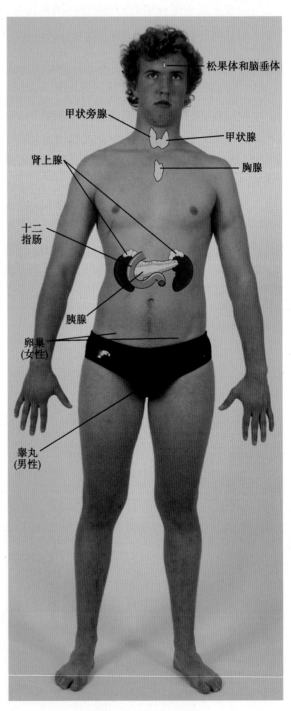

图 28-2　内分泌腺体

---

①　第一个区分甲状腺肿大和颈淋巴结病的人是罗马医学作家 Aulus Aurelius Cornelius Celsus(约公元前 53—公元 7)。他更著名的是描述了炎症的四种主要症状:发红、肿胀、发热和触痛。

4cm 长。虽然喉的位置不同,但甲状腺几乎均在喉下 4cm 左右。

检查

正常的甲状腺可以在消瘦的年轻人的环状软骨下面看到[1,2]。弥漫性肿大时通常只有峡部可见。当颈前部和侧部存在脂肪垫时可出现明显的肿大(假性甲状腺肿);这种情况在超重的人群中更为常见,但在正常体重的人群中也会发生。腺体肿大,称为甲状腺肿大,①在检查时应该很明显(清单 28-1,典型体征 28-1),尤其是当患者伸展颈部时。观察颈部的前部和侧面,判断腺体是局部肿胀还是整体肿胀。健康人的环状软骨和胸骨上切迹之间的连线应该是

典型体征 28-1　甲状腺大小分级的临床评估准确性(与超声诊断的比较)		
腺体大小	LR+	LR−
正常≤20g	0.26	−
增大至正常的 2 倍(20~40g)	2.6	−
大于正常 2 倍(≥40g)	13.0	−

Jarløv AE, Hegedüs L, Gjørup T, Hansen JE. Accuracy of the clinical assessment of thyroid size. Dan Med Bull 1991;38(1);87-89。

直的。向外突出表明存在甲状腺(图 28-3)。80% 的甲状腺肿患者是甲状腺功能正常的,10% 是甲状腺功能减退,10% 是甲状腺功能亢进。

肿胀被检查出来后不应立刻进行触摸,应在给患者一杯水后进行。患者反复啜饮,这样吞咽就不会感到不适。要求患者吞咽,仔细观察颈部肿胀。只有甲状腺肿或甲状舌管囊肿由于附着于喉部而会随之上升。患者吞咽时,甲状腺和气管上升约 2cm,停顿半秒钟后下降。一些非甲状腺肿块在吞咽时可能略微上升,但上升幅度小于气管,并且再次下降前不停顿。由肿瘤浸润引起的甲状腺炎在吞咽时可能不会升高,但这种情况很少见。吞咽也可以使腺体的形状看得更清楚。

注意腺体上升时是否可见下缘。甲状舌管囊肿是一个中线肿块,可以出现在任何年龄。它是甲状舌管的胚胎学残留。当患者伸出舌时,囊肿特征性地上升。

清单 28-1　颈部肿胀的原因

中线
甲状腺肿(吞咽中上升)
甲状舌囊肿(固定下颌并伸出舌时移动)
颏下淋巴结

侧部
淋巴结
唾液腺(如结石、肿瘤)
- 颌下腺
- 腮腺(下极)
皮肤:皮脂腺囊肿或脂肪瘤
淋巴管:囊性水囊瘤(半透明)
颈动脉:动脉瘤或罕见肿瘤(搏动性)
咽:咽囊或臂弓残体(臂囊肿)
甲状旁腺(非常罕见)

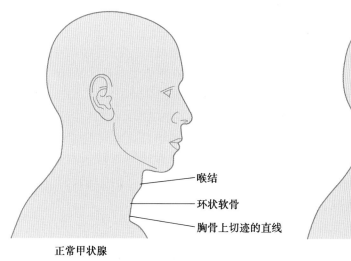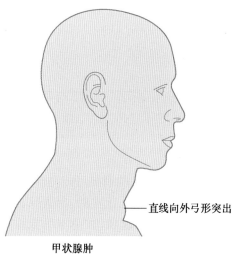

喉结
环状软骨
胸骨上切迹的直线
直线向外弓形突出

正常甲状腺　　　　**甲状腺肿**

图 28-3　甲状腺和甲状腺肿(摘自 McGee S. Evidence-based physical diagnosis,2nd edn,St Louis:Saunders,2007)

① 来自拉丁语 guttur,意思是"喉咙"。

仔细检查颈部的皮肤是否有瘢痕。甲状腺切除术的旧瘢痕在颈部底部形成一个项链状的环。由于现代外科技术使甲状腺瘢痕变得更短,而且位于自然皮褶处,因此新的甲状腺瘢痕更难以检测。寻找突出的静脉。胸壁上部静脉扩张,伴有颈外静脉的塌陷,提示胸骨后延伸的甲状腺肿引起胸腔入口阻塞。罕见的化脓性甲状腺炎会出现腺体外部皮肤红肿。

触诊

触诊最好是从背后开始(图 28-4),但首先要提示患者。将双手指腹放在腺体上。患者的颈部应稍向外突出,以放松胸锁乳突肌。系统地感觉腺体两叶及其峡部。每次摸一侧,用一只手轻轻地收缩胸锁乳突肌,以便更好地触摸腺体。

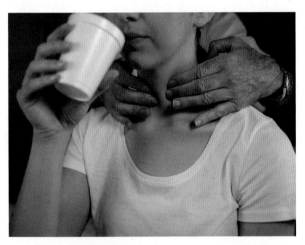

图 28-4 当患者咽下少量水后从后面触诊甲状腺

注意以下几点:

- 大小:只能做一个近似的估计(图 28-5)。尤其要注意下缘,因为下缘缺失表明存在胸骨后延伸。
- 形状:注意腺体是均匀增大还是不规则,以及峡部是否受损。如果触摸到的结节与其余甲状腺组织不同,请确定其位置、大小、硬度、触痛和活动性。确定是否整个腺体触诊为结节状(多结节性甲状腺肿)。
- 一致性:腺体不同部位的情况可能会有所不同。柔软(但比脂肪垫高)是正常的,甲状腺在单纯性甲状腺肿中常呈纤维状,在桥本甲状腺炎中则呈典型的橡胶状硬质。硬结节提示肿瘤(清单 28-2)、囊肿钙化、纤维化或 Riedel 甲状腺炎。
- 压痛:这可能是甲状腺炎(亚急性或罕见化脓性)的一个特征,或较少发生囊肿或癌内出血。

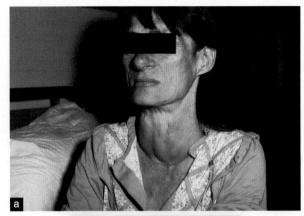

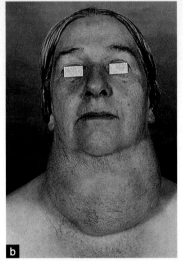

图 28-5 甲状腺肿(a)大。(b)巨大

清单 28-2 甲状腺结节的鉴别诊断

1. 癌(5% 可触及结节):周围组织固定,可触及淋巴结,声带麻痹,硬,尤其是大于 4cm 时(大多数小于 4cm)
2. 腺瘤:可移动的,没有相关的局部功能
3. 多结节甲状腺中的大结节:明显的多结节甲状腺肿

- 活动性:癌症可能会限制腺体活动。
- 震颤:可以在腺体上触及,如腺体新陈代谢异常活跃(如甲状腺毒症)。

在患者吞咽的同时重复评估。

触诊颈部淋巴结。这可能与甲状腺癌有关。

转移到患者前方。再次触诊。局部肿胀在前部触诊中更容易发现。注意气管的位置,它可能被胸骨后腺取代。

叩诊

在胸骨柄的上部从一侧到另一侧进行叩诊。从清音转变为浊音可能提示胸骨后甲状腺肿,但这不是非常准确。

听诊

仔细听诊每个侧叶上的杂音(与收缩期同时发出的"嗡鸣"声)。这是血液供应增加的表现,可能发生在甲状腺功能亢进时。鉴别诊断还包括颈动脉杂音(比颈动脉本身声音更大)或静脉嗡嗡声(被覆盖在颈部底部的轻微压力所消除)。如果有甲状腺肿,轻度压迫侧叶,再次听有无杂音。

Pemberton 征

要求患者双臂尽量抬高,肘部靠近耳部。保持手臂上举 1min 或直到出现充血的迹象。等待,然后迅速观察脸部是否瘀血(多血质)和发绀。可能出现相关的呼吸窘迫和吸气性喘鸣。观察颈部静脉有无扩张(静脉充血)。让患者用口深吸一口气,观察是否有喘鸣。这是一项检查胸骨后甲状腺肿或任何胸骨后肿块引起的胸腔入口阻塞的试验[3]。①(抬起手臂向上会将胸腔入口向上抬,使甲状腺占据更多骨性开口。)甲状腺检查应该是每次常规体检的一部分。甲状腺肿的成因见清单 28-3。

清单 28-3　甲状腺肿的病因

弥漫性甲状腺肿的原因(患者甲状腺功能通常正常)
特发性(大多数)
青春期或怀孕
甲状腺炎
- 桥本的
- 亚急性(腺体通常疼痛)
单纯性甲状腺肿(缺碘)
致甲状腺肿物——碘过量,药物(如锂)
甲状腺素合成的先天缺陷(如 Pendred* 综合征——一种与神经性耳聋相关的常染色体隐性疾病)
甲状腺素抵抗

单发甲状腺结节的原因
良性的:
- 多结节甲状腺中的显性结节
- 退化或出血形成的胶质囊肿或结节
- 滤泡腺瘤
- 单纯性囊肿(罕见)

恶性的:
- 原发或继发癌(罕见)
- 淋巴瘤(罕见)

---

* Vaughan Pendred(1869—1946),伦敦医生。

---

① Pemberton 征的原始描述要求举起手臂 1min。许多医生做这个测试不够充分,因为他们等待的时间不够长。

甲状腺功能亢进(甲状腺毒症)

甲状腺功能亢进是一种由于甲状腺素浓度过高引起的疾病。原因通常是腺体产生激素过多,但有时可能是由于偶然或故意使用甲状腺素(甲状腺素片)引起甲状腺毒症。甲状腺素片有时被患者作为一种减肥方法服用。在这些病例中,如果仔细询问病史,病因是显而易见的(问诊清单 28-1)。抗心律失常药物胺碘酮含有大量碘,可引起低碘地区高达 12% 的患者甲状腺毒症。许多甲状腺毒症的临床特征表现为交感神经过度活动,如震颤、心动过速和出汗。这种解释并不完全清楚。儿茶酚胺的分泌在甲状腺功能亢进时通常是正常的,但甲状腺素可能通过增加组织中肾上腺素受体的数量来增强儿茶酚胺的作用。

问诊清单 28-1　疑似甲状腺功能亢进患者的问题

! 表示可能诊断出紧急或危险问题的症状。

1. 你有甲状腺疾病的病史吗?

2. 你有甲状腺毒症的家族史吗?[格雷夫斯病(Graves disease)和相关的自身免疫性疾病如白癜风、艾迪生病、恶性贫血、1 型糖尿病、重症肌无力和卵巢早衰在家族发病率中均有发生。]

3. 你服用过胺碘酮或甲状腺素吗?

4. 你最近接触过碘吗?(碘化 X 线造影剂可以诱发甲状腺功能亢进——通常是存在多结节甲状腺的患者。)

! 5. 你有过心悸吗?(甲状腺功能亢进可伴有心房颤动,心房颤动可诱发心力衰竭。)

6. 你是否注意到有失眠、易怒或多动?

7. 你是否有体重减轻、腹泻或大便次数增加、出汗增加或怕热?

8. 你有过肌肉无力吗?(近端肌无力常见,可能会注意到患者从椅子上站起来困难。)

9. 你的眼睛有过问题吗?如复视,异物感,红肿或眼后部疼痛?

年轻人甲状腺毒症最常见的原因是 Graves 病②,这是一种自体免疫性疾病,循环免疫球蛋白

---

② Robert Graves(1796—1853),都柏林内科医生。

刺激甲状腺滤泡细胞表面的促甲状腺素（thyroids-stimulating hormone，TSH）受体（清单28-4）。

清单 28-4　甲状腺功能亢进和甲状腺功能减退的病因

甲状腺功能亢进的病因

原发性

Graves 病

毒性多结节甲状腺肿

毒性单发甲状腺肿：通常为毒性腺瘤

桥本甲状腺炎（病程早期；后来转变为甲状腺功能减退）

亚急性甲状腺炎（短暂的）

产后甲状腺炎（无痛的）

碘诱导（Jod-Basedow* 现象——缺碘饮食后补充碘）

继发性

垂体（非常罕见）：TSH 分泌过多

葡萄胎或绒毛膜癌：hCG 分泌（罕见）

甲状腺肿样卵巢瘤（罕见）

药物（如过量摄入甲状腺素、胺碘酮）

甲状腺功能减退的病因

原发性

没有甲状腺（甲状腺组织减少或缺失）：

- 特发性萎缩
- 甲状腺毒症治疗后（如^{131}I，手术）
- 发育不全或舌异位甲状腺
- 对 TSH 不敏感

有甲状腺肿大（甲状腺素分泌减少）：

- 慢性自身免疫性疾病（如桥本甲状腺炎）
- 药物（如锂、胺碘酮）
- 先天缺陷（酶缺陷）
- 地方性碘缺乏或碘诱导的甲状腺功能减退

继发性

垂体病变（清单28-7）

三发的

下丘脑病变

暂时的

甲状腺素治疗撤药，而不是甲状腺功能减退

亚急性甲状腺炎

产后甲状腺炎

全甲状腺切除术后

---

　　* Carl von Basedow（1799—1854）是一位德国全科医生，在1840年描述了这一点（Jod 在德语中是碘的意思）。

　　hCG，人体绒促性素（human chorionic gonadotrophin）；TSH，促甲状腺素（thyroid-stimulating hormone）。

一例甲状腺毒症疑似病例如下。

一般检查

寻找体重减轻、焦虑和甲状腺中毒的症状。

手部

要求患者伸出双臂，观察是否有轻微震颤（由交感神经过度活动引起）。把一张纸盖在患者的手指上可能更清楚地显示出这种震颤，这可让经验不足的同事们更易观察。

检查指甲上的指甲松解（Plummer[1] 的指甲，图 28-6）。指甲松解（指甲与甲床分离）易发生在环指上，但也会发生在所有指甲上，是由交感神经过度活动引起的。检查甲状腺肢端病变（肢端病变是杵状指的另一个术语），在 Graves 病中较少见，但在其他甲状腺毒症的病因中则不常见。

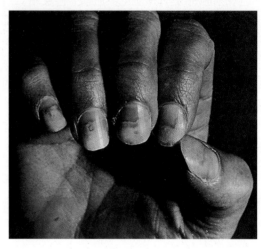

图 28-6　指甲松解（Plummer 的指甲）

检查手掌是否有红斑，感觉手掌发热和出汗的情况（交感神经过度活动）。

检查脉搏。注意是否存在窦性心动过速（交感神经超速）或心房颤动（由交感神经驱动和激素介导引起心房细胞不应期缩短）。由于心排血量高，脉搏也可能有塌陷征。

手臂

要求患者将手臂举过头顶。无法做到这一点表明近端肌病（肌无力）。手臂腱反射异常的敏捷，尤其是在放松状态下。

眼部

检查患者眼球是否突出，即眼球从眼框突出（图 28-7 和清单 28-5）。这个症状非常明显，但如果没有，仔细观察巩膜，在突眼巩膜不会被下眼睑

---

　① Henry Plummer（1874—1936），美国梅奥诊所内科医生。

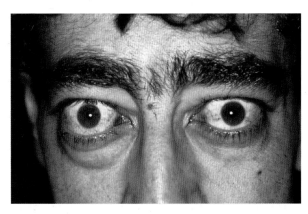

图 28-7 甲状腺毒症:甲状腺凝视和眼球突出

清单 28-5 眼球突出的病因

双侧

Graves 病

单侧

眼眶肿瘤(如硬纤维瘤、视神经胶质瘤、神经纤维瘤、肉芽肿)

海绵窦血栓形成

Graves 病

眼眶的假性肿瘤

覆盖。然后从患者的前额后方观察眼球突出情况,眼球在眶上缘前方可见。现在检查眼球突出的并发症,包括:①球结膜水肿(结膜水肿和巩膜充血,尤其是在眼外直肌附着处);②结膜炎;③角膜溃疡(由于眼睑无法闭合);④视神经萎缩(少见,可能是由于视神经拉伸)和⑤眼肌麻痹(下直肌肌力率先丧失,随后会聚功能减弱)。

眼眶肌肉组织中存在 TSH 受体,患者的活检提示淋巴细胞浸润。突眼症仅发生于 Graves 病。它可能先于甲状腺毒症的发生,也可能在甲状腺功能正常后继续存在。其特征是眼眶内容物的炎性浸润,而不是眼球本身。眼眶肌肉特别受影响,其体积的增加是眼眶内容物增加的主要原因,也是眼球突出的主要原因。这是由于自身免疫异常。放射性碘治疗可加重 Graves 眼病。

接下来检查甲状腺眼病的眼征,这些眼征与交感神经过度活动有关,而不是 Graves 病的特异性成分。观察甲状腺凝视(惊恐的表情)和眼睑退缩(Dalrymple[①]征),即虹膜上方可见巩膜。检查眼睑滞后(von Graefe[②]征),要求患者视线跟随检测者的手指以适中的速度从视野的上部逐渐下降。上眼睑下降滞后于眼球下降。

如果存在上睑下垂,应该排除可能与自身免疫性甲状腺疾病有关的重症肌无力。

颈部

检查通常可以发现甲状腺肿大(60%~90% 的患者)。格雷夫斯病(Graves disease)腺体典型地不同程度增大,光滑而富有弹性。一种与之有关的震颤通常存在,但是这种震颤不是 Graves 病引起的甲状腺毒症的特异性表现。无甲状腺肿大时可能不存在 Graves 病,但并不能排除它。存在甲状腺毒症但非格雷夫斯病(Graves disease)的甲状腺异常包括毒性多结节性甲状腺肿、单发结节(毒性腺瘤)和无痛性、产后或亚急性(de Quervain[③])甲状腺炎。亚急性甲状腺炎患者典型表现为甲状腺中度肿大和腺体触痛。甲状腺毒症可能发生在没有任何甲状腺肿的情况下,尤其是老年患者。另外,由于滋养细胞组织的罕见异常(睾丸或子宫的葡萄胎或绒毛膜癌)或过量的甲状腺素替代引起的甲状腺功能亢进时通常无法触及甲状腺腺体。

如果可见甲状腺切除术后的瘢痕,需要评估是否甲状旁腺功能减退(Chvostek[④]征或 Trousseau[⑤]征)。这些症状最常出现在手术后的前几天。

胸部

男性乳腺发育偶尔发生。心脏检查可见收缩期杂音(由于心排血量增加)和充血性心力衰竭体征,这可能是由老年人甲状腺毒症引起的。

腿部

首先检查胫骨前黏液水肿。双侧皮肤结节和斑块呈坚实的、升高的形态,可以是粉红色、棕色或原本皮肤的颜色。它们是由黏多糖积累引起的。尽管称为胫骨前黏液水肿,但这种情况只在格雷夫斯病(Graves disease)中发生,而在甲状腺功能减退中不发生。检查可发现腿部的近端肌病和腱反射亢进,这种情况只出现在大约 25% 的病例中。

甲状腺功能减退(黏液水肿)

甲状腺功能减退(甲状腺素缺乏)是由原发性甲状腺疾病引起的,较少见继发于垂体或下丘脑功

---

① John Dalrymple(1803—1852),英国眼科医生。

② Friedrich von Graefe(1828—1870),柏林眼科学教授,他在 1864 年描述了这一点。他是 19 世纪最著名的眼科医生之一;Horner 是他的学生之一。他死于肺结核,时年 42 岁。

③ Fritz de Quervain(1868—1940),瑞士伯尔尼外科教授。

④ Franz Chvostek(1835—1884),维也纳医生。

⑤ Armand Trousseau(1801—1867),巴黎医生。

能衰竭(清单28-4)。黏液水肿是甲状腺功能减退更严重的表现形式。在黏液水肿时亲水性黏多糖在包括皮肤在内的组织基质中积累,原因尚不明确。这导致间质内液体过多的,且相对不流动,造成皮肤增厚和面团状硬化。

甲状腺功能减退的症状是隐匿的,但患者或家属可能已经注意到畏寒,肌肉疼痛,水肿,便秘,声音嘶哑,皮肤干燥,记忆力减退,抑郁或体重增加等症状(问诊清单28-2)。

> **问诊清单28-2　疑似甲状腺功能减退患者的问诊**
>
> 1. 你最近有没有觉得寒冷的天气更难以应付?
> 2. 你有便秘的问题吗?
> 3. 你体重增加了吗?
> 4. 你注意到你的皮肤变干了吗?
> 5. 你认为你的记忆力不如以前好了吗?你感到沮丧吗?
> 6. 你觉得你的声音变得沙哑了吗?(1/3的患者会出现甲状腺功能减退言语——典型的迟缓和鼻音)
> 7. 你注意到你的腿肿了吗?

如下方式检查怀疑甲状腺功能减退的患者(典型体征28-2)。

典型体征28-2　甲状腺功能减退

体征	LR+	LR−
皮肤		
粗糙的	2.6	0.71
凉和干燥	5.1	0.69
手掌凉	1.6	0.82
手掌干燥	1.5	0.80
眶周水肿	3.2	0.61
腰部虚胖	3.1	0.80
眉毛缺失	1.95	0.83
言语		
甲状腺功能减退的言语	2.3	0.83
甲状腺		
甲状腺肿	2.6	0.68
脉搏		
<70 次/min	3.9	0.64

一般检查

寻找明显的精神和身体上迟缓的体征,或者是罕见的黏液水肿的证据。大约1/3的患者都有甲状腺功能减退的症状。其特点是反应迟钝,有鼻音,声音嘶哑。肥胖并不比甲状腺功能正常的人群多。

手部

注意周围性发绀(由于心排血量减少)和皮肤肿胀,还可能表现为皮肤温度低和干燥。手掌可呈高胡萝卜素血症的黄色(即肝脏的胡萝卜素代谢减慢)。可见贫血引起的掌纹苍白,贫血的原因可能是:①慢性疾病;②继发于细菌过度生长的叶酸缺乏;或者由于恶性贫血导致的维生素 B_{12} 缺乏;或者;③月经过多导致的铁缺乏。触摸脉搏可能会发现脉搏细、速度慢。检查可发现由于腕管黏液水肿增厚引起的感觉缺失。

手臂

检查可发现近端肌病(少见)和二头肌或跟腱的'hung-up'reflex(见下文)。

面部

检查患者的面部(图28-8)。皮肤(非巩膜)呈现高胡萝卜素血症引起的黄色。皮肤可以普遍增厚,出现脱发,可能出现白癜风(一种相关的自体免疫性疾病)。

检查眼眶周围是否存在水肿。黏液性水肿

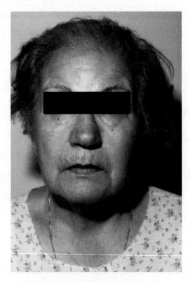

图28-8　黏液性水肿

可以导致眉毛外侧 1/3 的缺失或稀薄,但在健康人群中也很常见。寻找黄斑瘤(与高胆固醇血症相关)。触诊皮肤和头发温度低且干燥。头发稀疏。

检查舌是否肿胀。要求患者说话,可出现声音嘶哑、语速减慢。地方性或先天性甲状腺功能减退症患者可出现双侧神经性耳聋。

甲状腺

原发性甲状腺素减少导致 TSH 代偿性过度分泌。作用在甲状腺组织就会导致甲状腺肿。许多甲状腺功能减退的病例并不伴有腺体增大,因为甲状腺组织很少。例外情况包括严重的碘缺乏、酶缺乏(遗传性代谢缺陷)、晚期桥本甲状腺炎和甲状腺毒症治疗后(使用放射性碘)(清单 28-4)。

胸部

检查心脏是否有心包积液,检查肺是否有胸腔积液。

腿部

可能有非凹陷性水肿。要求患者跪在椅子上病露出脚踝。使用叩诊锤敲击跟腱。甲状腺功能减退时,出现足部的正常(实际上存在轻微缓慢)收缩和延迟放松(the 'hung-up' reflex;图 28-11)。检查是否有周围神经病和其他少见的与甲状腺功能减退相关的神经异常(清单 28-6)。

清单 28-6　甲状腺功能减退的神经病学关联

常见的
占位挤压:腕管,跗骨管
踝关节痉挛延迟
肌肉痉挛
不常见的
周围神经病变
近端肌病
低钾周期性瘫痪
小脑综合征
精神病
昏迷
重症肌无力
脑血管疾病
高脑脊液蛋白
神经性耳聋

垂体

检查解剖

虽然垂体不在可以直接检查到的位置,但是这个腺体的邻近结构(图 28-9)会因为其扩大而受到影响(大腺瘤),从而检查发现异常。微腺瘤可由活性激素的影响而引起相应的体征。垂体后叶功能很少受到影响,即便是大腺瘤。

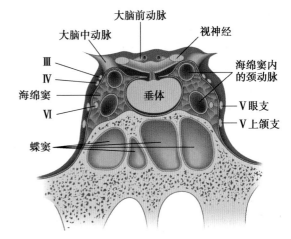

图 28-9　海绵窦及其与脑神经、垂体的关系

- 视交叉位于腺体之上。
- 蝶骨和蝶窦(气窦)位于腺体的下方。
- 侧面位于海绵状(静脉)窦,含有第 Ⅲ、Ⅳ、Ⅴ 和 Ⅵ 脑神经。

腺体分为前部(腺垂体)和后部(神经垂体),垂体前叶分泌 6 种主要激素:
1. 促甲状腺素(TSH)
2. 促肾上腺皮质激素(adrenocorticotrophic hormone,ACTH)
3. 促黄体素(luteinising hormone,LH)
4. 卵泡刺激素(follicle-stimulating hormone,FSH)
5. 生长激素(growth hormone,GH)
6. 催乳素(prolactin)
垂体后叶分泌:
1. 血管升压素(vasopressin)[抗利尿激素(antidiuretic hormone,ADH)]
2. 缩宫素(oxytocin)
垂体肿瘤可以出现的结果:①局部效应,如头痛或视野丧失和②垂体激素分泌改变。(问诊清单 28-3)这些变化包括:①过量的生长激素,导致肢端肥大;②过量的促肾上腺皮质激素,导致库欣病;

③过量的催乳素,导致乳溢、阳痿或继发闭经;④过量的 TSH,导致甲状腺功能亢进;以及⑤激素缺乏(垂体功能减退,例如促性腺激素缺乏,导致性功能障碍)。

全垂体功能减退症

　　全垂体功能减退症是一种大部分或全部垂体激素缺乏症,通常由占位性病变或垂体的破坏引起(清单 28-7)。激素的分泌通常按以下顺序丢失:

　　1. 生长激素(儿童侏儒症,成人胰岛素敏感性)

　　2. 催乳素(分娩后泌乳失败)

　　3. 促性腺激素(女性失去第二性征、继发性闭经,男性失去性欲和不育)

　　4. 甲状腺功能减退(TSH)

　　5. ACTH(肾上腺功能减少,由于肾上腺雄激素分泌减少导致第二性征毛发脱落)

　　通常情况下,垂体后叶在垂体腺瘤时不受影响。缺乏抗利尿激素会导致大量低比重尿液排出(尿崩症)。

　　然而,在任何组合中都可能出现单独的激素失调或多重失调。

一般检查

　　患者身材矮小(生长激素在生长完成前分泌减少)。皮肤苍白[由于贫血或 α-黑色素细胞刺激素(melanocyte-stimulating hormone,MSH)],皮肤纤维起皱和体毛缺失(促性腺激素缺乏)。如果在青春期之前促性腺激素缺乏,则可能完全缺乏第二性征(表 28-1;图 37-33,图 37-34)。

表 28-1　第二性发育(Tanner 1~5 期)

这些变化开始于青春期对垂体促性腺激素的反应	
男性	
分期	
1. 青春期前	
2. 睾丸和阴囊增大	
3. 阴茎延长	
4. 阴茎增宽,龟头大于,阴囊色素沉着	
5. 成人:上述加上阴毛延伸到大腿内侧	
女性	
乳腺	阴毛
分期	**分期**
1. 青春期前	1. 无阴毛
2. 乳腺发育(乳腺和乳头隆起)	2. 生长稀疏,主要在阴唇上方
3. 乳腺乳晕增大(轮廓未分离)	3. 深色,粗糙,卷曲的毛发较多,但在耻骨交界处稀疏
4. 乳晕和乳头突出乳腺之外(第二丘)	4. 成人型,但大腿内侧无毛发
5. 成人:乳晕凹陷,乳头突出	5. 成人:水平辐射病发散至大腿内侧

脸部

　　仔细观察脸部。眼周皮肤皱纹多是促性腺激素缺乏的特征。仔细检查前额是否有垂体切除术的瘢痕——经额部的瘢痕可见(图 28-10),但经蝶部手术的瘢痕则不明显,因为这种手术是通过鼻腔

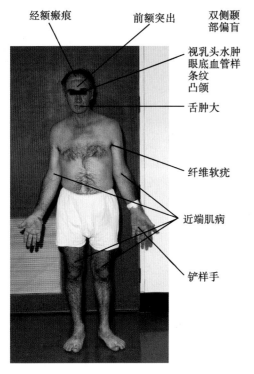

经额瘢痕　前额突出　双侧颞部偏盲

视乳头水肿
眼底血管样
条纹
凸颌

舌肿大

纤维软疣

近端肌病

铲样手

图 28-10　肢端肥大症:常见症状

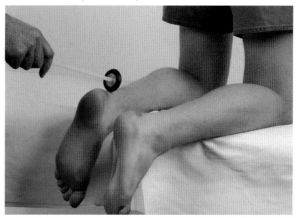

测试踝关节痉挛(第二种方法)

图 28-11　这种方法最好地展示了甲状腺功能减退的'hung-up'reflexes。当跟腱被轻敲后,观察到先出现快速背屈,然后再出现缓慢的跖屈

底部,经上唇下的切口进行的。检查眼睛(参见第 32 章)。必须评估视野是否有缺陷,特别是双侧颞部偏盲(增大的垂体瘤可能压迫视交叉),眼底检查是否有视神经萎缩(垂体瘤压迫视神经)。检查第 III、IV、VI和第 V 脑神经的第一分支,因为这些脑神经可能受扩张入海绵窦的垂体瘤的影响(图 28-9)。

检查男性面部的胡须生长是否正常(缺乏促性腺激素会造成胡须缺失)。

胸部

接着讨论胸部。检查可见皮肤苍白和乳头色素沉着减少。男性体毛(腋毛和胸毛)可能减少。女性可发现继发性乳腺萎缩。

会阴区

男性和女性都会出现阴毛脱落。男性可出现睾丸萎缩。睾丸萎缩的特征是小而坚硬。正常大小的睾丸体积约为 15~25ml。

踝反射

检查'hung-up'反射(图 28-11)。这是垂体性甲状腺功能减退的重要标志。偶尔,垂体性甲状腺功能减退的患者可能略微超重,但通常无典型的黏液水肿外观。

肢端肥大症

肢端肥大症[1]是生长激素分泌过多引起的,典型的病因是嗜酸性垂体腺瘤。生长激素刺激肝脏和其他组织产生生长调节素,这反过来又促进生长。生长激素也是一种蛋白质合成激素,在核糖体水平发挥作用,在肌肉中发挥抵抗胰岛素作用,增加肝脏葡萄糖释放,从而引起糖尿病。这种疾病起病非常缓慢,患者可能不会注意到症状。然而,大多数患者的头痛是由于扩大的垂体瘤引起的硬脑膜拉伸。

巨人症是生长激素在青春期前和骨骺融合前高分泌的结果。它导致大量的骨骼以及软组织生长。肢端肥大症发生时生长板已经融合,所以只有软组织生长和扁骨膨大。

一般检查

面部和身体具有典型特征(图 28-10 和图 28-12)。

手部

让患者坐在床边或椅子上,检查他/她的手。可观察到宽铲状的形态(由于软组织和骨质增大引起)。可以看到手掌出汗和发热。这是因为新陈代谢增加了。皮肤可能会变厚。可经常观察到由骨骼过度生长引起的骨关节炎。检查是否有腕管综合征,这可能与腕管区软组织过度生长有关。

---

[1]　肢端肥大症由 Pierre Marie 于 1886 年首次提出,Harvey Cushing 于 1909 年首次将其称为垂体功能亢进。肢端是指手和足。

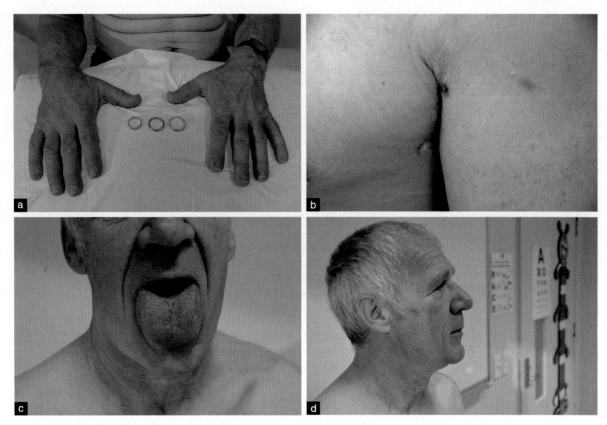

图 28-12　肢端肥大症。(a)这个患者已经过度生长换了 3 枚戒指。(b)皮肤标记。(c)巨舌。(d)凸颌

手臂

可能存在近端肌病，在内上髁（肘的尺骨端）后触诊尺神经增厚。

腋窝

仔细检查腋下的皮肤标记（称为软疣，是无痛的肤色突起；图 28-12b）。鼓起勇气感受油腻的皮肤。寻找黑棘皮症。

脸部

可见巨大的眶上嵴，这会导致额骨隆起（这也可能偶尔发生在佩吉特病，佝偻病，软骨发育不全和脑积水）。嘴唇可能会变厚。

检查眼睛是否有视野缺失，如果垂体瘤过大，可能会出现双侧颞部偏盲。检查眼底有无视神经萎缩（由于神经压迫）和视乳头水肿（由于颅内压增高和肿瘤扩大）。也应检查是否有血管样条纹（红色、棕色或灰色条纹，其直径为视网膜静脉直径的三至五倍，似乎从视盘发出）：这些条纹是由于 Bruch 膜的变性和纤维化所致。还要注意眼底是否有高血压或糖尿病的视网膜改变。眼部麻痹的发

生与扩大的垂体瘤有关。

检查嘴里有没有肿大的舌，它可能无法整齐地伸进牙齿之间。随着颌骨扩大引起牙咬合不正，牙齿本身可能出现张开和分离。下颌可能看起来方方正正（就像一些国家演员那样）。当颌突出的时候，它被称为凸颌。[①]

颈部

甲状腺可有不同程度的增大或多结节（在生长激素的作用下，内脏器官可全部增大）。听听声音是否嘶哑。

胸部

检查是否有粗糙的体毛和男性乳腺发育。检查心脏是否有心律失常、心脏肥大和心力衰竭，这可能是由于缺血性心脏病、高血压或心肌病（肢端肥大症更常见）造成的。

背部

检查脊柱后凸。

———————————

[①]　在希腊语中，pro 的意思是"向前"，而 gnathos 的意思是"颌"。

腹部

检查肝脏、脾脏和肾脏肿大,是否有睾丸萎缩(后者表明继发于垂体瘤增大的促性腺激素缺乏)。肢端肥大症可能与混合型垂体瘤有关,由此产生的高泌乳素血症也可能导致睾丸萎缩。

下肢

寻找骨关节炎的表现,尤其是在臀部、膝部(第24章),和假性痛风。腓总神经卡压可致足下垂。

活动的体征

决定疾病是否活跃。活动性疾病的症状包括:
- 大量的皮肤标志(但这些经常发生部分健康人受摩擦的皮肤上,例如腋窝,特别是超重的人)
- 大量出汗
- 存在糖尿病
- 视野逐渐缺失
- 甲状腺增大
- 高血压
  注意:头痛也提示疾病活动。

尿检和血压

检测尿液中的葡萄糖,因为在 25% 的病例中过量的生长激素会引起糖尿病。测量血压来检查是否有高血压。

其他垂体综合征

库欣综合征可能是垂体 ACTH 分泌过多的结果,但也有其他原因。甲状腺功能亢进可由于垂体 TSH 产生过多。垂体泌乳素瘤可导致女性和男性溢乳。

肾上腺

库欣综合征

库欣综合征是由于长期过量分泌的糖皮质激素引起的。类固醇对机体有多种作用,这是由于激活了选择信使核糖核酸(messenger ribonucleic acids, mRNA)的 dna 依赖性合成。这导致了改变细胞功能的酶的形成,导致蛋白质分解代谢和糖异生的增加。库欣病是垂体 ACTH 过度分泌的特殊表现,而库欣综合征则是由于任何原因导致的类固醇激素过度分泌所致(清单 28-8,典型体征 28-3 和问诊清单 28-4)。

清单 28-8　库欣综合征的病因

外源性类固醇或 ACTH 过量(最常见)
肾上腺增生
- 继发于垂体 ACTH 分泌(库欣病)
  - 微腺瘤
  - 大腺瘤
  - 下丘脑-垂体功能障碍
- 继发于产生 ACTH 的肿瘤(如小细胞肺癌)

肾上腺肿瘤
- 腺瘤
- 癌(罕见)

ACTH,促肾上腺皮质激素(adrenocorticotrophic hormone)。

典型体征 28-3　库欣综合征

体征	LR+	LR–
重要体征		
高血压	1.5	0.74
体态		
满月脸	1.7	0.05
向心性肥胖	3.7	0.17
普遍肥胖	0.12	2.0
皮肤发现		
皮褶变薄	29.7	0.22
多血症	2.7	0.25
多毛症	1.8	0.67
瘀斑	4.3	0.48
红色或紫色纹	1.9	0.70
痤疮	2.2	0.63
四肢		
近端肌无力	3.95	0.45
水肿	2.0	0.73

问诊清单 28-4　疑似库欣综合征患者的问诊

❗表示可能诊断出紧急或危险问题的症状。
1. 你最近胖了很多吗? 胖了多少?
2. 你容易受伤吗?
3. 你的皮肤变薄了吗?
4. 你有痤疮的问题吗?
❗5. 你是否感到烦躁不安,无法入睡?
6. 你有过肌肉无力或从椅子上站起来困难的问题吗? (近端肌病)
7. 你有过勃起(男性)或闭经(女性)的问题吗?
8. 你被诊断患有糖尿病吗?

手部

皮褶厚度最好在手背评估,可能只有年轻女性才能作为库欣综合征的可靠体征。皮褶厚度应大于 1.8mm。

站位

让患者脱掉裤子,最好能站起来。从前面、后面和侧面观察。注意满月脸(图 28-13a)和向心性肥胖(图 28-14)。尽管躯干肥胖(主要是腹内肥胖,而不是皮下脂肪),但四肢显得很瘦。[①] 这是类固醇激素过量的特征性脂肪分布。可能会出现瘀血(由于蛋白质分解代谢以引起血管周围支持组织

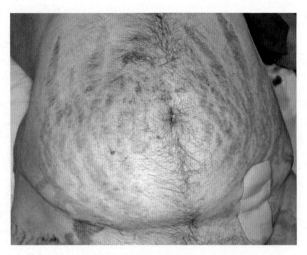

图 28-14 库欣综合征患者的腹纹(摘自 Townsend C. Sabiston textbook of surgery. 18th ed. Philadelphia:Saunders,2007)

的缺失)。在伸肌表面寻找过多的色素沉着(因为 ACTH 分子有类似 MSH 的活性)。要求患者在某一点下蹲,以测试近端肌病,由于肌肉组织活动或过度尿钾丢失。看看背部的黄褐色驼峰(图 28-13b),这是由于脂肪沉积在肩胛间区造成的。骨质疏松症(由于皮质醇抑制成骨细胞的成熟和功能)所致的粉碎骨折,触诊会出现椎体骨质压痛。

坐位

让患者坐在床的一边,但他/她可能患有类固醇精神病,拒绝做任何你要求的事情。

面部和颈部

检查面部是否有多血症(这可以在没有红细胞增多症的情况下发生,不过也可能存在)。由于脸的上部脂肪沉积,会呈现出典型的满月形状。检查是否有痤疮和多毛症(如果肾上腺的雄激素分泌也增加)。可能存在毛细血管扩张症。可能存在眶周水肿。

检查视野有无垂体瘤压迫的症状,眼底有无视神经萎缩、视乳头水肿、高血压或糖尿病病变。寻找锁骨上的脂肪垫。

腹部

让患者躺在床上,头枕枕头。检查腹部是否有紫色条纹,这是由于真皮中胶原纤维的减少和破坏,导致皮下组织血管暴露(图 28-14)。库欣综合征患者的腹纹比其他原因引起体重迅速增加的患者要宽(1cm)。也可能出现在上臂腋窝附近或大腿内侧。触诊肾上腺肿块(大的肾上腺癌可能在肾

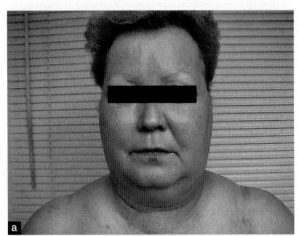

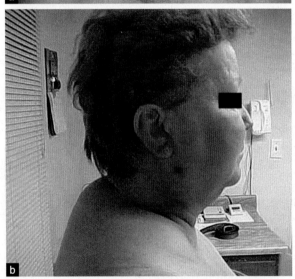

图 28-13 库欣综合征。(a)满月脸。(b)水牛背(摘自 Townsend C. Sabiston textbook of surgery. 18th ed. Philadelphia:Saunders,2007)

[①] 热情的医生能计算出中心肥胖指数。这是三个躯干周长(颈部、胸部和腰部)除以六个外围周长(两侧手臂、大腿和整腿)的总和。正常的指数小于 1。

区触及,不过很少见)。触诊可触及脂肪沉积或肾上腺癌浸润引起的肝大,但这种情况很少见。

腿部

触诊可见水肿(由于水钠潴留)。寻找有无瘀伤和伤口愈合不良。

尿检和血压

检查尿液中是否有葡萄糖(类固醇可以引起糖尿病,这是由于肝糖异生增加和外周组织的胰岛素抵抗引起的)。高血压是常见的原因是水钠潴留(来自矿物质和皮质醇的效应),可能是血管紧张素分泌增加或对血管的直接影响。

体征的组合

某些体征在库欣综合征中具有一定的病因学价值:

- 提示肾上腺癌是潜在病因的体征:①可触及的腹部肿块;②女性男性化的体征;③男性的乳腺女性化。
- 提示异位 ACTH 产生可能是病因的体征:①一般无类库欣体态,除非责任肿瘤(responsible tumour)生长缓慢并有足够时间让机体形成类库欣体态;②更明显的水肿和高血压;③明显的肌力下降。注意:当库欣症状是由于小细胞癌合成异位 ACTH 时,患者更有可能是男性(LR+ =13),并且出现症状和体征的病史时间更快(18 个月:LR+ =15)[4]。
- 色素沉着的意义:提示肾上腺外肿瘤,或肾上腺切除术后分泌 ACTH 的肿大垂体腺瘤(Nelson[①]综合征)。

艾迪生病

艾迪生病(Addison disease)[②]是肾上腺皮质功能减退,糖皮质激素和盐皮质激素分泌减少。最常见的原因是肾上腺的自体免疫性疾病。清单 28-9 列出了其他原因。

如果怀疑这种疾病,寻找恶病质的证据。脱去患者的衣服,寻找掌纹、肘部、牙龈和颊黏膜、会阴区和瘢痕处的色素沉着(图 28-15)。这是因为在原发性艾迪生病中代偿性的 MSH 高分泌(当有肾上腺疾病时),因为 ACTH 有促黑素细胞的活性。还要检查白癜风(局部的黑色素过少症,图 28-16),

---

① Warren Nelson(1906—1964),美国内分泌学家。
② Thomas Addison(1793—1860)在 1849 年描述了这个疾病。Addison、Bright 和 Hodgkin 组成了伦敦 Guy 医院著名的三位医生。

> **清单 28-9　肾上腺功能不全的病因**
>
> **慢性**
> **原发性**
> 自身免疫性肾上腺疾病
> 感染(结核、HIV)
> 肉芽肿
> 肝素治疗后
> 恶性肿瘤浸润
> 血色病
> 肾上腺脑白质营养不良
> **继发性**
> 垂体或下丘脑疾病
> **急性**
> 败血症:脑膜炎球菌
> 肾上腺切除术
> 慢性肾上腺功能减退患者受到任何打击或长期大剂量类固醇治疗突然停止治疗

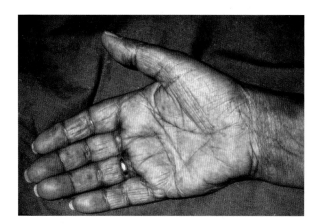

图 28-15　艾迪生病掌纹的色素沉着

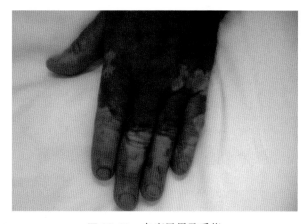

图 28-16　白癜风累及手指

这种自体免疫性疾病通常与自身免疫性肾上腺功能衰竭有关。

检测血压,再检查是否有直立性低血压。其余的自体免疫性疾病群可能与自身免疫性肾上腺衰竭有关(表 28-2)。

表 28-2 多腺体自身免疫综合征

Ⅰ型（罕见的常染色体隐性）	Ⅱ型（更常见，HLA DRB1，DQA1，DQB1）
1. 慢性黏膜与皮肤念珠菌病	1. 胰岛素依赖型糖尿病（1 型）
2. 甲状旁腺功能减退	2. 自身免疫性甲状腺疾病
3. 艾迪生病	3. 艾迪生病
	4. 重症肌无力
	5. 恶性贫血
	6. 原发性性腺功能障碍

要点小结

1. 内分泌检查通常针对病史提示的可能的内分泌疾病。

2. 垂体可以引起身体任何部位的内分泌疾病，但头痛和视力下降是由大脑局部效应引起的重要异常体征。

3. 某些内分泌疾病表现为"现场"诊断（如肢端肥大症、库欣综合征、艾迪生病）。

4. 时刻注意面部外观或身体习惯的细微异常，这可能暗示一些内分泌疾病：如果你在一般检查的最初几秒钟内没有积极地考虑这些异常，你可能会错过这些异常（然后你会对自己生气）。

OSCE 复习题——内分泌检查

1. 患者男性，被诊断为肢端肥大症。请采集其病史。

2. 患者男性，患有肢端肥大症，请做体格检查，并尝试确定是否有疾病活动的迹象。

3. 患者女性，被诊断出患有库欣综合征。请为其做检查并概述符合条件的发现。

4. 患者男性，疑似脑垂体异常。请向他简要采集病史，然后进行相关检查。

（李以煊 译）

参考文献

1. Alvi A, Johnson JT. The neck mass. A challenging differential diagnosis. *Postgrad Med* 1995; 97:87–90, 93–94. Reviews how the history and examination narrow the differential diagnosis.

2. Siminoski K. Does this patient have a goiter? *JAMA* 1995; 273:813–817. A guide to examining the thyroid.

3. Wallace C, Siminoski K. The Pemberton sign. *Ann Intern Med* 1996; 125:568–569. Describes the sign, due to a retrosternal goitre compressing cephalic venous inflow (and in some tracheal airflow).

4. McGee S. *Evidence-based physical diagnosis*, 3rd edn. Philadelphia: Saunders, 2012.

第 29 章

内分泌疾病相关的生理指标

请记住,你所收治的每个患者都会对你进行严格的监督,并通过你的治疗方式形成对你的评价和看法。——威廉-奥斯勒先生(1849—1919)

糖尿病

糖尿病是由胰岛素的绝对或相对缺乏而导致的高血糖综合征,疾病的相关诱因如清单 29-1 中所示。本病既可表现为常规体检中所发现的无症状糖尿,也可表现为其他症状(清单 27-1),从多尿到糖尿病酮症酸中毒引起的昏迷(问诊清单 29-1),或高渗性高血糖综合征(高血糖高渗状态)(图 29-1)。

清单 29-1　糖尿病的病因

第一型
- 1A 型(胰腺内 β 细胞自身免疫破坏)
- 成人发病 1 型(胰岛细胞抗体)

第二型(胰岛素缺乏和抵抗)——迄今为止最常见的糖尿病类型

其他类型的糖尿病
- 突变导致 β 细胞功能异常
- 胰岛素作用的遗传缺陷(如:脂肪萎缩性糖尿病,表现为广泛的脂肪萎缩,肝大,多毛症,黑棘皮病,色素沉着和高脂血症)
- 外分泌胰腺疾病(如:慢性胰腺炎、癌、血色病)

- 内分泌异常(如:肢端肥大症,库欣综合征,嗜铬细胞瘤,高血糖素瘤,生长抑素瘤)
- 药物引起(如:类固醇,避孕药,链脲佐菌素,地西泮,苯妥英,噻嗪利尿剂)
- 感染(如:巨细胞病毒,柯萨奇,先天性风疹)
- 罕见的免疫介导的糖尿病(如:抗胰岛素受体抗体)
- 与糖尿病相关的遗传异常(如:唐氏综合征、克兰费尔特综合征、特纳综合征、囊性纤维化)
- 僵硬综合征(进行性轴性肌肉僵硬)

妊娠糖尿病

问诊清单 29-1　糖尿病患者的问诊

❗表示可能诊断为紧急或危险的症状。

❗1. 诊断出糖尿病时,您的年龄是多少岁?

2. 您是否一确诊就需要使用胰岛素?

3. 何种不适前来就诊?(多尿症、口渴、体重减轻、复发性皮肤感染、常规筛查)。

4. 您以前和现在服用什么药物治疗糖尿病?

5. 患病后什么饮食方式?

6. 如何检测血糖? 通常的结果是什么?

❗7. 您是否有低血糖的问题? 你是否曾出现过出汗、意识模糊、身体不适或失去知觉?

8. 您知道如果出现这些急性症状(低血糖或高血糖)应该采取什么措施吗?

9. 您是否出现过酮症酸中毒(并且出现与酸中毒相关的极高血糖)并入院治疗? 症状包括多尿、脱水、意识模糊、失去知觉。

10. 您是否有糖尿病的并发症:眼神经、周围血管、肾脏结构及功能改变、勃起功能障碍(男性)?

11. 对这些问题进行过哪些定期检查?

12. 您和你的家人是如何应对这种慢性病的?

13. 您是否能够应对工作的强度?

框 29-1 对糖尿病患者的检查总结

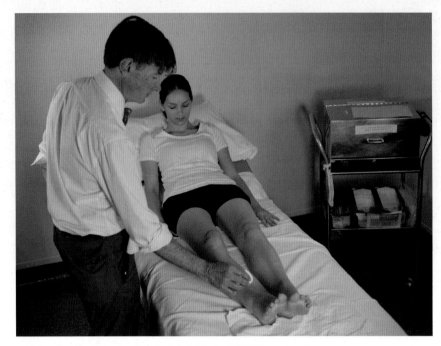

图 29-1 糖尿病

1. **一般检查**
   体重:有无肥胖症
   水合作用(物质与水发生化合)
   有无内分泌病面容
   有无色素沉着:血色素沉着病等
2. **腿部**
   皮肤:有无毛发脱落,感染病灶
   ○ 色素性瘢痕、萎缩、溃烂
   ○ 注射部位情况
   ○ 有无肌肉萎缩
   触诊
   ○ 足的温度(冰冷是由于小或大的血管疾病,温热是由于急性沙尔科关节发热)
   ○ 周围脉搏
   股动脉(听诊)
   腘绳肌
   胫骨后部
   足背
3. **手臂**
   有无皮损(皮肤伤口、棘皮病等)
   ○ 脉搏

4. **眼部**
   眼底白内障、红眼病、视网膜疾病
   第Ⅲ脑神经麻痹,其他脑神经病变
5. **口部**
   口腔感染
6. **颈部**
   颈动脉:触诊、听诊
7. **胸部**
   有无感染迹象
8. **腹部**
   肝脏脂肪浸润;罕见的血色素沉着病
   有无注射部位
   神经病学评估
   ○ 股神经单神经炎
   ○ 周围神经病变
9. **其他**
   尿液分析:糖尿、酮体、蛋白尿
   血压:卧位和站位
   周身水肿
   呼吸中有无丙酮

一般检查

注意是否有脱水的临床表现,这是因为尿液中的葡萄糖负荷过重引起渗透性利尿从而导致大量液体流失。需要警惕肥胖患者(2 型糖尿病患者通常是肥胖的)或近期体重下降的患者(这可能是糖尿症血糖未得到控制所致)。

注意异常的内分泌体征或面容(如库欣综合征或肢端肥大症)和色素沉着(如血色素沉着病:青铜色糖尿病),因为这些疾病都是可能引起继发性糖尿病的病因。

患者可能因为脱水、酸中毒及血浆高渗透压状态而导致出现昏迷。Kussmaul 呼吸(呼吸深而大的一种呼吸困难)可见于糖尿病酮症引起的酸中毒

（由于脂肪代谢增加以补偿葡萄糖代谢的缺乏，所产生的过量乙酰辅酶 A 在肝脏中转化为酮体，这其中两个是有机酸，由此导致酸中毒）。

双下肢

与其他大多数系统检查不同，对糖尿病患者的检查通常从腿部开始，因为许多重要的体征都可以在腿部被发现，特别是足部的血管及神经系统的异常，一定要引起重视[1]。

体格检查

观察足部和小腿的皮肤，由于小血管病变和由此引起的缺血，足和小腿的皮肤可以表现为缺少毛发和皱缩（其机制是不确定的，但可能与血管壁脂蛋白的改变有关）。

注意腿部有无溃疡形成，特别是脚趾或脚部其他受压的部位（图 29-2）。这些溃疡是缘于缺血和周围神经病变（神经病变的原因尚不清楚，但可能与小血管缺血和神经蛋白的糖基化有关）。注意脚踝是否有沙尔科关节（Charcot joint）的迹象（由于本体感觉丧失或疼痛，或两者兼而有之，引起关节严重变形和功能紊乱；这些又会导致关节的反复损伤或损伤未被关注）。缺乏疼痛感保护的皮肤也会受到损伤。

观察有无皮肤感染，如疖子、蜂窝织炎和真菌感染。这些感染在糖尿病患者中很常见，因为组织在葡萄糖水平升高和缺血的共同作用下，为病原微生物提供了有利的生长环境。

观察色素性瘢痕（糖尿病晚期的皮肤病改变）。可能局部有小的圆形斑块状凸起，以线性的方式分布在小腿上，这是糖尿病的特异性皮肤表现。

还有一些罕见的皮肤改变（不到糖尿病患者的 1%；图 29-3），最常见于胫骨部位，表现为中央有一个黄色瘢痕区，周围有红色边缘渗出，黄色瘢痕区被红色边缘所包围，当病情活跃时，这些瘢痕区可能会溃烂。

查看大腿上的胰岛素注射部位有无溃烂。这一现象可能与局部脂肪萎缩和脂肪肥大有关，也可能与胰岛素使用不纯引起局部的免疫反应有关（现代利用基因工程制备的胰岛素已使这种情况变得罕见）。注意由于股神经单神经病变引起的股四头肌萎缩（且称之为糖尿病肌萎缩）。同时检查膝关节是否有沙尔科关节（图 29-4）。

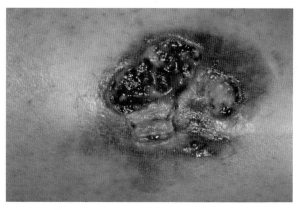

图 29-3　糖尿病脂质渐进性坏死（摘自 McDonald FS, ed. Mayo Clinic images in internal medicine, with permission. © Mayo Clinic Scientific Press and CRC Press. Reproduced by permission of Taylor and Francis Group, LLC, a division of Informa plc）

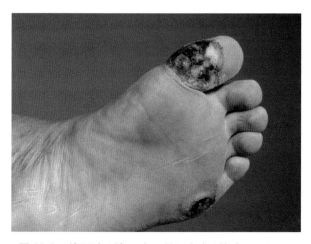

图 29-2　糖尿病（神经病理性）溃疡（摘自 McDonald FS, ed. Mayo Clinic images in internal medicine, with permission. © Mayo Clinic Scientific Press and CRC Press. Reproduced by permission of Taylor and Francis Group, LLC, a division of Informa plc）

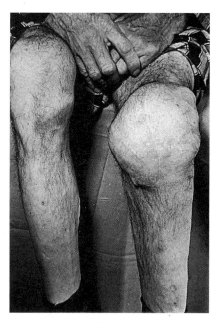

图 29-4　左膝关节沙尔科关节

触诊

触诊胰岛素注射部位是否有脂肪萎缩或肿胀，感受外周脉搏和足部的温度并测试毛细血管回流有无异常，其中，没有外周血管脉搏、四肢冰冷和毛细血管回流减少都是周围血管疾病的证据（第6章）。

神经系统检查

评估周围神经病变，包括背柱损伤（糖尿病性假性脊髓痨），及对叩击的反应测试近端肌肉力量（糖尿病时会出现肌萎缩）。

足部周围神经病变的单丝测试　取一个尼龙丝，在脚底轻度施压（10g），嘱患者闭眼，将装置垂直于皮肤，施加压力1s（图29-5）。如果感觉到压力，让患者说"是"，分别测试四个部位：第一、第三和第五跖骨远端和踇趾足底表面。

上肢

观察指甲是否有念珠菌感染的证据。测量患者躺下和站立时的血压，因为糖尿病自主神经病变可引起直立性低血压。

面部

测试视力　糖尿病患者常见视网膜疾病，可能是永久性的损害或暂时受到干扰，因为高血糖和体液潴留会引起晶状体形状的改变，查看有无阿盖尔-罗伯逊瞳孔，这是一种罕见的糖尿病并发症。使用检眼镜检查眼底，首先检查有无虹膜病（虹膜上的新血管形成，可能导致青光眼；图29-6）。然后检查有无白内障，这与山梨醇在晶状体中的沉积有关（当葡萄糖以高浓度存在时，它在组织中被醛糖还原酶转化为山梨醇）。接下来检查视网膜，可能有许多明显的变化。糖尿病的视网膜变化主要有两种类型：非增殖性和增殖性。非增殖性改变（图29-7）与血管缺血直接相关，包括：①两种类型的出血——点状出血发生在视网膜内层，和斑点状出

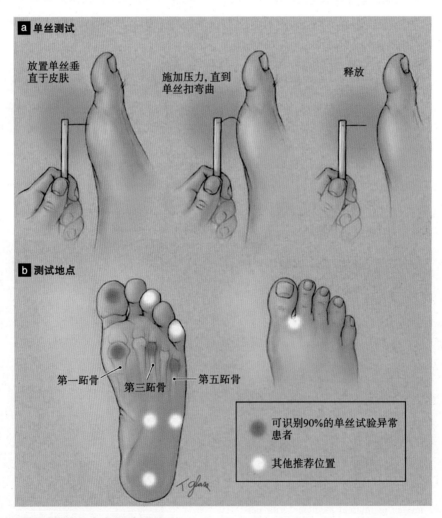

图29-5　足部周围神经病变的单丝测试（Geralyn R. Spollett. Diabetic neuropathies：diagnosis and treatment. Nursing Clinics of North America 41：697-717，Fig. 1. Elsevier，December 2006. Copyright © 2006 Elsevier Inc. All rights reserved）

虹膜新生血管丛

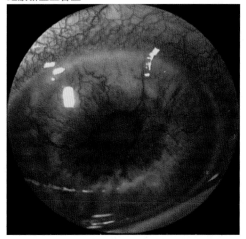

图 29-6　虹膜炎显示虹膜前表面的新生血管。这些是继发于缺血的改变（通常由糖尿病引起）（Courtesy of Dr Chris Kennedy and Professor Ian Constable，Lions Eye Institute，Perth）

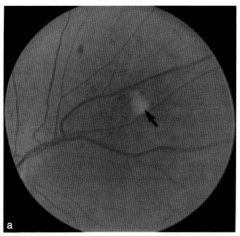

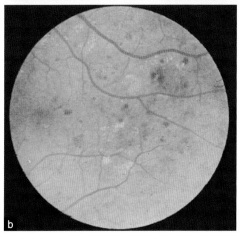

图 29-7　糖尿病视网膜病变。（a）软性渗出物（箭头）和小的出血灶；（b）微动脉瘤（点状）。视网膜出血（斑块状）和坚硬的黄色渗出物（Courtesy of Dr Chris Kennedy and Professor Ian Constable，Lions Eye Institute，Perth）

血，这类出血范围较大，多发生在神经纤维层；②微动脉瘤，这是由于血管壁损伤造成的；③两种类型的渗出物——硬性渗出物和棉絮状斑点渗出物；增生性变化（图 29-8）是指血管因缺血而发生的变化，血管的变化是对视网膜缺血的应对。其特点是新血管的形成，可导致玻璃体积血，瘢痕形成和最终导致视网膜脱离。脱离的视网膜呈乳白色片状，向前鼓起进入玻璃体。脉络膜下层可以看到透过脱离的视网膜，为一个鲜红的片状物。还应寻找激光瘢痕（棕色或黄色的小瘢痕），这是由激光治疗新血管的光凝作用引起的。评估第Ⅲ、Ⅳ和第Ⅵ脑神经，特别是检查是否有糖尿病性第Ⅲ脑神经麻痹，它是由缺血引起的，通常不影响瞳孔（因为第Ⅲ脑神经的梗死对内侧瞳孔的影响大于外侧瞳孔；在这一点上，它不同于压迫性病变，后者具有相反表现）。

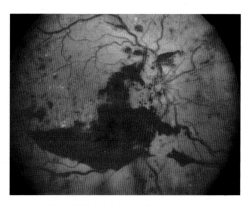

图 29-8　增殖性糖尿病视网膜病变（Courtesy of Dr Chris Kennedy and Professor Ian Constable，Lions Eye Institute，Perth）

其他脑神经有时可能由于脑血管意外（大血管动脉粥样硬化）而受到影响。很少见的 Rhino 脑黏液真菌病可能发生在血糖控制非常差的糖尿病患者，导致眶周和鼻周肿胀和脑神经麻痹。

在耳里寻找感染的证据，罕见的恶性外耳道炎，通常是由于铜绿假单胞菌引起的，在血管中导致肉芽组织增生并堆积，50% 的病例会出现面神经麻痹。

在口腔中检查有无念珠菌感染或牙周病。

颈部和肩膀

检查颈动脉是否有血管疾病，少见于上背部和肩部的皮肤增厚（硬性水肿，这种弥漫性皮肤浸润与硬皮病有很大的不同，有时与硬皮病混淆）。黑棘皮病可能与胰岛素的抵抗有关。

腹部

触诊时可见肝脏肿大(脂肪浸润或血色素沉着病)。需要检查是否有肝硬化的表现。非酒精性脂肪性肝炎是肝硬化越来越常见的原因。

尿液

检查尿中的葡萄糖和蛋白质,糖尿病肾病(来自肾小球肾炎、肾动脉疾病或肾盂肾炎)可引起蛋白尿,血液或尿液中存在的亚硝酸盐对诊断是有价值的,因为有可能会引起无症状尿路感染。在疾病末期可能有慢性肾脏疾病的迹象。

钙代谢

原发性甲状旁腺功能亢进

这是由于甲状旁腺激素过量(清单29-2),导致血清钙水平增加,肾磷酸盐排泄增加,并通过激活骨和肾脏中的腺苷酸环化酶而增加 1,25-二羟胆钙化醇的形成而引起的疾病。原发性甲状旁腺功能亢进会引起"结石"(肾脏)、"骨骼问题"(骨质疏松)、"肠鸣音亢进"(便秘、消化性溃疡和胰腺炎)和"心脏神经官能症"(问诊清单29-2)。

清单 29-2 甲状旁腺功能亢进的类型

原发性
腺瘤(80%)
增生症
癌变(罕见)
继发性
慢性肾衰竭后的增生
自主性
自主性甲状旁腺功能亢进的出现是继发性甲状旁腺功能亢进的并发症

问诊清单 29-2 疑似甲状旁腺功能亢进患者的问诊

❗表示疑似诊断的症状。
1. 你有患过肾结石吗?
2. 你有过骨折的经历吗?
3. 你是否有腹痛的困扰? 你有过便秘吗?
4. 你是否有抑郁症或有幻觉?(精神失常)
❗5. 你是否有发作性的困惑,烦躁,极度疲惫,甚至昏迷?(神经系统的症状)。

高钙血症的其他原因列于清单29-3。

清单 29-3 重要的引起高钙血症的病因

原发性甲状旁腺功能亢进
癌症(来自骨转移或体液性介质)
噻嗪类利尿剂
维生素 D 过量
维生素 D 代谢物过量(如肉瘤病、肉芽肿性疾病、某些 T 细胞淋巴瘤)
甲状腺毒症与慢性肾脏病有关(如严重的继发性甲状旁腺功能亢进)
多发性骨髓瘤
家族性高钙血症
长时间不活动或长时间空中飞行

一般检查

注意患者的精神状态,严重的高钙血症可能导致心律失常、昏迷或抽搐,评估液体情况(高钙血症引起的多尿症可能导致脱水)。

面部

查看患者的眼睛是否有带状角膜病,这种情况罕见。

身体和下肢

触诊患者的肩部、胸骨、肋骨、脊柱和臀部,看是否有骨性压痛、畸形或既往骨折的后遗症。测试近端肌肉是否有肌无力。看是否有假性痛风。监测血压。

尿液分析

测试尿液中是否有血细胞(肾结石)。

MEN 综合征

多发性内分泌肿瘤(MEN),分为Ⅰ型和Ⅱ型,是常染色体显性遗传病。

甲状旁腺功能亢进可能与这两种类型有关。MEN Ⅰ型(由 11 号染色体的突变引起)与甲状旁腺的肿瘤、垂体及胰岛细胞瘤有关。MEN ⅡA 型(由 10 号染色体突变,涉及 c-ret 原癌基因)与甲状腺髓质癌、甲状腺原癌和甲状腺肿瘤有关。MEN ⅡB 型的特点是黏膜神经瘤(常发生在嘴唇和舌上；图 29-9），见于甲状腺髓样癌以及嗜铬细胞瘤。

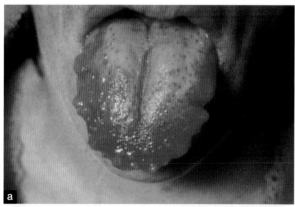
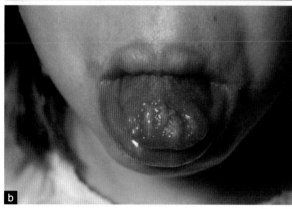

图 29-9　舌的多发性黏膜神经瘤（摘自 Melmed S. Williams textbook of endocrinology,2nd ed. Saunders,2011）

甲状旁腺功能减退

甲状旁腺功能减退会导致低钙血症，并引起神经肌肉病变（手足抽搐）（问诊清单 29-3）。这通常是甲状腺切除术后的并发症但也可能是特发性的低钙血症，是由终末器官对甲状旁腺激素的抵抗而引起（假性甲状旁腺功能亢进；清单29-4）。

问诊清单 29-3　疑似低钙血症患者的问诊

！表示疑似诊断的症状。
　1. 你最近是否做过切除甲状腺的手术？甲状旁腺？
　2. 你是否有嘴巴周围的刺痛感或双眼刺痛？
　3. 你是否有肌肉痉挛？
！4. 你有过癫痫或抽搐吗？

清单 29-4　低钙血症的原因

甲状腺切除术后或特发性甲状旁腺功能减退
维生素 D 缺乏
慢性肾脏疾病
急性胰腺炎
假性甲状旁腺功能减退
镁缺乏
恶性疾病的低钙血症

首先要关注 Trousseau 征和 Chvostek 征。Trousseau 征可用血压计袖带在手臂上，将压力提高到高于标准值的情况下引发，低钙血症引起神经肌肉刺激时，手的典型收缩会在 2min 内出现。拇指除掌指关节外，拇指强烈内收，两手伸直这种情况类似于产科医生手动摘除胎盘的情况，被称为"助产手"。

Chvostek 征可通过轻轻敲击颜面耳下部位（第Ⅶ脑神经）来进行检查。低钙血症时，该神经会过度兴奋，同侧面部会出现快速的肌肉抽搐。下一个检查是反射亢进，也是由于神经肌肉兴奋引起的。

观察指甲是否脆弱和是否有感染，注意皮肤的干燥情况，检查面部。检查是否有牙齿畸形，检查眼睛是否有白内障或乳头状水肿，这些症状都可能发生于特发性甲状旁腺功能减退，这是一种自身免疫性疾病，白内障也可能发生在手术引起的甲状旁腺功能减退患者身上。

假性甲状旁腺功能亢进

在假性甲状旁腺功能亢进中，患者因低血钙，发生手足徐动症以及典型的骨骼异常改变。这些症状包括身材矮小、圆脸、颈部短小、体型瘦弱，非常有特征的是第四或第八个脚趾或脚掌短小（由于掌骨或跖骨短小）。可以是单侧也可以是双侧的（图 29-10）。请患者做一个手势以展示其特征性的临床病变。

假性的假性甲状旁腺功能亢进

这种疾病被赋予了一个有趣的名字，没有出现手足抽搐（血液中的钙浓度正常）但存在假性甲状旁腺功能亢进特征性的骨骼畸形。

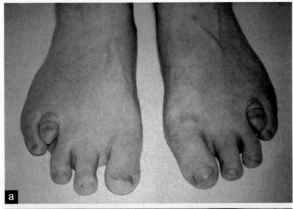
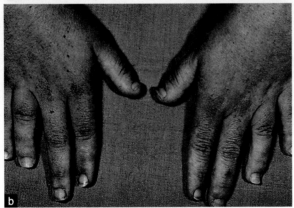

图 29-10　假性甲状旁腺功能减退症手足表现。(a)足；(b)手(摘自 McDonald FS, ed. Mayo Clinic images in internal medicine, with permission. © Mayo Clinic Scientific Press and CRC Press. Reproduced by permission of Taylor and Francis Group, LLC, a division of Informa plc)

清单 29-5　导致骨质疏松症和骨软化症的病因及风险因素

骨质疏松症
一般情况
女性：绝经和超过 70 岁的年龄
遗传因素
酒精中毒
吸烟
神经性畏食症
内分泌因素
性腺功能减退症
雄性激素中毒症
库欣综合征
甲状旁腺功能亢进
炎症性疾病
类风湿关节炎
炎症性肠病
胃肠道疾病
吸收不良
慢性肝病
药物
糖皮质激素
抗惊厥剂
肝素
骨软化症
维生素 D 缺乏症，通常是由于缺乏阳光照射(如养老院的患者及那些避免和阳光接触的人)或维生素 D 的异常代谢
低磷血症

骨软化症和骨质疏松症

　　这些骨病既有内分泌病因也有非内分泌的病因(清单 29-5)。骨质疏松症是骨质生成不足的结果，导致骨量减少和骨折的风险增加，许多病例是随着年龄增长而出现的相对性腺功能低下，但也常常与维生素 D 水平的降低同时发生。发生在老年人的骨密度降低被称为骨质疏松症，但也有一部分是由骨软化症导致的。女性患者中，雌激素的减少使患骨质疏松的风险增加，原因是绝经前性腺功能减退(如由于神经性畏食症)、绝经、抗雌激素药物、吸烟和体重过轻。

　　骨软化症是指有缺陷的骨发生骨基质矿化障碍，它通常是由于维生素 D 摄入不足，从而导致钙吸收不足，导致继发性甲状旁腺功能亢进，虽有助于维持血清钙水平，但代价是破骨细胞活性增加和骨骼钙流失。当这种情况发生在幼年时导致佝偻病。

　　药物引起的骨矿化抑制在许多患者是无症状的，有症状的患者常见的表现(问诊清单 29-4)包括意外的骨折(尤其是椎体骨折，并伴有严重的背痛、髋关节和腕关节的骨折)；需要重视的是胸椎后凸导致的身高下降。诊断可能来自为其他病因拍摄 X 线片时的意外发现或骨矿物质筛查[双能量 X 线吸收仪(DEXA)]。

检查

　　使用测高仪(一种带有滑动刻度的直立杆)测量身高，并与患者既往身高进行比较，以检测身高的精确变化。可以对胸椎后凸进行评估，如对强直性脊柱炎患者那样。通过测量枕骨与墙壁的距离来检查疾病(图 29-11)。患者直立时枕部不能接触墙壁是不正常的($LR+=3.8$)[2]。连续测量枕骨与墙壁的距离有助于跟踪疾病的进程。腰部骨折

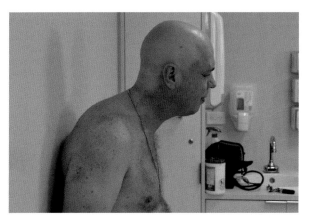

图 29-11　枕部到墙壁的距离。患者患有严重的强直
性脊柱炎

可以通过测量肋骨到骨盆的距离来评估。让患者
面向检测人员站立,双臂伸展,在腋窝中线的肋骨
下缘和骨盆的上表面之间伸入检测人员的手指。
通常情况下,可以伸入两个以上的手指(LR+=
3.8)[3]。如果患者诉最近有严重的背痛,请检查
脊柱有无压痛。然而,椎体的骨折可能不会引起局
部压痛。也要记住对这些骨折的鉴别诊断包括恶
性肿瘤(如骨髓瘤)。

与身材矮小相关的证候群

　　这些症状开始于儿童时期,难以察觉,可能直

到成年后才被诊断出来。例如,不孕症妇女可能患
有特纳综合征。

一般检查

　　首先测量患者的身高;对于儿童来说,应与年
龄和性别的百分位数图进行比较。图示典型的特
纳综合征(图 29-12)、唐氏综合征、软骨发育不全
或佝偻病(图 29-13),这可能解释了身材矮小的原
因。同时也应检查父母和兄弟姐妹的身高。注意
体重减轻的情况,包括皮肤松弛,这可能表明有营
养性的原因(饥饿、吸收不良或蛋白质流失)。寻
找垂体功能减退症或甲状腺功能减退的迹象,或类
固醇过度、性早熟(第二性征的早期出现)可导致
开始发育时身高相对较高,但发育结束后,较其他
人身材矮小。

胸部

　　检查是否有皮肤发绀,有无先天性心脏病和肺
部疾病的证据,如肺囊性纤维化。

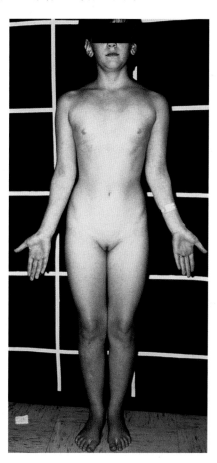

图 29-12　特纳综合征(摘自 Wales JKH, Wit
JM, Rogol AD. Pediatric endocrinology and growth,
2nd ed. Philadelphia; Saunders, 2003)

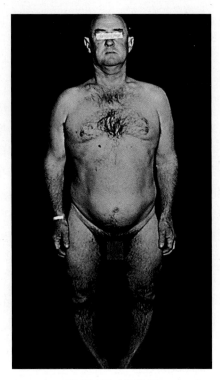

图 29-13　佝偻病

腹部

检查慢性肝脏或肾脏疾病（当它发生在儿童时期时，是导致生长迟缓的原因之一）。

特纳综合征（45XO）

性幼稚症（第二性征发育不全）——女性生殖器（图 29-12）。

检查：
- 上肢：手部淋巴水肿，第四掌骨短小，增生的指甲，提携角上升，高血压
- 面部：小颌畸形（小下颌），上睑下垂，面部畸形褶皱，火星嘴，耳低垂，听力损失
- 颈部：蹼颈
- 胸部：乳头间距大（胸廓变厚如盾牌），主动脉共济失调
- 其他：色素痣，瘢痕疙瘩形成，腿部的淋巴水肿

唐氏综合征（21-三体综合征）

检查：
- 面部：斜眼眶裂缝，结膜炎。虹膜上有片状的斑点，双耳小，鼻梁宽大，嘴巴不能自然闭合，舌突出于口腔，狭窄的高拱形的上腭
- 手：短而宽，手掌弯曲，手掌的褶缝少，关节过度松动

- 胸部：先天性心脏病，特别是心脏瓣膜缺陷
- 其他：阴毛较直，第一和第二脚趾之间有缝隙，智力缺陷

软骨症（侏儒症）

这是一种常染色体显性的软骨疾病，是由成纤维细胞生长因子基因的突变引起的。患者身材矮，四肢短小，但躯干正常，头部相对较大，鼻子呈马鞍状，额部突起，夸张的腰椎前凸和偶发的脊髓压迫是其特征。

四肢近端患有肌组织病，尺骨、股骨和胫骨有弯曲。

佝偻病

这是生长过程中骨骼矿化缺陷所致（图 29-13），缘于各种原因导致的维生素 D 缺乏（如营养性或慢性肾衰竭）及低磷血症（如肾小管疾病）。
- 上肢：手足抽搐，肌张力低下，桡骨和尺骨弯曲
- 面部：额部凸起，头部顶叶增生
- 胸部："念珠感"——肋软骨连接处增厚
- 下肢：股骨和胫骨弯曲肌张力低下，近端肌病骨折

多毛症

这是指妇女的毛发过多，超过了人种的正常水平（清单 29-6）。通常由雄性激素（包括睾丸激素）过剩引起的，在对这样的患者进行检查时，重要的是要确定是否出现男性化特征。出现男性化第二性征（阴蒂肥大、前额毛发衰退、男性体态和声音加深），表明存在过量的雄激素。

清单 29-6　多毛症的原因

多囊卵巢综合征（最常见）

特发性

肾上腺：分泌雄性激素的肿瘤（如库欣综合征、先天性肾上腺增生，男性化的肿瘤——更多的是癌而不是腺瘤）

卵巢：分泌雄性激素的肿瘤

药物：苯妥英、过氧化氢溶液、链霉素

米诺地尔、合成代谢类固醇（如睾酮）

其他：肢端肥大症、迟发性皮肤卟啉病

常规检查

要求患者脱去衣服只穿内衣。注意颜面部（图

29-14)、身体中线及前、后的毛发分布。一般来说，明显的男性秃顶(发际线后移)，胡须区或胸、背部的毛发及脐部至腹股沟的毛发是异常表现。查看有无明显的肢端肥大症或库欣综合征的表现，以及斑疹性皮肤病的皮肤表现。

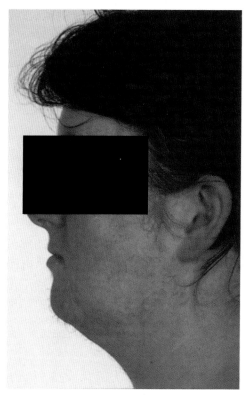

图 29-14 多囊卵巢综合征引起的多毛症

请患者脱去内衣，然后躺在床上，观察是否有男性化的特征，这些特征包括乳腺萎缩，手臂和腿部的肌肉体积增大，阴毛呈男性化形态分布且面积增大，阴蒂变大。观察腋窝，患有多囊卵巢综合征的患者可能有黑棘皮症及相关的胰岛素抵抗。

腹部

触诊肾上腺肿块、多囊卵巢或卵巢肿瘤(这些很难被触及)。

血压

高血压的表现发生在罕见的 C11-羟化酶缺乏症上，这是一种男性化的疾病表现。

男性乳腺发育

男性乳腺发育是指男性乳腺增大(图 29-15)[4]，

男子女性型乳房

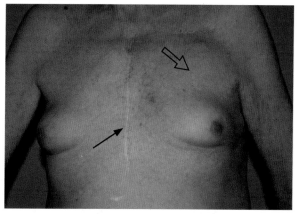

图 29-15 患者因心力衰竭服用螺内酯治疗。注意胸骨正中切口的瘢痕(黑色箭头)以及除颤器盒(双箭头)

在体检中可以发现有 30% 的正常青年男子有 4cm 的可触及的乳腺组织。这一比例随年龄增长而增加。然而这些男性不知道自己的乳腺有任何异常，高达 50% 的青春期男孩出现女性化的乳腺发育；也会发生在老年男性身上，这是因为他们的睾酮水平下降所致。肥胖男性的脂肪沉积(乳腺假性发育)可能会与男性乳腺发育相混淆。在男性乳腺发育中，男性的乳头会突出及突起；而假性情况下，乳头仍然是柔软和松弛的。药物方面，螺内酯药物的应用是导致男性乳腺发育的常见原因。

检查乳腺(参见第 41 章)，检查是否有疾病的表现(如恶性肿瘤)。检查有无触痛，若有则表明乳腺内肿物正在快速增长。检查乳头是否有分泌物。乳腺组织的检测，最好在患者坐起来的情况下进行，用拇指和示指捏住患者乳头下面的乳腺组织，检查皮下脂肪和乳腺组织之间是否分界清晰。正常的乳腺组织通常从乳晕下蔓延开来，并且是可活动的、有弹性的和结实的。当出现不对称的乳腺增生或肿物时，手部探及的乳腺组织是硬的、固定的，并伴有血性分泌物，常暗示有恶性肿瘤。腋窝是必须触诊的部位，需要检查淋巴结是否肿大。

检查生殖器是否存在性征模糊，睾丸是否缺失或缩小，注意第二性征的缺失。

特别注意克兰费尔特综合征(图 29-16)。这类患者身材高大，体毛少，而且有典型的小而结实的睾丸。

还要检查全垂体功能减退或慢性肝病的表现，甲状腺中毒也是该病的一个偶见病因。

检查视野和眼底以排查垂体肿瘤。

病理性男性乳腺发育的病因清单 29-7。

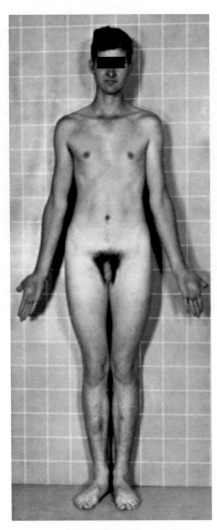

图 29-16 克兰费尔特综合征：四肢修长，而肩膀和胸部窄小、生殖器小（摘自 Grumbach MM, Hughes IA, Conte FA. Disorders of sex differentiation. In Larsen PR, Kronenberg HM, Melmed S, Polonsky KS, eds. Williams textbook of endocrinology, 10th ed. Philadelphia：Saunders, 2003）

清单 29-7 病理性妇科肿瘤的原因

雌激素生成增加
睾丸间质细胞肿瘤（雌激素）
肾上腺癌（雌激素）
支气管癌（人绒毛膜促性腺激素）
肝病（雄激素转化增加）
甲状腺中毒（增加雄激素的转化）
饥饿
雄激素生成减少（性腺功能减退状态）
克兰费尔特综合征（图 29-16）
继发性睾丸衰竭：睾丸炎，去势，外伤
睾丸女性化综合征
药物
雌激素受体结合剂：雌激素，地高辛，大麻
抗雄激素：螺内酯，西咪替丁合成类固醇（外源性睾酮）
　滥用

佩吉特病

佩吉特病（变形性骨炎）的特点是以破骨细胞对骨的过度吸收和新骨的代偿性无组织沉积为特征。它可能是一种由病毒感染引起的疾病。

一般检查

关注身材的矮小（由于四肢长骨的弯曲所致），以及头部和下肢的畸形。

头部和面部

检查是否有额部和顶枕部的增大，并测量头围（>55cm 通常是不正常的）。可能有突出头皮的颅骨静脉出现。触诊骨质增温及听诊颅骨上的收缩血管音，这两种情况都是由于颅顶的静脉血管增加所致。奇怪的是，在头皮上通过听诊器可以听到类似支气管呼吸音的声音，这是由于空气的骨传导增加所致。局限性的骨肿胀和区域性发热可能提示骨肉瘤的发展（1% 的佩吉特病病例可能出现这种并发症）。

检查眼睛，评估视力和视野范围，并观察眼底有无血管影和视神经萎缩。色素性视网膜炎发生的比较少。检查听力有无损失（听力受损缘于骨性听小骨的破坏或第Ⅷ脑神经受到骨质增生的压迫）。

检查其余的脑神经；所有的脑神经都可能受累，是由于椎间孔的骨质增生而受累或由基底面内陷引起中后窝变得平滑，基底角增厚。

颈部

颈部的基底动脉出现凹陷，患者的脖子一般很短且发际线很低，头部处于伸展状态时颈部活动受限。须评估颈静脉压力，因为可能有高输出量的心力衰竭，特别是出现在缺血性心脏病的患者身上。

心脏

检查是否有心力衰竭的表现。

背部

检查是否有脊柱后凸（缘于椎体受累所致椎体塌陷），敲击是否有痛感，局部有无压痛及发热，并听诊椎体上有无收缩性血管音。

腿部

检查胫骨的前侧和股骨的外侧（图 29-17）感觉,有无骨质皮温增高及触痛,注意有无骨关节炎的表现。

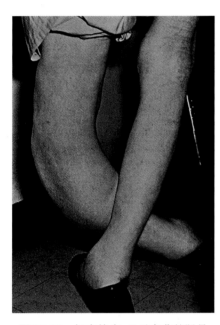

图 29-17   佩吉特病,显示弯曲的胫骨

髋关节和膝关节的骨关节炎往往与佩吉特病同时存在。需要注意局部皮温的升高及组织肿胀,这表明有可能是肉瘤。

检查是否有下身麻痹的可能。这种情况并不常见,但由于脊髓被骨性压迫或脊髓内的血管分流而可能发生。极少数情况下,小脑异常症状可能是由于患有颅底扁平症。

尿液分析

检查尿液中是否有血细胞(佩吉特病的肾结石发生率增加引起)。

要点小结

1. 对于糖尿病患者来说,常规的检查是非常重要的,快速的筛查有助于发现许多的并发症

2. 许多内分泌疾病常因面容或体态的异常受到怀疑,但这些异常很容易被忽略,除非你用心观察,将患者当作一个整体来看,全面地分析和看待,否则很容易出现遗漏

3. 身材矮小通常是遗传的(来源于父母的基因),但重要的是要考虑到一些内分泌和染色体的原因

4. 内分泌疾病可以影响到身体的任何部分,彻底的全身检查是对这些患者来说是必要的

OSCE 复习题——内分泌系统

1. 患者女性,患有 2 型糖尿病,请为其做检查。
2. 患者女性,担心她的体毛比正常人多,请为其做检查。
3. 患者男性,被诊断为克兰费尔特综合征,请为其做检查。
4. 患者注意到他的手变大了。请为其做检查。
5. 患者女性,患有 1 型糖尿病已经 30 年。请为其做眼部检查。她的眼睛已经被扩张及充分暴露,请描述检查结果。

参考文献

1. Edelson GW, Armstrong DG, Lavery LA, Ciacco G. The acutely infected diabetic foot is not adequately evaluated in an inpatient setting. *Arch Intern Med* 1996; 156:2372–2378. All patients evaluated had undergone a less than adequate foot examination. Of admitted patients, 31% did not have their pedal pulses documented and 60% were not evaluated for the presence or absence of protective sensation.

2. Siminoski K, Lee K, Warshawski R. Accuracy of physical examination for detection of thoracic vertebral fractures. *J Bone Miner Res* 2003; 18(suppl 2):S82.

3. Siminoski K, Warshawaski RS, Jen H, Lee KC. Accuracy of physical examination using the rib–pelvis distance for detection of lumbar vertebral fractures. *Am J Med* 2003; 115(3):233–236.

4. Braunstein GD. Gynecomastia. *N Engl J Med* 2007; 357:1229–1237. A good review.

第 30 章

内分泌系统的检查及延伸检查

我早就知道,所谓的小手术,就是在别人身上做的手术。——Bill Walton

内分泌系统检查:建议的方法

对疑似内分泌疾病患者的检查通常要根据其临床表现进行,例如,对于可疑患有甲状腺肿大的患者,你需要正确定义肿块大小以确定甲状腺是否肿大,并确定其位置(包括向胸骨后延伸的肿块),以及是否有甲状腺毒症或甲状腺功能减退的表现。需注意的是,甲状腺毒症或甲状腺功能减退可以在没有甲状腺肿大的情况下出现(你可能会怀疑你的初步诊断和全部的检查),当第一次见到患者时,若怀疑库欣综合征,检查就需要有针对性地寻找能够证实疑诊的体征。然而,库欣综合征和肥胖症即使在最初的生化测试中也是难以区分的,敏锐的临床医生可能在第一次遇到患者时就识别出内分泌系统的诊断要点(清单 30-1)。糖尿病可能只有在测量了常规的血糖水平后才能被诊断出来。如果已经知道患者患有糖尿病,应该常规寻找并发症作为临床检查的一部分。

清单 30-1 概述了疑诊内分泌疾病的检查方法以作参考,但方法必须根据疑诊的疾病种类个性化定制,不应关注那些明显不相关的问题。

清单 30-1　内分泌系统疾病诊断

1. 肢端肥大症
2. 库欣综合征
3. 艾迪生病
4. 雄性激素中毒症
5. 黏液性水肿
6. 泛垂体功能障碍
7. 雄性化症
8. 佩吉特病

内分泌体检的延伸

诊断性检查

为了解释清楚内分泌疾病的检查,你需要首先了解激素调节的生理学(经典的激素反馈周期机制)。通常情况下,要进行生化检验以确定激素的异常,然后进行影像学检查,以确定靶腺解剖学结构上的病变。以下是一些例子:

垂体测试

通常测量脑垂体前叶激素在基础状态下(通常在早晨进行)的浓度和目标腺体(靶腺)产生的激素的浓度。

垂体-肾上腺轴可能需要动态检测。如果早晨皮质醇水平较低(<150nmol/L),应进行低血糖刺激试验[胰岛素耐受试验(ITT)],方法是:静脉注射胰岛素,直到血糖水平<2.2mmol/L,这通常会提高血浆皮质醇[通过肾上腺皮质激素(ACTH)]和生长激素(GH)的水平(通常是脉冲搏动式的,正常人在两次搏动之间可能非常低)。若这些水平未能上升(皮质醇峰值<500nmol/L,GH<9mU/L)则意味着脑垂体反应不良。

甲状腺功能检测

促甲状腺素(TSH)可筛查出甲状腺疾病。如果 TSH 偏低或偏高,则需测量甲状腺素(T4)水平。在甲状腺功能减退中,TSH 是升高的,因为甲状腺没有作用,脑垂体会增加 TSH 的分泌;T4 的低水平可以证实该诊断。在甲状腺功能亢进中,TSH 水平降低,因为甲状腺正在产生甲状腺素,甲状腺素抑制脑垂体产生 TSH;高 T4 水平可证实诊断。

如果在甲状腺检查中发现单一结节,必须检查 TSH 并进行甲状腺核素扫描。如果 TSH 较低,表明有甲状腺功能亢进,甲状腺显像术可以确定结节是否活跃,检查有("热"结节,图 30-2)没有("冷"结节)分泌功能——后者可能是恶性的,需要进一步进行超声检查(图 30-3)。

框 30-1　糖尿病改变

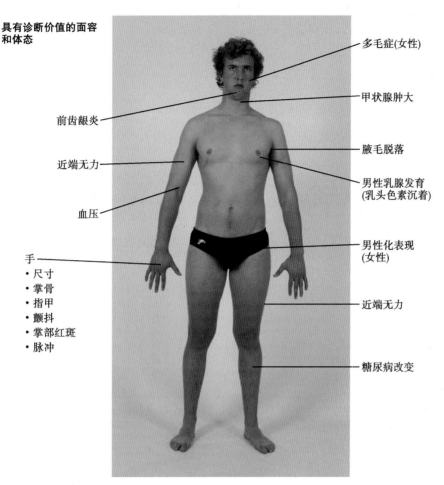

具有诊断价值的面容和体态

多毛症(女性)

甲状腺肿大

腋毛脱落

男性乳腺发育
(乳头色素沉着)

男性化表现
(女性)

近端无力

糖尿病改变

前齿龈炎

近端无力

血压

手
- 尺寸
- 掌骨
- 指甲
- 颤抖
- 掌部红斑
- 脉冲

图 30-1　内分泌检查

　　检查患者是否有具有诊断价值的面容或体态之一,检查是否有胸椎后凸(椎体骨折)。如果患者的面容或体态是明显有诊断价值的,则继续进行前面所述的具体检查。如果不是,则按以下方法检查:

　　拿起患者的手观察整体大小(肢端肥大症)、掌骨的长度(假性甲状旁腺功能减退和假性甲状腺功能减退)、指甲是否有异常(甲状腺功能亢进、甲状腺功能减退和甲状旁腺功能减退),有无震颤、掌心红斑和手掌出汗(甲状腺功能亢进)。

　　测量患者的脉搏(甲状腺疾病)和血压(库欣症会出现高血压)或艾迪生症的直立性低血压,检查 Trousseau 症(手足抽搐症)、近端肌肉无力(甲状腺疾病库欣综合征)。

　　检查腋窝看是否有腋毛脱落(垂体功能减退症)或黑棘皮症和皮肤改变(肢端肥大症)。

　　检查眼睛(甲状腺功能亢进)和眼底(糖尿病、肢端肥大症),观察面部有无多毛症或有皱纹的皮肤(泛垂体功能障碍症)。注意皮肤的油腻感痤疮或多毛症(库欣综合征)。观察口腔,看是否有下颌突出和舌增大(肢端肥大症)或颊部色素沉着(艾迪生病)。

　　检查颈部是否有甲状腺肿大。注意是否有颈蹼(特纳综合征),触诊锁骨上脂肪组织(库欣综合征)。

　　检查胸壁是否有多毛症或体毛脱落、女性的乳腺变小(泛垂体化)或男性的乳腺发育。

　　查看乳头是否有色素沉着(艾迪生病)。如果怀疑有骨质疏松症或骨软化症应测量枕骨与墙壁的距离。

　　检查腹部有无多毛症和脂肪分布情况,脂肪沉积、紫色条纹(库欣综合征)和外生殖器的男性化或萎缩,下肢有没有糖尿病的并发症改变。

　　测量体重和身高,并检查尿液。

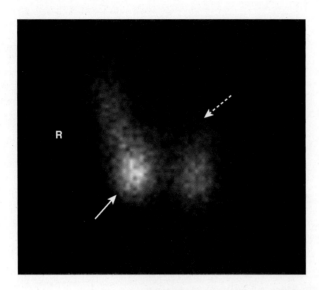

图 30-2 核素扫描：甲状腺热结节（分泌性的：图示直线的箭头）和冷结节（非分泌性：图示虚线箭头）（Herring W. Learning radiology：recognising the basics，2nd ed. Philadelphia：Saunders，2011）

超声见甲状腺结节

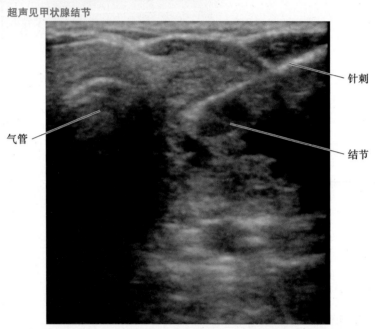

图 30-3 可见活检针（Flint PW. Cummings' otolaryngology：head & neck surgery，5th ed. Maryland Heights，MO：Mosby，2010）

从超声图像中，可以看出结节是否是实性的。如果结节是实性的且>1cm，并具有可疑的超声特征，可在超声引导下进行针吸（FNA）帮助鉴别是否为实体恶行肿瘤。

血糖

空腹血糖水平（BGL）通常被用来诊断糖尿病。请牢记这个诊断标准：空腹（整夜）的血糖水平为7.0mmol/L 或更高或者，在没有空腹的情况下餐后2h 血糖水平 11.1mmol/L 或更高；空腹血糖在6.1mmol/L 和 7.0mmol/L 之间代表空腹血糖水平受损。若检测一个有糖尿病症状的患者，随机 BGL为 ≥ 11.1mmol/L 或单一空腹血糖读数高于7.0mmol/L 就可以诊断为糖尿病。

血红蛋白 A1c 水平可用于确定患者在过去 8~12 周内的平均血糖水平。该检测是基于：①葡萄糖自由渗透到红细胞中并附着在血红蛋白上（不可逆）；②红细胞的寿命为 120 天。大多数糖尿病患者的血糖管理目标是达到正常或接近正常水平，A1c控制在52mmol/L（<7%）时，可以减少糖尿病并发的发生。有证据表明，在某些人群中，当空腹血糖水平达到一定程度则可能会出现糖尿病并发症，A1c水平≥48mmol/mol（≥6.5%）符合糖尿病的诊断。

库欣综合征

临床上遇到疑似皮质醇过多的疾病，常规的血液检查即发现(如低钾碱中毒,高血糖水平),之后应该安排特殊的生化检查来确认诊断(如午夜皮质醇水平,24h 尿游离皮质醇或夜间 1mg 地塞米松抑制试验,其中早晨皮质醇的水平无法抑制)。为了明确诊断还可以要求进行高剂量地塞米松抑制试验,并测量 ACTH 水平。如有必要,可通过脑 CT 或 MRI 扫描以确定是否有垂体瘤(库欣病,图 30-4)。肾上腺疾病(如皮质醇分泌腺瘤,图 30-5)也可引起库欣病样外貌。异位 ACTH 的产生(如来自肺小细胞癌)通常没有典型的库欣病临床特征,但可能引起色素沉着。

艾迪生病

你可以根据以下情况怀疑慢性肾上腺功能不全症:常规血液检查(如血清电解质的低钠和高钾;生物化学诊断;通过注射合成 ACTH 和测量皮质醇反应(称为 Synacthen 试验)来进行。

骨骼疾病

骨病的发生是缘于潜在的内分泌疾病,如继发于骨质疏松症(骨矿物质密度降低;图 30-6)的骨折,以及更不常见的骨软化症(维生素 D 缺乏症)。

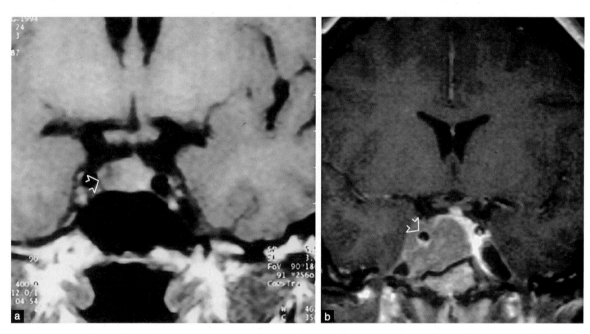

图 30-4　脑垂体腺瘤(a)和空蝶鞍(b)的 MRI 扫描图(Melmed S. Williams' textbook of endocrinology,12th ed. Philadelphia:Saunders,2011)

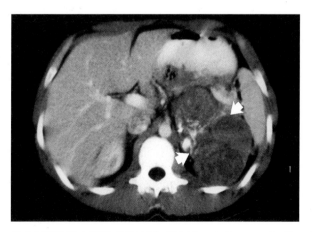

图 30-5　带有坏死的肾上腺肿瘤的 CT 扫描(Adam A. Grainger & Allison's diagnostic radiology,5th ed. Edinburgh:Churchill Livingstone,2008)

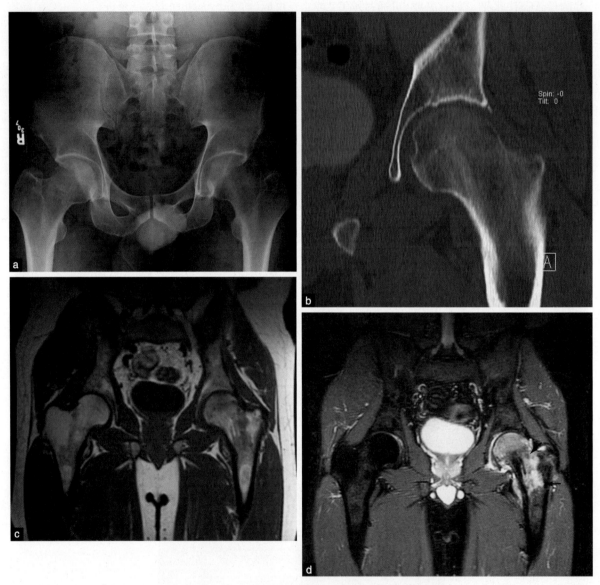

图 30-6　骨质疏松症的 X 线和 CT 扫描。注意骨密度的降低（Weissman BN. Imaging of arthritis and metabolic bone disease, 1st ed. Philadelphia：Mosby, 2009）

使用双能 X 线吸收仪（DEXA）评估骨矿物质密度，对于长期使用类固醇治疗的患者或轻微创伤后骨折的患者来说，这是一个重要的检测。

测量血清中钙、磷酸盐和碱性磷酸酶（一种来自骨骼和肝脏的酶）水平有助于发现可能存在的骨病。这些检验结果在骨质疏松症中通常是正常的，也可以测量维生素 D 水平，通常在骨软化病中维生素 D 水平较低。

如果在常规检测或评估骨病时发现血清钙水平较高需要考虑多种原因，从甲状旁腺疾病到过量的维生素 D 摄入和恶性肿瘤都是可能的。需要确保检测出的高钙水平是真实的——因为可能是采血不充分（血液浓缩）或白蛋白过低而导致的升高。原发性甲状旁腺功能亢进是导致钙水平升高的一个重要原因（通常是单发的甲状旁腺腺瘤）。如果甲状旁腺激素（PTH）水平也升高，则原发性甲状旁腺功能亢进是最可能的诊断（在血清钙水平升高的情况下，PTH 水平升高或正常应提示这一诊断，因为 PTH 应在高钙水平下被抑制）。如果 PTH 水平较低，你需要寻找其他原因导致的高钙血症，特别是恶性肿瘤。

要点小结

1. 内分泌发生的变化，如甲状腺功能减退和肢端肥大症，可能是缓慢渐进的，当患者转诊时，新接诊的医生会感觉到变化很明显

2. 许多甲状腺疾病的症状并不具体，需要高度的可疑证据来支持诊断

3. 糖尿病是最常见和最重要的内分泌疾病

4. 骨质疏松症在老年人中非常常见，是造成严重骨折的重要原因之一。应定期检查

5. 内分泌实验室检查确诊内分泌系统异常往往需要结合影像学检查来确定异常的腺体

OSCE 复习题

1. 患者有低血压和色素沉着，需要做哪些检查？
2. 患者男性，患有糖尿病。做哪些检查可能对控制他的病情有帮助？
3. 患者女性，被认为患有骨质疏松症。需要做哪些检查？

第九篇
神经系统疾病

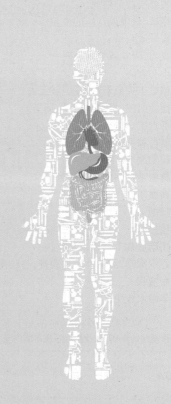

第 31 章

神经病学史

谁能从大脑的结构预测到，酒精会扰乱大脑的功能呢？——希波克拉底（公元前 460—前 375）

开始

作为神经病学的初步评估，临床医生应该从患者处获得一些个人的基本信息，包括年龄，出生地，左利手还是右利手，职业和教育水平。

表现症状

神经病学史从出现的症状开始详细介绍（清单 31-1）。首先应允许患者以自己的语言描述症状，然后临床医生需要提出问题以阐明病情并获得更多细节。尤其重要的是查明疾病的短暂病程，因为这可能会给潜在病因学提供重要信息。

清单 31-1　神经病史

出现症状*

头痛，面部疼痛

颈部或背部疼痛

痉挛，晕厥或奇怪的举止

头晕或眩晕

视力，听觉或嗅觉障碍

步态障碍

感觉丧失或紊乱，或四肢无力

括约肌控制障碍（膀胱，肠道）

不自主运动或震颤

语言和吞咽障碍

认知改变

脑血管疾病的危险因素

高血压

吸烟

糖尿病

高脂血症

心房颤动，细菌性心内膜炎，心肌梗死（栓子）

血液病

卒中家族史

*特别要注意疾病的病程，症状是否提示是局灶性的还是弥漫性的疾病，以及神经系统可能的受累程度。

症状的急性发作（数秒至数分钟）提示存在血管或痉挛问题（如，蛛网膜下腔出血的爆炸性的剧烈头痛或癫痫的急性发作）。

这些突然发作的情况可能以突发事件（如运动）或预警（先兆）为特征。癫痫发作之前的先兆实际上是部分（局部）发作，也可能是局部症状（如幻听，不同寻常的气味或味道，语言丧失或运动变化）或非局部症状（如恐惧感）。先兆发作后突然失去意识，很可能是复杂部分性癫痫发作。

脑卒中通常会引起数秒至数分钟的症状。然而，当患者从睡眠中醒来时可能出现症状。脑卒中的标志是局部脑损伤引起的局灶性神经功能障碍，并反映了这一区域。患者可能无法移动一侧的身体（偏瘫）或有讲话或吞咽困难。之前可能有过类似的情况。当症状发作 24h 内缓解称为短暂性脑缺血发作（TIA），症状持续一两个小时通常与成像异常有关，被称为脑卒中。迅速发作的局灶性无癫痫症状的发作几乎总是有血管原因的：梗死或出血。如果患者能回答问题，那么询问症状的发生情况和脑卒中的危险因素是很重要的（问诊清单 31-1）。

偏瘫性偏头痛的特征是发作时身体一侧无力，随后出现头晕和剧烈头痛，但是在老年人中可能并不表现为头痛，这使得其与短暂性脑缺血发作的区别变得困难。

亚急性发作时伴有感染（脑膜炎或脑炎；数小时至数天）和炎症性疾病（如吉兰-巴雷综合征-急性炎症性脱髓鞘性多发性神经病、重症肌无力、多肌炎；数天至数周）。

更隐蔽的发病表明，潜在的疾病可能与肿瘤（数周至数月）或退行性过程（数月至数年）有关。代谢性或毒性疾病可能出现在这些时间过程中。

根据病史（和体格检查），判断疾病过程是局部性的还是广泛性的，以及涉及神经系统的哪个层次；神经系统可以被认为有四个不同的层次：

1. 周围神经系统

问诊清单 31-1　可能发生卒中或短暂性脑缺血发作的患者被问到的问题

1. 你注意到哪里出了问题？
2. 病情出现的有多快？多久以前？
3. 现在是改善了还是消失了？
4. 你以前卒中过吗？这对你有什么影响？
5. 你有高血压或高胆固醇血症吗？（危险因素）
6. 你是糖尿病患者吗？（危险因素）
7. 你吸烟吗？（危险因素）
8. 你的家族有卒中病史吗？
9. 你有心悸或被告知有心房颤动吗？
10. 你用过阿司匹林或华法林之类的抗凝血药吗？
11. 你有没有发热或者心脏瓣膜有问题？（心内膜炎和栓塞事件）

---

2. 脊髓
3. 后颅窝（小脑和脑干）
4. 大脑半球

考虑病程和受累程度通常会引起对患者症状的逻辑鉴别诊断。在详细询问症状后，询问以前的神经症状和神经学诊断或检查。患者可能知道过去进行的脑部 CT 或 MRI 扫描的结果。全面的神经病学史将包括关于可能的神经症状的常规问题（问诊清单 31-2）。如果患者对上述任何一个问题

问诊清单 31-2　可能患有神经疾病的患者被问到的问题

1. 你能告诉我发生了什么事吗？
2. 你是左利手还是右利手？
3. 你有头痛的问题吗？
4. 你是否感到头晕或身体平衡有问题？
5. 你觉得你说话有问题吗？
6. 你的视力有问题吗？
7. 你有过手臂或腿无力的情况吗？
8. 你有过癫痫发作或昏迷吗？
9. 你的头部受过伤吗？
10. 你的背部有问题吗？
11. 你做过脑部或脊髓扫描吗？
12. 你一直在吃什么药？
13. 你有高血压吗？
14. 你的家族中有神经或肌肉问题的病史吗？
15. 你喝酒吗？

的回答都是肯定的，医生就会询问有关问题的性质和关于病程的更详细的问题。

头痛和面部疼痛

头痛是一种十分常见的症状（问诊清单 31-3）。与任何类型的疼痛一样，确定疼痛的特征、严重程度、部位、持续时间、频率、辐射、加重和缓解因素以及相关症状是很重要的[1,2]。单侧头痛出现闪光或"之"字形，并伴有光伤眼睛（畏光）可能是先兆偏头痛（"经典偏头痛"）；普通偏头痛没有先兆。单眼（或太阳穴）疼痛持续数分钟至数小时，伴有流泪，流涕和前额潮红，一年发作几次或更少，持续数周，提示丛集性头痛。这些被称为"闹钟头痛"；在丛集头痛发作期间，它往往会在每天的同一时间将患者从睡眠中唤醒。他们主要发生在男性身上，患者通常无法保持静止。枕部头痛并伴有颈部僵硬可能是颈椎病所致。性头痛发生在接近性高潮或性高潮时。这种突如其来的剧烈头痛常发生在中年男性身上。它是突然发作的，严重的形式持续约 15min，可以有持续数小时的轻微不适。没有恶心

问诊清单 31-3　问头痛患者的问题

1. 疼痛是什么样的（例如，迟钝、尖锐、搏动或紧绷）？
2. 你感觉疼痛在哪里——前面还是后面，在一边还是整个脸上？
3. 它有多严重，持续多久？
❗4. 它开始得非常突然而且严重吗？（蛛网膜下腔出血）
5. 你是否得到任何即将发作的先兆（例如，闪光或在你的视野中出现曲折的线条）？（偏头痛）
6. 它是否与对光的敏感（畏光）有关？（偏头痛）
7. 您感到困倦或恶心吗？（颅内压升高）
❗8. 疼痛是否在一侧太阳穴上方，是否有重影，咀嚼时下颌疼痛或视力模糊？（颞动脉炎）
9. 你的颧骨疼得厉害吗？（鼻窦炎）
10. 这些发作是否可能出现在群集中并与一只眼睛流泪有关？（丛集性头痛）
11. 是否有长时间的头部紧绷感，但没有其他症状？（紧张性头痛）
12. 你昨晚喝了很多酒吗？（宿醉）

或颈部僵硬。它是良性的，原因不明，需要与蛛网膜下腔出血相区别，后者也可能发生在性过程中。

全身性头痛在早晨加重并伴有嗜睡或呕吐，这可能反映出颅内压升高，而全身性头痛伴有畏光和发热以及逐渐发病的颈部僵硬可能是由脑膜炎引起的。50 岁以上的患者，持续单侧颞区头痛伴颞动脉压痛，有时视力模糊或复视提示颞动脉炎[3,4]。这种情况（典型体征 31-1）通常与下颌跛行或进食时下颌疼痛有关，这可能导致体重明显下降。急性鼻窦炎常伴有眼后、脸颊或前额疼痛或充盈的头痛。剧烈的、通常是瞬间发作的剧烈头痛，最初是局部的，后来变成全身的，并伴有颈部僵硬，可能是由于蛛网膜下腔出血引起。早晨头痛伴咳嗽加重，尤其是肥胖患者，可能是由于特发性颅内高压所致；可能出现视力丧失。

典型体征 31-1　颞动脉炎

症状	LR+	LR-
复视	3.5	0.96
下颌跛行（短暂咀嚼坚硬食物后近颌颞下颌关节附近疼痛）	4.3	0.72
头皮柔软	1.7	0.73
任何头痛	1.7	0.67
视觉障碍（常为突发性单眼失明）	1.1	0.97

改编自 Simel DL, Rennie D. The rational clinical examination: evidence-based diagnosis. New York: McGraw-Hill, 2009, Table 49.7.

最后，最常见的头痛类型是阵发性或慢性紧张性头痛；这通常是双侧的，发生在额部，枕部或颞部，可描述为持续数小时且经常复发的紧绷感。走路不会让情况变得更糟。通常没有相关的症状，如恶心，呕吐，无力或感觉异常（四肢刺痛），头痛通常不会使患者在夜间从睡眠中醒来。

在尝试区分偏头痛和紧张性头痛时，请记住以下几个特征：

- 搏动性头痛
- 持续时间 4~72h
- 单侧，不是双侧
- 恶心和/或呕吐
- 不引起头痛

如果这些特征有 4~5 个，那么偏头痛的 LR+ 是令人印象深刻的[5]。

面部疼痛可由三叉神经痛、颞下颌关节炎、青光眼、丛集性头痛、颞动脉炎、精神疾病、颈内动脉或后交通动脉动脉瘤或眶上裂综合征引起。

晕厥和痉挛

区分晕厥（短暂的意识丧失）和癫痫是很重要的（问诊清单 31-4）。然而，在大多数情况下，原发性晕厥会引起一些阵挛性抽搐（表 31-1）。

问诊清单 31-4　询问晕厥或头晕患者问题

1. 你完全失去意识了么？要持续多久？
2. 当你迅速站起时，你会昏厥或者头晕么？（体位性低血压）
3. 发作的频率是多少？
4. 感觉更像是一种旋转吗？（眩晕）
5. 发作是在剧烈运动或者晚上起床排尿时发生的吗？（运动-提示是左心室流出道梗阻，如主动脉狭窄；夜间排尿-晕厥）
6. 你受伤了吗？
7. 你感觉到先兆了吗？（感到恶心和呆在闷热的房间里提示血管迷走神经性发作；一种奇怪的气味或感觉表明有预兆，然后就是癫痫发作）
8. 发作期间你有排尿吗？（癫痫）
9. 你咬到舌头了吗？（癫痫）
10. 有没有人注意到抽搐的动作（强直-阵挛运动）？（使癫痫更容易发作，但也可能发生心源性晕厥）
11. 你醒来时感觉正常还是困倦？（正常-心源性晕厥；困倦-癫痫）
12. 你正在服用什么药物——抗高血压药物、抗心律失常药物或抗癫痫药物？

表 31-1　癫痫发作的异常动作

强直的	四肢或躯干僵硬并伴有持续的肌肉收缩
阵挛的	抽搐的动作，通常是短暂的而且强度有升有降
强直-阵挛的	这两种类型的运动通常以强直性收缩开始
弛缓的	全身突然失去张力。患者通常毫无征兆地摔倒在地，受伤是常见的；这些是严重癫痫综合征的特征，通常伴有发育迟缓
肌阵挛的	四肢的短暂抽搐，经常导致东西从手中掉落
失神的	没有运动特征。会失去意识，但不会失去运动张力

对发作的情况详细描述有助于确定癫痫发作的类型。前驱症状非常重要;局灶性先兆的感觉通常与晕厥明显不同。目击者也许能描述发作的类型。一个乐于助人的朋友或好管闲事的旁观者可能用手机记录下了这段插曲。对于确诊或疑似癫痫的患者,应该询问一些基本问题(问诊清单 31-5)。

问诊清单 31-5　问确定或者可疑癫痫患者问题

1. 确诊了吗? 如何? (如典型特征、完善脑电图)

2. 找到原因了吗? (如发育、CT 扫描异常、创伤)

3. 上次癫痫发作是什么时候? 是白天还是晚上睡觉的时候?

4. 发作的频率是多少?

5. 你曾经受过伤吗?

6. 你失去意识了吗?

7. 已经开始药物治疗了吗? 它成功了吗? 治疗有副作用吗?

8. 你是否很难记得吃药?

9. 你会开车吗? 你被允许开车了吗?

10. 你的工作或教育受到影响了吗?

11. 有癫痫家族史吗?

癫痫发作主要有两类:

1. 局限性(部分)

2. 全身性

局限性癫痫症状可定位于大脑的单一部位。他们可能局限于大脑或身体的某个部位,而不会损害意识,在这种情况下,它们被称为"简单"。但是,如果癫痫活动扩散到整个大脑,通常会失去意识。这些癫痫发作被称为"复杂"。如果整个大脑都参与抽搐活动,癫痫发作被称为"继发性全身性发作"。

- 上面提到的先兆实际上是一种简单的局限性发作,它可能会自行消退,也可能会扩散并导致意识丧失。

- 颞叶癫痫是局限性癫痫最常见的类型。它可能发生在颞叶硬化的情况下。

- 局限性认知障碍发作可能引起意识改变而不会晕倒。通常,患者开始呆呆地凝视,然后自动重复动作,比如抠衣服或咂嘴。它通常仅持续几分钟,然后出现困倦或混乱。它之前可能有先兆。

- 局限性运动发作发生在初级运动皮层。对侧、面部、手臂或腿部出现有节奏的抽搐。发作可从一个地方逐渐扩散,例如拇指。这被称为杰克逊癫痫。如果发作时间延长,患者可能会肢体瘫痪数小时(Todd 麻痹)。

全身性强直-阵挛性发作(抽搐)会导致突然的意识丧失。它们可能始于全身性脑电图异常,在这种情况下,它们被称为"全身性",或者在先兆之后(清单 31-2),在这种情况下,它们被称为"全身继发性"。通常患者大小便失禁,舌头可能被咬伤,但这些特征本身的诊断价值有限。

清单 31-2　病灶的常见形式

1. 特殊的味道或气味
2. 曾经发生过某种事情的感觉;之前被听到过
3. 一种从未发生过的感觉
4. 听到熟悉的音乐
5. 恐惧或焦虑感在胸腔中浮现;这可以使你摆脱恐慌发作的困扰
6. 内脏感觉,如恶心或腹痛

失神性癫痫也是全身性癫痫,伴有同步的全身性脑电活动。他们出现在儿童和青少年时期,并可能持续到成年时代。他们经常(每天多达 200 次)短暂的意识丧失,这通常与凝视有关。这种类型的癫痫不会出现大的运动。先兆或其他局限性的症状(姿势、局限性抽搐等)的出现表明癫痫发作并不是失神性癫痫发作。

其他形式的全身性癫痫发作包括肌阵挛(通常在疲劳和早晨出现的短暂抽动或抽搐)和弛缓性癫痫发作。

儿童癫痫(尤其是以弛缓性发作为特征的癫痫)可能与发育异常有关,通常是遗传性的。以前被认为是特发性的成人癫痫也可能有遗传基础,或者可能是创伤、肿瘤或卒中的结果。

影响脑干的短暂性脑缺血发作很少会引起昏迷。它们通常与局灶性神经症状或体征有关。"跌倒症"的意思是患者摔倒了,但没有失去意识。每次患者都是在没有先兆的情况下倒地,发作时间很短。低血糖会导致意识丧失。低血糖患者在失去意识前还可能出现出汗、虚弱和精神错乱等情况。他们通常是注射胰岛素或口服降糖药的糖尿病患者。

有时很奇怪,但通常令人信服的是,意识丧失发生在转换障碍中。这些被称为心因性非癫痫发作(PNES)。他们对抗惊厥药物没有反应,正确的诊断对于防止错误的治疗至关重要(清单31-3)。

> **清单31-3　心因性非癫痫性发作的特征**
>
> 1. 发作时间经常延长,有时超过30分钟
> 2. 背部拱起(角弓反张)是常见的
> 3. 这种情况经常发生在有证人的情况下(例如在神经科医生的候诊室)。
> 4. 强迫闭眼是很常见的
> 5. 可能会出现交替的运动状态(例如点头然后摇头)
> 6. 动作没有节奏
> 7. 尿失禁和咬舌头不常见,但可能发生

头晕

确定患者所说的头晕很重要。在眩晕症中,对周围环境或人本身有一种感知到的运动感[6]。当眩晕严重时,患者可能无法站立或行走,并且可能出现恶心、呕吐、皮肤苍白、出汗和头痛等相关症状。有无耳聋以及眩晕的时程可以帮助诊断(表31-2)。患者不擅于区分头晕的类型,因此相关特征很重要。

表31-2　眩晕的病史和病因

症状	最可能的诊断
无听力丧失的持续性眩晕	前庭神经炎
无听力丧失的间歇性眩晕	良性位置性眩晕
伴有听力丧失的持续性眩晕	迷路炎
伴有听力丧失的间歇性眩晕和耳鸣	梅尼埃病

眩晕可以完全发生在运动中,比如躺下、在床上打滚、向上或向下看。这种阵发性位置性眩晕可有以下潜在的情况:

- 良性阵发性位置性眩晕(BPPV)——在向受病椎管方向移动头部时反复发作短暂眩晕;躺在床上或在床上翻来覆去时出现头晕是很有启发性的
- 偏头痛——前庭偏头痛是很相似的,可能是位置性的

眩晕持续时间超过几分钟并表现为头部静止的原因包括"周围前庭病变":

- 前庭神经炎——听神经炎症引起的非位置性眩晕,听力正常

- 急性迷路炎——伴听力丧失
- 影响内耳的卒中——突发性眩晕和听力丧失(迷路动脉闭塞)
- 梅尼埃病,常发生在50岁以上的人——发作性眩晕、耳鸣(耳鸣)和进行性耳聋三联征

主要病因包括:

- 偏头痛——可能持续数小时到数天,几乎可以是任何类型
- 卒中——这些患者通常有其他症状,如复视,共济失调或感觉障碍
- 多发性硬化和小脑肿瘤

前庭神经鞘瘤因其进展缓慢而很少引起眩晕,患者通常表现为进行性单侧耳聋伴或不伴耳鸣。

双侧前庭损伤,如氨基糖苷类抗生素引起的损伤,引起眼盲而不是眩晕。这是由于前庭凝视稳定性的丧失。世界似乎在跳跃和滑动,就像糟糕的残障镜头。

视力障碍和耳聋

视力问题包括复视(复视)、视力模糊(弱视)、光不耐受(畏光)和视力丧失。

步态障碍

许多神经系统疾病会使行走困难。当骨科疾病影响下肢或脊柱时,行走也可能不正常。奇怪的异常步态有时可能是转换障碍(癔症)的体征。

四肢无力或感觉异常

手或脚的针刺可能表明神经卡压或周围神经病变,但也可能是任何程度的感觉通路受累的结果。腕管综合征很常见:这里有正中神经卡压,患者感到手和手腕疼痛和感觉异常。有时疼痛可以延伸到手臂甚至肩膀,但感觉异常只在手指。这些症状通常在晚上更严重,可以通过将手臂悬吊在床边或握手(轻弹迹象)来缓解。

神经根、脊髓和大脑异常都会引起感觉障碍和无力。

肢体无力可由运动系统不同程度的病变引起。肢体和肌肉无力有几种类型:

- 上运动神经元(UMN)无力是由于前角细胞水平以上的神经通路中断所致。结果是力量和外周反射的增加。这种途径的中断对抗重力肌肉的影响最大,被称为锥体无力。很少或根本没有肌肉萎缩。

- 下运动神经元(LMN)无力是由于病变阻断了前角细胞和肌肉之间的反射弧。力量和反射都会减弱,可以看到束状肌束(小块肌肉不规则收缩),肌肉萎缩明显。
- 肌肉疾病导致特定肌肉或肌肉群的无力。有损耗和力量下降,反射减少或不存在。
- 神经肌肉连接处的疾病(如重症肌无力)导致全身无力,并随着反复发作而恶化。反射和力量通常是正常的。
- 非器质性无力(如,由于癔症)引起的非解剖性无力与正常的张力和力量有关,除非长期不使用,那么肌肉量是正常的。

震颤和不自主运动

震颤是一种有节奏的运动(表 31-3)。根据定义,慢震的频率在 3~5Hz 之间。快震的频率大于 10Hz。

表 31-3　震颤率	
病因	频率/Hz
帕金森病	3~5
基本的/家庭的	4~7
生理	8~13

震颤可被描述为静止、姿势或动作,有时每一种都有其要素。静息性震颤主要在肌肉放松时出现,患者可能不会像其他人那样能注意到这种情况。当使用肢体时,姿势性震颤会发生,当患者拿杯子或写字时,可能会出现问题。动作("意向性")震颤发生在有意的动作中,并在动作结束时变得更加明显(在接近目标时变得更严重)。

大多数震颤会因疲劳或焦虑而加重。寒战是一种由寒冷引起的震颤。在保持一个姿势或缓慢地进行一个动作时,有轻微的震颤是正常的。这被称为生理性震颤。这在恐惧和疲劳中变得更加明显。用于治疗哮喘的 β-受体激动剂或咖啡因通常会加重这种情况。甲状腺毒症是生理性震颤加重的原因之一。这些动作非常精细,可能很难看到,除非是特别的注意。良性原发性(家族性)震颤是一种遗传性疾病(通常是常染色体显性遗传),引起姿势性震颤,但无其他体征。当患者的手臂伸展时最容易看到震颤;在自主运动时可能会变得更严重。它通常在肌肉完全休息时消失。它可能涉及:

- 头(34%)
- 胳膊(95%)
- 声音(12%)
- 下肢(30%)

帕金森病可能表现为静息性震颤。意向性(或目标寻找)震颤是由小脑疾病引起的。舞蹈病涉及不自觉的抽搐动作。用于描述运动障碍的术语定义见表 31-4。

表 31-4　用于描述运动障碍的术语定义	
静坐不能	不停地运动;手臂和腿部持续不断的半目的性的运动
扑翼样震颤	在伸展的肢体持续收缩时突然失去肌肉张力
手足徐动症	扭动,缓慢的、弯曲的运动,尤指手和手腕
舞蹈病	突然的小而快速的动作,通常被患者有目的的最后动作所掩盖(例如突然向上的手臂动作转变为主动抓挠头部的动作)
运动障碍	常指面部和嘴部无目的和连续的动作,通常是用镇静剂治疗精神疾病的结果
肌张力障碍	兴奋肌群和拮抗肌群的持续收缩,通常为屈曲或极度伸展;这导致了奇怪的姿势
单侧抽搐	一种涉及身体一侧的舞蹈病的夸张形式:有可能伤害患者(或旁观者)的疯狂投掷动作
肌阵挛性抽搐	短暂的肌肉收缩引起肢体突然无目的的抽搐
肌纤维颤搐	小肌肉群的反复收缩;常累及眼轮匝肌
抽搐	有目的或半有目的的不可抗拒的重复运动
震颤	有节奏的交替运动

言语和精神状态

语言可能受到许多不同的神经疾病的干扰。许多不同的疾病也可导致谵妄或痴呆(参见第 46 章)。

既往史

询问是否有脑膜炎或脑炎、头部或脊椎受伤、癫痫或抽搐病史,以及是否有手术史。应了解以往任何性传播感染史(例如感染艾滋病毒或梅毒的危险因素)。

询问可能易患脑血管疾病的危险因素(表31-1)。既往诊断为外周血管或冠状动脉疾病表明患脑血管疾病的风险增加。慢性或阵发性心房颤动与栓塞性卒中的发生风险增加有关,特别是对于70岁以上的人。

用药史

既往的和现在的药物可能是引起某些神经系统或神经系统综合征的原因(清单31-4)。

清单 31-4 药物和神经病学

降压药
治疗用途:降低卒中风险
副反应:体位性头晕,晕厥,抑郁(甲基多巴)

抗血小板药物和抗凝剂
治疗用途:降低卒中的风险
副反应:脑出血

他汀类
治疗用途:降低卒中风险
副反应:肌病

主要镇静剂
治疗作用:精神病的治疗
副反应:共济失调,镇静,帕金森病,震颤

与药物有关的其他神经症状
头痛:硝酸盐,西地那非
耳聋:氨基糖苷类抗生素,阿司匹林,呋塞米
周围神经病变:胺碘酮,异烟肼,甲硝唑
非帕金森震颤:锂,丙戊酸钠,支气管扩张剂,苯丙胺
吞咽困难:磷酸盐
精神错乱和记忆力丧失:主要和次要镇静剂、抗胆碱能药物(如阿米替林)
癫痫:哌替啶

询问抗惊厥药、抗帕金森药、类固醇、免疫抑制剂、生物制剂、抗凝剂、抗血小板制剂等治疗神经或精神疾病的药物使用情况和其他可能与神经问题相关的药物治疗;避孕药的使用;以及抗高血压药物的使用。

社会史

由于吸烟易患脑血管疾病,因此询问吸烟史是很有必要的。询问职业和毒素接触情况(如重金属)是很有用的。酒精也会导致一些神经系统疾病

(清单1-3)。许多神经系统疾病会影响人们工作和照顾自己的能力。在这些情况下,有关经济安全,生活条件和在家获得帮助的问题变得非常重要。

家族史

任何神经或精神病史都应记录在案。一些重要的神经系统疾病是有遗传的(表31-5)。

表 31-5	遗传性神经系统疾病的例子
X 连锁	色盲,Duchenne 和 Becker 肌肉萎缩症,Leber* 视神经萎缩
常染色体显性	亨廷顿舞蹈症,结节性硬化症,强直性肌营养不良
常染色体隐性	Wilson 病,Refsum† 病,Freiderich 共济失调,Tay-Sachs‡ 病
家庭发病率增加	阿尔茨海默§ 病(常染色体显性,ApoE epsilon 增加患病风险)

* Theodor Karl von Leber(1840—1917),德国眼科医生,海德堡眼科教授。他开始学习化学,但 Bunsen 说化学家太多了,建议他改学医学,于是他改学医学。

† Siguald Refsum(1907—1991),挪威神经病学家。他在1945年描述了这种疾病,称其为先天性多神经炎。这可能是使用同名的理由。

‡ Warren Tay,(1843—1927)一名英国眼科医生描述了该病的眼科异常。Bernard Sachs,(1858—1944),一名美国神经病学家和精神病学家,在1887年描述了这种神经学特征。他在德国学习,是 von Recklinghausen 的学生。这种情况最初被称为家族性黑蒙性痴呆。这可能是使用同名的另一个原因。

§ Alois Alzheimer(1864—1915),一名巴伐利亚神经病理学家在1906年描述了这种情况。他的博士论文的主题是关于耳中产生蜡的腺体的研究。

要点小结

1. 关于神经系统疾病病程的问题可以帮助诊断。

2. 神经系统症状可能先于临床体征出现。

3. 在没有症状的情况下,异常的检查结果可能并不显著。

4. 当仔细记录病史时,头晕的原因可能是显而易见的

5. 在评估无意识发作时,询问旁观者(例如是否有强直-阵挛运动)可能很有帮助。

6. 可以查看患者癫痫发作的录像。

7. 病史将指导需要详细检查的患者的神经系统的相关部分。

OSCE 复习题——神经病学史

使用 OSCE 中经常出现的主题来帮助进行修订。

1. 这位女士一直受到头晕的困扰。请了解其病史。
2. 这位男士有反复发作的晕厥。请了解其病史。
3. 这位男士有头痛的毛病。请了解其病史。
4. 这位女士在晚上会因手臂疼痛和刺痛而醒来。请了解其病史。
5. 这位老妇人说话有问题。请了解其病史。
6. 这位男士的腿有毛病。请了解其病史。
7. 这位男士总是掉东西。请了解其病史。

参考文献

1. Sturm JW, Donnan GA. Diagnosis and investigation of headache. *Aust Fam Phys* 1998; 27:587–589. An accurate clinical history is the key to diagnosing the cause of headache.
2. Marks DR, Rapoport AM. Practical evaluation and diagnosis of headache. *Semin Neurol* 1997; 17:307–312. The history should include information about the onset, intensity, associated autonomic symptoms and trigger factors of headache. Special attention must be paid to the frequency of analgesic use, both prescription and over the counter, to identify analgesic rebound headache.
3. Hellmann D. Temporal arteritis: a cough, headache and tongue infarction. *JAMA* 2002; 287:2996–3000.
4. Smetana GW, Shmerling RH. Does this patient have temporal arteritis? *JAMA* 2002; 287:92–101.
5. Detsky ME, McDonald DR, Baerlocher MR. Does this patient with a headache have a migraine or need neuroimaging? *JAMA* 2006; 296:1274–1283.
6. Froehling DA, Silverstein MD, Mohr DN, Beatty CW. Does this dizzy patient have a serious form of vertigo? *JAMA* 1994; 271:385–388. Helps the clinician distinguish vertigo from other causes of dizziness.

第 32 章

神经系统检查：一般体征和脑神经

当你已穷尽所有，请记住：还有可能。——Thomas A. Edison(1847—1931)

引言

在神经系统检查时，简明极其重要。简短的指令和希望患者进行的肢体表达极为重要(不包括言语和语言检查)。相比于长串的指令，简短的指令更容易描述目标姿势，如"抬起或放下"。过多的指令常会使患者理解错误。

解剖检查

相比于其他系统，神经系统检查更依赖于病变的解剖定位(大脑、脊髓或周围神经)。图 32-1 说明了大脑的大体解剖及主要功能区域。

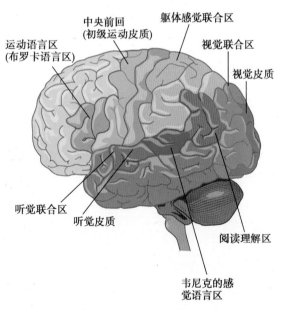

图 32-1 大脑功能区域

神经系统检查和对检查结果的诠释需要大量的实践。相比其他系统，神经系统的临床检查更需要精良的技术。这些征象需要仔细推断，因为任何病变的精确解剖定位通常都可以这样确定。因此，记住基本的神经解剖学十分重要。

检查可能是漫长而又复杂的，完成所有可以进行的检查可能需要一天(包括心理评估)。这显然是不实际的，筛查检查将发现大多数体征，只需要相对较短的时间。

应注意以下方面的检查：

1. 一般检查，包括颈强直检查，对高级中枢、言语和异常运动的检查。
2. 第 I 到第 Ⅶ 对脑神经。
3. 上肢。运动系统：力量，反射，张力。感觉系统：针刺感，本体感觉，振动觉，轻触。
4. 下肢：同上肢，但包括步行评估(步态)。
5. 颅骨和脊柱的局部病变。
6. 颈动脉杂音。

一般体征

意识

评估意识水平。如果患者无意识①，检查患者对刺激的反应。

颈强直

任何患有急性神经功能不全的患者，必须对其精神状态进行评估，以确定是否有脑膜损伤的迹象[1]。

当患者平卧在床上时，将检测者的手放在枕骨上，轻轻地被动扭颈(在没有患者帮助的情况下)。把患者下颌抬起来接近胸壁，如果有真正的颈强直，则头、颈部和肩部将会抬高。脑膜刺激征可能是由化脓性脑膜感染引起的，也可能是由蛛网膜下腔出血继发的血液引起。由于颈部伸肌的疼痛痉挛，对颈部屈曲有抵抗力。其他引起颈部弯曲阻力的原因是对头部旋转的同样阻力。包括：

1. 颈椎病
2. 颈椎融合后

---

① 如果在 OSCE 检查时患者无意识，最好询问其他患者时候可以提供。

3. 帕金森病

4. 颅内压升高,尤其是濒死的小脑扁桃体下疝

布鲁辛斯基征(Brudzinski sign)[①]是检查者在屈曲患者颈部时髋部自发的屈曲,提示脑膜刺激征。

如果怀疑脑膜炎,可以引出克尼格征(Kernig sign)[②]。依次弯曲每侧髋部,在保持髋部弯曲的同时伸直膝关节。当腰椎根周围有炎性渗出物引起脑膜刺激征时,腘绳肌肌腱痉挛(这反过来又会引起疼痛),会极大地限制腰肌筋膜痉挛的发生。

尽管结合脑膜征象的 $LR+=0.92$($LR-=0.88$)的诊断价值受到质疑,但这些征象在临床中是有用的,有较好的特异性。然而,即使经典的脑膜刺激征(发热、头痛和颈强直)都没有,也不能排除脑膜刺激征(敏感性差)[2]。

利手

握患者的手,问患者是左利手还是右利手。这是礼貌的,可以让你评估可能占主导地位的脑半球,94% 的右利手和大约 50% 的左利手拥有优势左半球。这两个半球之间存在功能划分,最明显的区别是优势半球控制语言和计算功能。

定向力

通过询问患者姓名、目前的位置和日期(长期住院的患者往往会弄错一天,以为某一天看起来很像在医院的另一天)检查患者定向力、地点和时间。定向障碍不是一种特殊的局部性症状,可能是急性和可逆的(精神错乱或慢性和不可逆的痴呆)。蒙特利尔认知评估(MoCA)或简易精神状态检查(MMSE)是记录混乱状态或痴呆症岁时间发展的有用工具。

接下来,我们把重点放在头和颈部,特别是脑神经。下面的章节包括语言和上下肢神经检查。

脑神经

解剖

脑神经[③](图 32-2 和表 32-1)作为大脑的直接

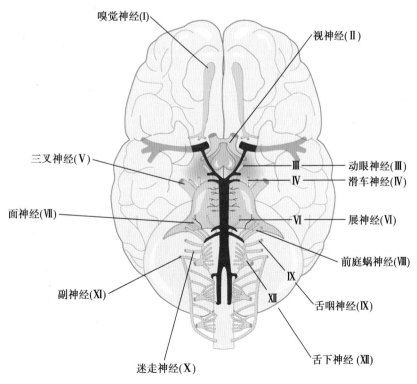

图 32-2　脑神经

嗅觉神经(I)
视神经(Ⅱ)
三叉神经(V)
动眼神经(Ⅲ)　Ⅲ
滑车神经(Ⅳ)　Ⅳ
面神经(Ⅶ)
展神经(Ⅵ)　Ⅵ
前庭蜗神经(Ⅷ)
副神经(Ⅺ)
Ⅸ
Ⅻ
舌咽神经(Ⅸ)
舌下神经(Ⅻ)
迷走神经(X)

[①]　Josef Brudzinski(1874—1917),波兰儿科医生,在 1909 年描述了这一点。

[②]　Vladimir Kernig(1840—1917),圣彼得堡的神经学家,曾描述这一点。

[③]　脑神经的解剖和功能是在 19 世纪后期建立起来的。盖伦在 2 世纪确定了至少 7 对脑神经。它们可能是视神经、动眼神经、三叉神经的感觉部和运动部、面神经、前庭神经、舌咽神经(包括迷走神经和副神经)和舌下神经。

表 32-1　脑神经名称、出颅孔隙及组成与功能

脑神经	名称	出颅孔隙	纤维	分支	功能
I	嗅神经	筛骨筛板	感觉		味觉
II	视神经	视神经孔	感觉		视觉
III	动眼神经	眶上裂	运动		眼外肌(上斜肌和外直肌);瞳孔收缩
IV	滑车神经	眶上裂	运动		上斜肌
V	三叉神经	V1 上斜裂 V2 卵圆孔 V3 卵圆孔	运动和感觉	V1 眼支 V2 上颌支 V3 下颌支	面部感觉,咀嚼肌
VI	展神经	眶上裂	运动		外直肌
VII	面神经	内耳道	运动和感觉	颞 颧 颊 下颌 颈	面部肌肉表达 镫骨肌 舌前 2/3 味觉
VIII	前庭蜗神经	内耳道	感觉		平衡觉和听觉
IX	舌咽神经	颈静脉孔	运动和感觉		咽、耳、舌后 1/3 味觉 腮腺分泌纤维 茎突咽肌运动支
X	迷走神经	颈静脉孔	运动和感觉		咽喉感觉 舌、咽、腭肌
XI	副神经	颈静脉孔	运动		斜方肌和胸锁乳突肌
XII	舌下神经	舌下孔	运动		舌肌

延伸(I 和 II)或来自脑干(中脑、脑桥和脊髓)(图 32-12、图 32-21 和图 32-38)。它们的编号是从头侧(顶部)至尾部(底部)。不能严格按照第 I 到第 XII 对脑神经的顺序进行检查,因为常常通过多个神经完成一项神经功能,特别是在眼睛的控制方面。

一般检查

如果可能,让患者坐于床边。观察患者的头部、面部和颈部。肢端肥大症,佩吉特病或基底动脉内陷可能是明显的。当单独检查每个脑神经时,仔细的全身检查可能会发现很容易漏掉的迹象。以下情况尤其如此:

- 上睑下垂
- 凸起症
- 瞳孔不等
- 斜视
- 面部不对称

检查整个头皮是否有开颅瘢痕,检查皮肤是否有神经纤维瘤(图 32-3)。寻找皮肤损伤:如斯德

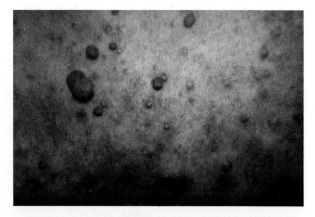

图 32-3　I 型神经纤维瘤病中的皮下神经纤维瘤,伴有视神经和脑桥胶质瘤(前庭神经鞘瘤常被错误称为 I 型中的听神经瘤)

奇-韦伯综合征(Sturge-Weber syndrome)[①]中按三叉神经(V)分布于面部的毛细血管瘤或海绵状血管瘤。这是关于伴有抽搐的颅内软脑膜的静脉血管瘤。

[①]　William Allen Sturge(1850—1919),英国医生,在 1879 年描述了这一点;Frederick Parkes Weber(1863—1962),伦敦医生,在 1922 年描述了这一点。

带状疱疹往往随神经分布,这有助于诊断这种痛苦的皮疹。病变的特征性分布显示了受累神经的解剖(图 32-4 和图 32-24)。

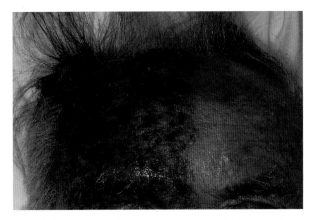

图 32-4　带状疱疹在眼内神经的分裂显示出神经的分布

通常按照脑神经的排序进行检查[3]。

第 I 脑神经(嗅神经)

解剖

第 I 脑神经(嗅神经①)是单纯的感觉神经,其纤维出现在鼻黏膜,并通过筛骨的筛状板到达绣球中的突触。从这里开始,嗅束在额叶下运行,并在同一侧的内侧颞叶终止。

鼻子和味觉的检查

第 I 脑神经不进行常规的检查。如果患者主诉嗅觉丧失(嗅觉减退)或味觉丧失,或有其他迹象提示额叶或颞叶损害,则可对其进行检查。畏食症患者有时主诉失去味觉而不是嗅觉,因为嗅觉在味觉分辨中起着很大作用。

注意鼻子的外观。寻找皮疹或畸形。然后抬高鼻尖检查鼻前庭(成年人通常需要一个窥视器以提供充足的视野)。

用一系列含有熟悉气味精华的瓶子来测试味觉,如咖啡、香草和薄荷(这是传统的,但不是可靠的)。刮擦并闻卡片更方便,应用更多。不应该使用像氨这样刺激性物质,首先它们使患者不安,其次是因为这类有害的刺激是由第 V 脑神经(三叉神经)的感觉支感受到的。检查味觉的一种简单方法

是使用大多数医院诊所使用的异丙醇湿巾。它有一种独特而又不刺鼻的气味。

如果存在嗅觉缺乏症,检查鼻道是必要的。可见息肉和黏膜增厚,并可解释这些发现。

嗅觉丧失的原因

大多数嗅觉缺乏症是双侧的。原因包括:
1. 上呼吸道感染(最常见)
2. 吸烟和年龄增长
3. 筛窦肿瘤
4. 颅底骨折或额叶骨折,或垂体手术后
5. 先天因素,如卡尔曼综合征(Kallmann syndrome)(性腺激素性腺功能低下症)
6. 嗅沟脑膜瘤
7. 脑膜炎后

单侧嗅觉丧失的主要原因是无骨折的头部外伤或嗅沟早期脑膜瘤②。

眼睛检查

将眼部检查划分为单个脑神经是可能的,但有可能忽略导致功能损害的多种问题,而这不是脑神经异常的结果。例如,病理学可能是:
- 眼内
- 肌肉(Grave 眼病)
- 神经肌肉接头(重症肌无力)
- 交感神经[霍纳综合征(Horner syndrome)]
- 核上脑干(进行性核上麻痹)
- 大脑半球(因额叶卒中而导致的凝视麻痹)

因此,在使用脑神经作为框架的同时,重要的是要认识到眼睛是一个通向大脑的窗口。眼部检查涉及的脑神经有:

视神经(和视网膜)(Ⅱ)——大脑的视觉信息

动眼神经(Ⅲ)——大部分为运动控制,包括瞳孔收缩和眼睑控制

滑车神经(Ⅳ)——眼球向下内侧移动,伴内旋(扭动)

展神经(Ⅵ)——眼球外展

前庭蜗神经的前庭部(Ⅷ)——在运动和静止时使眼球稳定

三叉神经眼支(Ⅴ₁)——角膜和眼睑的感觉

面神经(Ⅶ)——闭眼

---

① Samuel von Sömmerring(1755—1830)负责 12 对脑神经的现代分类。他将听神经与面神经分开,将舌咽神经与迷走神经及副神经分开。

② 嗅觉的其他异常是嗅觉亢进和嗅觉障碍。超敏指嗅觉灵敏度提高。它通常是精神病或癔症的指征,但可能合并偏头痛,或在月经期或脑炎的情况下嗅觉减退是一种错觉,嗅觉异常可发生在头部创伤后,在某些精神状态下,嗅觉幻觉往往是味觉丧失的结果,提示嗅觉皮层有损害。

第Ⅱ脑神经（视神经）

解剖

视神经不是真正的神经，而是一种中枢神经系统的延伸体，它将视网膜汇聚至大脑。它是纯感觉神经，包含大约 100 万根纤维，延伸至 5cm（图 32-5），穿过靠近眼动脉的视神经孔，在脑底部从另一侧连接神经，形成视交叉。来自眼底不同部位的纤维的空间方向被保留，因此视网膜下部的纤维被发现在视交叉的下部，反之亦然。来自颞侧视野的纤维（即投射至视网膜鼻半部的纤维）交叉于交叉处，而来自鼻侧视野（突出到视网膜的外侧半部）没有交叉。从视交叉发出的光反射纤维位于上丘，与第Ⅲ脑神经核团连接在一起，剩下的离开交叉的纤维与视觉有关，并在视束中移动到外侧膝状体。从这里，这些纤维形成的光辐射，穿过内囊的后部，终止于枕叶大脑皮质。在这个过程中，它们向外伸展，使服务于下象限的纤维穿过顶叶，而那些为上象限服务的纤维穿过额叶。视交叉的纤维分离的结果是，左侧视野的纤维终末于右侧枕叶，右侧视野的纤维终末于左侧枕叶。

病史

大多数视觉症状涉及了视觉灵敏度下降。根据体格检查结果详细讨论了这些问题。一些患者注意到更具体的改变，这将有助于指导检查。询问视觉障碍的时间和是否涉及一只眼睛或一个视野。一只眼睛的突然失明（常被描述为眼睛被窗帘遮住）可能是由于视网膜血栓所致。这被称为负性视觉症状。适龄常会自行恢复，但并不总是这样。这被定义为黑矇。偏头痛发作之前可能会出现主观视觉改变，包括斜视、畏光、视力模糊或偏盲。视觉幻觉，如闪光和视觉扭曲被称为积极地视觉症状。它们也可以发生在偏头痛、视网膜脱离或作为癫痫发作的前兆。

视力的逐渐丧失有很多可能的原因。

检查

评估视力、视野和眼底。视力测试时嘱患者佩戴用于阅读或驾驶的眼镜，因为屈光不正不被认为是脑神经异常。使用挂在墙上的便携式视力图或 Snellen 图[①]。每只眼睛都是单独测试的，另一只用小卡片遮住。

标准的 Snellen 图测试要求患者距离图标 6m。

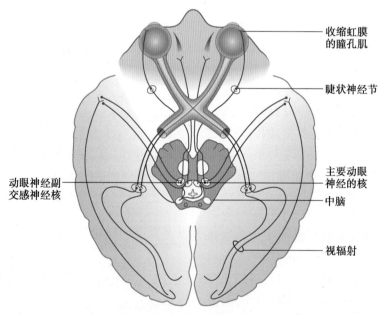

收缩虹膜的瞳孔肌

睫状神经节

主要动眼神经的核

中脑

视辐射

动眼神经副交感神经核

图 32-5　视神经通路和视觉反射（摘自 Snell RS, Westmoreland BF. Clinical neuroanatomy for medical students. 4th ed. Lippincott-Raven, 1997）

---

① Hermann Snellen(1834—1908)，荷兰眼科医生，在 1862 年发明了此图。

一般使用镜子,除非是很大的房间。较小的图表是可用的,但应保持正确的距离。当每只眼睛均能正确阅读标记为 6 的一行时,说明视力正常(6/6 敏锐度。美国检测者可能应用数字 20/20 表示英尺,而不是米)。如果让患者读最小的一行,检查就会更快。如果在被要求通过针孔阅读图表时,视觉敏感度得到改善,屈光不正很是能是原因。如果患者不能阅读最大的字母,应该依次令患者数眼前的手指,如果患者仍然不能阅读,应晃动手臂检测患者是否能够看到。如果仍然不能看到,应用手电筒测试光感。

　　晶状体、角膜、眼底或视神经通路可导致视觉敏锐度下降:

- 双侧急性失明的原因包括双侧枕叶梗死、双侧视神经枕叶损伤、双侧视神经损伤(如甲醇中毒)和身心症或转化反应。[①]
- 一只眼睛的突然失明可能是有视网膜动脉或静脉阻塞、颞动脉炎(动脉可能出现突出并触诊时触痛;图 32-6)、非动脉性缺血性视神经病变和视神经炎。患者常主诉单眼受累,即使异常是同名的(见下述)。

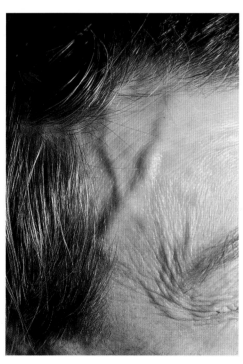

图 32-6　头痛患者的颞动脉明显扩张(摘自 Klippel JH, Dieppe PA. Rheumatology. 2nd ed. Philadelphia: Mosby,1997)

[①]　不再称为癔病,这些病态行为是对心理压力的反应。

- 侧渐发型失明可能是由白内障、急性青光眼、黄斑变性、糖尿病视网膜病变(玻璃体积血)、双侧视神经或交叉压迫,以及双侧视神经损伤。例如,烟毒性弱视(因视网膜疾病致盲)。

　　面对患者检查视野(图 32-7)。一定要先摘下患者眼镜。检测者的头应与患者头部平齐。使用红色帽针。分别测试每只眼睛。使彩色针尖向上,位于手臂长度的距离。应该位于你和患者中间的位置,并右外侧向内侧运动,指导患者能够看到为止。确保患者一直注视检测者的眼睛,并令患者明确初次看到针尖的视野。当检查患者右眼时,令患者注视检测者的左眼。患者的头部应该保持一臂的距离,而没有接受检查的眼睛应该被遮住。针应该从四个主要方向(颞上、鼻上、颞下、鼻下),向视野中心进入视野。

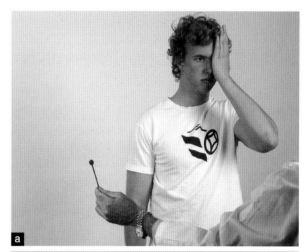

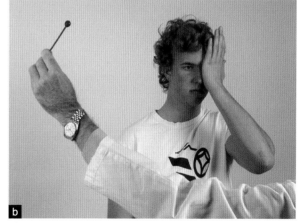

图 32-7　视野测试:"告诉我什么时候第一次看到红色针头出现在视野中"

　　接下来,可以通过询问每只眼睛视野中心周围的针尖消失的情况来绘制盲点。缓慢地在视野中移动针尖。一个大的中央暗点将导致其明显的暂时消失,然后恢复。只有一个明显的扩大可被察觉。

红针也可以用于视神经病理检查。让患者比较一下用一只眼睛看时别针的颜色。当使用坏眼睛时,红色会显得不那么强烈或"疲倦"。

如果患者的视力很差,以至于很难看到别针,用检测者的手指画出这些区域。你也可以用手指对视野进行快速筛选测试。通常你举起两根手指,把它们放在四个象限的视觉中心。摆动检测者的手指,当第一次看到手指运动时,让患者说"是"。可检测到以下几种视野丧失模式(图 32-8 和图 32-9):

视野(视野狭窄)的同心缩小可能由青光眼、视网膜异常(如脉络膜视网膜炎或视网膜色素变性)、乳头状水肿或急性缺血(如偏头痛)引起。正常情况下,即使是缩小的视野也会随着物体的移动而扩大。视野管状缩小提示癔症。总是有一小块靠近视野中心的地方没有视觉(盲点)。这是检眼镜上视盘所在的区域,也是视神经与视网膜连接的地方。盲点随着视乳头水肿而增大。

中央暗点,或丧失中央(黄斑)视力,可能是

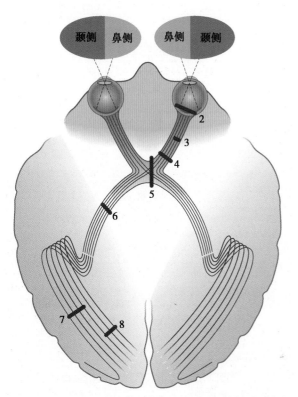

图32-9所示的视野及视神经通路数字表示产生现场缺陷的病变部位

图 32-8 视野和视觉通路(摘自 Snell RS, Westmoreland BF. Clinical neuroanatomy for medical students. 4th ed. Lippincott-Raven, 1997)

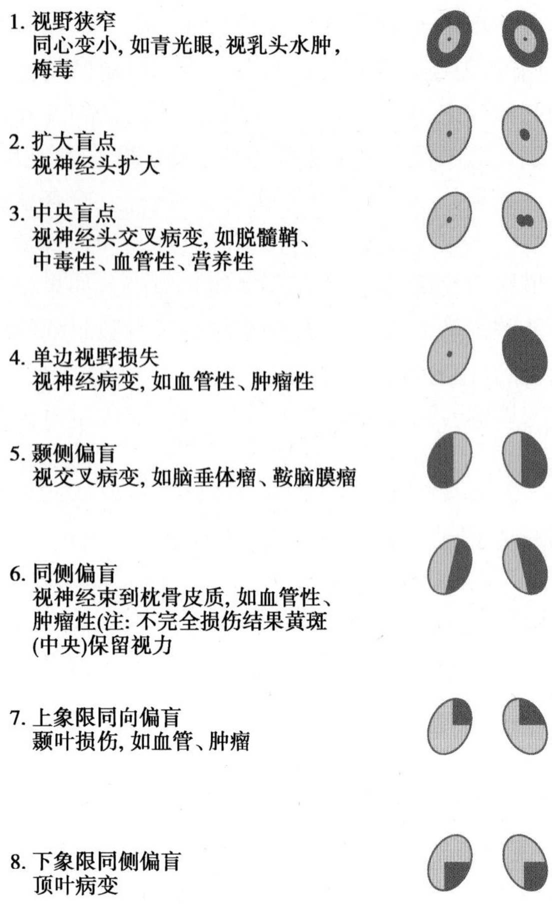

1. 视野狭窄
同心变小,如青光眼,视乳头水肿,梅毒

2. 扩大盲点
视神经头扩大

3. 中央盲点
视神经头交叉病变,如脱髓鞘、中毒性、血管性、营养性

4. 单边视野损失
视神经病变,如血管性、肿瘤性

5. 颞侧偏盲
视交叉病变,如脑垂体瘤、鞍脑膜瘤

6. 同侧偏盲
视神经束到枕骨皮质,如血管性、肿瘤性(注:不完全损伤结果黄斑(中央)保留视力

7. 上象限同向偏盲
颞叶损伤,如血管、肿瘤

8. 下象限同侧偏盲
顶叶病变

图 32-9 图 32-8 所示视神经通路上的不同程度的视觉缺损(摘自 Bickerstaff ER, Spillane JA. Neurological examination in clinical practice. 5th ed. Oxford: Blackwell, 1989)

由于视神经脱髓鞘(多发性硬化导致单侧或不对称的双侧暗点);中毒原因,如甲醇(对称双侧暗点);营养原因,如烟草或酒精性弱视(对称的中央或中央盲点);血管病变(单边);以及单侧视神经胶质瘤。

单侧视力完全丧失是由于视神经损伤或单侧眼病所致。

双眼偏盲是由于病变影响视交叉的中心,破坏了从视网膜的鼻半部分分离出来的纤维。这将导致两个视野的颞半部分丧失。病因包括垂体瘤、颅咽管瘤和鞍上脑膜瘤。

双眼偏盲是非常罕见的,是由于双侧病变影响未交叉的光纤,如动脉粥样硬化颈内动脉虹吸。

同义偏盲是由于病变损害了视神经束或辐射,影响视野的右侧或左侧。例如,左侧颞部和右侧鼻部的缺损会因右侧病变引起。缺陷的确切性质取决于纤维中断的位置。在视神经束,缺损通常是完

全的,没有黄斑保留。在较后视辐射的情况下,如果病因是缺血,黄斑视力通常不受影响,但如果是破坏性的过程则会受到影响,如肿瘤或出血是原因。黄斑皮质区被认为有一些额外的血液供应来自大脑前动脉和中动脉。

同名 1/4 视是失去了上或下同名 1/4 的视野。这可能是由于颞叶病变(如血管病变或肿瘤),是什么导致上 1/4 象限盲或顶叶病变(如血管病变或肿瘤),导致下 1/4 象限盲。

异常的存在具有诊断价值($LR+ = 4.2 \sim 6.8$)[4],但无异常在很大程度上是没有帮助的。

检眼镜检查不是从眼底开始的,而是通过检眼镜对角膜进行观察。用检测者的右眼看患者的右眼,反之亦然。这可以防止患者的鼻子和中线检查者的鼻子接触。保持头部垂直,这样患者可以用另一只眼睛固定。

从 +20 镜片的检眼镜开始,患者凝视远方。这可以防止反射性瞳孔收缩,如果患者试图适应就会发生这种情况。先看角膜和虹膜,然后看镜头。大的角膜溃疡可能是可见的,因为可能波动的虹膜边缘,这是由于以前的晶状体和晶状体囊脱出,被称为虹膜震颤①。

将检眼镜向下拨至 0,可以将焦点转移到眼底。晶状体混浊(白内障)可能妨碍眼底检查。当视网膜聚焦时,首先寻找视盘。这是通过沿着视网膜大静脉回到视盘来完成的。所有这些静脉都从视盘放射出来。

必须仔细检查视盘的边缘。视盘本身通常是一个浅杯,边缘轮廓清晰。正常视盘凹陷的丧失会导致边缘模糊,称为视乳头水肿(图 32-10a)。提示颅内压升高。如果怀疑有视乳头水肿,应检查视网膜静脉是否有自发性搏动。当出现这些情况时,排除颅内压升高,但没有这些情况并不证明颅内压升高了[5]。如果视乳头水肿的出现与视神经前部脱髓鞘有关,则称为视乳头水肿视神经乳头炎。这两个是可以区分的,因为乳突炎引起视力损失,但视乳头水肿没有。

接下来注意视盘的颜色。正常情况下,它是与其余的鲜红色眼底明显区别的一个丰富的黄色区域。在某些疾病和有色素沉着皮肤的患者中,眼底可能有色素沉着。当视盘呈淡而无味的白色时,通

① 现代白内障手术保留了晶状体囊,这样就不会发生虹膜内炎。在某些方面有点遗憾,因为它是一个非常好的词。

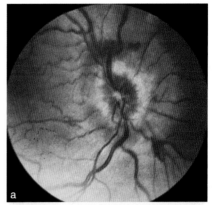
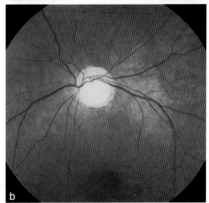
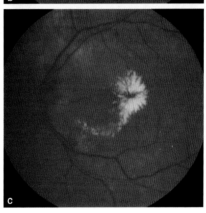

图 32-10 神经系统患者的检眼镜。(a)视乳头水肿。(b)视神经萎缩。(c)4 级高血压性视网膜病变,伴有视乳头水肿、中央凹周围聚集的硬渗出物形成"黄斑星"视网膜水肿

常可见视神经萎缩(图 32-10b)。

视网膜的四个象限中的每一个都应该系统地检查异常。特别注意糖尿病和高血压的变化(图 32-10c)。注意出血或渗出物。

眼神经:第Ⅲ神经(动眼神经)、第Ⅳ神经(滑车神经)和第Ⅵ神经(展神经)

解剖

瞳孔的大小取决于副交感神经和交感神经支配的平衡。眼睛的副交感神经由第Ⅲ脑神经的

Edinger-Westphal 核[①]提供（这些神经纤维的刺激引起瞳孔收缩）。对眼睛的交感神经支配（刺激引起瞳孔扩张）如下：下丘脑的纤维在 C8 到达脊髓的纤毛中枢与 T1 和 T2 形成突触，从这里二级神经元通过胸干的前支和颈部上神经节的突触出口；第Ⅲ脑神经元从这里伴行颈内动脉到达眼睛。此外，瞳孔反射（图 32-11）的传入支依赖于视神经（图 32-5）。瞳孔对光的反应是由视神经和神经束传递到上丘，然后到达中脑第Ⅲ脑神经的

Edinger-Westphal 核。来自动眼神经核的传出运动纤维（图 32-12）在海绵状窦壁上运动，它们与第Ⅳ、Ⅴ和第Ⅵ脑神经相连（图 32-22）。这些神经通过眶上裂一起离开头骨。虹膜收缩纤维终止于睫状神经节，神经节后纤维产生支配虹膜。除了上斜肌（第Ⅳ脑神经）和外侧直肌（第Ⅵ脑神经）外，第Ⅲ脑神经的其余部分供应所有的眼部肌肉（图 32-13）。第Ⅲ脑神经也供给提上睑肌，提上睑肌使眼睑升高。

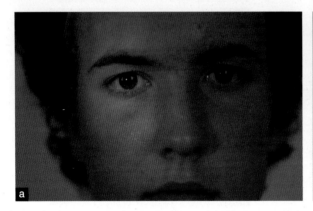
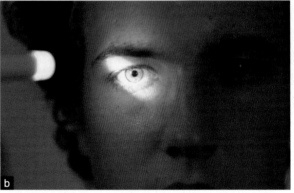

图 32-11   第Ⅱ和Ⅲ脑神经。（a）瞳孔：检查大小和对称性。（b）测试瞳孔反射

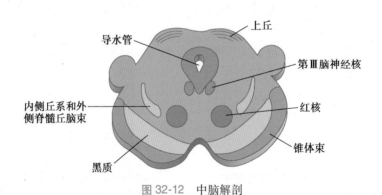

图 32-12   中脑解剖

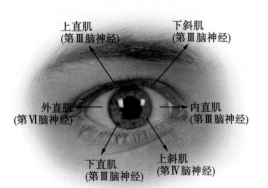

图 32-13   眼部肌肉和神经支配

[①]   Ludwig Edinger（1855—1918），法兰克福神经学家；Carl Friedrich Otto Westphal（1833—1890），柏林神经学家。

检查

评估瞳孔和眼球运动。

瞳孔

当患者看着一个中等距离的物体时,检查瞳孔的大小、形状、均匀度和规律性。瞳孔大小的微小差异(高达 20%)可能是正常的[1]。

检查单侧或双侧眼上睑下垂。请记住,外翻或下眼上睑下垂是老年常见的退行性疾病,但也可由第Ⅶ脑神经麻痹或面部瘢痕引起。经常有眼睛刺激和水与之相关,因为有缺陷的泪液引流。

测试光反射。用袖珍手电筒从侧面照射(这样患者就不会聚焦在光线上)到一个瞳孔中,以评估其对光的反应。检查两侧瞳孔并在另一侧重复这个步骤。正常情况下,受光照射的瞳孔会迅速收缩——这是对光的直接反应。同时,另一个瞳孔也以同样的方式收缩。这被称为对光的一致反应。

把手电筒从一侧瞳孔转到另一侧瞳孔。如果一只眼睛有视神经萎缩,或者由于其他原因视力严重下降,受影响的瞳孔会矛盾地扩大过了一段时间,当手电筒从正常的眼睛移动到异常的眼睛。这被称为瞳孔传入缺陷(RAPD 或 Marcus Gunn[2]瞳孔符号)。其发生是因为严重视力下降的眼睛传入脉冲已经减少,因此光反射明显减少。当光线从正常的眼睛照射到异常的眼睛时,瞳孔就会扩大,因为异常的眼睛里的瞳孔反射收缩减少了,以至于瞳孔就会放松下来。

现在测试调节。让患者看远一点,然后把关注点集中在一个物体上,比如一根手指或一根放在鼻子前面 30cm 的白色尖帽别针。正常情况下,两种瞳孔都会受到抑制-调节反应。它依赖于一条从视觉联系皮质向下到第Ⅲ脑神经核的通路。光反射缺失而调节反射完好的原因包括中脑损伤(如梅毒的 Argyll Robertson 瞳孔)、睫状体神经节损伤(如 Adie[3]瞳孔)或 Parinaud[4]综合征。仅在中脑损伤或

皮质性失明时可能偶尔发生调节功能障碍。

眼球运动

眼球运动有四种类型。

1. 追踪眼球运动:用于跟随移动物体。注视一个人走过,就会涉及跟随。

○ 由小脑和脑干控制。

2. 扫视[5]:是从一个点快速移动。从对一个人的注视,迅速转移到对你呼喊的人身上,这就涉及扫视的动作。

○ 由额叶、脑干和小脑控制。

3. 集合运动:允许对象靠近被检者的脸。如需要将书拿近一点阅读。

○ 中脑控制。

4. 前庭-眼反射运动:用于对头部的运动进行补偿并保持固定,例如在移动头部的同时保持眼睛盯着目标。

○ 由前庭器官、小脑和前庭核控制。

每只眼睛由六条眼肌移动,允许水平、垂直和扭转运动。进化的原因是肌肉平行于前庭半规管,每一条肌肉大致位于前庭管平面内。图 32-13 示出了每一条肌肉的作用及其神经支配。当任何神经失效时(如 CN Ⅲ),患眼的眼球运动仅限于未受影响的神经所控制的眼球运动。

对眼球运动的全面检查包括对以下各项的评估:

○ 复视(复视)

○ 眼球震颤(见下文)。

眼球运动与复视

让患者盯着一个针尖。[6]首先评估双眼的自主性(追求)眼球运动。让患者向右看,然后向左看,向上看,向下看(图 32-14)。询问每个方向是否有双重视觉,并检查共轭运动是否异常。如果出现复视,进一步的测试是必需的(参见"高级神经眼科检查")。

请记住,外直肌(第Ⅵ脑神经)只使眼睛水平向外移动,而内直肌(第Ⅲ脑神经)则使眼睛水平地向内移动。剩下的肌肉运动要复杂一点。当眼睛内收时,上视是上直肌(第Ⅲ脑神经),而下视是下直肌(第Ⅲ脑神经)。当眼外展时,上视是下斜肌(第Ⅲ脑神经),而下视是上斜肌(第Ⅳ脑神经;图 32-13)。所有这一切的实际结果是,对单纯运动(即只有一块肌肉)进行上视和下视的测试,首先

---

[1]　差异是不正常的,称为不等长。瞳孔大小的少量分泌物是正常的,称为瞳孔不稳定。更明显的瞳孔的节律性收缩和扩张被称为虹膜痉挛;这可能是继发于第Ⅲ神经麻痹恢复或发生在嗜睡。这通常是没有任何意义的,也不是一个局部的迹象,除非它是作为严重的主动脉反流的罕见迹象出现。

[2]　伦敦眼科医生 Robert Marcus Gunn(1850—1909)在 1883 年描述了这一缺陷。

[3]　在英国工作的澳大利亚神经学家 William Adie(1886—1935)在 1931 年描述了这一点。

[4]　Henri Parinaud(1844—1905)在 1889,法国眼科医生,在书中描述了这一点。

[5]　这个词来自法语,意思是突然的动作。

[6]　在一件昂贵西装的翻领上出现这些别针,表明穿这种衣服的人是神经病学家。

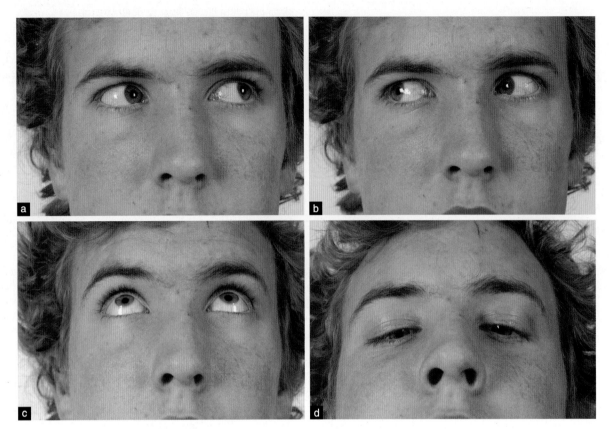

图 32-14　第Ⅲ、Ⅳ和Ⅵ脑神经:随意眼球运动。(a)向左看。(b)向右看。(c)向上看。(d)向下看

是在眼球内收的情况下进行的,然后在眼球外展的情况下进行。因此,要求患者跟随移动的针尖,保持距离患者 30~40cm,并以 H 字形移动,两只眼睛都要看,并判断是否在任何方向看到了双重图像。

用这种方法进行测试的问题是,当眼睛被外展或内收时,任何人都很难抬起头来,而且大多数人在尝试时都会出现复视。[①]最好是测试患者直视前方的垂直凝视。第Ⅲ脑神经仍然负责向上凝视。如果有第Ⅵ脑神经麻痹,一侧的外展异常;第Ⅲ脑神经麻痹,内收的水平运动将是不正常的。以交叉模式移动针尖将启用此测试。移动针尖,让患者向下看,向右看,然后向下看,向左看。第Ⅳ脑神经麻痹会导致运动障碍,并导致患者向下看和向内看的一侧复视。

眼睛的运动应该是共轭的(平行的),让眼睛固定在同一个目标上进行深度感知。将针尖与患者保持一手臂的距离,以避免重叠的内收运动。在测试前询问是否存在双目视觉,如果存在,请确认单眼遮住时消失。复视在一只眼睛被遮盖时持续存在(单核复视)是不常见的。

眼球震颤

正常情况下,眼睛通过眼部相反肌肉之间的张力平衡而保持在中线的静止状态。这种张力依赖于视网膜的神经冲动、眼本身的肌肉以及各种前庭和中央的神经链接,张力紊乱使眼睛向一个方向漂移。这种漂移通过快速移动(扫视)回到原来的位置来纠正。当这些动作反复发生时,就会出现眼球震颤(清单 32-1)。眼球震颤的方向被定义为更快(纠正)运动的方向,尽管运动慢的一侧才是不正常的。任何原因引起的眼球震颤都是由远离中线的凝视引起的。在许多情况下,当眼睛处于静止状态并被检测到时,眼球震颤是不存在的。在凝视的极端,纤细的眼球震颤是正常的(生理上的)。因此,通过让患者从中心凝视位置跟随检测者的针尖到 30°,来测试眼球震颤。

眼球震颤可以是不稳定的或者是摆动性的。

- 水平眼球震颤可能是以下原因造成的:
  - 前庭病变(漂移总是向病变的一侧,强度随着眼睛从这一侧移开而增加——亚历山大定律[②])。可能存在严重的扭转分量。

[①]　人类最初是草原上的猎人;没有捕食者从上方威胁我们,所以我们的眼球运动进化为水平运动,而不是垂直运动。老年人的向上凝视能力相当差。

[②]　1912 年,奥地利耳鼻喉学家 Gustav Alexander(1873—1932)描述了这一点。

> **清单 32-1　眼球震颤类型**
>
> 1. 生理性[视动眼颤(OKN)]:移动列车上看风景
> 2. 视网膜性(下垂):由于眼睛不能凝视(见于已确诊的失明患者)
> 3. 中枢性:小脑或前庭连接异常的结果
> 4. 周围性:第Ⅷ脑神经或耳的前庭系统损伤的结果

○ 小脑病变(可有多种模式。Tpically 漂移是向中性方向漂移,这是由于凝视保持失败所致。这导致了视诱发的眼球震颤,左看时向左震颤,右看时向右震颤。小脑性眼球震颤常因固定(注视目标)而加重。

○ 毒素(小脑毒性),如苯妥英钠和酒精(也可引起垂直毒性)眼球震颤。

○ 核间性眼肌麻痹(图 32-15),当外展眼有眼球震颤而另一侧(受影响的)内收障碍时出现。这是由内侧纵束损伤所致。这个在双侧受累的年轻人中,最常见的病因是多发性硬化症;在老年人中,血管疾病是一个重要原因。

• 垂直性眼球震颤可能缘于小脑或脑干病变。垂

直眼球震颤是指眼球震颤是上下方向的。上行震颤提示中脑或第四脑室底病变,而下行震颤提示枕大孔病变。苯妥英钠或酒精也可导致此病。虽然眼球震颤是垂直的,但无论是向左看还是向右看,都会出现不稳定的眼球震颤。

• 单纯扭转性眼球震颤有时眼睛绕着瞳孔的轴线顺时针或逆时针移动。这种情况的病因是中枢性的。

• 眼球震颤的持续时间是相等的,其原因可能是视网膜受损(黄斑视力下降,如白化)或先天性。这种情况被认为是由于视力不佳或对光的敏感性增加所致。常发生在儿童时期,并发生在患者为了固定或改善视觉冲动而进行搜索运动时。

眼科检查的总结参见第 42 章。

高级神经眼科检查

检查:

• 平稳跟踪试验(若复视,则遮盖检查,见下文)
• 扫视试验
• 聚合
• 易疲劳
• 前庭功能

如果眼睛运动是正常的,请进一步按下面所列的方式处理,请注意检查:

首先,询问复视并观察眼球震颤。如果你移动得太快,眼动(快速眼动)就不会太明显。先垂直然后水平方向移动到眼球运动的 30° 左右。注意共轭运动不协调(眼睛不会有轻微的眼球运动和眼球震颤)。要测上视肌和下视肌,慢慢地画一个 H 形或方形,在每个角落保持片刻。记住,肌肉有一个有限的范围,在凝视的极端,一些眼球震颤和图像分离是生理的。

如果患者有复视,可能会有一侧或两侧的眼球运动明显丧失。复视在肌肉无力的方向上通常是最差的。常见原因见下文。然而,可能引起复视的两只眼之间的运动差异可能只有一到两度。这可能很难在不使用交叉覆盖试验的情况下进行检测。

交叉覆盖试验

复视到目前为止还不明显,可以通过交叉覆盖试验来揭示(图 32-16)。

1. 让患者看着一个目标(如针帽),该目标距离脸部至少 50cm。首先,应该在中立位置(直视前方)执行此操作。

2. 用卡片盖住患者的左眼。

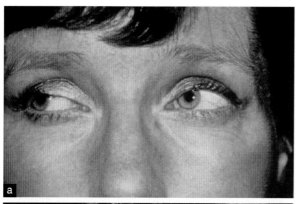
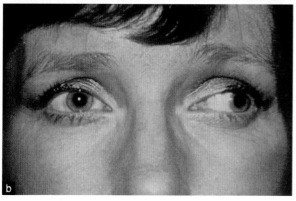

图 32-15　核间眼肌麻痹。(a)向右看(正常)。(b)向左看[左眼眼球震颤,右眼内收失败(患侧)](摘自 Compston A, McDonald I, Noseworthy J, et al. McAlpine multiple sclerosis. 4th ed. Edinburgh:Churchill Livingstone, 2006)

一个交叉覆盖测试的例子, 用于局部第Ⅵ脑神经麻痹的右边

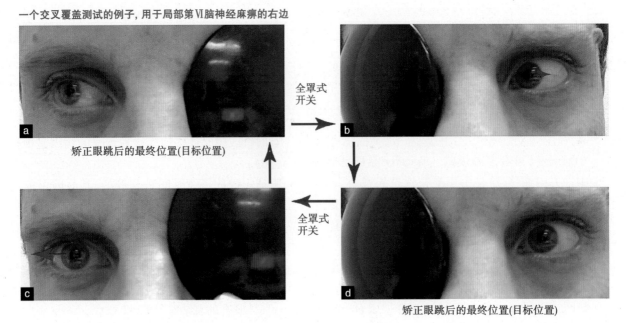

图 32-16　这位患者曾抱怨说,他的双眼看起来是正常的,但他的弱视眼睛并不容易被理解。(a)当左眼被遮住时,右眼能够注视目标。(b)然而,当遮盖物移动到遮盖右眼时,左眼过度内收。(c)一个小的矫正扫视(红色箭头)被认为是重新固定。(d)再次切换遮盖时,可看到右眼从相对中立的位置向目标(再次)进行较大的校正扫视(红色箭头)。这证实了轻瘫累及右外直肌

3. 迅速揭开左眼,遮住右眼。

4. 看看左眼是否需要改变位置(正确)来盯着目标。

5. 重复,测试右眼。

如果眼做了矫正性扫视,则双眼是未对齐的。如果患者没有复视,即被称为斜视(患者可能诉说有一只眼睛反应慢)。长期的失调导致大脑抑制它所接收到的图像之一,因此没有复视。这些患者的矫正发生在水平面。[①]

如果有复视,交叉覆盖试验可以帮助确定病理。例如,如果患者有最严重的左眼复视,请在此位置进行交叉遮盖测试。偏瘫的眼睛将从中立的位置对目标进行校正,而正常的眼睛将从目标外侧对目标进行校正。这就立即确定了哪只眼睛是异常的。

交叉覆盖试验后可测试眼动,包括水平和垂直方向上的运动。通过让患者在两个目标(比如手指和针帽)之间轮换来完成,两个目标间的距离是 6~10cm。注意扫视的速度(检测者的眼睛可能无法清楚地追踪眼球运动)和扫视的准确性。可能有多个小扫视(分层的眼动),也可能越过目标。这些都是类似于小脑疾病的特征。

在某些情况下,水平扫视和垂直扫视受到的影响不同于追踪运动。一个典型的例子是进行性核上性麻痹(PSP),这种情况下,垂直扫视通常在失去追踪之前就会减慢。

接下来测试汇聚。让患者看一看放在 50cm 以外的针帽。慢慢地把针帽引向患者,看着眼睛会合。这一运动的失败可能与第Ⅲ脑神经损伤或眼肌问题有关。随着年龄的增长,可能会出现会合的丧失,这是 PSP 的早期症状。

疲劳试验　重症肌无力是属于其他眼动障碍的一个很常见的疾病。每当患者主诉复视时,特别是当不能找到客观证据时,可以考虑疲劳试验。易疲劳指的是由于乙酰胆碱耗竭导致的肌肉力量的进行性下降(神经肌肉连接处的易损性)。随着肌肉的持续激活,肌力减弱将变得明显,并可能发生复视。通常情况下,当患者试图将眼睛保持在相同的位置时,这种情况就会增加。上睑下垂也经常发生。对此进行测试,通过将目标举高,在中立位置上方 30°~40°,并要求患者将目光停留在该点上20~30s。询问是否有双眼视野,注意上睑下垂。如果发生这种情况,让眼睛休息一下,重复一遍,看看是否可以恢复,然后再次测试直到出现疲劳。

有时在休息时会出现上睑下垂或复视,临床上可以通过冰袋试验或冰敷眼试验加以改善。让患者戴上一只装有冰块的手套,在眼睛上盖上一层隔

[①]　垂直校正提示其他病变——眼、神经肌肉或中枢。

热材料(如薄布)，直到它变得不舒服为止，复视或上睑下垂消失，然后随着眼睛变暖而复发，强烈提示重症肌无力。

前庭-眼反射

前庭-眼反射(VOR)是身体中最快的反射(从信号到眼球运动有 8ms)，当头部快速移动时，眼睛可以保持在目标上。这种强大的反射可以克服追踪和扫视的自发性缺陷，因此，对于不能合作进行扫视测试的患者，看看他们是否能当场固定，并将头部朝相反方向移动。在无意识的患者中，这种反射也能驱动眼球运动以应对头部运动，尽管有些药物会导致前庭-眼反射消失。

头部冲击(推力)测试(HIT)[①]（图 32-17）　允许评估前庭完整性。虽然它可能在脑干病变时缺失，但在前庭周围功能丧失时有典型表现。在检查者的眼睛之间放置目标，患者观察目标同时头部轻轻地前后移动。低速运动障碍提示前庭和小脑功能衰竭。然而，在高速运动下，眼动是由前庭-眼反射驱动的。很快但很小幅度地转头，观察眼的运动。前庭功能障碍者头转向受损侧时，眼会随着头部转向受损一侧，然后追踪扫视并回到目标。

进一步的前庭功能评估会在下面的第Ⅷ脑神经检查中介绍。

第Ⅲ脑神经病变的特征

包括完全上睑下垂(部分上睑下垂可发生于不完全病变)，外斜视(眼睛向下和向外)，瞳孔扩张，无对光反应(正常眼对光的一致反应是完整的)，对调节无反应(图 32-18)。当出现第Ⅲ脑神经病变时，尽量排除第Ⅳ对脑神经(滑车神经)病变。

头部冲击(推力)试验

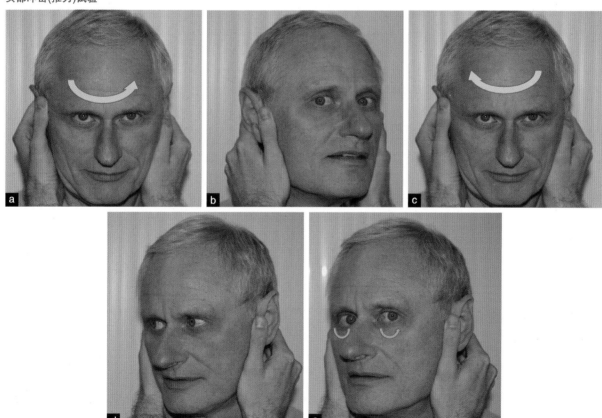

图 32-17　(a 和 b)左侧正常头部冲击测试；(c-e)右侧异常。大的绿色箭头表示头部将被推转的方向。(a)起始位置将受试者的头部置于颈椎前屈；眼睛集中在目标上。(b)在停止头部推转时，眼睛仍盯着目标，没有观察到任何矫正骶骨。在整个测试过程中，受试者的眼睛一直盯着测试者的鼻子。(c)起始位置将受试者的头部置于颈椎前屈；眼睛集中在目标上。(d)当头部迅速向右推转时，眼睛会从目标上移开，并随头部移动。(e)受试者必须做矫正扫视(蓝色小箭头)，使眼睛回到目标上(摘自 Schubert MC, et al. Physical Therapy. 2004；84：151-158)

[①]　由悉尼 Royal Prince Alfred 医院神经科的 G Michael Halmagyi 和 Ian Curthoys 描述。

第Ⅲ脑神经麻痹

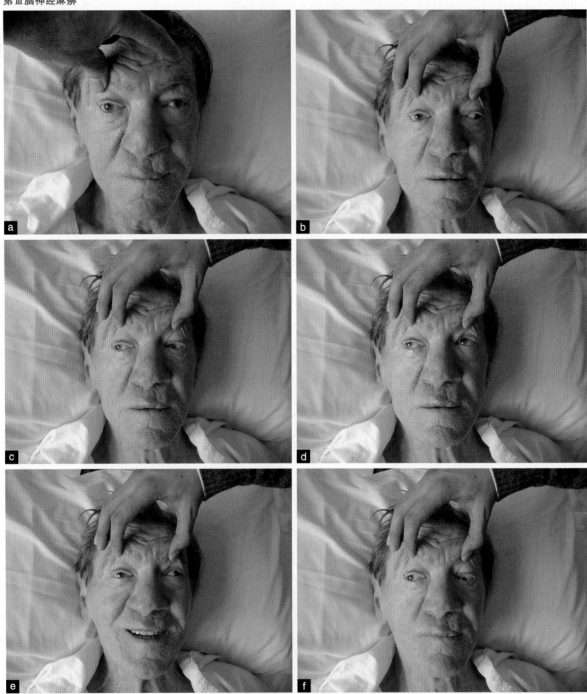

图 32-18　(a)正前方,右眼向下,向外,眼上睑下垂。(b)左眼内收障碍(内直肌)。(c)外展完整[外侧直肌(Ⅵ)]。(d)右眼上视障碍[上直肌无力(Ⅰ)]。(e)左上视障碍[内斜肌无力(Ⅲ)]。(f)右下视障碍[下直肌无力(Ⅲ)]

一种方法是将患者的头部倾斜到与病灶相同的一侧。如果第Ⅳ脑神经完好，受影响的眼睛就会内旋（上斜视）。

第Ⅲ脑神经麻痹的病因学

第Ⅲ脑神经病变通常与创伤有关或为特发性。其主要原因包括脑干血管病变、肿瘤以及罕见的脱髓鞘。外部原因包括：①压迫性病变，如动脉瘤（通常位于后交通动脉）、肿瘤、基底膜炎、鼻咽癌或眼眶损伤，如托洛萨-亨特综合征（Tolosa-Hunt syndrome，痛性眼肌麻痹综合征）（眶上裂综合征——Ⅲ、Ⅳ、Ⅴ₁、Ⅵ的痛觉损害）；②缺血性或梗死，如动脉炎、糖尿病和偏头痛。

第Ⅳ脑神经病变的特征

检查方法是让患者先将眼向内转，然后试着向下看：病变会导致上斜肌瘫痪，并伴有向下（和向外）运动的无力。患者的头可能会从病侧歪向健侧肩膀（这使患者能够保持双眼视觉）。

孤立的第Ⅳ脑神经麻痹是罕见的，通常是特发性或与创伤有关。它可能偶尔发生在脑梗后。

第Ⅵ脑神经病变的特征

包括横向运动障碍，会聚斜视和复视。症状在看向受影响的一侧时最明显，视觉成像是水平和平行的。受累眼的最外层图像在覆盖这只眼睛时消失（这幅图像通常也更加模糊）。

第Ⅵ脑神经麻痹的病因学

双侧病变可能是由于外伤或韦尼克脑病（一种眼麻痹、神志不清和共济失调的综合征，常与因维生素 B₁ 缺乏症引起的科尔萨科夫精神病有关）造成的。多发性单神经炎和颅内压升高也是引起第Ⅵ脑神经麻痹的原因。

单侧第Ⅵ脑神经病变最常见是特发性的或与创伤有关。他们可能有一个中心性（如血管病变或肿瘤）或周围性（如升高的颅内压或糖尿病）的起源。

共轭注视异常

正常的眼球运动以一种连动的方式进行，因此视觉轴始终保持在同一平面上。扫视运动在额叶有共轭注视中心，追踪运动在枕叶有共轭注视中心。向右共轭运动由大脑左侧控制。纤维从这些中心向第Ⅵ脑神经核区域移行，而内侧纵束就是从这个区域协调运动的，对侧第Ⅲ脑神经核（内直肌）也参与

协调运动（图 32-19）。脑干病变引起同侧水平共轭注视麻痹，额叶病变引起对侧水平共轭注视麻痹。

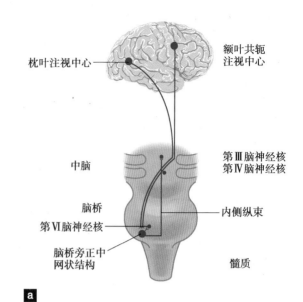

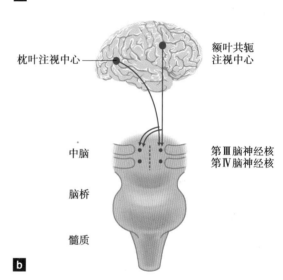

图 32-19　（a）水平和（b）垂直眼球运动（摘自 Lance JW，McLeod JG. A physiological approach to clinical neurology. 3rd ed. London：Butterworth，1981）

导致眼睛偏向一侧的原因有很多。例如，眼睛向左偏的原因有：

1. 破坏性病变（通常是血管或肿瘤），涉及左额叶和动眼神经核之间的通路；

2. 右侧脑干的破坏性损害；

或

3. 右侧额叶的刺激性病变，如癫痫灶，刺激眼睛向左侧偏斜。

核上性麻痹是丧失垂直或水平的凝视，或两者兼有（图 32-20）。与第Ⅲ、Ⅳ和第Ⅵ脑神经麻痹不同的临床特征包括：

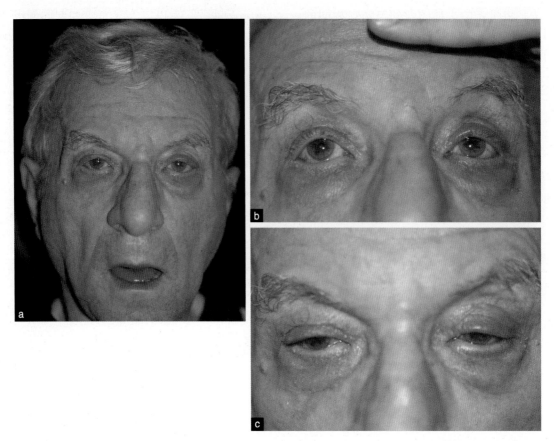

图 32-20　核上性麻痹。（a）特点凝视。（b）向上凝视（有限）。（c）向下凝视（有限）（摘自 Liu GT，Volpe N，Galetta S. Neuro-ophthalmology：diagnosis and management. Philadelphia：Saunders，2010）

1. 双眼受累；
2. 瞳孔可能是固定的，而且往往是不平等的；
3. 通常无复视；
4. 反射性眼球运动——例如，在弯曲和伸长脖子时——通常是完好无损的。

进展性核上性眼肌瘫痪（或 Steele Richardson Olszewsk[①]综合征）患者会出现垂直和水平凝视的丧失，这与锥体外系征、颈部僵硬和痴呆有关。颈部屈伸的反射性眼球运动会持续到病程的晚期。

帕里诺综合征（Parinaud syndrome）是垂直凝视的丧失，常与眼球震颤有关（见下文）。还有假阿-罗瞳孔。帕里诺综合征的病因包括松果体瘤、多发性硬化症和血管病变。

非自主的眼球上斜（动眼危象）发生于脑后帕金森病，可见于对吩噻嗪衍生物敏感的患者或接受左旋多巴治疗的患者。

一个半综合征（脑桥麻痹性外斜视）很少见，但必须认识到。这些患者看一边时有一个水平凝视麻痹（"一个"），加上看另一边时内收受损（"半个"）。其他特征常包括病变对侧眼睛翻出（外斜视）（麻痹性脑桥外斜视）。卒中（梗死）、多发性硬化斑块或脑桥背侧肿瘤可引起一个半综合征。

其他复视原因

包括 Graves 眼眶病变或恶性肿瘤在内的浸润过程可能会导致眼球突出（向前凸出）和肌肉无力。米勒-费希尔综合征（Miller-Fisher syndrome，MFS）[②]是吉兰-巴雷综合征的一种变体，它也可以模拟任何一种肌肉麻痹，尽管它往往更为复杂。

线粒体病理可能导致全身性眼外肌麻痹，通常伴有上睑下垂。

第Ⅴ脑神经（三叉神经）

解剖

这条神经包括感觉纤维和运动纤维。其运动核和触觉感觉核位于脑桥（图 32-21），本体感觉核

---

① 加拿大神经学家 J Steele、J Richardson 和 J Olszewski 在 1964 年描述了这一点。

② 加拿大神经学家 C Miller Fisher 在 1956 年描述了这一点，表现为共济失调、眼肌麻痹、眼球突出。

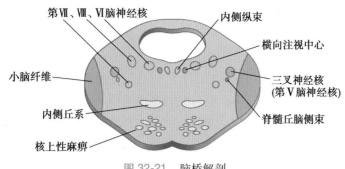

图 32-21　脑桥解剖

位于中脑,其传导痛觉和温度觉的核通过髓质下行至颈上索。它是最大的脑神经。

神经本身从小脑桥角离开脑桥,穿过位于颅中窝的颞叶。在颞骨岩部神经形成三叉神经节(Gasserian)[①],并由此产生三个感觉区。第一个(眼)分支与第Ⅲ脑神经一起在海绵窦中运行并从海绵窦中出来,经眶上裂供给前额、角膜和结膜的皮肤。第二个(上颌)分支从眶下孔出来,供给脸中部的皮肤和嘴、上腭和鼻咽上部的黏膜。第三个也是最大的(下颌骨)分支与神经的运动部分一起运行,离开头骨通过卵圆孔供应下颌的皮肤和口腔下部的黏膜(图 32-22 和图 32-23)。

面部的痛觉和温度觉纤维从脑桥穿过髓质,低至颈上脊髓,在下降时终止于脊髓束核。二级神经元出现在这个核中,并作为腹侧三叉丘脑束再次上升。

触觉和本体感觉纤维终止于脑桥,主要感觉核和中脑核分别形成背侧和腹侧中脑束。由于脑干的这种分离,髓质或脊髓上部的损伤可导致分离性

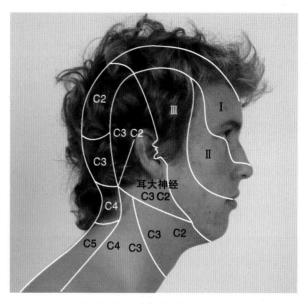

图 32-23　头部和颈部的皮肤

感觉丧失,面部痛觉和温度觉丧失,但触觉和本体感觉保留。

神经的运动部分支配咀嚼肌。

病史

三叉神经局部分布疼痛是常见的。三叉神经痛(Tic douloureux,trigeminal neuralgia)是一种突发的严重放射痛,位于神经的一个分支。这在老年人中更为常见。发生在年轻女性身上意味着多发性硬化症。疼痛是短暂的,但非常痛苦。它可能由饮食或刷牙等活动引起。疼痛是由脑桥损伤或血管异常压迫三叉神经引起的。由鼻窦炎、牙脓肿、恶性鼻窦疾病和带状疱疹引起的疼痛可在三叉神经分布中感觉到。三叉神经痛、肌力弱可能导致患者主诉吃东西或说话困难。

检查

测试角膜反射。轻轻触摸角膜(不是结膜),用一缕棉絮从侧面进入眼睛。反射性眨眼是一种正常的反应。询问患者是否感觉到棉絮的触摸。反射的感觉成分是由第Ⅴ脑神经的眼支介导的,反

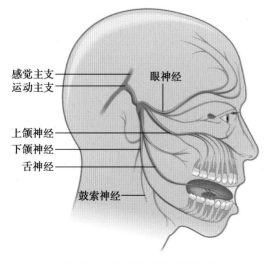

图 32-22　三叉神经(第Ⅴ脑神经)

① Johann Laurenz Gasser(1723—1765),维也纳解剖学教授。

射性眨眼(运动)是由眼轮匝肌的面神经支配引起的。角膜感觉缺失与角膜溃疡有关。

注意:如果眨眼只发生在对侧眼睛,这表明同侧第Ⅶ脑神经麻痹。患者仍然能感觉到棉絮在角膜上的触感。

测试神经三个分支的面部感觉,并进行两侧比较(图 32-24)。首先用一个新的一次性神经痛觉针的尖端进行测试(不要使用旧针以防病毒的血液传播)[6]。轻轻地把针按在皮肤上,问患者感觉是刺痛还是麻木。检查人员要求患者闭上眼睛。痛觉的丧失会导致针刺感迟钝或金属感(偶尔冰冷感)。通过逐步检测针刺感,绘制钝感区,由钝感区逐渐检测到锐感区。额头以上的测试也逐渐向后超过头顶。如果影响眼分裂,当到达 C2 皮节时,感觉会恢复(图 32-23)。

保持谨慎是很重要的:太大的压力可能会留下一些血渍,这是令人尴尬的。

用棉毛测试浅感觉,但通常情况下,除了温度觉之外,几乎不会产生更多的信息。

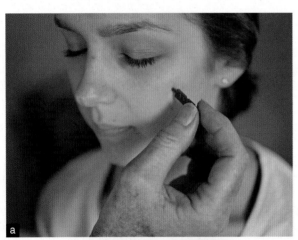

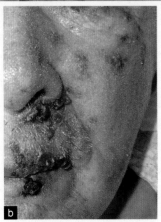

图 32-24 (a)第Ⅴ脑神经的面部感觉,上颌部:"这东西感觉是锋利的还是钝的?"每边都要接受三次检测。(b)上颌神经分布带状疱疹,显示神经分布

现在检查神经的运动部分。首先检查颞肌和咬肌的萎缩。让患者咬紧牙关,然后触诊咬肌在下颌骨上方的收缩(图 32-25)。这些肌肉的强度可以通过让患者用臼齿用力咬一个木制的压舌板来测试。每一边的牙印深度表明肌肉的相对强度。当患者咬到压舌板时,你可以试着把压舌板收回来。正常强度的咬合就可以阻止收回。然后让患者张嘴(翼状肌),而你试图强迫它关闭。运动分离的单侧病变导致下颌向较弱的一侧偏移。

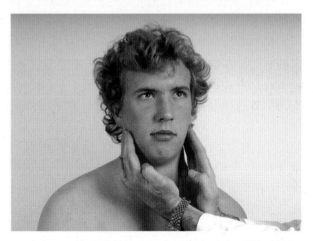

图 32-25 第Ⅴ脑神经(运动)检测:咬紧牙关,触诊咬肌

测试下颌反射或咬肌反射。要求患者稍微张嘴;将手指放在下颌的顶端,用肌腱锤轻轻敲击手指(图 32-26)。通常情况下,嘴有一个轻微的关闭或根本没有任何反应。在脑桥上方的上运动神经元病变中,下颌的抽动较夸张。这在假性延髓性麻痹中很常见。①

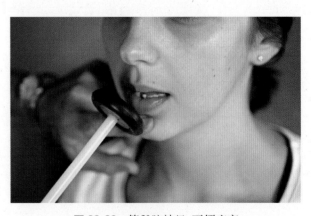

图 32-26 第Ⅴ脑神经:下颌痉挛

---

① 测试喷嚏反射不是例行公事。用一根头发或一小段绳子刺激鼻粘膜,然后是鼻咽部和胸部肌肉的收缩。这条反射弧的输入支归入三叉神经,输出支经面部、舌咽神经、迷走神经和三叉神经及颈椎运动神经发出。反射中枢位于脑干和脊髓上部。

第V脑神经麻痹的原因

中枢(脑桥、髓质和上颈髓)的病因包括血管病变、肿瘤或脊髓球。外周(中窝)病因包括动脉瘤、肿瘤(继发性或原发性)或慢性脑膜炎。三叉神经节(颞骨岩部)的病因包括三叉神经瘤、脑膜瘤或中间窝骨折。海绵状窦的病因仅涉及眼的分裂,通常与第Ⅲ、Ⅳ和第Ⅵ脑神经麻痹有关。它们包括动脉瘤、肿瘤或血栓。

记住,如果第V脑神经的所有部分都完全失去知觉,这表明病变的位置在神经节或感觉根处,例如听神经瘤[①](图 32-27)。如果只在一个区有完全的感觉丧失,这表明神经节后病变。眼支最常受累,因其走行在海绵窦并通过眼窝裂缝,此处很容易受到许多不同的损伤。

如果存在分离的感觉丧失(痛觉丧失,但触觉保留),这表明脑干或上脊髓损伤,如延髓空洞症、枕大孔肿瘤或小脑后下动脉区域梗死。如果触觉丧失但痛觉保留,通常是桥核异常,如血管病变或肿瘤。运动丧失可以是中枢性的,也可以是外围性的。

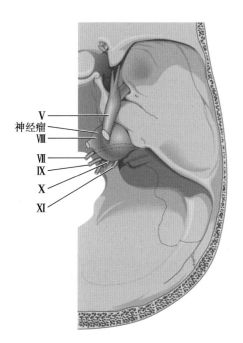

图 32-27　起源于听神经(Ⅷ)引起的神经瘤压迫邻近结构,包括三叉神经(Ⅴ)和面神经(Ⅶ)、脑干和小脑(切除后可看到脑神经)(摘自 Simon RP, Aminoff MJ, Greenberg DA. Clinical neurology. Appleton & Lange, 1989. With permission of McGraw Hill, permission conveyed through Copyright Clearance Center, Inc)

---

① 虽然常被称为听神经瘤,但它们既不是听神经瘤也不是神经瘤,而是前庭神经鞘瘤。

刺激性的运动变化

涉及中央前回的抽搐发作包括咬紧牙关和咬舌。帕金森症和原发性震颤可引起有节奏的嘴唇或下颌震颤。牙关紧闭是一种强有力的咬合,可发生在破伤风和脑炎。患者可能无法开口。重复咀嚼和打哈欠动作可能是抗精神病药物(迟发性面部运动障碍)的效果。

第Ⅶ脑神经(面神经)

解剖

第Ⅶ脑神经核位于脑桥第Ⅵ脑神经核旁(图 32-2)。第Ⅶ脑神经(图 32-28)与第Ⅷ脑神经小脑桥角离开脑桥。进入面神经管后扩大为膝状神经节。供应镫骨肌的分支从面神经管内发出。鼓索(包含舌前 2/3 的味觉纤维)在面神经管内并入神经。第Ⅶ脑神经通过茎突孔离开头骨,然后穿过腮腺中部,支配面部表情肌。额肌接受两侧上运动神经支配;其他肌肉接受来自对侧皮质的神经支配。

病史

患者可能已经注意到说话困难,嘴里含着液体,或者在镜子里发现面部不对称;可能意识到眼睛(流泪减少)或嘴(唾液分泌减少)干涩。镫骨肌麻痹可导致超听音或不能忍受高声或高音。肌肉麻痹使对高声或高音不耐受,如流行音乐和抑制听骨的运动。

检查

检查面部是否不对称,第Ⅶ脑神经麻痹可导致单侧嘴角下垂,前额起皱,鼻唇沟平滑(图 32-29)。然而,当面神经麻痹是双侧的时候,对称性可以保持。肉毒杆菌的使用可以混淆症状,使肌肉力量异常。

测试肌肉力量。要求患者抬起头,使前额起皱(图 32-30)。观察皱纹的消失,通过向两边的皱纹施压来感受肌肉的力量。当存在上运动神经元损

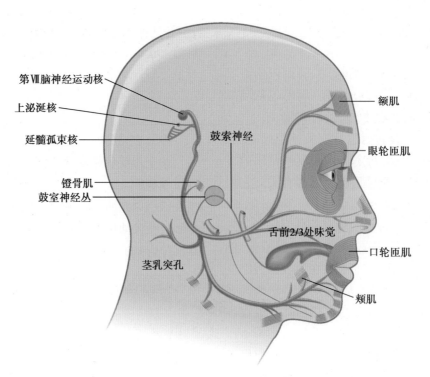

图 32-28　面神经(第Ⅶ脑神经)。注意:面神经的分支包括颞支、颧支、颊支、下颌支、颈支

图中标注:
第Ⅶ脑神经运动核
上泌涎核
延髓孤束核
镫骨肌
鼓室神经丛
茎乳突孔
鼓索神经
舌前2/3处味觉
额肌
眼轮匝肌
口轮匝肌
颊肌

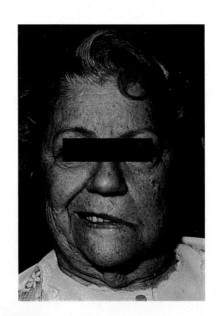

图 32-29　左侧上运动神经元面部无力,嘴角下垂,鼻唇沟扁平,前额保留;病变位于大脑右侧

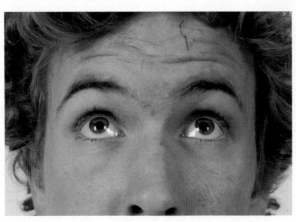

图 32-30　第Ⅶ脑神经:抬头皱起前额(正常)

伤（发生在脑干核水平以上的损伤）时，由于这些肌肉的双侧皮层表现，这种运动相对保留。面部其他的表情肌通常受上运动神经元损伤的影响。让患者鼓起脸颊（图 32-31）。寻找不对称。

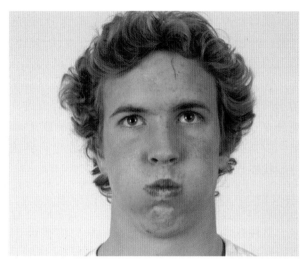

图 32-31　第Ⅶ脑神经：鼓脸颊（正常）

　　在下运动神经元损伤（在核或神经根水平）中，所有面部表情肌都受到损伤一侧的影响。

　　接下来，请患者紧闭双眼（图 32-32）。比较睫毛两边埋得有多深，然后试着睁开每只眼睛，检查贝尔现象①是否明显。贝尔现象存在于每个人身上，但通常不可见，除非一个人患有第Ⅶ脑神经麻痹。在本例中，患者一侧较低运动神经元第Ⅶ脑神

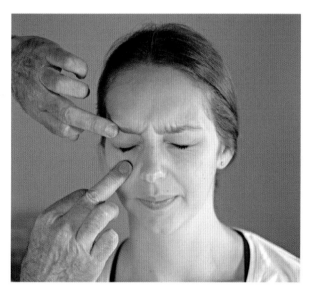

图 32-32　第Ⅶ脑神经：闭上眼睛，别让检查者扒开（正常）

经麻痹，当患者试图闭上患侧的眼睛时，眼球向上运动，眼睑闭合不完全。接下来，请患者露齿而笑（图 32-33），并比较鼻唇沟，第Ⅶ脑神经麻痹患者鼻唇沟变浅。

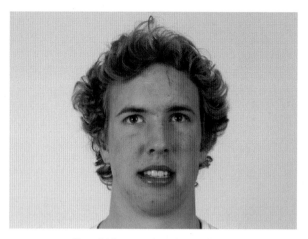

图 32-33　第Ⅶ脑神经：观察牙齿（正常）（注意如果是义齿，检查前请患者戴好）

　　如果发现下运动神经元损伤，迅速检查膝状神经节②带状疱疹患者的耳和腭部小泡（Ramsay Huntu 综合征）。

　　由于皮质损伤引起的面瘫可能会使诸如哭泣或微笑等情绪引起的面部运动减少，而且这些运动确实可能显得做作。相反，包括额叶在内的许多区域的病变也可能导致情绪异常（丧失情绪表情）。

　　通常不需要检查舌前 2/3 的味觉。如果有必要，可以通过让患者把舌伸出来测试：糖、醋、盐和奎宁（甜、酸、盐和苦）分别放在舌的两侧。患者用手指着一张上面列有各种味道的卡片来表示尝到的味道。每种样品之后用水冲洗口腔。

导致第Ⅶ脑神经（面神经）麻痹的原因

　　血管病变或肿瘤是引起上运动神经元病变（核上）的常见原因。请注意，额叶的病变可能仅引起面部情绪运动的减弱；自主运动得以保留。

　　在下运动神经元病变中，脑桥病变（通常与第Ⅴ和Ⅵ脑神经病变有关）包括血管病变、肿瘤、延髓空洞症和多发性硬化。后颅窝病变包括听神经瘤、脑膜瘤或慢性脑膜炎。在颞骨岩部［贝尔麻痹（一种特发性急性神经麻痹；如图 32-34）］，可能发生

---

①　Sir Charles Bell（1774—1842），伦敦皇家学院外科学会解剖学教授，后来成为爱丁堡大学的外科教授，在 1821 年描述了面神经麻痹。

②　James Ramsay Hunt（1874—1937），美国神经学家。

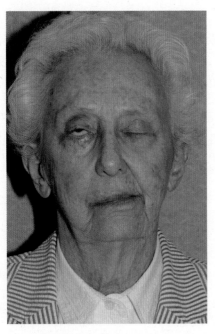

图 32-34　右侧贝尔麻痹(摘自 McDonald FS. Mayo Clinic images in internal medicine, with permission.© Mayo Clinic Scientific Press and CRC Press. Reproduced by permission of Taylor and Francis Group, LLC, a division of Informa plc)

骨折、拉姆齐·亨特综合征(Ramsay Hunt syndrome)或中耳炎,腮腺可能受到肿瘤或结节病的影响。记住,贝尔麻痹是面神经麻痹最常见的原因(高达80%)[1]。

当患者从贝尔麻痹中恢复时,神经纤维的再生可能导致异常的连接。最引人注目的是,多达5%的患者的唾液腺和泪腺的纤维再生。当患者吃东西时,这就会导致眼泪的形成:就像鳄鱼的眼泪一样。

双侧颜面无力可能是由于吉兰-巴雷综合征、结节病、双侧腮腺疾病、莱姆病或罕见的多发性单神经炎。肌病和重症肌无力也可引起双侧面部无力,但在这些病例中,并无面神经受累。

单侧味觉丧失,没有其他异常,可以发生在中耳损害累及鼓索或舌神经,但这些是非常罕见的。

刺激性的变化

癫痫发作时面部肌肉的强直性和阵挛性运动。基底神经节或锥体外系异常可导致面部肌肉的各种异常运动。包括手足徐动和肌张力障碍运动。脑干的刺激性病变可导致唾液分泌增加(流涎)。

这也可能发生在帕金森病或伴随恶心发作。

第Ⅷ脑神经(听神经)

解剖

第Ⅷ脑神经(听神经)有两个组成部分:前庭神经,含眼和耳蜗平衡和稳定的传入纤维;听神经,听力的传入纤维。前庭神经纤维起始于椭圆管和半规管,并在面神经管中并入听神经纤维。然后从桥小脑角进入脑干。进入脑桥后,前庭神经纤维广泛分布于脑干和小脑。听神经纤维起源于 Corti 器[2],并入脑桥的耳蜗核团,从这里继续走行到内侧膝状体[3],然后到大脑上回中的颞叶。

病史

急性眩晕是一种常见的表现,病史应按第31章所述进行评估。如果眩晕只发生于运动,特别是当躺在床上,阵发性良性位置性眩晕(BPPV)是可能的。持续性眩晕伴眼球震颤不是 BPPV 的特征。

可能会有听力丧失或耳鸣。单侧听力损失更可能是由于神经损伤,必须确定。此外,请查清是否为渐进性或突发性,是否有耳聋家族史,以及患者是否在没有听力保护的情况下,在职业或娱乐活动中接触过噪音(如锅炉工、年老的摇滚乐手)。可能有外伤或耳部反复感染的病史。

前庭功能检查

如果患者主诉眩晕,应根据前文讨论的第Ⅲ、Ⅳ和Ⅵ脑神经检查眼的运动。如果患者有眼球震颤,注意运动总是会使他们感觉更糟。Dix-Hallpike 测试可能会让他们呕吐,而且不太可能有帮助。

如果没有眼球震颤,患者主诉运动引起眩晕,特别是在躺下或翻身时,应进行 Dix-Hallpike 测试[4](图 32-35)。让患者坐起来解释将要发生的事情。帮助患者向后躺下,使头部向接受测试的一侧倾斜45°,并将其在水平下方悬吊起来。这通常可以在患者背后放一个枕头。让患者睁大眼睛。如果测试呈阳性,在短暂的潜伏期后,眼球震颤就会发生,在几秒钟到一分钟的时间里,眼球震颤就会

---

[1]　一个患有贝尔麻痹症的患者可能会出现联觉现象。当患者眨眼时,嘴角会抽动;当嘴唇突出时,受影响的眼睛就会闭上。

[2]　Alfonso Corti(1822—1888),意大利解剖学家,在 1851 年描述了这一点。

[3]　来自拉丁语 geniculus-small knee,意思是弯曲成一个锐角。

[4]　Charles Hallpike(1900—1979)和 MR Dix,英国耳鼻喉外科医生。

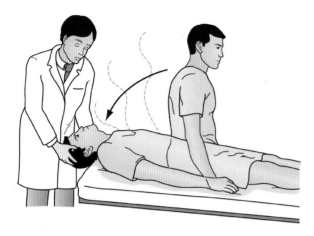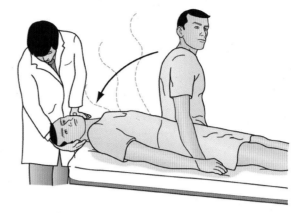

图 32-35　Dix-Hallpike 测试（摘自 Beran RG. Neurology for general practitioners. Sydney：Elsevier，2012）

逐渐消失。常见于 BPPV 患者。这是由于位觉砂在半规管内异常[①]而发生的，如感染、创伤或血管疾病之后。普通 BPPV 由后半规管中的位觉砂引起，并与向上跳动的扭转性眼球震颤有关（向地）。在罕见的水平管 BPPV 中，眼球震颤是水平的，两侧都会发生 Dix-Hallpike 动作，但在受影响的一侧更严重。

如果无潜伏期、无潮汐现象，眼球震颤持续或易变，提示可能存在脑干损伤（如多处硬化症）或者小脑损伤（如转移癌）。更少的情况下，可能会有位觉砂附着在前庭感觉器官上。

前庭异常原因

外围原因包括：
- 急性迷路、前庭神经炎
- 创伤

脑干：
- 偏头痛
- 血管病变
- 小脑或第四脑室的肿瘤
- 脱髓鞘

眩晕可能与颞叶功能障碍有关，包括：
- 缺血
- 复杂的部分性发作

耳与听力检查

检查患者是否戴着助听器；如果是，摘掉它。检查耳郭，寻找耳后的瘢痕。轻轻拉动耳郭（如患有外耳疾病或颞下颌关节疾病，则为压痛）。触诊可能提示外耳道疾病的淋巴结（耳前和耳后）。

检查患者的外耳道。成人耳道呈角状，因此在插入耳镜之前，必须向上和向后拉动耳郭才能看到鼓膜。正常的鼓膜呈珍珠灰色，呈凹形。检查耳膜有无耳垢或其他阻塞，检查鼓膜有无炎症或穿孔（参见第 42 章）。

测试听力。简单的测试包括用手指盖住一侧听觉通道，在另一只耳边轻声说出一个数字，并移动以分散注意力。请注意使用不同音调的数字来标准化。例如，68 用于测试高音，100 用于测试低音。在呼气快结束时进行耳语，以使音量标准化，距离患者耳约 60cm。如果耳语的声音足够柔和，发音时喉咙不应该有振动。如果怀疑有部分耳聋，进行 Rinné 试验和 Weber 试验：

- Rinné 试验[②]——将一个 512Hz 或 256Hz 的振动音叉被放置在耳后乳突，当不再听到声音时，将音叉放置在外耳道边上（图 32-36）。正常情况下，外耳道可以听到声音。如果患者有神经性耳聋，则在外耳道可听到声音，因为空气传导和骨传导同行程度减弱，但空气传导较好（正常情况下），故仍可听到声音。这叫作 Rinné 试验阳性。如果有传导（中耳）性耳聋，则外耳道听不到声音。这叫作 Rinné 试验阴性。
- Weber 试验[③]——将一个 256Hz 或 512Hz 的振动音叉置于前额中央（图 32-37）。正常情况下，声音是在前额中央听到的。神经性耳聋的患者，正常的耳能更好地听到声音。传导性耳聋的患者，异常耳里的声音更大。

[①]　碳酸钙晶体，位于小囊和小囊上，疏松时可落入半规管，形成 BPPV。

[②]　德国耳科专家 Heinrich Adolf Rinné（1819—1968）描述了他在 1855 年使用 512Hz 的叉子进行的测试。
[③]　Ernest Heinrich Weber（1795—1878），德国生理学家。

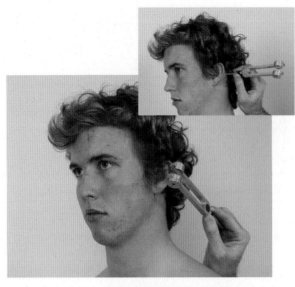

图 32-36 Rinné 试验,第Ⅷ脑神经:在哪里声音更大?

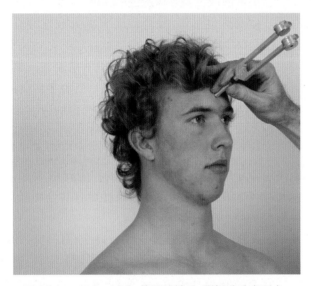

图 32-37 Weber 试验,第Ⅷ脑神经:哪侧嗡嗡声更大?

耳聋的原因

单侧神经性耳聋可能是由于:

1. 肿瘤,如听神经瘤;
2. 外伤,如颞骨皮岩骨折;
3. 内耳动脉血管病变(罕见)。

双侧神经性耳聋可能是由于:

1. 环境噪声暴露;
2. 退化,如老年性聋;
3. 阿司匹林、庆大霉素、酒精等毒性;
4. 感染,如先天性风疹综合征、先天性梅毒;

或者

5. 梅尼埃病。

脑干疾病是造成双侧耳聋的罕见原因。传导性耳聋可能是由于:

1. 耳垢;
2. 中耳炎;
3. 耳硬化症;或者
4. 佩吉特骨病。

第Ⅸ脑神经(舌咽神经)和第Ⅹ脑神经(迷走神经)

解剖

这些神经具有运动、感觉和自主功能。髓核中的神经纤维(图 32-38)在髓核外形成多个神经根,并形成第Ⅸ和Ⅹ脑神经,也构成第Ⅺ脑神经。神经通过颈静脉孔出颅骨(图 32-39)。第Ⅸ脑神经接收来自鼻咽、咽、中耳和内耳的感觉纤维,以及来自舌后 1/3 的感觉纤维(包括味觉纤维)。它还有分泌纤维到达腮腺。第Ⅹ脑神经接收来自咽和喉的感觉纤维,并支配咽、喉和喉的肌肉。

病史

舌咽神经损伤患者可能无明显症状,但能注意

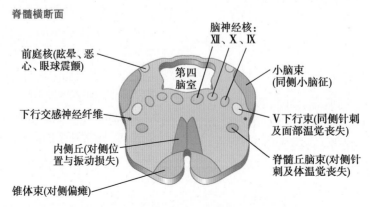

图 32-38 显示病变与临床特征的相关性

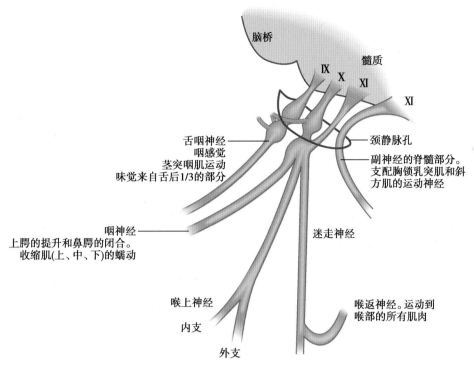

图 32-39　下脑神经：舌下神经（Ⅸ），迷走神经（Ⅹ）和副神经（Ⅺ）（摘自 Walton JN. Brain diseases of the nervous system. 10th ed. Oxford：Oxford University Press，1993）

到吞咽干的食物很困难。舌咽神经痛是第Ⅸ神经的痛性痉挛。患者会突然感到从喉咙一侧到耳的刺痛。喉部可能有触发区域，咀嚼或吞咽可能会引起疼痛发作。

单侧迷走神经麻痹可能导致难以开始吞咽固体食物和液体以及声音嘶哑。

检查

请患者张开嘴，用手电筒检查上腭。注意悬雍垂的任何移位。然后让患者说"啊"（图 32-40）。正常情况下，软腭的后缘——腭帆——是对称上升

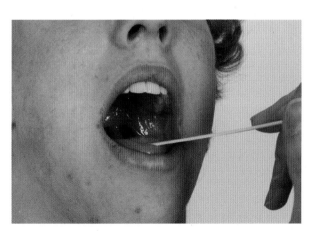

图 32-40　第Ⅹ脑神经：说"啊"——注意悬雍垂的不对称运动

的。如果悬雍垂被拉到一边，这表示单侧第Ⅹ脑神经麻痹。注意悬雍垂偏向的一边是正常的。[①]

咽反射（第Ⅸ脑神经是感觉部分，第Ⅹ脑神经是运动部分）的检测是传统的，但不是必要的[7]。另一种更好的选择是用压舌板从两侧（而不是软腭）触摸咽的后部。询问患者是否每次都能感觉到压舌板的触摸（第Ⅸ脑神经）。正常情况下，软腭有反射性收缩。如果没有收缩，感觉完好无损，这意味着第Ⅹ脑神经麻痹。呕吐反射减少最常见的原因是年老。要防止反射过度但仍正常的患者可能呕吐到正在检查的临床医生身上。

要求患者说话，以评估声音嘶哑（这可能发生在单侧喉返神经损伤），然后咳嗽。听一听发生在喉返神经损伤的典型的似牛的咳嗽。舌后 1/3（第Ⅸ脑神经）的味觉测试是没有必要的。高音调的 eee 音是对声带功能很好的检查。

测试患者吞咽少量水的能力，观察是否有反流进鼻子或咳嗽。如果延髓功能受损，忽略这一步。

引起第Ⅸ脑神经（舌咽神经）和第Ⅹ脑神经（迷走神经）麻痹的原因

主要原因是血管病变（如由于椎体或小脑后下

---

① Velum 在拉丁语中的意思是"窗帘"。

动脉疾病引起的外侧髓质梗死)、肿瘤、延髓空洞症和运动神经元疾病。周边(后颅窝)病变包括颅底动脉瘤、肿瘤、慢性脑膜炎或吉兰-巴雷综合征。

第XI脑神经(副神经)

解剖

第XI脑神经的中枢部分起源于髓质,靠近第IX、X和XII脑神经核,其脊髓部分起源于颈5及以上节段。第XI脑神经与第IX和X脑神经经颈静脉孔(图32-39)出颅。其中枢部分为迷走神经提供运动纤维,脊髓部分支配斜方肌和胸锁乳突肌。供应胸锁乳突肌的运动纤维被认为交叉两次,因此控制肌肉的脑皮质是同侧的。这意味着大脑半球接收来自身体一侧的信息并控制身体的同一侧,同时将头部转向另一侧。

检查

要求患者耸肩(图32-41)。触诊斜方肌的大部分,试着把肩膀往下推。然后指导患者将头转向

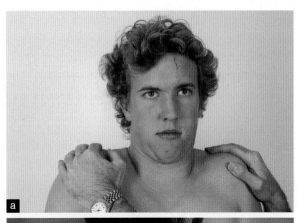

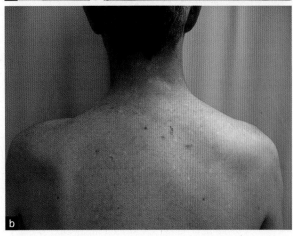

图32-41　(a)第XI脑神经:耸肩,用力向上推。(b)左侧斜方肌萎缩

一侧以抵抗阻力(检查者的手;图32-42)。记住,右胸锁乳突肌将头部转向左侧。摸一下胸锁乳突肌的肌肉块。

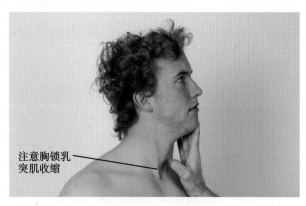

注意胸锁乳突肌收缩

图32-42　第XI脑神经:将头转向我的手这一侧

这些肌肉的无力比斜颈要少,斜颈是由于颈部多块肌肉过度活动造成的。这是一个复杂的运动障碍。头部似乎永久地或痉挛性地转向一侧。请患者将头转向前方。这通常是可能的,至少是短暂可行的。注意患者是否需要用手把头部推直。

第XI脑神经麻痹的原因

单侧原因包括颈部或颅底的创伤、脊髓灰质炎、基底膜内翻(扁平足)、脊髓空洞和颈静脉孔附近的肿瘤。双侧原因包括运动神经元疾病、脊髓灰质炎和吉兰-巴雷综合征。注:双侧胸锁乳突肌和斜方肌无力也发生于肌营养不良(尤其是肌强直营养不良)。

第XII脑神经(舌下神经)

解剖

第XII脑神经也有部分纤维起源于髓质。它通过舌下孔出颅。它是舌的运动神经。

病史

双侧舌下神经麻痹患者可能注意到吞咽困难,如果舌滑回喉咙就会有窒息感。舌下神经异常不引起感觉改变,单侧病变很少引起症状。

检查

放松状态下舌位于口腔底部。正常的舌可能会稍微动一下,尤其是在突出的时候,但不会萎缩。观察肌肉萎缩和肌束震颤(精细、不规则、无节律性

肌纤维收缩）。这些迹象表明低级运动神经元损害。肌束震颤可为单侧或双侧（图 32-43）。

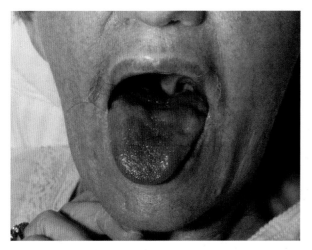

图 32-43　运动神经元病的肌束震颤

　　要求患者伸出舌（图 32-44），单侧下运动神经元损伤时，舌可能偏向较弱（受影响）侧（图 32-45）。大多数人的舌，像脸和上腭一样，都有双侧上运动神经元的神经支配，单侧上运动神经元的损伤通常不会造成偏差。

　　临床上明显的第Ⅻ脑神经上运动神经元损害通常是双侧的，导致舌不动而且缩小。双侧第Ⅸ、Ⅹ和Ⅻ脑神经的神经元病变称为假性延髓性麻痹。

　　第Ⅻ脑神经的下运动神经元损伤引起舌肌束震颤、消瘦和无力。如果病变是双侧的，就会引起构音障碍。运动障碍可能影响舌。在帕金森症中，可能会有一种粗糙的舌震颤，说话或伸出舌会加重这种震颤。手足徐动、舞蹈症和迟发性运动障碍都与舌有关。舞蹈症可有不能保持舌突出，称为运动不持久。

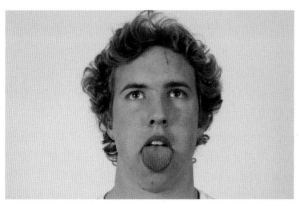

图 32-44　第Ⅻ脑神经：伸出舌

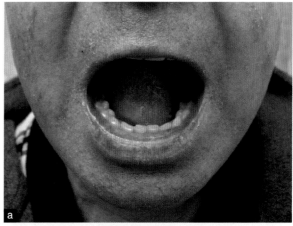

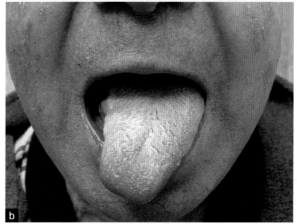

图 32-45　（a、b）右侧舌下神经（Ⅻ）麻痹，下运动神经元损伤：伸出舌

第Ⅻ脑神经麻痹的原因

　　双侧上运动神经元病变可能是由于血管病变、运动神经元疾病或肿瘤等转移到颅底所致。

　　单侧下运动神经元病变以中枢原因为主，包括血管病变，如椎动脉血栓形成、运动神经元疾病、延髓空洞症等。外周原因包括：后颅窝的动脉瘤或肿瘤、慢性脑膜炎及外伤；上颈部的肿瘤或淋巴结病；还有阿诺尔德-基亚里综合征（Arnold-Chiari syndrome，小脑扁桃体下疝畸形）。阿诺尔德-基亚里综合征是颅底畸形，伴有小脑舌和髓质突出进入椎管，引起下脑神经麻痹、小脑肢体征（因扁桃体受压）和下肢上运动神经元征。

　　双侧下运动神经元损伤的原因包括运动神经元疾病、吉兰-巴雷综合征、脊髓灰质炎和阿诺尔德-基亚里综合征。

多发性脑神经损伤

　　脑神经的解剖过程意味着，当脑神经相互靠近时，它们会受到单个病变的影响。某些疾病过程也可能累及一些脑神经。脑神经群异常可导致多种综合征：

- 单侧第Ⅲ、Ⅳ、Ⅴ、Ⅵ脑神经受累提示海绵窦病变。
- 单侧第Ⅴ、Ⅶ、Ⅷ脑神经受累提示桥小脑角病变（通常为肿瘤）。
- 单侧第Ⅸ、Ⅹ、Ⅺ脑神经受累提示颈静脉孔病变。
- 双侧第Ⅹ、Ⅺ、Ⅻ脑神经联合受累提示下运动神经元改变者为延髓性麻痹，上运动神经元改变者为假性延髓性麻痹。假性延髓性麻痹、延髓性麻痹的临床特点见表32-2，多发性脑神经麻痹的病因见清单32-2。
- 眼睛和面部肌肉的无力会随着反复收缩而加剧，这表明为肌无力。眼肌无力不符合脑神经分布，可能是缘于眼眶肌病。这种虚弱模式不适合任何脑神经异常。

表32-2　假性延髓性麻痹和延髓性麻痹的临床特点		
特征	假性延髓性麻痹	延髓性麻痹
咽反射	增加或正常	缺失
舌	痉挛性	消瘦，肌束颤动
下颌反射	增强	消失或正常
语言	痉挛性构音障碍	鼻音
其他原因	双侧肢体高级运动神经元受损（长束体征）不稳定的情绪双侧脑血管疾病（如双侧内囊）多发性硬化症运动神经元疾病	潜在病因的迹象（如肢体肌束震颤）正常的情绪运动神经元疾病吉兰-巴雷综合征脊髓灰质炎脑干梗死

清单32-2　多发性脑神经麻痹的原因

鼻咽癌

慢性脑膜炎（如癌症、恶性血液病、结核病、结节病）

吉兰-巴雷综合征（备用感觉神经）

脑干病变。这些通常是由于血管疾病引起交叉感觉或运动瘫痪（即一侧脑神经征和对侧长束体征）。患者脑干肿瘤（如小脑桥角）也可能有类似的症状

阿诺尔德-基亚里综合征

创伤

佩吉特病

多发性单神经炎（罕见）（如糖尿病）

头部和颈部

检查并触诊颅骨上的瘢痕（以前的手术或外伤）和肿块，如脑膜瘤或肉瘤所致。听诊时，先将听诊器的听诊头置于额骨上，再置于枕骨外侧，然后将听诊器的听诊头按在每只眼睛上（另一只眼睛睁着）。每次都让患者屏住呼吸。颅骨上听到的杂音可能来源于动静脉畸形、晚期佩吉特病或血管性脑膜瘤，也可能是颈动脉。

颈动脉杂音

解剖

左颈总动脉直接起源于主动脉，右颈总动脉起源于主动脉弓第一分支头臂动脉。颈总动脉从胸骨锁骨关节处向上，穿过颈部，在甲状软骨上缘水平分为颈外动脉和颈内动脉。颈外动脉继续延伸到腮腺，并在腮腺末端分支到颞浅动脉和下颌动脉。颈内动脉上行至颅底，经颞骨颈动脉管进入颅底（图32-46）。

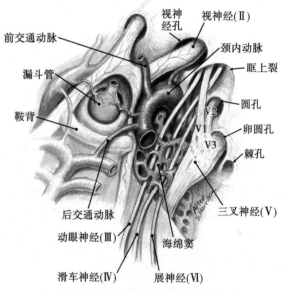

图32-46　颈动脉解剖［Ducic Y. Operative techniques in otolaryngology. Head and Neck Surgery 2010;21（1）:9-18］

传统的方法是听诊颈动脉杂音，听诊器位于下颌角和甲状软骨上端之间，但没有一种方法比其他方法更好。

颈动脉杂音很常见，20%的儿童和1%的成年人有颈动脉杂音。它们更常见于心排血量增加的患者（贫血、甲状腺中毒和血液透析瘘）。它们必须与主动脉狭窄的传导性杂音（在心前区上方声音更大）和静脉哼鸣（舒张成分，通过听诊器上方颈

部的轻微压力消除)区分开来。

杂音的意义在于它与颈动脉狭窄和卒中的关系。颈动脉明显狭窄(经多普勒超声检查为70%～99%狭窄)的 *LR*+在有症状的患者(同侧既往短暂性缺血发作或卒中)中约为4[8]。没有杂音并不排除严重的损伤。

一般认为,杂音的存在表明动脉粥样硬化性疾病的风险增加,至少在较年轻的患者(<75)中,卒中的风险增加到每年1%～3%[9]。然而,由于对这些患者的正确治疗尚未确立,各种组织都建议无症状患者不应检查颈动脉有无杂音,以免发现它引起不必要的提示和检查[10]。

要点小结

1. 详细的神经系统检查只能在意识水平、方向和左利手或右利手已确定时进行。

2. 记住,在整个神经病学检查过程中,对称性是有用的帮手:总是比较身体两侧。

3. 脑神经检查是复杂的,不断的练习是必不可少的,至少在检查时要显得熟练。

4. 积累不同脑神经异常的经验是正确诊断唯一的方法。例如,如果你在检查中第一次看到第Ⅲ脑神经麻痹,就很难诊断出来。

5. 如果眼球运动异常不符合脑神经或多脑神经病理学,考虑眼部肌病或重症肌无力。

6. 舌肌束震颤的存在对于第Ⅻ脑神经下运动神经元的神经麻痹是非常特殊的,通常是缘于运动神经元疾病,很容易被错过,需要花时间去寻找。

7. 记住,颈动脉杂音是常见的,对于临床颈动脉狭窄的无症状患者敏感性较差。

OSCE 案例——主要检测项目简介

男性志愿者,假设曾经卒中,影响视力。请检查其第Ⅱ、Ⅲ、Ⅳ和Ⅵ脑神经			
	N＝未检	1＝试检	2＝检测令人满意
问候患者,自我介绍,简短地解释下面将做什么			
洗手或使用酒精擦手			
询问患者坐在床边或椅子上是否舒适。往后站,观察患者,仔细观察眼睛,询问患者是否戴眼镜或角膜接触镜			
使用 Snellen 视力表测试视力(患者戴上眼镜)			
检查视野及注意力			
观察瞳孔的大小和对称性			
测试直接和间接对光反射			
瞳孔传入检查(颌动瞬目综合征)			
检验两眼集合			
询问复视情况,如果有,请分别测试每只眼睛			
评估眼球运动,寻找眼球震颤			
交叉遮盖试验,如复视			
观察眼睑是否下垂、不对称和眼睑退缩			
检眼镜检查(可能结果:正常)			
在每个阶段告知患者将要发生的事情			
尽管紧张,但始终应礼貌、愉快、耐心			
洗手			
给检查者的建议			

健康志愿者不太可能有任何异常情况。因此,检查者要注意的是技巧和对检测原因的理解。没有必要完全按照这个顺序进行检查,但不应遗漏任何重大步骤。主要检测项目包含了重要的信息。按要求检查特殊的脑神经,不要浪费时间去检查其他神经,这是很重要的。请注意检查中强调洗手和对患者体贴耐心。

(张如云 译)

参考文献

1. Thomas KE, Hasbun R, Jekel J et al. The diagnostic accuracy of Kernig's sign, Brudzinski's sign, and nuchal rigidity in adults with suspected meningitis. *Clin Infect Dis* 2002; 35:46–52.

2. Van de Beek D, De Gans J, Spanjaard L et al. Clinical features and prognostic factors in adults with bacterial meningitis. *N Engl J Med* 2004; 351(18):1849–1859.

3. Steinberg D. Scientific neurology and the history of the clinical examination of the cranial nerves. *Semin Neurol* 2002; 22:349–356. An interesting historical review that explains the background to the modern understanding of cranial nerve function and structure.

4. McGee S. *Evidence-based physical diagnosis*, 3rd edn. St Louis: Saunders, 2012.

5. Levin DE. The clinical significance of spontaneous pulsations of the retinal vein. *Arch Neurol* 1978; 35:37–40. Elevated intracranial pressure is excluded if pulsations are observed in the retinal veins. However, the absence of pulsations in the retinal veins does not necessarily mean that intracranial pressure is elevated.

6. Nelson KR. Use new pins for each neurologic examination [Letter]. *New Engl J Med* 1986; 314:581. A cautionary tale.

7. Ruffin R, Rachootin P. Gag reflex in disease [Letter]. *Chest* 1987; 92:1130. This suggests that many normal people may have an absent gag reflex.

8. De Virgilio C, Toosie K, Arnell T et al. Asymptomatic carotid artery stenosis screening in patients with lower extremity atherosclerosis: a prospective study. *Ann Vasc Surg* 1997; 11(4):374–377.

9. US Preventive Services Task Force. *Screening for asymptomatic carotid artery stenosis. Guide to clinical preventive services*, 2nd edn. Baltimore: Lippincott Williams & Wilkins, 1996, 53–61.

10. Pickett CA, Jackson JL, Hemann BA, Atwood JE. Carotid bruits and cerebrovascular disease risk: a meta-analysis. *Stroke* 2010; 41(10):2295–2302. The presence of a carotid bruit does signify an increased stroke risk but does not identify critical carotid stenosis. Absence of a carotid bruit on auscultation cannot exclude carotid stenosis.

第 33 章

神经病学检查：语言和高级中枢

因此，心智和精神的思想和状态被发现并通过言语表现出来。

——John Milton（1608—1674）

常规病史和神经病史采集完成时，任何言语障碍的存在都会明显展现

讲话

区分言语障碍（在使用符号进行交流时主要的高级中枢障碍）、构音障碍（发音困难）和发声困难（由于声带疾病导致声音质量的改变，音量减小）是很重要的。如果这种异常的性质不明显，在进行下面的分类测试之前，首先要求患者自由说话——命题式或自由式讲话。在正常的临床治疗中，一般来自之前的谈话。然而，当临床交流困难时，在继续之前，有必要对语言进行早期检查。

言语障碍

言语障碍通常被描述为表达困难或接受困难，尽管它也可以被描述为流利或不流利（术语言语障碍和失语症有时被用作同义词，但失语症实际上意味着完全没有语音）。虽然下面列出了言语障碍的主要类型，但通常特征是混合的，这就是为什么用结构化的方法检查语音很重要（清单 33-1）。非流利性失语症是一种缓慢、费力的失语症，常常会让患者感到极大的挫败感（想象一下，如果你只懂一点基本的英语进行交流）。单词通常是名词或动词，尽管可能有错语。相反，流利性失语症往往是流动与频繁的错误且内容往往很贫乏。流利失语症患者常常被误认为是单纯的困惑，这再次证明了结构化的语言评估的重要性[1]。

> **清单 33-1 言语障碍的分类**
>
> 1. 表现性言语障碍，布罗卡言语障碍，运动性言语障碍，典型的不流利
> 2. 接受性言语障碍，韦尼克言语障碍，感觉言语障碍，典型的流利
> 3. 名义性言语障碍

1. 接受性（后）言语障碍 症状体现为患者不能理解口语单词（听不清）或书面单词（失读）。在没有耳聋或失明的情况下，当患者不能理解任何命令或问题，或不能识别书面文字时，就会被诊断为接受性言语障碍。讲话流利但条理不清。它的发生伴随着第一颗回后部的优势半球（韦尼克区）的病变（梗死、出血或占位性肿瘤）。

2. 表达性（前）言语障碍 这种情况表现为患者理解了，但不能恰当地回答。讲话时是不流利的。这种情况发生在占主导地位的第三额回（布罗卡区）的后部。这些患者可能会保留某些类型的语言。这些包括自动性言语：患者可能能够背诵单词系列，如星期几或字母表中的字母。有时会保留情绪化的语言，这样当患者感到沮丧时，就可以流利地咒骂了。同样，患者可能会唱一些熟悉的歌，而不会说话。值得注意的是除非导致这些缺陷的病变非常大，否则患者的高级智力功能、记忆力或判断力可能不会降低。一些患者可能因为他们的组织混乱而被错误地认为是精神病患者。

3. 名义性言语障碍 所有类型的言语障碍都可能导致命名对象困难。还有一种特殊类型的名义性言语障碍，即不能给物体命名（如笔尖），但语言的其他方面是正常的。患者可能会用长句来克服找不到正确的单词（绕口令）的困难。它的发生伴随着优势颞顶叶后区的病变。其他病因包括脑病或明显占位性病变的颅内压效应；它也可能发生在任何言语障碍的恢复期。因此，其定位价值值得怀疑。

4. 传导性言语障碍 症状表现为患者重复语句和命名对象困难，但可以遵循指令。它被认为是由弓状束和/或连接韦尼克和布罗卡区的其他纤维的损伤引起的。

言语检查

参见清单 33-2。首先评估理解力。如果患者

听不懂检测者的话，那么进一步检查几乎是不可能的！确保你（或旁人）不会用肢体语言给患者暗示。从一个简单的命令开始——"闭上你的眼睛"。给出另一个简单的命令——让我看看你的舌。然后加大难度，比如"摸你的左手"（也是左右失认症的测试）、"摸你的鼻子，然后摸你的下颌，然后摸你的额头"，以及"在你指向地板之后指向天花板"（强调"之后"）。

下一个测试是复述。从简单的开始，每一步都增加复杂性。比如从"蓝天"和"绿草"开始。"河马"可作为构音障碍的早期筛查（英文"Hippopotamus"是一个多章节词，发音比较拗口，类似于中文让患者说"黄非红""灰飞机"）。接下来给出一个更长的短语，例如"我们去了马戏团，玩得很开心"。"没有如果、和、或、但是"对许多患者来说是非常困难的，这可能表明除了语言之外还有其他认知问题。

接下来测试命名。一只手有很多层次的复杂性，从"手"到"拇指"再到"无名指"（指认手指——有助于手指失认症），再到"指节"。同样，从易到难，"衬衫"也有"领子""袖子"和"袖口"。

最后测试自由表达。在特定情况下，这是非常困难的。要求患者描述检测者充满了危险。询问爱好可能会得到非常简短的回答，比如"我喜欢足球"。相反，最好有一个详细的图像展示给患者，并要求患者描述它（图 33-1）。这可以评估语言的流畅性，并对视觉功能有初步的了解。或者，患者也可以被问及日常任务，比如"解释穿衣的步骤"。这有助于评估计划性。

定义的解释

如果患者的语言很流利，但传达的信息有语音性的错误，如用"非机"表示"飞机"（即使用与预期发音或拼写相似的单词；有时使用含义相似的单词，如用"走咯"表示"出发"，这就是所谓的语义转

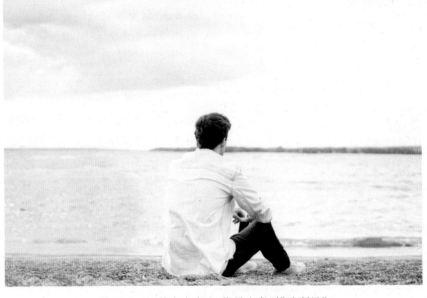

图 33-1　评估自由表达：指导患者"描述所见"

述），主要的可能性是命名性、接受性和传导性语言困难。测试方法是让患者给一个物体命名，跟在你后面重复一段话，然后按照命令来做。如果这些是不正常的，让患者读和写，但要记住，有些患者可能是文盲。

如果说话缓慢、犹豫、不流利，那么更有可能出现表达性言语障碍，并且遵循完全相同的过程。值得注意的是，许多言语障碍都有混合的因素。优势半球的巨大病变可能导致全身性言语障碍。

抑扬顿挫是丧失正常说话时的起起落落，并不伴随着非优势半球的病变。这不是言语障碍，但在仔细检查语言时可能会注意到。

构音障碍

这里没有语言内容的混乱，只有发音的困难。它可以是发生在许多水平上的异常。如脑神经上运动神经元损伤、锥体外系状态（如帕金森病）和小脑损伤等情况下的言语节律紊乱。

让患者说出"河马"这样的单词，或者"英国宪法"或"彼德派柏捏起一撮泡菜"这样的短语。

假性延髓性麻痹是一种上运动神经衰弱，可导致痉挛性构音障碍（听起来好像患者试图从紧闭的嘴唇中挤出单词），面部肌肉麻痹，咀嚼和吞咽困难。其原因是两个部分都有梗死。这导致脑干运动核锥体束下降的中断。下颌痉挛通常会增加。这些患者往往非常情绪化，喜怒无常。他们的面部表情在这段时间变得非常活跃，这与他们无法控制自己的面部表情形成了鲜明的对比（这种症状可能应该被称为"假性脑桥延髓麻痹"，因为第 V 和 VII 脑神经的运动核在脑桥上，而不是在髓质上）。这种现象的发生是因为控制情绪运动反应的核并不存在于运动皮质。

患有第 IX 和第 X 脑神经双侧病变的患者，如果他们试图进食或饮水，有将液体或固体吸入肺部的危险。可以进行一些床边测试，看看他们吃或喝是否安全。这些传统测试包括意识水平，呕吐反射，咽部感觉和吞咽水。吞水测试要求患者反复啜饮 5~10ml 的水。咳嗽或窒息为测试阳性。

延髓性麻痹会导致鼻音，而面部肌肉无力则会导致说话含糊不清。锥体外系疾病可导致语言单调，因为它会导致运动迟缓和肌肉僵硬。构音障碍的其他原因包括酒精中毒和小脑疾病。这些会导致语言失去协调性，语速变慢、含糊不清，而且常常

是爆炸性的，或者语言被分解成音节，称为扫描式语言。

口腔溃疡或疾病可能偶尔模仿构音障碍。必须酌情考虑和检查每一个原因。

发音困难

这是声音的变化，如声音沙哑与音量降低。这可能是由于喉部疾病（如病毒感染或声带肿瘤）或喉返神经麻痹。

大脑半球

如果患者有定向障碍或言语障碍，或怀疑有认知能力下降（痴呆），则测试顶叶、颞叶和额叶功能。然而，如果患者患有接受性失语症，这些测试就无法进行。另外，这些检查不是常规检查（清单 33-3）。

清单 33-3　高级中枢功能障碍的症状和体征

顶叶
言语障碍（主导）
失聪*，失写*，左-右定向障碍*，失认症*
感觉和视觉注意力不集中+，结构和穿衣失用症+，空间忽视症和注意力不集中+，下象限偏盲‡，感觉障碍‡
癫痫发作

颞叶
记忆丧失
上四分体偏盲
言语障碍（优势侧颞叶可接受）
癫痫发作

额叶
人格改变
原始反射（如抓握、噘嘴）
嗅觉缺失症
视神经受压（视神经萎缩）
步态失用症
腿部无力（副矢状位）
排尿失控
言语障碍症（表达），书写困难
癫痫发作

枕叶
同向偏盲
失读症（不能阅读；词盲）

---

　*格斯特曼综合征（Gerstmann syndrome）：只累及优势半球顶叶。

　+非优势半球顶叶体征。

　‡非局限性顶叶体征。

顶叶的功能

　　顶叶负责接收和分析感觉信息。

角回顶叶的病变

　　角回顶叶的病变导致一种独特的临床证候群，称为格斯特曼（Josef Gerstmann，生于奥地利，曾在美国工作）证候群。用以下方法测试。

　　1. 让患者做简单的算术计算——例如，从 100 中取含 7 的数或 7 的倍数，以此类推。不能做到这一点，包括只有部分准确被称为失算症。

　　2. 患者写不出来叫作失写症。

　　3. 通过让患者先展示右手，然后是左手，来测试左右方向障碍。如果执行正确，请患者用右手触摸自己的左耳，反之亦然。不能做到这一点被称为左右定向障碍。

　　4. 让患者说出手指的名字——不能这样做被称为手指失认症。这种障碍可能延伸到鉴定检测者的手指。失认症是接受性缺陷，涉及无法理解不同类型刺激的含义。

　　记住，只有当较高的中枢完好无损时，才能诊断出这种综合征——一个精神错乱的患者将无法进行这样多的测试。

非优势侧和非定位顶叶信号（皮质感觉）

　　皮质感觉是那些需要比简单感觉更高层次的中枢来处理的感觉。它们依赖于一种完整的单纯感觉，尤其是触摸和针刺。

- 体表图形觉是一种识别皮肤上的数字或字母的能力。用尖的物体或铅笔在皮肤上画数字（图 33-2）。

- 寻找感官和视觉上的不注意/消失。当测试一只手臂或一条腿时，感觉是正常的；但当同时测试两侧时，只有一侧有感觉。先用触摸患者（患者闭上眼睛）的一只手，然后触摸另一只手，再同时触摸两只手。询问触摸的感觉是在哪一侧。当刺激作用于每一侧时，正常的反应是"两边都有"。双手同时接触是很重要的。类似地，视野是正常的，但在双侧视觉刺激下，只能感知一侧。右侧顶叶病变会导致左侧注意力不集中，反之亦然。这种测试在视野（脑神经）和周围感觉测试中是常规检查。

- 对于顶叶，正规的视野测试也很重要。颞叶和

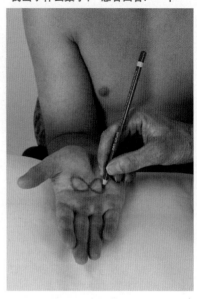

"我画了什么数字？"患者回答："一个"

图 33-2　失语症。避免使用擦不掉的铅笔

枕叶病变可造成明显的缺损。

- 检查一下实体觉缺失（触觉失认症），这是一种闭上眼睛无法识别放在手上的物体，而普通的感官模式是完好无损的。顶叶病变导致对侧的实体觉缺失。

- 体表图形觉缺失也是可能的。患者在顶叶病变的另一侧手上绘制的数字（图 33-2）。

- 两点辨别觉测试包括区分单个点和相邻两点的能力（图 33-3）。可以辨别的最小距离是在手或脚上大约 3cm，指尖上大约 0.6cm。这个测试可以用圆规，让患者闭上眼睛，然后问是否能感觉到一个或两个点。间歇地用一个点进行测试。

- 检查穿衣失用症和结构性失用症。穿衣失用

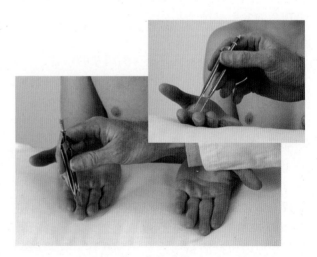

图 33-3　两点区分："你能感觉到一点还是两点？"

症的测试方法是把患者的睡衣上衣或开襟羊毛衫翻过来,让其重新穿上。非优势侧顶叶病变的患者可能会发现这是不可能的。结构性失用症是通过让患者复制你画的物体来测试的(图 33-4a、b)。

- 下一个测试空间忽视症的方法是让患者在一张空的时钟上(图 33-4c)填写数字。右顶叶病变的患者可能只在左侧填写数字(忽略钟面的另一侧)。空间忽视症也发生在优势侧顶叶病变,但较少见。

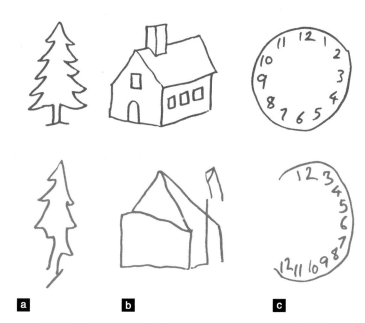

图 33-4　下图显示(a 和 b)结构失用症和(c)空间忽视症

颞叶功能

颞叶与短期和长期记忆有关。短期记忆可用名字、地址、花名来测试——要求患者记住一个名字、地址和三朵花的名称,并立即重复,然后要求患者 5min 后再重复一遍。通过提问来测试长期记忆。例如,第二次世界大战是哪一年结束的。任何原因引起的痴呆,记忆都可能不配对。

有严重记忆障碍的患者可能会编造故事来填补记忆中的任何空白。这被称为虚构,是典型的科尔萨科夫综合征(谢尔盖·谢尔盖耶维奇·科尔萨科夫,俄罗斯精神病学家和伟大的人道主义者,在 1887 年描述了这种综合征)精神病(遗忘性痴呆)。可以通过询问患者是否见过你来测试虚构。然而,要为接下来可能出现的非常长的、详细的、完全错误的故事作好准备。

科尔萨科夫精神病最常见于酗酒者,原因是维生素 B_1 缺乏(丘脑核和哺乳动物体内的神经细胞丢失),很少与丘脑卒中、头部损伤、肿瘤、缺氧脑病或脑炎有关。其特征是逆行性失忆症(对发病前事件的记忆丧失)和记不住新信息的能力,患者反应

敏捷,有能力解决问题。

额叶功能

由于肿瘤或手术(或两者皆有)造成的额叶损伤,或诸如痴呆或人类免疫缺陷病毒感染等弥漫性疾病,可能导致情绪、记忆、判断、对个人习惯的忽视和抑制解除。可能存在持续的或交替的易怒和欣快(欣快可能导致缺乏严肃,重复糟糕的笑话和双关语)。当考虑病史这些特点可能是清楚的,但可能需要加强采访亲戚或朋友。这种以前性格保守的人发生的变化可能是显而易见的,而且会让亲戚感到非常痛苦。

首先评估原始反射。关于它们的意义存在争议;它们通常不存在于成年人中,但可能在正常的老年期重新出现[2]。一个孤立的原始反射的存在可能不是异常的,但多个原始反射存在通常与弥漫性脑疾病相关,涉及额叶和额联合区,少见于大脑的其他部分。痴呆、脑病和肿瘤都是可能的原因。

1. 抓握反射:将手指划过患者的手掌,患者病变对侧的手会不自觉地抓握检测者的手指。

2. 掌颏反射：用拇指用力敲击鱼际肌时，同侧颏肌发生收缩，导致下唇突出并抬起，这是对疼痛做出的畏缩反应。这种反应也可以由身体其他部位的疼痛刺激引起。大约 50% 的病例是双侧反应。单侧反应并不一定对应于同侧大脑病变。

3. 噘嘴反射和吸吮反射：用肌腱锤轻敲上唇上方会引起噘嘴的动作。这可能发生于许多颅内病变。吸吮反射是噘嘴反射的延伸。这种刺激可能会产生吮吸、咀嚼和吞咽的动作。这不是局部体征。

接下来请患者解释一句谚语，如"滚石不生苔"。额叶疾病患者对谚语有具体的解释。嗅觉丧失和步态失用症的测试，步态失用症是指在走路时明显不稳定，这可能是很奇怪的——脚的行为通常像黏在地板上一样，造成一种奇怪的拖着脚走路的步态。你可能很少看到额叶占位性病变一侧因视神经受压而导致的视神经萎缩，另一侧因继发性颅内压升高而引起的乳头状水肿（福斯特肯尼迪综合征）。

要点小结

1. 语言的方法性评估可以帮助定位异常的解剖部位。

2. 知道如何评估优势侧顶叶功能（测试失忆症、失写症、左右定向障碍和手指失认症）。

3. 大量原始反射的存在表明额叶功能障碍。

OSCE 复习题——演讲和高级中心

1. 患者最近说话有困难，请进行评估
2. 患者额叶异常，请进行评估。
3. 请对患者顶叶进行评估。

（陈琛 译）

参考文献

1. Damasio AR. Aphasia. *N Engl J Med* 1992; 326:531–539. A very detailed review.
2. Forgotten symptoms and primitive signs (editorial). *Lancet* 1987; 1:841–842. This puts many of the frontal lobe signs into perspective and suggests they are sometimes of only historical interest.

第 34 章

神经系统检查：周围神经系统

系统；许多事物共同作用的任何复合体或组合。——Samuel Johnson,《英语词典》(1775)

四肢和躯干

病史

患者可能出现完全或主要由感觉或运动引起的症状（问诊清单34-1），或与震颤等运动障碍有关。感觉症状包括疼痛、麻木和感觉异常（刺痛或发麻和针刺）。重要的是要找出是否有多种方式的介入，和患者可能没有注意到症状。分布、发病时间和持续时间可能为症状的病因学提供线索，或至少说明感官检查应集中在何处。

有类似问题的家族史可能有助于诊断肌肉营养不良等疾病。例如，先前的损伤可能是导致周围神经问题的原因，但直到在被问及具体情况时才会被记住。

询问患者可能导致神经病变的药物，如化疗药物、甲硝唑和胺碘酮。类固醇会导致近端肌肉无力。酒精过量与神经病变有关，偶尔严格的纯素食者会缺乏维生素 B_{12}。莱姆病或麻风病与到流行的国家旅游有关。

> **问诊清单34-1 肌肉无力患者的问诊**
>
> 1. 你感到身体两侧虚弱吗？（提示脊髓疾病、肌病或重症肌无力）
> 2. 是身体的一侧还是脸部的虚弱？（短暂性缺血发作或卒中）
> 3. 这种虚弱只影响到手臂、腿或部分肢体吗？（周围神经病变或神经根病变、卒中或多发性硬化症）
> 4. 你有过从椅子上站起来、梳头或抬头都有困难的经历吗？［近端肌无力：重症肌无力，糖尿病性肌萎缩（累及下肢）；多肌炎］
> 5. 你有吞咽困难或说话困难吗？（重症肌无力，多肌炎）
> 6. 你注意到复视了吗？（重症肌无力，脑神经单神经炎多发）
> 7. 你吃药了吗？（皮质类固醇近端肌病）
> 8. 你的颈部、背部或严重关节炎有问题吗？（神经根病）
> 9. 你曾经被诊断出癌症吗？（多种，兰伯特-伊顿综合征）
> 10. 你家里有这样的问题吗？（家族性肌病、蛀牙病）
> 11. 你感染过人类免疫缺陷病毒吗？（各种神经病变及药物反应）
> 12. 你曾经被诊断出多发性硬化症吗？
> 13. 你是糖尿病患者吗？（多发性单神经炎，肌萎缩）

检查解剖

肌肉无力有五大原因：

1. 锥体或上运动神经元衰弱，是由脑干'锥体'附近的大脑损伤引起（图34-1）。
2. 下运动神经元无力，由脊髓或周围神经内的神经损伤引起。
3. 神经肌肉连接异常（重症肌无力）。
4. 肌肉疾病。
5. 功能减退（转化反应）。

一般检查方法

最重要的是要有一套检查四肢运动神经体征的顺序，这样就不会遗漏任何重要的东西。以下方案为标准做法。

1. 运动系统
   - 一般检查
   - ○ 姿势
   - ○ 肌肉体积
   - ○ 异常动作

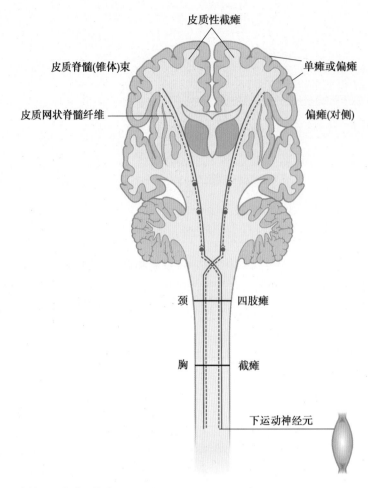

图 34-1　运动神经元损伤（摘自 Lance JG，McLeod JW. A physiological approach to clinical neurology，3rd ed. London：Butterworth，1981）

○ 肌张力
　肌力
　反应
　协调
2. 感觉系统
　痛觉和温度觉
　振动和本体感觉
　±轻触

一般检查

记住要寻找不对称。

1. 站在后面，观察患者是否有异常的姿势——例如，由于卒中引起的偏瘫。在这种情况下，上肢弯曲，手臂内收和内旋，而下肢伸展。

2. 寻找肌肉萎缩，这表明肌肉失神经——一种主要的肌肉疾病或停用萎缩。将一侧肌肉与另一侧肌肉进行比较，并试着找出其中涉及的肌肉群（近端、远端或全身、对称或不对称）。

3. 检查异常运动，如手腕或手臂震颤。

4. 检查皮肤，例如，神经纤维瘤病的证据，皮肤血管瘤呈节段分布（与脊髓空洞症有关）或带状疱疹。寻找旧伤或外科治疗留下的瘢痕。注意尿管的存在。

上肢

运动系统

概述

与患者握手并自我介绍。不能放松握力的患者有肌强直症（在自愿收缩后不能放松肌肉）。最常见的原因是肌营养不良。检测者的手从患者的身体中抽出来并做了至关重要的全身检查后，请患者脱掉衣服，让手臂和肩带完全暴露出来。如果可能的话，让患者坐在床边。接下来请患者伸出双手，掌心向上，双臂伸开，眼睛闭上（图 34-2）。观察手臂是否有漂移的迹象（一只或两只手臂从最初的中立位置移动）。导致手臂漂移的原因只有三个：

1. 上运动神经元（锥体）无力：受影响肢体的

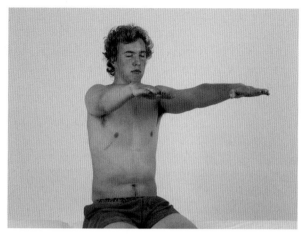

图 34-2　手臂漂移测试:请闭上眼睛,伸直手臂,手掌向上

漂移是由于肌肉无力,并倾向于向下移动。这种漂移通常从手指的远端开始,然后向近端扩散。可能是手腕的缓慢内旋,手指和肘关节的弯曲。

2. 小脑疾病:这种情况下的漂移通常是向上的。它还包括手腕和肘部的缓慢内旋。

3. 本体感觉丧失:这种情况下的漂移(手足徐动症)实际上是一种搜索运动,通常只影响手指。这是由于失去了关节的本体感觉,可以伸向任何方向。

肌束颤动

让患者放松手臂,将手臂放在膝关节上。检查大肌群是否有肌束颤动(清单 34-1)。肌束颤动是没有节律的肌肉小区域的不规则收缩。肌肉束可以是粗的或细的,在休息时出现,但在随意运动时不出现(如果没有看到肌束颤动,建议用肌腱锤的手指轻拍肱桡肌和肱二头肌的大部分,并再次观察,但这是有争议的。大多数神经病学家不会这样做。原因是肌束颤动是自发的。任何由局部刺激引起的肌肉运动都不是自发的。即使颤动发生了,也可能与肌束颤动无关)。如果表现为虚弱和消瘦,肌束颤动表示下运动神经元变性。如果没有其他运动相关的迹象,则通常是良性的。

清单 34-1　肌束颤动形成的原因(鉴别诊断)

运动神经元疾病
周围神经病变(如糖尿病)
主要肌病
甲状腺毒症

注:肌纤维颤搐类似于同一肌肉群的粗大肌束颤动,尤其常见于眼轮匝肌,通常为良性局灶性,但常表现为脑干疾病(如多发性硬化症或胶质瘤)。

肌纤维震颤只能在肌电图上看到。

张力

手腕和肘部的张力都要经过测试。腕关节的旋转将使肘关节的旋前和旋后(一手支撑患者的肘关节,另一手握住患者的手)需要被动地进行(检查人员完成这项工作),并应告知患者放松,让你自由地移动关节。

当你抬起然后放下患者的手臂时,如果张力降低,手臂会突然下降。根据经验,可以判断张力是正常的还是增加的(高张力,如在上运动神经元或锥体外系损伤)。肌张力低下是一个很难引出的临床症状,在评估下运动神经元损伤时可能没有帮助。大多数老年人发现很难完全放松他们的肌肉。这导致张力在各个方向的运动,增加运动的速度和放松所需的激励。这被称为 gegenhaltec(来自德语,意思是"反压力"或"坚守阵地")或张力过度。病情严重时可由额叶或弥漫性脑血管病引起。如果关节无法预测地以不同的速度移动,或者患者注意力不集中(如被要求从 100 开始倒数),这种情况可能会减少。能够完全放松肌肉的年轻人很少或没有张力,这些人不能诊断为肌张力低下。

帕金森病的齿轮样强直是上肢张力的另一种异常。最好的评估方法是,当你移动手和前臂时,让患者上下移动另一只手臂,测试手腕和肘部的张力。它是强直和叠加性震颤的结果。

如上所述,肌强直也是一种张力异常,在运动后更严重。在这些患者中,在休息时张力通常是正常的,但在突然运动后,张力可能会有很大的增强,患者无法放松肌肉。轻拍强直性肌腹会引起一个收缩的浅凹,这个浅凹只会慢慢消失(肌丘)。最好的测试方法是轻拍鱼际隆起,或者让患者握紧拳头,然后迅速张开手,当肌肉处于强直状态时,拳头张开得很慢。

力量

肌肉力量是通过测量检测者克服患者完全自主肌阻力的力量来评估的。一个接一个地测试关节,一次只测试一边,抓住关节的任何一边,握住关节的任何一侧以隔离有关的运动。要判断功率是否正常,应考虑患者的年龄、性别和体格。根据英国医学研究理事会(British Medical Research Council)修改后的方案,力量是根据观察到的最大力量(无论多么短暂)来分级的(如手指屈肌):

0　　　完全瘫痪(无活动)
1　　　仅测到肌肉收缩,但不能产生运动
2　　　肢体能水平移动,但不能抵抗自身重力

3　　　肢体能抬离床面,但不能抵抗重力

4⁻　　可轻微抵抗重力

4　　　可适度抵抗重力

4⁺　　可最大限度抵抗重力

5　　　正常的力量

　　如果力量减弱,判断其是否对称,是否只涉及特定的肌肉群,无论其是近端、远端还是全身性的。有时疼痛的关节或肌肉疾病可能干扰评估(参见第23章)。不对称肌无力最常见的原因是周围神经、臂丛或根部病变或上运动神经元病变。每次运动测试时,都应观察或触诊相关的重要肌肉。

肩胛

- 外展——主要是三角肌和冈上肌(C5,C6):患者应外展手臂,肘部弯曲,并抵抗检测者的推力(图34-3a)。
- 内收——主要是胸大肌和胸阔肌。患者应该在肘部弯曲的情况下增加手臂,不要让你把它推到一边(图34-3b)。

肘

- 曲肘——肱二头肌和肱三头肌(C5 和 C6):患者应弯曲肘部并用力拉,以免拉直(图34-4)。

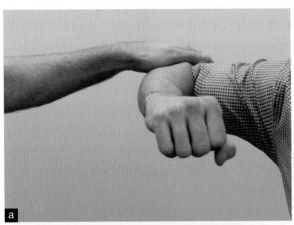

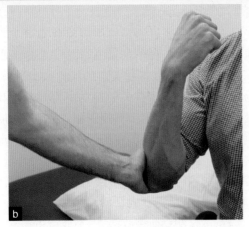

图34-3　测试肩部力量(分别测试左右手臂)

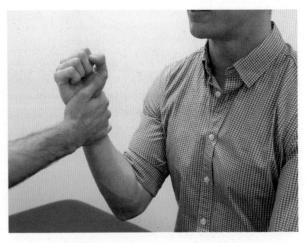

图34-4　测试肘部弯曲力量:别让我拉直你的肘部(分别测试左右手臂)

- 伸肘——肱三头肌(C7,C8):患者应部分弯曲肘部并用力推,以免使肘部进一步弯曲(图34-5)。

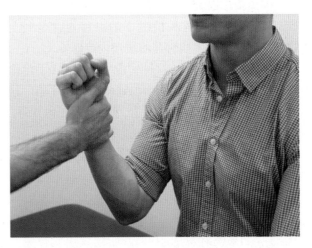

图34-5　测试肘部伸展力量:别让我弯曲你的肘部(分别测试左右手臂)

手腕

- 屈曲——尺侧腕屈肌和桡侧腕屈肌(C6,C7):患者应弯曲手腕,避免被拉伸,握住手腕上方的手臂。
- 伸肌——腕伸肌组(C7,C8):患者应伸直手腕,避免被弯曲(图34-6)。

手指

- 伸指关节——指总伸肌、示指伸肌和小指伸肌(C7、C8):患者应伸直手指,不允许向下压(用手掌的一侧压患者的掌指关节)。
- 屈肌——指深屈肌和指浅屈肌(C7,C8):患者用力握检测者的两根手指(图34-7)。
- 外展——骨间背侧肌(C8,T1):患者摊开手指,抵抗检测者的挤捏(图34-8)。

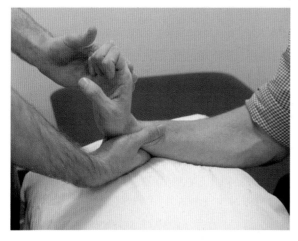

图 34-6　测试手腕伸展力量:别让我弯曲你的手腕

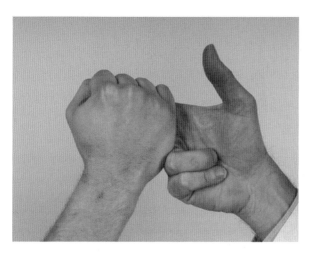

图 34-7　测试手指弯曲力量:用力握我的手指(不要超过两个手指)

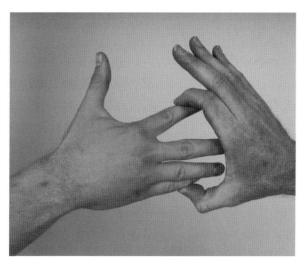

图 34-8　测试手指外展:别让我把你的手指捏到一起

- 内收——掌侧骨间肌(C8,T1):患者将手指握在一起,试图阻止检测者将手指分开。或者,患者用手指夹着一张纸,检测者试着把它抽出来。

反射

肌肉的突然拉伸通常引起该肌肉或肌肉群的快速收缩。这种反射通常通过脊髓中枢神经通路介导,并受大脑中枢通路的调控。由于反射是对肌肉拉伸的反应,所以它被正确地称为肌牵张反射而不是肌腱反射。肌腱只是将拉伸传递给肌肉。肌腱锤有多种设计。威廉·高尔斯爵士用手的尺侧或听诊器的一部分。在澳大利亚和英国,女王广场锤是常用的(图 34-9)。泰勒锤在美国很受欢迎;其形状像战斧,大部分肌腱锤的橡胶边缘都很宽,皮肤反射端更尖些。

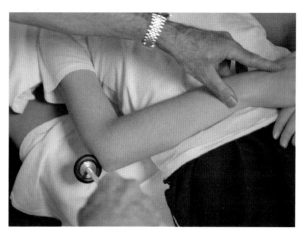

图 34-9　女王广场锤——肱三头肌反射

反射从 0 级到++++级(表 34-1)。请记住,那些非常焦虑或甲状腺中毒的患者,他们的反射活跃度一般会增加。

表 34-1　肌肉伸展反射的分类	
0	没有
+	有但减少
++	正常
+++	增加。可能是正常的
++++	大大增加,常伴有阵挛

确保患者舒适地放松,肘部弯曲,双手内旋放在膝关节上,不要重叠。测试肱二头肌痉挛(C3,C6),将示指放在肱二头肌肌腱上,用肌腱锤轻击示指(图 34-10)。肌腱锤应该握在末端附近,头部可以随着重力落在示指上,不要打得太狠。一般情况下,如果反射弧是完整的,有一个活跃的肱二头肌收缩、肘部前臂屈曲并迅速放松的动作。反复练习可以熟悉反应是否在正常范围内。当此反射被夸大时,远离通常的区域就可以引出反射来。

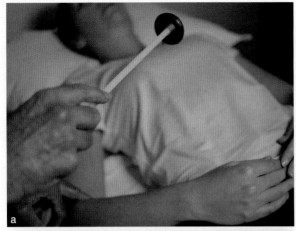

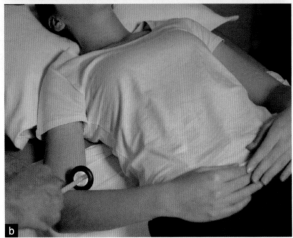

图 34-10　肱二头肌反射检查

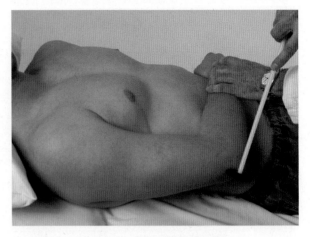

图 34-11　肱三头肌反射检查

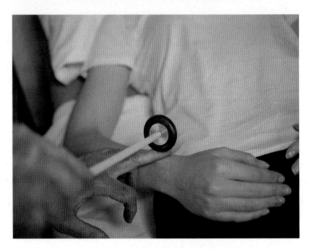

图 34-12　旋后肌反射检查区域

如果反射没有引出,可以通过强化动作加强反射。例如,让患者在肌腱锤击下之前紧紧地咬牙。有各种机制来解释强化机制,主要的可能是一定程度上起着分散注意力的作用,特别是当反射缺失时,因为焦虑的患者已经收缩了相反肌肉群。仅仅与患者交谈就可能引出患者的反射。有时反射只有在引导后才能引出,但这些情况下反射应该是对称的。

上运动神经元病变引起的抽搐增多,反射减弱或不存在,病变可能在反射运动弧的任何部分——肌肉本身(如肌病),运动神经(如神经病),脊髓前根(如脊椎病),前角细胞(如脊髓灰质炎)或感觉弧(感觉根或感觉神经)。

肱三头肌反射(C7,C8):一手抬起患者肘部,轻敲肱三头肌腱(图 34-11)。正常情况下,肱三头肌收缩导致前臂伸展。

肱桡肌反射:在腕上方敲击桡骨远端(C5,C6)。为了避免直接撞击桡神经而伤害患者,可将两个手指放在该部位,然后撞击手指,像肱二头肌检查一样(图 34-12)。正常情况下,肱桡肌收缩导致肘关节屈曲。

如果手腕被敲击后,肘关节伸展和手指屈曲是仅有的反应,那么这种反射是倒置的,被称为肱桡肌(旋臂)倒举,肱三头肌收缩导致肘关节伸展,而不是通常的肘关节屈曲。这与肱二头肌反射缺失和肱三头肌反射夸张有关。它表明脊髓损伤在 C5 或 C6 水平,如压迫(如椎间盘脱出)、创伤或脊髓空洞症。它提示可能有 C5 或 C6 的下运动神经元病变伴发反射弧中影响低于此水平的上运动神经元的病变。

手指反射(C8):患者充分放松,手掌向上,手指稍微弯曲。检测者的手放在患者的手上,用锤子敲在检测者的手指(图 34-13),正常情况下,所有患者的手指轻微屈曲。

协调

小脑与感觉通路、脑干、丘脑和大脑皮质有多种联系(传入和传出)。通过这些连接,小脑在协调运动中起着不可或缺的作用。可用标准的系列简单测试来测试患者的协调性。

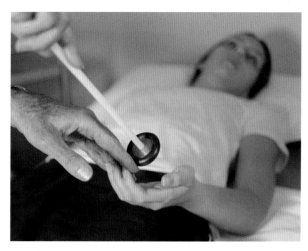

图 34-13　手指反射检查

指鼻试验

让患者用手指触摸自己的鼻子,然后翻转手指伸直手臂去触摸检测者的手指(图 34-14)。试验应先缓慢进行,然后加速进行,并反复多次,患者先睁眼测试,然后闭眼测试。在测试过程中,检测者推着患者的前臂,轻微干扰患者的动作,这可能会暴露出不太严重的异常。

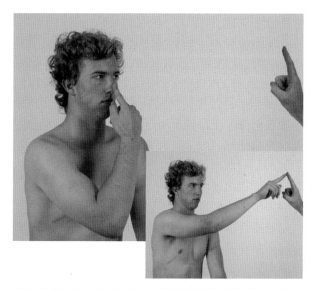

图 34-14　指鼻试验:用示指触摸你的鼻子,然后伸手触摸我的手指

寻找以下异常:①意向性震颤(非故意),即随着目标接近震颤加剧;②越过目标,即患者的手指朝小脑畸形一侧的方向冲过目标。这些异常发生于小脑疾病。

快速交替运动

让患者的一只手在另一只手的手背上迅速进行手心手背的交替运动,这个动作慢而笨拙则有运动障碍,见于小脑疾病(图 34-15)。

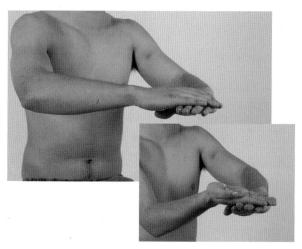

图 34-15　测试上肢的快速交替运动障碍:将一只手放在另一只手上的手背上,尽可能快、平稳地将上面的手翻过来再翻回来

锥体外系疾病(如帕金森病)和锥体系疾病(如内囊梗死),快速交替运动也可能受到影响。

反弹

让患者迅速从两侧抬起手臂,然后停止。由小脑疾病引起的肌张力减退会导致手臂停止运动的延迟。这种显示反弹的方法比更常用的患者在肘部弯曲手臂的方法更可取。当检查员突然放手时,手臂可能会发生剧烈的屈曲,除非被阻止,否则患者可能会打到自己的脸。因此,只有受过自卫训练的医生或医学生才应该使用这种方法。

感觉系统

检查感觉系统时,花的时间越多,主观的和不相关的微妙差异就越会被注意到,也就会越困惑。从远端到近端的顺序开始检查[1]。

脊髓丘脑通路(痛觉和温度觉)

痛觉和温度觉纤维进入脊髓并穿过更高的节段,到对侧脊髓丘脑束(图 34-16),上升到脑干。

疼痛(针刺)测试

使用一个新的针头[2],通过轻轻刺压正常区域,如前胸壁,会引起针刺的感觉。然后让患者说针刺感觉锋利还是迟钝,按照从远端到近端的顺序测试(图 34-17),且左右对比测试。画出相对迟钝的皮肤区域。该项检查总是按从远端到近端,从迟钝区域到正常感觉区域进行测试。

温度觉测试

冷感可以用金属物体来测试,如音叉或肌腱锤的金属端。缺乏感觉热的能力几乎总是与不能感觉冷有关。开始远距离和快速移动至近距离询问温度是否变化。温度觉测试通常比痛觉测试更能

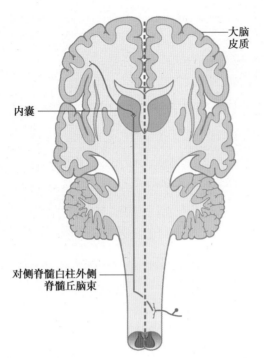

图 34-16   痛觉和温度觉传导通路（摘自 Snell RS, Westmoreland BF. Clinical neuroanatomy for medical students, 4th edition. Lippincott-Raven. 1997）

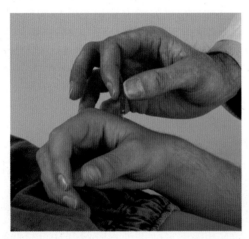

图 34-17   用一次性神经病学针测试针刺（疼痛）感觉：感觉是尖锐还是钝？

被患者耐受，神经病学家认为它更有帮助。

后柱（振动和本体感觉）

这些纤维在脊髓后柱的同侧进入并上升到髓质的薄束核和楔束核，在那里它们发生交叉（图 34-18）。

振动测试

使用 128Hz（而不是 256Hz）音叉。嘱患者闭眼，放置振动音叉在远端指间关节，没有测试经验的患者可能会发出惊讶的声音。这说明那只手的振动感觉正常。患者可能会描述一种振动、嗡嗡声，甚至可能用手做手势。用检测者的手敲击一下音叉，患者应该能够准确地说出发生这种情况的时

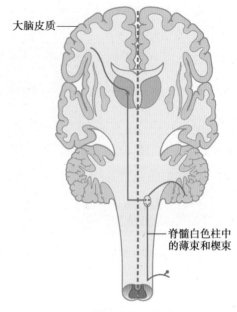

图 34-18   振动和本体感觉传导通路（摘自 Snell RS, Westmoreland BF. Clinical neuroanatomy for medical students, 4th edition. Lippincott-Raven. 1997）

间。比较两边。如果振动感减少或缺失，则在腕部尺侧、肘部（鹰嘴）上、肩部测试。虽然音叉传统上只放置在骨突起上，在软组织上振动感也同样好。

本体感觉测试

使用患者小手指的远端指间关节。当患者睁开眼睛时，从两侧（而不是顶部和底部）抓住远端指骨，上下移动以显示这些位置。从大动作开始，过渡到更小的动作。然后让患者闭上眼睛随机重复这些动作。正常情况下，即使是轻度的移动也是可以检测到的。如果有异常，继续类似地测试手腕和肘部。一般来说，本体感觉在运动感之前丧失，小指在拇指之前受到影响。

轻触测试

一些纤维在后柱（同侧）中行进，其余穿过中线行进在前脊髓丘脑束中（即对侧）。因此，轻触测试是最不具鉴别价值的。它经常被忽略，除了用手指进行双边接触以评估是否疏忽或忽视。触觉感受器的刺激可能导致感觉异常，例如肢体缺血后。

用一缕棉絮接触皮肤来测试轻触。让患者闭上眼睛，然后说"是"。不要抚摸皮肤，因为这会移动纤毛。测试每寸皮肤，比较左右两边。

感觉异常的解释

尝试将任何感觉丧失的分布对应于皮肤（由于脊髓或神经根病变）、单个周围神经、周围神经病变模式（手套分布）或半感觉丧失（由于脊髓或上脑干或丘脑病变）。

上肢感觉皮肤节段（图 34-19）可以粗略概括

上肢与躯干皮肤节段

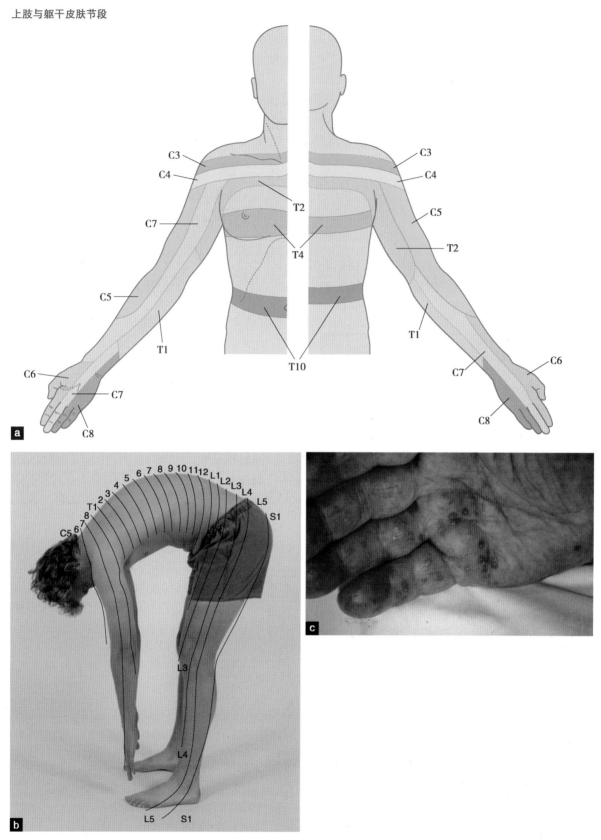

图 34-19 （a）皮肤节段介绍。（b）如果我们是四足动物,皮肤节段的分布就更有意义了。（c）C8 皮肤节段的带状疱疹分布［(c)Courtesy of Dr A Watson,Infectious Diseases Department,The Canberra Hospital］

如下：

- C5 支配肩尖和上臂的外部
- C6 支配前臂和拇指的外侧
- C7 支配中指
- C8 支配小指
- T1 支配上臂和肘关节的内侧

上肢周围神经检查

周围神经的损伤导致特征性运动和感觉丧失[3]。周围神经病变可能有局部原因，如创伤或压迫，或可能是多发性单神经炎的一部分，其中不止一个神经受到系统性疾病的影响。

桡神经（C5-C8）

桡神经是运动神经，供应肱三头肌、肱桡肌和手部伸肌。桡神经损伤所致的特征性畸形是手腕下降（图 34-20）。为了证明这一点，如果它还不明

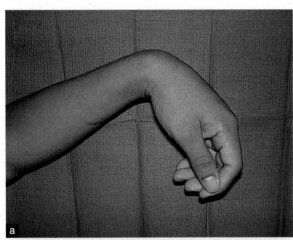
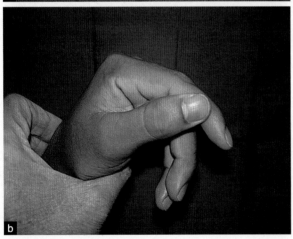

图 34-20　（a）左桡神经麻痹伴手腕下垂的典型表现。（b）即使有手腕支撑，患者仍无法在 MCP 关节处主动伸出五指（摘自 Jones Neil Fand Machado Gustavo R. Functional hand reconstruction tendon transfers for radial, median, and ulnar nerve injuries: current surgical techniques. Clin Plastic Surg 2011;38(4):621-642. Copyright© Elsevier）

显，让患者弯曲肘部，旋前臂，伸长手腕和手指。如果损伤发生在上臂的上 1/3 以上，肱三头肌也会受到影响。因此，测试肘部伸展，如果损伤很高，肘部伸展将不存在。

用别针在解剖鼻烟壶上测试感觉。在肘部分叉为桡神经深支和浅支之前，桡神经病变导致感觉丧失（图 34-21）。

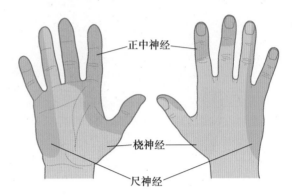

图 34-21　上肢主要神经受损的痛觉丧失（针刺）

正中神经（C6-T1）

正中神经包含对前臂前部所有肌肉的运动支配，除了尺侧腕屈肌和桡侧屈肌的尺半部，它还支配手的以下肌肉（合称 LOAF）：

两侧蚓状肌

拇对掌肌

拇短展肌

拇短屈肌（许多人）

腕部病变（腕管）[4,5]

使用触笔测试来评估拇短展肌的无力。要求患者将手平放，手掌向上放在桌子上，并尝试垂直外展拇指，以触摸握在上面的笔（图 34-22）。如果

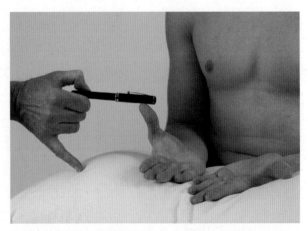

图 34-22　拇短展肌运动缺失的触笔测试：竖起拇指触摸我的笔

手腕或以上有正中神经麻痹,患者无法完成上述动作。然而,请记住,大多数腕管综合征患者的力量正常,可能有症状,也可能根本没有症状。在手腕处感觉正中神经增厚(如肉瘤、麻风病)。

肘窝内的病变

Ochsner 扣合试验(指屈肌丧失):请患者将双手紧紧握在一起(图 34-23a),患侧的示指不能灵活屈伸与肘窝或更高部位的病变相关(图 34-23b)。

Ochsner 扣合试验

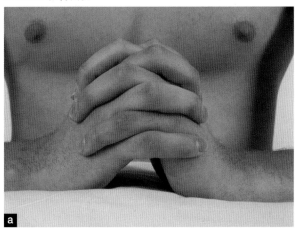

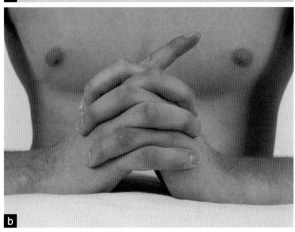

图 34-23 (a)正常。(b)指屈肌功能丧失导致的异常(模拟演示)

针对正中神经的感觉成分,测试手上方的针刺感觉。连续丧失感觉的区域包括拇指、示指、中指和无名指的外侧半部分(图 34-21)。手掌部分的感觉在腕管处的正中神经损伤中得以保留。

尺神经(C8-T1)

尺神经供应手的所有小肌肉(除了 LOAF 肌肉)、尺侧腕屈肌和桡侧屈肌尺半部的运动。查找手部小肌肉以及小指和无名指的萎缩(爪形手)。

爪形手是指掌指关节的过度伸展和指间关节的屈曲。请注意,手腕处的尺神经损伤更明显,因为肘部或肘部以上的损伤也会导致指深屈肌不能弯曲,从而减少指间关节的弯曲。这就是"尺神经悖论",因为更远端的损伤会导致更大的畸形。同时,在肘部感觉尺神经增厚。

Froment 征

请患者用拇指和示指外侧抓一张纸。因为拇指的内收肌功能丧失,受影响的拇指会弯曲。

真正爪形手的原因见清单 34-2,而手部小肌肉萎缩的原因见清单 34-3,参见图 34-24。

针对尺神经的感觉成分,可对小指掌侧和背侧以及无名指内侧半部进行针刺(图 34-21)。

清单 34-2 爪形手的原因(鉴别诊断)
尺神经和正中神经病变(尺神经麻痹单独引起爪样手)
臂丛病变(C8-T1)
其他神经疾病(如脊髓空洞症,脊髓灰质炎)
缺血性挛缩(晚期和严重)
类风湿关节炎(晚期,未经治疗的疾病)

清单 34-3 手部小肌肉萎缩的原因(鉴别诊断)
脊髓损伤
脊髓灰质炎
颈椎病伴 C8 节段受压
肿瘤
创伤
前角细胞病
运动神经元疾病,脊髓灰质炎
脊髓肌肉萎缩(如 Kugelberg-Welander 病)
神经根病变
C8 压缩
臂丛下干病变
胸廓出口综合征
创伤、辐射、渗透、炎症
周围神经损伤
正中神经和尺神经损伤
周围运动神经病
肌病
营养不良性肌强直:前臂比手受到的影响更大
远端肌病
营养失调
关节病
缺血,包括血管炎
肩手综合征

运动神经元疾病

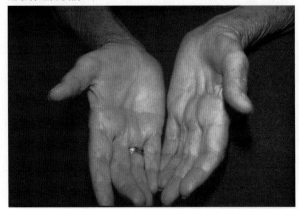

图 34-24　手部肌肉萎缩展示

臂丛神经

臂丛病变从部分病变到完全病变不等；可能涉及运动和/或感觉纤维。神经根汇聚成神经干，然后分出神经束，形成周围神经（表 34-2 和表 34-3）。解剖结构如图 34-25 所示。

臂丛神经病变的患者可能主诉肩膀或手臂疼痛或无力。疼痛往往很突出，特别是当有神经根脱出。如果有难以定位的隐痛，如果疼痛与肢体运动无关，夜间更严重，并且没有相关的压痛，则更可能是神经性原因。患者可能持续感觉不舒服。如果疼痛随运动而加重，或有炎症、关节畸形或局部压痛的迹象，则更可能是矫形或外伤性原因。大多数神经丛损伤在锁骨上（即近端），尤其是在创伤后发生时。当锁骨下（即远端）病变发生时，通常不太严重。

检查手臂和肩带（清单 34-4）。请记住，肩胛背神经（支配菱形肌）来自上躯干附近的 C5 神经

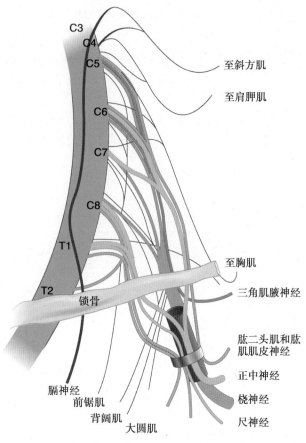

图 34-25　臂丛神经（摘自 Chusid JG. Correlative neuro-anatomy and functional neurology, 19th ed. Los Altos：Lange Medical, 1985）

表 34-2　神经根和臂丛干

神经根	臂丛干	支配肌肉
C5 和 C6	上	肩（尤其是肱二头肌和三角肌）
C7	中	肱三头肌和一些前臂肌肉
C8 和 T1	下	手和一些前臂肌肉

表 34-3　臂丛束、神经及其供应的肌肉

臂丛束	形成神经	支配肌肉
内侧	肌皮神经，正中神经	肱二头肌、旋前圆肌、桡侧腕屈肌
外侧	正中神经，尺神经	手部肌肉
后侧	腋神经，桡神经	三角肌、肱三头肌和前臂伸肌

清单 34-4　肩带检查

方法

异常可能是由于肌肉营养不良、单一神经或神经根损害。检查每块肌肉，触诊其体积、测试功能如下：

1. 斜方肌（Ⅺ、C3、C4）：要求患者抬高肩部抵抗阻力，寻找上肩胛骨的摆动。
2. 前锯肌（C5-C7）：要求患者将双手推到墙壁上，并观察下肩胛骨的摆动。
3. 菱形肌（C4、C5）：要求患者双手放在臀部上，同时拉动两个肩胛骨。
4. 冈上肌（C5、C6）：要求患者从两侧外展手臂以抵抗阻力。
5. 冈下肌（C5、C6）：要求患者克服阻力向外旋转上臂，肘部在两侧弯曲。
6. 大圆肌（C5-C7）：要求患者逆着阻力向内旋转上臂。
7. 背阔肌（C7、C8）：要求患者将肘部向两侧拉，以抵抗阻力。
8. 胸大肌，锁骨头（C5-C8）：要求患者将上臂举过水平面，并向前推，以抵抗阻力。
9. 胸大肌、胸肋部（C6-T1）和胸小肌（C7）：要求患者内收上臂以抵抗阻力。
10. 三角肌（C5、C6）（和腋神经）：要求患者外展手臂以抵抗阻力。

根,因此在上躯干损伤中菱形肌肉功能通常不存在。臂丛的典型病变见清单34-5。颈肋综合征可导致下臂丛病变(清单34-6)。表34-4给出了区分神经丛和神经根损伤的方法。

清单 34-5　臂丛神经病变

完全病变(罕见)

1. 下运动神经元影响整个手臂
2. 感觉丧失(整个肢体)
3. 霍纳综合征(重要线索)

注:这经常是痛苦的。

上部病变(C5、C6)

1. 肩部运动和肘部弯曲的丧失——手保持在如服务员的倾斜位置上
2. 手臂和前臂外侧的感觉丧失

下部病变(C8,T1)

1. 真正的爪形手,所有内在肌肉瘫痪
2. 手和前臂尺骨侧感觉丧失
3. 霍纳综合征

清单 34-6　颈肋综合征

临床特点

1. 手部小肌肉的萎缩和消瘦(爪形手)
2. C8 和 T1 感官损失
3. 径向脉搏和血压不均匀
4. 锁骨下臂上的杂音(健康人可能会出现)
5. 颈部可触及的颈部肋骨(不常见)

表 34-4　区分臂丛神经病变和神经根压迫

	臂丛	神经根
以前的损伤	某些类型	偶尔
隐匿性发作	某些类型	经常
颈部疼痛	否	是
单侧肩胛间疼痛	否	是
疲软	通常严重	轻度-中度
疲软的位置	通常是肩膀和肱二头肌或手	肱三头肌(C7 病变尤常见)

让患者背向检测者站立,伸出手臂和双手接触并推靠墙壁。肩胛骨翼状隆起是面肩肱型肌营养不良的典型表现(图34-26)。

臂丛损伤的原因包括:

- 炎症和感染、自身免疫性疾病(更常见于上神经丛)。
- 放射治疗(更常见于上神经丛)。

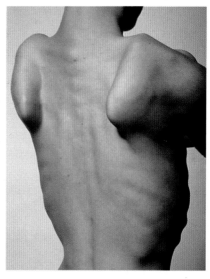

图 34-26　肩胛骨摆动,通常是肌肉营养不良的结果(摘自 Mir MA. Atlas of clinical diagnosis, 2nd ed. Edinburgh:Saunders, 2003)

- 癌症(更常见的下神经丛)-癌症通过局部侵袭导致臂丛损伤;下神经丛通常首先受到感染。这些神经丛病变通常疼痛,进展迅速。萎缩和感官丧失都存在。
- 创伤:直接(机动车碰撞、包括胸骨切开、撕裂和枪击在内的手术)、牵引(出生伤、机动车碰撞、运动损伤,如橄榄球损伤更常见的上神经丛)、慢性压迫(胸腔出口、"背包麻痹"、骨折伴骨移位)。

下肢

如果可能的话,首先测试步态。

检查腿部,患者躺在床上,腿部和大腿完全暴露(在腹股沟上放一条毛巾)。注意是否有导尿管,这可能表明有脊髓受压或其他脊髓疾病,特别是多发性硬化症。

运动系统

筋膜炎和肌肉萎缩

寻找筋膜炎和肌肉萎缩。感受股四头肌和小腿的肌肉体积。然后用手沿着胫骨移动,感觉胫骨前部肌肉的损耗。

张力

测试膝关节和脚踝的张力。将一只手放在选定的膝关节上,然后突然向上拉膝关节,导致屈曲。当患者放松时,这种情况应该没有抵抗。然后,支撑大腿,以越来越快的速度弯曲和伸展膝关节,感觉肌肉张力。腿部的张力也可以通过让患者坐着,双腿自由地悬在床边来测试。将患者的一条腿抬到水平位置,然后突然松开手,在一个完全放松的健康人身上,腿会摆动六次。如果存在张力减退,如发生小脑疾病,摆动时间将延长。如果出现紧张或痉挛,运动将是不规则和不平稳的。

下一个测试是踝关节和髌骨的阵挛。这是肌肉在突然拉伸时持续的有节奏的收缩,是由于上运动神经元损伤引起的张力过大所致。它表示反射兴奋性的增加(来自 α 运动神经元活性的增加)。

膝关节弯曲,大腿向外旋转,脚尖背屈。当存在踝阵挛时,会出现反复的踝跖屈曲运动。只要保持脚跟背屈,这种情况就会持续。测试髌阵挛,将一只手放在股四头肌下部,膝关节伸展,并将髌骨急剧向下移动。只要保持向下伸展,股四头肌就会持续有节奏地收缩。

力量

下面测试力量。

臀部

屈曲——腰肌和髂肌(L2,L3):要求患者抬起直腿,将手放在膝关节上方,让患者做抵抗动作,不要让检测者向下推(图 34-27)。

伸展——臀大肌(L5,S1,S2):要求患者保持腿部向下,不要让检测者把它从小腿或脚踝下面拉起来(图 34-28)。

外展——臀中肌和臀小肌、缝匠肌和阔筋膜张肌(L4、L5、S1):要求患者外展腿部,不要让检测者推入(图 34-29)。

内收——长内收肌、短内收肌和大内收肌(L2、L3、L4):要求患者保持腿内收,不要让检测者把腿推出(图 34-30)。

膝关节

屈曲——腘绳肌腱(股二头肌、半膜肌、半腱肌)(L5、S1):要求患者弯曲膝关节,不要让检测者

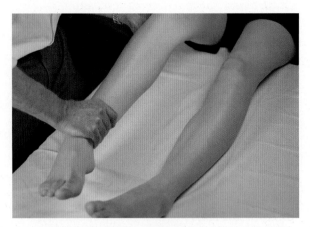

图 34-28   测试髋关节伸展力量:把你的脚跟往下推,不要让我把它拉起来

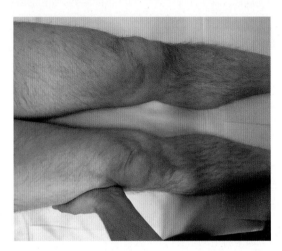

图 34-29   测试髋关节外展力量:别让我把你的髋关节推进去

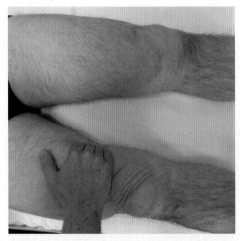

图 34-30   测试髋关节内收力量:别让我把你的臀部推出来;用力拉

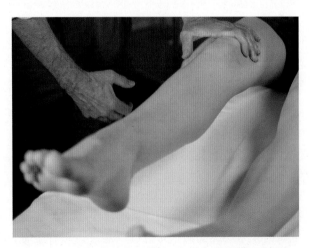

图 34-27   测试髋关节屈曲力量:抬起你的腿,不要让我把它推倒

伸直(图 34-31)。如果对膝关节屈曲的真实强度有疑问,应在患者处于俯卧位时进行测试。在这处,寻求髋关节屈曲的帮助可能会被阻止,并且在收缩期间可以触碰肌肉。

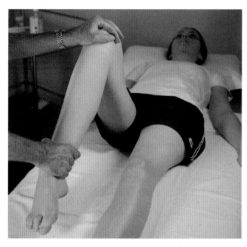

图 34-31 测试屈膝力量:弯曲你的膝关节,不要让我伸直;用力拉

伸展——股四头肌(该肌肉的强度是其对应腘绳肌腱的三倍)(L3、L4):膝关节略微弯曲,要求患者伸直膝关节,不要让检测者弯曲(图 34-32)。

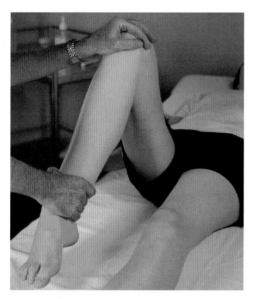

图 34-32 测试膝关节伸展力量:伸直你的膝关节,不要让我弯曲它;用力推

脚踝

跖屈——腓肠肌、足底肌、比目鱼肌(S1、S2):要求患者将脚向下推,不要让检测者向上推(图 34-33)。

背屈——胫骨前肌、趾长伸肌和蹞长伸肌(L4、L5):要求患者抬起脚,不要让检测者向下推(图 34-34)。踝关节的力量也可以通过让患者站在脚趾上(跖屈)或脚跟上(背屈)来测试;如果协调受损,这些运动也可能受到限制。

跗骨关节

外翻——腓骨长肌和腓骨短肌,以及趾长伸肌

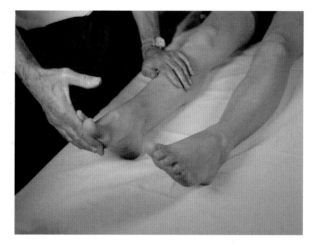

图 34-33 测试脚踝、跖屈力量:别让我把你的脚往上推

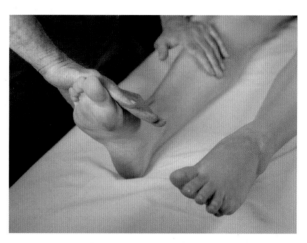

图 34-34 测试脚踝背屈力量:别让我把你的脚推下去

(L5,S1):患者将脚外翻,并要求患者保持(图 34-35)。

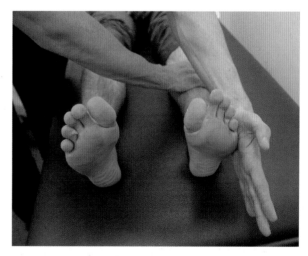

图 34-35 测试踝关节(跗关节)外翻:别让我把你的脚向内转

内翻——胫骨后肌、腓肠肌和蹞长肌(L5,S1):患者向内翻转脚并保持(图 34-36)。

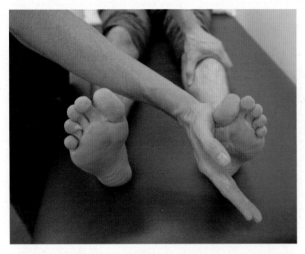

图 34-36 测试踝关节（跗关节）内翻力量：别让我把你的脚向外转

胡佛试验（Hoover test）可检测到非器质性或功能性单侧肢体无力。通常，当患者试图抵制运动时，对侧肢体会起到支撑作用。例如，当患者试图克服阻力伸展腿时，另一条腿会向下推到床上。如果没有这种运动，胡佛征（Hoover sign）是阳性的。

下肢力量快速测试

临床医生可以要求患者做以下动作：

1. 用脚趾站立（S1）（图 34-37a）
2. 脚后跟站立（L4、L5）（图 34-37b）
3. 蹲下并再次站立（L3、L4）（图 34-37c）

这测试了脚踝、膝关节和臀部的力量。无法执行任何测试表明需要进行更正式的测试。

下肢力量快速测试

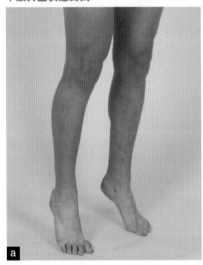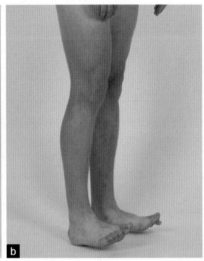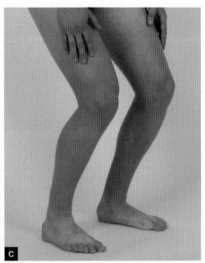

图 34-37 （a）用脚趾站起来。（b）现在抬起脚跟。（c）现在蹲下，再站起来

反射

测试以下反射。

膝跳反射（L3，L4）

将一只手放到患者的膝关节下，使他们稍微弯曲和支撑。肌腱锤落在髌下肌腱上（图 34-38）。正常情况下，股四头肌的收缩会导致膝关节的伸展。比较左右两侧。如果膝跳似乎在一侧或两侧不存在，应强化后再次测试。让患者互锁手指，然后在锤子撞击肌腱之前用力拉开（图 34-39）。这一动作已经被证明可以恢复 70% 的老年人明显缺乏的脚踝抽搐。如果很难引起任何肌肉伸展反射，则应使用咬紧牙关或抓住物体这样的强化动作。

踝关节反射（S1，S2）

将脚摆成踝中间位，膝关节弯曲，大腿在床上向外旋转，脚保持背屈。让锤子落在跟腱上，正常反应是跖屈，腓肠肌收缩（图 34-40）。这种反射也可以在患者跪下或轻敲脚底时进行测试[6]。

足底反射（L5，S1，S2）

告诉患者将要发生的事情后，使用一个钝的物体，在到达脚趾之前向鞋底的侧面敲击并向内弯曲，向中跖趾关节（MTP）移动（图 34-41）。正常反应是 1 岁以上患者在 MTP 关节处的蹬趾屈曲。伸肌（Babinski）[7] 反应异常，其特征是蹬趾在 MTP 关节（向上的脚趾）处伸展，其他脚趾呈扇形。这表明上部运动神经元（锥体束）受损，尽管测试的可靠性相对较差。双侧向上的脚趾也可能在全身性癫痫发作或昏迷患者中发现。

协调

用三个动作测试小脑疾病。

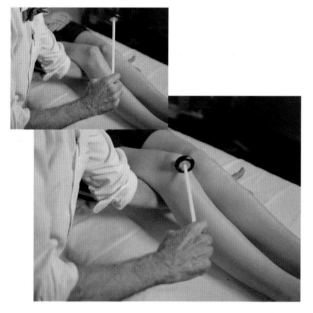

图 34-38 膝跳检查

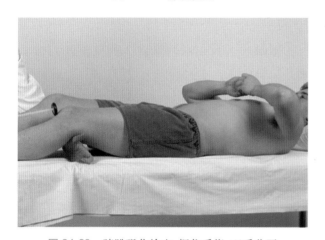

图 34-39 膝跳强化检查:握住手指,双手分开

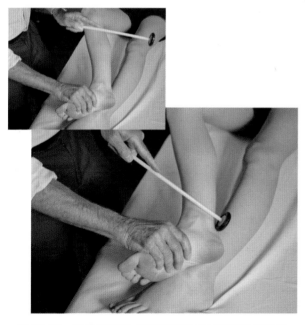

图 34-40 踝关节抽搐:检查者稍微背屈脚以拉伸肌腱

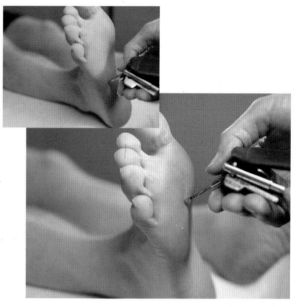

图 34-41 足底反射检查

跟-胫测试

要求患者以适度的速度,尽可能准确地将一只脚的脚后跟在另一只小腿上上下移动(图 34-42)。在小脑疾病中,脚后跟晃动,左右摆动幅度大。闭上眼睛对小脑的影响不大,但是如果有后柱缺失,当眼睛闭上时,运动会变得更糟,也就是说,有"感觉共济失调"。

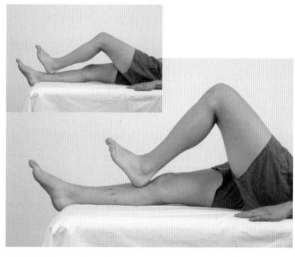

图 34-42 要求患者用一只脚的脚后跟在对侧胫骨以适度的速度上下运动,并尽可能准确

脚趾-手指测试

遗憾的是,脚趾鼻测试并不是一种切实可行的方法。因此,我们使用了脚趾手指测试。让患者抬起脚(膝关节弯曲),用姆趾触摸手指。寻找意向性震颤。

叩足实验

快速交替动作的测试方法是让患者用脚底快速拍打检测者的手掌或另一侧胫骨上的脚后跟。节奏的丧失即是异常。

感觉系统

如上肢检测一样，首先在每一个皮节上测试疼痛或冷感觉，从远端开始，比较右侧和左侧（图34-43）。发现异常情况并确定损伤部位。

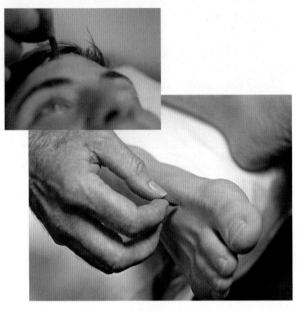

图34-43　测试下肢的刺痛感（不要用针抽血）

然后测试蹞趾和踝关节的振动感觉，如果没有，则测试膝关节，必要时测试髂前上棘（图34-44）。接下来测试蹞趾的本体感觉（图34-45），必要时测试膝关节和臀部。

最后，也可以使用旋转的棉纤维或微纤维测试仪进行测试（图34-46）。这种感觉对预防足部溃疡的发展具有特别的保护作用。

皮肤定位

记住以下概括（图34-47）：

- L2 供应大腿前上部
- L3 供应膝关节前部周围
- L4 供应腿部内侧
- L5 供应腿部外侧和足背内侧
- S1 供应足跟和大部分足底
- S2 供应大腿后部
- S3、S4 和 S5 供应肛门周围

感觉平面

如果腿部有外周感觉丧失，尝试用别针找出病变顶端，最初以 5cm 的间隔向上移动，从腿到腹部，直到患者能说出针刺的感觉是尖锐的。这可能涉及腹部甚至胸部皮肤的测试。在躯干上找出感觉水平异常范围表明脊髓水平受到影响程度。请记住，感觉过敏（敏感度增加）的水平通常发生在感觉水平之上，这是应该确定的较高水平，因为它通常表示受影响最大的脊髓节段。还要记住，椎体的高度仅与上颈椎的脊髓高度相对应，因为脊髓比椎管短。C8 脊柱段位于 C7 椎骨的对面。在上胸脊髓中，有大约两段的差异，而在中胸脊髓中则有三段。所有腰骶段与 T11 至 L1 椎骨相对。

表面或皮肤反射

这些反射是在对皮肤或黏膜的轻微触摸或抓挠时发生的。刺激比肌腱（肌肉拉伸）反射更浅。通常，这些反射在刺激后发生得较慢，不太经常出现，更容易疲劳。

例如，手掌反射或抓握反射、腹壁反射、手掌反射和足底反射。

腹部反射（上腹部 T6-T9、中腹部 T9-T11、下腹部 T11-L1）

通过在腹部四个象限中的由外侧向脐斜向轻抚腹壁来测试这些反射（图34-48）。在节段水平以上的上运动神经元损伤中，以及在手术中断神经的患者中，腹壁反射收缩不存在。腹部反射在昏迷、深度睡眠和麻醉期间消失。腹部反射在肥胖患者中通常很难诱发，在一些健康人中也可能缺失（20%）。在肌腱反射增加的情况下，腹部反射的缺失提示皮质脊髓束异常。

提睾反射（L1-L2）

向下划动大腿内侧；正常情况下，提睾肌的收缩会拉起阴囊和睾丸。老年男性和精索静脉积液或精索静脉曲张患者，或在睾丸炎发作后可能不存在。这很少被测试，除非对该区域有特定的担忧（如从病史或已知的 L1、L2 病变）。

鞍区和肛门反射

如果马尾损伤，再测试鞍区感觉（如由于尿失禁或大便失禁）。唯一的感官损失可能发生在臀部或肛门周围（S3-S5）。在这种情况下，还要测试肛门反射（S2-S4）：在有马尾骶段损伤的患者中，因肛周皮肤针刺而引起的外括约肌的正常收缩被取消。如果最低的骶骨节段消失，但较高的骶骨段被保留，这表明存在固有的脊髓损伤。

下肢震动觉测试

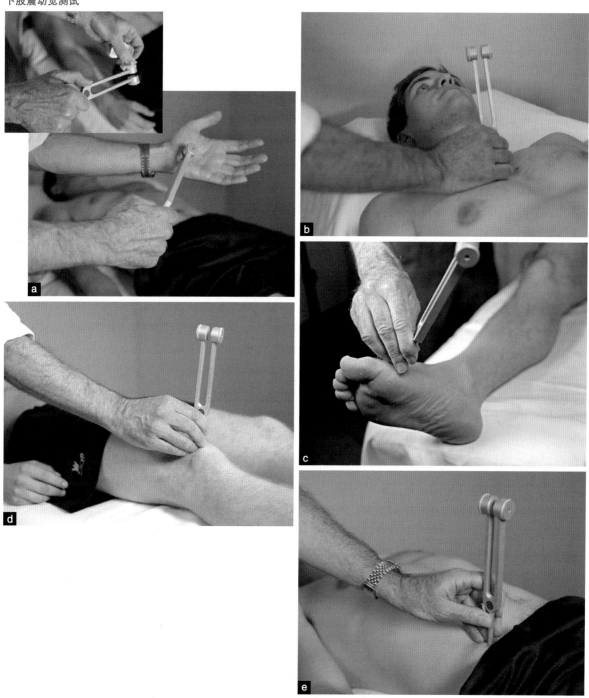

图 34-44　(a)用 128Hz 的音叉敲击鱼际肌。(b)演示患者胸骨上音叉的振动:你能感觉到这种振动吗? (c)把音叉放在蹰趾上:你能感觉到那里的震动吗? 告诉我什么时候停止。(d)如果蹰趾没有振动感,试着测试髌骨。(e)如果膝关节没有振动感,试着在髂前上棘进行测试

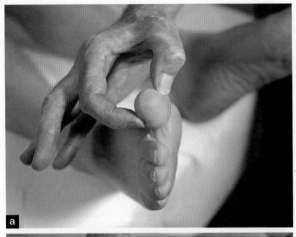

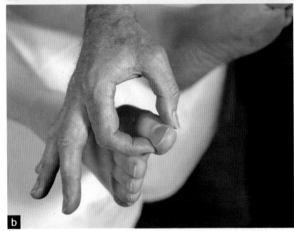

图 34-45 本体感觉:闭上眼睛,告诉我,我是把你的脚趾向上还是向下移动了

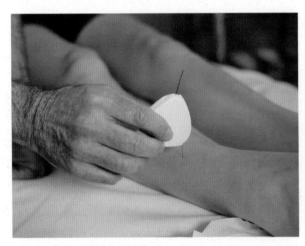

图 34-46 用丝状物测试触感,棉絮可以作为替代品,但不要触及皮肤

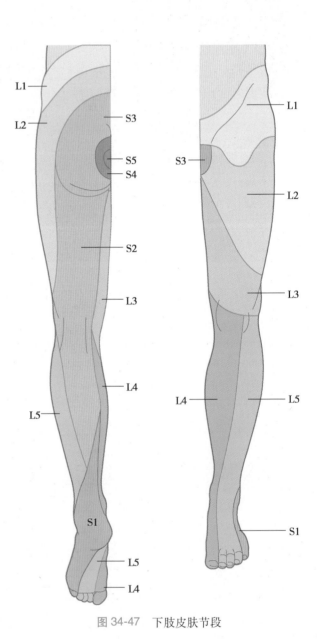

图 34-47 下肢皮肤节段

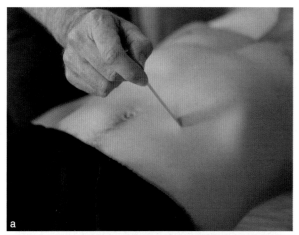

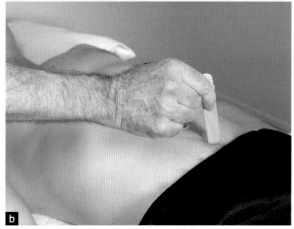

图 34-48　腹部反射:从每个象限向脐部划动,观察腹肌收缩

脊柱

患者站立时检查脊柱。观察和触摸感觉:

- 瘢痕
- 脊柱侧凸
- 中线小窝或斑点(脊柱裂)
- 压痛(恶性肿瘤或感染)

要求患者躺下并进行直腿抬高测试(测试椎间盘突出症,这会导致坐骨神经分布疼痛)。

下肢周围神经检查

大腿外侧皮神经

感觉丧失测试(图 34-49)。这种神经的损伤通常发生在腹股沟韧带和髂前上棘之间。这在肥胖和大部分时间坐着的人(如卡车司机、公务员)中更为常见。它会导致大腿外侧的感觉丧失,但没有发现运动丧失。如有疼痛,则称为感觉异常痛。

股神经(L2、L3、L4)

测试膝关节伸展无力(股四头肌麻痹)。髋关

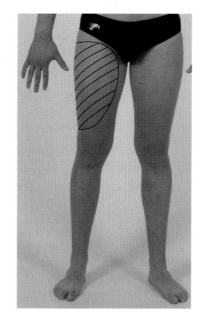

图 34-49　大腿外侧皮神经的分布

节屈曲无力只是轻微的,内收肌的力量得以保持。没有膝跳反射。感觉丧失涉及大腿和小腿的内侧(图 34-50)。

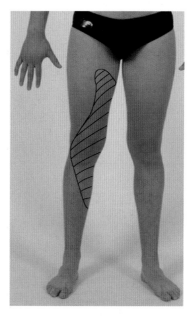

图 34-50　股神经的感觉分布

坐骨神经(L4、L5、S1、S2)

这条神经支配膝关节和腘绳肌腱的所有肌肉。膝关节以下的力量损失,导致足底下垂(足底弯曲),以及膝关节弯曲无力。测试反射:坐骨神经损伤时,膝跳反射是完整的,但踝关节制动和足底反射不存在。测试大腿后部、小腿外侧和后侧以及足部的感觉(因近端神经损伤而丧失)(图 34-51)。

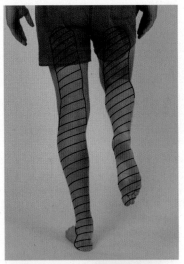

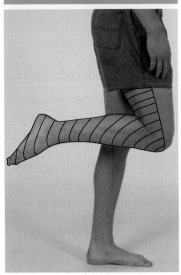

图 34-51　坐骨神经的感觉分布

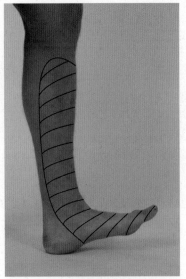

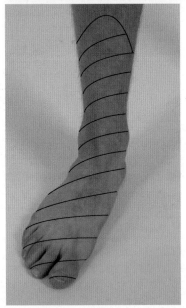

图 34-52　腓总神经的感觉分布（腓骨颈受压）

腓总神经（L4、L5、S1）

这是坐骨神经的主要终支。它支配小腿的前部和外侧肌肉（图 34-52）。在检查时，人们可能会注意到脚下垂（清单 34-7 和图 34-53）。测试背屈和外翻的无力程度。反射是完整的。感觉损失测试：脚背外侧的感觉损失可能很小。请注意，这些发现可能与 L5 根部病变相混淆，但后者包括膝关节屈曲无力、足部内翻丧失以及 L5 分布的感觉丧失。

步态

在确保可以看见患者腿的情况下，要求患者正常行走几米，然后快速转过身，向后走，然后脚后跟到脚趾走路，以排除小脑中线损伤（图 34-54）。要求患者用脚趾走路（S1 损伤会使这个动作变得困难或不可能），然后用脚后跟走路（L4 或 L5 损伤导

清单 34-7　足部下垂的原因（鉴别诊断）

腓总神经麻痹

坐骨神经麻痹

腰骶丛病变

L4、L5 根部病变

周围运动神经病

远端肌病

运动神经元疾病

脑卒中前动脉或腔隙综合征（"缺血性偏瘫"）

致足部下垂会使这个动作困难或不可行）。

通过让患者蹲下然后站起来，或者坐在低椅子上然后站起来来测试近端肌病。

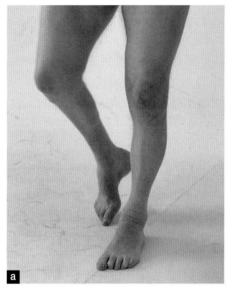
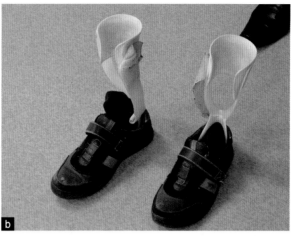

图 34-53　(a)脚部下垂:患者将患腿抬高到空中,以防止脚部刮到地面。(b)鞋支撑可防止足部下垂

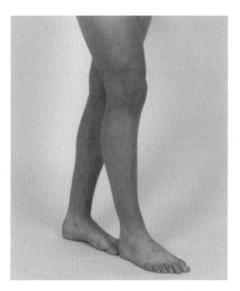

图 34-54　小脑测试脚跟-脚趾运动

Romberg 试验

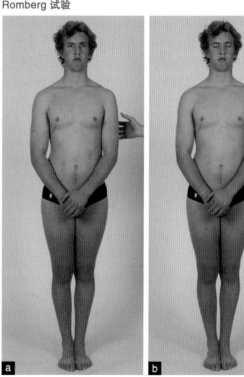

图 34-55　(a)双脚并拢站立。(b)现在闭上你的眼睛。我不会让你跌倒的

Romberg 实验,请患者双脚并拢站立,睁开眼睛(图 34-55a),然后在患者稳定后,闭上眼睛(图 34-55b)。比较眼睛睁开时和闭眼 1min 时的稳定性。即使在没有神经系统疾病的情况下,一个人闭着眼睛也可能会有轻微的不稳定,正常人可以轻松地保持这个姿势 60s,但如果出现明显的不稳定到患者看起来很可能跌倒的程度时,Romberg 实验为阳性。当不稳定性随着眼睛闭合而增加时,Romberg 测试是阳性的。这通常表现为本体感觉丧失;当移除关于位置的视觉信息时,不稳定性更差。

睁眼时明显的不稳定表现为严重的本体感觉丧失、小脑或前庭功能障碍。

步态障碍总结在清单 34-8 中。

清单 34-8　步态障碍

偏瘫:脚跖弯曲,腿以侧向弧度摆动

痉挛性截瘫:剪刀步态

帕金森病:

- 起步犹豫
- 拖拽步态
- 冻结现象
- 慌张步态
- 前冲步态
- 后退步态

小脑:一种醉醺醺的步态,步履宽阔或小步蹒跚;如果有单侧小脑半球病变,患者会向患侧蹒跚而行

后柱损伤:脚在宽阔的步态上笨拙地拍打地面

落脚:高步步态

近端肌病:蹒跚步态

前额叶(失用症):直立时,脚似乎黏在地板上,但当患者仰卧时,脚更容易移动

转换障碍(癔症):以怪异、不一致的步态为特征

要点小结

1. 比较两侧,观察肢体检查中是否存在对称性缺失

2. 反射只需要确定是存在、增强还是不存在,更具体的分级并没有真正的用处

3. 张力有很大的正常变异

4. 针刺感觉有更多的变化,有时只能说检查结果没有用处

OSCE 复习题——周围神经系统

本章内容可利用以下问题帮助复习:

1. 患者男性,注意到平衡有问题,考虑小脑受损,请检查患者下肢
2. 患者男性,走路时右脚抬起有困难,请作检查
3. 患者男性,请检查下肢各反射
4. 患者女性,请检查上肢力量
5. 患者女性,左手小肌肉萎缩,请作检查

参考文献

1. Freeman C, Okun MS. Origins of the sensory examination in neurology. *Semin Neurol* 2002; 22:399–407.

2. Nelson KR. Use new pins for each neurologic examination [Letter]. *New Engl J Med* 1986; 314:581. A cautionary tale.

3. Medical Research Council. *Aids to the investigation of peripheral nerve injury.* London: Her Majesty's Stationery Office, 1972. Presents, in a clear and straightforward manner, bedside methods for testing the innervation of all important muscles. An invaluable guide.

4. Katz JN, Larson MG, Sabra A et al. The carpal tunnel syndrome: diagnostic utility of the history and physical examination findings. *Ann Intern Med* 1990; 112:321–327. Unfortunately, individual symptoms and signs have limited diagnostic usefulness. Tinel's sign appears to be of little value.

5. D'Arcy DA, McGee S. The rational clinical examination. Does this patient have carpal tunnel syndrome? *JAMA* 2000; 283:3110–3117. Weak thumb abduction and self-reported sensory symptoms (drawn on a diagram) are useful to predict abnormal median nerve conduction testing.

6. Schwartz RS, Morris JG, Crimmins D et al. A comparison of two methods of eliciting the ankle jerk. *Aust NZ J Med* 1990; 20:116–119. The ankle jerk can be tested by tapping the sole of the foot.

7. Lance JW. The Babinski sign. *J Neurol Neurosurg Psychiatry* 2002; 73(4):360–362. A clear explanation of the history and clinical relevance of this most important of neurological signs.

第 35 章

神经系统体征症状和疾病的相关性

知识是堆积事实的过程，智慧在于对事实的简化。——Martin H Fisher (1879—1962)

上运动神经元损伤

在神经病学中，临床诊断是定义明确的生理功能缺陷、确定其解剖学水平并分析可能的原因。能够区分上运动神经元体征和下运动神经元体征是很重要的（图34-1和清单35-3）。前者发生前角细胞水平以上的神经通路损害，例如大脑皮质、内囊、大脑脚、脑干或脊髓的运动通路。当这种情况发生时，上肢的展肌和伸肌以及下肢的屈肌和展肌更加无力，因为这条通路的正常功能是调节反重力肌的随意收缩。然而，所有的肌肉通常都比正常的力量要弱。肌肉萎缩轻微或不会发生，可能是因为通常情况下没有丢失由下运动神经元释放的营养因子。然而，由于严重虚弱无力导致的失用可能会导致某种程度的萎缩。

上运动神经元体征发生在病变位置高于下运动神经元水平的大脑或脊髓时（清单35-1）。

清单 35-1　上运动神经元损害程度

1. 腿受影响：L1 或以上
2. 上肢受影响：C3 或以上
3. 面部受影响：脑桥或以上
4. 复视：中脑或以上

痉挛发生是因为皮质网状脊髓束的损害，导致牵张反射亢进。

单瘫是只影响一个肢体的瘫痪，这在运动皮质或部分内囊损害时发生。偏瘫影响身体的一侧，这是由于对侧运动皮质的投射路径受到损害。

截瘫影响双腿，而四肢瘫痪影响所有肢体，这是脊髓损伤或是较少见的脑干损伤（如基底动脉血栓形成）的结果。

偏瘫的原因（上运动神经元损害）

血管疾病（卒中或 TIA）

特定血管节段可出现栓塞或出血（图35-1）[1,2]。血管损害通常持续数分钟以上，但由于梗死区周围或梗死区出血或水肿，可在数小时或数天内继续恶化。短暂性缺血发作（TIA）是由短暂性血管阻塞引起的局灶性神经紊乱，影像学上没有显示卒中的证据。通常这种情况不会持续超过两个小时，而且24h 的历史基准可能过长。任何神经系统症状如果持续存在，这个发作就不是 TIA。如果颈内动脉区域的病变累及大范围内囊或半球，可导致身体另一侧的偏瘫。

可能出现同侧偏盲、偏侧感觉缺失和言语障碍（表35-1）。颈内动脉狭窄可能与颈部血管杂音有关[3]。

出血性卒中通常累及内囊和壳核（引起对侧偏瘫和感觉丧失）或丘脑（引起对侧偏侧感觉缺失）。

椎基底动脉区域的损害可能导致脑神经麻痹、小脑征象、霍纳综合征和感觉丧失，以及上运动神经元征象（通常是双侧性的，因为脑干中神经元的结构非常接近）。例如，中脑的病变可能与第 III 脑神经麻痹和上运动神经元征相关。如果大脑后动脉被阻断，半侧感觉障碍和同侧偏盲可能会发生。

一个需要认识的重要综合征是延髓背外侧综合征（清单35-2）。这种综合征表明了检查痛觉和温度觉的重要性，而不是轻微的触摸。越来越多的人认为升主动脉粥样硬化是脑栓子的来源。

脑脓肿和真菌性动脉瘤也可能引起偏瘫。

压迫性和浸润性病变

肿瘤倾向于发生在脑叶，并且患者表现出的症

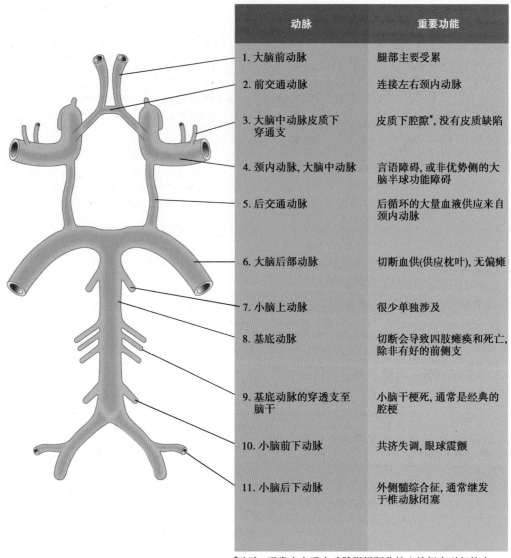

动脉	重要功能
1. 大脑前动脉	腿部主要受累
2. 前交通动脉	连接左右颈内动脉
3. 大脑中动脉皮质下穿通支	皮质下腔隙*，没有皮质缺陷
4. 颈内动脉, 大脑中动脉	言语障碍, 或非优势侧的大脑半球功能障碍
5. 后交通动脉	后循环的大量血液供应来自颈内动脉
6. 大脑后部动脉	切断血供(供应枕叶), 无偏瘫
7. 小脑上动脉	很少单独涉及
8. 基底动脉	切断会导致四肢瘫痪和死亡, 除非有好的前侧支
9. 基底动脉的穿透支至脑干	小脑干梗死, 通常是经典的腔梗
10. 小脑前下动脉	共济失调, 眼球震颤
11. 小脑后下动脉	外侧髓综合征, 通常继发于椎动脉闭塞

*腔隙: 通常由交通支动脉粥样硬化性血栓闭塞引起的小梗死

图 35-1　Willis 环的解剖结构，显示了动脉血供的功能重要性(摘自 Weiner HL，Levitt LP. Neurology for the house officer. 6th ed. Baltimore：Williams & Wilkins，2000)

表 35-1　脑内血栓形成或栓塞的临床特点

大脑中动脉	大脑后动脉	大脑前动脉	椎/基底动脉(脑干)
主要分支	**主要分支***		
大脑中 1/3 梗死：UMN 面部, UMN 上肢>下肢	丘脑和枕叶皮质梗死：双侧肢体运动/感觉	UMN 下肢>上肢	"交叉的"运动/感觉 (如：左脸, 右臂)；霍纳综合征；小脑体征；颅下神经体征
只有腿部皮质感觉缺失	偏身感觉障碍(失去全身知觉)	下肢手臂(如果胼胝体受累)	
同向偏盲	同向偏盲(完全)；色盲	尿失禁	
非优势半球			
症状(取决于损伤面)			
皮质感觉丧失			
穿通动脉			
内囊梗死：UMN 脸, UMN 手臂>腿			

UMN，上运动神经损害。
* 由于大脑中动脉远端分支和后交通动脉的吻合导致影响是可变的，但医生会特别检查枕叶和颞叶功能障碍。

状取决于肿瘤发生的部位。局限于顶叶、颞叶、枕叶或额叶的体征提示了这一疾病过程。然而，在颅内压升高的情况下，可能会出现错误的定位信号，例如，单侧或双侧第Ⅵ脑神经麻痹(由于神经的颅内通路较长)。如果颅内压升高，通常伴有视乳头水肿。

脱髓鞘病

多发性硬化症(MS)造成脑不同区域的病变，通常有复发和缓解的过程。

感染

人类免疫缺陷病毒(HIV)感染是神经系统疾病的一个重要原因，包括上运动神经元综合征。

下运动神经元损伤

下运动神经元损害中断了脊髓反射弧，因此造成肌肉萎缩、反射减弱或反射缺乏，有时肌肉不自主颤动。这是由于脊髓运动神经元、运动根或周围神经受损所致(清单 35-3)。

肌萎缩性脊髓侧索硬化症

这是一种病因不明的疾病，这种疾病可引起前角细胞、延髓运动核和下行传导束的病理改变。因此，虽然它可能是一种类型占优势，但是它也可引起上运动神经元和下运动神经元联合受损的体征。

重要的是，自发性肌肉收缩几乎总是存在。肌牵张反射通常出现(经常增加)，一直持续到病程的后期，并且很少有任何客观的感觉改变(15%~20%的患者有感觉症状)。

周围神经病

因为它们与神经元细胞体距离较远，神经末梢通常最先受累，导致末梢感觉或运动功能丧失，或四肢感觉和运动功能均丧失。

典型的感觉变化是对称的"手套和袜子"范围感觉丧失(尽管在神经病变达到膝关节水平之前不应该牵涉到手)，包括痛觉和温度觉、本体感觉和振动模式(图 35-2)。这与单个神经或神经根疾病的情况不同，如果感觉丧失是不对称的或仅限于一个肢体，就应该怀疑这种单神经病或神经根疾病。周围肌无力可能是由于运动神经受累。有时，运动神经病可能发生而感觉功能并没有改变。在后一种情况下，反射减弱，但可能远端的四肢感觉并不缺失(清单 35-4)。

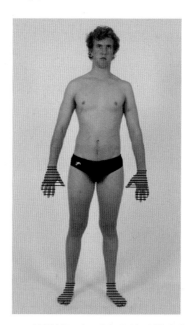

图 35-2　周围神经病：手套和袜子样感觉丢失

清单 35-4 周围神经病

导致周围神经病的原因（鉴别诊断）
1. 药物（如异烟肼、长春新碱、苯妥英钠、呋喃妥因、顺铂、重金属、胺碘酮）
2. 酗酒（不论是否缺乏维生素 B_1）
3. 新陈代谢（如糖尿病、慢性肾脏疾病）
4. 吉兰-巴雷综合征
5. 恶性肿瘤［如肺癌（副肿瘤性神经病）、白血病、淋巴瘤］或化疗（如长春新碱、顺铂、紫杉醇、依托泊苷）
6. 维生素缺乏症（如维生素 B_{12}）或过剩（如维生素 B_6）
7. 结缔组织病或血管炎（如 PAN，SLE）
8. 遗传性（如遗传性运动及感觉神经病）
9. 其他（如淀粉样变性、HIV 感染）
10. 特发性

主要的运动神经病的病因
1. 吉兰-巴雷综合征、慢性炎症性多神经根神经病
2. 遗传性运动感觉神经病
3. 糖尿病
4. 其他（如急性间歇性卟啉病、铅中毒、白喉、多灶性运动神经病伴传导阻滞）

导致周围神经病疼痛的原因
1. 糖尿病
2. 酒精
3. 维生素 B_1 或维生素 B_{12} 缺乏
4. 癌症
5. 卟啉病
6. 砷或铊中毒

HIV，人类免疫缺陷病毒；PAN，结节性多动脉炎；SLE，系统性红斑狼疮。

吉兰-巴雷综合征（急性炎症性多发性神经根病）

这是一种具有免疫基础的疾病，可能在感染性疾病开始后 7~10 天出现，通常继发于弯曲杆菌导致的空肠炎。

它导致近端和远端松弛性肌肉瘫痪，通常从下肢上升到上肢。条件反射减弱或消失。背痛常见的原因是神经根炎（神经根的炎症）。脑神经可以受到影响，有时疾病仅限于这些脑神经。感觉丧失是常见的，虽然它经常在查体时是不稳定的。与贯穿性脊髓炎不同，括约肌几乎不受影响。呼吸肌无力可能是致命性的，但这种疾病通常具有自限性。人类免疫缺陷病毒感染可以导致类似的综合征。定期通过测量第一秒用力呼气容积（FEV_1）和用力肺活量（FVC）来评估患者的呼吸功能非常重要。

这些能力的下降可能导致患者呼吸衰竭和死亡。

多发性硬化症

这是一种原因不明的疾病，其特征是中枢神经系统（CNS）散在分布的炎症。有必要仔细地询问病史，因为多发性硬化症的诊断取决于中枢神经系统至少发生两次在时间和地点上分开的神经性发作；见清单 35-5。

清单 35-5 多发性硬化症的临床表现

核间性眼肌麻痹（图 32-15）（影响眼睛：内收减弱；其他：眼球外展时水平眼球震颤）
视神经炎（中枢性视力丧失，眼痛，视盘苍白）
相对性瞳孔传入障碍（Marcus Gunn 瞳孔）
上运动神经元功能减弱
小脑征
后柱感觉丧失
大小便失禁

这些迹象可能很多变。特别注意痉挛性瘫痪、脊髓后索感觉丧失和小脑征象。检查脑神经。仔细检查是否有视力丧失、视神经萎缩、视乳头炎和暗点（通常是中心性）。核间肌麻痹是一个重要的征象，甚至在一个年轻成年人可以得出诊断结论。一只眼内收无力是由于同侧内侧纵向束损伤所致，眼球外展时可能有眼球震颤。双侧核间性眼肌麻痹多为多发性硬化所致。

其他脑神经可能很少受到脑干损伤的影响（Ⅲ、Ⅳ、Ⅴ、Ⅵ、Ⅶ，假性延髓麻痹）。多发性硬化的查科三联征（Charcot triad）包括眼球震颤、小脑（定向）震颤和断续的语言，但这只在 10% 的患者出现。

询问 Lhermitte[1]征（颈部屈曲后四肢或躯干产生的类似电击的感觉）。

这也可能是由于其他颈椎疾病引起的，如亚急性脊髓联合变性、颈椎病、颈髓肿瘤、枕骨大孔区肿瘤、氧化亚氮的滥用和地幔辐射。Uhthoff[2]现象是指在体温升高或运动时症状加重。这种情况通常发生在多发性硬化症，但也发生在像重症肌无力这样的外周疾病。

---

[1] Jacques Jean Lhermitte（1877—1939），法国神经病学家和神经精神病学家。
[2] 德国眼科医生 Wilhelm Uhthoff（1853—1927）在 1890 年描述了这种现象。

周围神经增厚

如果有证据表明周围神经损害，周围神经病或多发性单神经炎（清单 35-6），可触诊增厚的神经。手腕处的正中神经、肘部的尺神经、颈部的耳大神经和腓骨头的腓总神经是最容易触及的神经。如果神经增厚，考虑以下诊断：

清单 35-6　多发性单神经炎

定义

多发性单神经炎是指一种疾病累及多个外周神经（或较少累及脑神经）。

急性病因（通常为血管性）

结节性多动脉炎

糖尿病

结缔组织病（如类风湿关节炎、系统性红斑性狼疮）

慢性原因

多发性压迫性神经病

结节病

肢端肥大症

HIV 感染

麻风病

莱姆病

其他（如癌症，罕见）

HIV，人类免疫缺陷病毒。

- 肢端肥大症
- 淀粉样变性
- 慢性炎性脱髓鞘性多神经根神经病
- 麻风病
- 遗传性运动感觉神经病（常染色体显性遗传；清单 35-10）
- 其他（如结节病、糖尿病、神经纤维瘤）

脊髓压迫

重要的是要记住，脊髓损伤引起损伤水平的下运动神经元征和该水平以下的上运动神经元征（清单 35-7）。不要忘记脊髓的解剖结构和血管供应（图 35-3）。对任何怀疑该病的个体进行如下检查。

仔细检查下肢后（见上文）确定任何感觉障碍的病变水平（表 35-2）。然后检查背部是否有局部病变的迹象。寻找畸形、瘢痕和神经纤维瘤。触诊脊椎压痛和听诊脊柱下面的杂音。如果这还不是很明显，下一步检查上肢和脑神经，以确定上面的病变水平。

清单 35-7　脊髓压迫的重要运动改变和反射改变

（感觉变化见图 35-5~图 35-7）

颈椎层面

- 上肢和下肢上运动神经元征

C5

- 下运动神经元无力，菱形肌，三角肌，肱二头肌和肱桡肌萎缩
- 上肢运动神经元征影响上肢和下肢的其余部分，肱二头肌痉挛消失，肱桡痉挛反向

C8

- 下运动神经元无力和手内肌萎缩
- 下肢上运动神经元征

中胸段

- 肋间肌麻痹
- 下肢上运动神经元征
- T7 和 T8 上腹反射消失

T10-T11

- 下腹反射消失，脐部向上移位
- 下肢上运动神经元征

L1

- 提睾反射消失（正常的腹部反射）
- 下肢上运动神经元征

L4

- 下运动神经元无力和股四头肌萎缩
- 膝反射消失
- 踝反射可能伴有足底伸肌反射（脚趾向上），但更常见的是整个圆锥受累，导致下运动神经损害

L5-S1

- 膝关节屈髋伸肌（S1）和展肌（L5）下运动神经元无力，小腿肌和足肌无力
- 出现膝反射
- 没有脚踝抽搐或足底反应
- 出现肛门反射

S3-S4

- 肛门反射消失
- 鞍区感觉丧失
- 正常的下肢

脊髓压迫的原因

1. **脊椎**
   - 脊椎病
   - 创伤
   - 椎间盘脱垂
   - 肿瘤
   - 感染

2. **硬脑膜外面**
   - 淋巴瘤，转移
   - 感染（如脓肿）

3. **在硬脑膜内，但在髓外**
   - 肿瘤（如脑膜瘤、神经纤维瘤）

4. **髓内**[*]
   - 肿瘤（如神经胶质瘤、室管膜瘤）
   - 脊髓空洞征
   - 髓鞘血肿

---

[*] 与髓外病变不同，下运动神经元征象可延伸到几个节段，痉挛性瘫痪发生较晚。

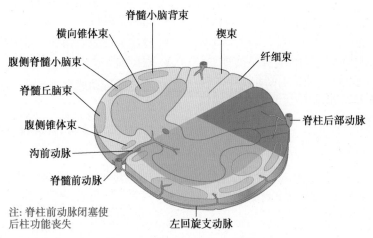

图 35-3　脊髓的解剖和血管供应

注: 脊柱前动脉闭塞使后柱功能丧失

表 35-2　异常感觉的重要形式

体征	病灶位置
单侧完全丧失所有形式的感觉	丘脑或上脑干(广泛性损害)
面部一侧和对侧的身体痛觉和温度觉下降	髓质侵犯脊髓束的下行核第 V 脑神经和上行脊髓丘脑束(外侧髓质图 35-9)
双侧失去所有形式的感觉在一个明确的水平下面	脊髓损伤(如果只影响疼痛和体温:前索损害)
单侧失去疼痛和体温低于一定水平	部分单侧脊髓损害对侧(布朗综合征,见图 35-8)
疼痛和温觉在几个节段丧失,但病变节段上下感觉正常	内在脊髓损害近其中心前方(涉及交叉纤维)-例如脊髓空洞症,内源性脊髓肿瘤(注意:更多的后部损伤导致本体感觉丧失)
骶骨多节段感觉丧失骶段保留	很有可能是内源性脊髓压迫
鞍状感觉丧失(骶骨最底段)	马尾病变(存在于脊髓圆锥病变中)
仅失去本体感觉和振动感	后柱病变
手套和袜子区域感觉丢失(手和脚)	周围神经病
在完好的躯体上失去所有形式的感觉	后根病变(纯感觉)或周围神经(通常与运动异常相关)

重要脊髓综合征

(图 35-4~图 35-8)。

Brown-Sequard 综合征[①]

临床表现如图 35-8 所示。这些征象是由于脊髓半横切造成的。

————————

[①]　Charles Edouard Brown-Séquard(1817—1894)接替 Claude Bernard 在法国学院就读。他是一个美国海盗船长和一个法国女人的儿子。他出生在毛里求斯,当时毛里求斯处于英国统治之下。有了这样的背景,他周游世界,在巴黎、毛里求斯、伦敦和纽约工作。他的综合征通常是由于谋杀未遂引起的。传统上,毛里求斯的砍蔗人在试图谋杀某人时,会用一把从后面滑到肋骨之间的很长很细的刀,来切断主动脉或穿透心脏。只有这样的刀才能造成脊髓半畸形。

- **运动神经病变:**①上运动神经病变在病变部位半侧下方;②下运动神经病变在病变部位半侧水平。
- **感觉变化:**①病变对侧的痛觉和温度觉丧失:注意感觉丧失的上级通常是病变部位以下的几个节段;②振动和本体感觉丧失发生在同一侧;③轻触的感觉查体通常是正常的。
- **成因:**①多发性硬化症;②血管瘤,外伤,脊髓炎,脊髓放射损伤。

脊髓亚急性联合变性(维生素 B_{12} 缺乏)

临床表现为:①对称性后柱缺失(振动和关节本体感觉),导致共济失调步态;②下肢上运动神经

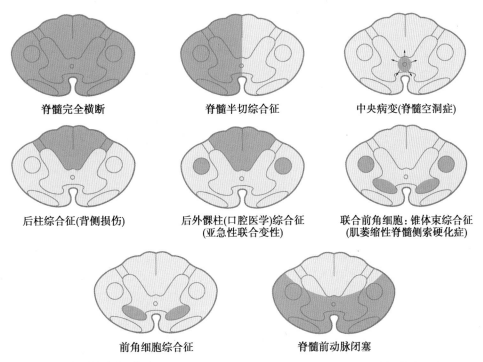

脊髓完全横断　　　　脊髓半切综合征　　　　中央病变(脊髓空洞症)

后柱综合征(背侧损伤)　　后外髁柱(口腔医学)综合征　　联合前角细胞：锥体束综合征
　　　　　　　　　　　　(亚急性联合变性)　　　　(肌萎缩性脊髓侧索硬化症)

前角细胞综合征　　　　脊髓前动脉闭塞

图 35-4　脊髓综合征(摘自 Brazis PW. Localisation in clinical neurology. Philadelphia：Lippincott，Williams & Wilkins，2001)

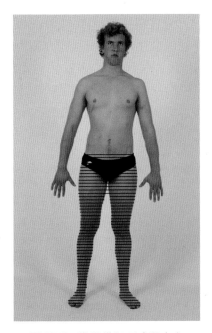

图 35-5　脊髓横切面感觉丧失

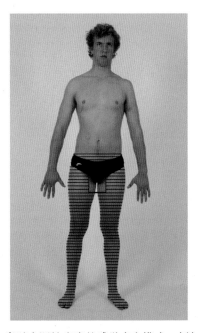

图 35-6　脊髓内源性疾病的感觉丧失模式。例如，中央肿瘤或稍少见的脊髓外部压迫；骶骨没有受伤

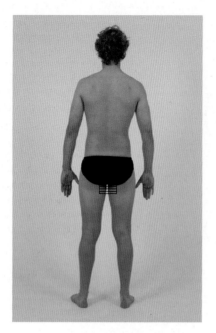

图 35-7　马尾圆锥损害：鞍麻醉

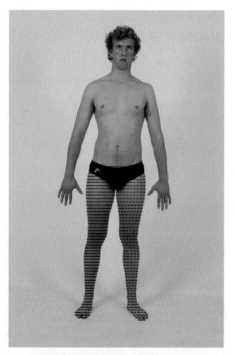

图 35-8　脊髓半切综合征。病灶对侧疼痛和体温减退，与病灶同侧振动和本体感觉减退

元体征，踝关节反射消失，膝反射消失甚至更常见。也可能有③外周感觉神经病变（较少见和轻微）、④视神经萎缩和⑤痴呆。

分离的感觉丧失

这通常表明脊髓疾病，也可能发生在周围神经病。

仅导致脊髓丘脑缺失的原因：①脊髓空洞症；②脊髓半切综合征（对侧腿）；③脊髓前动脉血栓形成；④延髓背外侧综合征（对侧为其他征象；图35-9），和⑤小纤维周围神经病（如糖尿病，淀粉样蛋白）。

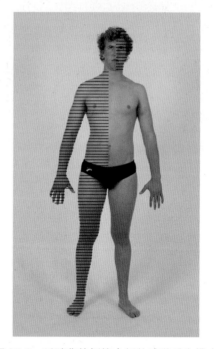

图 35-9　延髓背外侧综合征的感觉丢失模式

仅导致脊柱损伤的原因：①亚急性联合变性；②脊髓半切综合征（同侧腿）；③脊髓小脑变性（如Friedreich[①]共济失调）；④多发性硬化症；⑤背侧板；⑥周围神经病（如糖尿病、甲状腺功能减退）和⑦感觉神经病（一种可能由癌症、糖尿病或干燥综合征引起的背根神经节病）。

脊髓空洞症

临床三联征：①颈部、肩部和手臂出现疼痛和温度下降（一个"cape"分布）；②手臂肌萎缩（萎缩和无肌力）；③下肢上运动神经元症状。也可能是胸椎旁肌不对称性虚弱引起的脊柱侧凸。

足底伸肌反应加上膝反射和踝关节反射缺失

原因：①脊髓亚急性联合变性（维生素 B_{12} 缺

---

①　Nicholaus Friedreich（1825—1882）德国海德保的病理学教授，在 1863 年描述了这一点。也称为 Friedreich foot。

乏);②脊髓圆锥病变;③上运动神经病变合并马尾神经压迫或周围神经病,如糖尿病患者卒中;④梅毒(脊髓痨麻痹性痴呆);⑤弗里德赖希共济失调(Friedreich ataxia);⑥肌萎缩性脊髓侧索硬化症;⑦人类 T 细胞淋巴营养型病毒Ⅰ型(HTLV-Ⅰ)感染。

表 35-3 总结了髓内和髓外病变的区别特征。

表 35-3　与髓外病变的鉴别

髓内	髓外的
根部疼痛罕见	常见的根部疼痛
皮质脊髓迟发	皮质脊髓早期发作
迹象	迹象
下运动神经元	下运动神经元征
标志延伸了好几个片段	局部的
分离的感觉丧失	脊髓半切综合征
(疼痛和体温)	如果脊髓侧方受压
可能存在	
正常或最低限度	早期,标记脑脊液
改变了脑脊液	液体异常
调查结果	可能有骶骨保留

肌病

肌肉无力原因可能是由于个别周围神经损伤、多发性单神经炎、周围神经病或脊髓疾病。每一个都有一个典型的模式。原发性肌病(肌病)引起肌无力,无感觉丧失。运动无力与下运动神经元类型相似。主要表现为近端肌病和远端肌病。

近端肌病较为常见。检查时发现近端肌肉萎缩和无力(清单 35-8 和清单 35-9;图 35-10 和图 35-11)。涉及这些肌肉的反射可能减弱。这可能是由遗传(如肌肉萎缩症)或后天性疾病引起的。虽然远端肌肉无力更常见的原因是远端肌肉病变,但远端肌肉病变也总是发生于遗传性周围神经病。如果远端肢体受到影响,考虑遗传性运动感觉神经病(清单 35-10)。肌萎缩性脊髓侧索硬化症也会导致虚弱而没有任何感觉丧失。

清单 35-8　近端无力和肌病的鑑别诊断

近端肌无力的病因分析

肌病

神经肌肉接点(如重症肌无力)

神经源性〔如运动神经元病,多发性神经根病,少年型脊髓性肌萎缩(Kugelberg-Welander 病,由前角细胞疾病引起的近端肌肉萎缩和肌束颤动,常染色体隐性遗传)〕

肌病的病因

遗传性肌肉萎缩症(表 35-9)

先天性肌病(少见)

获得性肌病(助记符,PACE,PODS):

- 肌炎或皮肌炎(图 35-11)
- 艾滋病(HIV 感染)
- 癌
- 甲状腺素(如甲状腺功能亢进、甲状腺功能减退、库欣证候群、肢端肥大症、垂体功能减退)
- 伴游走性麻痹(高血钾、低血钾或低血钾)
- 脂肪软化
- 药物(如他汀类药物、氯喹、类固醇)
- 结节病

注意:周围神经病近端肌病的原因包括:

- 肿瘤伴随证候群
- 酒精
- 甲状腺功能减退
- 结缔组织疾病

清单 35-9　肌营养不良症

1. **Duchenne 肌营养不良**[*](进行性假肥大性肌营养不良)
   - 仅男性受影响(x 连锁隐性)
   - 小腿肌肉和三角肌:早期肥大,晚期变弱
   - 近端无力:早期
   - 扩张型心肌病
2. **Becker 肌营养不良**[†](良性假肌肉萎缩症)
   - 仅男性受影响(x 连锁隐性)
   - 除了较少的心脏病、发病较晚和进展较慢外,其他临床特征与 Duchenne 病相似
3. **肢带型肌营养不良**
   - 男性或女性(常染色体隐性),发病在第三个十年
   - 肩带或骨盆带受影响
   - 面部和心脏通常不受累及
4. **面肩肱型肌营养不良**
   - 男性或女性(常染色体显性)
   - 面部和胸部无力,三角肌肥大
5. **强直性肌营养不良(常染色体显性)**

[*] Guillaume Duchenne(1806—1875),一位杰出的异于常人的人,法国神经病学的创始人,死于卒中。

[†] Peter Becker(1908—2000),德国遗传学教授。

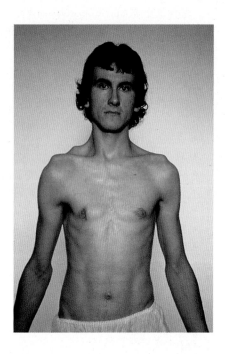

图 35-10 肌肉萎缩症（摘自 Mir MA. Atlas of clinical diagnosis. 2nd ed. Edinburgh：Saunders，2003）

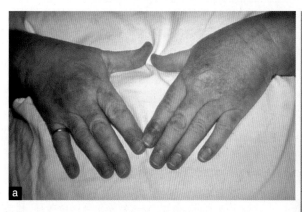

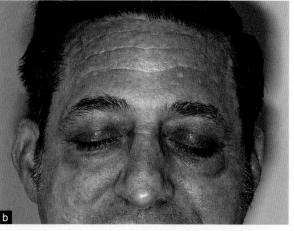

图 35-11 皮肌炎。（a）皮肌炎的 Gottren 征：淡紫色丘疹，出现在指关节上，但也可见于肘部或膝部，可能溃疡。（b）皮肌炎也可引起面部的向日葵皮疹（特别是在眼睑、上面颊和前额）、眼眶周围水肿、红斑、斑丘疹疹和鳞屑性皮炎。特发性肌病为皮肌炎和与其密切相关的多发性肌炎。高达 10% 的成年皮肌炎患者可能有一个基本的恶性肿瘤［（a）and（b） From McDonald FS. Mayo Clinic images in internal medicine，with permission. © Mayo Clinic Scientific Press and CRC Press. Reproduced by permission of Taylor and Francis Group，LLC，a division of Informa plc］

清单 35-10　遗传性运动感觉神经病（Charcot-Marie-Tooth*病）的特点

弓形足（短拱形足）

末梢神经变性引起的远端肌肉萎缩；这种萎缩通常不会延伸到肘部以上或大腿中间 1/3 以上；腓骨肌肉萎缩使腿呈现倒置的香槟酒瓶形状

缺乏反射

四肢轻度感觉丧失或无感觉丧失

神经紧张

视神经萎缩，Argyll Robertson 瞳孔（少见）

* Jean Martin Charcot（1825—1893），巴黎医生和神经病学家；Pierre Marie（1853—1940），巴黎神经病学家和 Charcot 最著名的医生；Howard Henry Tooth（1856—1926），伦敦医生，1886 年独立描述了这种情况。I 型通常为常染色体显性。

强直性肌营养不良

如果因为患者握手时无法松开手（肌强直）而怀疑这种疾病（作为常染色体显性遗传条件）或因为一般检查显示特征性的外观（图 35-12），检查如下。

观察面部额头秃发（患者可能戴着假发）、面无表情的三角面部、颞肌萎缩和部分性上睑下垂。厚眼镜，这种疾病的传统标志，现在由于更换晶状体而不常见。

眼睛仍然需要检查，因为这些患者可能发生特征性的虹膜性白内障，膜下的细小沉积物积聚。

检查颈部可见胸锁乳突肌萎缩，然后测试颈部屈曲（颈部屈曲较弱，而伸展正常）。

检查上肢。握手检查叩诊肌强直。在鱼际隆起处轻敲引起肌肉收缩，然后慢慢放松拇短展肌。检查手臂是否有远端和近端消瘦和肌力减退的迹象（前臂通常首先受到影响）。没有任何感官上的变化。

检查胸部及乳腺（不常见）。检查心肌病的心血管系统。下一步触诊睾丸有无萎缩。检查下肢。胫神经首先受累。经常要求检测尿液中的糖分（糖尿病与这种疾病有关）。

注：肌强直也可发生于遗传性先天性肌强直（常染色体显性或隐性）和遗传性双肌强直（常染色体显性低温诱发肌强直）。

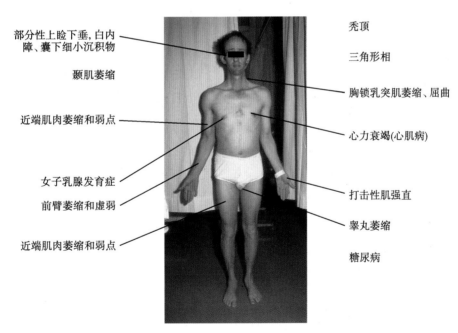

图 35-12　强直性肌营养不良

（图注标签）
部分性上睑下垂, 白内障、囊下细小沉积物
颞肌萎缩
近端肌肉萎缩和弱点
女子乳腺发育症
前臂萎缩和虚弱
近端肌肉萎缩和弱点
秃顶
三角形相
胸锁乳突肌萎缩、屈曲
心力衰竭（心肌病）
打击性肌强直
睾丸萎缩
糖尿病

重症肌无力

重症肌无力是一种神经肌肉接头的自身免疫性疾病。血液循环中有抗乙酰胆碱受体的抗体。

它不同于近端肌肉病，肌力随使用而降低。几乎没有肌肉萎缩，也没有感觉变化。大约 65% 的患者有眼部症状，包括复视和眼上睑下垂。患者或他们的医生（如果患者是大学讲师）可能报告说，他们在长时间讲话时语言变得难以理解。

有必要进行肌肉疲劳试验。测试动眼神经肌肉，要求患者向上看天花板 1min，观察到进行性上睑下垂（图 35-13）。眼轮匝肌肌无力的检查。要

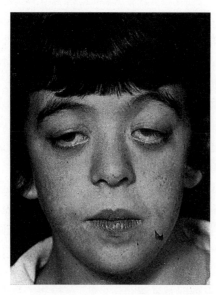

图 35-13 重症肌无力向上凝视后双侧上眼上睑下垂

求患者闭上眼睛；如果是阳性，30s内眼睑边缘将开始分离，显示巩膜。这项测试强烈增加诊断肌无力的可能性（$LR+ = 30.0$；$LR- = 0.88$）[4]。面部肌肉无力也是常见的，但较少有病例的报告。"横向微笑征"可出现。嘴的提上睑肌无力使得长时间的微笑看起来更像是做鬼脸。为了引出这个体征，给患者讲一系列温和有趣的轶事，并仔细观察他的

面部。

测试四肢近端带：要求患者将手臂举过头顶。你可以反复按压被绑的手臂，直到肌肉变得无力。力量会随着肌肉收缩的重复而变弱。考虑冰袋测试。

寻找胸腺切除术的瘢痕（在胸骨上方）-胸腺切除术通常用于全身性肌无力的治疗。

小脑

如果患者主诉动作笨拙或运动协调性问题，则需要进行小脑体征检查（图 35-14）。小脑疾病的症状发生在大脑病变的同一侧。这是因为大多数小脑纤维在脑干中交叉了两次，一次是在进入小脑时，一次是在出小脑时。按照以下步骤进行检查。

首先检查眼球震颤—通常是水平眼球震颤，朝病变侧方看时振幅增加。快速运动的方向是病变的一侧。也可能有阳性的眼球震颤。顺利追踪评估是否有次度量或超度量扫视是困难的。接下来评估演讲。要求患者说"吃葡萄不吐葡萄皮"或"八百标兵奔北坡"。小脑语言为分离的不规则音节是急促的、爆炸性的、响亮的。

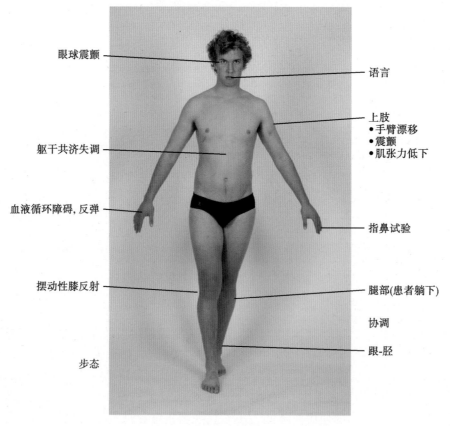

图 35-14 小脑检查

检查上肢。要求患者伸展手臂，寻找由于主动肌张力减退而引起的上臂漂移。测试协调。肌张力低下[①]是由于丧失了对脊髓运动神经元的易化影响。

接下来执行指鼻测试。患者触摸鼻子，然后转动手指并触摸检测者的手指（图 34-14）。注意任何意向性震颤（随着目标接近而增加的震颤，这是由于脑干中小脑联系的缺失）指向不稳（患者超过目标）。快速交替动作测试：患者一只手的手掌和背部交替地拍打另一只手或大腿；无法顺利完成这个动作称为 dysdiadochokinesis（图 34-15）。测试反弹：要求患者迅速从两侧抬起手臂，然后停止（不协调的拮抗和激动剂相互作用导致患者无法停止手臂）。在测试之前，为了患者知道如何做出动作，一定要演示这些动作。

继续检查腿部。再次，在这里测试语调。然后执行脚跟-胫骨测试，寻找精细运动的准确性，让患者将脚跟缓慢地从胫骨两侧向下滑动几个周期（图 34-42）。然后要求患者抬起跗趾来接触检测者的手指，并寻找意向性震颤和过度动作。然后让患者用脚后跟轻拍另一侧胫骨。

测试躯干共济失调，要求患者双臂交叠，坐起来。患者坐位，把腿放在床边，测试下摆膝反射（小腿在休息前持续摆动数次——这是低级别的证据）。

测试步态（如果有单侧小脑半球病变，患者会摇晃着走向受影响的一侧）。如果有明显的单侧小脑问题，检查脑神经是否有桥小脑角肿瘤（影响第 V、VII 和第 VIII 脑神经）或延髓背外侧综合征，以及听诊小脑。

一定要检查眼底有没有视乳头水肿。接下来检查恶性疾病的外周体征和血管疾病（颈动脉或脊椎杂音）。检查颅底是否有既往神经外科手术留下的瘢痕。

如果有证据表明存在中线病变，如躯干共济失调、脚跟-脚趾走路异常或语言异常，可考虑中线肿瘤或肿瘤伴随证候群（清单 35-11）。如果有双侧性疾病，寻找多发性硬化症体征，弗里德赖希共济失调（pes cavus 是最有用的初始线索，清单 35-12）

[①]　小脑疾病的肌张力低下、反弹和摆动性抽搐的概念源于 Gordon Holmes 1917 年对急性单侧小脑疾病征象的描述。它们很可能不存在于其他小脑问题中。然而，医生仍然需要知道如何测试这些体征。

清单 35-11　小脑疾病的病因

头侧蚓部损害（仅影响下肢）
通常是因为酒精

单方面
- 占位性病变（肿瘤、脓肿、肉芽肿）
- 缺血（椎基底动脉疾病）
- 多发性硬化症
- 创伤

双边
- 药物（如苯妥英）
- 酒精（包括急性和慢性，可能由于维生素 B_1 缺乏）
- Friedreich 的共济失调/脊髓小脑共济失调
- 甲状腺功能减退
- 肿瘤伴随证候群
- 多发性硬化症
- 外伤
- 阿诺尔德-基亚里综合征（Arnold-Chiari syndrome，小脑扁桃体下疝畸形）
- 大型占位性病变，脑血管疾病

中线
- 肿瘤伴随证候群
- 中线肿瘤

清单 35-12　弗里德赖希共济失调（常染色体隐性遗传）的临床特点

通常是年轻人：
(1) 脑征（双侧）包括眼球震颤
(2) 脚趾翘起[*]；脊柱侧凸
(3) 上肢运动神经元征（虽然没有反射）
(4) 周围神经病
(5) 四肢后柱缺失
(6) 心肌病（50% 以上的病例心电图异常）
(7) 糖尿病（常见）
(8) 视神经萎缩（少见）
(9) 正常的心理状态

　*　其他致病原因包括遗传性运动及感觉神经病变、脊髓小脑变性或神经病变。

和甲状腺功能减退（少见）。酒精性小脑变性（影响小脑蚓部的前叶）通常手臂罕见受累。除此之外，如果还有上运动神经元的迹象，请考虑清单 35-13 中的原因。

请记住，小脑与顶叶和额叶之间存在重要的相互联系。这些解释了小脑异常除了与协调功能有关之外，还可能与其他功能有关。语言流畅性的丧失，语言的语法问题，记忆和计划的困难，这些有时都是小脑疾病的特征。

清单 35-13 痉挛性和共济失调性截瘫（上运动神经元与小脑征合并）的病因分析

在青春期
小脑萎缩症（如 Marie 的痉挛性共济失调）
在年轻人中
多发性硬化症
小脑萎缩症
梅毒性脑脊髓炎
颅脊交界区阿诺尔德-基亚里综合征或其他病变
在以后的生活中
多发性硬化症
脊髓空洞症
梗死（一侧上桥或内囊梗死——共济失调性偏瘫）
位于颅脊交界处的病变（如：脑膜瘤）

注：相对常见的非相关疾病（如颈椎病和酒精引起的小脑退行性变）可能引起类似的临床症状。

帕金森病

这是一种常见的中老年锥体外系疾病（占 65 岁以上人群的 1%），黑质及其通路退化。一开始是典型的不对称。这导致多巴胺缺乏和在尾状核和壳核相对过度的胆碱能传递，进而导致脊髓上过度的兴奋驱动。可能有一段潜伏期和不对称性发作。

非特异性症状（睡眠异常、便秘、抑郁和痴呆）可能先于或伴随典型的震颤。

检查如下[5]。

检查

注意缺乏面部表情，这会导致面具样脸。姿势有特征性的扭曲，很少有自发的动作。

步态及动作

让患者从椅子上站起来，走路，快速转身，停下来然后开始反复进行。

这种典型的步态被描述为慢慢移动：有很小的步伐，患者很难将脚从地面抬起。开始行走时常常有困难，但一旦开始，患者就会急速行走，很难停下来。帕金森患者似乎总是试图赶上重心。缺乏正常的手臂摆动。从脚跟到脚趾的步行是困难的（图 34-54）。

推进力或反推进力测试（推进力涉及从后面推动患者和从前面推患者）价值是不确定的，必须小心进行，因为患者可能无法停下来并有可能跌倒。

你可以站在患者身后，向后拉患者，但要站稳支撑着抓住患者。

复杂运动的速度和振幅下降（运动迟缓）可能是黑质纹状体通路（多巴胺能通路）损伤的结果，该通路影响尾状核、壳核和运动皮质之间的联系，导致运动程序异常和单个运动单元的异常募集。针对该病两个简单的测试（图 35-15）为手指敲击和旋转。要求患者依次用手指轻拍表面，重复，快速，或同时用两只手做此动作。旋转为双手在身体前方互相转动。帕金森病患者的这些动作缓慢而笨拙，但显然也依赖于运动和小脑功能。从椅子上站起来困难可能是运动迟缓的另一个标志，患者在床上也经常难以翻身。

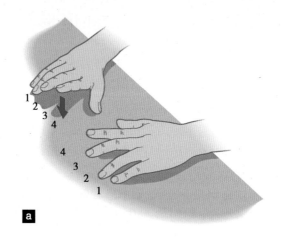

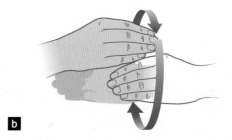

图 35-15 检测运动迟缓。（a）手指敲击。（b）旋转

矛盾运动是患者惊人的快速运动能力（特别是在受到惊吓的情况下）；例如，患者可能在听到火警时跑下楼梯，但不能在楼梯底部停下来——这不是一个推荐的测试。

震颤

让患者回到床上去。检查静息性震颤，这种震颤通常是不对称的。特征运动被描述为搓丸动作。手指在掌指关节的运动与拇指的运动相结合。各种相关作也可能发生在手腕部。在指鼻试验静止时震颤减弱，但接下来可能发生一个更快的行动震颤。

通过让患者执行"连续减 7"（从 100 减 7 开始，得到的结果再减 7，以此类推）或移动对侧肢体（如快速对抗对侧拇指和手指），可以促进震颤。其他类型的震颤总结在清单 35-14。

清单 35-14　非生理性震颤的分类 *

（1）静息性震颤

（2）帕金森症

（3）动力性震颤

（4）姿势/动作震颤：出现在整个运动过程中；以下最常见的原因是伸直的双臂产生静态或姿势震颤：

　　○ 特发性（最常见）

　　○ 焦虑

　　○ 药物

　　○ 家族的

　　○ 中毒

（5）必需品/家庭成员

（6）意向性震颤（小脑疾病）：向靶点增加

（7）中脑（"红核"）震颤：上肢外展-内收运动伴手腕屈曲-伸展（通常伴有意向性震颤）

---

* 震颤是身体某一部分围绕某一节点有节奏地摆动。

注意：拍打翅膀严格来说不是震颤，而是肝功能衰竭、心功能衰竭、呼吸衰竭或肾衰竭（代谢性脑病）时突然的短暂失调。

肌肉的紧张性

测试两只手腕的肌肉的紧张性。肌肉紧张性增加被称为齿轮或塑料（铅管）刚性。肌肉紧张性增加伴随着一种间断的性质，肌肉随着一系列的抽搐而松弛。如果高张力不明显，可要求患者将头部从一侧转向另一侧，或摇动对侧手臂以获得强化。齿轮刚性发生，因为过度的牵张反射被震颤中断。

记住，在帕金森病的早期体征应该是不对称的。

脸

可能头部有（震颤），眨眼减少，流口水，缺乏面部表情，测试眉间叩击（反射）：保持检测者的手指移出患者的视线，用中指敲击患者前额（眉间）的中部（图 35-16）。当你持续敲击时患者继续眨眼，这个体征即为阳性。正常人只眨眼几次，然后就停止了。眉间反射是额叶疾病常见的一种原始反射。

评估演讲，患者语言通常是单调的、柔和的、模糊的、缺乏语调的。有时会出现重复言语征，就是单词结尾的重复（与口吃相反）。

然后测试眼球运动，特别是垂直注视的减弱。

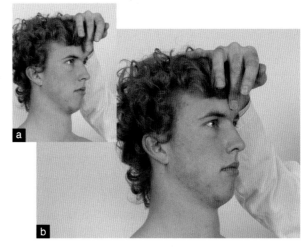

图 35-16　眉间叩击（威尔逊征）

早期失去垂直扫视和会聚应该会增加进行性核上性麻痹的可能性。这组患者表面上可能看起来像帕金森病，但有明显的肢体僵硬，早期痴呆和频繁跌倒。这些人首先会丧失向下凝视功能，然后丧失向上凝视功能，最后丧失水平凝视功能。他们的预后明显更差。

由于相关的自主神经紊乱，感觉眉头有没有油腻（脂溢）或出汗。出于同样的原因直立性低血压也可能出现。

掌心反射在这些患者中很常见，在严重运动不能的患者中更为明显。痴呆症在 30% 的患者中出现。

写作

要求患者写下自己的名字和地址。字号小（小字）是一种特征。因为痴呆的发展患者也可能无法做到这一点，这是晚期的表现之一。如有需要，进行较高的智能测试。

典型体征 35-1 列出了主要体征的可能性概率。

典型体征 35-1　帕金森症

体征	LR+	LR–
全身僵硬、震颤、运动迟缓	2.2	0.5
仅仅是颤抖	1.5	0.47
僵硬	2.8	0.38
眉间敲击	4.5	0.13
声音柔和些	3.7	0.25
脚跟到脚趾有困难	2.9	0.32

Adapted from Simel DL, Rennie D. The rational clinical examination: evidence-based diagnosis. New York: McGraw-Hill, 2009, 表 38-3。

帕金森综合征的病因

这些在清单 35-15 中显示。

> **清单 35-15　帕金森综合征的病因**
>
> 特发性:帕金森病
>
> 药物(如吩噻嗪、甲基多巴)
>
> 脑炎后(现在非常罕见)
>
> 其他:毒素(一氧化碳,锰),威尔逊病,进行性核上性麻痹,Steele-Richardson 综合征,夏-德综合征(Shy-Drager syndrome),梅毒,肿瘤(如巨大的额叶脑膜瘤)
>
> 动脉粥样硬化是一个有争议的原因

其他锥体外系运动障碍（运动障碍）

舞蹈症

因为纹状体的损害,导致非重复的、突发的、不自主的舞蹈般的动作。[①]这些可能是单侧的或整体的。通常患者试图通过自愿完成自主的动作来掩盖不自主的运动。在这种疾病中,多巴胺能通路超过胆碱能传输。

舞蹈症可以有效地与半闭锁、手足徐动症和假手足徐动症区分开来。偏侧运动障碍是由于运动障碍对侧的丘脑底部的病变造成的。它引起单侧近端关节的异常的投掷运动动作。由于四肢外伤可导致皮肤剥脱。这些运动在睡眠中可能会持续。手足徐动症或肌张力障碍是由于硬膜外段的损伤,导致静息状态下缓慢无力的肢体远端运动。假性手足徐动症是指严重本体感觉丧失的患者手指的徐动运动(闭眼时尤为明显)。

如果患者有舞蹈症或怀疑舞蹈症,按以下步骤处理。首先进行握手。在缺乏持续的握力上可能会同时出现震颤和肌张力障碍("挤奶女工的握力")。要求患者伸出手,然后寻找舞蹈症状(肌张力障碍)的姿势。这通常涉及手指和拇指过度伸展和腕关节屈曲。

检查面部及眼睛看是否有突眼(甲状腺毒症)、凯-弗环(Kayser-Fleischer ring)(威尔逊病)和结膜充血(红细胞增多症)。要求患者伸出舌并注意舌的频繁收缩(蛇形运动)。检查是否有皮疹(如红斑性狼疮、血管炎)。如果患者是一个年轻

的女孩,检查心脏是否有风湿热(Sydenham[②]舞蹈症,小舞蹈症)的征象。

测试反应能力。腹部反射通常活跃,但肌腱反射减弱并可能悬垂(因为张力减低)。

评估痴呆的高级中枢(亨廷顿舞蹈症)。[③]

舞蹈症的原因见清单 35-16。

> **清单 35-16　舞蹈症的病因**
>
> 药物(如过量的左旋多巴、吩噻嗪、避孕药、苯妥英)
>
> 亨廷顿病(常染色体显性遗传)
>
> 小舞蹈症(风湿热)和其他感染后状态(都很罕见)
>
> 衰老
>
> 威尔逊病
>
> 黄柏属(罕见)
>
> 血管炎或结缔组织病。
>
> 系统性红斑狼疮——非常罕见)
>
> 中毒(非常罕见)
>
> 多细胞血症或其他高黏综合征(非常罕见)
>
> 病毒性脑炎(非常罕见)

肌张力障碍

患者表现为不自主的拮抗肌过度协同收缩导致的异常姿势。肌张力障碍可以是局限性的(如痉挛性斜颈)、节段性的或全身性的。其他形式的运动障碍可能存在(如肌阵挛性肌张力障碍)。急性肌张力障碍的发作最常见的是各种药物(如左旋多巴、吩噻嗪、甲氧氯普胺)的副作用。

抽动秽语综合征

抽动是短暂的、快速的运动,抽动会干扰正常的运动。患者可以在一定程度上抑制抽动,但往往以后续的暴发为代价。他们可能一开始是对局部刺激或外部焦虑的自动或自主反应,然后变得不由自主地发生。例如,一次结膜炎发作可能会导致眨眼抽动,在刺激消失后会继续发作。面部肌肉、眼睛和嘴巴经常受到影响,头部痉挛性转动是一种常见的形式。呼吸道痉挛包括打喷嚏、咳嗽和打嗝。简单的抽动通常开始于童年,在成年后症状消散或消失。

复杂的运动性抽动始于儿童时期,持续一年以

[①]　Sydenham 舞蹈症又称 St Vitus 舞蹈。

[②]　Thomas Sydenham(1624—1689),克伦威尔陆军上尉,当时最著名的英国医生,提供撰写了痛风(他本人患有痛风)、发热、歇斯底里和性传播疾病的临床描述。他被称为英国临床医学之父。

[③]　George Huntington(1950—1916),美国全科医生。1872 年,22 岁的他在唯一一篇临床论文中描述了这种疾病。

上,涉及发声抽动,表明患有图雷特综合征。[①]发声性抽动包括重复他人的语言(语言模仿症),以及极少数情况下暴发性使用猥亵语(秽亵言语癖)。患者感到一种越来越强烈的欲望去进行这个发声动作,并越来越不舒服,直到屈服。[②]常见的关联包括:

- 强迫症
- 注意力缺陷障碍
- 情绪失调

昏迷的患者

对昏迷患者进行快速有效的检查是很重要的。昏迷 COMA 这个词提供了四种主要的无意识原因的助记符:

C:二氧化碳(CO_2)麻醉剂(呼吸衰竭:少见)

O:超过剂量(overdose)(如镇静剂、酒精、水杨酸类、一氧化碳,抗抑郁剂)

M:新陈代谢(metabolic)(如低血糖、糖尿病酮症酸中毒、终末期肾病、甲状腺功能减退、肝性脑病、高钙血症、肾上腺功能衰竭)

A:猝倒症(apoplexy)〔如:头部受伤,卒中(脑梗死或出血),硬膜下或硬膜外血肿,脑膜炎,脑炎,癫痫〕。

昏迷发生于网状结构受损或代谢异常,或皮质弥漫性受损。

一般检查

记住 ABC:
A:气道
B:呼吸
C:循环

气道和呼吸

观察患者是否有呼吸,观察胸壁运动。如果没有,需要立即注意,包括清理气道和提供通气。

特别要注意呼吸的模式(表 9-4)。需要注意的重要体征是潮式呼吸(Cheyne-Stokes respiration)(呼吸频率和深度的起伏往往达到完全停止的程度,这可能表明间脑损伤,但不是特异性的)、不规

则共济失调呼吸(Biot 的呼吸,来自晚期脑干损伤)和深度快速呼吸(如库斯莫尔呼吸,如继发于糖尿病的代谢性酸中毒)。

循环

寻找休克、脱水和发绀的体征。典型的樱桃红颜色很少出现在一氧化碳中毒的病例中。注意测量脉搏和血压。

姿势

寻找外伤的迹象。注意任何颈部过伸(来自儿童的脑膜炎或小脑扁桃体疝)。

寻找:

1. 去大脑或伸肌的一种姿势,可以自发地保持或对刺激作出反应,提示有严重的中脑疾病。手臂伸展,内旋,腿伸展。

2. 去大脑皮质姿势或屈肌姿势,提示脑干上方有病变。它可以是单侧的,也可以是双侧的。手臂屈曲和内旋以及腿的伸展。

无意识的运动

反复或持续的惊厥,可能是局灶性或全身性的,提示为癫痫持续状态。低氧损伤后可发生肌阵挛反射。例如可以发生在代谢性脑病。记住,复杂的部分性癫痫持续状态可以导致意识水平的降低而不会引起痉挛性动作。

意识水平

用药棉给患者的鼻子挠痒痒,观察他的面部动作。与传统的以指关节按压患者胸骨造成疼痛的方法相比,这个方法不太可能伤害患者。

确定意识水平。昏迷是对外界刺激反应减弱的无意识状态。有一半刺激反应的昏迷被认为是浅昏迷。在深度昏迷中,患者对任何刺激都没有反应,也没有反射(通常是由于脑干或脑桥损伤所致,虽然过量服用药物如巴比妥酸盐也可引起)。昏迷是无意识的,但患者可以被唤醒。疼痛刺激可引起躲避动作。嗜睡和正常的睡眠相似。患者可以相当容易地被唤醒到正常的清醒状态,但是当独自一人时又睡着了。

最有用的方法是给昏迷的深度评分,因为这样可以更客观地判断意识水平的变化。Glasgow 昏迷指数评分法(表 35-4)可记录单项分值和总分值,用于更准确地评估昏迷的深度。

---

① Georges Albert Edouard Brutus Gilles de la Tourette(1857—1904),法国神经病学家,在 1884 年描述了这种情况,并称之为"顽疾"。它被 Charcot 重新命名为 maladie Gillesdela Tourette。de la Tourette 在 1893 年被一名以前的患者击中头部。

② Samuel Johnson 医生是一位著名的图雷特综合征患者。

表35-4	昏迷指数

把 A、B、C 的分数加起来。4 分或 4 分以下预后极差；11 分及以上预后恢复良好。

A.	眼睛	睁开	自发的	4
			大声的口头命令	3
			疼痛刺激	2
		没有回应		1
B.	最佳运动反应	口头命令	遵照执行	6
		对痛苦的刺激	局部疼痛	5
			屈曲——退缩	4
			不正常的屈曲姿势	3
			伸展的姿态	2
			没有回应	1
C.	最佳口头回答		定向	5
			困惑,迷失方向	4
			不恰当的言辞	3
			难以理解的语言	2
			没有	1

颈部

如果没有颈部外伤的证据,评估颈部僵硬和克尼格征(Kernig sign)(脑膜炎或蛛网膜下腔出血)。

头和脸

检查并触诊头部损伤,包括 Battle 征[①](耳后面的瘀伤表明颅底骨折)。寻找面部不对称(即面瘫)。面部瘫痪的一侧将随呼吸凹陷或凸出。疼痛刺激(如压迫眼眶上切迹)可能使患者产生痛苦表情,使面部不对称更加明显。注意黄疸(如肝性脑病)或黏液水肿的表现。

眼

检查瞳孔。在脑桥病变和麻醉剂过量时可出现非常小的瞳孔(但对光有反应)。霍纳综合征出

————
①　William Battle(1855—1936),伦敦圣托马斯医院的外科医生。

现缩小的瞳孔(如延髓背外侧综合征或下丘脑损伤的一部分,图 35-17)。两个瞳孔无反应提示中脑疾病、缺氧或抗胆碱药物的作用。散大的瞳孔提示硬膜下血肿,颅内压增高(单侧小脑幕疝)或由于后交通动脉瘤所致的蛛网膜下腔出血。当颅内压增高和锥切引起继发性脑干出血或使用抗胆碱能药物时,可能会出现瞳孔广泛扩大。

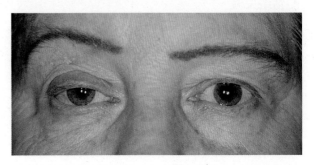

图 35-17　霍纳综合征。注意同侧右侧上睑下垂和瞳孔缩小(缩窄)(摘自 Yanoff M,Duker J. Ophthalmology. 3rd ed. Maryland Heights,MO:Mosby,2008)

结膜出血提示颅骨骨折。检查眼底有无视乳头水肿,糖尿病、高血压性视网膜病变或眼底出血。闭锁综合征罕见,低位脑干病变患者是清醒的,但只能控制他们的眼球运动。

注意眼睛的位置。特殊的脑神经瘫痪可能导致眼睛向不同方向偏斜。第Ⅵ脑神经由于其颅内行程较长,特别容易受到损伤。失去知觉的患者双眼偏向一侧可能是由于大脑半球的破坏性损伤导致眼球固定偏向损伤的一侧。刺激性(癫痫性)病灶使注视的方向偏离病灶。眼睛向上或向下偏斜提示脑干有问题。骨折引起的眼球或眼外肌损伤也可能导致眼球位置异常或眼球运动异常。

通过提起患者的眼睑和左右摇晃头部来评估前庭-眼球反射。当前庭反射是完整的(即完整的脑干),眼睛保持注视,好像在看着远处的一个物体,但眼与头部的相对位置改变。这被称为"玩偶眼现象"。脑干病变或影响脑干的药物使眼睛随着头部移动,因此无法维持注视。

耳和鼻

检查是否有流液或脑脊液流出(后者表明颅骨骨折)。水样分泌物可以简单地测定葡萄糖含量。葡萄糖的存在证实了液体是脑脊液。

舌和口腔

外伤可能表明既往的癫痫发作,口腔周围的腐蚀可能表明服用了腐蚀性毒药。牙龈增生提示患者可能服用苯妥英治疗癫痫。闻气味,发现酒精中毒、糖尿病酮症、肝性脑病或尿毒症的迹象。记住头部损伤可能与摄取酒精有关。

测试呕吐反射;没有呕吐反射可能表明脑干疾病或深度昏迷,但不是特异性的症状。舌上的咬痕表明癫痫发作,可能是失去知觉的原因。

上肢和下肢

寻找注射痕迹(毒瘾,糖尿病)。用正常的方式测试肌张力,拿起手臂让它掉下来。比较两侧,评估偏瘫的证据。在昏迷和急性偏瘫时,瘫痪侧的肌肉牵张反射可能先是正常或减弱。后来肌牵张反射增强,皮肤反射消失。

将笔放在手指或脚趾的甲床下方来测试疼痛感。用力按压并注意是否有手臂或腿部躲避。测试所有的肢体。如果没有感觉或者昏迷很深,疼痛刺激就不会有反应。如果感觉完好但肢体瘫痪可能出现痛苦表情,其他肢体可能会活动。

面部表情或有意识的动作是很重要的。节段性反射本身可以引起肢体因疼痛而移动。

躯体

寻找外伤的迹象,检查心脏、肺和腹部。

尿液

注意是否有尿失禁。检测尿液中葡萄糖和酮类(糖尿病酮症酸中毒)、蛋白质(慢性肾脏疾病)和血液(创伤)。

血糖

取患者指血滴在浸渍过的试纸上,检查是否有低血糖或高血糖。如果不能立即做到这一点,给患者静脉注射葡萄糖(这通常不会伤害糖尿病酮症酸中毒的患者,但会挽救低血糖患者的生命)。如果怀疑 Wernicke 脑病,必须给予维生素 B_1。

温度

必须留意体温过低(如暴露或甲状腺功能减退)或发热(如脑膜炎)。

胃内容物

在保护呼吸道的同时,插入鼻胃管检查胃内容物,如果怀疑服药过量,或者没有其他明显的诊断,可以考虑冲洗胃部(只有少数人建议洗胃)。

要点小结

1. 帕金森病的诊断是一种临床诊断。
2. 行走困难的患者检查,应要求患者行走,而不是从检查下肢神经开始。
3. 要尝试从体征来判断无力的问题是肌肉疾病、周围神经异常还是大脑问题引起的。
4. 感觉丧失的分布有助于区分周围神经病是神经根还是周围神经的问题。

OSCE 复习题——神经系统综合征和疾病

1. 患者注意到自己说话含糊不清,请为其做检查。
2. 患者走路有困难,请为其做检查。
3. 患者女性,发现脚麻木,请为其做检查。
4. 患者女性,主诉很难从椅子上站起来,请为其做检查。
5. 在人体模型上解释和演示如何评估一个失去知觉的患者。

(崔立建 译)

参考文献

1. Goldstein LB, Matchar DB. The Rational Clinical Examination. Clinical assessment of stroke. *JAMA* 1994; 271:1114–1120. Discusses the limitations of physical examination in identifying the lesion.

2. Runchey S, McGee S. Does this patient have a hemorrhagic stroke? Clinical findings distinguishing hemorrhagic stroke from ischemic stroke. *JAMA* 2010; 303(22):2280–2286. Nothing works well enough to avoid neuroimaging, but a history of headache, seizures and vomiting and finding neck stiffness and hypertension increase the probability of a subarachnoid haemorrhage. Finding a carotid bruit decreases the likelihood.

3. Sauve JS, Laupacis A, Ostbyte T et al. The Rational Clinical Examination. Does this patient have a clinically important carotid bruit? *JAMA* 1993; 270:2843–2846. Describes how to interpret the findings of a carotid bruit. Distinguishing high-grade from moderate symptomatic carotid stenosis based on the bruit itself is difficult and the absence of a bruit does not mean the absence of a significant carotid stenosis.

4. Scherer K, Bedlack RS, Simel DL. Does this patient have myasthenia gravis? *JAMA* 2005; 293:1906–1914. Speech failure when speaking over a prolonged period and the peek test increases the likelihood of myasthenia; their absence is unhelpful.

5. Rao G, Fisch L, Srinivason S et al. Does this patient have Parkinson disease? *JAMA* 2003; 289:347–353. Rigidity, the glabella tap and walking (heel–toe) seem to be useful signs of Parkinsonism.

第 36 章

神经系统检查概述

你厌倦思考的地方即是结论。——Martin H Fisher（1879—1962）

框 36-1　检查神经系统：推荐的方法

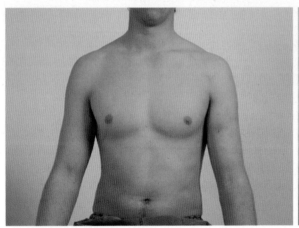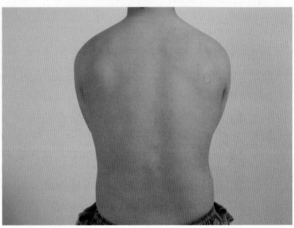

图 36-1　神经系统检查

---

1. **高级中枢检查**
   卧位或坐位
   a. 一般检查
      明显的脑神经或四肢损伤
      询问患者关于右利手或左利手的情况
      教育水平
      握手
   b. 定向
      时间
      地点
      人物
   c. 言语（从简单到复杂）
      理解
      重复
      命名物体（命名言语障碍）
      描述一张图片
   d. 顶叶
      优势侧［格斯特曼综合征（Gerstmann syndrome）］
      ○ 失算症（心理智能计算）
      ○ 失写症（写）
      ○ 左右方向不分
      ○ 手指失认症（命名手指）
      非优势侧

   ○ 穿衣失用症
   两者都有
   ○ 注意力不集中
   ○ 视觉注意力不集中
   ○ 皮质感觉丧失图形感觉丧失，两点辨别力丧失，联
      合本体感觉和立体感丧失
   ○ 结构性失用症
   e. 短期记忆（颞叶）（如 3~5 个单词）
      长期
   f. 额叶
      反射-握紧-噘嘴-掌心-智力
      谚语解读
      嗅觉
      眼底
      步态
   g. 其他
      可视领域
      杂音
      血压等。
2. **颈部僵硬和凯尔尼格征**
3. **脑神经**
   ○ Ⅱ　　　　　视觉敏锐度和视力．眼底检查
   ○ Ⅲ、Ⅳ、Ⅵ　瞳孔和眼球运动

- ○ V　　　　　角膜反射,下颌反射
- ○ Ⅶ　　　　面部肌肉
- ○ Ⅷ　　　　听力
- ○ Ⅸ、Ⅹ　　味觉
- ○ Ⅺ　　　　斜方肌和胸锁乳突肌
- ○ Ⅻ　　　　语言

4. 上肢检查
   - a. 全身检查（从患者坐位开始）
     伤疤
     皮肤（如神经纤维性瘤,café-au-lait）
     异常运动
   - b. 握手
   - c. 运动系统
     检查手臂,肩胛肌-伸展双臂
     - ○ 消耗
     - ○ 肌束震颤
     - ○ 颤动
     - ○ 慢慢走动
     触诊
     - ○ 肌肉体积
     - ○ 肌肉压痛
     肌肉紧张性
     - ○ 手腕
     - ○ 肘部
     力量
     - ○ 肩膀
     - ○ 肘部
     - ○ 手腕
     - ○ 手指
     - ○ 尺骨,正中神经功能
     反射
     - ○ 肱二头肌反射
     - ○ 肱三头肌反射
     - ○ 旋后肌
     - ○ 手指
     协调性
     - ○ 指鼻测验:意向性震颤、指过
     - ○ 促性腺激素分泌障碍
     - ○ 反弹
   - d. 感觉系统
     疼痛（针刺）
     冷（音叉/肌腱末端）
     振动（128Hz 音叉）
     本体感觉:远端指间关节（每只手）
     轻触（棉毛）

- e. 其他
  增厚的神经（手腕、肘）
  腋窝
  颈部
  下肢
  脑神经
  尿液分析等

5. 检查下肢
   患者卧位
   - a. 一般检查
     检查全身瘢痕、皮肤导尿管
   - b. 步态
   - c. 运动系统
     消耗
     - ○ 肌束震颤
     - ○ 震颤
     - ○ 触诊
     肌肉体积
     - ○ 肌肉压痛
     - ○ 肌肉紧张性
     阵挛试验
     - ○ 膝关节和阵挛试验
     - ○ 踝关节和阵挛力测试
     力量
     - ○ 髋关节
     - ○ 膝关节
     - ○ 脚踝
     - ○ 足底
     协调性
     - ○ 跟胫试验
     - ○ 脚趾手指试验
     - ○ 脚踏试验
   - d. 感觉系统
     痛苦
     冷（音叉/腱锤）
     振动
     本体感觉
     轻触
   - e. 鞍区区感觉
   - f. 肛门反射
   - g. 背部
     畸形
     伤疤
     敏感
     杂音

拓展神经系统检查

惯用手、方向和语言

询问患者是右利手还是左利手。作为筛查评估,询问患者的姓名、现在的地点和时间日期。接下来要求患者说出你正在指向的一个物体的名字,然后让患者指出房间里一个有名字的物体,以测试他们的言语障碍。让患者说"凰非鸿"来检测构音障碍。

颈部僵硬和克尼格征

要求患者平躺,并试着将一只手放在枕骨下慢慢地弯曲患者的头部。弯曲患者的臀部及膝关节,然后尝试伸直腿。

脑神经

如果可能的话,患者应该坐在床边。首先对头部和颈部进行全面检查,寻找开颅术后的瘢痕、神经纤维瘤、面部不对称、上睑下垂、眼球突出、眼斜偏斜或瞳孔不等大等体征。

第Ⅱ脑神经

对戴眼镜的患者进行视力测试。每只眼睛分开测试,测试时另一只眼睛用一张小卡片遮盖。

使用帽针或手指检查视野。检测者的头应该与患者的头平齐。每只眼睛都要单独测试。如果视力很差,用手指绘制视野(图 36-2)。

看看眼底。

第Ⅲ、Ⅳ和第Ⅵ脑神经

观察瞳孔,注意它们的形状、相对大小和是否有上睑下垂。用一个微型手电筒从侧面照射光线,测量瞳孔对光线的反应。快速评估直接对光反射和间接对光反射。移动手电筒,寻找瞳孔传入缺陷。测试调节的方法是让患者看远处,然后用帽针或检测者的手指在距离患者鼻尖 30cm 的地方举着。

首先评估双侧眼球的运动,让患者沿着针的每个方向移动。测试水平和垂直跳跃动作。寻找运动障碍和眼球震颤。检查各个方向的复视。如果有眼球震颤提示周围性病变,做头部冲击试验(图 32-17)。

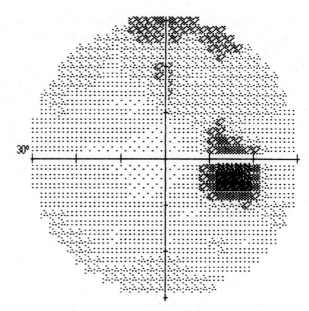

图 36-2　视野图。双眼重叠。盲点显示为较暗的颜色(摘自 Stamper RL. Visual field interpretation. Becker-Shaffer diagnosis and therapy of the glaucomas. 8th ed. St Louis, MO: Mosby, 2009)

第Ⅴ脑神经

轻轻地测试角膜反射,并询问患者是否能感觉到一片棉花在角膜上的触碰。这种反射的感觉成分来自第Ⅴ脑神经,运动成分来自第Ⅶ脑神经。

测试面部眼、上颌、下颌三个分区的感觉。首先用针测试疼痛感,然后绘制任何感觉丧失的区域,从迟钝到尖锐。测试轻触,以便可以检测到感觉分离。

检查第Ⅴ脑神经的运动部分,在你感觉到咬肌的时候让患者咬紧牙齿。然后让患者张开嘴,同时试图强制他闭着嘴;如果翼状肌在工作,这是不可能做到的。单侧的病变导致颌偏向力量弱的一侧(受影响)。

测试下颌痉挛。假性延髓麻痹患者下颌痉挛增加。

第Ⅶ脑神经

测试面部表情肌。让患者抬起头来,皱起额头。看看有没有起皱,通过向下压一边感觉肌肉的力量。这在上运动神经元病变中得以保留,因为双侧皮质支配这些肌肉。

然后要求患者紧闭双眼,比较两侧。告诉患者咧嘴笑,比较鼻唇沟深浅。

第Ⅷ脑神经

你在离每只耳 60cm 的地方轻声说出数字,让患者重复这个数字。如有需要,检查外耳道和鼓膜,如果病史显示为良性阵发性姿势性眩晕,做 Dix-Hallpike 测试。

第Ⅸ和Ⅹ脑神经

观察上腭,注意是否有丘疹。让患者说"啊",然后观察软腭的对称运动。单侧病变导致悬雍垂被拉向未受影响(正常)的一侧。轻轻地测试上腭(第Ⅸ脑神经)的感觉。要求患者说话以评估是否有声音嘶哑和咳嗽。迟钝的咳嗽提示有双侧喉返神经病变。

第Ⅻ脑神经

检查口腔时,检查舌是否有萎缩和肌束颤动。然后要求患者伸出舌。单侧病变时,舌偏向较弱的一侧。

第Ⅺ脑神经

寻找斜颈,测试胸锁乳突肌和斜方肌。要求患者耸肩,当你向下推肩时感受斜方肌。然后要求患者转动头部以抵抗阻力,同时感受大块的胸锁乳突肌。然后检查颅骨和听诊颈动脉杂音。

上肢

用力握患者的手。如果可能的话,让患者坐在你对面的床边。

每次系统地检查运动系统。首先检查(近端和远端)肌萎缩和肌束颤动。不要忘记在检查肩带部。

要求患者双手向外(掌心向上),双臂伸展,闭上眼睛。寻找单臂或双臂移位(上肢运动神经元无力、小脑损伤或后柱功能缺失)。还要注意本体感觉丧失引起的震颤或假手足徐动症。

然后感觉肌肉的近端和远端,并注意任何存在的肌肉压痛。

通过以不同的速度被动地移动关节来测试手腕和肘部的肌力。

评估肩膀、肘部、手腕和手指的力量。

如果有必要,测试尺神经损伤(Froment 征)和正中神经损伤(触笔试验)。

检查反射:肱二头肌(C5、C6),肱三头肌(C7、C8)和肱桡肌(C5、C6)。

评估手指-鼻测试的协调性,寻找运动和反射障碍。

运动无力可能是由于上运动神经损害,下运动神经损害或肌病。如果有下运动神经元损伤的证据,可以考虑前角细胞、神经根或臂丛损伤、周围神经损伤或运动神经周围神经病。

运动测试后检查感觉系统,因为这可能会很费时间。

首先测试脊髓丘脑通路(痛觉和温度觉)。用针刺确认任何异常。在胸壁或前额前部向患者展示胸针的锋利程度。然后让患者闭上眼睛,告诉你这种感觉是尖锐的还是迟钝的。从近部开始,从远到近检查每处皮肤组织。绘制异常区域。在你评估的时候,试着将任何感觉丢失与皮肤(脊髓或神经根损伤)、周围神经、周围神经病(手套)或者大脑半球(皮质或脊髓)的分布联系起来。从远侧到近侧迅速覆盖全部皮肤测试温度觉。

接下来测试后柱通路(振动和本体感觉)。使用 128Hz 音叉评估振动感觉。当患者闭上眼睛时,将振动叉放在远侧指间关节上,询问可以感觉到什么。为了确认,请患者告诉你振动何时停止,然后,在短暂的等待之后,停止振动。如果患者有感觉缺陷,先在手腕测试,然后在肘部测试,然后在肩部测试。

检查小指的远侧指间关节本体感觉。当患者睁开眼睛时,从两侧抓住远端指骨并上下移动以观察结果;然后让患者闭上眼睛,重复这个动作。通常情况下,即使只有小幅度的移动也是可以检测到的,患者可以分辨出是上还是下。如果有异常,必要时测试较大的运动,然后继续测试手腕和肘部。

记住,许多神经病学家建议从体温测试开始。医生可以首先做这两件事,但必须表现出对这两件事都很在行。

通过手指的触摸同时测试两侧的感觉,评估感觉是否消失或者感觉可以忽略不计。可以用棉花来做轻触测试,但如果已做其他形式的测试,这种轻触检查没有什么价值。

感觉增厚的神经——肘部的尺神经、腕部的正中神经和腕部的桡神经——如果有近端损伤的迹象,则检查腋窝的感觉。注意任何瘢痕,如果有相关性最后检查颈部。

下肢

如果可能的话,先检查一下站姿和步态。然后把患者放在床上,双腿完全暴露在外。在腹股沟处放置一条毛巾——注意是否有导尿管。

寻找肌肉萎缩和筋膜炎。注意任何肌肉颤抖。感觉股四头肌的肌肉力量和把检测者的手在每块小腿肌肉上,感觉胫前肌肉的力量。

测试膝关节和脚踝肌肉的紧张性。与此同时测试阵挛。将股四头肌的下端向膝关节方向急剧下压。持续的节律性收缩提示上运动神经元病变。也可以通过大幅度的弯曲膝关节和大腿外旋来测试脚踝。

接下来评估臀部、膝关节和脚踝的力量,引出反射动作:膝关节(L3、L4),脚踝(S1、S2)和足底反应(L5、S1、S2)。

配合足跟胫测试,脚趾-手指测试和脚尖敲击测试。

检查上肢的感觉系统:针刺和温度觉,然后振动觉和本体感觉,如果需要的话检查轻触觉。如果有周围感觉丧失,试着确定感觉水平,移动针或冷音叉由腿部到腹部,如果必要的话再到胸部。检查鞍区感觉,肛门反射(S2,S3,S4)。

检查背部。寻找畸形、瘢痕和神经纤维瘤。触诊椎体压痛和听诊乳突。进行直腿抬高试验。

诊断检查

神经病学诊断取决于病史采集和体格检查。影像学检查可以确定病灶的位置和可能的病理情况。特殊检测是由临床实践引导的。

腰椎穿刺

如果怀疑为急性脑膜炎,或者如果 CT 阴性但临床怀疑为蛛网膜下腔出血,则需要做腰椎穿刺(LP)。Lp 也可能有助于某些神经系统疾病的诊断,如癌性脑膜炎、结核性脑膜炎、中枢神经系统梅毒或血管炎、良性颅内压升高或正常压力的脑积水。腰穿也可能有助于诊断多发性硬化症、吉兰-巴雷综合征或肿瘤伴随证候群。

如果有眼底检查或视乳头水肿局部神经体征(如一侧较弱),或者患者免疫功能低下,应该事先对大脑进行 X 线计算机断层成像或磁共振成像扫描,以排除颅内压升高(因为在这种情况下腰椎穿刺术后存在脑疝的风险)。

脑脊液用于革兰氏染色和培养,细胞计数和鉴别,蛋白质和葡萄糖检测。如果有需要,还可以对脑膜炎双球菌、肺炎链球菌、流感嗜血杆菌 b 型、李斯特菌、结核杆菌、单纯疱疹病毒和水痘等进行分子检测。如有需要,可检测隐球菌抗原、梅毒血清学及真菌血清学检查。

神经影像学

CT 和 MRI 扫描已经彻底改变了神经病学研究。

CT 扫描是侵入性的,使患者受到一定剂量的辐射。这两种扫描操作常常与造影剂一起使用,这可能会使一些患者受到影响。使用金属磁性植入物(如大多数起搏器)的患者无法进行磁共振扫描。

扫描结果的解释通常需要评估观察多个平面或需要三维重建。

一些重要的扫描诊断的常见例子见图 36-3～图 36-10。

缺血性卒中

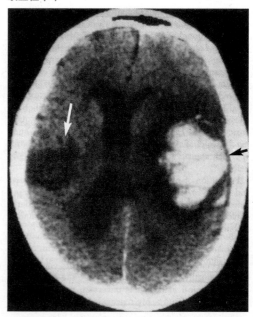

图 36-3　CT 扫描显示右侧缺血性卒中(白箭)和左侧出血(黑箭)(From Crawford M,Di-Marco J,Paulus W. Cardiology,3rd ed. St Louis,MO:Mosby,2009)

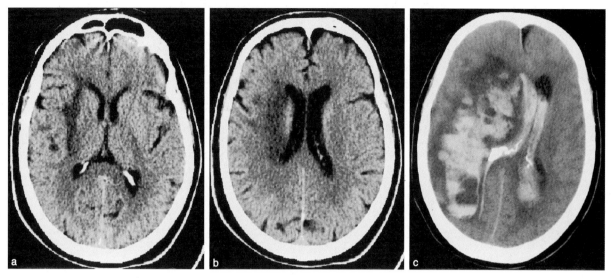

图 36-4　出血性卒中。在急性左侧肢体无力的患者,没有造影剂注射的 CT 扫描(a、b)显示局限于深部皮质层低密度改变灶。两天后拍摄的图像(c)显示梗死区域广泛出血,梗死区域出血已经破裂进入脑室(摘自 Haaga J. CT and MRI of the whole body. 5th ed. St Louis,MO:Mosby,2008)

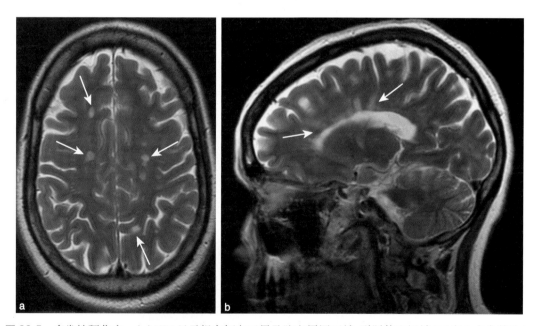

图 36-5　多发性硬化症。(a)MRI 显示损害倾向于累及脑室周围区域、胼胝体和视神经(实心白色箭头)。在 T2 加权 MRI 扫描上,病变产生离散的高信号强度球状病灶(白色)。(b)与脑室表面垂直的长轴的卵圆形病变称为 Dawson 指状物(实心白色箭头)(摘自 Herring W. Learning radiology:recognising the basi cs. 2nd ed. Philadelphia:Saunders,2011)

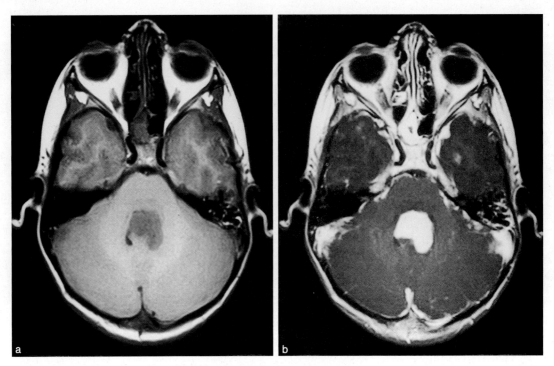

图 36-6   小脑肿瘤。MRI 显示典型的脑肿瘤,本例为小脑髓母细胞瘤。(a)肿瘤在自旋回波 T1 加权图像上信号低。(b)注射钆(一种造影剂)后肿瘤迅速强化,表明血脑屏障被破坏(摘自 Adam A. Grainger & Allison diagnostic radiology. 5th ed. Edinburgh:Churchill Livingstone,2008)

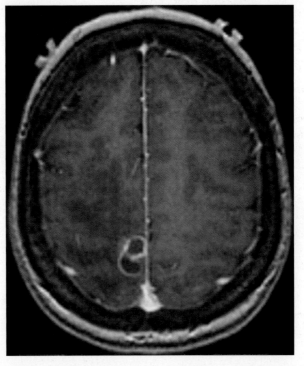

图 36-7   脑脓肿。钆增强 MRI 扫描显示由诺卡菌感染引起的多房环形增强病变(摘自 Goldman L. Goldman Cecil medicine. 24th ed. Philadelphia:Saunders,2011)

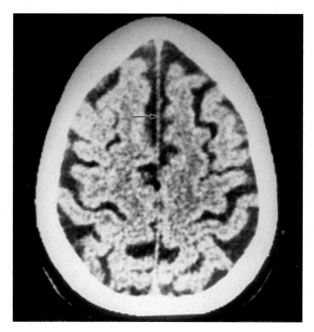

图 36-8　大脑萎缩。这个 CT 扫描中,注意扩张的脑沟(箭头),萎缩的脑回和大脑皮质从颅骨内侧的回缩。脑室扩大了(摘自 Kaufman D. Clinical neurology for psychiatrists. 6th ed. Philadelphia:Saunders,2006)

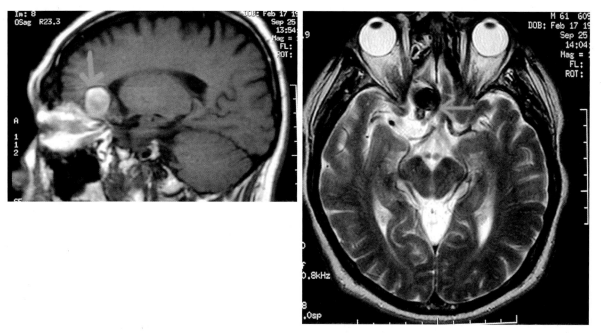

图 36-9　脑内的动脉瘤。MRI 扫描显示有部分血栓形成的巨大动脉瘤(摘自 Layon AJ. Textbook of neurointensive care,1st ed. Philadelphia:Saunders,2003)

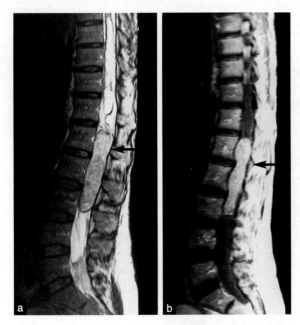

图 36-10 脊髓肿瘤。MRI 显示硬膜内和部分硬膜外右侧 L3 神经鞘瘤。(a)轴位和(b)冠状位 T1 加权钆对比成像。注意大的小叶肿瘤延伸到椎管并压迫脊髓(箭头)(摘自 Adam A. Grainger & Allison diagnostic radiology. 5th ed. Edinburgh：Churchill Livingstone，2008)

要点小结

1. 神经系统检查可以是漫长而复杂的。它通常应该针对病史所建议的地区,但一般检查也应进行。

2. 如果要准确地进行神经系统检查,有必要进行相当多的练习(特别是当你也在接受检查时)。

3. 对称体征是医生学习的朋友。在测试力量、反射等时,总是比较一边和另一边。不对称可以帮助你定位病变部位。

4. 你应该熟悉检查的各个部位,以将发现的阳性体征归纳到一起,而不用担心每个阶段下一步要做什么。

5. 神经病学专家要努力(并且能够)准确地定位可能导致特定综合征的损伤部位。

6. 神经定位通常是通过 CT 和 MRI 扫描确定的。MRI 对脑干病变更为准确,CT 可能会漏诊这些病变。使用这些横断面成像技术,往往可以确定病变的原因(如感染、肿瘤)以及它在中枢神经系统的位置。

(崔立建 译)

临床诊断学

Talley & O'Connor's Clinical Examination
A guide to specialty examination

第8版

·下卷·

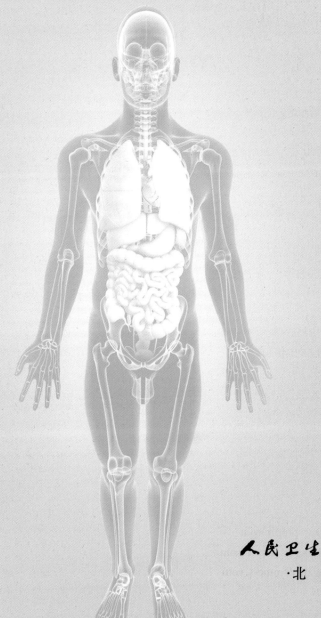

主　编　Nicholas J. Talley
　　　　Simon O'Connor

主　译　郭树彬　刘承云

分卷主译　祝鑫瑜

副 主 译　郭唐猛　卢伟琳

人民卫生出版社
·北京·

图书在版编目（CIP）数据

临床诊断学：全二册/（澳）尼古拉斯·J. 塔利
（Nicholas J. Talley），（澳）西蒙·欧康纳
（Simon O'Connor）主编；郭树彬，刘承云主译. 一北
京：人民卫生出版社，2024.1
　　ISBN 978-7-117-35708-1

　　Ⅰ.①临…　Ⅱ.①尼…②西…③郭…④刘…　Ⅲ.
①诊断学-医学院校-教材　Ⅳ.①R44

中国国家版本馆 CIP 数据核字（2023）第 256854 号

| 人卫智网 | www.ipmph.com | 医学教育、学术、考试、健康，购书智慧智能综合服务平台 |
| 人卫官网 | www.pmph.com | 人卫官方资讯发布平台 |

图字:01-2020-0598 号

临床诊断学
Linchuang Zhenduanxue
（上、下卷）

主　　译：郭树彬　刘承云
出版发行：人民卫生出版社（中继线 010-59780011）
地　　址：北京市朝阳区潘家园南里 19 号
邮　　编：100021
E - mail：pmph @ pmph. com
购书热线：010-59787592　010-59787584　010-65264830
印　　刷：人卫印务（北京）有限公司
经　　销：新华书店
开　　本：889×1194　1/16　　总印张：46
总 字 数：1360 千字
版　　次：2024 年 1 月第 1 版
印　　次：2024 年 1 月第 1 次印刷
标准书号：ISBN 978-7-117-35708-1
定价(上、下卷)：498.00 元

打击盗版举报电话:010-59787491　E-mail:WQ @ pmph. com
质量问题联系电话:010-59787234　E-mail:zhiliang @ pmph. com
数字融合服务电话:4001118166　E-mail:zengzhi @ pmph. com

临床诊断学

Talley & O'Connor's Clinical Examination

A guide to specialty examination

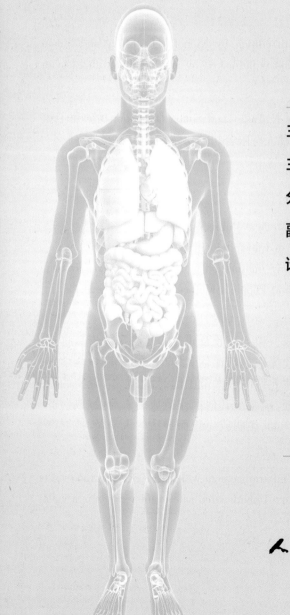

第 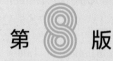 版

· 下卷 ·

主　　编	Nicholas J. Talley　Simon O' Connor
主　　译	郭树彬　刘承云
分卷主译	祝鑫瑜
副 主 译	郭唐猛　卢伟琳

译　　者

万晶晶	马　帅	王玉梅	左培媛	叶星华
田　甜	冯安琪	刘　岩	刘　茜	刘雨薇
刘温馨	苏路路	李以煊	杨　龙	肖昌亮
吴　东	何　嘉	宋　锴	张　莹	张　榕
张如云	陈　心	陈　琛	陈国榕	陈桂青
屈怡帆	查翔南	姜　蕾	宣靖超	祝鑫瑜
袁金蓉	徐秋梅	郭唐猛	崔　超	崔立建
梁　震	韩思璐	曾秀朋	雷映红	瞿　璐

人民卫生出版社

·北 京·

Sarah Dalton 的序

事情变化得越多,就越要保持不变。我们生活在一个医疗保健将被人工智能、机器学习和大数据显著颠覆的世界,但同时,作为医生,我们有责任将它们与我们的患者联系起来,听取他们的故事,并以智慧和同情心诊断和治疗他们的病情。因此,无论医学变得多么精确,询问病史和进行全面体格检查从未像现在这样重要。

几十年来,Talley 和 O'Connor 的《临床诊断学》一直被广泛认为是学习体格检查的基石。带着几分骄傲地说,我保留了多年前在医学院时陪伴我的原始版本。今天,那些至理名言依然适用:"从患者到达病床边的那一刻起,治疗就开始了。"但更真实的是,在医疗行业过度诊断和过度检查的时代,需要使用最简单、最有效、可以说是最可靠的检查方法——完善的病史收集和体格检查。

在最近的一次改版中,作者们扩大了他们的研究范围,从儿科学到耳、眼、鼻和喉评估的具体方法,并将他们经过试验和测试的结果应用到所有医学专业。这一系列结果采用了相同的结构化诊断方法,突出了重要的差异,并提供了丰富的信息,这些信息注定会让任何学习者为这些领域的短期或长期病例作好准备。正文概述了一些技巧和诀窍,旨在揭开新生儿与儿童评估这类有时具有挑战性的任务的神秘面纱,讨论从产妇健康评估到与青少年及其家人交谈的一系列方法。

大多数医生都会在他们职业生涯的某个阶段照顾年轻人,而健康出现状况的年轻人最有成长性。非常高兴的是,患者的寿命变得更长,生活变得更好,但是照顾慢性和复杂疾病意味着我们都需要对专业问题有所了解。许多医生并没有准备好应对这一挑战,因此本文与所有临床医生都息息相关。尽管我们对医学的未来知之甚少,但有一件事我们是肯定知道的,健康的年轻人创造健康的未来。从小事做起,积少成多。

Dr Sarah Dalton
BMed MAppMgt (Hlth) FRACP
Paediatric Emergency Physician,
The Children's Hospital at Westmead
President, Division of Paediatrics and Child Health,
The Royal Australasian College of Physicians

5

David Ellwood 的序

妇产科的临床实践为医生带来了挑战和机遇。从本质上讲，它是一门非常实用的医学学科，因此，许多医生将极其享受他们的临床工作。妇产科极具有广度和深度，要理解许多常见的表现，需要对骨盆解剖学、生殖生理学、微生物学和心理学以及临床医学的许多其他分支有详细的了解。但是，针对病史和检查患者的标准方法在临床技能发展方面带来了一些独特的困难。几乎所有检查都是私密的，病史记录必须包含这样一个事实，即妇科和产科问题都有重要的社会心理方面。

本书是著名的 Talley & O'Connor《临床诊断学》（第 8 版）的下卷，其中包含妇科和产科病史、检查的相关章节。这些章节既可以单独阅读，作为医生的独立辅助教材；也可以一起阅读，相互补充。两者内容清晰简明，并包含许多实用技巧，这对于初次接触妇产科临床的医生考试复习都是很有价值的。病史记录、检查框架以及许多清晰的插图，对揭开这一主题的神秘面纱有很大的帮助。

对于医生来说，了解妇产科实践的复杂性尤其重要。私密的妇产科检查中的临床礼仪是极其重要的，包括陪护。了解女性的妇科健康和性健康之间的关系，及其是如何受到心理因素的影响，也是至关重要的。在现代妇产科中，过去从临床检查中获得的大部分信息现在都是通过超声检查获得的，但在许多情况下，这两者都是必要的，了解这两者在实践中是如何起作用的也是必不可少的。这些章节设法在所有这些领域提供明确而实用的建议。

勤奋的医生会知道，教科书虽然很重要，但只是学习的伙伴，从患者身上才能学到更多的东西。有了这本实用指南，医生们应该作好充分的准备，充分利用他们所有的临床学习机会，这最终将对他们未来遇到的女性患者有利。

David Ellwood
Professor of Obstetrics and Gynaecology

前言

学习超然的艺术、方法的美德和完美的品质，但最重要的是谦逊的风度。

不要问这个人得了什么病，而是什么样的人会得什么病。

——Sir William Osler

欢迎使用经过仔细修订和更新的《临床诊断学》。临床技能是临床医学的基础，其中最重要的是病史记录和体格检查。在多数情况下，全面的病史和体格检查将引导你做出正确的诊断，这是至关重要的——你的诊断往往会决定患者的命运，如果你是正确的，就会把他们带往最佳的治疗路径。

为了做出正确的诊断，你需要收集现有的全部证据。在缺乏临床病史和相关体检的情况下盲目安排检查，会导致严重的错误。令人担忧的是，在没有足够的病史，甚至没有对患者进行粗略查体的情况下，就要求进行检查和转诊是很常见的。错误的诊断可能会造成终身的伤害和痛苦。

《临床诊断学》旨在运用强有力的循证医学证据引导医生从获得核心技能至达到高级水平，从而踏上一段激动人心的旅程。我们采取了系统的学习方式，因为对所有事实的认识有助于准确诊断。例如，以心脏病为表现的患者不但在听诊时有客观的疾病变化，而且在手、面部、腹部和四肢也有相应的变化，可以判断潜在疾病的进程和预后。诊断学家是伟大的医学侦探，他们应用严谨的方法来发现真相，解决难题并开始治疗。

本书不是一本传统的本科教材，我们为它的鲜明特征感到自豪。学习一定要有趣！与大多数其他类似的教科书不同，我们的教科书刻意加入幽默和历史轶事，历代医生们告诉我们这些可以增强学习体验。另一个显著的特点是，本书的每一章都经过了同行评审，正如你所预料的那样，任何发表的期刊文章都会经过同行评审。我们从一开始就相信，同行评审对于确保核心教科书的最高标准和最大化价值是不可或缺的。在这个版本中，基于同行评审的建议，我们进行了修改，剔除了不相关的材料，并在适当的地方更新了一部分内容。我们也很自豪本书是最新的，并尽可能以证据为基础，更新了章节参考和注释，这样读者就可以更深入地研究他们感兴趣的内容。我们希望所有层次的医生都知道有许多局限和差距（迫切需要更多的研究），并在学习过程中保持对医学的好奇心和兴奋感。

只有通过实践才能掌握临床技能，不论你是学习本书还是其他任何一本书，你都应该尽可能地多看实际病例。只要你肯花时间去倾听和观察，就能在你的整个职业生涯中从患者身上学到很多。

伟大的临床医生不是天生的，每个从医的人都需要掌握临床技能。感谢所有在我们进行修改时为我们提供专家意见的人。我们也感谢所有每天教育我们的同事和患者，以及给我们写信的众多医生，包括那些指出遗漏或错误（真实的或感觉到的）的人。

Nicholas J. Talley

MBBS（Hons）（NSW），MD（NSW），
PhD（Syd），MMedSci（Clin Epi）（Newc.），
FRACP, FAFPHM, FAHMS,
FRCP（Lond. & Edin.），FACP,
FACG, AGAF, FAMS, FRCPI（Hon）

Simon O'Connor
FRACP, DDU, FCSANZ

Newcastle and Canberra，2017 年 7 月

致谢

本书提供了临床技能的循证证据。我们非常感谢多年来帮助我们发展和完善本书的众多优秀同事的评论、意见和建议。所有章节都再次经过同行评审,这是本书的一个标志,我们非常谨慎地根据获得的详细评论修改材料,并对书中出现的任何错误或遗漏承担责任。

我们要特别感谢 Adelaide 大学医学院院长 Ian Symonds 教授和 Newcastle 大学医学教授兼继续教育学院副院长 Kichu Nair 教授为 OSCE 制作的视频。

John Hunter 医院神经病学专家 Tom Wellings 博士为这一版的神经病学章节提供了专家意见。Philip McManis 博士为早期版本的神经病学提供了宝贵的意见。

A Manoharan 博士和 J Isbister 博士提供了原始的血液胶片照片和附文。L Schreiber 副教授提供了软组织风湿学的原始部分。我们再次修订和更新了这部分内容。

我们请 Alex Ford 教授(Leeds Teaching Hospitals Trust,英国)和他的团队对支持(或驳斥)关键临床症状的证据进行了系统的审查。

Newcastle 大学医学院院长 Brian Kelly 教授对精神病学章节提供了宝贵的意见。

感谢 Malcolm Thomson 博士,他为本书提供了大量的 X 线片和扫描结果。其他资料的则由 Canberra Hospital X-ray Library 的医学影像部提供。我们要感谢 John Hunter 医院专业放射科人员 Lindsay Rowe 副教授,他负责准备了上一版保留下来的胃肠系统部分的文本和图像。

S Posen 副教授、IPC Murray 副教授、G Bauer 博士、E Wilmshurst 博士、J Stiel 博士和 J Webb 博士帮助我们获得了许多早期版本的原始照片。我们要感谢 Glenn McCulloch 为本书提供的照片。一组照片来自 Mayo Clinic library 和 FS McDonald 主编的 *Mayo Clinic images in internal medicine:self-as-sessment for board exam review*(Mayo Clinic Scientific Press,Rochester MN & CRC Press,Boca Raton FL,2004)。我们要感谢 Mayo Clinic College of Medicine 的下列人员,感谢他们在选择其他摄影材料方面的热情帮助:Ashok M Patel 博士、Ayalew Tefferi 博士、Mark R Pittelkow 博士和 Eric L Matteson 博士。我们还要感谢提供新照片的 Coleman Productions。

我们感谢 Michael Potter 博士和 Stephen Brienesse 博士提供了临床检查照片。

Elsevier Australia 和作者还感谢以下审稿人对整个手稿的评论和见解:

审校

Jessica Bale, BMedRadSc, MBBS, Conjoint Lecturer (Dermatology), University of Newcastle, NSW, Australia

Andrew Boyle, MBBS, PhD, FRACP, Professor of Cardiovascular Medicine, University of Newcastle and John Hunter Hospital, Newcastle, NSW, Australia

Judi Errey, BSc, MBBS, MRACGP, Senior Lecturer and Clinical Coordinator, University of Tasmania, TAS, Australia

Tom Goodsall, BSc, MBBS (Hons), Advanced Trainee Gastroenterology and General Medicine, John Hunter Hospital, NSW, Australia

Hadia Haikal-Mukhtar, MBBS (Melb), BSc Hons (Melb), LLB Hons (Melb), FRACGP, Dip Ger Med (Melb), Grad Cert Health Prof Ed (Monash), Head of Auburn Clinical School, School of Medicine, Sydney, University of Notre Dame Australia, NSW, Australia

Adam Harris, MBChB, MMed, Conjoint lecturer at the University of Newcastle, NSW, Australia

Rohan Jayasinghe, MBBS (Sydney; 1st Class Honours), FRACP, FCSANZ, PhD (UNSW), MSpM(UNSW), MBA(Newcastle), Medical Director, Cardiology Department, Gold Coast University Hospital, QLD, Australia; Professor of Cardiology, Griffith University, QLD, Australia; Clinical Professor of Medicine, Macquarie University, Sydney, NSW, Australia

Kelvin Kong, BSc MBBS (UNSW), FRACS (OHNS), VMO John Hunter Hospital, NSW, Australia

Kypros Kyprianou, MBBS, FRACP, Grad Dip Med Ed., Consultant Paediatrician, Monash Children's Hospital and Senior Lecturer, University of Melbourne, VIC, Australia

Judy Luu, MBBS, FRACP, MIPH, Staff Specialist, John Hunter Hospital, NSW; Conjoint Lecturer, University of Newcastle, NSW, Australia

Joy Lyneham, PhD, Associate Professor, Faculty of Health and Medicine. University of Newcastle, NSW, Australia

Genevieve McKew, MBBS, FRACP, FRCPA, Staff Specialist, Concord Repatriation General Hospital and Clinical Lecturer, Concord Clinical School University of Sydney, NSW, Australia

Balakrishnan R Nair (Kichu), AM MBBS, MD (Newcastle) FRACP, FRCPE, FRCPG, FRCPI, FANZSGM, GradDip Epid, Professor of Medicine and Deputy Dean (Clinical Affairs), School of Medicine and Public Health, Newcastle, Australia; Director, Centre for Medical Professional Development HNE Local Health District, Adjunct Professor University of New England, Armidale, Australia

Christine O'Neill, MBBS(Hons), FRACS, MS, VMO General Surgeon, John Hunter Hospital, Newcastle, NSW, Australia

Steven Oakley, MBBS, FRACP, PhD, Staff Specialist Rheumatologist, John Hunter Hospital, Newcastle, Australia; Conjoint Associate Professor, School of Medicine and Public Health, University of Newcastle, Australia

Robert Pickles, BMed (Hons), FRACP, Senior Staff Specialist Infectious Diseases and General Medicine, John Hunter Hospital, NSW, Australia; Conjoint Associate Professor, School of Medicine and Public Health, University of Newcastle, NSW, Australia

Philip Rowlings, MBBS, FRACP, FRCPA, MS, Director of Haematology, Calvary Mater Newcastle and John Hunter Hospital, NSW, Australia; Senior Staff Specialist Pathology North-Hunter, Professor of Medicine, University of Newcastle, Australia

Josephine Thomas, BMBS, FRACP, Senior Lecturer, University of Adelaide, SA, Australia

Alicia Thornton, BSc, MBBS (Hons), Conjoint Lecturer (Dermatology), University of Newcastle, NSW, Australia

Scott Twaddell, BMed, FRACP, FCCP, Senior Staff Specialist, Department of Respiratory and Sleep Medicine, John Hunter Hospital, NSW, Australia

Martin Veysey, MBBS, MD, MRCP(UK), FRACP, MClinEd, Professor of Gastroenterology, Hull York Medical School, UK

Tom Wellings, BSc(Med), MBBS, FRACP, Staff Specialist Neurologist, John Hunter Hospital, NSW, Australia

编委

Joerg Mattes, MBBS, MD, PhD, FRACP, Senior Staff Specialist, John Hunter Children's Hospital and Professor of Paediatrics, University of Newcastle, NSW, Australia

Bryony Ross, B.Biomed.Sc, MBBS, FRACP, FRCPA, Staff Specialist, Calvary Mater Newcastle, John Hunter Children's Hospital and Pathology North, NSW, Australia; Conjoint Lecturer, School of Medicine and Public Health, University of Newcastle, NSW, Australia

Ian Symonds, MD, MMedSci, FRCOG, FRANZCOG, Dean of Medicine, University of Adelaide, SA, Australia

临床方法:历史的角度

最好的医生是能够区分可能与不可能的人。

——Herophilus of Alexandria(公元前 335—前 280)

自古希腊时代开始,对患者的问诊就被认为是最重要的,因为从疾病要通过它引起的不适来观察,过去是这样,现在仍然是这样。然而,目前强调的将病史收集和体格检查用于诊断的做法是在 19 世纪才出现的。虽然自古典医学复兴以来,"症状和体征"一直是医学词汇的一部分,但直到最近,它们才被当作同义词使用。在 19 世纪,症状(临床医生从患者对自己感受的描述中得出的主观抱怨)和体征(临床医生可检测到的客观疾病变化)之间的区别逐渐形成。直到 19 世纪,诊断都是经验性的,并且基于古典的希腊信仰,即所有的疾病都有一个解释:四种体液(黄胆汁、黑胆汁、血液和痰液)的失衡。事实上,1518 年在伦敦成立的 the Royal College of Physicians 认为,没有古典知识的临床经验是无用的,而作为学院成员的医生如果提出任何其他观点,就会被解雇。在希波克拉底时代(公元前460? —前375),观察(检查)和感觉(触诊)在检查患者中占有一席之地。例如,古希腊人注意到,黄疸病患者的肝脏肿大、坚硬不规则。摇晃患者能听到液体飞溅的声音。亚历山大的 Herophilus(公元前335—前280)在公元前 4 世纪描述了一种测量脉搏的方法。然而,是 Pergamum 的 Galen(公元130—200)将脉搏确立为主要的体征之一,直到 18世纪,脉搏仍然扮演着重要的角色,并记录了微小的变化。这些变化被错误地认为是身体的平衡发生了变化。William Harvey(1578—1657)于 1628年发表的关于人体循环的研究,对脉搏作为一种信号的价值的一般理解几乎没有影响。Sanctorius(1561—1636)是第一个使用时钟对脉搏计数的人,而 John Floyer(1649—1734)在 1707 年发明了脉搏表并定期观察脉率。心率异常见于 1776 年的糖尿

病和1786 年的甲状腺毒症描述中。希波克拉底对发热进行了研究,最初将其视为一种疾病,而不是疾病的征兆。温度计是由 Sanctorius 在 1625 年设计的,被 Hermann Boerhaave(1668—1738)与 Gabriel Fahrenheit(1686—1736)一起用作研究仪器,并于 18 世纪中叶商业化生产。在 13 世纪,Johannes Actuarius(? —1283)使用刻度玻璃杯检查尿液。在 Harvey 时代,医生有时会观察(检查)甚至品尝尿液样本,并认为这可以揭示有关人体的秘密。Harvey 记录说,可以通过这种方法诊断出糖尿病和水肿。Frederik Dekkers(1644—1720)于 1673 年首次报道了尿液中蛋白质的检测,但一直被忽视,直到 Richard Bright(1789—1858)证明了蛋白质在肾脏疾病中的重要性。尽管 Celsus 在公元 1 世纪描述并重视诸如称重和测量患者等方法,但这些方法直到 20 世纪才被广泛使用。临床方法的复兴始于 Battista Morgagni(1682—1771)。1761 年其发表的一项结论称,该疾病不是普遍的,而是在器官中产生的。同年,Leopold Auenbrugger 发明了叩击胸部来检测疾病。他的老师,Van Swieten 通过叩诊来发现腹水。这项技术被遗忘了近半个世纪,直到 1808 年 Jean Corvisart(1755—1821)翻译了 Auenbrugger 的作品。接下来的一大步发生在 Corvisart 的 René Laënnec(1781—1826)医生身上。他在 1816 年发明了听诊器(最初只是一卷硬纸),作为通过倾听(听诊)诊断心肺疾病的辅助工具。这是一项革命性的胸部检查,一部分原因是它能够使检查者的耳直接贴在患者胸壁上,从而得到更加准确的临床病理。1825 年,William Stokes(1804—1878)发表了第一篇关于听诊器使用的英文论文。Josef Skoda(1805—1881)对这些临床方法的价值进行了调查,并于 1839 年发表了他的研究结果。其后,这些方法得到了广泛而热烈的采用。这些进

步引发了医学实践的改变。床边教学最早是在文艺复兴时期由 Montanus（1498—1552）于 1543 年在 Padua 引入的。在 17 世纪，医生根据药剂师（助手）提供的病史来诊断，很少亲自去看患者。Thomas Sydenham（1624—1689）开始实践更多的现代床边医学，他的治疗基于经验而非理论，但直到一个世纪后，临床诊断才出现了系统化的方法。

这一变化始于法国大革命后巴黎的医院，承认了 Morgagni、Corvisart、Laënnec 和其他人的工作成果。受启蒙运动哲学思想的影响，启蒙运动认为，理性的方法解决所有问题是可能的，因此 the Paris Clinical School 将体检和尸检结合起来，作为临床医学的基础。这所学校的方法首次在国外得到应用是在都柏林。Robert Graves（1796—1853）和 William Stokes 曾在那里工作。后来，在伦敦 Guy 医院，著名的三人组 Richard Bright、Thomas Addison（1793—1860）和 Thomas Hodgkin（1798—1866）做

出了重要贡献。1869 年，Samuel Wilks（1824—1911）指出，疾病可以引起指甲的改变，所体现出的体征是很重要的。Carl Wunderlich（1815—1877）则将温度的概念从疾病本身改变为疾病的症状。19 世纪下半叶，生理学、病理学、药理学的惊人进步和微生物学的发现促进了新的"临床和实验室医学"的形成，并在当今世界迅速发展。然而，本书所涉及的现代系统诊断方法仍然是基于病史记录，通过观察（视诊）、感觉（触诊）、敲击（叩诊）和倾听（听诊）来检查患者。

推荐阅读

Bordage G. Where are the history and the physical? *Can Med Assoc J* 1995; 152:1595–1598.

McDonald C. Medical heuristics: the silent adjudicators of clinical practice. *Ann Intern Med* 1996; 124:56–62.

Reiser SJ. The clinical record in medicine. Part I: Learning from cases. *Ann Intern Med* 1991; 114:902–907.

医生誓言

希波克拉底(公元前460—前357)出生在 the Island of Cos,西方尊认他为医学之父。希波克拉底誓言是一个古老的誓言,其中的许多声明今天仍然有意义;然而也有一些声明,如安乐死和堕胎,存在很大的争议。

我国医学界奉行的是原国家教育委员会于1991年颁布的《中国医学生誓言》(国家教委高教司[1991]106号附件四):

健康所系,性命相托。

当我步入神圣医学学府的时刻,谨庄严宣誓:

我志愿献身医学,热爱祖国,忠于人民,恪守医德,尊师守纪,刻苦钻研,孜孜不倦,精益求精,全面发展。

我决心竭尽全力除人类之病痛,助健康之完美,维护医术的圣洁和荣誉,救死扶伤,不辞艰辛,执着追求,为祖国医药卫生事业的发展和人类身心健康奋斗终生。

目录

上 卷

第五篇 泌尿生殖系统疾病

第八篇　内分泌系统疾病

下 卷

第十篇
儿科疾病

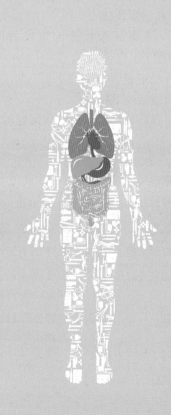

第 37 章

儿科病史及查体

Joerg Mattes · Bryony Ross

不观察患者,就不能称为医生。——希波克拉底(460?—357BC)

儿科病史及查体原则

儿童不是成年人的缩小版:儿童的病史采集和体格检查还需要根据其具体需要量身定做。就像新生儿查体(往往更多)一样,童年期儿童的查体也是机会性的:盲目地按照既定的顺序去做,几乎总是会让临床医生、父母、最重要的是患儿失望。由于儿童本身的配合性差,儿童体检需要伺机进行,机械化的进行一系列体格检查通常会给临床医生、患儿父母及患儿本身带来挫败感。许多儿科查体与成人查体相同或非常相似。为避免不必要的重复,本章主要关注小儿查体与成人查体的不同之处。

与新生儿体检相反,关于儿科体检的时间和规律性尚无共识。许多临床医生将免疫计划表的时间作为儿童体检的时间表。美国儿科学会建议,每个学龄期儿童应每1~2年进行一次全面的体格检查和健康评估[1]。

儿童健康检查的重要目的是(幼儿期至青春期)[2]:

- 促进健康
- 发现疾病
- 预防伤害及未来健康问题的咨询

通常认为,儿童每次就医时都要进行体格检查。这些检查尽管如成年人一样检查需专注于现病史体现的区域或身体系统,但不应局限于基于现病史的身体部位。体查的目的需要向父母和患儿(尤其是青少年)进行解释,并应考虑他们的理解水平,如果体检的任何部分令患儿在身体或心理上感到不适,则需提前告知父母和患儿[3]。

儿科病史的采集

儿科病史在医学上有一些独特之处,因为在大多数情况下,它是由患者以外的人提供的,通常是由其父母一方或者双方。当然儿童和青少年的叙述在病史采集中十分有价值。让儿童参与这一过程很重要,但是必须考虑他们的理解程度。如果患儿足够年长能够理解发生了什么,最好是把简单的问题直接问患儿,但是在很多情况下是这样的,父母会回答这些问题或者把这些问题重述给患儿。在许多情况下,某个时候采访没有父母陪伴的青少年可能更好。在咨询开始时必须向青少年保证所讨论的事情是保密的[4]。然而同样重要性的是,还需要向青少年解释这种保密关系何时可能会打破。(表 37-1)

表 37-1　HEADSSS 评估	
家庭	成员组成、住址、近期有无搬迁、家庭关系、有无家庭暴力
教育及职业	地点、出勤、年份、绩效、关系、支持、最近的行动、欺凌、纪律处分、未来计划、工作细节
饮食	体重(最重、最轻、最近发生的变化)、节食、锻炼、月经史、饮食限制、暴饮暴食、排便
日常活动	校外:体育运动、社团组织、俱乐部、聚会、电视/电脑使用
酒精及毒品	朋友、家人和患者本人对香烟、酒精和非法药物的使用,使用方式和频率,对使用药物的愧疚感,使用的经费筹措方式,它引起的问题
性	亲密关系、性经历、性伴数量(总计和最近 3 个月)、性伴侣的性别、不舒服的情况/性虐待,怀孕和以前的怀孕风险(与男性和女性相关)、避孕、避孕套、性传播感染

表 37-1　HEADSSS 评估(续)	
自杀、抑郁及自残	情绪低落或悲伤的存在和频率以及当前的感受(如"您现在如何以 1~10 的比例来衡量自己的感受?"),情绪低落时的行为、支持,自残举动(思想和行为),自杀(思想、尝试、计划和手段),对未来的希望
免受伤害及暴力	重伤、在运动和驾驶时使用的安全装置、与醉酒的驾驶员一起骑行、在学校和社区中遭受暴力侵害、在线(网络)安全;对于高危青少年:携带或使用武器、其他犯罪行为、监禁家人或朋友

Royal Children's Hospital, Melbourne, Australia, Clinical Practice Guideline on Engaging with and assessing the adolescent patient, [Internet, cited 15th March 2017], Available from: www.rch.org.au/clinicalguide/guideline_index/Engaging_with_and_assessing_the_adolescent_patient/#headds。

病史采集步骤

1. 整理患者的主诉:症状(严重程度、频率、诱因、治疗经过),调查研究,并发症。

2. 然后解决患者或父母提出的任何其他问题。

3. 进行系统检查,这有助于涵盖任何可能已遗漏的信息。我们通常利用一个便于记忆的从"头到脚"的检查清单来询问监护人(或儿童,根据发育阶段而定)或青少年(框 37-1)。

框 37-1　从头到脚检查清单			
部位	问题范例	部位	问题范例
头部	您的孩子有头痛么?		您的孩子如厕排便有问题么?
	您的孩子曾经有过头部外伤么?		您的孩子有时会便秘吗?
眼睛	您的孩子有视力模糊或者复视么?	泌尿生殖系	您的孩子排尿时会疼痛吗?
耳	您的孩子耳疼么?		您的孩子曾有血尿吗?
	您的孩子有没有耳部感染或耵聍?		对于女孩:
鼻子	您的孩子是否有鼻出血?		您是否注意到您孩子阴道是否有分泌物?
	除了鼻涕以外,您的孩子的鼻子还没有排出其他东西吗?		经期从几岁开始?
	您的孩子打鼾声大么?		告诉我您月经的情况:有无痛经;经期是否规律;血量大么?
口腔和喉部	您的孩子有吞咽食物或饮料的困难吗?		是否有频繁的性生活?
	您的孩子进食后会刷牙吗?	内分泌	您的孩子最近喝水量比平时大么?
颈部	您是否注意到孩子脖子上有任何肿块? 如果是这样,他们会疼吗? 是否在不断增大?(淋巴结肿大)		您的孩子需要起夜么?
			您孩子的精力比平时更加旺盛或是减退么?
	您的孩子能保持颈部直立么? (斜颈)	神经系统	您的孩子有头晕问题吗? 告诉我感觉如何。
胸部	您的孩子在运动时会比其朋友呼吸困难吗?		您的孩子发过火吗?
	您的孩子会气喘吗?		您是否注意到孩子的手臂或腿无力?
	您的孩子咳嗽么? 是否咯出东西?	皮肤	您的孩子皮肤上有皮疹吗? 它们痒吗?
腹部	您的孩子经常呕吐或腹部疼痛吗?		您的孩子会有很多瘀伤吗?

4. 接下来收集孕产史(参见第 38 章)。

5. 询问用药史(包括剂量、频率和依从性)、相关环境暴露(如吸烟史)。

6. 询问预防接种史(见 www.immunise.health.gov.au for the current Australian vaccination schedule)。

7. 询问是否有任何已知的药物过敏。询问其他过敏和/或不耐受。重点询问是否有食物过敏、哮喘、湿疹和花粉症。询问是否有家族遗传病史。

患儿的父母有血缘关系么?

8. 在家族中是否有不明原因的过早死亡?

9. 探究心理社会史:

- 行为记录:应涵盖任何异常行为(如频繁乱发脾气),睡眠障碍或恐惧症,以及如厕困难(如大便失禁[①]和尿床)。

- 发展和社会互动的评估:对学龄儿童的快速发育

[①]　心理原因的大便失禁。

监测应涵盖学校的表现、视力、听力、言语、粗大运动和精细运动功能以及社交互动。更结构化的评估对青少年尤为重要(HEADSSS 评估)。理想情况下,应该在没有父母在场的情况下进行,再次强调,应解释和尊重有关保密的观念(表 37-1)。

- **典型的一天**:让父母描述他们生活中典型的一天,可以对他们的生活条件和社会环境有所了解。此外,还要了解患儿的体育活动,饮食、睡眠、牙科保健和安全方面的习惯(如使用自行车头盔、安全带)。
- **应对住院治疗/或疾病**:知晓父母对当前的状况的了解程度及对未来的期望。
- 获得医疗保健的途径,是否是住在偏远地区的家庭,是否有便捷的交通可用。
- 讨论家庭成员之间如何相处,扩大家庭支持以

及其他替代性护照料安排。患儿正在被寄养吗?谁是主要照顾者?患儿会花时间和家人在一起吗?

- 疾病对儿童和家庭的影响:了解身体、认知、情感和社会功能的限制以及对服务的依赖性如何影响到儿童、兄弟姐妹和父母。这对于患有慢性医学和/或神经发育疾病(如脑瘫、自闭症、唐氏综合征)的儿童和青少年尤为重要。

10. 通过确保您和家人对主要问题有共同的理解来总结病史。询问家人是否还有其他任何顾虑或尚未解决的问题。

一般体格检查

摘要参见框 37-2。

框 37-2　儿科病史及体格检查:推荐方法

1. **准备**
   a. 洗手
   b. 必要时穿戴个人防护装备
2. **测量**
   a. 儿童的体重、身高、头围,并绘制在合适的生长曲线上
   b. 在年长儿童计算身体质量指数(BMI)
   c. 发现异常的生长
   d. 测量生命征(血压、脉搏、呼吸频率、体温)
3. **一般检查**
   观察患儿的情况,无论是坐在父母的腿上还是在玩耍,都要评估患儿的健康状况、运动的不对称性、异常的姿势和自发的运动
4. **上下肢**
   a. 单独检查四肢,然后比较大小差异和畸形、肿胀、压痛、活动时有无异常声音、力量、柔韧性和运动范围
   b. 检查手掌与指甲
5. **背部**
   检查脊柱是否有神经管缺陷、脊柱侧弯和脊柱前凸过度
6. **皮肤**
   注意有无瘀斑、瘀伤、皮疹、皮损和肿块
7. **头部**
   a. 检查头发
   b. 触诊有无颅缝早闭,有无骨及软组织肿块
8. **颈部**
   a. 触诊棘突
   b. 触诊甲状腺
   c. 检查颈部活动度
9. **面部和畸形**
   a. 注意脸部形状和对称性
   b. 仔细检查眼睛、鼻子、下颌骨,嘴和嘴唇有无畸形
   c. 检查有无唇腭裂及舌大小
   d. 注意耳的大小和形状,及有无异常的折叠

10. **神经系统**
    a. 检查脑神经
    b. 对婴幼儿进行 180°检查
    c. 检查步态
    d. 检查所有四肢的张力、力量、反射、协调和感觉
11. **发育评价**
    评估视力、听力、精细运动和粗体运动技能,社交和语言
12. **淋巴系统**
    评估淋巴结、脾脏、扁桃体有无肿大
13. **呼吸及循环系统**
    a. 检查胸部是否有畸形、瘢痕和呼吸窘迫迹象
    b. 听诊有无异常呼吸音(喘鸣、喘息和湿啰音)
    c. 叩诊有无浊音及过清音
    d. 检查毛细血管充盈时间
    e. 触诊所有四肢脉搏并找到心尖冲动点
    f. 听诊心音
14. **腹部**
    a. 检查腹胀,上腹蠕动情况,有无肿块和瘢痕
    b. 听诊肠鸣音及有无杂音
    c. 触诊腹部有无肿块、压痛及肿大脏器
    d. 通过叩诊确定有无腹水及测量脏器大小
15. **泌尿生殖系统**
    a. 检查皮肤是否有损伤和尿道口的位置
    b. 触诊睾丸及阴囊,有无疝气及异常肿块
    c. 视诊阴唇、阴蒂、尿道口和阴道口有无异常
    d. 检查肛门
    e. Tanner 分期
16. **耳鼻喉(最后,但并非最不重要)**
    a. 检查耳的大小、形状、位置及有无畸形
    b. 检查口腔是否有炎症、溃疡及苍白和发绀
    c. 视诊咽部及腭扁桃体

体检前的准备

在开始身体检查之前,将袖子卷起至肘部以上。手卫生对于预防交叉感染和医院内感染[①]至关重要。在与儿童接触前后,以及在进行任何操作之前或之后,或在接触体液或接触儿童周围环境之后,请使用含酒精的手部消毒剂或肥皂和水清洁手和前臂。通常建议您在将患儿视为医院住院患者时,不要坐在病床上。但是,对儿童友好的方法有时可能需要打破此规则。理想情况下,应在体检时戴上检查手套和其他个人防护设备,以避免交叉感染。遵照制造厂商的建议,在使用之前和之后,适当的用抗菌剂彻底清洁检查工具(如听诊器)。

将父母膝上安定快乐的患儿挪开进行体检会给患儿带来痛苦,这使本已具有挑战性的体检工作难上加难。可以在患儿最舒服的地方开始检查,**与患儿参与游戏互动并建立融洽的关系是关键的第一步**。在理想的情况下,应该让患儿脱下内衣裤接受检查,但是,这对于儿童来并不总是可能的,而且可能会给青春期患者带来巨大的痛苦。最好是在必要时由父母脱下幼童的衣服。

一定要考虑被检查的青少年是否穿好衣服,仅在检查的特定部位(如皮肤)有必要时才要求他们脱下衣服。有时让大一点的患儿在私密的场所自行更换病号服可能会有所帮助。父母在儿童体检时应在场陪伴患儿。如果患儿不想让父母在场或父母不在身边,总要有另一个监护人在场陪同对青少年进行身体检查[3]。

体检

观察

通过观察小孩,坐在父母的膝关节上或在地板上玩耍,可以收集很多信息。评估患儿的健康状况(患儿看起来是否生病或健康,营养不足或营养过剩? 活跃程度?)。注意任何不对称的动作或异常姿势,并评估患儿的皮肤颜色和呼吸方式。观察患儿与父母和他人互动的方式。

花一些时间让患儿熟悉和适应你。如前所述,很多检查都可以在患儿的父母膝关节上进行的,这通常是患儿可能感到最安全的地方。在任何可能

[①]　这意味着一个人在接受医疗护理时感染,通常是在医院。

的情况下都要准备好和患儿一起玩,以友好、平静和安静的方式与患儿一起互动。一些适龄的玩具(应作好清洁)可能非常有帮助。当所有其他方法都失败时,使用泡泡棒吹一些适时的泡泡应该可以让最沮丧的患儿感觉愉快。在触摸患儿之前一定要记得先温暖双手。

虽然年幼的患儿在父母的膝关节上可能最舒适,而稍大一些的患儿通常会高高兴兴地坐在检查台或床上,检查者位于患儿一侧,父母位于患儿另一侧。以友好、温和、耐心的方式接近患儿。要求患儿向您展示自己的手,通过经常赞美患儿建立一些信任,然后可以从一些不令人恐惧的触诊(如肱动脉搏动)和轻柔的动作(如转手并检查手掌)开始,然后再进行从头到脚的检查。最后,如果是住院患儿,特别是对于患有慢性病或长期住院的儿童和青少年,我们可以从对房间的快速扫视中获得很多信息。

测量

每次患儿进行检查时都要仔细检查并详细记录患儿的**体重**、**身高**和**头围**。这些测量值对于发现严重的病状以及监测生长和发育至关重要。我们需要将结果绘制在适当的生长曲线上:通常标准做法是按性别、年龄、身高,年龄、体重和头围绘制生长曲线(图 37-1)。对于患有某些综合征(如唐氏综合征)的儿童,有特殊的生长曲线。

对于不会走路的儿童,我们通常测量身长而不是身高。坐高在某些情况下也可能有用(见下文)。最好尽可能使用稳定、准确、固定的测量设备来进行测定。

为了确定准确的体重,在称量体重时应给患儿脱衣服(大一点患儿穿内衣裤;婴儿穿尿布)。计算准确的体重时需要考虑尿布的重量。另外,不能忘记脱下患儿的鞋袜。

第 38 章概述了一种测量准确的头围的方法。如果怀疑有良性家族性巨头畸形,测量父母双方的头围可能很重要。头部的形状和颅缝早闭会在本章后面进行解释。

儿童的体重指数(BMI;参见第 3 章)和腰围的测量在儿童的应用中通常比成人少,但也是有用的工具,尤其是在青少年中。BMI 和生长曲线表可从世界卫生组织获得,我们在日常工作中应尽可能使用。最近的研究表明,腰围可能比 BMI 对评估土著儿童的生长发育更为有用[5]。

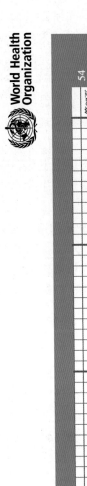

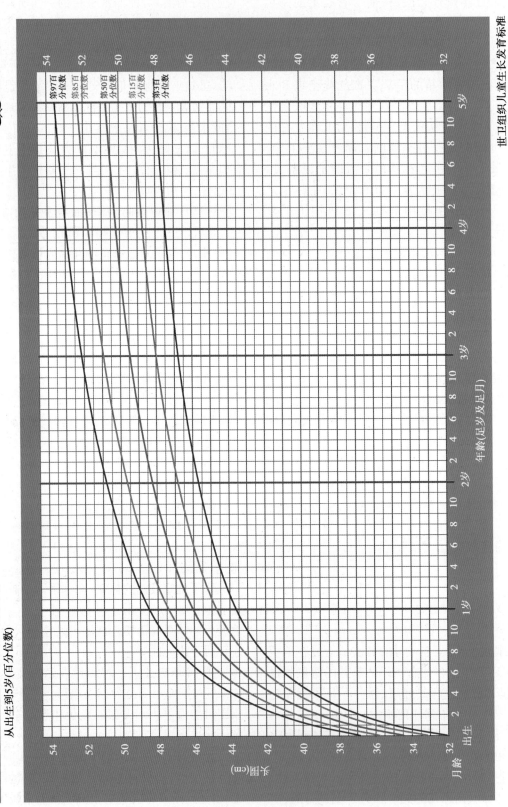

图 37-1 从出生到五岁的生长曲线图（摘自 World Health Organization Child Growth Standard Charts,http://www. who. int/childgrowth/standards/en/）

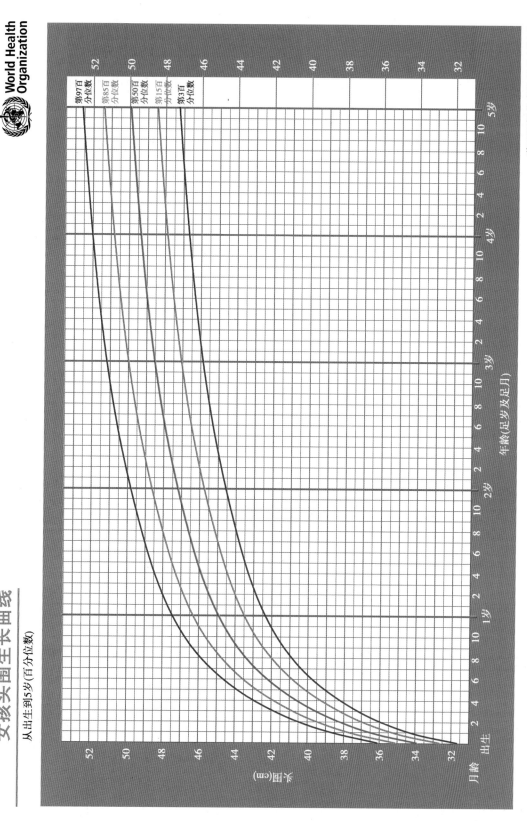

图 37-1（续）

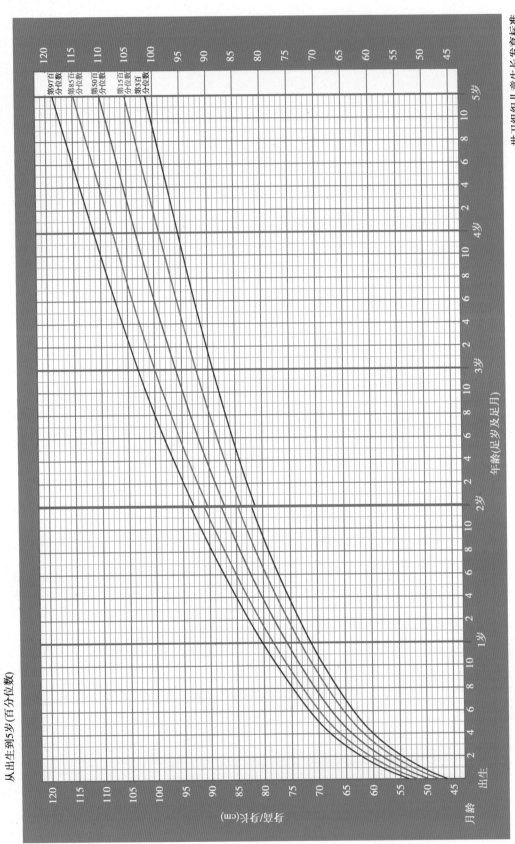

图 37-1（续）

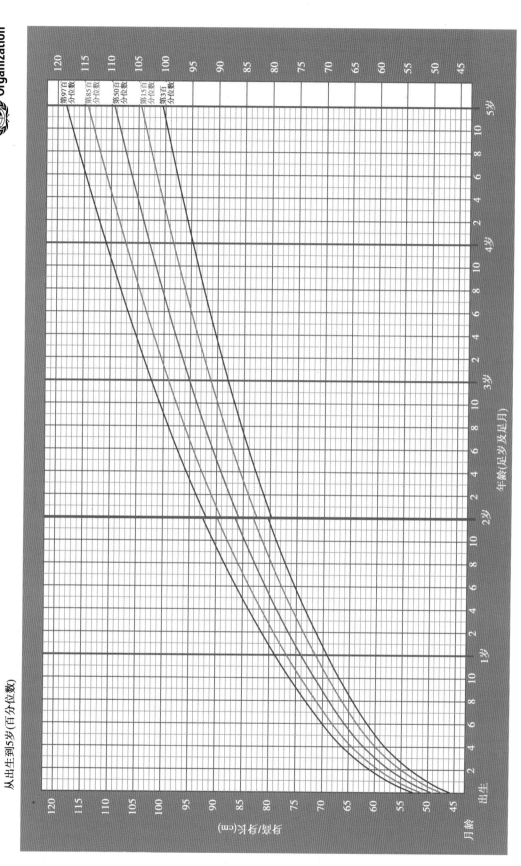

图 37-1（续）

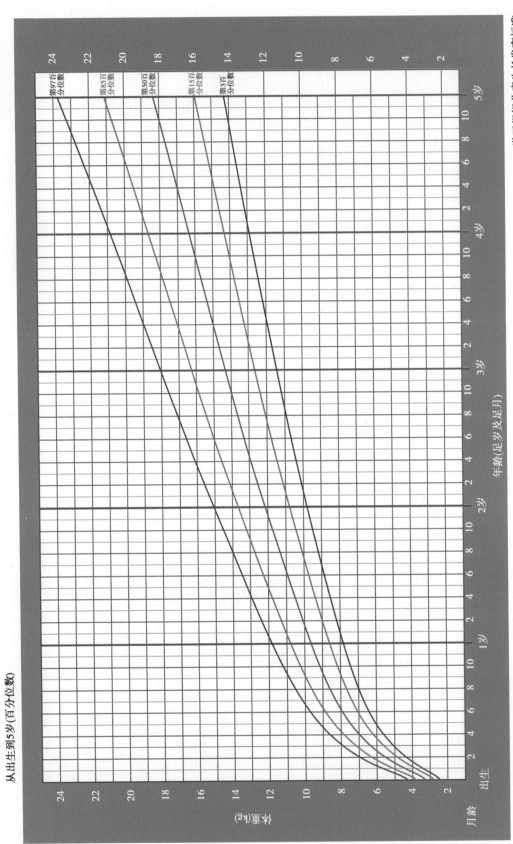

图 37-1（续）

男孩体重生长曲线

从出生到5岁（百分位数）

世卫组织儿童生长标准

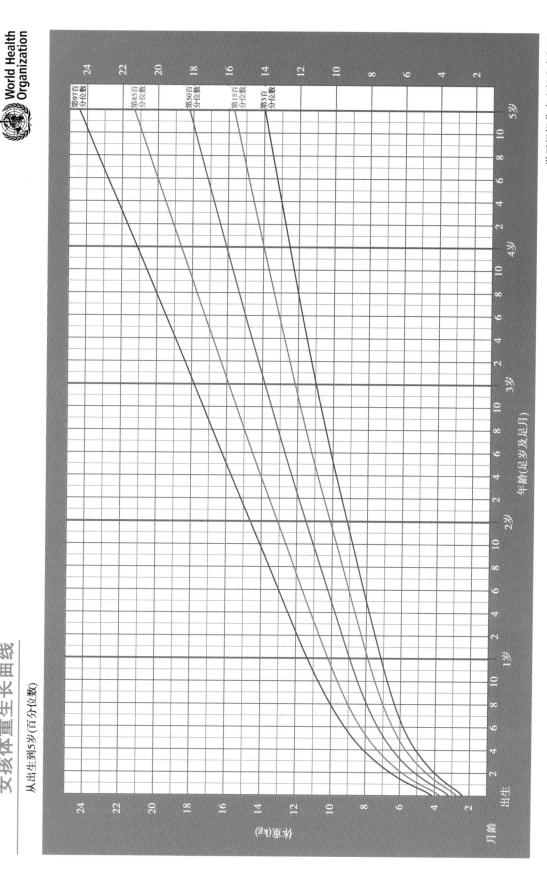

图 37-1（续）

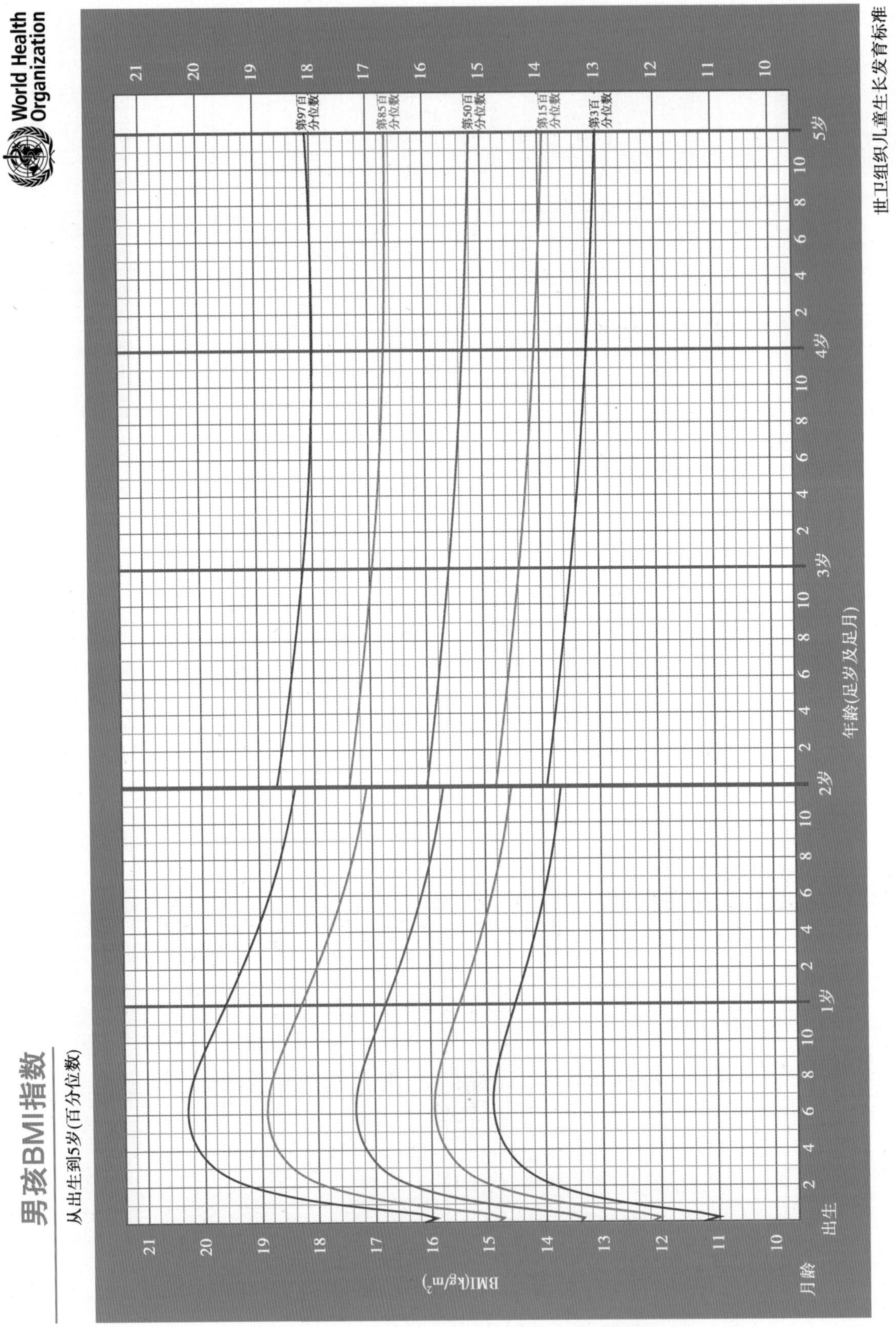
男孩BMI指数
从出生到5岁(百分位数)
World Health Organization
BMI(kg/m²)
月龄
出生
1岁
2岁
3岁
4岁
5岁
年龄(足岁及足月)
第97百分位数
第85百分位数
第50百分位数
第15百分位数
第3百分位数
世卫组织儿童生长发育标准

图 37-1（续）

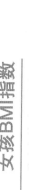

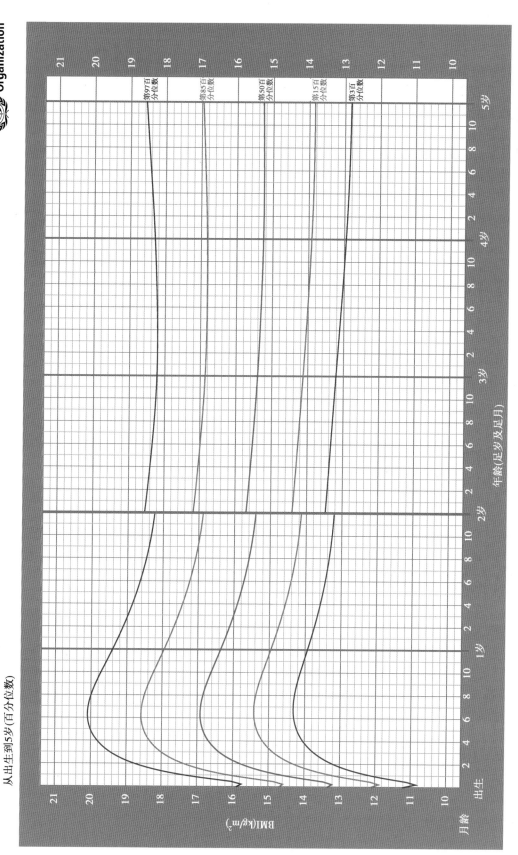

图 37-1（续）

其他测量方法在生长受限的儿童(如有进食困难、慢性疾病或社交困难的儿童)中可能有作用,这些检测包括上臂中围和皮褶测量,尽管这些测量很少常规进行。

上臂中围测量:首先脱下任何可能遮盖患儿手臂的衣服。估计手臂的中点,并使用软尺确定周径。通常患儿的手臂自然下垂在身侧,并且软尺既不能太紧也不能太松。6个月以上儿童不足11cm的上臂中围通常表示营养不良[6]。

皮下脂肪测量:通常从肱三头肌和肩胛下区域进行。使用皮褶卡尺测量皮肤和下面的皮下组织(不是肌肉;图37-2)的褶皱厚度。可将皮褶测量结果与人群平均值进行比较。

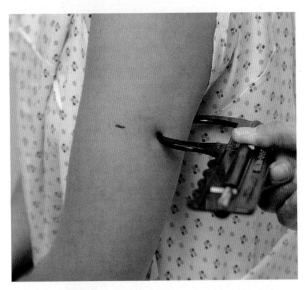

图37-2　测量肱三头肌的皮下脂肪厚度(摘自 Wilson SF,Giddens JF. Health assessment for nursing practice. 4th ed. St Louis,MO:Mosby,2009)

身高的高矮

一旦精确测量并绘制了患儿的身高(或身长),就需要进一步考虑三点:①患儿的身高是高还是矮(身高数值在同年龄同性别的生长曲线最高/最低百分位曲线的上方或下方);②随着时间的变化趋势是什么;③亲生父母的身高是多少?

父母身高中值可以预测患儿的成长潜力:

对于男孩的身高预测:[母亲身高(cm)+父亲身高(cm)+13cm]/2

对于女孩的身高预测:[母亲身高(cm)+父亲身高(cm)-13cm]/2

预计患儿的身高将在这个方程式得出的预测值的2个标准差内,或相差不超过9cm。

在儿童中进行常规测量时,如果发现不均衡的生长情况可以采取的额外测量措施(如上半身及下半身身长的测量)。这点在担忧身材矮小的患儿中尤其重要(如由"软骨发育不全症"引起的身材矮小)。患有"软骨发育不全症"的患儿的坐姿身高可能正常,但站立时的身高明显降低。通常来说,在出生时,正常的上下半身比例为 1.7:1,到10岁时,这个比例相等(并保持至成年)[7]。

测量上下半身的长度:下半身身长是测量站立的儿童的耻骨联合到地面的距离;上段身长,则是从总身高中减去下半身身长。

大多数身材矮小的儿童因是遗传性身材矮小引起,因此应始终考虑父母的身高。与其他生长参数一样,如果患儿的身高以前处于正常范围内,但现在他的身高百分位数下降,那么与其他在相同身高百分位数的患儿相比,这个患儿通常更值得我们关注。

多种诊断与身材矮小相关,包括营养缺乏(见下文),染色体异常(如21三体综合征或唐氏综合征),骨骼发育不良(如软骨发育不全),代谢异常(如 Hunter 或 Hurler 综合征),内分泌疾病(如甲状腺功能减退,库欣综合征(Cushing syndrome)或原发性垂体疾病)和医源性病因(如儿童期因恶性肿瘤接受颅脑及全脊椎放疗)。

病理性高身材较不常见,但病因包括克兰费尔特综合征(Klinefelter syndrome)、马方综合征、巨人症、甲状腺毒症和 Beckwith-Wiedemann 综合征。

生命征

血压、脉搏、呼吸频率及体温应在每次查体时进行测量,尤其是在患儿身体不适的情况下。

血压

美国儿科学会建议对3岁以上的儿童进行常规血压测量[8]。血压袖带应适合患儿的体型(袖带宽度应等于上臂中围的40%;图37-3a 和 b)[9]。最好在患儿静坐5min后进行测量,尽管在实际操作中这点几乎不可能做到。通常可以使用自动血压计进行筛查,但听诊更为精确。听诊器置于肘窝近端和内侧可听见肱动脉搏动处(图37-3c)。听到的第一声科罗特科夫音是收缩压,第五声是舒张压(所有声音都消失时)。

高血压在儿童中并不常见,通常预示着潜在的疾病,例如肾脏疾病或心血管疾病。但是,在病理性肥胖的儿童和青少年中,原发性高血压越来越

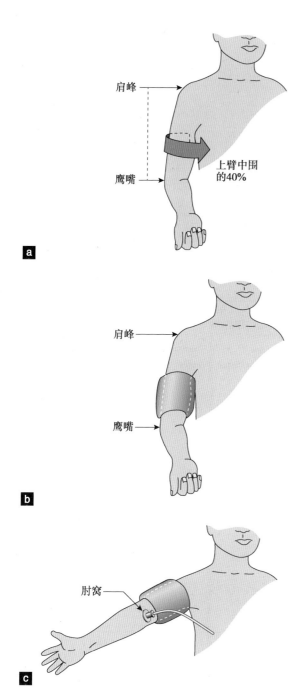

图 37-3 （a、b）确定合适的袖带尺寸（c）测量血压（摘自 Hockenberry MJ，Wilson D. Wong essentials of pediatric nursing. 8th ed. St Louis，MO：Mosby，2009）

	男		女	
	收缩压/mmHg	舒张压/mmHg	收缩压/mmHg	舒张压/mmHg
3	100	59	100	61
4	102	62	101	64
5	104	65	103	66
6	105	68	104	68
7	106	70	106	69
8	107	71	108	71
9	109	72	110	72
10	111	73	112	73
11	113	74	114	74
12	115	74	116	75
13	117	75	117	76
14	120	75	119	77
15	120	76	120	78
16	120	78	120	78
17	120	80	120	78
18	120	80	120	80

表 37-2 血压值需要根据年龄和性别进行进一步评估

Kaelber DC，Pickett F. Simple table to identify children and adolescents needing further evaluation of blood pressure. Pediatrics 2009；123：e972e4. With permission of the American Academy of Pediatrics。

脉搏及呼吸频率

在儿童时期，动脉导管未闭、主动脉瓣反流和甲状腺功能亢进的患者可能会出现**宽脉压**。**脉压窄**的最常见原因是主动脉下和主动脉瓣狭窄。同样，对脉搏进行人工计数比使用机器测量更准确，并且在大多数儿童中脉搏通常很容易触及，因此没有任何理由可以不进行这项检查。尽管也可以使用桡动脉或颈动脉，但许多临床医生发现，婴儿或小孩较容易感觉到肱或股动脉搏动。由于婴儿和小孩的头部比例较大，而颈部短小，因此特别难感觉到颈动脉搏动。

心率随年龄变化而改变，图 37-4 显示了不同年龄儿童的静息心率范围。

对儿童而言，准确的**呼吸频率**测定也可能很棘手，理想情况下，应在儿童清醒着但处于静息状态时进行检查（图 37-5）。到目前为止，儿童呼吸频率升高的最常见原因是呼吸系统疾病，但应考虑严重感染以及心脏功能异常和代谢紊乱。毒素和颅

多[10]。应该将患者的收缩压和舒张压测量值与年龄、性别，甚至身高相匹配的人口数据表进行比较，以便准确诊断高血压[11]。

低血压在儿童中也不常见，但需要快速评估以排除可导致休克的低血容量或败血症（循环衰竭；表 37-2）。请记住，低血压是危重患者的晚期症状，低血压之前常有其他症状（如心动过速、苍白、皮肤花纹等）。

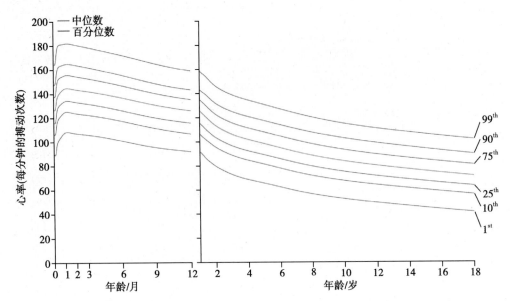

图 37-4　心率与年龄(摘自 Fleming S,Thompson M,Stevens R,et al. Normal ranges of heart rate and respiratory rate in children from birth to 18 years of age:a systematic review of observational studies. Lancet 2011;377(9770):1011-1018,with permission)

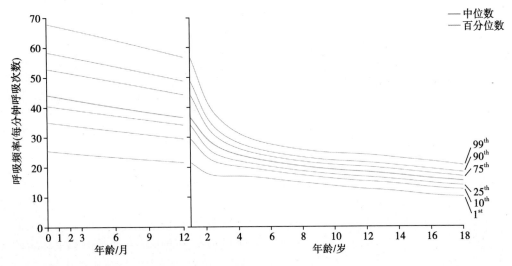

图 37-5　呼吸频率与年龄(摘自 Fleming S,Thompson M,Stevens R et al. Normal ranges of heart rate and respiratory rate in children from birth to 18 years of age:a systematic review of observational studies. Lancet 2011;377(9770):1011-1018,with permission)

内压升高可降低呼吸频率。

血氧饱和度在儿童的常规评估中正变得越来越普遍[在新生儿检查中几乎是普遍的(参见第 38 章)],这使得我们可以简单、无创且合理准确地评估血氧饱和度[11]。儿科中的正常血氧饱和度(SaO_2)值尚未确定,并且已知其会随海拔高度而变化,但通常认为,健康儿童(海平面)的 SaO_2 正常范围是 97%~100%[12]。

体温

关于检查婴儿和儿童体温的最佳方法存在着相当大的争论。重要的是要记住使用不同的温度计测得的体温会有很大的不同[13]。测量肛温曾经是测量儿童体温的惯常做法,但这种经历对小点的患儿来说可能是可怕的,并且对大一点的患儿也可能会造成心理上的伤害[14]。测量腋温是一种合理的选择,但现在通常使用**鼓室测温法**。从耳获取温度简单快捷,并且读数与核心体温相近(正常值请参见表 37-3)。应避免使用水银温度计,口腔温度的测量只有在具有足够理解能力的儿童中才能测量(约 6 岁以上)。

部位	温度计类型	正常范围,平均值/℃	体温升高或发热/℃
腋窝	水银温度计、电子温度计	34.7-37.3,36.4	37.4
口腔	水银温度计、电子温度计	35.5~37.5,36.6	37.6
肛门	水银温度计、电子温度计	36.6~37.9,37.0	38.0
耳	红外线温度计	35.7~37.5,36.6	37.6

表 37-3　不同部位的正常体温

Chamberlain JM, Terndrup TE. New light on ear thermometer readings. Contemp Pediatr 1994;11(3):66-76.

特殊体格检查

上下肢(腿和胳膊)

当检查上下肢时,应记住先独立检查各个肢体然后再与对应的肢体进行比较,特别应注意有无尺寸差异(如偏侧发育过度)。在开始检查之前,请询问患儿是否有任何部位的疼痛。

视诊

手背朝上,先检查皮肤、关节和指甲,然后再将手翻转以检查手掌,尤其要检查手掌掌纹。检查指甲是否有任何异常情况(如牛皮癣的凹陷指甲,真菌感染),以及指间蹼是否有任何病变(如疥疮)。

触诊

注意任何皮温升高(特别是在关节部位),压痛(如皮肌炎)或肿胀的部位。关节热肿伴运动受限和/或疼痛,可能表现为化脓性关节炎,幼年型关节炎或风湿热(后者在土著儿童中尤其如此)。

运动及测量

轻柔地将腕部和手指关节在它们各自的运动范围内移动,以评估灵活性、不对称性和任何不寻常的位置。如果在任何关节中似乎都存在运动受限,应记录下活动度范围。

如果有运动过度,请考虑计算 6 岁以上儿童的 Beighton 得分:

> 1. 如果站立时保持双腿直立,患儿弯腰时可以将手掌放在地上,得 1 分
> 2. 任一肘部可向后弯曲得 1 分
> 3. 任一膝关节可向后弯曲得 1 分
> 4. 任一拇指向内弯曲时可贴近前臂得 1 分
> 5. 任一手指可向后弯曲超过 90° 得 1 分(图 37-6)

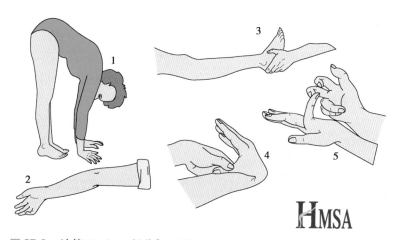

图 37-6　计算 Beighton 得分[(c) Hypermobility Syndromes Association, http://hypermobility.org/help-advice/hypermobility-syndromes/beighton-score]

该评分可用于根据布莱顿标准来确定患儿是否患有良性关节过度活动综合征(BJHS)或需要进一步检查对于与关节过度活动有关的其他情况(如马方综合征、埃勒斯-丹洛斯综合征等(http://hypermobility.org/help-advice/hypermobility-syndromes/the-brighton-score/)。

以类似的方式对脚部进行检查。

视诊

检查上肢和下肢的近端是否不对称和畸形。

触诊

注意肌肉体积(萎缩、肥大),有无肿胀、发热和压痛

运动及测量

检查有无异常活动音、强度、柔韧性和运动范围。

视诊有无任何骨骼或关节畸形或肿块。脚和膝关节的畸形很常见。请参阅第 38 章以复习足部的常见畸形。在膝关节处观察到的主要畸形是膝内翻（O 形腿）（图 37-7）和膝外翻（X 形腿），这两种畸形在某些年龄段（即生理或解剖学上正常）都可能是正常的变化，并且通常会自发恢复正常（图 37-7c）。但是，单侧畸形的生理性可能较小，需要进行进一步检查。

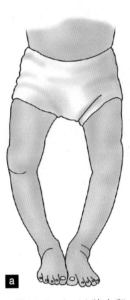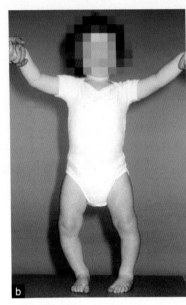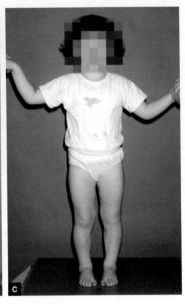

图 37-7 （a、b）膝内翻。（c）b 图所示儿童在畸形矫正后［（a）and（b）from Scoles P. Pediatric orthopedics in clinical practice. Chicago：Year Book Medical Publishers，1982，p 84。（c）from Macnicol MF. Orthopaedics and Trauma 2010；24（5）：369-380］

膝内翻

膝内翻（O 形腿；（图 37-7）在 2 岁以下的儿童中很常见。

要求患儿双足并拢站立，测量**踝间**距离。

病理原因包括佝偻病、骨骼发育不良或 Blout 病（胫骨近端内侧生长板的单侧闭合）。

膝外翻

膝外翻（X 形腿，图 37-8）在正常的幼儿中很常见（通常在 3~7 岁之间）。

让患儿站立并比较双下肢的长度，然后测量**小腿间**的距离。

如果这种情况持续到 7 岁以上，或者在该年龄之前发现畸形加重，应寻找根本原因（佝偻病和骨骼发育不良是常见原因）。

青春期膝外翻是 8 岁以后出现的特发性疾病。

趾内翻（跖骨内翻；图 37-9）在幼童（2~5 岁）中是生理性的，在较大点的儿童中出现这种表现可能需要进行矫正，**趾外翻（跖骨外翻**）不会随时间自行矫正，可能需要手术矫正[15]。

如果**运动**受限，应考虑是否由于疼痛、虚弱无力、挛缩或是痉挛引起。

测量肢体长度差异也很有用，不过一旦患者成年，通常会出现一个小的差异（最大 2cm）。传统上测量四肢长度差异有以下两种测量方式：

1. 真实腿长：测量从髂前上棘到内踝的长度。

2. 外观腿长：从耻骨联合到内踝的长度。

在临床上，评估儿童在膝关节和臀部自然伸展保持直立时的髂嵴是否位于同一水平，并通过在患儿脚下放置木块直到骨盆保持水平，然后测量木块的高度来评估下肢长度差异的方法更为可靠。（图 37-10）

肢体长度差异（真实腿长差异>2cm）可见于偏侧肥大综合征，如 Beckwith-Wiedemann 综合征。

背部

当检查背部时，应当暴露出整个脊柱。检查患儿站立的姿势，双脚并拢，双臂放在两侧，观察有无明显的神经管缺陷（脑膜膨出和脑膜脊髓膨出；图 38-7）以及任何不对称表现、皮肤病变或肿块。观察肩膀、肩胛骨和骨盆边缘是否对称。让患儿弯腰触摸脚趾以评估骨盆水平。沿着脊柱进行触诊，从颈

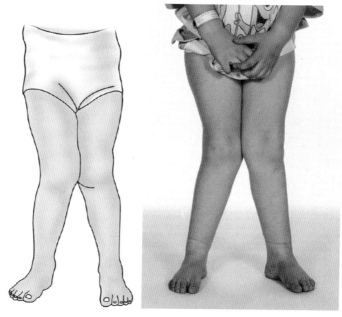

图 37-8　膝外翻(摘自 Macnicol MF. Orthopaed Trauma 2010;24(5):369-380)

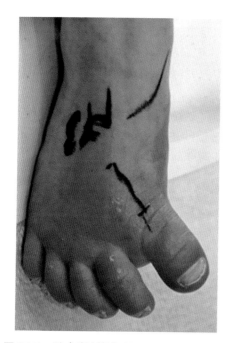

图 37-9　趾内翻(摘自 Harris E. The intoeing child: etiology, prognosis, and current treatment options. Clin Podiatr Med Surg 2013; 30 (4): 531-565)

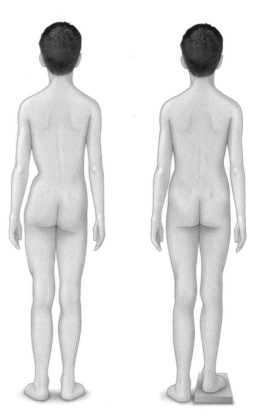

图 37-10　下肢不等长(摘自 Herring JA. Tachdjian pediatric orthopaedics. Philadelphia: Saunders, 2008, Ch 24, pp 1191-1271)

部到臀部脊柱应成一条直线,检查有无压痛或任何缺损(隐性脊柱裂)。

　　腰椎前凸症有时见于8~10岁儿童,通常是生理性的并能自行恢复[16]。结构性后凸畸形(Scheuermann 病)是青春期最常见的后凸畸形(图 37-11)。在这些患者中,可以在过度伸展以及向前弯曲时看到固定的后凸畸形[17]。

　　脊柱侧凸(脊柱侧弯,图 37-12)是迄今为止在儿童和青少年中最常见的脊柱畸形。一定要考虑由腿长差异引起的功能性脊柱侧弯,这将在患儿向前弯曲时被纠正。早发性脊柱侧弯发生在 5 岁之

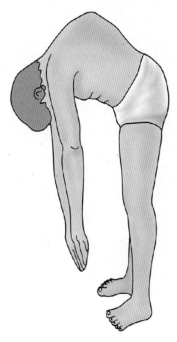

图 37-11　胸椎后凸畸形。注意后凸畸形儿童轮廓的急剧变化（摘自 Behrman RE. Nelson textbook of pediatrics. 14th ed. Philadelphia：Saunders，1992）

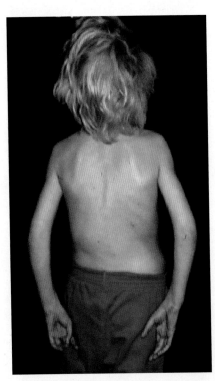

图 37-12　右胸特发性脊柱侧弯（摘自 Graham JM. Smith recognizable patterns of human deformation. Philadelphia：Elsevier，2007，Ch 20，pp 107-110）

前，并且随着儿童年龄的增长而发展，并可能导致心血管疾病的发生[16]。这种脊柱侧弯的形式与潜在的病理因素相关，应寻找相关系统有无异常（如椎管内、心血管、泌尿生殖系统）。迟发性脊柱侧弯（5 岁以上）更为常见，并且更有可能是特发性的。通过检查臀部完成背部检查。骶骨发育不全可能会出现臀部扁平和臀裂缩短。检查有无骶骨凹陷、毛发丛和皮肤损伤（这些是隐性脊柱裂的其他潜在症状，参见第 38 章）。

由 Foster 和 Jandial 撰写的 pGALS-儿科步态、手臂、腿和脊椎本书是儿童肌肉骨骼检查的极好的信息来源[18]。

皮肤

皮肤检查应注意以下方面：

- 皮肤颜色（苍白、多血症、黄疸、高胡萝卜素血症）
- 任何损伤（位置、颜色、凸起或扁平、弥漫或局限）
- 有无皮下出血（瘀点、瘀斑、紫癜）
- 系统性疾病的皮肤表现（如肝脏疾病中的蜘蛛痣、共济失调，毛细血管扩张症中的毛细血管扩张）

皮损可以被分为原发性（病变过程中直接发生及初次出现的皮损；表 37-4）和继发性（可能由原发性病变演变而来的外部因素引起；表 37-5）。

表 37-4　原发性皮损	
斑疹	直径<1cm，皮肤颜色变化的小而平坦的区域（如雀斑）
斑片	颜色变化较大的平坦区域（如葡萄酒色斑）
丘疹	隆起皮损<1cm（如传染性软疣）
斑块	隆起皮损>1cm，表面积大于隆起（如银屑病）
结节	显示深度和高度的局限性隆起病变，比脓疱大（如毛细血管瘤）
水疱	直径<1cm，内含液体的凸起小腔（如水痘）
大疱	直径>1cm，液体性病变（如大疱型脓疱症）
脓疱	类似于水疱，但充满脓液（如脓疱性银屑病）
风团	局部血管扩张引起的短暂性隆起性病变（如荨麻疹）
粉刺	毛囊中堆积的皮脂（如痤疮）
匐行疹	螨虫在表皮中形成的线性隧道（如疥疮）
毛细血管扩张	皮肤中的（永久性）表浅血管扩张

Modified from Goldbloom RB. Pediatric clinical skills. Philadelphia：Saunders，2010。

表 37-5	继发性皮损
鳞屑	皮肤表面脱屑（如鱼鳞病）
痂	干燥渗出物或渗出液的积聚（如感染性湿疹）
裂隙	皮肤上线性断裂（如疥疮上的划痕）
龟裂	皮肤上的线性裂纹（如脚跟开裂）
糜烂	表皮缺损
溃疡	表皮及部分真皮缺损，缺损有时可累及皮下组织（深）
萎缩	皮肤层变薄（如放射后皮肤变化）
瘢痕	在表皮水平以下受损的皮肤纤维组织修复

Modified from Goldbloom RB. Pediatric clinical skills. Philadelphia：Saunders，2010。

许多良性皮肤病变在儿童时期非常常见（如疣、表皮囊肿、化脓性肉芽肿），不需要特殊治疗。婴儿瘀伤不是常见病，需要进一步检查（如凝血病、非意外伤害）。尽管在学步儿童中膝关节以下的瘀伤[①]比较常见，但是如果瘀伤位于臀部、手和躯干等非典型区域，并且没有合理的解释，我们应当引起注意。（见本章后面有关检查疑似儿童虐待的部分。）

对皮肤进行触诊，以感觉皮肤是否粗糙、干燥。湿疹通常出现在婴儿的脸上、年幼的患儿的伸肌表面和年长的患儿的屈肌表面。如果患儿仍在使用尿布，需要特别检查腹股沟（以发现尿布疹或餐巾皮炎）。

检查有无血管病变（向父母询问"胎记"）尽管相对常见，仍可能具有临床意义。婴儿型**血管瘤**是良性血管瘤（图 37-13），其具有一定的生长期（增殖期），但最终（90% 以上）在患儿 9 岁时自发地消退。因此，除非血管瘤面积特别大，增长速度迅速或处于易引发问题的区域（如口周、眶周、肛门生殖器、喉咙），否则不需要治疗[19]。这些病变需要与既不扩散也不退化的血管畸形区分开来（表 37-6）。

面颈部或五个以上皮肤血管瘤的存在可能预示着气道或内脏血管瘤的存在。第 38 章详细介绍了与斯德奇-韦伯综合征（Sturge-Weber syndrome）和 Klippel-Trenaunay 综合征相关的婴幼儿儿血管病变，但请记住，这些血管病变随着儿童的生长而生长，并且通常需要治疗。

恶性皮肤病变（鳞状细胞癌、基底细胞癌、黑色素瘤）在儿童中非常罕见，但在青春期的儿童中应当考虑是否存在。还应检查是否存在色素减退的病变（图 37-14），这些病变一可能是良性的（如以前的瘢痕、白癜风），也可能是潜在的疾病，例如结节性硬化症（TS）。特别要注意病变的数量，因为大多数患有一到三个色素减退斑点的儿童不会有 TS 的风险[19]。面部血管纤维瘤（图 37-15）是 TS 患者中常见的典型皮肤病变，但通常在青春期之前不可见。还应检查这些儿童有无前额斑块、鲨鱼斑（图 37-16）、指甲纤维瘤和牙龈纤维瘤。

咖啡斑（图 37-17）在普通人群中非常常见（最多达 15%），但是在没有 1 型神经纤维瘤病（NF1）的患者中很少出现六个及以上斑点（图 37-18）。相反是，患有 NF1 的患者很少有少于 6 个咖啡斑[20]。始终记得检查疑似 NF1 患者的腋窝雀斑（图 37-19），因为它通常在 5 岁后出现。

头部

检查头发。寻找脱发区域。婴儿通常因保持同一躺姿出现"枕秃"。检查有无"乳痂"（溢脂性皮炎）的油性易脱头屑的头皮。其他引起头发干燥、鳞片状头皮屑的原因包括特应性皮炎或头癣。一些罕见的遗传疾病也在头发上有体现：在 Menkes 病中可见"卷缩发"（扭曲、脆弱的头发），在瓦登伯革综合征（Waardenburg Syndrome）中可发现头发褪色（如单股的白发）。

测量头围。如果不在正常范围内，则还要测量其父母和兄弟姐妹的头围。使用不可拉伸胶带在头部最宽处测量。

小头（小头畸形）通常表示小脑袋。原因可能是家族性或遗传性的，次要原因包括先天性感染、缺氧缺血性脑病和胎儿酒精综合征。唐氏综合征、Rett 综合征和 Edwards 综合征等许多儿科综合征也与小头畸形相关。

大头（**大头畸形**）并不总是意味着大脑袋。它可能是大脑扩大（巨脑症）的结果，但也可能是由于颅内积液（脑积水）、脑穿通畸形[②]或由于佝偻病、珠蛋白生成障碍性贫血或成骨不全症引起的颅骨本身增大。大头畸形可能是家族性的，继发于代谢性疾病，如泰-萨克斯病（Tay-Sachs disease），黏多糖贮积症（如 Hunter 综合征或 Hurler 综合征）或其他综合征（如 Soto 综合征或神经纤维瘤病）。

[①]　学步是婴儿在独立行走之前经常扶住家具或其他坚固的物体并行走的方式，通常是侧身行走。

[②]　大脑发育异常，其中一侧侧脑室与大脑表面连通。

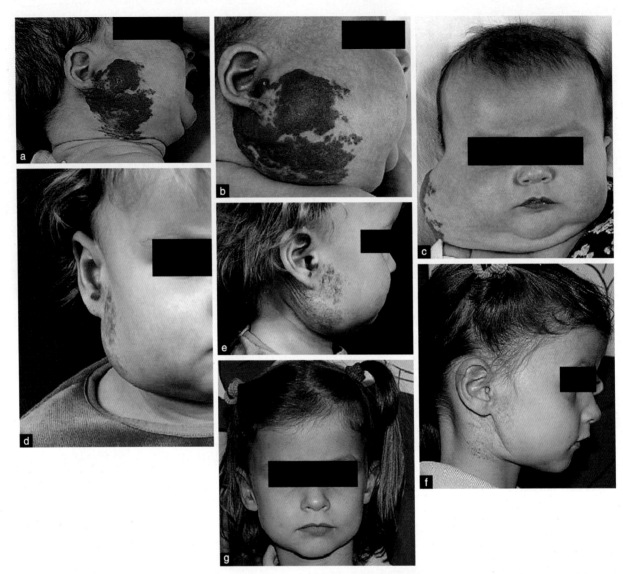

图 37-13 （a）在第 2 周龄时最初的斑块大小。（b、c）在 2 月龄时处于增生阶段。（d、e）在 18 月龄时处于恢复期。（f、g）在 6 岁时几乎复原。婴儿时期使用类固醇激素治疗，避免了手术（摘自 Leon-Villapalos J. Understanding vascular anomalies：a common language for doctors. Surgery 2012；30（8）：427-434，with permission）

表 37-6 血管瘤和血管畸形	
儿童血管瘤	血管畸形
第 1 周到第 4 周出现，前 12 个月内生长	出生时即存在，后续表现出来
能自行恢复	没有消退的趋势，扩张增长更常见，但缺乏真正的进展
通常不可完全压缩	常可压缩，周长和长度的差异，温度的不同
组织学：内皮细胞增殖，肥大细胞数量增加	组织学：扩张的血管、闭塞的血管，可变的血管壁厚度或紊乱的血管壁结构
高血流量	通常低血流量，动静脉瘘高
肌肉和骨骼受累罕见	肌肉和骨骼受累常见

Hohenleutner U，Landthaler M，HammH，Sebastian G. Hemangiomas of infancy and childhood. J Dtsch Dermatol Ges 2007；5（4）：334-338. © John Wiley & Sons。

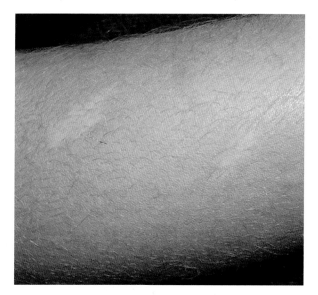

图 37-14　结节性硬化症(TS)的低色素病变(摘自 Winn R. Youmans neurological surgery. 6th ed. Philadelphia：Saunders,2011)

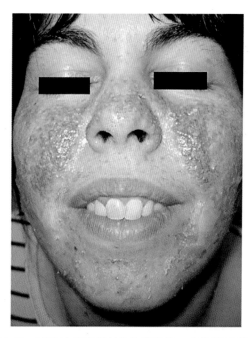

图 37-15　开始治疗前病变的临床图像。多发性面部血管纤维瘤，主要累及脸颊，红斑明显(摘自 Valerón-Almazán P. Topical rapamycin solution to treat multiple facial angiofibromas in apatient with tuberous sclerosis. Dermatology (Actas Dermo-Sifiliográficas，English edn) 2010；103 (2)：165-167. Copyright © 2010 Elsevier España,S. L. and AEDV)

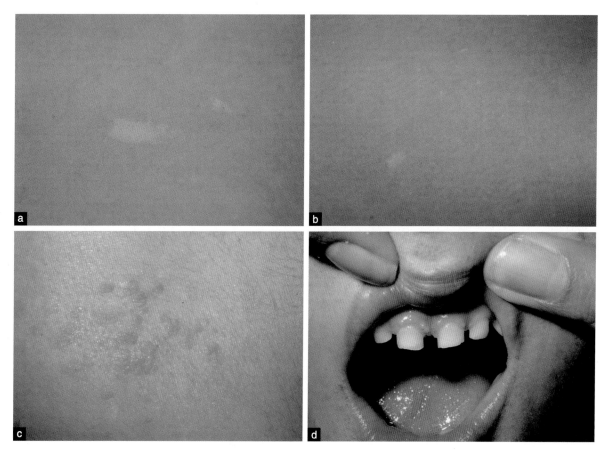

图 37-16　(a)Ashleaf 斑经常在出生时出现或在婴儿早期发现。(b)随着时间的推移色素减退通常变得更加普遍。(c)鲨鱼斑：较大的鲨鱼斑可能是先天性的，而较小的皮斑通常会随着时间而发展。(d)牙龈纤维瘤较不常见，但偶发于幼儿

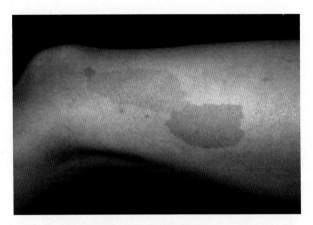

图 37-17　儿童大腿上的咖啡斑（摘自 Boyd KP，Korf BR，Bruce R et al. Neurofibromatosis type 1. J Am Acad Dermatol 2009;61(1):1-14）

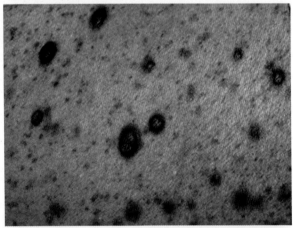

图 37-18　皮肤神经纤维瘤（摘自 Boyd KP，Korf BR，Bruce R et al. Neurofibromatosis type 1. J Am Acad Dermatol 2009;61(1):1-14）

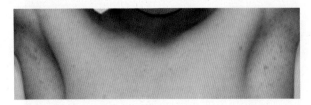

图 37-19　双侧腋窝雀斑（摘自 Boyd KP，Korf BR，Bruce R et al. Neurofibromatosis type 1. J Am Acad Dermatol 2009;61(1):1-14）

如果怀疑婴儿或小孩患有脑积水，请在儿童坐位时检查是否有前囟膨出、头皮静脉突出和"落日眼"（这种向上凝视不能意味着眼睛虹膜上方可见的结膜比例要比下方的更多）。与颅缝闭合的大龄儿童相比，婴幼儿对颅内压升高的耐受性强得多（因此大量脑积水的表现可能出现的更晚）。

也应评估头部形状（图 37-20）。最常见的头型异常是姿势性斜头畸形（由姿势引起的颅骨的不对称扁平畸形）。越来越多的人认为枕性斜头畸形是因为父母被鼓励将婴儿保持仰卧姿势睡眠，以降低婴儿猝死综合征（SIDS）的风险。

颅缝早闭症（颅骨缝合线过早融合）的发生率要低得多，并且可能是孤立事件或公认的综合征的一部分（如克鲁宗综合征（Crouzon syndrome）或 Aperts 综合征）[21]。最常见的骨缝早闭包括矢状缝，但也可能见于冠状缝、额缝合人字缝。由于这些畸形可能与影响感觉、呼吸和神经系统的并发症有关，因此早发现、早治疗显得尤为重要[22]。

触诊颅骨上有无骨性肿块（如骨刺）或软组织肿块（如血管瘤或囊肿）。如果囟门未闭也需触诊囟门（参见第 38 章）。

检查颈部。除触诊淋巴结外（见下文），还需检查有无颈部肿块，如淋巴管瘤、甲状腺舌囊肿或表皮样囊肿，这些肿块表现为无痛、质软或半硬性肿块。**甲状腺舌囊肿**最常见于舌骨或舌骨以下的中线水平，并随着舌的运动上下活动[23]。表皮样囊肿位于口腔底部，舌骨之上。

检查有无蹼颈，蹼颈的存在表明患儿可能有特纳综合征（Turner syndrome）（图 37-21）或努南综合征（Noonan syndrome）；如果发现蹼颈，则检查有无颈部横向转动范围减小的情况，这在两种综合征中均可见。短颈可见于一些综合征（如 Hurler 综合征和 Klippel-Feil 综合征）及先天性甲状腺功能减退。

最后，触诊**甲状腺**。它位于气管的两侧，在甲状软骨下方，触诊时最好是站在患者身后，将手轻轻放在患者颈部的两侧。请患者吞咽，甲状腺会向上移动。实际上，甲状腺触诊只有在年龄较大并且能够合作的儿童中才有可能进行。由于头部相对于颈部大得多，检查婴儿的颈部可能非常困难。同样毫不奇怪的是患儿通常不会容忍站在他们身后的检查员将手放在脖子上！尝试让患儿面对检查者坐着并检查甲状腺更有可能成功。

耳鼻喉

精通耳鼻喉（ENT）检查非常重要，因为这些器

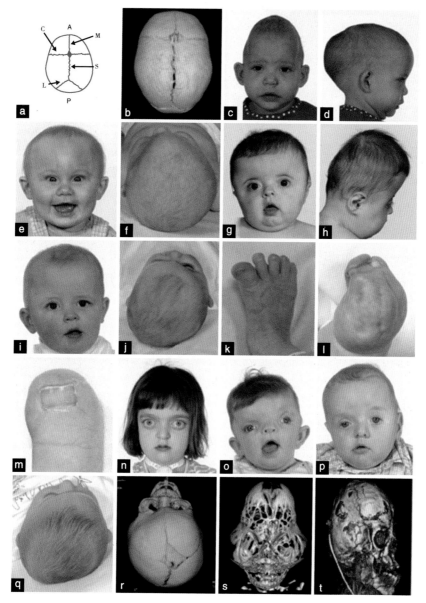

FIGURE 37.20 (a) Schematic diagram showing positions of the major cranial sutures. (b) CT scan (vertex view of skull) showing major sutures; anterior is at top. (c,d) Sagittal synostosis: note the long, narrow head. (e,f) Metopic synostosis: note hypotelorism and the triangular profile of the forehead. (g,h) Bicoronal synostosis: broad, flattened head. (i,j) Right unicoronal synostosis: note the flattened brow and anterior position of the ear on the affected side, deviation of the nasal tip and prominent brow on the unaffected side. Congenital anomalies of the feet or hands characteristic of (k) Pfeiffer's syndrome, (l) Apert's syndrome and (m) craniofrontonasal syndrome. (n) Crouzonoid facial appearance. (o) Severe hypertelorism, grooved nasal tip and left unicoronal synostosis in craniofrontonasal syndrome. (p) Ptosis and left unicoronal synostosis in Saethre-Chotzen syndrome. (q) Positional plagiocephaly: prominence on the right anteriorly and the left posteriorly, with right ear anterior and parallelogram shape to the skull. (r) CT reconstruction showing left unicoronal synostosis. (s) CT reconstruction showing clover-leaf skull. (t) CT venogram showing abnormal venous drainage in multisuture syndromic craniosynostosis (Reprinted by permission from Macmillan Publishers Ltd. Johnson David & Wilkie Andrew. (c) 2011. Craniosynostosis. Eur J Hum Genet. Apr; 19(4):369-376.)

［根据版权要求，本图原文保留。其译文如下：图 37-20 颅缝早闭的诊断特点。（a）显示主要颅缝位置示意图。（b）显示主要颅缝的 CT 扫描（颅骨顶视图）；前额在上部。（c、d）矢状缝早闭：注意狭长的头部。（e、f）额缝早闭：注意眼距缩窄和前额呈三角形。（g、h）双侧冠状缝早闭：宽阔、扁平的头部。（i、j）右冠状缝早闭：注意患侧前移的耳位置和扁平的额头，健侧的鼻尖偏曲和突出的额头。（k）Pfeiffer 综合征，（l）阿佩尔综合征（Apert syndrome）和（m）颅额鼻综合征的特征是手和脚的先天畸形。（n）特殊面容。（o）颅额鼻综合征中严重的眼距过宽，马鞍鼻和左侧冠状缝早闭（p）Saethre-Chotzen 综合征的眼上睑下垂和左侧冠状缝早闭（q）位置斜头畸形：颅骨右前和左后突出，右耳位置靠前和颅骨呈平行四边形。（r）CT 重建显示左冠状动脉前突。（s）CT 重建显示草叶状头骨。（t）CT 静脉造影显示多颅缝早闭综合征中的静脉血流异常。图片中文字：A，前部；C，冠状缝；M，额缝；S，矢状缝；L，人字缝；P，后部］

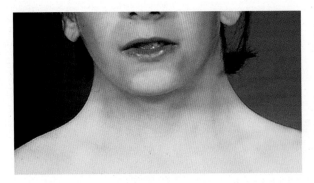

图 37-21　特纳综合征患儿的蹼颈（摘自 Bouloux PM. Self-assessment picture tests. Medicine, vol 1. St Louis, MO: Mosby, 1996; Goljan EF. Rapid review laboratory testing in clinical medicine. St Louis, MO: Mosby, 2008）

官的感染是儿童最常见的表现。**这是儿科检查中的一项关键技能。**

检查耳的大小，形状和位置。检查是否有畸形和任何耳前的赘生物或凹坑，这些可能与听力损失有关，但通常是良性的。触诊耳屏和耳郭，如果儿童患有外耳道炎，可能会有触痛；如果怀疑是乳突炎，则还应触诊耳后的乳突。乳突炎（如果存在的话）也可能将耳郭向前推动，使患儿看起来外观不对称。耳和耳道皮肤的感染和发炎（如湿疹、细菌性或真菌性外耳炎）非常普遍。儿童也容易患中耳炎。充血（红色），鼓胀的鼓膜，光反射减弱（参见第 32 章，图 42-16）可能意味着是**急性中耳炎**（**AOM**）（也称为分泌性中耳炎-OME；参见第 42 章）的表现。尽管遗传、感染、免疫和环境因素均在中耳炎的感染中起作用，但咽鼓管本身的形状在儿童中更短，角度更小（图 37-22），这意味着微生物更容易从鼻咽中迁移到中耳，更难从中耳中排出[22]。

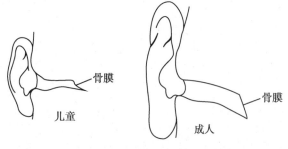

图 37-22　儿童和成人咽鼓管的比较（摘自 Hockenberry MJ, Wilson D. Wong nursing care of infants and children. 9th ed. St Louis, MO: Mosby, 2011）

尽管除非是操作失误，否则耳镜检查不会使患儿受到伤害，但是对于年幼的患儿来说，这可能会令人不快，耳镜检查最好放在**所有检查之后**，并且

最好让他们坐在父母的膝关节上进行。如有必要，让父母将患儿的下肢牢固地锁定在大腿之间（甚至用一条腿将患儿的双腿压住），并用双臂温暖地拥抱患儿，使其紧紧地贴在胸前，同时按住患儿的手臂和头部。

确保握住耳镜，使手的一部分接触患儿的头部，以使耳镜随其头部的移动而移动，以防止损伤鼓膜（图 37-23）。耳镜有多种尺寸，选用适合耳道同时能看见骨膜的耳镜。通常来说，为使耳道和鼓膜充分可视化，如果患儿不到 2 岁，则轻轻地向下拉动耳郭，如果患儿超过 2 岁，则向上和向后拉动耳郭[7]。当耳镜进入耳时，请注意检查耳道。寻找有无肿胀和红斑。请记住，耳垢会在耳道中积聚，使鼓膜很难看清甚至不可见。

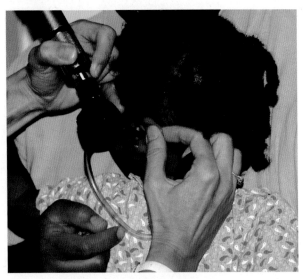

图 37-23　耳镜检查时检查者手的位置。请注意，握住耳镜的手的小手指紧贴着患儿的头部。（图中检查者是左利手）另一只手的前两个手指拉住患儿耳郭，而其余的手指则握住耳镜的橡胶球，如果检查需要，可以挤压橡胶球（摘自 Swartz MH. Textbook of physical diagnosis: history and examination. 6th ed. Philadelphia: Saunders, 2009）

最后，检查鼓膜（图 37-24 和图 37-25）。通常来说，鼓膜呈淡粉色，尽管先前的感染和穿孔会导致瘢痕。如果咽鼓管阻塞，则鼓膜可能处于负压状态，并处于回缩状态。在慢性中耳炎鼓膜也可呈回缩状。如果鼓膜后有脓液，例如在急性中耳炎中，鼓膜可能呈红色或黄色，并可能鼓胀。

检查鼻子的形状和位置，并检查有无炎症及流涕。触诊鼻骨和鼻软骨表面有无肿块，疼痛和肿胀。检查鼻子内侧。如果有疼痛，则检查有无损伤或溃疡。检查有无流血和出血部位（在患有复发性鼻出血的儿童中经常在"小"区域看到大血管，参

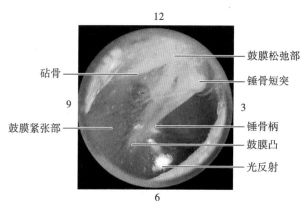

12

鼓膜松弛部

砧骨

锤骨短突

9   3

鼓膜紧张部

锤骨柄

鼓膜凸

光反射

6

图 37-24 鼓膜结构(摘自 Seidel HM, Ball JW, Dains JE et al. Mosby guide to physical examination. 7th ed. St Louis, MO: Mosby, 2011)

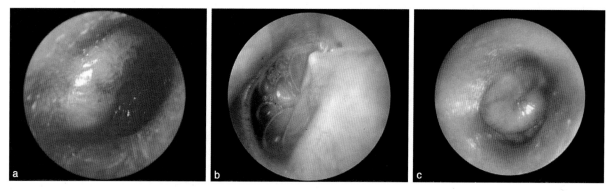

图 37-25 急性中耳炎(a)这是教科书的图片:红肿、不透明、肿胀的鼓膜。光反射亮度降低,并且鼓膜结构被部分遮盖。鼓膜移动性明显降低。(b)在这个耳痛及发热严重的儿童,耳道中形成了灰黄色的气泡,即便鼓膜没有充血,该发现与发热和耳痛相结合也符合急性感染的表现。(c)该儿童鼓膜周边红肿,黄色脓性积液导致鼓膜下半部向外凸出。鼓膜移动性明显降低[(a) From Hawke M, Yellon RF. Zitelli and Davisatlas of pediatric physical diagnosis. 6th ed. Philadelphia: Saunders, 2012]

见第 42 章)。黏膜发炎表示患儿有过敏,而息肉的存在则提示囊性纤维化。检查鼻腔有无异物(如珠子、食物或其他任何东西!)。在儿科,可以使用耳镜来进行异物检查,如果需要鼻内镜进行更详细的检查,则需转诊给耳鼻喉科医生。

口腔和咽喉检查是儿科的基本知识,并且是日常诊疗中最常见的检查之一。与其他体检相同,进行此项检查的最佳位置是患儿坐在父母的腿上。通常最好将患儿面朝前坐在父母的腿上,父母的一只手臂压紧患儿的手臂,另一只手放在患儿的前额上,以防止患儿的头部移动。首先,检查患儿的嘴唇和嘴巴。检查是否有溃疡或口角炎等病变。检查黏膜有无苍白或青紫,以及有无任何解剖学缺

陷,如唇裂。请患儿给你看牙齿。注意龋齿的位置及症状,龋齿仍然是儿童中最常见的慢性疾病。在一个合作的(或更年长的)儿童中,检查舌下间隙(位于舌下),特别检查舌系带在舌上的位置。如果可能,检查颊黏膜并寻找唾液管的开口。

为了能看见**口咽**,通常需要使用压舌板压下舌,这个检查中父母的合作至关重要。检查硬腭和软腭,尤其要检查是否有缺损,包括中线腭裂。检查悬雍垂:裂开的悬雍垂可能是黏膜下腭裂的标志,黏膜下层腭裂(腭裂表面有层薄的半透明或不透明蓝色黏膜覆盖)的表现。如果见到,应触诊硬腭及悬雍垂基底部有无缺损。

腭扁桃体在儿童期发育增长,通常在 9 月龄后很容易看到。如果怀疑存在感染,应检查扁桃体有无红斑及渗出(图 37-26)。单侧扁桃体肿大可能提示扁桃体脓肿,或者更不常见的淋巴瘤。还应检

查咽本身是否有红斑和渗出物。

面部及畸形

目的是确定生理特征的大小、形状和位置的改变是生理性变异还是或大或小的畸形,这在某些情况可能会非常具有挑战性。由于父母常常是第一个意识到自己的孩子"看起来与众不同"的人,**因此显然需要一种移情的方法**。下面的清单并不详尽无遗,但概述了一些常见的面部畸形及其特征性的诊断。重要的是,需要考虑患儿的整体性,因为没有合并其他综合征诊断的单个孤立面部畸形更有可能是正常的解剖变异。

仔细检查面部(结合其他特征)可能会发现存在某些综合征或遗传异常(表 37-7 和表 37-8)[24]。注意脸部的一般形状(如宽大或圆形的)。检查是否存在不对称性[如 CHARGE 综合征、戈尔登哈尔综合征(Goldenhar syndrome)],粗眉大眼(如代谢

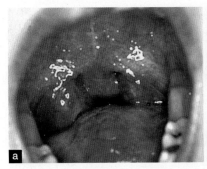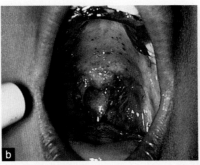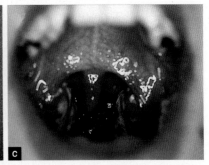

图 37-26　咽扁桃体炎这种常见的综合征有几种致病的病原体,严重程度也各不相同。(a)此处可见的弥漫性扁桃体和咽部红斑是一种非特异性的表现,多种病原体感染都可产生。(b)这种严重的红斑与急性扁桃体肿大和腭部出血点同时出现,提示大概率存在 A 组乙型溶血性链球菌感染,尽管其他病原体感染也会出现这种表现。(c)该图所示渗出性扁桃体炎最常见于 A 组链球菌或 EB 病毒感染(摘自 Yellon RF, McBride TP, Davis HW. Otolaryngology. In: Zitelli BJ, Davis HW (eds). Atlas of pediatric physical diagnosis. 4th ed. St Louis, MO: Mosby, 2002, p 852)

表 37-7　具有畸形特征的综合征

综合征名称	特征
1p36 缺失综合征	眼睛深陷、直眉毛、中脸扁平
17q21.31 微缺失综合征	长脸、睑裂狭窄、球形鼻尖、低位大耳
22q 缺失综合征	短睑裂、中鼻宽、长锥形手指
9q22.3 微缺失综合征	身材高大、大头畸形、小嘴、上唇薄
9q34 微缺失综合征	一字眉、朝天鼻、人中短、低位耳
快乐木偶综合征(Angelman syndrome)	大嘴、下颌突出
ATRX	眼距过宽、短人中、颊横裂、下唇外翻
心脸皮肤综合征	稀疏粗糙的头发、前额高、相对大头畸形、角化过度
CHARGE 综合征	耳发育不良,通常是不对称的;单侧面部麻痹
Coffin-Lowry 综合征	丰满的嘴唇、上唇圆润、有小巧的朱红色的唇峰;手指锥形肿胀
多毛发育障碍综合征	一字眉、鼻翼轮廓不清、嘴唇薄,嘴唇下垂
Costello 综合征	外观"粗糙"、卷发稀疏、掌纹深
胎儿酒精综合征	睑裂短、人中部扁平、上唇较薄
Kabuki 综合征	睑裂长、耳突出、胎儿的指垫
Mowat-Wilson 综合征	眼睛深陷、鼻尖圆、耳垂隆起
努南综合征(Noonan syndrome)	眼距宽、人中深陷
Prader-Magenis 综合征	前额狭窄、睑裂"倾斜"、手脚小
Smith-Magenis 综合征	短人中、上唇上翘、中脸扁平
Soto 综合征	大头畸形、前额高、"下倾"睑裂
Willams 综合征	眼眶周围水肿、鼻孔前倾、嘴唇丰满

ATRX, alpha-thalassemia 综合征, X 染色体连锁。
Toriello HV. Role of the dysmorphologic evaluation in the child with developmental delay. Pediatr Clin North Am. 2008;55(5):1085-1098。

表 37-8 具有畸形特征的代谢综合征

综合征名称	特征
精氨酸琥珀酸尿症	脱发、发质脆弱
先天性糖基化疾病	营养不良、高鼻梁、下颌突出、乳头内陷
D-2-羟基戊二酸尿症	大头畸形、内眦赘皮、面孔粗犷、通贯掌
戊二酸尿症 I 型	产前或产后发病的大眼畸形、面部扭曲
戊二酸尿症 II 型	前额高、鼻梁凹陷、鼻短、通贯掌
GM1 神经节病	五官粗犷、面无表情、额头多毛、人中长
高胱氨酸尿症	高瘦、头发褪色
细胞内含物病	与黏多糖贮积症相似,但发病较早
Kearns-Sayre 综合征	进行性上睑下垂,身材矮小
Menkes 综合征	脱色、变扭或脆弱的头发;眉毛异常
甲基丙二酸血症	高额头、宽鼻梁、内眦赘皮、人中长而平滑、三角形嘴
III 型黏脂症	多毛、一字眉、面部粗糙
黏多糖贮积症	大头、五官粗糙、额部隆起、眼突出、鼻梁凹陷、嘴唇厚
多种羧化酶缺乏症	脱发、眉毛和睫毛稀疏
多种硫酸酯酶缺乏症	产后小头畸形、面部粗糙、眼睛突出
丙酸血症	前额隆起、鼻梁下垂、内眦赘皮、开口时嘴角朝下
丙酮酸脱氢酶缺乏症	额部隆起、鼻短、人中部长、上唇薄
史-莱-奥综合征(Smith-Lemli-Opitz syndrome)	高额头、上睑下垂、内眦赘皮、鼻短、小颌、第 2~3 趾并趾畸形
脑肝肾综合征(Zellweger syndrome)	高额头、大的囟门、耳不正常、宽鼻梁、框上脊发育不全

Toriello HV. Role of the dysmorphologic evaluation in the child with developmental delay. Pediatr Clin North America 2008;55(5):1085-1098。

性疾病如黏多糖贮积症),面中部发育不全(如胎儿酒精综合征)和表情(如先天性强直性肌营养不良的面无表情)。

检查**额头**的形状:是突出的,宽的,短的还是凸起的?发际线高还是低?观察眶上脊和眉毛的突起,并注意 Cornelia de Lange 综合征的浓密和奇异眉毛(连眉)。

检查眼睛。寻找有无缺损(眼结构各部分不同部位组织缺失的缺陷)。这些可能出现在眼睑、虹膜、晶状体和黄斑甚至视神经中(如 CHARGE 综合征)。检查巩膜的颜色,在成骨不全症中为浅蓝色,在瓦登伯革综合征中呈双色(异色)。检查有无眼距过宽(双眼之间距离增大)[①②],如果怀疑,测量内眦和外眦距离。眼距过窄(近距离的眼睛)是大脑发育异常的强有力指标[24]。检查眼睑是否有上睑

下垂[如努南综合征(Noonan syndrome)],并检查是否有睑外翻(像 Kabuki 综合征那样出现外翻)或睑内翻[如迪格奥尔格综合征(DiGeorge syndrome)那样眼睑向内翻]。寻找内眦赘皮的存在,并注意睑裂是否像唐氏综合征那样向上倾斜或像特雷彻·柯林斯综合征(Treacher Collins syndrome)那样向下倾斜。

检查鼻子的形状和大小,尤其是对于扁平鼻梁而言,这在许多综合征中都很常见。在 Cornelia de Lange 综合征中,人中可能很长,在胎儿酒精综合征中,人中可能很平坦。评估下颌骨是否有小颌畸形(小下颌)和前突畸形(下颌骨相对于上颌骨前倾位)。小颌畸形、舌下垂(舌在口腔后部)和腭裂在 Pierre Robin 综合征中依序出现。注意嘴巴的大小,在快乐木偶综合征(Angelman syndrome)中嘴唇可能会变大、变薄,在胎儿酒精综合征中上唇变薄。检查有无唇腭裂,检查有无马方综合征(Marfan syndrome)中的高上腭。检查有无唐氏综合征和

① 这是儿科的众多检查之一,建议保留到最后。
② 这意味着身体各部位异常大的分离。它最常用于表示由蝶骨增大引起的眼窝异常分离。

Beckwith-Wiedmann 综合征中的巨舌改变。

耳可能是大的,如脆性 X 综合征,或小的,如唐氏综合征。检查耳的形状或位置是否异常。检查耳郭是否有异常折叠,耳垂大小是否有异常及是否有折痕(如 Beckwithi-Wiedemann 综合征),以及耳前是否有凹坑及赘生物(可能是正常的解剖变异;可能与听力问题有关,也可能与听力问题无关)。

可在 GeneReviews™(www. ncbi. nlm. nih. gov/books/NBK1116)上找到有关患者和家属的诊断、基因测试、管理和遗传咨询的在线信息资源,这是一个经过同行评审并定期更新的网站。另一个有用的网站是遗传学家庭参考(http://ghr. nlm. nih. gov)。

神经系统检查

大龄儿童的神经系统检查大部分与成人相同。检查上肢和下肢肌肉张力、力量、深部肌腱反射、协调和感觉并检查步态,小脑检查,大部分脑神经(CN)检查和眼科检查也基本与成人相同(参见第 32~34 章有关这些检查的详细说明)。在婴幼儿中,敏锐的观察和互动游戏可以揭示他们发育中的神经系统的许多方面。

脑神经
CN Ⅰ(嗅神经)

对于婴儿:通常无法进行测试。

在大一点的患儿中:请患儿闭上眼睛,并分辨一种普通的气味(如香草味)。

CN Ⅱ(视神经)

记得独立检查双眼。

对于婴儿:

进行检眼镜检查。

进行瞳孔对光反射检查[测试 CN Ⅱ(传入)和 CN Ⅲ(传出)]。

- 使用手电筒将光照射到瞳孔上,然后将其移动到另一个瞳孔,并仔细观察瞳孔直径的变化。
- 当光线照射到患眼时,CN Ⅱ 缺陷(轻度的瞳孔缺陷)将导致两个瞳孔的收缩减少。随后将光线照射到正常眼睛中将导致瞳孔进一步收缩。

视野:无法可靠测试。

视力:无法可靠测试。

在大一点的患儿中:

进行检眼镜检查。

进行瞳孔对光反射检查(如上所述)。

视野:

- 让一个助手(通常是家长)分散患儿的注意力,同时你把一个玩具(传统上是红色的)从他们身后带到视野中。
- 当玩具垂直于眼睛的外眼角时,患儿应该注意到玩具并立即作出反应。
- 对于大一点的患儿,让患儿用手遮住一只眼睛,集中注意力在检测者的鼻子上,告诉你看到了多少个手指被举起来进入四个视觉象限(与成年人的测试相同)。

视力:

- 对于较小的患儿,提供一些有趣的小物件让他们捡起来(葡萄干或大量的葡萄干特别受欢迎),但要确保他们不会把它们放进嘴里导致窒息,这可以作为奖励,同时也测试了精细运动功能。
- 对于年龄较大的儿童,请使用适合年龄的视力表(图 37-27)。

CN Ⅲ、Ⅳ和Ⅵ(动眼、滑车和展神经)

这三对脑神经一起检查,因为他们都支配着面部肌肉:上斜肌受 CN Ⅳ支配,外直肌受 CN Ⅵ支配,内直肌、上直肌、下直肌和下斜肌受 CN Ⅲ支配。

对于婴儿:

检查上睑下垂(CN Ⅲ),如果发现,检查患侧瞳孔有无狭窄[如霍纳综合征(Horner syndrome)]。

看着婴儿的正面,从左到右移动检测者的头,看着婴儿的眼睛能否跟随着检测者的脸。或者,用一张脸的图片拿在离婴儿大约一臂远的地方让婴儿的眼睛跟随。

在大一点的患儿中:

使用手指木偶或玩具让患儿集中注意力并在外侧、内侧、上下视野移动。观察眼球运动。

在学龄儿童中,使用手电筒通常很有用,这样您就可以观察到集中在两个瞳孔上的光反射。

如果存在复视,请问两个图像在哪里分开得最远。

假图像(外部图像)可以通过让患儿闭上每只眼睛来确定。这也可以帮助确定哪些肌肉是麻痹性的。

CN Ⅴ(三叉神经)

对于婴儿:

观察婴儿的喂养情况,并在吮吸时触碰咬肌。

在大一点的患儿中:

让患儿咬紧牙齿时观察并触碰咬肌。

与成年人一样,测试三叉神经的眼、上颌和下颌骨各部分的感觉。

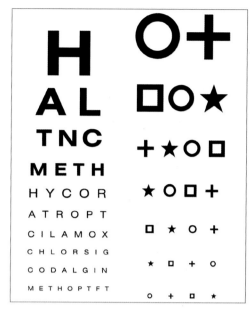
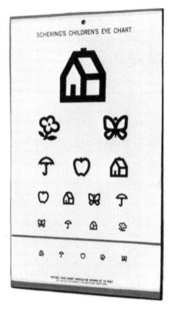
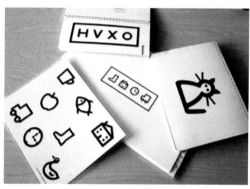

图 37-27　适合年龄的视力表（Snellen visual acuity chart，Clinical Neurology：A Primer，图 4-2，2010，Elsevier Australia；Picture visual acuity chart，Ophthalmic Assistant，The Ninth Edition，图 8-4，2013，Elsevier Inc；Visual acuity charts designed for use with children，Clinical Procedures in Primary Eye Care，Fourth Edition，Figure. 3. 2，2014，Elsevier Limited）

可以通过将拇指放在嘴巴稍微张开的情况下将拇指放在患儿的下颌上来引出颌反射。用体检锤敲击拇指，嘴巴应闭合。轻快的嘴巴闭合提示上运动神经元病变。只有在大一点的患儿中才能引出这种反射，因为大多数患儿不会让你用体检锤靠近他们的脸。

CN Ⅶ（面神经）

对于婴儿：

在检查过程中观察患儿的面部表情通常就足够了。

寻找更容易流口水的较薄弱一侧的嘴角。当婴儿哭泣或大笑时，细微的变化更为明显。

在大一点的患儿中：

让患儿微笑，抬起眉毛，闭上眼睛，露出牙齿。

请患儿吹玩具或手指木偶。

很少在儿童中进行角膜反射检查（CN Ⅴ传入和 CN Ⅶ传出），但是如果非常有必要性，最好通过轻吹眼睛来执行此项检查。检查过程中用检测者的手保护另一只眼睛。

CN Ⅷ（耳蜗和前庭神经）

对于婴儿：通常，如果存在严重问题，应安排正式的听力检查。

对于大一点的患儿：像对待成人一样进行测试，包括 Weber 和 Rinne 的测试（如果适用）（参见第 32 章）。

CN Ⅸ和 X（舌咽和迷走神经）

对于婴儿：

如果患儿在检查的任何阶段哭泣，观察他的上腭。当患儿说话时，注意听 b、d 和 k 的声音，因为有上腭运动缺陷的患儿通常很难发出这些声音。

对于大一点的患儿：

在实践中，这通常仅限于让患儿开口说"啊"，并观察上腭的运动。

与婴儿相同，在听患儿说话时 b、d 和 k 的声音。不建议常规检查儿童咽反射,除非有吞咽困难或上腭功能障碍的病史。请注意,在此过程中,咽反射敏感的儿童可能会呕吐。

CN Ⅺ(脊附神经)

对于婴儿:

将婴儿平卧在检查台上,将手臂置于肩部下方以提供支撑。轻轻推头部侧面,婴儿应该抵制这种运动。

触诊双侧胸锁乳突肌。

对于大一点的患儿:与成人相同,让患儿用下颌骨推检测者的手,同时触诊对侧胸锁乳突肌。

CN Ⅻ(舌下神经)

对于婴儿:这个年龄组的检查是相当有限的,如果可能,在检查期间评估舌的弯曲和舌的运动。

对于大一点的患儿:当您将舌从一侧移到另一侧时,请儿童向您伸舌并模仿您(大多数患儿都喜欢这样做)。

运动及小脑检查

儿童的大部分运动和小脑检查最好以观察和游戏相结合的形式进行。让患儿把手举过头顶去抓玩具,然后操纵小物体(积木、球等)。这可以进行上肢近端和远端肌力的检查。如果检查进行得特别顺利,你可以进行**手推车测试**:让患儿用手和膝关节着地,当患儿用手向前"爬行"时,抬起患儿的腿。对于大一点的患儿,测试上肢和下肢肌力的方式与成人相同。

看着患儿走路和爬楼梯,或者蹦蹦跳跳;对于较小的患儿,注意婴儿站立时承受重量的能力。这些都能很好地显示下肢的肌力。事实上,**步态检查**可能是最快和最简单的测试儿童总体运动功能的方式。在适当的情况下,对年龄较大的儿童进行步态检查的方式与成人相同。

请患儿躺在地板上(仰卧)并尽快站起来:有近端无力的患儿可能会翻成俯卧位,并利用上肢的力量"爬起来"[高尔征(Gower sign);图 37-28]。这通常出现在 Duchenne 肌萎缩症中,但也可能出现在患有其他肌病和营养不良的儿童中(如脊髓性肌肉萎缩症,Becker 肌肉萎缩症或皮质类固醇肌病)。

研究儿童**肌张力**具有特殊的意义。临床表现检查包括"软瘫"婴儿、步态异常儿童或运动发育迟缓儿童。在这些儿童中,必须始终考虑遗传性神经肌肉疾病,尽管许多其他情况(如感染性、自身免疫性、血管性)可能有类似的临床表现。病史和检

查的特点可指导诊断;例如,正常的肌肉体积(甚至是假性肥厚,特别是小腿)加上肌张力和力量的下降可能表明 Duchenne 或 Becker 肌营养不良。

如果在体格检查过程中发现肌无力,则应尝试区分上运动神经元(UMN)病变,该病变通常表现为肌张力亢进,肌反射亢进,阵挛,痉挛和巴宾斯基征(Babinski sign) 阳性(1 岁后)和下运动神经元(LMN)病变,儿童患有肌张力低下和肌反射减退[20]。对于婴儿,这种改变被描述为"软瘫"(患有 LMN 疾病,例如脊髓性肌萎缩症的婴儿)或"硬瘫"(具有中枢肌无力并因此有 UMN 征兆的婴儿,例如脑瘫)[20]。**脑瘫**是一组严重程度不一的非进行性临床疾病的总称,其**主要特征**是肌张力、运动和姿势的运动异常。它是由于发育中的大脑异常或"损害"而引起的。

首先通过被动地移动手腕、肘部、膝关节和脚踝的关节来评估手臂和腿部的张力。在评估张力减退时,注意有无强直或痉挛。一些简单的动作在检查婴幼儿的肌张力和肌力时特别有用,尤其是肌张力减低的检查中[25]。这称为 **180°检查**(图 37-29)。

1. 180°检查:首先将婴幼儿仰卧在坚硬的表面上。

注意休息姿势,并注意手臂和腿部的运动(主动和被动),运动的对称性和总体警觉性。

2. 围巾征:握住患儿的手,(轻轻地)将其拉过患儿的胸部,使肘部位于下颌下方。

这可以测试肩膀的肌张力,但是请记住,这也反映了患儿的警觉性(深度睡眠状态的患儿可能看起来肌张力较低)。

在肌张力减低的儿童中,可以轻松地将肘部拉过胸部中线。

3. 牵拉试验:抓住患儿的手,然后将患儿轻轻拉到坐姿。

这测试了颈部和背部的轴向肌张力以及肩膀和手臂的肌张力。

正常的新生儿会有头部后坠,但在 2~3 个月大后就不应该出现这种情况(早产儿应使用矫正胎龄,他们的肌张力可能比足月儿要低)。

4. 肩部悬吊:通过患儿的双腋将其举起来。

这可以检查患儿头部的控制能力、四肢的肌力及肌张力。这在下肢的肌张力减退中很有作用,下肢肌张力减退在脑瘫中很常见。

肌张力减退的患儿很容易从检测者的手中滑脱(在进行此项检查时应格外小心)。

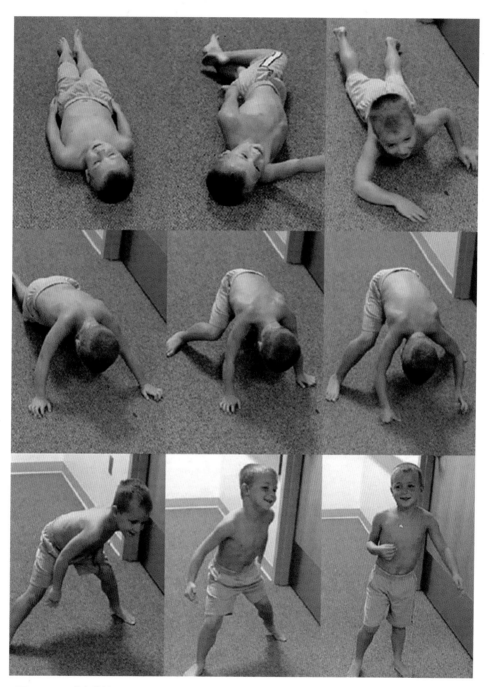

图 37-28　高尔征(Menezes MP, North KN. Inherited neuromuscular disorders: pathway to diagnosis. Journal of Paediatrics and Child Health 2012;48(6):458-465 © John Wiley & Sons)

肌张力测量

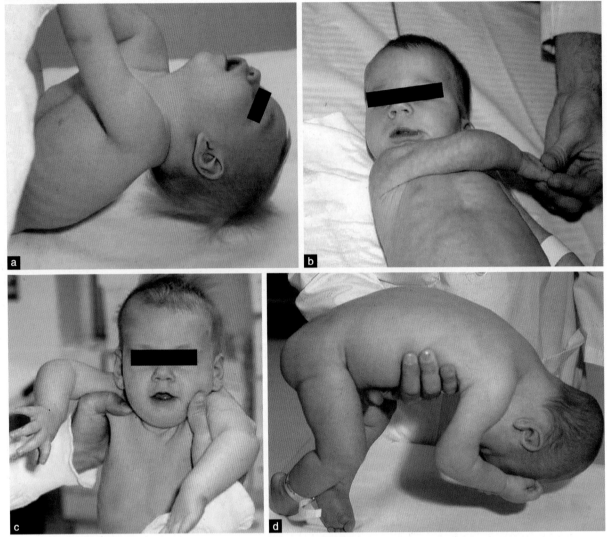

图 37-29 肌张力低下的标志(a)牵拉试验,(b)围巾征,(c)肩部悬吊和(d)腹部悬吊(摘自 Bodensteiner JB. The evaluation of the hypotonic infant. Semin Pediatr Neurol 2008;15(1):10-20)

在做这个动作时,让患儿"站"在平面上也很有用。这有助于发现肌张力减低和虚弱,但也不适合于早期负重,如 UMN 病变的儿童(如脑瘫)。

5. 腹部悬吊:用一只手扶住患儿的胸部和腹部关举起患儿。

这同样可以检查患儿头部的控制能力、四肢的肌力和肌张力。

患有严重的肌张力低下时,患儿身体会呈现一个柔软的"C"形。相反,患有 UMN 病变的儿童(如脑瘫)的伸肌张力可能会增加。

6. 将患儿俯卧在坚硬的表面上。

在经典的"俯卧时间"姿势中,患儿的手掌朝下放在双肩旁的床上,肘部弯曲。

这仍然能检查患儿头部的控制能力、四肢的肌力和肌张力。

协调性可以通过与大人的测试相似的方式对大龄儿童进行测试,通常是让患儿先触摸您的手指,然后触摸自己的鼻子。请记住,手指要与患儿保持一臂的距离,这样才能看到微小的震颤。

在大龄儿童中进行上肢和下肢的感觉测试的方法与成人相同;婴儿或幼儿通常无法理解和遵循命令(或注意力集中时间足够长)以使此项检查可行。

在婴儿和儿童中测试深层肌腱反射也基本上与成人相同。在较小的患儿中,许多儿科医生将手指放在肌腱上,然后用肌腱锤敲击手指,从而不会有伤害患儿的风险。

在 http://Library. med. utah. edu/pedineurologi-cexam/html/introduction. html 上有一些精彩的视频,详细介绍了儿科神经检查。

发育评估

发育评估是儿科检查与成人检查的真正区别。这套发育工具包,连同里面所有的有趣的玩具和随身用具,清楚地把儿科医生和带着乏味公文包的成人科医生同事区分开来。

发育评估在儿科中越来越重要,因为它已经从急症护理(特别是传染病治疗)发展到"一场成功的预防性保健措施的革命,这些措施促进了儿童的健康发展并改善了疾病的预后,并创造了更长寿、更安全的生命预期"[26]。此外,存活的极早产儿的数量也在增加,其残障程度不一,并不罕见。照顾发育残障儿童仍然是一项重大挑战,需要定期随访和早期干预,以使其达到最佳预后[27]。

虽然并不期望每一个检查儿童的医生都能进行全面的发育评估,但定期检查儿童的医生必须熟悉发育过程中共同的重要阶段,并能快速准确地评估发育迟缓。

记住,发育是从上至下有序进行的:先控制头部,然后是躯干、站立,最终出现动作。有许多评估工具用来监测发育情况。目前,大多数极早产儿使用 Bayley 婴儿发育量表或 Griffiths 量表进行定期监测。这两个量表和其他许多评估工具均考虑了四个关键方面:**粗大运动**、**精细运动**(包括视觉)、**语言**(包括听力)以及**社会和人际关系发展**。任一方面的发育迟缓都应引起关注并需要随访,并尽可能转诊到适当的服务机构。然而一般来说,操控性或精细运动的发展比粗大运动的发展更为重要。在**认知评估**中,儿童对周围环境的警觉性和兴趣水平是最重要的[28]。

许多发育评估可以通过观察完成:观察患儿如何玩玩具,观察他们与其他患儿、家人和临床医生的互动。观察他们与父母、医生及周围环境互动更容易评估患儿的社会发展。聆听患儿们在整个检查过程中发出的声音或话语,他们是否能听从指令,并记下他们与检测者的所有互动(微笑、挥手、推开你等等)。

发育检查

开始评估发育前,需先检测视力和听力,如果这些感官受到损害,评估的方式将需要广泛修改。在评估开始之前,有一些发育过程中的重要阶段:婴儿是否可以滚动、坐下、爬行、拉着站起来、蹒跚或独立行走?婴儿是否能吮吸自己的拳头?伸手去拿物体、双手交换物体、喂自己吃饭、堆积木及挥手?是否能理解简单的单词,如'是'、'不'、'牛奶'、'妈妈'?婴儿能说多少个字?能一次说两到三个字吗?他们说的话是否能被陌生人理解?他们是否有良好的眼神交流,分享他们喜欢的东西,与其他患儿社交?是否知道颜色、动物及脸上的某些部位?他们是否能指出他们想要、感兴趣及想与你分享的东西?这些问题的答案都可以指导发育评估。

视觉是相对容易评估的:让儿童注视并追视拿出的玩具,如果患儿的反应正常,把更小的物体放在检测者的手心,让患儿看见并伸手抓住(经典的是使用着色的珠子糖果)。年长的患儿可以让他(她)大声朗读书本,年幼的婴儿更喜欢父母或检测者的脸——而不是玩具。

评估婴儿或幼儿的**听力**要复杂些,需要患儿的配合,最好是抱在父母的腿上,一个助手拿着能发出噪音的玩具(铃铛或吱吱作响的玩具)。让助手站在患儿后面避开患儿的视线,用一个不发出任何噪音的玩具分散患儿的注意的,一旦你确定患儿的注意力被吸引,将这个玩具放在你背后,随后助手用玩具在患儿耳边发出声音。注意观察患儿的表情是否变化或者是否转向声源,依次检查双耳。年龄稍大的患儿,应该通过与患儿的交流和互动的全过程评估听力水平。

下一步通常会评估**精细运动技能**。如果患儿能够抓住视觉测试中的小糖果,这表明患儿有**钳抓能力**。观察患儿游戏也能了解一些精细运动技能:摇拨浪鼓、堆积木、在一根绳子上穿串珠、滚球、用刀叉模仿吃东西,这些都是评估精细运动很好的测试。

随后是**粗大运动技能**评估,考虑检查婴幼儿的原始反射(参见第 38 章),并需完成前面描述的180°的检查。**标准步态检查**可以用来评估年长患儿的总体运动技能。

最后,总结信息并确定是否存在部分发育迟缓或全部发育迟缓。记住,要经常询问父母是否有所关注的特定的发育领域。

表 37-9 总结了儿童发育前 5 年的一般标准,为儿童发育不同年龄的重要阶段提供了参考。儿童发育的正常范围存在很大的变异性,也就意味这些指导方针并不需要严格的遵守。如果对患儿的成长有任何顾虑,应使用经验证的量表进行正式的检查(如:Denver 发育筛查试验或 Bayley 量表)。

淋巴和免疫系统

既往史:在其他方面发育正常、生长正常的儿童中,频繁的咳嗽和感冒(甚至每年多达 10 次)不一定意味着免疫紊乱,但是反复暴露于儿童期易感

表 37-9　发育评估指南

年龄	粗大运动	视觉/精细运动	听力/言语	个人/社会
6 周龄	对称的肢体动作 腹侧:头部与身体短暂的呈一条直线 仰卧位:蜷曲姿势 可自主蹬腿	视线固定并跟随至 90° 喜欢把头转向有亮光地方 抓握反射	哭声/咕噜声 吵闹声	微笑
3 月龄	有力地移动四肢 无头后仰 背部:仅腰部弯曲 俯卧:上胸部抬高	视线固定并跟随至 180° 用自己的手玩 手握拨浪鼓	听到母亲的声音安静下来 转向声源	大笑和尖叫
6 月龄	无支撑能自己坐稳 伸开双臂挺胸 抓脚 前后滚动 向下降落伞反射	手掌抓握 传递物体 摇铃 把东西往嘴里塞	转向安静的声音 说元音和音节	大笑和尖叫不害羞
9 月龄	三脚架坐姿:如果推动,可以自己正确稳当地够到玩具 从后往前滚动 拉起站着 保持站立 向前降落伞反射(7 月龄)	触及小物体 滚球 示指点 早期抓握 寻找落下的物体 丢玩具	干扰听力测试(译者注:对声音的定位能力有明显提高) 无意识叫"妈妈""爸爸"	咀嚼饼干遇到陌生人会焦虑 玩"藏猫猫" 明白"不"和"再见"的意思
12 月龄	在家具周围慢走 如果扶着走路,可能会在无支撑的情况下迈出几步	有序的抓握 搭积木把方木块拼在一起	知道自己的名字 理解简单的命令 说几个字	用手指吃东西 挥手"再见"找到隐藏的物体
15 月龄	宽基底步态 下跪 推动轮式玩具	看见更小的物体 叠 2 块方木塔 来回乱画	说 2~6 个单字 表达愿望和服从命令	使用杯子和勺子
18 月龄	稳定有目的行走 跑,蹲 带着玩具行走 推/拉 爬下楼	乱画圈 指出书中的图片 翻页 有用手偏好	说 6~20 个单字	指出指定的身体部位 独自进食模仿家人 假扮游戏 脱掉袜子和鞋子
2 周岁	踢皮球 上上下下爬楼梯	叠 6 块方木塔 照样式画直线	说 2~3 个字的句子 使用关键语法 使用疑问词	用叉子和勺子吃饭 开始训练如厕 会发脾气
3 周岁	上楼梯一脚一台阶,下楼梯两脚一台阶 踮起脚尖走路 扔皮球 骑脚踏三轮车	叠 9 块方木塔 用积木模仿搭桥和火车 照样式画"○"	知道姓和名 认识性别和颜色 纯音测听	洗手、刷牙 用叉和勺吃饭(+/-小刀) 装扮游戏 喜欢听和讲故事
4 周岁	双脚交替上下台阶 单脚跳	搭台阶 照样式画"十" 画人	数数至 10 或以上	脱衣服
5 周岁	跳过 接球 用脚尖跑步	照样式画"△"	问"如何"和"何时"的问题 使用带语法的语言	使用刀叉自己穿衣服并扣大纽扣

Stephenson T, Wallace H, Thomson A. Clinical paediatrics for postgraduate examinations. Edinburgh: Churchill Livingstone, 2003。

病毒的儿童则有免疫紊乱的可能。反复发作的侵袭性细菌感染、频繁住院、严重嗜睡、盗汗、体重减轻、骨或关节疼痛和皮疹（如瘀点），可能预示着免疫及造血系统的恶性疾病。

　　父母常常会关注**腺样体和扁桃体肥大**。通常认为这是导致各种持续性耳鼻喉科疾病（ENT）或呼吸系统疾病的原因，但这些免疫器官与疾病之间的因果关系并不确切，除了阻塞性睡眠呼吸暂停。①因此，一定要询问睡眠史，特别是否存在阻塞性睡眠呼吸暂停，例如父母在儿童睡眠过程中观察到响亮的打鼾声和睡眠期间呼吸异常或用力呼吸。这有时与白天嗜睡和行为问题有关。

　　检查：淋巴结肿大（小、<1cm、无压痛、活动度良好的淋巴结）在幼儿中非常常见，尤其是在头颈部（清单 37-1）[29]。

　　淋巴结肿大的位置往往能提示其病因。颈部淋巴结肿大多由感染引起；锁骨上淋巴结肿大，特别是较大、单侧出现时，更有可能提示恶性病变。如果淋巴结肿大是局部的，需检查淋巴结引流区域是否有感染或炎症迹象。注意任何增大的淋巴结

的大小、形态和一致性，以及触摸是否柔软或感觉发热。特别重要的是确定淋巴结是可自由移动还是固定不动的，固定的淋巴结和融合在一起的淋巴结群提示恶性的可能性大。

> **清单 37-1　儿童淋巴结肿大的病因**
>
> - 病毒、细菌、原生生物或真菌感染
> - 自身免疫性疾病（系统性红斑狼疮、结节病、川崎病）
> - 原发性恶性肿瘤（淋巴瘤）
> - 继发性恶性肿瘤（儿童较少见）
>
> （Motyckova G, Steensma DP. Why does my patient have lymphadenopathy or splenomegaly? Hematolol/Oncol Clin North Am. 2012; 26(2):395-408）

　　为避免遗漏，需要一个系统的方法检查不同的淋巴结群。让患儿坐在父母的双膝上面朝向你通常是最简单的体位。

　　从头部开始（图 37-30），先检查双侧耳前和耳后淋巴结，其次是枕后和颈后淋巴结。到达下颌角，检查颈上、下颌下淋巴结和颏下淋巴结。沿着双侧胸锁乳突肌，依次检查锁骨上淋巴结。

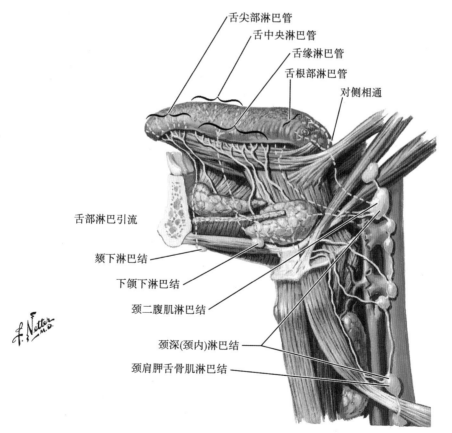

舌尖部淋巴管
舌中央淋巴管
舌缘淋巴管
舌根部淋巴管
对侧相通
舌部淋巴引流
颏下淋巴结
下颌下淋巴结
颈二腹肌淋巴结
颈深（颈内）淋巴结
颈肩胛舌骨肌淋巴结

图 37-30　头颈部淋巴结群（Modified from www. netterimages. com. In Som PM, Curtin HD. Head and neck imaging. 5th ed. St Louis, MO: Mosby, 2011, with permission）

----

①　由于上呼吸道阻塞，反复发生呼吸暂停，特别是在快速眼动（REM）睡眠中。

下一步触诊腋窝（图 37-31）：先检查腋窝顶，再检查侧边、腋窝中央，最后检查胸肌表面的淋巴结。通常大多数患儿在检查过程中会发笑，如果患儿怕痒的话，会很难接受这项检查。随后触诊滑车上淋巴结，虽然在儿童中不常见。然后将手臂弯曲90°，在肱骨内上髁头部周围进行触诊（图 37-31）。

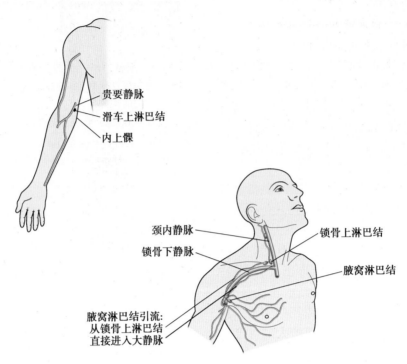

图 37-31　检查滑车和腋窝淋巴结（摘自 McGee S. Evidence-based physical diagnosis. 3rd ed. Philadelphia：Saunders，2012，pp 215-226）

沿腹股沟触诊淋巴结并进入股三角。在腹股沟区触诊到小的淋巴结（<1cm）并不少见，但在股三角中很少触及[7]。最后触诊膝关节后面的腘窝淋巴结。

脾脏和扁桃体也属于淋巴系统的一部分，应分别在腹部检查和耳鼻喉（ENT）检查中进行。

呼吸系统和循环系统

常见症状

询问父母或稍大的患儿，主要症状是什么。

确定每种症状是急性（持续时间少于 3 周），慢性（持续时间超过 3 个月）或复发（有不同的无症状发作）。

呼吸杂声（喘息、喘鸣和/或呼噜声）常提示一定程度的呼吸系统疾病或循环系统衰竭（表 37-10）。父母可能会注意到呼吸困难、喂养困难、体重减轻、发汗或呼吸急促。

呼吸杂声是非常常见的，但询问父母既往史时会发现，很难将其一一辨别出来[30]。询问杂音是偶尔还是持续存在，是急性还是慢性。有些家长可详细说明呼吸杂音在吸气相或呼气相更明显。

咳嗽也是很常见的症状（问诊清单 37-1），除非时间延长（>3 周），否则健康儿童可能不需要进行特殊检查[31]。

> **问诊清单 37-1　咳嗽患儿的问诊**
> 1. 干咳还是有痰？
> 2. 是否在夜间或运动时发生？
> 3. 诱发因素？

既往史

详细的既往史有利于缩小鉴别诊断的范围。

由病毒、冷空气（冬季、夜间）、运动、过敏原暴露（尘螨、花粉、动物）和/或天气变化引起的发作性干咳伴呼吸急促，需考虑哮喘。

当出现持续性痉挛（阵发性：一阵阵的出现）、呛咳、反复咳嗽伴有吸气声时，即使接种了疫苗，也应考虑百日咳。未接种疫苗的婴儿患百日咳时会出现青紫性咳嗽发作，可导致危及生命的呼吸暂停发作（呼吸暂停时间超过 20s）。

在非特异性肺部感染后出现的干而大声的咳

表 37-10　常见呼吸噪声的起源部位及鉴别诊断

呼吸噪声	起源部位	鉴别诊断	
		急性	慢性
呼气喘息或喘鸣	胸腔内	病毒引起的喘息性疾病 细支气管炎（婴儿）病毒性肺炎 下呼吸道异物 哮喘发作	哮喘 气管软化症 支气管软化症 早产儿慢性肺疾病（婴儿） 囊性纤维化
吸气性或双相喘鸣	胸腔外或胸腔外和胸腔内	喉气管炎（感染性、假膜性、痉挛性喉炎） 会厌炎 气管/食管内异物进入	喉软化症 气管软化症 血管环和血管带 血管瘤 声带麻痹 声门下狭窄 喉璞 喉疣 胃-食管反流 罕见的先天性喉气管病变
咯咯声（常与喘息相混淆）	胸腔内或胸腔外或两者兼有	上和/或下呼吸道感染	支气管炎 吸入性 化脓性肺疾病（囊性肺纤维化、原发性睫状运动障碍、免疫缺陷、未知病因的支气管扩张症） 气道解剖畸形
打鼾声	口咽部	扁桃体炎 咽炎	腺样体/扁桃体肥大
鼻音/鼻息粗声	鼻咽	感染性鼻炎/感冒	变应性鼻炎
呼噜声	肺泡/肺实质	呼吸窘迫综合征/肺透明膜病 肺炎	慢性肺间质性肺疾病

Modified from Mellis C. Respiratory noises：how useful are they clinically? Pediatr Clin North Am. 2009；56（1）：1-17，ix。

嗽，无其他伴随症状，夜间少见，应考虑心因性（习惯性）咳嗽。

在儿童误食小物体（如花生）发生窒息后出现的持续性咳嗽（和喘息），常提示异物吸入。

许多患儿以反复咳嗽为呼吸道感染频繁发作的主要症状，对于健康的学龄前儿童来说，每年 8～10 次的轻度呼吸道感染（"普通感冒"）并不少见。

不过，短期内出现由胸部 X 线确诊的两次或以上大叶性肺炎病史，常提示误吸、免疫功能紊乱或化脓性肺部疾病的可能性。询问相关问题，例如：

- 体重增加不良，脂肪泻（囊性纤维化）。
- 其他组织严重感染，如脑膜炎、皮肤、腹腔脓肿或骨髓炎（免疫球蛋白缺陷）。

- 检测不寻常的病原体，如耶氏（*Jiroveci*）肺孢子虫[以前是卡氏（*Carinii*）]、沙雷菌、念珠菌（如细胞免疫缺陷）和曲霉菌。

呼吸窘迫的重要体征表现为**呼吸急促或呼吸困难**。在儿童中常提示为呼吸、心脏或循环系统疾病。特别是在婴儿中，也可能与神经性和代谢性疾病有关（参见第 38 章）。呼吸窘迫可能会迅速恶化，并导致危及生命的呼吸衰竭（1 型呼吸衰竭：缺氧不伴高碳酸血症；2 型呼吸衰竭：缺氧伴高碳酸血症）或循环衰竭（组织灌注不足；表 37-11）。

询问父母婴儿的喂养持续时间（通常少于 20min）、频率（完全母乳喂养或奶瓶喂养的婴儿为 6～8 次/天）和液体摄入量[通常 10kg 以下的婴儿为 100～150ml/（kg·d）]。

表 37-11　呼吸窘迫及相关体征和症状

功能不全	可能的症状/体征	病因
心脏/循环系统	呼吸急促、出汗、疲乏、对体力活动的耐受性下降、喂养困难、发育不良、发绀、面色苍白、脉搏微弱、毛细血管再充盈时间延长、低血压/高血压、心动过速/心动过缓、杂音、肋下凹陷	先天性心脏病： 　左向右分流导致液体超负荷(如：室间隔缺损、动脉导管未闭) 　右向左分流引起发绀(如：法洛四联症、大动脉转位) 　狭窄导致阻塞(如：主动脉缩窄、主动脉瓣狭窄、肺动脉瓣狭窄) 获得性心脏病，例如： 　川崎病(心肌梗死) 　风湿热(二尖瓣狭窄) 　药物引起的心肌病 　心脏压塞 　心包炎 　心肌炎 心脏心律失常，例如： 　预激综合征(预激综合征) 　室上性心动过速 　房室传导阻滞 循环系统疾病，例如： 　高血压 　脱水 　失血 　过敏反应 　败血症 　神经源性疾病
呼吸系统	呼吸噪音、呼吸音减弱、延长或增强、呼吸急促/呼吸困难、心动过速、肋下凹陷、发育不良、气管移位、鼻翼扇动	阻塞性肺疾病[气道阻力增加(**气道通畅性降低**)]： 　上呼吸道(例：喉炎、会厌炎、后鼻孔闭锁、梨状孔狭窄、腺样体肥大) 　下呼吸道(如细支气管炎、喘息性疾病、哮喘、囊性纤维化) 限制性肺疾病[肺顺应性降低(**僵硬肺**)]： 　呼吸窘迫综合征 　肺炎 　超敏反应/病毒性肺炎 　间质性肺病/肺纤维化 　脊柱侧凸/脊椎后凸 　神经肌肉性疾病 　肺水肿(心脏和呼吸系统混合) 其他： 　气胸 　创伤(连枷胸)

父母可能注意到发绀型心脏缺损患儿蹲踞现象(如今罕见)，这种姿势通过减少右向左分流来改善全身的血氧饱和度。询问有关发绀的情况，尽管父母很难注意到。高度发绀(呈蓝色)发作是容易识别的医学急症，需要专家参与长期管理。

如有胸痛症状，仔细询问以下问题有助于评估病情(问诊清单 37-2)。

运动时的**呼吸急促**增加引起心脏疾病的可能。如果是近期出现，可能为心肌病或心肌炎发作。如果症状逐渐恶化可能提示为先天性心脏病。如果运动后立即出现，并伴随呼吸杂声(咳嗽、喘息)，则是运动性哮喘的典型症状。

昏厥(晕厥)和头晕是年长儿童的常见症状(问诊清单 37-3)。

问诊清单 37-2　胸痛患儿的问诊

1. 疼痛的性质:是尖锐的疼痛吗?深呼吸时会加剧吗?(胸膜炎或间或肌肉疼痛)是刺痛吗?(肌肉骨骼疾病)是剧烈的钝痛吗?(心肌缺血:儿童罕见)

2. 疼痛的部位;你觉得哪里痛?(左侧或右侧疼痛不太可能是心源性)

3. 疼痛是否向其他部位放射?(放射至背部,伴主动脉夹层或肌肉骨骼疼痛)

4. 疼痛的程度:疼痛有多严重,是否夜间难以入睡?

5. 运动时是否出现疼痛?

6. 胸部任何部位触摸都会出现疼痛吗?

问诊清单 37-3　有头晕或晕厥症状患儿的问诊

1. 你完全昏过去了吗?(晕厥)有前兆吗?晕厥前有什么感觉?是否有奇怪的感觉或者闻到特别的气味?你伤到自己了吗?

2. 有人看到了吗?你注意到有什么奇怪的摇摆动作吗?(癫痫发作)

3. 你昏倒时是否出现咬伤舌或者尿失禁的情况?(癫痫发作)

4. 当你醒来时,是否感到奇怪或困倦?(发作后症状)

5. 是突然站起来后发生的么?(直立性低血压)

6. 发作前是否有胃部不适或出汗?(血管迷走神经性发作)

7. 在发生前看到什么让人心烦的事比如意外事故吗?(血管迷走神经性)

8. 在发生前是否有剧烈的咳嗽?(咳嗽性晕厥)

9. 是否患有糖尿病?(低血糖)

10. 发作时是否有眩晕感?(眩晕)

心悸可能是患儿可能自己注意到的,或者父母发现心率异常(问诊清单 37-4)。

最重要的是,注意严重感染和疾病的三个征兆:

- 父母认为目前的疾病与以前的疾病不同(如果妈妈说他病了,他就是病了)

问诊清单 37-4　心悸患儿的问诊

1. 你是否感到心脏异常的跳动?

2. 心跳快吗?是比正常快还是比以往任何时候都要快?(室上性心动过速)

3. 节律是否整齐,或者只是偶有发生?[异位搏动或心房颤动(如果心律较快)]

4. 你或者你的父母计算过有多快吗?

5. 是否突然发生?(室上性心动过速,常始于青少年)

6. 心悸时感到头晕或晕厥吗?

7. 心脏是否有其他疾病?(先天性心脏病与房性和室性心律失常有关)

8. 家族中是否有猝死的病例?(遗传性传导通路疾病,例如:长 QT 间期综合征)

- 儿童行为的变化(如:哭泣、困倦、呻吟或伤心)
- 检测者的临床直觉感觉(儿童)不对劲。

体格检查

　　呼吸和心血管体格检查在儿科学中具有重要意义,因为它能识别重病儿童的临床特征(表 37-11)。注意既往史和详细的体格检查中一些重要的警示标志。先行触诊(从手部开始循序渐进地进行),然后行听诊。如果婴儿安静入睡,可先行听诊,尤其是口腔的检查和叩诊会让幼儿不适,最好最后进行。

　　仔细观察患儿以发现异常的姿势或身体习性(清单 37-2)

清单 37-2　身体习性异常注意一般检查

- Marfanoid(主动脉扩张、夹层风险)
- Cushingoid(高血压)
- 畸形特征(蹼状颈、身材矮小以及特纳综合征中常见的心脏畸形)
- 发育迟缓(Williams-Beuren 综合征伴主动脉瓣狭窄)

　　检查胸部是否存在:

- 呼吸窘迫的征象:如胸廓内陷(肋间隙或肋下凹陷)、气管移位和鼻翼扇动
- 胸部畸形(钟型胸、单侧或者双侧肺发育不全;见第 38 章)
- 对称扩张和畸形如漏斗胸或鸡胸(参见第 10 章)
- 肺气肿体征(如桶状胸、胸廓前后径增大)
- 横膈膜相对应的胸部下缘凹陷形成的水平沟

（Harrison 沟）意标志着横膈膜收缩运动增加（如慢性哮喘）或维生素 D 缺乏导致的佝偻病串珠形成

- 左胸膨隆,可由心脏扩大引起

胸部瘢痕（包括背部）可提示既往手术史。胸骨正中部切口瘢痕提示先天性心脏病的复杂手术,而左侧胸部瘢痕则提示为动脉导管未闭、主动脉缩窄修复手术。类似的,右侧胸部瘢痕提示开胸肺动脉结扎术（姑息性减少过量的肺血流）,Blalock-Taussig[①]分流术（姑息性体-肺分流以增加受损肺血流）,或非心脏手术（如:先天性肺气道畸形切除）。

评估是否存在肢端青紫症（甲床）或中央性发绀（结束前检查幼儿口腔和舌;另见第 38 章）。发绀可能仅出现在主动脉缩窄或持续性动脉导管合并肺动脉高压和分流逆转患者的下肢。

（如可用或有疑问）可测量指脉血氧饱和度,并暴露于 100% 氧气中（高氧试验;见第 38 章）。检查口腔内是否有龋齿及黏膜是否苍白,还可检查结膜和手掌掌纹来判断苍白。常见苍白的原因包括:

- 血红蛋白偏低（伴脉搏增快）
- 心排血量不足（脉搏细弱、毛细血管再灌注时间延长,可有心动过缓）

如果是由缺铁引起的苍白,还可伴有匙状甲（反甲）。如果是由肾脏疾病引起,可伴有高血压。如果最近出现感染性红斑病史（fifth disease）可伴有骨髓抑制。

当指（趾）端背面的皮肤与指（趾）甲所构成的基底角角度增加时（>160°）,会出现杵状指（趾）[7]。杵状指（趾）是由指甲根部的甲下组织增生引起的。当角度超过 180°时,将双手指尖和指间关节对齐,并保持拇指背靠背则很容易发现。有杵状指（趾）时,通常会出现的指甲基底部的细长菱形缝隙（译者注:双手相同手指的指甲相接触,正常情况下在指甲基底部之间有一空隙）消失了（Schamroth 征）。杵状指（趾）时,对其根部施加压力,可使其向骨方向移动（"floating nail"）。

也需要注意一些罕见情况如甲床出血和 Osler

---

① 1938 年,儿科心脏病专家 Helen Taussig 与约翰·霍普金斯大学外科主任 Alfred Blalock 联系,在左锁骨下动脉和肺动脉之间建立了类似导管的吻合。非常巧合的是,Blalock 博士实验室的一位名叫 Vivien Thomas 的年轻外科技术人员已经在狗身上成功地完成了这项工作。1944 年,Thomas 站在 Blalock 的身边,给一名患有法洛四联症的 15 个月大的女婴提供手术程序建议。Vivien Thomas 的技术指导成为 20 世纪儿科心脏病学最引人注目的进展之一。

淋巴结（感染性心内膜炎）、结节性肌腱黄色瘤（家族性高胆固醇血症）、拇指缺失[心手综合征（Holt-Oram syndrome）]或桡骨缺失。遗传性疾病（Russell-Silver 综合征、唐氏综合征、假性甲状旁腺功能减退）会出现第五指（趾）弯曲（先天性指（趾）侧弯）,但也可见于普通人。

心脏和血液循环

用第一和第二示指感觉双侧肘窝的肱动脉搏动。

确定:

- 心率（表 37-12）

表 37-12　推荐每分钟心率正常值范围

年龄范围/岁	儿科高级生命支持,美国心脏学会	儿科高级生命支持小组
0~1	100~190[*]	110~160
1~2	100~190	100~150
2~5	60~140	95~140
5~10	60~140	80~120
10~12	60~100	80~120
12~18	60~100	60~100

* PLAS:为 3 个月以下的婴儿和 3 个月至 2 岁的婴儿提供不同的心率范围。

American Heart Association; Ralston M, Hazinski FM, Zaritsky AL, Schexnayder FM. PALS provider manual. Dallas: American Heart Association, 2006; Advanced Life Support Group (Manchester England). Pre-hospital paediatric life support: a practical approach to the out-of-hospital emergency care of children. Oxford: BMJ Books/Blackwell, 2005.

- 节律（有规律的不等:成对期前收缩;无规律的不等:异位性搏动**（更常见）**、心房颤动**（不常见）**）
- 强度:（强:动脉导管未闭、主动脉瓣反流;弱:左心室流出道梗阻、心脏/循环衰竭）
- 奇脉,这是吸气相收缩压生理性下降的夸大现象（大于 10mmHg）。在重度气道阻塞（如:哮喘或喉炎）或者左心室收缩功能下降（如:心脏压塞或心包炎）的患儿中,触诊时吸气相脉搏减弱,必须使用听诊器和袖带血压计来确诊。

某些时候必须要检查股动脉搏动,对于较肥胖的婴儿检查需要耐心,因此在体格检查的最后阶段进行股动脉搏动的检查。未触及股动脉搏动或搏动延迟需考虑主动脉缩窄的可能。

用示指按压患儿胸部 5s,测试毛细血管充盈时间。这会抑制皮肤血流灌注并留下苍白区域,应在 2~3s 内恢复正常颜色（再灌注）。毛细血管再充盈

时间延长表明外周灌注不足,最常见的原因是:

- 败血症
- 脱水,或
- 心力衰竭

评估心尖冲动的位置和强度,心尖冲动位置大致位于左锁骨中线第四肋间。右手触诊左侧胸骨下缘(室间隔缺损,ventricular septal Defect,VSD)和左侧胸骨上缘(肺动脉瓣狭窄)时注意有无震颤。当右心室肥大时,可能会触及胸骨旁抬举样搏动(如:法洛四联症)。检查婴儿时,可将右手的第一和第二指放在胸骨左下缘(剑突旁)和第二肋间隙(肺动脉瓣上部)感受震颤。随后,将示指放在胸骨上切迹上,感受主动脉瓣狭窄引起的震颤。

使用优质儿科听诊器的膜型体件进行心脏听诊,随后翻转听诊器,用钟型体件听诊低频心脏杂音。至少应听诊心脏的四个区域:

- 心尖区或二尖瓣区(锁骨中线和腋前线之间的第四肋间)
- 三尖瓣区[胸骨左下缘(LLSB)]
- 肺动脉瓣区[胸骨左上缘(LUSB)]
- 主动脉瓣区[胸骨右上缘(RUSB)]

如果有心脏杂音,则使 CARDIO 评估如下:

C 杂音的性质

A 杂音最响亮的部位

R 杂音向其他部位的传导

D/I 杂音的响度或强度

O 杂音在心动周期中存在的时期

声音或杂音的特征

正常

第一心音(S1)标志着二尖瓣和三尖瓣瓣膜关闭。第一心音比第二心音(S2)响亮。第一心音(S1)通常不分裂,但在三尖瓣听诊区可闻及紧密分裂。主动脉瓣(A2)和肺动脉瓣(P2)关闭时产生第二心音(S2)。第二心音(S2)在肺动脉瓣区吸气时可闻及分裂,但呼气时不能闻及分裂或闻及紧密分裂。

单纯收缩期(介于 S1 和 S2 之间)振动性喷射样杂音很常见(Still 杂音),并具有乐音特征(像是在绷紧的弦上拨动一样)。也存在收缩期血流喷射样杂音,这种杂音(中频)不具乐性,但不是尖锐或粗糙的杂音,若第二心音(S2)正常,这种杂音并无意义。当出现房间隔缺损(ASD)时,可闻及第二心音(S2)固定分裂。

异常

1. 心音。如果第一心音(S1)的强度随心律变化,则可能存在完全性房室传导阻滞,会导致心室收缩和心脏瓣膜关闭之间不同步。这一体征有利于区别窦性心动过缓和完全性房室传导阻滞。当 PR 间期延长时,第一心音(S1)减弱或消失。当肺动脉瓣狭窄和房间隔缺损(ASD)时,会出现 S2 固定分裂。然而,房间隔缺损(ASD)时会出现收缩期血流(吹风样)杂音(中频),而肺动脉瓣狭窄会出现收缩期阻塞性(译者注:喷射性)杂音(低频、刺耳、粗糙)。

第三心音(S3)可见于伴有高动力循环的正常儿童,但是第四心音(S4)通常是病理性的。

2. 杂音。收缩期反流性杂音是非乐音性的,具有类似于呼吸音或吹风样的高音特征。心脏瓣膜狭窄引起的收缩期喷射样杂音是非乐音性的,听诊为粗糙或刺耳的低调杂音,通常杂音较响亮且易听到。除了静脉杂音外,几乎所有的舒张期杂音或持续性杂音都是病理性的。颈部静脉的"营营"杂音,在患儿仰卧或在颈根部轻施压力按压时杂音消失。

3. 喀喇音和摩擦音。第一心音(S1)后收缩期开始时的喀喇音由心脏瓣膜打开时产生,在主动脉瓣或肺动脉瓣狭窄时可听到。收缩中期喀喇音是二尖瓣脱垂的特征性表现。

心包摩擦音在胸骨左缘可闻及的刺耳的声音,通常包含一个心脏收缩期和两个舒张期,可发生在心包炎或心脏手术后发生。胸部外伤或胸部手术后出现纵隔气肿[①]时可闻及纵隔摩擦音(Hamman 征:爆裂音、嘎吱声、气泡音)。

杂音最响亮的部位

心脏杂音的听诊的顺序为二尖瓣区、三尖瓣区、肺动脉瓣区和主动脉瓣区。先用听诊器的膜型体件听诊高、中频杂音,然后使用听诊器背面的钟型体件听诊低频杂音。

杂音向其他部位的传导

主动脉瓣狭窄时可触及明显的胸骨上切迹的震颤。肺动脉瓣狭窄时粗糙的收缩期阻塞性杂音可向后传导致背部,而伴有二尖瓣反流的高调吹风样收缩期杂音可向腋下传导。

杂音的响度或强度

心脏收缩期杂音分为 1~6 级,舒张期杂音分

---

① 纵隔内存在气体。

为 1~4 级。如:1 级杂音较轻微,3 级杂音较响亮,4 级杂音多伴有震颤,6 级杂音不需要使用听诊器即可听见。重要的是,功能性杂音并不响亮且不伴震颤(见下文)。

杂音在心动周期中存在的时期

收缩期反流性杂音(通常呈高调、吹风样)于第一心音(S1)后立即出现,并止于第二心音(S2)(半-全收缩期),可于二尖瓣或三尖瓣反流时闻及。相反,收缩期阻塞性喷射样杂音(低音调、粗糙)于第一心音(S1)后出现(第一心音(S1)和杂音之间会有时间小间歇),杂音可呈递增递减型改变,意味着在第二心音(S2)前先增强后减弱。如主动脉或肺动脉瓣狭窄时,可于收缩的早、中或晚期闻及喷

射样杂音。舒张期反流性杂音始于第二心音(S2),止于舒张期。主动脉瓣反流时呈高调杂音(高压力梯度)而肺动脉瓣反流时呈低调杂音(低压力梯度)。相反,舒张期阻塞性杂音始于第二心音(S2)后,并呈递增递减型改变。二尖瓣狭窄的特征性杂音发生于舒张晚期,并伴有低调的隆隆声。严重的室间隔缺损(VSD)、房间隔缺损(ASD)、二尖瓣或三尖瓣反流导致血流量明显增加时,偶尔在舒张中期闻及短暂的(中调)血流杂音。

许多健康的患儿可闻及心脏杂音,有几种类型的属于单纯性杂音(表 37-13)。单纯性杂音发生于收缩期,而非全收缩期。它并不粗糙、响亮,在不同的位置强度可能进一步减弱。

表 37-13　儿童期生理性杂音的特征

起源(术语)	特征	听诊部位	是否向其他部位放射	强度/响度	发生于
左心室流出道(Still's 杂音)	不粗糙	胸骨左下缘(LLSB)	否	3 级及以下	收缩早期,吸气、坐下、起立时杂音减弱
右心室流出道(肺动脉血流杂音)	不粗糙	胸骨左上缘(LUSB)	否	3 级及以下	收缩早期,吸气、坐下、起立时杂音减弱
婴儿期肺分支杂音	不粗糙	胸骨左上缘(LUSB)、胸骨右上缘(RUSB)	腋下和背部	3 级及以下	收缩早期
锁骨上动脉/颈动脉杂音	不粗糙	颈部	否	3 级及以下	收缩早期,颈部伸展时减弱
上腔静脉(颈部静脉杂音)	机械声	右锁骨下	否	3 级(常常)	连续存在,仰卧位、轻压颈静脉时消失

除了婴儿期的肺分支杂音外,这种杂音通常局部存在且无放射。有这些特征杂音的患儿通常可以放心,特别是如果没有心脏的症状。然而,在新生儿中,未闻及杂音并不能排除器质性心脏病。

病理性杂音可能是由于先天性或后天性心脏缺陷引起(发生率<1%)。如果未能及时发现并治疗,可能导致进行性功能受限和过早死亡。病理性杂音需考虑以下特征:

- 粗糙特征
- 强度(3 级或以上)
- 全收缩期、舒张期或连续存在(如果仰卧位时不消失)
- 与喷射性喀喇音是否相关
- 与第二心音(S2)异常是否相关
- 与其他的心脏疾病是否相关

表 37-14 总结了儿童中常见的器质性心脏缺

陷疾病的潜在听诊要点(参见第 38 章关于室间隔缺损、房间隔缺损和持续动脉导管未闭,同样适用于年长的儿童)。

二尖瓣脱垂是较常见的(儿童人群中占 2%~3%),可能与结缔组织疾病(马方综合征、埃勒斯-当洛综合征(Ehlers-Danlos syndrome)、Stickler 综合征)或其他结构异常疾病有关。听诊特征性表现为心尖部可闻及一个或多个收缩期中调喀喇音。当患儿站立时,声音变得更响亮,随后可能出现二尖瓣反流的杂音。

听诊时再次确定心律是否规则,听诊时间超过 15s 并计算心率,并检查正常范围(表 37-12)。

测量血压(若未触及股动脉搏动或搏动延迟,也需要测量下肢血压)和肝脏大小(见下文),并评估眶周、骶骨和胫前水肿程度,完成心血管系统的检查。

表 37-14　常见器质性心脏病的听诊要点

病因	听诊要点	
肺动脉瓣狭窄 (0.8∶1 000[50% 合并有其他病变)]	①	喷射性喀喇音,低调杂音,粗糙
	②	胸骨左上缘
	③	后背
	④	多变
	⑤	(喷射性)收缩中期递增递减型中调杂音(峰值强度越晚,阻塞越严重),S2 广泛分裂与阻塞的严重程度成比例(P2 延迟)
主动脉瓣狭窄 (1∶25 000-1∶2 500)	①	喷射性喀喇音,低调杂音,粗糙
	②	胸骨右上缘
	③	颈部,胸骨上切迹可有震颤
	④	多变,4 级或以上
	⑤	(喷射性)收缩中期递增递减型中调杂音,S2 窄分裂,与阻塞的严重程度成比例(A2 延迟)。舒张早期反流性杂音常见
二尖瓣狭窄 (罕见)	①	低调,隆隆声
	②	左侧卧位,心尖部
	③	无
	④	1~2 级
	⑤	舒张期杂音
二尖瓣反流	①	高调,吹风样
	②	心尖部
	③	腋下
	④	3 级以下
	⑤	全收缩期杂音,S1 减弱或消失,S2 增强(合并肺动脉高压时),(重症患者)因血流量增加可闻及舒张期血流性杂音

Keane JF, Lock JE, Fyler DC, Nadas AS. Nadas' pediatric cardiology. Philadelphia:Saunders,2006。

肺

呼吸频率

通过观察胸部运动和呼吸声超过一分钟来计算呼吸频率。尽管已发表了百分位数图(图 37-1),但在临床实践中,更常见的做法是采用当地政策认可的拟定正常范围(表 37-15)。

呼吸加快(呼吸急促)和呼吸减慢(呼吸浅慢、呼吸暂停)是呼吸衰竭的表现,也是其他严重疾病的征兆。清单 37-3 列举了与 1 型呼吸衰竭有关的呼吸增快重要的鉴别诊断,1 型呼吸衰竭与肺通气/血流灌注失调和氧合下降有关。清单 37-4 列举了与 2 型呼吸衰竭有关的呼吸减慢重要的鉴别诊断,2 型呼吸衰竭与肺通气不足、氧合下降及二氧化碳水平升高有关。

气管及胸壁

将拇指和中指置于胸骨柄两侧的锁骨上切迹的锁骨上,用示指轻触诊胸骨上(颈静脉)切口的气

表 37-15　每分钟呼吸频率的正常值范围

年龄范围/岁	儿科高级生命支持,美国心脏学会	高级儿科生命支持小组
0~2	30~60	30~40
2~3	24~40	25~35
3~5	24~40	25~30
5~12	20~24	20~25
12~18	12~20	15~20

American Heart Association; Ralston M, Hazinski FM, Zaritsky AL, Schexnayder FM. PALS provider manual. Dallas: American Heart Association,2006. Advanced Life Support Group(Manchester England). Pre-hospital paediatric life support:a practical approach to the out-of-hospital emergency care of children. Oxford:BMJ Books/Blackwell,2005。

管位置,确认气管是否处于中线位置。气管移位说明胸腔内压力增加,可能的原因如下:

- 气体(张力性气胸、先天性肺叶气肿、先天性气道畸形)

> **清单 37-3　与 1 型呼吸衰竭有关的呼吸增快重要的鉴别诊断**
>
> - (胸膜/肺/腹部)结构异常(肺炎、胸腔积液、腹水、间质性肺病、膈疝/膈轻瘫)
> - 炎症和感染(肺炎、肺部感染、气管炎、支气管炎、细支气管炎、哮喘)
> - 心脏循坏衰竭(先天性心脏病、心律失常、纵隔气肿、心包积液、败血症、代谢性疾病、严重贫血)

> **清单 37-4　与 2 型呼吸衰竭有关的呼吸减慢重要的鉴别诊断**
>
> - 上/下呼吸道阻塞[感染(喉炎、会厌炎)、炎症(哮喘)、先天性/解剖学异常]
> - 中枢性通气不足(中枢神经系统(CNS)感染、婴儿呼吸道感染、极度肥胖、早产儿呼吸暂停(排除诊断)、头部创伤、脑干压迫、代谢紊乱)
> - 神经-肌肉损伤(先天性/遗传性疾病、药物/中毒、代谢紊乱)

- 液体(由于对侧胸腔积液、出血导致容量增加)
- 塌陷[同侧(同侧半胸)体积减小(肺不张)]。

检查胸壁有无皮下气肿(纵隔气肿+/−气胸),触诊时皮下有无轻微爆裂的声音(译者注:捻发音)。

听诊

用临床较常用的方式听诊肺部:

1. 前胸部:听诊胸骨上缘(上叶)、胸骨下缘(右中叶、左舌段)和外侧下胸部(下叶),左右对比

2. 后胸部:听诊胸上部(肺上叶)、胸中部和胸下部(脊柱和肩胛骨之间),左右对比

3. 侧胸部(所有肺下叶)

支气管肺泡呼吸音,音调和强度中等,吸气相和呼气相大致均衡,是婴儿期主要的肺部听诊音。稍年长的儿童主要为肺泡呼吸音,低调、柔和,吸气相更响亮、时间更长。听诊呼吸音是否减弱(原因见第 38 章)。支气管呼吸音高亢、响亮,在呼气相明显,正常情况下可于气管附近闻及,健康正常的肺区无法闻及,肺实变时可闻及。

呼气相延长是下呼吸道阻塞的表现,也是哮喘的特征性表现。**吸气相延长**是病毒性喉炎(传染性喉气管炎)的特征表现。儿童发生上气道阻塞或塌陷时,可表现为吸气相延长伴喘鸣(其他引起喘鸣的原因,见第 38 章)。

如果吸气相和呼气相均可闻及喘鸣,是一个不祥的迹象,表明在多个部位有严重的阻塞或梗阻,有可能迅速进展至呼吸道完全阻塞而死亡。

呼气开始时为防止小气道塌陷,空气被迫冲击关闭的声门时,就会产生呼噜声,与呼吸窘迫相关。哮鸣音音调更高并具有乐音性,可以是单音或复音。哮鸣音通常于呼气相闻及并与下气道阻塞有关(如:年长儿童的哮喘)。如果婴儿出现喘息、窒息、呼吸窘迫和吸气性细湿啰音,则提示病毒引起的终末呼吸道感染(细支气管炎),会导致小气道阻塞、肺气肿和肺区塌陷,常常被误认为是实变。

哮喘在幼儿中很难确诊,即使表现出典型的症状(发作性喘息、咳嗽和气短)。首先,幼儿在感染呼吸道病毒后更容易出现喘息(如:2 岁前患细支气管炎的患儿),其中一半人 3 岁后将不再出现这种症状。第二,母亲怀孕期间有吸烟史或早产儿,出生时肺和气道发育不良的儿童容易出现这些症状,但随肺部的发育而改善。第三,早期喘息还有许多其他病因,包括气道结构异常如支气管和气管软化以及囊性纤维化。如果发生严重且频繁的喘息性咳嗽,需扩大鉴别诊断的范围,除非根据特征性临床表现和对特定的治疗的效果才能确诊哮喘。

湿啰音呈短暂的非乐音性肺间断音,吸气相和呼气相均可出现。湿啰音可以呈现高音调(细)或可变音调(粗),是由吸气时封闭的气道突然开放所致[32],这意味着吸气初听到的湿啰音来自较大气道的突然开放,而在吸气末产生的湿啰音则来自终末细支气管或肺泡,是毛细支气管炎或肺炎的表现[33]。将听诊器置于患儿的颈部,以区分肺部粗湿啰音与双肺都可闻及的上气道分泌物所传导的上呼吸道声音。

叩诊、胸廓扩张度和语音震颤

叩诊的浊音的范围可反应肺的局部病变。叩诊呈浊音可能是由于肺实变、肺泡塌陷(肺不张)或胸膜腔积液导致。当叩诊音增强(过清音)提示由单侧气胸、单侧肺气肿;当伴随哮鸣音时,可能为主支气管异物。

胸廓扩张度并不是常规检查,可以通过叩诊评估。

可以在大龄儿童中行**语音震颤**检查。

呼吸系统的检查也需评估耳鼻喉情况(见上文)。

消化系统:腹部

腹部检查是评估消化系统的核心内容,但其他系统的检查也可以为主要位于腹部的病变提供重

要(有时是唯一)的线索。营养评估是腹部和胃肠道检查的一部分,包括病史(表 37-16)和体格检查,重点是检查皮下脂肪显著减少(面部、手臂、胸部、臀部),肌肉是否萎缩(太阳穴、臀部、大腿、膝关节、小腿)及外周水肿(胫前、骶骨)情况。

表 37-16 营养状况相关病史	
项目	**营养状况潜在受损的指标**
生长	低于第三个百分位数
	连续测量中生长曲线下移(在 2 岁前和青春期如果下降到第五十个百分位数,可能是正常的)
	重量与身高百分比降低
	非刻意体重下降(中度:5%～10%;重度:>10%)
	体重迅速下降
饮食摄入	食欲("挑食"者)
	进食的频率(随年龄而减少)和数量(随年龄而增加)
	喂养问题(吞咽不协调)
	限制(家长认为的食物不耐受及专家诊断的食物过敏)
功能受损	活动
	力量/耐力
代谢应激	感染(胃肠炎、脓毒血症、肺炎)
	炎症(胰腺炎)
	内分泌失调(甲状腺功能亢进、糖尿病)
	外伤
	手术(肠切除术)
腹部症状	频繁呕吐
	胃-食管反流
	便秘
	疼痛
	恶心
	腹泻

定位患者

让患儿处于仰卧位,双手置于身体两侧,双脚并拢,充分暴露腹部和腹股沟区,大龄儿童需用床单遮盖外生殖器区域。对幼儿应常规进行外生殖器检查,避免遗漏睾丸扭转、隐睾、阴茎畸形等重要异常改变。婴幼儿可能不愿意平躺,如果你(或父母)试图坚持,可能会哭闹,但他们可能会安静地坐在父母的膝上,让父母继续给他们脱衣服检查。请记住,最值得关注和最需要紧急评估的不是哭闹敏捷的幼童,而是异常安静、缺乏活动和疑似疾病的儿童。

检查

检查开始前,以脐为中心画两条互相垂直的直线,将腹部"划分"为四部分(右上、右下、左上、左下),并以此描述任何异常的部位。由于生理上的腰椎前凸,儿童的腹部通常会出现膨隆,腹部膨隆可见于以下情况:

- 腹水(肝病、心力衰竭、营养不良、蛋白质丢失性肠病)
- 吸收不良(乳糜泻、食物过敏、乳糖分解酶或蔗糖酶-异麦芽糖酶缺乏和不耐受、葡萄糖-半乳糖吸收不良)
- 消化不良(囊性纤维化和 Shwachman-Diamond 综合征中的胰腺功能不全,慢性肝病中的胆汁排出受损)
- 实质脏器肿大(肝脏、血液系统或感染性脾脏疾病)
- 泌尿生殖系统畸形(泌尿道瓣膜引起的阻塞性泌尿道疾病)
- 肿瘤(血管瘤、肾母细胞瘤、神经母细胞瘤)
- 囊肿(多囊肾病)、脓肿(副伤寒所致的阑尾炎)
- 机械性(胎粪嵌塞或粪便阻塞所致的肠梗阻、肠套叠、肠扭转、肠闭锁、炎症或术后粘连)或麻痹性肠梗阻[感染(胃肠炎、阑尾炎)、术后、缺血、电解质紊乱(低钾)]
- 脐疝和腹直肌分离症(左、右腹直肌分离)

肥厚性幽门狭窄时,可观察到上腹部肠蠕动,通常表现为新生儿期喷射样呕吐和危及生命的脱水。呼吸时腹壁运动少可能是由于明显的腹痛所致。腹部凹陷伴胸部肠鸣音,则提示先天性或后天性(创伤)膈肌缺损。评估腹部膨隆时需鉴别是因腹部肿块引起的腹部不对称性膨隆或因腹水引起侧腹部隆起。如果观察到腹股沟肿胀,通常(但不总是)由疝引起(参见第 38 章),在检查结束时可小心尝试还纳疝气。疝是及时手术检查的指征(如果不能还纳,则是紧急的)。请注意任何表明既往手术操作可能与当前重大疾病相关的腹部瘢痕。仔细检查皮肤是否有黄染、颜色异常、皮疹、瘀点、瘀斑和蜘蛛痣(参见第 38 章)。

听诊

腹部听诊通常用于评估肠鸣音和血管杂音。一般认为应先听诊再触诊,因为触诊可能会影响肠鸣音。目前尚缺乏触诊影响肠鸣音的证据,但医学习惯很难改变。听诊需要耐心及患儿(和父母)的合作;如果听诊杂音,则还需要一个安静的房间。

从右上腹开始,听诊肝上区有无杂音或摩擦音,肝血管瘤的患儿偶尔可闻及血管杂音。肠鸣声在腹部所有象限均可听到。然后移动到左上腹,在脾区附近听诊杂音及摩擦音。在听诊脐周区域前,先听诊左右腹股沟区杂音,在脐周区域最常听到腹主动脉和肾血管杂音[7]。如果怀疑有肾血管杂音,在脐和剑突连线的中点,距正中线2cm内听诊。肾血管杂音可能与肾动脉狭窄导致的高血压有关,所以必须要测量血压。血管杂音是大血管的湍流引起的,主动脉杂音通常仅于收缩期闻及,而静脉性杂音多为连续性的(译者注:嗡鸣音)。

判断肠鸣音消失时,需要在腹部不同部位多听诊几分钟。肠鸣时的**肠鸣音**不需要听诊器也可听见。肠鸣音消失是腹部疾病不祥的征兆之一,通常意味着麻痹性肠梗阻[34]。胃肠炎患者可闻及肠鸣音增强或"活跃";肠梗阻时,肠鸣音呈高调或"叮当"声。

虽然腹部听诊是儿科体检的常用部分,但文献中很少有证据表明其价值。值得庆幸的是,有发现的证据表明肠鸣音在诊断肠梗阻方面有很高的特异性,但敏感性低[35]。这意味着,如果听到异常的肠鸣音很可能存在肠梗阻,但听见正常的肠鸣音,并不能准确排除肠梗阻。

触诊

通常,让稍年长的儿童屈膝或在颈下放置软枕,有利于放松腹肌。首先,全腹区浅触诊,避开触痛区。触诊时注意观察患儿的面部表情——而不是检测者的手——是否有任何检查疼痛的迹象。儿童在触诊时咯咯发笑,除了试图转移他(她)的注意力,几乎没有其他的办法,咯咯笑至少能表明触诊时无疼痛。下一步用缓慢而不是戳的动作进行深部触诊。如果触及腹部肿块,需评估其大小、是否有压痛及与周围组织的边界,这也可行叩诊评估,及肿块表面是光滑或呈结节状,质地柔软或坚硬。如果之前没有完成检查,听诊是否有血管杂音。右下腹(右髂窝)触及坚硬的团块可能是因为粪块堆积导致,排便后会消失。

触诊**肝脏**时,婴幼儿可使用一只手,年长的儿童优先使用双手触诊,从右髂窝开始,逐渐触诊至右肋骨下即右肋下缘,横跨至上腹部触诊肝下缘。年长儿童通常在肋缘下可触及肝下缘,年幼儿童通常在肋缘下1~2cm可触及肝下缘。肝脏边缘可以被确认,肝脏大小可以通过叩诊并用卷尺测量。可用于辅助鉴别是由于肺气肿或胸腔积液引起的肝脏增大(肝大)还是因挤压向下导致(肝下垂)。

脾脏触诊,从左髂窝开始,逐渐向左肋缘移动,这与成人检查不同。记住,在大龄儿童(如成人)中肿大的脾脏可达右髂窝。肿大的脾脏可有触痛,所以触诊时手法要轻柔。正常幼儿在左肋缘下,尤其是右侧卧位、吸气时,可触及脾脏的尖端。如果怀疑有脾肿大,重要的是要确保不能在头侧的肿块上触诊,你能感觉到沿内侧缘的切迹,并且叩诊呈浊音。

然后触诊**肾脏**是否有**肿大**或囊肿,其病因包括尿路梗阻引起的肾积水、多囊肾、肿瘤如肾母细胞瘤和神经母细胞瘤。用双手进行触诊,一只手放在侧腹下(译者注:后腰部),另一只手放在前面(译者注:季肋部肋弓下方)与第一只手保持一致。可能会在吸气时感觉到肾脏,一只手在侧腹下向上推(译者注:逐渐压向腹腔深部),另一只手在肾脏上升时(译者注:后腰部顶向前方)夹触肾脏。

叩诊

在儿童中,腹部叩诊主要用于评估脏器大小和检查腹水,但也可用于发现占位性病变和压痛区域。一般来说,腹水、有尿液的膀胱等液体或肿块叩诊呈浊音,而充气的肠道组织叩诊呈鼓音。叩诊手法在儿童和成人类似(参见第14章),但均应合理、轻柔并注意时机。

泌尿生殖系统与 Tanner 分期

儿童并不常规进行泌尿生殖系统检查,在许多情况下,包括疑似儿童性虐待,均应由在该领域受过良好培训的临床医生进行。检查年幼的患儿时,父母应始终在场;如果年长的患儿或青少年不愿意让父母陪伴时,则应提供另一个适当的监护人。第38章简要介绍了生殖器官性别难辨时的检查方法。

男性泌尿生殖系统的检查

检查阴囊是否有两个睾丸及其大小是否一致,用睾丸测量计测量睾丸大小。观察皮肤有无异常病变,并检查尿道口。检查龟头是否有尿道下裂(图37-32),在这种情况下,尿道口可能向腹侧移位,尿道口可位于在龟头、阴茎轴、阴囊甚至会阴处。

触诊阴囊疝气、异常肿块如精索静脉曲张或睾丸增大(如由急性淋巴细胞白血病导致),并确保触诊时睾丸无疼痛或肿胀,如有则提示睾丸蒂扭转。如果怀疑有鞘膜积液,则行阴囊透光实验(图18-11)。检查双侧是否有**腹股沟疝**。**阴茎长度**应作为Tanner分期的一部分进行评估(见下文)。应注意检查时不引起疼痛。

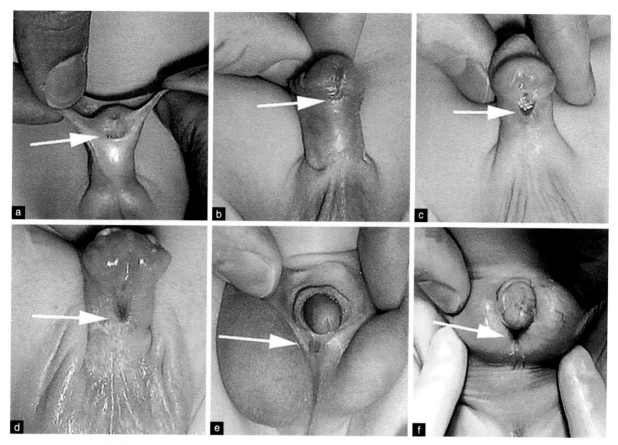

图 37-32 排尿道下裂,异常移位的尿道开口位于(a)龟头,(b,c)阴茎轴远端,(d)中轴,(e)阴囊和(f)会阴(摘自 Baskin LS. Hypospadias and urethral development. J Urol 2000;163:951-956)

女性泌尿生殖系统的检查

仰卧、双腿屈曲、脚后跟置于臀部是最易暴露女性生殖系统的体位。同样,检查需确保无痛进行。如果有必要,可分开阴唇检查阴蒂、尿道口和阴道口。如果阴蒂增大,考虑先天性肾上腺增生或性发育障碍导致雄激素刺激所致。也需检查阴唇粘连和软组织肿块,如尿道脱垂、异位输尿管囊肿或尿道旁囊肿。检查时确保患者无处女膜闭锁或相关阴道积水。

几乎从来没有进行过阴道内检查(使用窥镜)的年幼女性,甚至是青春期后的女性,在检查前都应征求专家意见。

肛门及直肠检查

所有年龄段的肛门和直肠检查都是类似的。检查前置肛门、皮赘、痔疮(儿童不常见)和肛瘘,可能是由便秘或炎症性肠病引起。虽然肛门直肠检查非常重要,并可以提供丰富的信息,但几乎从未适用于儿童。

青春期 Tanner 分期

儿童和青少年的生殖器检查可作为青春期评估的一部分。在 20 世纪 60 年代,Tanner 及其同事开发了一种分期系统来评估两性青春期的进展,目

前仍在使用(稍加修改,表 37-17 和表 37-18)。通常,睾丸增大是男性青春期的首见体征(约 98%),而乳晕下可触及的乳腺组织是女性青春期首见体征(约 80%;图 37-33)。其余的青少年中,则是阴毛首先发生变化(图 37-34)[7]。为了快速筛选,通常

表 37-17	女孩性成熟的分期	
SMR 分期	阴毛	乳腺
1	青春期前	青春期前
2	稀疏、轻度着色、平直,位于阴唇内侧边缘	乳突和乳头呈丘状,乳晕直径增大
3	变黑、开始变卷曲,增多	乳腺和乳晕增大,无轮廓分离
4	变粗而卷曲、丰富,少于成年人	乳晕和乳头形成第二个隆起(译者注:侧面观突起于乳腺)
5	成年女性倒三角形,伸展至大腿内侧	成熟期,乳头突出、乳晕成为乳腺隆起的一部分

SMR:性成熟分期(sexual maturity rating)。

Republished with permission of John Wiley & Sons Inc,from Tanner JM. Growth at adolescence,2nd edn. Oxford,Blackwell Scientific/Wiley,1962,permission conveyed through Copyright Clearance Center,Inc。

表 37-18 男孩性成熟的分期

SMR 分期	阴毛	阴茎	睾丸
1	无	青春期前	青春期前
2	少量长阴毛,色淡	小 变化/增大	阴囊增大,呈粉红色,伴纹理改变
3	色变深,开始卷曲,量少	变长	变大
4	粗而卷曲,与成人型相似,但数量少	变大,龟头和阴茎宽度尺寸增加	变大,色素加深
5	成人分布,蔓延至大腿内侧表面	成人尺寸	成人尺寸

SMR:性成熟分期(sexual maturity rating)。

Republished with permission of John Wiley & Sons Inc, from Tanner JM. Growth at adolescence, 2nd edn. Oxford, Blackwell Scientific/Wiley, 1962, permission conveyed through Copyright Clearance Center, Inc。

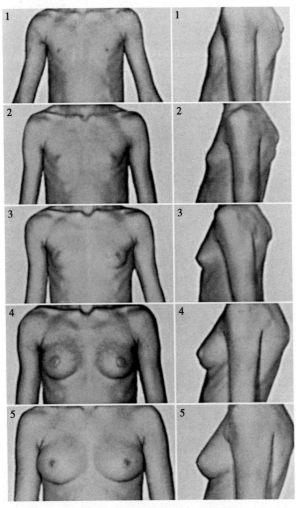

图 37-33 青春期女孩乳腺变化的性成熟度评分(1~5) (摘自 Behrman RE, Kliegman RM, St Geme JW et al. Nelson textbook of pediatrics. 17th ed. Philadelphia: Saunders, 2004)

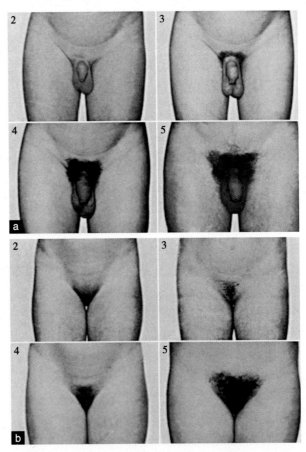

图 37-34 青春期(a)男孩和(b)女孩阴毛变化的性成熟度评分(2~5)(摘自 Behrman RE, Kliegman RM, St Geme JW et al. Nelson textbook of pediatrics. 17th ed. Philadelphia: Saunders, 2004)

只需要向儿童展示 Tanner 分期插图,并询问他们在何处看到最能代表自己目前阶段就足够了。

疑似虐待儿童的体格检查(框 37-3)

框 37-3 疑似虐待儿童的评估:建议的方法

1. 观察卫生状况、营养状况、情感和行为
2. 仔细检查有无瘀伤、撕裂伤、擦伤、瘢痕、软组织肿胀和骨骼肌肉畸形
3. 触诊囟门
4. 检查口腔是否有龋齿、腭部瘀点及唇、舌系带损伤
5. 检查眼睛是否有结膜下出血,并考虑眼底检查
6. 触诊是否有骨痛或骨痂形成
7. 腹部检查是否有压痛或腹肌紧张
8. 必要时检查泌尿生殖系统
9. 神经系统查体
10. 评估发育情况
11. 耳镜检查
12. 详细记录

遗憾的是,儿童虐待是婴儿和儿童损伤相关死亡的主要原因之一[36],我们这些定期检查儿童的医生需能识别出疑似受虐待儿童(table 37-19 和 list 37-5),并在首次就诊时对其进行治疗,以预防严重的发病率和死亡率。

Risk factors for child maltreatment	
Caregiver factors	Criminal history, inappropriate expectations of the child, mental health history, misconceptions about child care, misperceptions about child development, substance abuse
Child factors	Behaviour problems, medical fragility, non-biological relationship to carer, prematurity, special needs
Family and environmental factors	High local unemployment rates, intimate partner violence in the home, poverty, social isolation or lack of support

TABLE 37.19

根据版权要求,本表保留英文,其译文如下:

表 37-19 儿童虐待的危险因素

照护者因素	犯罪史、对患儿的不适当期望、精神健康史、对儿童保育的错误认识、对儿童发育的误解、药物滥用
儿童因素	行为问题、医疗脆弱性、与照料者非生物关系、早产、特殊需求
家庭及环境因素	当地高失业率、家庭中亲密伴侣的暴力、贫穷、社会孤立或缺乏支持

CLUES IN THE EVALUATION OF NON-ACCIDENTAL TRAUMA IN CHILDREN

Suspect non-accidental trauma if the answer is 'yes' to any of the following questions

- Is there an unusual distribution or location of lesions?
- Is there a pattern of bruises or marks?
- Can a bleeding disorder or collagen disease be ruled out as a cause of the lesions?
- If there is a bite or handprint bruise, is it adult size?
- If there is a burn, are the margins clearly demarcated with uniform depth of burn?
- If there is a burn, is there a stocking and glove distribution?
- Are there lesions of various healing stages or ages?
- Is the reported mechanism of injury inconsistent with the extent of trauma?

(McDonald KC. Child abuse: approach and management. *Am Fam Physician* 2007; 75(2):221–228.)

LIST 37.5

根据版权要求,本表保留英文,其译文如下:

清单 37-5 儿童非意外创伤评估的线索

如果以下任何问题的答案是"是",则怀疑非意外创伤

- 损伤部位或分布是否异常?
- 是否有瘀伤或伤痕?
- 导致损伤的原因是否可以排除出血性疾病或胶原病?
- 如有咬伤或手印瘀伤,是否为成人大小?
- 如果有烧伤,边缘是否清晰,烧伤深度是否均匀?
- 如果有烧伤,是否存在手套或袜样分布?
- 是否存在不同时间段或不同愈合程度的损伤?
- 报告的损伤机制是否与创伤程度不一致?

身体虐待对儿童的伤害应该是有区别的。通过病史采集时,特别是当照护者对儿童受伤的原因没有任何解释、解释会随着时间推移而改变(译者注:原因每次都不相同)或在寻求治疗方面延迟不积极,均需引起怀疑。

请记住,当患儿们披露虐待时,他们几乎从不说谎。作为临床医生,我们有责任保护儿童免受潜在伤害,并采取相应的行动。

作为儿科常规检查的一部分,受虐待的儿童有时由儿童福利机构的命令转诊检查,他们需要完整而不是集中在受伤区域(如瘀伤)的体检。记住,对语言习得期(前言语阶段)的儿童只进行体格检查是不充分的,通常还需进行影像学检查(如骨骼检查)和其他检查(如血液化验)。

体检的原因有三个方面:

1. 评估损伤程度并制订管理计划
2. 为儿童提供安全感
3. 提供可用作证据的文件。

(通常)开始记录儿童的生长参数,并确保完成适当的记录(如有要求的话,包括临床照片)。如果没有拍摄照片来记录任何可见的发现,可以使用身体图(图37-35)。注意患儿的外表、卫生情况、营养状况、情感(如害怕、友好)及检查期间的行为,如果父母在场也可记录父母在检查时的行为。

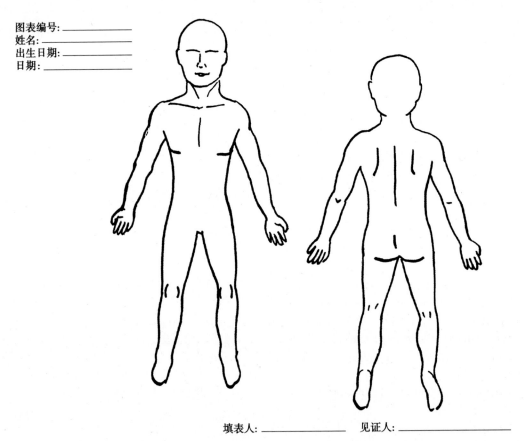

图表编号:_____
姓名:_____
出生日期:_____
日期:_____

填表人:_____   见证人:_____

图 37-35   身体图(摘自 Legano L,McHugh MT,Palusci VJ. Child abuse and neglect. Curr Probl Pediatr Adolesc Health Care 2009;39(2):e26-e31)

检查儿童是否存在:

- 瘀伤
- 撕裂伤
- 擦伤
- 瘢痕
- 软组织肿胀
- 肌肉骨骼畸形

记录任何所见损伤的大小和位置。必须检查患儿衣服下可能出现的损伤,不要忘记移动头发来观察头皮情况。记住,当难以区分无意义皮肤颜色改变(如咖啡斑、色素沉着的胎记)与瘀伤时,如有疑问,可在数天后重新安排复查。触诊四肢有无压痛或肿胀。寻找继发于体重减轻、肌肉松弛和其他营养不良的多余的皮肤褶皱和易忽视的体征(如严重的尿布疹)。

触诊婴儿的囟门时,可因颅内出血或脑水肿出现囟门隆起或紧张。检查口腔是否有龋齿、腭部瘀点及唇、舌系带损伤。检查眼睛是否有结膜下出血,用检眼镜检查视网膜,并考虑是否需要散瞳间接检查眼底(通常由眼科医生进行)。行耳镜检查,查看是否有耳膜血肿或穿孔,检查乳突是否有瘀伤。

行胸部触诊(特别注意肋骨骨折引起的骨痂形成和捻发音)及腹部触诊,注意有无压痛和腹肌紧张。应行泌尿生殖系统检查,但应保持动作轻柔,女孩检查外生殖器即可,男孩应仔细观察阴茎和阴囊,以检查是否有损伤或瘀伤。

进行神经系统检查,但要注意,如果要排除颅内出血需要对幼儿行进一步的影像学检查。对任何怀疑被忽视的儿童进行发育检查。

仔细记录所有的信息,并安排可能需要的任何医学治疗。请注意,在儿童保护甚至刑事调查中,可能需要这些文件作为证据。

要点小结

1. 儿童不是简单的小成年人:病史采集和体格检查需要根据其需求具体安排。

2. 通过观察可以收集到许多的信息。

3. 检查时要温柔并找准机会,但在应尽可能完整

4. 不要编造临床症状或忽视临床症状,如果这些症状具有一定的可确定性

5. 在检查结束时才进行可能引起不适的检查评估(如耳、鼻、喉)

6. 应经常评估并记录身高、体重和头围

7. 区分儿童期常见的生理状况(如腰椎过度前凸)与病理状态(如脊柱侧凸)

8. 仔细检查面部、眼、耳和口腔,可能会发现综合征或遗传异常

9. 较小儿童的神经系统检查多数最好采用观察和玩耍相结合的方法进行

10. 呼吸系统和心血管系统检查在儿科体检中非常重要,可识别出病重患儿

11. 对儿童不例行泌尿生殖系统检查

12. 身体虐待对儿童的伤害应该是有区别的

OSCE 复习主题——儿科病史采集和体格检查

利用 OSCE 经常出现的这些专题来帮助复习

1. 如果患儿的父母认为他比他哥哥同龄时矮很多,请为其做检查。

2. 如果发现头形异常,请为其做检查。

3. 对儿童进行发育评估,并估计儿童的发育年龄。

4. 社区护士担心患儿"软弱无力",请进行全面检查。

5. 进行脑神经检查。

6. 如果全科医生发现患儿有杵状指(趾),请为其做检查。

7. 请检查发现的杂音。

8. 如果老师发现患儿有异常的瘀伤,请为其做检查。

9. 如果父母发现患儿的腹部比平时更膨隆,请为其做检查。

10. 如果父母发现患儿耳的脓性分泌物,请为其做检查。

(张榕 瞿璐 译 肖昌亮 校)

参考文献

1. Cook DE, Andringa CL, Hess KL. et al. School health examinations. *Pediatrics* 1981; 67(4):576–577.

2. Riley M, Locke AB, Skye EP. Health maintenance in school-aged children: Part I. History, physical examination, screening, and immunizations. *Am Fam Physician* 2011; 83(6):683–688.

3. Committee on Practice and Ambulatory Medicine. The use of chaperones during the physical examination of the pediatric patient. *Pediatrics* 1996; 98(6):1202.

4. Britto MT, Tivorsak TL, Slap GB. Adolescents' needs for health care privacy. *Pediatrics* 2010; 126(6):e1469–e1476.

5. Watts K, Bell LM, Byrne SM et al. Waist circumference predicts cardiovascular risk in young Australian children. *J Paediatr Child Health* 2008; 44(12):709–715.

6. Owen GM. Measurement, recording, and assessment of skinfold thickness in childhood and adolescence: report of a small meeting. *Am J Clin Nutr* 1982; 35(3):629–638.

7. Walker HK, Hall WD, Hurst JW. *Clinical methods: the history, physical, and laboratory examinations.* Oxford: Butterworth–Heinemann, 1990.

8. US Dept of Health and Human Sciences. The fourth report on the diagnosis, evaluation, and treatment of high blood pressure in children and adolescents. *Pediatrics* 2004; 114(2 suppl 4th report):555–576.

9. National High Blood Pressure Education Program Working Group on Hypertension Control in Children and Adolescents. Update on the 1987 task force report on high blood pressure in children and adolescents: a working group report from the national high blood pressure education program. *Pediatrics* 1996; 98(4):649–658.

10. Kavey RE, Daniels SR, Flynn JT. Management of high blood pressure in children and adolescents. *Cardiol Clin* 2010; 28(4):597–607.

11. Kaelber DC, Pickett F. Simple table to identify children and adolescents needing further evaluation of blood pressure. *Pediatrics* 2009; 123(6) e972–e974.

12. Fouzas S, Priftis KN, Anthracopoulos MB. Pulse oximetry in pediatric practice. *Pediatrics* 2011; 128(4):740–752.

13. Devrim I, Kara A, Ceyhan M et al. Measurement accuracy of fever by tympanic and axillary thermometry. *Pediatr Emerg Care* 2007; 23(1):16–19.

14. El-Radhi AS, Barry W. Thermometry in paediatric practice. *Arch Dis Child* 2006; 91(4):351–356.

15. Fabry G. Clinical practice. Static, axial, and rotational deformities of the lower extremities in children. *Eur J Pediatr* 2010; 169(5):529–534.

16. Fabry G. Clinical practice: the spine from birth to adolescence. *Eur J Pediatr* 2009; 168(12):1415–1420.

17. Houghton KM. Review for the generalist: evaluation of low back pain in children and adolescents. *Pediatr Rheumatol* 2010; 8(28):1546–1696.

18. Foster HE, Jandial S. pGALS – paediatric Gait Arms Legs and Spine: a simple examination of the musculoskeletal system. *Pediatr Rheumatol* 2013; 11:44. A good resource for paediatric musculoskeletal exam.

19. Hohenleutner U, Landthaler M, Hamm H, Sebastian G. Hemangiomas of infancy and childhood. *J Dtsch Dermatol Ges* 2007; 5(4):334–338.

20. Menezes MP, North KN. Inherited neuromuscular disorders: pathway to diagnosis. *J Paediatr Child Health* 2012; 48(6):458–465.

21. Forrest CR, Hopper RA. Craniofacial syndromes and surgery. *Plast Reconstr Surg* 2013; 131(1):86e–109e.

22. Rothman R, Owens T, Simel DL. Does this child have acute otitis media? *JAMA* 2003; 290(12):1633–1640.

23. Park YW. Evaluation of neck masses in children. *Am Fam Physician* 1995; 51(8):1904–1912.

24. Toriello HV. Role of the dysmorphologic evaluation in the child with developmental delay. *Pediatr Clin North Am* 2008; 55(5):1085–1098, xi.

25. Bodensteiner JB. The evaluation of the hypotonic infant. *Semin Pediatr Neurol* 2008; 15(1):10–20.

26. Miller JW. Screening children for developmental behavioral problems: principles for the practitioner. *Prim Care* 2007; 34(2):177–201; abstract v.

27. Wood NS, Marlow N, Costeloe K et al. Neurologic and developmental disability after extremely preterm birth. EPICure Study Group. *N Engl J Med* 2000; 343(6):378–384.

28. Stephenson T, Wallace H, Thomson A. *Clinical paediatrics for postgraduate examinations*. Edinburgh: Churchill Livingstone, 2003.

29. Motyckova G, Steensma DP. Why does my patient have lymphadenopathy or splenomegaly? *Hematol Oncol Clin North Am* 2012; 26(2):395–408.

30. Mellis C. Respiratory noises: how useful are they clinically? *Pediatr Clin North Am* 2009; 56(1):1–17, ix.

31. Shields MD, Bush A, Everard ML et al. BTS guidelines: Recommendations for the assessment and management of cough in children. *Thorax* 2008; 63:iii1–iii15.

32. Forgacs P. Crackles and wheezes. *Lancet* 1967; 2(7508):203–205.

33. Nath AR, Capel LH. Inspiratory crackles and mechanical events of breathing. *Thorax* 1974; 29(6):695–698.

34. Goldbloom RB. *Pediatric clinical skills*. Philadelphia: Saunders, 2010.

35. Böhner H, Yang Q, Franke C et al. Simple data from history and physical examination help to exclude bowel obstruction and to avoid radiographic studies in patients with acute abdominal pain. *Eur J Surg* 1998; 164(10):777–784.

36. McDonald KC. Child abuse: approach and management. *Am Fam Physician* 2007; 75(2):221–228.

第 38 章

新生儿病史及检查

Joerg Mattes and Bryony Ross

通过每个病例教授知识是非常重要的。经验的价值不在于看的多少,而在于看的明智。——Sir William Osler(1849—1919)

新生儿与成人甚至是小儿患者是非常不同的。他们非常脆弱,不能配合检查及自诉病史。[①]采集病史及完成检查的常用系统性方法通常是不可行的,所以临床总采用机会性方法。这意味着采集病史必须等到患儿双亲、医护人员或亲属才可进行,并且体格检查必须迁就新生儿的喂养时间,需要在患儿熟睡和安静的状态下进行。

病史

在很多病例中,病史采集始于对母亲和婴儿医疗记录(条件允许下)的概览,以及收集来自临床人员的信息,然后再进一步向患儿双亲询问病史。像对成人采集病史一样,采集需要方法性。即使不是现病史,但询问在妊娠及分娩时可能发生的病症是病史采集中非常重要的一方面。

需要记住的是,对于新晋父母,这通常是一个令人愉快而又焦虑的过程。所以,对待他们,需要医生的理解与耐心。问诊需要足够的时间并且尊重他们的隐私和敏感事项。尽管从医学角度上来看并不重要,父母的担忧必须被认真对待并尊重。[②]

首先,向患儿双亲介绍你自己,并祝贺新生儿的降临。向他们解释对新生儿评估的原因并且告知他们评估将如何进行。询问他们是否方便。

母亲的健康状况

通过询问母亲的现病史、既往史及手术史,可以整合成一个相对完善的病史。这个过程需要确定任何可能影响新生儿健康的慢性病(表 38-1)。如果患儿母亲患有急性或慢性疾病,需询问相关情况,包括症状(严重程度、发生频率、诱因、治疗),调查研究,并发症。

表 38-1 母亲的病史和手术史[1]

母亲	对婴儿的影响
内分泌系统,例如:糖尿病[2],甲状腺功能减退或甲状腺功能亢进[3]	巨大儿(出生体重>4 000g),产伤,黄疸,癫痫(低血糖、低钙血症),产伤,先天畸形,心肌病早产儿,SGA,甲状腺肿大
免疫系统,例如:红斑狼疮[4],哮喘[5]	死产,新生儿死亡,早产,SGA,血栓早产,低出生体重
先天性代谢病,例如:高苯丙氨酸血症[6]	小头畸形*,杂音/发绀(先天性心脏病)
心血管系统/泌尿系统,例如:高血压	肺部并发症,脓毒症,早产儿
药物,例如:丙戊酸[7],SSRI[8]	神经管缺陷,尿道下裂**,心脏脏缺陷和口裂呼吸、运动、中枢神经系统和消化道症状(SSRI 相关新生儿综合征)

* 小头。
** 一种尿道畸形,尿道口朝向阴茎的腹面或会阴或阴道。
SGA,小于胎龄儿(small for gestational age);SSRI,五羟色胺再摄取抑制剂(selective serotonin reuptake inhibitors)。

母亲所患疾病可能影响其照顾新生儿的能力并直接影响患儿的健康。

其次,应确定母亲的健康状况、生活方式和社会心理背景。

尤其重要的是以下方面(表 38-2)。此外,需要评估营养和免疫情况,以及可能存在的精神健康问题。言语得体地询问双亲对新生儿健康及安全

[①] 内科医生已将儿科学与兽医学作比较。
[②] 需谨慎采纳经验丰富的父母们的意见。

表 38-2　母亲的健康状况、生活方式和社会心理背景

母亲	对婴儿的影响
感染[9-13],例如:	
HIV	若 HIV 阳性,会增加脓毒症和感染的风险
弓形虫病	肝脾大,淋巴结肿大,脉络膜视网膜炎,癫痫,脑积水,SGA
梅毒	死产,肝大,淋巴结肿大,斑丘疹/水疱疹,鼻炎
风疹	感音神经性耳聋,眼部疾患(青光眼、视网膜病、白内障),先天性心脏病,中枢神经系统(高氧)疾病,SGA
巨细胞病毒	肝脾肿大,瘀点,头小畸形,脉络膜视网膜炎,感音神经性耳聋,SGA
细小病毒 B19(第 5 号病,即传染性红斑)	非免疫性胎儿水肿,* 心肌病,肝炎
水痘-带状疱疹	皮肤瘢痕形成,眼部缺陷,肢体发育不全,早产儿,SGA
李斯特菌病	肺炎,脓毒症或脑膜炎
单纯疱疹	局部皮肤、眼部和口腔感染,伴随水疱性病变,中枢神经系统感染
肥胖(BMI>30kg/m²)	巨大儿/LGA,早产儿,神经管缺陷,先天性心脏病,脐突出 **
产前用药[14]	SIDS,SGA,哮喘,ADHD
尼古丁	
大麻	吵闹增加,频细震颤,口含手频率增加,睡眠模式改变
美沙酮	斜视,*** NAS: 呼吸窘迫 声调变高,震颤和癫痫频率增加 食欲下降,呕吐,反胃,腹泻 发汗
海洛因	NAS,增加围生期死亡率,SGA,ADHD
可卡因	泌尿生殖系统畸形,中枢神经系统症状,SGA
苯丙胺	先天性中枢神经系统疾病,心血管疾病,肢体缺损,口裂,神经行为异常
致幻剂	先天性心血管和肾脏疾病
酒精	胎儿酒精综合征伴发育迟缓,ADHD,特征面容,SGA(眼睛小,鼻梁扁平,上颌发育不全,眼睑裂变短,鼻子短且上翻,人中平滑,上唇较薄)

* 羊水增加,是胎儿心功能不全的特征。
** 脐疝。
*** 斜视。
ADHD,注意缺陷多动障碍(attention deficit hyperactivity disorder);BMI,身体质量指数(body mass index);HIV,人类免疫缺陷病毒(human immunodeficiency virus);LGA,大于胎龄而(large for gestational age);NAS,新生儿戒断综合征(neonatal abstinence syndrome);SGA,小于胎龄儿(small for gestational age);SIDS,婴儿猝死综合征(sudden infant death syndrome)。

问题的了解,如:对婴儿的营养需求和婴儿猝死综合征(sudden infant death syndrome,SID)的了解,获取医疗从业者帮助和社会支持途径的了解,关系与冲突,对疾病对患儿健康影响的了解等。

其他家族史

简要询问其他家族成员所患的严重的或遗传性的疾病,尤其是患儿的兄弟姐妹。

妊娠史和分娩史

需要包含以下问题:
1. 产前筛查(如:血清学、超声、羊膜穿刺术),妊娠
2. 分娩时相关并发症和手术[如先兆子痫(高血压和蛋白尿)、Rh/ABO 血型不相容(血型)]
3. 感染(尿路感染,B 组链球菌定植)

4. 胎儿健康(血流模式,生理评估如胎心分娩力描记法)

5. 阴道流血,羊水(量和成分)和分娩方式(阴道分娩或剖宫产),见问诊清单 38-1 和问诊清单 38-2

问诊清单 38-1　妊娠史和分娩史的问诊

1. 您做过什么产前筛查?(超声、羊膜穿刺术)

2. 妊娠期间您是否患有高血压?是否诊断了先兆子痫?

3. 您是否有血型不相容问题?

4. 您是否患有膀胱或肾脏感染?

5. 您的孩子是否足月生产?

6. 分娩时婴儿的健康状况如何?

7. 分娩时是否有胎粪污染?(胎儿窘迫的特征)

8. 您是经阴道分娩还是剖宫产?

问诊清单 38-2　婴儿出生时及早期健康状况的问诊:问母亲

!预示潜在的重症表现

1. 您知道孩子的 Apgar 评分吗?

2. 孩子出生时的体重是多少?

3. 您的孩子是否已注射维生素 K 或接种疫苗?

4. 您是否哺乳喂养?您是如何操作的?

!5. 您的孩子是否可以有力吸吮?

!6. 您的孩子是否发生过惊厥?

!7. 喂养时您的孩子是否喘憋?

!8. 您的孩子是否有过胆汁性呕吐?(肠梗阻)

询问婴儿出生时的健康状况[5minApgar 评分(表 38-3)]、任何复苏指征、药物支持、治疗、出生体重、身长、头围),疫苗接种情况和预防(乙肝、维生素 K)以及当前营养状况(哺乳/奶瓶喂养、喂养频率和量、婴儿增重)。

任何胆汁性呕吐需要立即采取干预措施。胎粪需要在 48h 内被清理。这种绿色膏状物质由脱落的上皮细胞、黏液、胆汁、胎毛(覆盖胎儿的绒毛在胎儿出生前脱落并被吞咽)和胎脂(一种包裹在胎儿皮肤表面的白色干酪样物质)组成,其沉积在胎儿肠道待出生后排出体外。当胎粪排泄到子宫时,意味着发生胎儿窘迫或缺氧。

表 38-3　出生后 1min 内和 5min 内的 Apgar 评分*

皮肤颜色	0,青紫或苍白
	1,仅四肢青紫
	2,全身红(无发绀)
心率	0,无
	1,小于 100 次/min
	2,大于 100 次/min
刺激反应	0,无反应
	1,皱眉
	2,哭/抽身
肌张力	0,松弛
	1,四肢稍屈曲
	2,四肢活动性佳
呼吸	0,无
	1,不规则呼吸/气促
	2,规则呼吸/哭

*Dr Virginia Apgar(1909—1974)设计了新生儿出生后快速评估(出生后 1min 和 5min 及重度抑郁新生儿每 5min)并大大降低了新生儿死亡率[15]。

Apgar V. A proposal for a new method of evaluation of the newborn infant. Curr Res Anesth Analg 1953;32(4):260-267;republished Anesth Analg 2015;120(5):1056-1059。

新生儿病史中可用于预测重症疾病的临床表现包括:喂养困难、摄食能力降低、吸吮能力降低、嗜睡、惊厥、呼吸急促或呼吸困难和行为异常[16-18]。

获取胎盘(大小、膜、血管、梗死、凝块)和脐带的检查结果,其中脐带内包括两条动脉和一条静脉(图 38-1)。如果脐带内只含一条血管(发生率 1%),主要器官系统(肾脏最常见)的畸形率将增加 60%[19]。通过向母亲询问病史、翻阅婴儿的医疗记录或是咨询医护人员,可以获取以上多数信息。

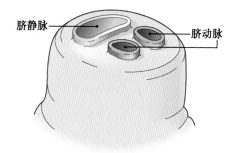

脐静脉　　脐动脉

图 38-1　正常脐带血管由右侧两条动脉和左侧一条静脉组成(摘自 Harding S. Rennie & Roberton textbook of neonatology. Philadelphia:Elsevier,2012)

体格检查

出生后所有新生儿应立即接受体检这一观点是被普遍接受的,并在出生后的前 3 天接受更为详细的体格检查[20]。推荐在婴儿 6~8 周时反复体格检查。新生儿体格检查的目的如下:

1. 检查婴儿是否患有先天性畸形和疾病、围生期对宫外环境难以适应及分娩时副作用

2. 以委婉并共情的方式与双亲讨论评估的结果和局限性

3. 安排合理的后续检查及治疗

新生儿体格检查方法见框 38-1。

框 38-1   新生儿体格检查:推荐方法

1. 准备工作
   - 洗手并戴手套
   - 脱去婴儿外衣并放置于尿布上,但要注意保温
   - 禁止单独将婴儿放置于检查桌
   - 向父母解释检测者的操作

2. 测量
   - 除去尿布后再称体重,或单独称重尿布然后减去其重量
   - 测量身长(成人为身高)
   - 测量头位
   - 填写生长表格
   - 测量体温

3. 检查
   - 体位和自发活动
   - 肌颤
   - 畸形:脸、手、足
   - 非对称性:肌肉、四肢、腿部皱褶
   - 黄疸
   - 发绀
   - 皮肤:痣、红斑或囊泡(考虑感染)、皮肤肿瘤
   - 头和躯干:形态、颅缝、囟门、脊柱裂
   - 眼:大小、巩膜、瞳孔、眼球运动、畸形
   - 耳:位置异常、皮赘、听道
   - 鼻:不对称性、鼻翼扇动或呼吸窘迫、鼻腔
   - 口:下颌大小、舌体大小、裂唇
   - 颈部:斜颈、皮肤皱褶异常
   - 胸部:畸形、喘鸣音、哮鸣音或鼾音、心尖冲动和心音、呼吸音
   - 腹部和生殖器官:检查、扩张、脐部、触诊、听诊、疝、睾丸和阴囊、阴茎、女性生殖器、肛门
   - 四肢:对称性、畸形、臀部
   - 中枢神经系统:体位、协调、发展中的反射能力

体格检查的准备工作

为了确诊严重的病理改变,同时鉴别于良性的个体差异性和从宫内到宫外正常生理转变,一个系统而又灵活的全身体格检查方法是非常重要的。充足的喂养后,不适宜对新生儿立即体格检查,因为这可能导致呕吐,也不宜在饥饿状态下体检,这可能导致婴儿哭闹。在光线过于充足和寒冷环境中体格检查可能使新生儿感到不适。

在体格检查之前,请摘掉检测者的饰品和/或手表并卷起检测者的衣袖至肘部以上。对于预防新生儿交叉感染和院内感染,医护人员手清洁是至关重要的[21]。在接触婴儿前后、接触体液前后,以及接触婴儿周围环境之后,要用肥皂和清水或酒精制品消毒液清洗双手和前臂(图 38-2a)。为了避免交叉感染,应戴检查手套和其他个人防护装备见图 38-2b。在使用前后,用适当的抗菌药品仔细清洗检查工具。

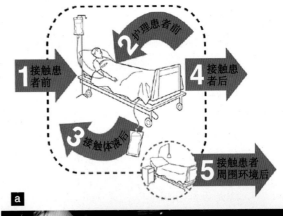

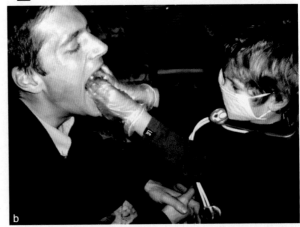

图 38-2   (a)手清洁的五个时刻。(b)使用个人防护装备是避免交叉感染的有效措施[(a) Based on 'My 5moments for hand hygiene', www. who. int/gpsc/5may/background/5moments/en/index. html, © World Health Organization,2009]

通常,新生儿不能翻身,但他们可以活动至危险的检查桌边沿。需要向父母解释这一潜在危险。检查期间,在婴儿身体两侧建立挡板(如:墙面和你自己)或用手轻柔地保护婴儿是非常必要的。在没有人看守婴儿的时候,绝对不要离开,或者,离开时带走婴儿。

测量

测量体重、身高和额枕头位对于判断严重的病理性改变和生长发育情况是非常重要的。为了测得净重,需要脱去新生儿全部衣物(包括尿布)并用电子秤称重。绝对不要单独将婴儿留在称重器上,因为他们可能会跌落并受伤。如果房间温度过低,请使用加热灯。或者,你可以将预先称重的毛巾包裹在婴儿身上并称重。

通过新生儿测距仪(即床头板)测量身长。为了测得精确值,需要一个助手。一只手握住新生儿的双足固定于测量板的足端,充分轻柔地拉伸新生儿的腿,并将测量板的头端(轻柔地)水平地置于新生儿头顶。

在头颅最宽点,用一条不可拉伸的带子绕新生儿头部一周,以测量头围。具体方法如下:将带子的一端置于前额中点眼睑裂之上,再将其绕至颞骨,然后耳郭之下,以及枕骨最后点。应用枕额周径测量法测量至两次相邻测量误差小于0.5cm。

将检查结果填写在成长发育表格上。WHO儿童生长标准(2006)表格(图 38-3)是以收集的来自六个国家(美国、挪威、印度、加纳、巴西和阿曼)的足月、哺乳、健康的新生儿并且母亲是非吸烟者的数据为基准建立的,适用于足月儿(见 www. who. int/childgrowth/en/)。Fenton 成长表格适用于早产儿(见 www. biomedcentral. com/1471-2431/3/13/figure/F2)。也有其他表格适用于早产儿(如:Babson 和 Benda[22],Lubchenco et al[23] 和 Dancis et al[24])和有特殊遗传疾病的新生儿(如:21 三体综合征[25])。

SGA 的定义是指出生时体重在同胎龄儿平均体重的第 10 百分位数以下,而 LGA 的定义是指出生时体重在同胎龄儿平均体重的第 90 百分位以上。婴儿低体重可能是本质性原因(如:双亲身材娇小)或是病理性原因(胎儿因素、产妇因素、胎盘因素)所致。如果是病理性 SGA,需要考虑新生儿在宫内是否存在对称性生长受限(体重、身高和头围小于第 10 百分位数)。如果存在,这表明从妊娠

早期开始胎儿就生长缓慢。常见原因如下:
- 宫内感染
- 孕妇药物滥用
- 贫血
- 胎儿染色体异常

此外,对称性 SGA 通常与其他临床征象和长期严重后遗症有关(表 38-1 和表 38-2)。相反,非对称性宫内生长受限只会导致体重不成比例的下降(小于第 10 百分位数),而这是由于晚期妊娠胎儿成长受限所致。常见原因如下:
- 先兆子痫
- 胎盘不全
- 多次妊娠
- 孕妇年龄>35 岁

由于皮下脂肪层不发达,新生儿患低血糖、低钙血症、红细胞增多症、胎儿窘迫和缺氧的风险增加。

LGA 的常见原因是孕妇妊娠期糖尿病,若诊断和处理不当,可能诱发严重的并发症(表 38-1)

全身评估

体位和自主活动

观察婴儿的体位和所有自主活动。新生儿四肢屈曲并呈现对称性交替运动。若与上述不符,则表明新生儿可能有产伤、畸形、神经性或遗传性异常。外界刺激下,若婴儿无自主活动,则表明其患严重疾病的风险显著。

全身运动减少

如果婴儿呈青蛙腿姿势,并且四肢活动减少,这表明他肌张力和肌力减弱(松软婴儿)。胎儿时期羊水过多①和胎动减少可能导致先天性肌张力低下和运动神经异常,后者可能累及从脊髓前角到肌肉(下运动神经损伤,如脊髓性肌肉萎缩)、运动终板(如:先天性重症肌无力、肉毒杆菌中毒)或肌肉(先天性肌病、肌营养不良、感染)。

观察肌束,尤其是舌,并且检查腱反射(肱二头肌、肱三头肌、肱桡肌、膝关节和踝关节),若见反射减弱,提示下运动神经损伤可疑。出生后 6 个月内,上运动神经异常通常与肌张力减弱有关,而非痉挛(清单 38-1)。肌张力增高(四肢僵硬)提示婴

---

① 羊水增加。

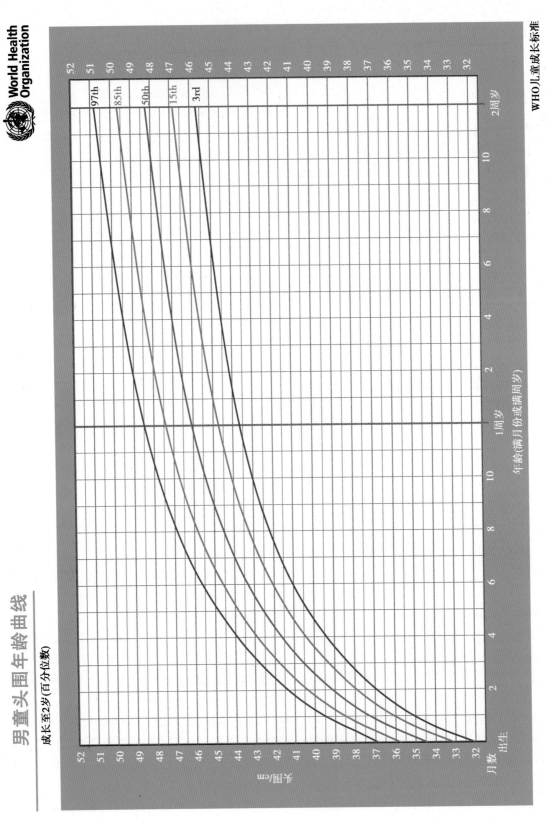

图 38-3　新生儿成长图（摘自 World Health Organization Child Growth Standard Charts, http://www. who. int/childgrowth/standards/en/。

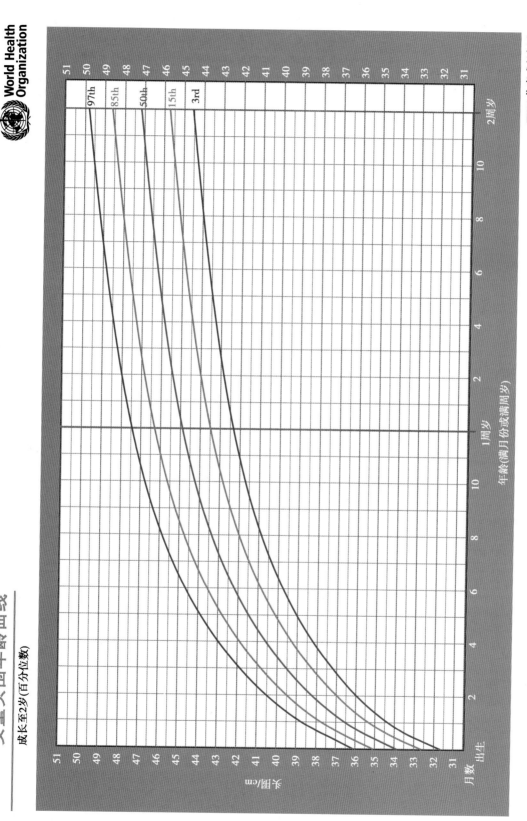

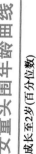

图 38-3（续）

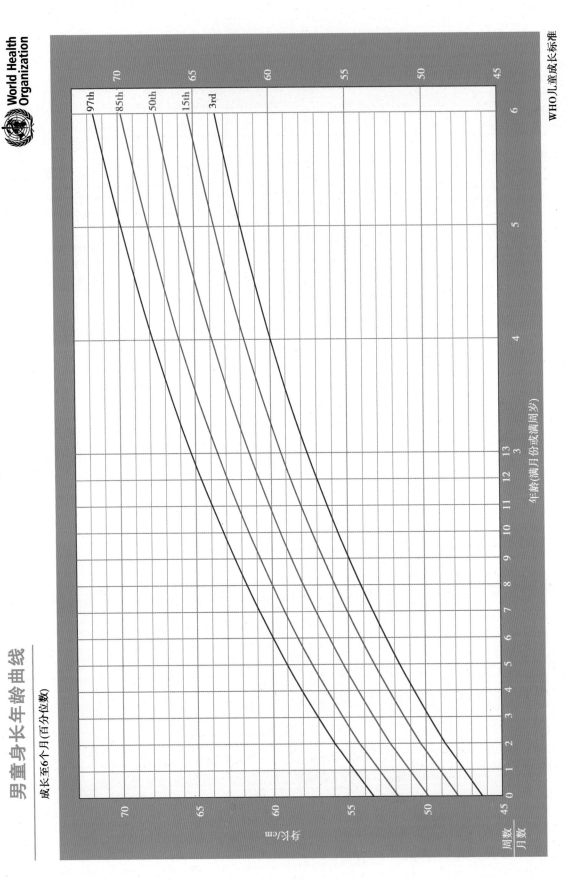

男童身长年龄曲线

成长至6个月(百分位数)

WHO儿童成长标准

图38-3(续)

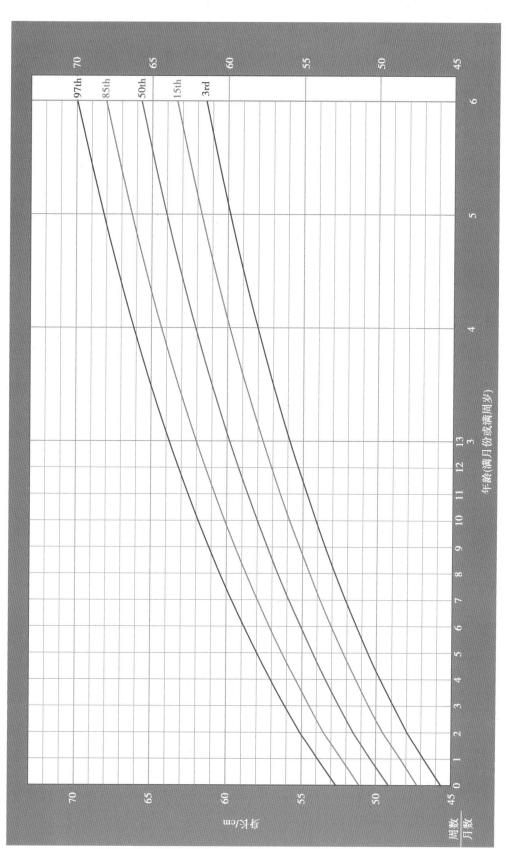

图 38-3（续）

WHO 儿童成长标准

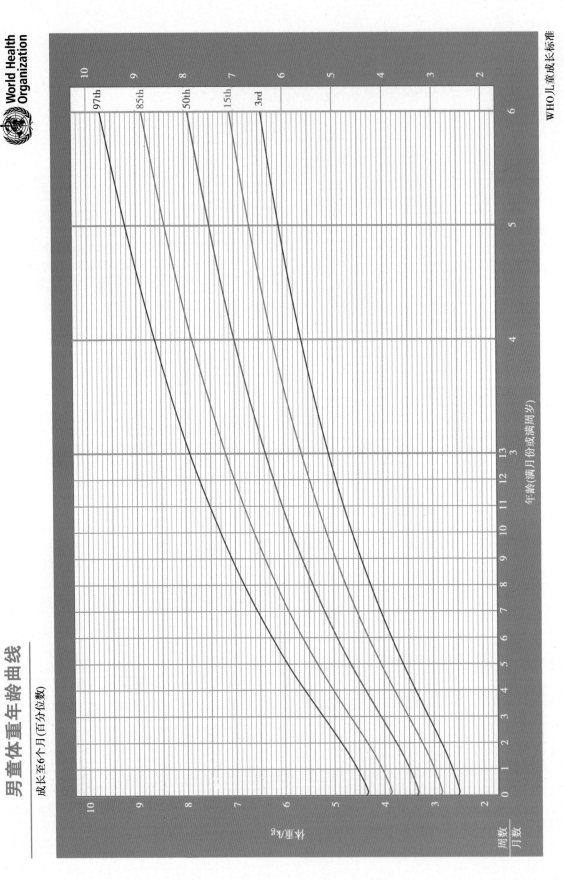

图 38-3（续）

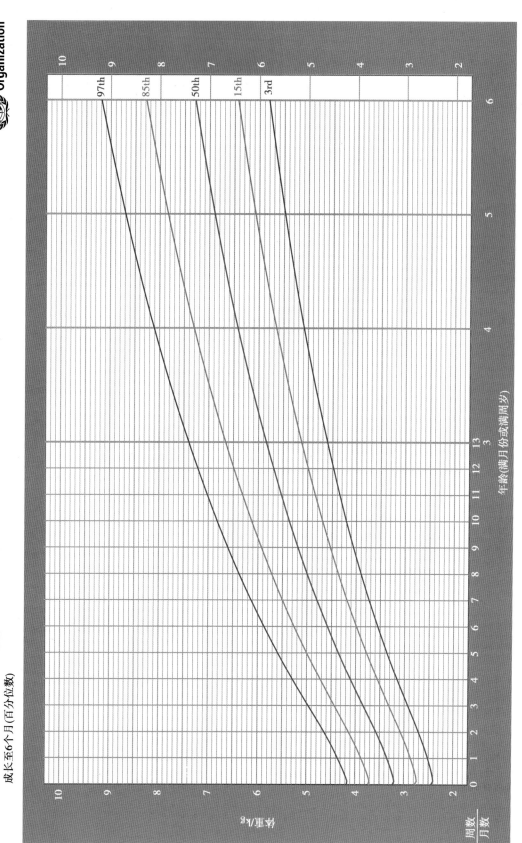

图 38-3（续）

清单 38-1　导致胎儿上运动神经元麻痹的原因

全身
- 分娩时缺氧所致缺氧性脑病
- 代谢性分布异常、感染
- 染色体异常

非对称性
- 脑血管意外或大出血
- 颅内病变
- 脊柱畸形

儿在新生儿时期可能患有严重疾病[18]。年龄稍大的婴儿若有剪刀腿和拇指屈曲,应怀疑上运动神经损伤。

局部运动减少

　　非对称性肌力和肌张力提示存在局灶性高位或低位(如:臂丛神经麻痹)运动神经损伤(表 38-4 和图 38-4)。臂丛神经麻痹通常是在分娩过程中产生的(如:肩先露①,可增加罹患风险 100 倍)。注意手和臂的大小、肌肉的体积和是否存在关节挛缩,因为外伤可能影响上肢的生长发育。

表 38-4　新生儿臂丛神经麻痹		
分型	臂丛干/神经根	临床表现
Duchenne-Erb 麻痹(上臂型)	上臂/C5-C6	上肢内收、内翻,肘关节伸直,前臂内收,腕关节和指关节屈曲
中臂型	中臂/C7	肘关节屈曲
Klumpke 麻痹(下臂型)	下臂/C8-T1	"爪形手",掌心向上旋转,肘关节屈曲,腕关节伸展,指掌关节过伸,指间关节屈曲
全臂型	上臂+中臂+下臂/C5-T1	连枷肢(所有以上表现),可有霍纳综合征(Horner syndrome)

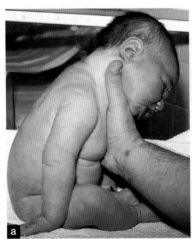
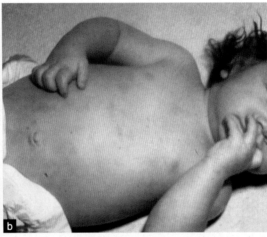
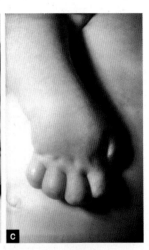

图 38-4　(a)Duchenne-Erb 麻痹:这个婴儿表现为典型的上肢无力性内收和内翻。(b、c)患有 Klumpke 麻痹的婴儿,其病变累及 C7 的下端和 T1。患儿上肢的特异性体征和爪形手请区别于 Erb 麻痹和爪形手[(a)From Brozanski BS. Zitelli and Davisatlas of pediatric physical diagnosis. Philadelphia:Saunders,2012,with permission;(b、c)courtesy of Dr Michael Painter,Children Hospital of Pittsburgh]

　　呼吸窘迫提示存在膈神经麻痹。霍纳综合征(瞳孔缩小、眼上睑下垂、无汗)提示 T1 脊髓神经根受损,这里邻近交感神经与躯体神经分离处。需警惕其他异常临床表现,如锁骨和肩胛骨骨折、斜颈②、胎头血肿(图 38-5)和面神经瘫痪(图 38-6)。

脊柱和头颅

　　仔细检查脊柱的后正中线是否有软组织包块以及骨融合(闭合不全),这是由于胚胎时期骶神经管异常融合所导致的。这些脊柱融合畸形——腰骶脊膜突出、脊髓突出、脊髓囊状突出和脊髓脊膜突出③(即囊性脊柱裂)——通常可以通过超声在婴儿出生前确诊(图 38-7)。这些婴儿存在感染风险而且体检时医护人员应该带无菌手套。相关的神经功能缺损取决于脊髓营养不良④的位置(表 38-5)。

---

① 由于受双肩的阻力,分娩进行困难。
② 头偏向一侧,原因多为胸锁乳突肌痉挛。
③ 名称越长,缺陷中存在的组织成分越多。
④ 指在身体的两个对称部分之间形成有缺陷的接缝或隆起。

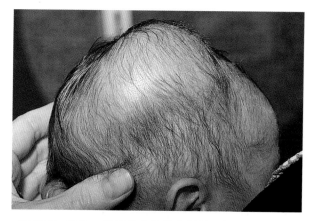

图 38-5　胎头血肿是指在骨膜和颅骨之间发生的由于血管破裂所致的骨膜下出血,因骨缝的阻碍出血局限于局部。手指按压时血肿处有凸起,手指抬起时凸起消失(摘自 Galbraith SS. In Eichenfield L,Eichenfield L,Frieden I. Neonatal dermatology. 2nd ed. Philadelphia:Saunders,2008)

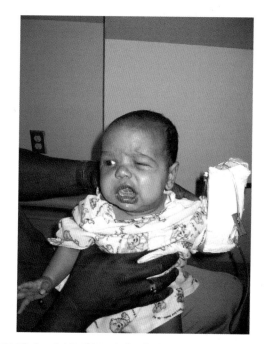

图 38-6　右侧面神经瘫痪(摘自 Cameron C. J Cystic Fibrosis 2006;6(3):241-243. 图 1 Photograph of patient on initial admission demonstrating right-sided facial paralysis. © 2006 European Cystic Fibrosis Society)

表 38-5　脊髓脊膜突出位置及相应神经功能障碍

脊髓损伤节段	神经功能障碍
L3 以上	上下运动神经损伤,伴随软瘫(少见硬瘫)、反射消失(少见反射亢进)、皮节累及所致感觉丧失、大小便失禁
L4 及以下	臀屈曲、内收、伸展功能保留
S1 及以下	足背屈曲、臀伸展、膝关节屈曲功能保留
S3 及以下	臀部和膝关节运动功能正常、踝关节跖屈肌肌力差异性大、可能存在大小便失禁、鞍区麻醉

Various forms of spina bifida.

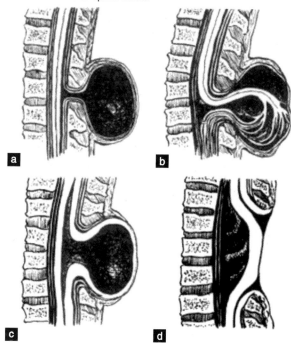

图 38-7　(a)脑脊膜突出内包含脑脊液,通常没有神经缺损和脑积水。(b)脊髓膨出内包含脊髓。(c)脊髓囊状突出是由于脊髓前角依附于外胚层所致,并伴有髓内积液(脊髓积水/脊髓空洞)。(d)脊髓突出是指脊髓前部的一个囊肿(摘自 Benda CE. Developmental disorders of mentation and cerebral palsies. New York:Grune & Stratton,1952)

　　脑积水是指脑脊液增多,多数是由于排水通道阻塞所致,是脊髓脊膜突出的常见并发症(清单 38-2)。

> **清单 38-2　脑积水表现**
>
> * 头围增加
> * 囟门增大膨出、颅缝增宽
> * 头皮静脉扩张
> * 向上共轭凝视消失同时上眼睑和虹膜间课件巩膜(落日征)
> * 颅骨叩诊音过强(检查轻柔)

　　吸气性喉鸣、异常哭闹和吞咽困难提示低位脑神经麻痹(延髓麻痹);而发作性窒息提示脑干功能减弱,这可能导致婴儿死亡。

　　脊柱裂患者中常见脊髓性低位异常和关节挛缩。如果存在正中线皮肤凹陷或是窦道(图 38-8),测量凹陷的深度和至肛外缘的距离。需要通过超声[26]或磁共振排除隐性脊柱裂。如果凹陷深度大于 2.5cm,位置距离肛门或痣大于 2.5cm,则可能存在血管瘤、脂肪瘤或毛斑[27]。

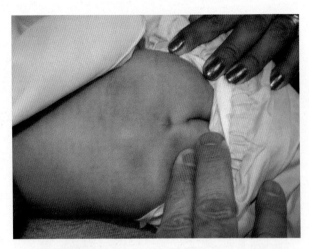

图 38-8 低位骶椎凹陷(摘自 Herring JA. Tachdjian pediatric orthopaedics:from the Texas Scottish Rite Hospital for Children. Philadelphia:Saunders,2008)

肢体运动异常

肢体痉挛

若只在睡眠期间[非快速眼球运动(non-rapid eye movement,NREM)]出现突发突止的痉挛(肌痉挛),可能为良性痉挛。这种痉挛对新生儿清醒时突发的刺激和刺激终止敏感,其产生原因不明,但在出生后最初的几个月可以自限。鉴别良性肌痉挛和其他可能提示严重病变的痉挛是非常重要的。眼球的水平斜视和眨眼提示癫痫发作可能。这些婴儿可能出现痉挛或声调异常以及口颊运动,例如怪相(眼和和肢体怪相),舌裂和额外营养摄取。自主神经的失调节伴随交替性呼吸暂停和心率增快,或伴随肌紧张丧失可能是新生儿癫痫的唯一表现[16]。

肢体抖动

在出生后的前几天肢体抖动是常见表现,而且等振幅的规律性震颤是神经肌肉活动兴奋的表现(神经过敏/颤抖)。肢体对刺激反应敏感,而且可以通过轻微的屈曲或握住抖动的四肢末端停止抖动。持续性或过度的抖动提示婴儿可能患有低血糖、低钙血症、戒断症、脓毒症和胎儿产时窒息。

皮肤

周身检查皮肤。浅肤色新生儿正常的皮肤颜色是粉红色。出生后的前几天手足呈浅蓝色(手足发绀)是正常表现。与病变无关的肤色改变是普遍临床表现,包括:

- 中毒性红斑(图 38-9a)
- 皮脂腺增生(图 38-9b)
- 粟粒疹:微小的表皮囊肿,由于毛囊皮脂腺开口阻塞所致(图 38-9c 和 d)
- 鲑鱼斑/天使之吻(新生儿红斑;图 38-9e)
- 色素沉着(蒙古斑;图 38-9f)

新生儿的多数红疹和水疱是由于致命性疾病所引起的。

全身性红斑和波动性小水疱(小囊泡)或大水疱(大疱)轻柔后表皮脱落[尼科利斯基征(Nikolsky sign)——中毒性表皮坏死松解症所致]则提示有金黄色葡萄球菌感染[即新生儿葡萄球菌烫伤样皮肤综合征(Ritter disease)或葡萄球菌性烫伤样皮肤综合征]。少数全身性水疱(大疱性脓疱病)或红斑性丘疹(非大疱性脓疱病)多见于葡萄球菌和链球菌感染。经阴道分娩的婴儿,若面部或头皮出现小囊泡伴周围红斑并进展成含脓和黏稠物质的脓疱,提示可能患有新生儿疱疹。

大的色素痣是由于黑色素细胞良性增生所致,但若色素痣的大小和形状有变化则提示恶性[28]。葡萄酒色斑(鲜红斑痣)表现为边界清晰的深红色或紫色的皮肤色斑,可能与其他病变有关(如:脑面血管瘤病)。

婴儿血管瘤是良性的,通常表现为由扩张的血管[微血管扩张伴白晕(图 38-10a)]、苍白或红斑样的斑点、瘀青或抓痕[29]所组成的表皮新生(新的)损伤。新生的表皮血管瘤进展形成增生期的血管瘤,形似草莓,表面伴有鲜红色分叶状皮肤并且皮温升高。颜色从鲜红色变为灰色提示血管瘤收缩(内卷),而这一变化一般从中心开始[29]。起源于皮下组织的较深的血管瘤,触诊柔软,颜色呈暗青色或浅蓝色(图 38-10b),但很难与血管畸形鉴别。应注意面部及颈部的血管瘤与气道血管瘤有关,另外全身多于五个部位出现皮肤血管瘤与脏器血管瘤有关。

血胆红素大于 6mg/dl 或 102.6mmol/L(1mg/dl=17.1mmol/L)可表现为黄疸。然而,通过肉眼观察黄疸,很难评估高胆红素血症的严重程度[30]。生理性黄疸在出生后前 24h 并不明显(如小于 6mg/dl),但在出生后第 3~5 天胆红素达高峰值,但不高于 15mg/dl,并且足月儿可在一周内降至正常,早产儿可在两周内降至正常。但是,部分新生儿表现为极高胆红素血症,这种情况需要密切关注病情变化并及时治疗(清单 38-3)。

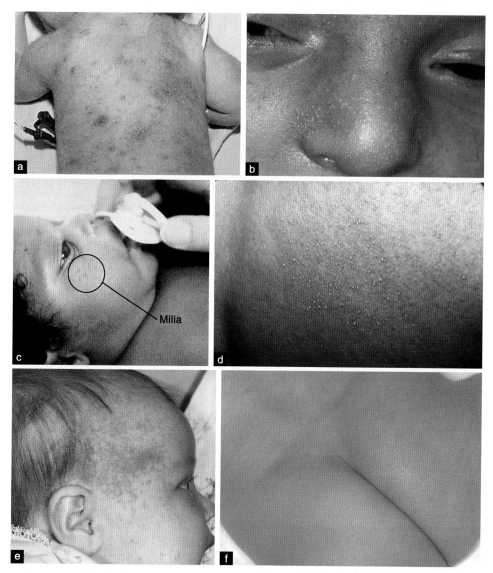

图 38-9 （a）中毒性红斑。（b）皮脂腺增生。（c、d）粟粒疹。（e）新生儿红斑。（f）色素沉着 [（a,b and d）from Kliegman RM,Jenson HB,Behrman RE,Stanton BF. Nelson textbook of pediatrics. 18th ed. Philadelphia：Saunders Elsevier,2007。（c）from Seidel HM,Ball JW,Danis JE,Benedict GW. Mosby guide to physical examination. 6th ed. St Louis,MO：Mosby Elsevier,2006。（e）from Habif T. Clinical dermatology. 4th ed. St Louis,MO：Mosby,2004。（f）from Lemmi FO,Lemmi CAE. Physical assessment findings CD-ROM. Philadelphia：Saunders,2000]

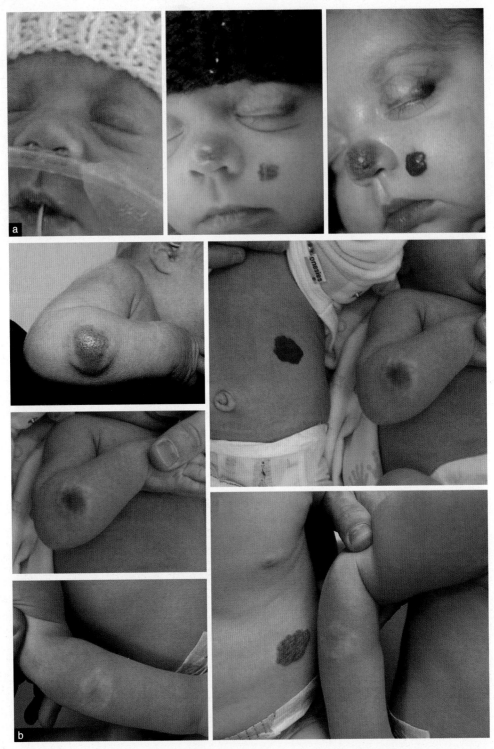

图 38-10 (a)表皮新发和(b)增生期血管瘤(摘自 Drolet BA. Infantile hemangiomas:an emerging health issue linked to an increased rate of low birth weight infants. J Pediatr 2008;153(5):712-715. e1)

> **清单 38-3　高胆红素血症的征象[*]**
>
> - 喂养不良
> - 嗜睡
> - 角弓反张(背肌痉挛导致背部呈弓形和头部过伸)
> - 过度兴奋
> - 哭声尖锐
> - 呼吸暂停
> - 癫痫(急性胆红素脑病)
> - 感音性耳聋
> - 运动迟缓
> - 锥体外系征
> - 凝视麻痹
> - 牙齿发育异常
>
> [*] 基底核胆红素沉积以及相关的神经症状称核黄疸。

如果黄疸明显,需要查找可导致过多红细胞破裂(溶血)的相关因素如:

- 过度的瘀伤和胎头血肿(如:产伤)
- 脾肿大(如:球形红细胞贫血)
- 苍白
- 全身水肿和心功能不全征象(如:Rh/ABO 血型不相容导致的严重贫血)
- 巨大胎儿和多血症(如:红细胞增多症)
- 非裔美籍或亚裔种族(如:葡萄糖-6-磷酸脱氢酶缺乏症)。

另外,也需要评估导致胆红素清除减低的因素,如:

- 功能性或机械性肠梗阻(如:肠肝循环增加)
- 肝大(如:肝炎、感染)
- 灰白色大便和深色尿(如:胆汁瘀积、胆道闭锁)

检查皮肤是否存在按压时消失的实性瘀斑(图 38-11a);如果广泛存在这类瘀斑,提示新生儿血小板减少症可能。

不均匀斑点状皮肤褪色(斑见图 38-11b)提示外周血灌注不足(低体温、脓毒症、心功能不全、低血容量)。

皮肤呈现多于 6 处的咖啡牛奶斑,且每一个斑的直径大于 5mm,是诊断 I 型神经纤维素瘤的特征性表现(参见第 37 章)。

体温

婴儿低体温的表现提示可能存在疾病。若腋下体温[低于 35.5℃ (**低温**)或高于 37.5℃ (**高温**)]异常,建议复查直肠体温。低温和升高的体温可作为新生儿严重疾病的可靠预警[16,18]。

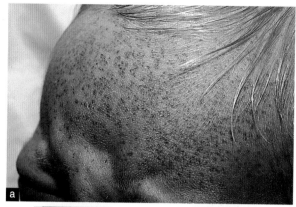

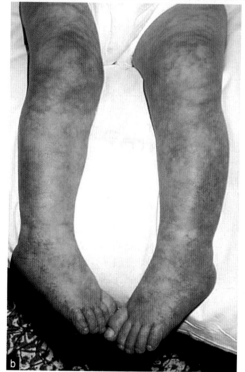

图 38-11　(a)瘀点(b)瘀斑[(a) From Weston WL. Color textbook of pediatric dermatology. 4th ed. St Louis, MO: Mosby, 2007。(b) from Murphy CC. Late-onset pediatric glaucoma associated with cutis marmorata telangiectatica congenital managed with Molteno implant surgery: case report and review of the literature. J AAPOS 2007;11(5):519-521,with permission]

头部

形状

新生儿的头型取决于胎儿的宫内体位和分娩通道。臀位胎儿的头部紧邻子宫底,这会使得头顶部外观平坦(顶点)和枕额径延长。婴儿出生时若头部先娩出(头位分娩),通常直径短并且头顶部相对凸起。头顶部的凸起和有颅骨重叠而产生的明显的骨脊通常在出生后几天内消失。

检查头部:

- 肿胀和瘀伤(血肿)

- 撕裂伤和擦伤（产伤）
- 不对称和凸起（颅缝早闭，见下文）
- 头发异常生长和着色（表38-6）[31]

表 38-6　新生儿头发特征和潜在临床意义	
头发异常	**潜在的相关征象**
色素减退	
白色额发	瓦登伯革综合征（Waardenburg Syndrome）（虹膜异色症症、耳蜗性聋）斑驳病
银色金属光泽	契-东综合征（小儿先天性白细胞颗粒异常综合征）（免疫缺陷、代谢性疾病、局部或全身白化病）普拉德-威利综合征（Prader-Willi syndrome）（染色体 15q11-q13 缺失）斑驳病先天性缺指（趾）-外胚叶发育不全-唇腭裂（EEC）综合征眼部色素沉着不足（Cross）综合征营养不良、先天性代谢异常（苯丙酮尿症）
浅色	眼皮肤白化病
全身	契-东综合征
毛发稀少/秃头*	
局部	产伤、感染、静脉药物注射外渗先天性皮肤发育不全痣
全身	外胚层发育不良鱼鳞癣营养不良（锌、维生素 B_6 和 B_{12}、生物素酶）先天性代谢异常（高胱氨酸尿症、先天性甲状腺功能减退）
毛发过多**	
局部	痣、脑膨出、脑脊膜突出
全身	德朗热综合征Coffin-Siris 综合征（第 5 指综合征）Hurler 综合征（黏多糖病 I 型）Edward 综合征（18 三体）胎儿乙内酰脲和酒精综合征先天性毳毛性多毛症
发际线异常	
低前发际线	Costello 综合征德朗热综合征Coffin-Siris 综合征（第 5 指综合征）Fanconi 综合征胎儿乙内酰脲综合征努南综合征
低后发际线	特纳综合征歌舞伎面谱综合征德朗热综合征胎儿乙内酰脲综合征

- 头皮缺损（如：皮肤发育不全）
- 产瘤，局部皮下出血渗透并跨过颅缝，需鉴别于胎头血肿（图 38-5）、骨膜和颅骨间出血（不渗透并局限于颅缝内）

　　先锋头在出生后两周内可消失，而明显出血导致的血肿可能会持续数月，若钙化会持续更长时间。

颅缝

　　若触诊到 4 条颅缝的骨脊，提示颅骨过早的融合（颅缝早闭）。额缝是前部颅骨相交的部位，它从前囟开始沿额骨的中线延伸至鼻。额缝早闭会引起俯视下的三角形前额（额缝早闭）。冠状缝是两侧额骨和顶骨的相交处，延伸至两侧耳。两侧冠状缝过早骨化会导致前后径变短，横径增宽（短头畸形），然而单侧冠状缝过早骨化会导致头前部斜头畸形。矢状缝由两侧顶骨组成，从前囟延伸至后囟。最常见的颅缝过早骨化是过早的骨融合所导致的长窄形头（舟状头）。人字缝是两侧顶骨与枕骨所形成的缝隙，若此缝隙融合会导致头形呈单侧枕骨扁平的梯形头（后部斜头畸形）。谨记，最常见的并且可自限的头后部斜头畸形是由于胎儿的宫内胎位所致，但若婴儿只靠一侧睡觉可能加重病情。尖形头是指所有颅缝过早融合。颅缝早闭所致的综合征包括于阿佩尔综合征（Apert syndrome）、克鲁宗综合征（Crouzon syndrome）、Sarthre-Chotzen 综合征和 Pfeiffer 综合征。

囟门

　　然后，触诊前囟和后囟的饱满度和大小。钻石形前囟位于额骨和顶骨交界处，在额缝、矢状缝合冠状缝之间。足月新生儿[32] 前囟的平均面积为 $220mm^2$（第 2.5~97.5 百分位数：$164~276mm^2$）并在出生后 18 个月内闭合。测量前囟大小的方法：示指末端上用墨水画出小圆形，并轻压囟门的骨性四角以标记，再将纸贴在相应皮肤上以将四个点拓印到纸上（图 38-12）。后囟是三角形状的，位于矢

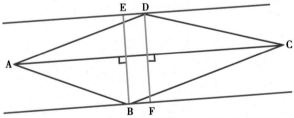

假设 ABCD 为前囟四个顶点，可从 B 点作 AC 的垂线 BE（或从 D 点作 AC 的垂线 DF），且 DE//AC//BF，则前囟面积：

$$S_{ABCD} = \frac{AC \times BE}{2} = \frac{AC \times DF}{2}$$

图 38-12　计算前囟面积

状缝合人字缝交界处并且于 3 个月内闭合。过大或过于饱满的囟门提示颅内压可能升高（清单 38-4），而新生儿囟门过大但不饱满提示骨性或内分泌异常（清单 38-5）[33]。囟门过早闭合与颅缝早闭相关（见上文）。动脉瘤畸形可听诊出杂音［如大脑大静脉，即盖伦静脉（Galen vein）][34]。

清单 38-4　囟门增大的原因

- 脑积水
- 出血
- 脑膜炎
- 肿瘤

清单 38-5　小于胎龄儿

- 成骨不全
- 软骨发育不全
- Silver-Russell 综合征 34
- 甲状腺功能减退
- 血磷酸盐过少

面部

眼

参见框 38-2。

框 38-2　新生儿眼部检查小结

畸形	内眦褶、睑短裂、*扁平鼻梁
运动	共轭凝视异常
斜视	脑神经损伤
上睑下垂	动眼神经麻痹
闭眼不全	面神经麻痹
单眼增大（牛眼）	青光眼
巩膜颜色	黄疸、成骨不全
结膜	注入（结膜炎、青光眼、出血）
泪溢	泪道堵塞、结膜炎
虹膜	色素减少（白化病）
眼角膜	混浊（溃疡、水肿、创伤）
瞳孔	不对称（弱视：失明、动眼神经麻痹）、不规则（缺损）、不透明（白内障、视网膜异常）
异常凝视	脑神经异常

眼部检查很可能惊动婴儿，所以建议在最后检查。然而，如果惊动婴儿，这项检查将会无效。

若正常视力受到影响，需要立即处理。

检查上面部和眼眶是否有畸形（如：睑裂、内眦褶、扁鼻梁）。检查是否有眼上睑下垂（通常由三叉神经麻痹所致）、不能闭眼（产伤所致的第 Ⅶ 脑神经麻痹）、血管瘤或产伤所致的异位。双眼大小不等或变大（如：由于眼压增高所致牛眼[①]-青光眼），巩膜变蓝（早产或成骨不全）或黄（黄疸），结膜炎（青光眼锅结膜下出血；图 38-13[35]），虹膜色素不足（眼皮肤百花病），角膜混浊（如：代谢因素、溃疡、暂时性水肿、创伤后流泪、皮样囊肿；图 38-14a），瞳孔不对称（如：弱视、眼运动神经麻痹），瞳孔不圆（如：缺损[②]）或瞳孔透光度减低（白内障所致白瞳症、眼癌；图 38-14b）。如果下部或上部鼻泪管阻塞，溢泪可能由与囊的形成有关（泪囊突出）的鼻泪管狭窄（图 38-15a）所致。然而，除非有培养阴性的证据支持，流脓提示细菌感染（如：沙眼衣原体或淋病奈瑟菌结膜炎）。

通过在婴儿可视范围内移动检测者的脸来检查婴儿的垂直凝视和水平凝视。检查同时避免交谈或产生噪音。检查过程中，新生儿的双眼间断性偏离检查者脸的移动轨迹和再调整视线是正常现象。检查是否存在眼球运动失调（斜视[③]）以及这种现象是短暂而显著发生的（如：在睡眠或是清醒时）还是永久存在的（如：产伤导致的脑神经损伤所致）。

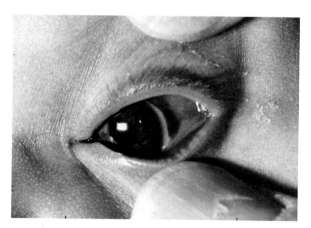

图 38-13　结膜下出血和前额瘀点常见于头静脉压的改变[35]（摘自 Goldbloom RB. Pediatric clinical skills. 4th ed. Philadelphia：Saunders，2011，pp 38-55）

---

① 来自希腊语，意指牛的眼睛。眼压增高改变了眼角膜的形状，增加其直径。

② 虹膜、视网膜、脉络膜和/或视神经的先天性缺陷。

③ 这些单词含义相同。当一只眼视物时，另一只眼会向内侧视物（内斜视）、向外侧视物（外斜视）、向上或向下视物（垂直性斜视）。

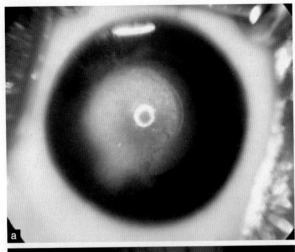

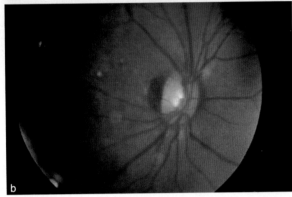

图 38-14 (a)瞳孔前角膜混浊并累及虹膜,对比(b)瞳孔后混浊[(a)From Krachmer JH,Mannis MJ,Holland EJ.Cornea.3rd ed.Philadelphia:Elsevier Saunders,2011)]

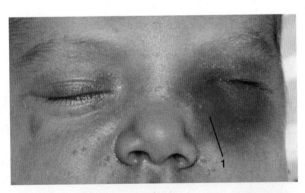

图 38-15 4周婴儿急性泪囊炎,伴左侧上下眼皮红肿及显著的泪囊管(摘自 Krachmer JH,Mannis MJ,Holland EJ.Cornea.3rd ed.Philadelphia:Elsevier Saunders,2011)

通过检眼镜来检查瞳孔反射和视网膜红反射。在暗环境下,避免任何光源如窗户直射新生儿。在检眼镜前取一小取景孔,并在检眼镜旁用示指拨动"0"透镜(无透镜校对)。在大约15cm处,用右手将检眼镜垂直置于检测者的右眼前并将光束稍偏射入婴儿的右眼和左眼。双侧瞳孔应等大并对光束做出反应(Pupils should be equal and reactive to light,PEARL)。视网膜红光反射是视网膜对光束的

反射,若该反射消失,提示晶体混浊(如:白内障)、视网膜异常如出血或脱落或是眼癌。近距离检查,视网膜呈黄白色、灰色或红色取决于色素沉着。

耳

检查是否有耳郭周围凹陷和皮赘,这些是新生儿正常表现。而这些表现使新生儿患有听力损伤的概率增加5倍。通过听力筛选(如:瞬态诱发耳声发射或听觉脑干反应测听)可以检查出耳聋[36]。

观察耳的位置。大约30%的外耳(耳郭)位于眼内外眦①至枕骨的水平连线以上。如果耳郭上缘在眼水平以下,则耳属低位(图38-16),与染色体异常有关。通过耳镜检查鼓膜并非常规检查,因为胎儿皮脂②或血液会导致耳道视野模糊。用鼓膜耳镜按压软骨性耳郭,以避免软骨通道遮挡检查鼓膜的视野,新生儿软骨性耳郭比儿童的偏灰色、更厚、并且含血管更多[37]。中耳道流出液体是常见现象,但多数新生儿可在出生后3天内自限[38]。

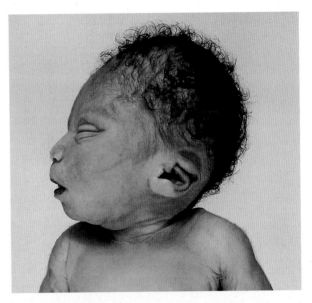

图 38-16 低位右耳发育不全[From Corrin B.Pathology of the lungs.Philadelphia:Elsevier Saunders,2011(courtesy of the late Dr AH Cameron,Birmingham,UK)]

鼻

检查鼻外形,观察鼻梁和鼻孔是否畸形和不对称,这可以明显影响鼻通气功能。鼻翼扇动提示呼吸窘迫。婴儿更倾向于鼻呼吸,而且双侧鼻通气功能是不同的,尤其是有呼吸窘迫或呼吸暂停征象的婴儿。婴儿出现发绀,并且在喂养时加重哭闹时缓

① 上下眼睑连接处形成的角度,称为眼睑角。
② 这种油腻的沉积物覆盖了婴儿出生时的皮肤。它由皮肤鳞片和细毛组成。全名是 vernix caseosa,来自拉丁语中清漆和奶酪的意思。

解提示鼻道阻塞,这可能由于:

- 鼻后孔①闭锁:后鼻道阻塞
- 梨状孔②狭窄:前鼻道阻塞
- 泪囊突出③并向鼻内扩张

　　检查鼻道:通过将耳镜前端伸入前鼻道几毫米来检查鼻腔是否存在变异和肿物(如:脑膨出、皮样囊肿、血管瘤)。

　　已描述多种功能检查方法。例如:将检查工具置于鼻孔下,观察棉絮的是否摆动,或金属及镜子上是否有冷凝气。除此之外,用左手拇指和示指捂住婴儿口和一只鼻孔并用听诊器在另一只鼻孔下听诊气流声(反之亦然)[39]。如果对检查结果有所怀疑,则可以分别从两鼻腔向咽部导入鼻胃管(如:6 French,2mm)。但是,局部阻塞(如:梨状窝阻塞)不能通过这些检查方法排除。非结构性畸形如黏膜水肿也可能导致鼻道阻塞。流清涕多数是由病毒导致的上呼吸道感染(脑脊液漏少见),然而流脓涕提示有细菌性感染。

口腔

　　从正面和侧面检查下颌,以诊断下面部是否不对称以及下颌大小是否异常。小颌畸形综合者征④是指下颌等比例减小(小颌畸形),可导致舌体向咽部后坠(舌后坠)以及呼吸道阻塞,这可能与腭裂有关[40]。

　　如果婴儿哭闹,检查其张口是否对称、是否向一侧和前方移动。这项检查可以排除颞下颌关节固定(僵硬)[41]。

　　检查是否有唇发绀或唇裂或其他畸形(如:胎儿酒精综合征患儿上唇较薄、人中平滑)。

　　检查口腔内部是否存在腭裂和悬雍垂裂,如果存在,提示可能存在黏膜下裂。唇裂和舌裂影响吞咽和喂养,而黏膜下裂可能在后期会引起相关临床表现如腭咽⑤闭合不全(鼻反流、反复耳部感染、鼻音重)。排除腭裂需要在戴检查手套的情况下,用示指触诊硬腭与软腭。在检查腭时,因为新生儿吸吮力强,会阻碍检查软腭,所以要避免婴儿口腔完全闭合,软腭与硬腭之间可常见白色小囊肿(艾泊斯坦小珠;图 38-17a),若果不影响口腔正常功能,这种小珠是良性的。出生时(出生时发生)或新生儿(出生后一个月发生)出牙,多低于中切牙、容易松动并且釉质发育不全,采取治疗措施[42]。评估舌的大小(如:无舌或悬雍垂,与小颌畸形有关;巨舌,与贝克威思-威德曼综合征、唐氏综合征或甲状腺功能减退)。观察牙舌的位置(如:舌后坠)和可移动度[如:舌结(舌系带)⑥;图 38-17b][43]。通过标准化评估评价舌系带过短是否需要临床干预。观察舌下是否有黏膜下(中央)发绀。

新生儿口腔检查

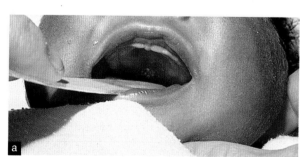
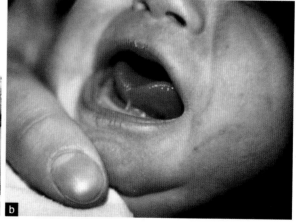

图 38-17　(a)硬腭的艾泊斯坦小珠。(b)患舌系带过短(舌结)的婴儿。注意短系带可延伸到舌尖。舌系带过短可影响伸舌动作并导致喂养困难[(a)From Metry DW. Neonatal dermatology. Philadelphia:Saunders,2008,with permission.(b)Courtesy of Dr Evelyn Jain,Lakeview Breastfeeding Clinic,Calgary,Alberta,Canada;from:Moore KL. The developing human. Philadelphia:Saunders,2013]

---

① choana 的意思是漏斗,是鼻和鼻咽之间的漏斗状开口。
② 犁骨外形是犁(三角)形的,是鼻的骨性中隔后半部分。
③ 这是泪囊的突起。
④ 这一系列表现包括小颌畸形、腭裂、舌后坠以及有时出现青光眼和视网膜脱落。
⑤ veum 在拉丁语中是指船帆或窗帘,这里是指软腭的后部分。
⑥ 系带的拉丁语。

颈部

检查颈部的对称性和异常皮肤皱褶。颈背皮肤[①]松弛可见于多种情况[如:宫内淋巴管性水肿、唐氏综合征、努南综合征和特纳综合征;图38-18]。

检查胸锁乳突肌是否有单侧缩短或肿大以排除先天性斜颈。患此病婴儿,头偏向受累肌肉的一侧而下颌指向对面。在最大允许范围内,轻轻向左右转动婴儿头部。若患有斜颈,则婴儿头部最大活动范围受限。

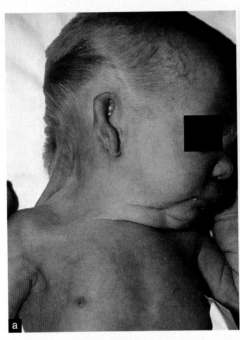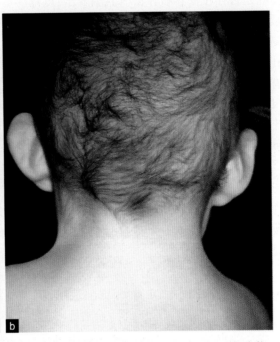

图 38-18　临床图片展示特纳综合征的几种临床表现。(a)新生儿可见蹼颈伴低发际线、盾状胸伴多乳头、双耳畸形以及小颌畸形。(b)有凸耳的婴儿,年龄稍长后会有后发际线低。有(a)临床表现的新生儿还有手足明显的淋巴管性水肿表现[From Zitelli BJ, McIntire SC, Nowalk AJ. Atlas of pediatric physical diagnosis. 6th ed. Philadelphia:Saunders,2012(图 1-25a 和 b)]

检查是否有无痛性、质软或半固定的颈部肿块(如:囊状水瘤、[②]甲状腺囊肿、表皮囊肿)。新生儿中,囊性水瘤多见于后颈部单侧而且大小不等。大的瘤子可能损害呼吸道并累及纵隔或面部[44]。甲状腺囊肿多位于正中线或舌骨水平下,并伴随伸舌动作向上移动[45]。表皮囊肿位于口腔底部、舌骨之上。独立存在且可触及的颈部淋巴结(大到直径12mm)在健康新生儿中是常见表现,但需要记录并追踪后续检查[46]。

短而不对称颈部提示可能有颈椎发育不良(先天性颈椎融合畸形 Klippel-Feil 综合征)。

胸部和心血管系统

大约半数的有临床表现的新生儿严重疾病可以通过胸部检查得以确诊[16]。在检查过程中,

"视、听、触"的顺序可以根据情况改变。如果检查过程中婴儿哭闹,就难以听诊。

检查胸廓是否对称以及有无畸形。这些异常表现可能是获得性的(骨折或气胸)或是先天性的(漏斗胸或营养不良)。胸骨凹陷(漏斗胸;图38-19)是最常见的先天畸形[47]。胸骨凸起(鸡胸-鸽胸)可能是对称性的或是只累及单侧胸壁,后者导

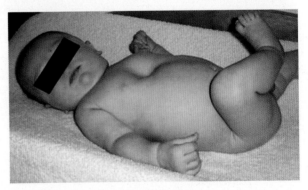

图 38-19　漏斗胸[摘自 Hebra A. Semin Thorac Cardiovasc Surg 2009;21(1):76-84]

---

①　颈部的后面。
②　来源于扩张淋巴管的囊性腔。

致胸骨旋转以及对侧胸壁凹陷的非对称改变。胸廓狭窄是由于宫内胸壁生长不良所致[如:Jeune 综合征(**窒息性胸廓发育不良**)、Poland 综合征(累及软组织、肌肉和肋骨的胸壁发育不全)、Ellis-Van Creveld 综合征(**软骨外胚层发育**)]可导致双肺发育不全。单侧肺发育不全多见于左侧膈疝。

通过评估双侧胸廓起伏和呼吸音,计数呼吸频率大于 1min(正常 40~60 次每分钟)。呼吸频率过快(气促)提示有严重疾病[16]。

评估上呼吸道到阻塞(如:Pierre-Robin 序列、后鼻孔闭锁、气道或喉软化症)。除非维持正常或提高的呼吸动力,这些婴儿不能充足通气。不对称胸廓运动提示膈神经麻痹已导致单侧膈肌麻痹。如果检查过程中婴儿哭闹,检查是否存在异常哭声(如:哭声弱或嘶哑)。呼吸时胸廓与腹部出现相反运动是新生儿的正常体征,尤其是在熟睡时胸廓顺应性增加。

新生儿正常在 Succession[48]中至少发生 3 次周期性呼吸(正常是 20s,后伴随一段少于 10s 的呼吸暂停)。然而,呼吸暂停的定义是气流中断大于 20s(或血氧饱和度下降或心动过速)[49],若足月儿出现呼吸暂停,通常提示有潜在危及生命的严重疾病,需要紧急评估和干预[50]。

仔细检查呼吸窘迫的其他征象如鼻翼扇动、肋间或肋下胸部退化、气管牵拉和鼾声。脱氧血红蛋白大于 3g/dl 时会表现为中枢性发绀[51]。其原因可能是由于心肺所致的心脏内血液由右向左分流。

中枢性发绀与血氧分压(PaO$_2$)和不同程度的血氧饱和度(SaO$_2$)下降有关,这与总血红蛋白浓度相关[51]。例如:一个患有重度贫血的新生儿的总血红蛋白是 8g/dl 只有在 SaO$_2$ 小于 63% 时才出现发绀,但一个患有红细胞增多的婴儿总血红蛋白是 25g/dl 在 SaO$_2$ 为 88% 时就可出现发绀[51]。出生后前几天婴儿出现外周性发绀是正常表现并且通常不涉及病理改变。

胸部

通过将示指按压于新生儿胸壁上大于 2s 来检测微血管再灌注。按压会阻止皮肤灌注并留下一片苍白区域,然后在 2s 内恢复原来颜色(再灌注)。再灌注时间延长提示外周灌注不良(清单 38-6)。在四肢触诊肱动脉和股动脉搏动。若婴儿患有心功能不全则搏动会减少,若患有动脉导管未闭则搏动增强。主动脉狭窄(无心功能不全)只会导致肱动脉波动减弱或消失。

清单 38-6 导致毛细血管再灌注时间延长的原因

- 低体温
- 心功能不全(考虑先天性心脏病)
- 感染(肺炎、脑膜炎、泌尿系感染、脐炎)
- 贫血(溶血或出血)
- 脱水(喂养困难或呕吐)

心脏

检查心脏的位置、大小和心尖冲动点的搏动情况。正常心脏(左侧,左位心)搏动的检查位置大约在第四肋间隙和左侧锁骨中线交界处[52]。心脏增大提示有心室扩张,以及心室肥大。

当心脏位置是正常的(左位心),但腹腔脏器在对位(腹部脏器反位,见表 38-7),通常提示有先天性心脏病[53,54]。相反,若心脏搏动点位于右侧(右位心)同时伴有腹部脏器转位(全内脏反位),通常不存在心脏结构性缺陷,但与以后的原发性纤毛运动障碍所导致的支气管扩张和慢性鼻窦炎相关(Kartagener 综合征)[55]。右位心合并腹部脏器位置正常(腹部脏器正位①)通常与心房心室中血流从左向右分流的相关疾病有关[53]。获得性右位心(如:左侧膈疝、气胸、先天性肺气肿、先天性囊性腺瘤样畸形)的左侧呼吸音减弱或消失。

表 38-7 内脏位置及相关异常表现

位置	相关畸形
左位心+腹部脏器反位	复杂性先天性心脏病
右位心+腹部脏器反位	原发性纤毛运动障碍
右位心+腹部脏器正位	房缺或室缺

大约 1% 的新生儿可闻及心脏杂音,尽管没有临床症状,其中一半的婴儿患有结构性心脏病[56]。出生时不易发觉杂音,但多在出生几日后被发现。相反,杂音可在出生后几小时内(如:动脉导管未闭)或几个月内(如:室间隔缺损)消失,但心脏结构性异常仍伴随余生。首先,从左侧胸骨缘上端(肺动脉瓣狭窄)和左侧胸骨缘下端(室间隔缺损)开始用手触诊震动(触觉震颤阳性提示心脏杂音为四级或更高级)。右心室肥大的患儿可触及左侧胸骨旁搏动(如:法洛四联症)。

———————
① 拉丁语中意为习惯上的、常见的。

听诊心音节律是否规律。计数心率大于 15s。活动时新生儿正常心率为 120~160 次每分钟。

先使用薄膜听诊器,再使用钟形听诊器听诊心音。需听诊至少四个心脏听诊区:心尖区或二尖瓣区(第四肋间隙水平,锁骨中线和腋前线之间)、三尖瓣区(胸骨下端左缘,第四肋间隙)、肺动脉瓣区(胸骨上端左缘,第二肋间隙)及主动脉瓣区(胸骨右缘第二肋间隙)。

听诊是否存在心脏杂音,若存在杂音,请进一步检查:

- 杂音性质
- 杂音最强区域的位置
- 杂音向其他区域放射
- 杂音的等级或强度
- 心脏周期中杂音发生的时间和频率

表 38-8 总结了常见先天性心脏结构异常相关的听诊技巧[57]。以诊断心脏基本结构异常为目的而检查婴儿心脏杂音是极具挑战性的(如:相比于年龄稍长儿童,新生儿心率和呼吸频率较快而且不能配合体检)。另外,未闻及新生儿心脏杂音不足以排除严重的心脏疾病。但结合通过血氧仪测得的外周皮肤血氧饱和度(SpO_2)数值,可以显著提高诊断先天性心脏病的敏感度[58]。

表 38-8   先天性心脏病听诊结果[58]

原因	特征
室间隔缺损[3:1 000 永为久性(多为膜缺损);50:1 000 为自限性(多为肌肉缺损)]	• 缺损面积局限/小:高频率 缺损面积中等局限/大:低频率(刺耳) • 左侧胸骨下缘 • 背部 • 收缩期 2 级杂音(微弱,但间断性可闻及)或更高级别(3 级中等音量,4 级伴震颤,5 级可通过听诊器边缘闻及,6 级听诊器未触及胸壁时即可闻及杂音) 舒张期杂音 1~2 级(4 级中) • 早期收缩(面积局限/小) 心脏杂音(中等面积) 舒张中期二尖瓣杂音/隆隆声(大面积)
孤立性动脉导管未闭(1:2 000~1:5 000)	• 机械声 • 左侧胸骨上缘 • 胸骨上切迹,左侧锁骨下区域,伴或不伴震颤 • 多样性(收缩期杂音 1~6 级) • 全收缩期三尖瓣反流性杂音 舒张期递减型肺动脉瓣反流性杂音,伴或不伴收缩期主动脉喷射性杂音;S2 期可能不能闻及心音(被杂音掩盖)
房间隔缺损(1:1 000)	• 尖锐 • 收缩期杂音:左侧胸骨上缘,伴或不伴敲击音 舒张期杂音:左侧胸骨下缘 • 背部 • 收缩期 2 级,舒张期 1~2 级 • 递增型-递减型肺动脉喷射性杂音 收缩早期三尖瓣反流性杂音(大面积缺损) 声音大、广泛传导、S2 心音固定
法洛四联症(3:10 000)	• 尖锐 • 左侧胸骨上缘 • 肺、背部 • 多样性 • 递增型-递减型肺动脉喷射性杂音,S2 单音

如果存在中枢性发绀(表38-9)或中枢性发绀可疑,利用血氧仪测得导管前(右上肢)和导管后(任一足)SpO_2。两者均需达到95%及以上[59],但在海拔高于 2 000 米地区此数值可稍低(91% ~ 96%)[60]。

表38-9	导致出生后前几周婴儿中枢性发绀的从右向左分流型原因
肺	新生儿持续性肺动脉高压
	肺动静脉畸形
心	大动脉异位
	法洛四联症
	全肺静脉回流异常
	动脉干畸形
	三尖瓣闭锁
	Ebstein 畸形(三尖瓣畸形)
	肺动脉瓣闭锁
	左心发育不全
	房室间隔缺损

导管后 SpO_2 下降提示有动脉导管未闭所致的从右向左分流的血流动力学,这可能是由于动脉导管依赖性心脏病所致。换言之,血液循环的维持需要动脉导管关闭。致病原因包括三尖瓣闭锁和大动脉异位。也可能是因为非动脉导管依赖性先天性心脏病如法洛四联症所致。

如果条件不允许检查超声心动图,高度氧和实验可有助于鉴别结构性心脏病和肺疾病。实验方法是:婴儿佩戴100%氧浓度的面罩大于10min,再评估动脉前和动脉后动脉氧分压(PaO_2)(如:分别测右侧桡动脉和脐动脉)。虽然肺疾病伴随从右向左分流的动力学改变可导致对高氧反应不佳,若婴儿接受高浓度氧后 PaO_2 仍无显著提高,提示有先天性心脏病。

健康新生儿不必常规监测血压,但对患有疾病的婴儿需采用非侵入性示波法监测血压。然而,对于患有早期低血压和严重疾病而婴儿,这种检测方法并不适宜,所以需要采用侵入性检查方法,如动脉导管[61]。

肺

接下来,听诊肺的呼吸音,即支气管肺泡呼吸音(中等音调和音量,吸气音和呼气音等长),不同于成人的肺泡呼吸音(音调低且柔和,吸气音较长)[37]。呼吸音减弱可能由于:

- 塌陷(肺不张)
- 积液(胸腔积液)

- 肺泡内积液(实变)
- 膈疝
- 肺气肿
- 阻塞

支气管音听诊,正常为高音调、高音量且呼气音较长。支气管音正常应在气管处闻及,若在其他部位听见该音,提示肺实变或间质性肺病。

呼吸音延长提示有呼吸道阻塞。额外呼吸音包括喘鸣,即不使用听诊器即可闻及的尖锐的持续性声音。如果阻塞位于胸廓外,喘鸣可以在吸气相被闻及。原因包括:

- 喉软化[①]
- 感染
- 胃食管反流
- 由肿物、囊肿或血管瘤所致的声门下狭窄
- 声带麻痹
- 甲状腺增大

呼气时喘鸣可能由于胸廓内阻塞所致。原因包括:

- 气管软化
- 支气管软化

   例如:血管环

呼气相和吸气相都存在喘鸣可能是由于严重阻塞或是多部位阻塞所致。

当空气流入关闭的声门时,呼气相开始会发出鼾声。这一机制可预呼气时产生的正压所导致的防小气道坍塌,并不能提示特异性病理表现。某些临床表现可能提示(像气促、呼吸暂停和发绀)存在呼吸窘迫,而新生儿中对此的诊断是多样性的(表38-10)。

喘息的音调更高且为乐音,通常只在呼气相闻及。但是,如果气道梗阻非常严重,喘息也可能发生在吸气相(双相)。

爆裂音是非乐音性短暂的肺听诊音,可能在吸气相或呼气相闻及。爆裂音可以是高调的(纤细)或是变调的(粗糙)。有时爆裂音也指啰音或捻发音。吸气性爆裂音由关闭的气道突然打开所致[62]。另外,吸气早期爆裂音可能由大气道突然打开所致,而吸气晚期爆裂音源自末端细支气管和肺泡(如:支气管炎或肺炎所致)[63]。

叩诊并不属于新生儿常规体检的一部分,但可能有助于诊断某些疾病(如:单侧气胸 VS 胸腔积液)。

---

① 气管软骨变软并损毁。

表 38-10		引起新生儿呼吸窘迫的疾病[37]
呼吸	实质性	呼吸窘迫综合征、短暂性气促、肺炎、吸入综合征、永久性或原发性肺动脉高压、肺水肿/出血、肺发育不全、叶性肺气肿、间质性肺病
	实质以外	鼻、喉、气管或支气管阻塞、气胸、血胸、乳糜胸、胸腔积液
心血管	结构性	先天性心脏病、心肌病、较大动脉瘤、血管瘤、血管畸形
	非结构性	败血症、低血容量、心律失常、贫血、红细胞增多症、高铁血红蛋白血症
神经	中枢	窒息、疼痛、癫痫、脑积水、感染(脑膜炎、脑炎)、出血、动脉瘤畸形、脑血管意外(卒中)、药物、母亲睡眠状态
	外周	膈肌和声带麻痹、新生儿重症肌无力、脊髓性肌萎缩、药物
腹部		膈疝、坏死性小肠结肠炎、大的肿瘤、腹腔及其
代谢		体温过高/过低、低血糖、代谢性碱中毒(如:高血氨)、有机酸尿症、低钙血症

消化系统和泌尿系统

脱掉纸尿裤(如果之前没做过)并检查是否有胎粪(初粪),健康新生儿胎粪应在出生后48h内排出[64]。

检查腹部是否垂直膨隆(腹直肌分离①;图38-20)或整体性膨胀,后者提示有肠梗阻。功能障碍所致肠梗阻包括:

- 先天性巨结肠
- 神经细胞减少症
- 神经源性肠麻痹B型
- 巨膀胱细小结肠蠕动不良症
  机械性原因:
- 十二指肠闭锁
- 肛门闭锁
- 胎粪充塞综合征
- 囊性纤维化所致胎粪性肠梗阻[65]。

见到婴儿呕吐是值得庆幸的。如果没有,询问医护人员或父母是否保留婴儿呕吐物。尤其是胆汁性呕吐,可怀疑婴儿患有胃肠道梗阻。但是,如果梗阻部位邻近 Vater 壶腹②(原因有食管闭锁和邻近十二指肠闭锁),通常不会有胆汁性呕吐物。与呼吸窘迫相关的早期呕吐高度提示食管闭锁,此病多与气管食管瘘(TOF)相关。这导致肠内容物被吸入到肺。

鉴别脐静脉(1条)和脐动脉(2条)并检查是

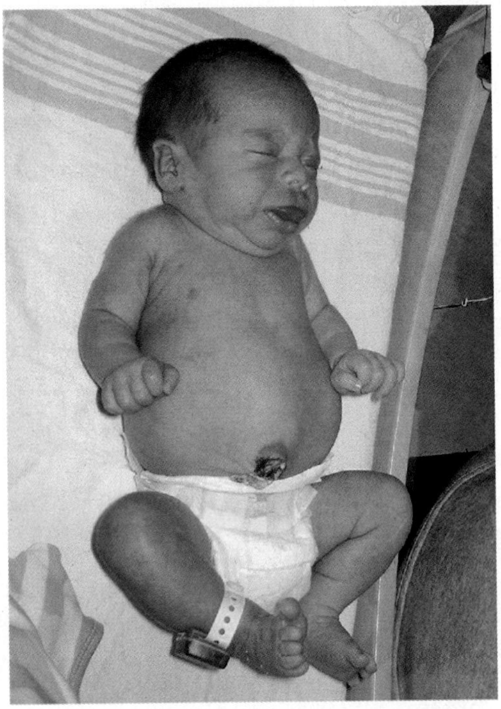

图 38-20　患有贝克威思-威德曼综合征、巨舌和腹直肌分离的早产儿(摘自 Gleason CA, Devaskar S. Avery diseases of the newborn. 9th ed. Philadelphia:Elsevier,2012)

否存在感染(脐炎:见图38-21a)或脐疝(图38-21b)。检查腹股沟区是否肿胀,若肿胀,提示有腹股沟疝或有腹股沟卵巢或睾丸。视诊腹部是否有凹陷或呈舟状腹,这种表现见于膈疝所致的腹腔内容物移动到胸腔。

仔细检查肛门是否存在及其位置,因为即使有胎粪,也不能排除肛门闭锁。

轻柔触诊腹部,检查是否有包块,常见于器官

---

① 腹直肌鞘松弛。
② 胰腺和总胆管通向十二指肠远端的联合开口。

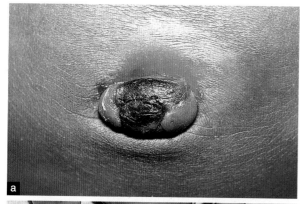

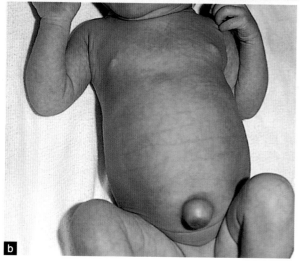

图38-21 （a）脐炎和（b）脐疝[From（a）Püttgen KB, Pediatric dermatology: Expert Consult—Online and Print, Elsevier, 2013; Chapter 2, 14-67.（b）Seidel HM, Ball JW, Dains JE et al. Mosby's guide to physical examination, 7th edn. St Louis, MO: Mosby, 2011, pp 482-534]

巨大症或肿瘤。对于腹部脏器正位的健康新生儿，可在右侧肋缘2cm小触及肝脏，左侧肋缘下触及脾脏。触诊腹部肿物和膀胱。可叩诊充盈膀胱的上缘，位置应低于脐，否则需进一步检查尿潴留原因（如：尿道瓣膜、药物、脊髓病变）并立即采取干预措施。检查背部以判断脊髓病变（脊柱裂）。

叩诊腹部。若有肿物和液体可闻及钝的叩诊音，而若有腹腔阻塞可闻及共振音。

然后听诊肠鸣音，应该容易听到。若有机械性肠梗阻，肠鸣音频率会增高，若有膈疝，则可在胸部听见肠鸣音。听诊肾脏杂音。

腹股沟区和生殖器

如果检查出有腹股沟疝，需沿腹股沟轻管方向轻按压疝，以检查其是否可还纳。但是，如果疝是不可还纳的或有疼痛感，需考虑疝、卵巢或睾丸被嵌顿（急诊手术）。如果检查出疝，需建议父母对

疝的还纳性和疼痛保持警惕。

若果阴囊空虚或者可触及腹股沟睾丸（大小1.0~1.5cm），则尝试将睾丸推至阴囊内。睾丸可回缩到阴囊内是正常表现。未降到阴囊的睾丸会立即回位到原来的位置，所以需要进一步治疗以预防不育和恶性肿瘤。如果睾丸不能被触及，可能是因为其位于腹腔（未降到阴囊）、体积太小（萎缩）或缺无（如：合并两性生殖器，见下）。

阴囊和阴茎

检查阴囊。睾丸扭转引起的缺血可导致阴囊变色，也需要急诊手术。对于液体积累（阴囊积水），用手电筒照射增大的无痛波动性阴囊（图18-11）以检查透光性。2%~5%的男婴可发生阴囊积水。通常在出生后第一年内可以自限，但若持续性积水，做需要认为纠正。

检查阴茎。阴茎长度小于2.5cm是不正常的。不要为了常规检查尿道口而往后回扯前面的皮肤（阴茎包皮），因为新生儿皮肤包裹住龟头是正常表现。但是，在阴茎腹侧包皮的异常开口通常与尿道口异位相关（尿道下裂）。若存在阴茎弯曲（阴茎下弯畸形）或新生儿未排尿，需检查尿道口。尿道口位于阴茎背侧与明显的阴茎下弯畸形相关，是严重但少见的阴茎畸形，并且需要紧急评估相关肾束畸形（通过超声）。

女性生殖器

检查女性生殖器官中的大阴唇，足月儿的大阴唇未融合，但应遮盖住小阴唇。小阴唇的上界可看到阴蒂，下方可见尿道，再下方为处女膜。检查是否存在或皮赘黏液囊肿。母方激素通常可导致阴道分泌黏性分泌物，偶有血液混合，这在出生后前几日是正常表现。

两性生殖器

两性生殖器属于急诊医疗并导致了家庭的社会心理负担。先天性肾上腺增生（congenital adrenal hyperplasia, CAH）继发于21-羟化酶缺乏（少有11-羟化酶，3β羟化类固醇脱氢酶）可导致过度男性化[阴唇融合、阴蒂增大、阴道和尿道联合（**泌尿生殖窦**）]所致的女性新生儿外生殖器男性化（染色体型46, XX）。患有21-羟化酶缺乏的婴儿有致命性失盐症状。

新生儿若患有史-莱-奥综合征（Smith-Lemli-Opitz syndrome）（小头、并指、腭裂、尿道下裂、生长延缓）和VACTERL综合征（脊柱缺陷、肛门闭锁、心脏畸形、气管食管瘘、食管闭锁、肾脏畸形、肢体

发育不全),则提示有不同程度的两性生殖器。

肌与骨骼系统

四肢

检查双侧上下肢的对称性,尤其是双下肢皱

褶的对称性(不对称提示有先天性臀肌瘫痪;图 38-22)、肌束、活动度和肌力。若有自发性对称性运动考虑为分娩所致的神经损伤或长骨骨折(锁骨和肱骨骨折最常见)。相比于足月儿,早产儿分娩时骨折和多发骨折的风险更高[66]。

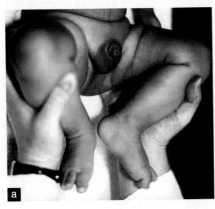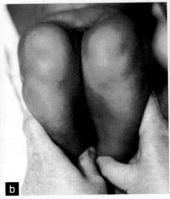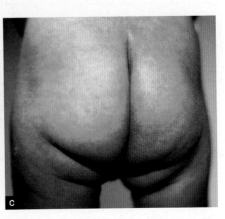

图 38-22　年龄稍长婴儿发生骨盆发育不全伴强直性脊柱肌病。反常性肌力增加导致产后髋关节脱位,表现为(a)臀部绷紧和双腿外展困难,(b)双侧大腿不等长和双膝高度不等和(c)大腿不对称皱褶(摘自 Graham JM. Smith recognizable patterns of human deformation. Philadelphia:Elsevier,2007,pp 69-76)

上肢

检查双手和双臂是否不对称。导致畸形的原因可能为遗传因素(如:先天性纯红细胞再生障碍性贫血)、环境因素(羊膜索带、先天性感染)或未知因素。大约半数患有多种畸形的病例是由已知的综合征所致,而已知的手部畸形至少有 100 种

(表 38-11,图 38-23)[67,68]。

检查双手时,要分别检查每只手再对比检查双手,尤其是检查双手大小对称性(如:侧偏发育)。检查背部皮肤、关节,在翻转手掌前检查指甲,注意掌纹。在各关节的活动范围内,轻柔转动腕关节和指间关节,检查关节活动度、读对称性和异位。

表 38-11　上肢畸形[67]的分类和发生概率[68]分

类型	畸形
Ⅰ型:未成形: 横向受阻 纵向受阻	肩关节到指骨任何水平面可发生缺失(7%) 轴前型:不同程度上拇指(4%)和桡骨(1%)发育不全 中央型:分为典型性和非典型性手列 轴后型:不同程度尺骨发育不良到小鱼际发育不良 多种类型的海豹肢症*(<1%)
Ⅱ型:未分化: 软组织 骨骼肌 肿瘤	并指(18%;图 38-23a)、板机制、Poland 综合征(2%)、先天性指屈曲**(7%;图 38-23b) 绕尺骨骨性连接(1%)、腕骨联合 包括所有血管性和神经性畸形
Ⅲ型:复制	适用于整个肢体、镜像手、多指(15%;图 38-23c 和 d)
Ⅳ型:过度生长	偏身肥大和巨指(1%)
Ⅴ型:发育不全	短指(5%)、桡骨发育不良(<1%)、短并指
Ⅵ型:束带综合征	可累及各个水平的肢体(2%)缺失伴或不伴末梢淋巴管水肿
Ⅶ型:全身畸形	指侧弯***(6%;图 38-23e)

＊这是上肢和下肢的畸形发育,但手足仍保留。
＊＊指指关节的固定性弯曲。
＊＊＊手指或趾指的异常弯曲。

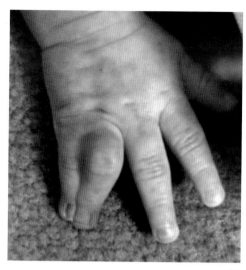

图 38-23　多种畸形。注意无名指屈曲姿势以及无名指和尾指的并指（摘自 Charles A, Goldfarb MD, Jennifer A, Steff en BS, Christopher M, Stutz MD. Complex syndactyly: aesthetic and objective outcomes. J Hand Surg 2012; 37 (10) 2068-2073, Copyright © 2012American Society for Surgery of the Hand）

下肢

　　像检查双手一样，在检查足底前，对称检查双足的皮肤、关节和指甲。检查皮肤皱褶的对称性和异位，并根据最大活动度轻柔转动各关节。常见新生儿足畸形包括：

- 内收跖
- 畸形足
- 外翻足（负重时扁平足）
- 先天性垂直距骨（僵硬性平足）
- 多指畸形（多指、并指）
- 重叠趾
- 羊膜索带[69]

　　认真并反复进行骨盆检查对于患有先天性趾指畸形的患儿是非常重要的，因为这类患儿常伴随骨盆发育异常或髋部发育异常。

　　内收跖（MTA）是跗跖关节在横断面上畸形，跖骨向中间内收（图 38-24a 和 b）。这种畸形可见于臀先露和羊水过少的婴儿。前足可以轻柔的方式被外展到中线并可以在没有治疗的情况下恢复到原体位。一种检查 MTA 的简便方法是将新生儿的足跟置于检测者的示指和中指之间并从足底方向观察足的横向面，以检查其是否向内侧或左右偏离检测者的中指。内侧偏斜提示有 MTA[69]。

　　畸形足（内翻足）（图 38-24c）是另一常见异常表现。要掌握畸形足的四种基本特征：

- 弓形足
- 内收
- 内翻①
- 马蹄足②

　　从轻度（可被动纠正）到重度畸形足（马蹄足伴严重僵硬的足后部），其特征是多样性的。检查中，患儿足小、灵活、足跟柔软并可以向内翻转使双侧足底相对。所有被检查者可表现为腓肌萎缩、胫骨向内侧扭转及同侧身体变短。

　　外翻足可见于 30% ~ 50% 新生儿，归因于胎儿宫位。新生儿双足表现为典型的背屈和外翻；足背有时可触及小腿的前面。如果在婴儿出生时，畸形双足有足够的被动活动度，则不需要治疗，但如果活动受限，需轻柔地伸展双足。对于严重患儿，可考虑手术。

　　摇椅足（先天性垂直距骨）是一种罕见的足畸形，患儿的足中部与足后部脱位（图 38-24d）。尽管大约 60% 的此类患者是先天性的，高至 40% 患儿与神经肌肉症状相关[69]。检查可见，足底凸起，且距骨头位于足中部的中线。足前部外翻，足后部为马蹄足和外翻足。仔细检查是否伴发神经性或肌与骨骼性畸形（如：关节挛缩和脊膜脊髓膨出）。拉伸对此类患儿无效，通常需手术治疗。

髋

　　臀髋部体检对于检查发育性髋关节发育不良（developmental dysplasia of the hip, DDH）是非常重要的。经证实，尽管体格检查者或超声医师经验丰富，大约 15% 的 DDH 不能在出生时被检查出[70]。在出生后前几日，有经验的检查者对新生儿反复仔细进行体格检查是至关重要的。检查前，需对父母解释重复检查的原因和重要性。尽量在新生儿检查的最后进行髋部检查，因为该检查令婴儿（及父母！）苦闷。③

　　检查下肢后，进行弹进弹出试验（见下）。确保婴儿处于放松和裸露的状态并且仰卧。用一只手固定对侧骨盆，分别检查双侧髋部。检查中需要借助的外力很小。力度较大并重复进行的检查可能损伤股骨头。检查时，可闻及高调敲击音。这通常是因为肌与骨骼或韧带的缘故，并且没有临床意义。如果检查结果不明，或婴儿患 DDH 的风险增高，则建议出生后 6 周进行超声波检查。

　　Ortolani 试验：此实验目的在于检查脱位的髋

---

① 内翻是指向身体中线方向的异位和扭曲；外翻相反。
② 在重症病例中，足似马蹄。
③ 事实上，对多数新生儿来说这项检查最好在最后进行。

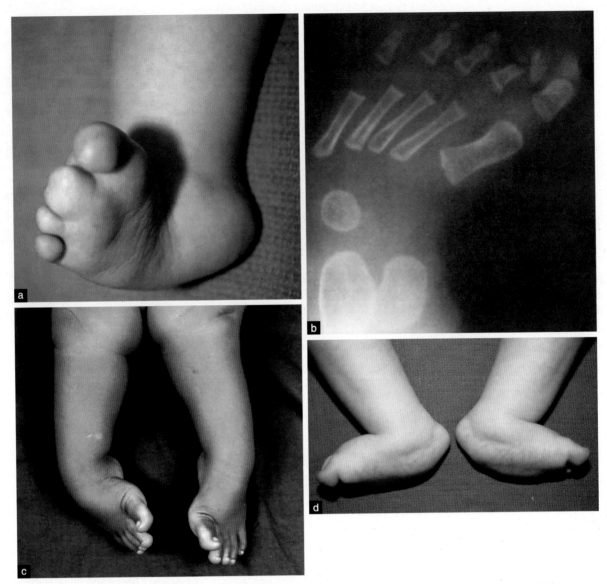

图 38-24　(a)和(b)内收跖(重度)。(c)足内翻。(d)先天性垂直性距骨[(a),(b)and(d)from Canale ST,Beaty J. Campbell operative orthopaedics. 12th ed. St Louis,MO:Mosby,2012。(c)from Kliegman RM,Stanton BMD. Nelson text-book of pediatrics. 19th ed. Philadelphia:Saunders,2011]

关节是否感觉性减弱。将膝关节置于检测者的手掌并将髋部屈曲 90°。将拇指放在患儿大腿内侧,示指、中指则放在大转子处。让大腿处于自然状态。将大腿逐渐外展、外旋。阳性表现为感到脱位的股骨头嵌于髋臼缘而产生轻微的"金属声"。

Barlow 试验:这是用于检查股骨头与髋臼接合不稳。检查时,双手姿势同 Ortolani 试验,髋部屈曲 90°。使患儿大腿被动内收、内旋,然后给膝关节一个外力。阳性表现为股骨头脱离髋臼缘时产生"金属声"或敏感运动。

中枢和外周神经系统

检查肌张力和定位以计算新生儿胎龄。正常足月儿通常髋关节外展并稍屈曲、膝关节屈曲、上肢外展并在肘关节屈以及双手紧握("胎姿")。肌张力减低而婴儿(和早产儿)通常呈现蛙姿,双髋外展,双肘外伸(图 38-25)。早产儿(小于 30 周)可处于最小屈肌状态,这一症状最先发生在双下肢,然后是双上肢(34~36 周矫正)。[①]

另一种检查肌张力的方法是用检测者的手和前臂支撑婴儿,将婴儿以腹侧位置悬挂于空中(图 38-26)。正常婴儿应产生抗引力的抵抗力,然而,肌张力减退婴儿会想玩偶一样下滑。值得注意的是,即使是足月儿,喂食后也可能出现轻微肌张力减退,所以建议重复检查。

---

① 两岁以下新生儿,用年龄减去早产周数(对于较早的早产儿时间更长)

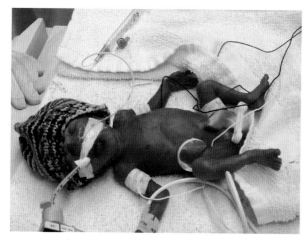

图 38-25　早产儿的蛙姿

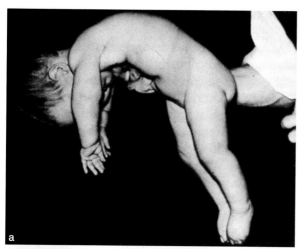

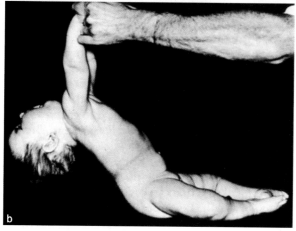

图 38-26　Ⅰ型脊肌萎缩［韦德尼希-霍夫曼综合征（Werdnig-Hoffmann disease）］。临床表现为 6 周婴儿四肢和轴肌无力，伴随出生时即有表现的无力和肌张力减退。竖直悬空时出现的显著的肢体及躯干无力（a）和（b）被拉起半坐时颈部无力（摘自 Volpe J. Neurology of the newborn. 5th ed. Philadelphia；Saunders，2008，图 18-2，p771）

反射的出现

　　检查后出现的（或原始）反射可能会受到婴儿的干扰，同样需要在体检最后检查。新生儿可引出

的最常见的反射是拥抱反射，其他反射如握持反射、强直性颈部反射和加兰特反射的检查也是有临床意义的。再一次，向父母详细解释检查的目的并在他们在场的情况下对婴儿进行体检。对父母而言，如果反射有脑干或脊髓调控，这是体验他们患儿逐渐发育以及反射形成而好机会。

　　以下反射在正常足月儿中表现[71]。

- **拥抱反射**：当婴儿被从半立位突然放至为仰卧位时此反射可被引出，仰卧时有检测者的手支撑婴儿头部（动作小心，最好在软平面上操作）。婴儿将伸出双臂并张开双手，然后屈曲。胎龄 32 周的新生儿可见这种反射，且在 3~6 个月时消失。告知父母，这些检查操作可能会弄哭婴儿。若未引出该反射，提示有中枢神经系统缺陷也预示需要临床干预。单侧拥抱反射消失提示臂丛神经麻痹或骨折。

- **踏步反射**：方法为将婴儿竖直抱起，将他的脚放于平面上。婴儿会交替屈伸双腿，似缓慢迈步动作。可见于胎龄为 32 周的新生儿，大约 1~2 个月消失。这种反射的重要性尚不明确[72]。

- **加兰特反射**：当婴儿被竖直抱起时，沿脊柱从胸部到骶椎轻划婴儿的背部。婴儿的躯干和臀部会弯向受刺激方向。此反射提示脊柱 T2 到 S1 节段完整[73]。通常胎龄 32 周的婴儿会有此反射，并在 2~4 个月消失。

- **吸吮反射**：用戴手套的手指触碰新生儿口唇时，口唇会产生吸吮蠕动。手指应感受到一定的握力和来自口唇的吸力。胎龄 28 周的婴儿可有此反射并在 3~4 个月消失。

- **觅食反射**：用手指抚弄新生儿嘴角面颊。婴儿的头也会转向刺激方向并且张口。通常胎龄 34 周的婴儿可引出该反射并于 3~4 个月消失。

- **握持反射**：将检测者的示指触及新生儿手掌可引出该反射。当你试图抽出检测者的手指时，婴儿会紧握检测者的手指——紧握力量达到足月儿可以被提起几秒钟。通常胎龄 26 周的新生儿可引出此反射，但胎龄 16 周时，可通过超声检查观察到胎儿手握脐带[74]。该反射缺失提示外周或脊柱神经受累，特别是在反射不对称时[74]。

- **足跖握持**：用拇指抵住婴儿的足底，趾指下方。婴儿应表现为趾指内收。另外，将婴儿竖直提起，足底因接触地面而受到刺激。正常表现为趾指屈曲并内收。通常胎龄为 30 周的婴儿可引出该反射，并在 10~15 个月时消失。若在婴

儿早期,足跖握持反射减弱或消失,提示未来很可能发展为痉挛。

- **非对称性紧张性颈反射(asymmetric tonic neck reflex,ATNR)**:方法为将婴儿的头部偏向一侧。正常表现为头颈部偏侧方向的上肢伸直,且对侧上肢屈曲(击剑姿势)。通常胎龄 35 周婴儿可表现该反射,且在 6 个月时消失[72]。如果引出该反射时,婴儿呈静止姿势,为异常表现。

胎龄

　　通过胎儿超声、母亲月经周期和出生后神经肌肉及生理成熟情况可确定胎龄。虽然不是常规表现[75],如果怀疑真实胎龄(如:较晚确诊妊娠),可通过 New Ballard 评分(NBS)[75]对 1 周龄及以下新生儿评估胎龄[76]。

要点小结

　　1. 婴儿不能配合检查,所以检查需在条件允许时进行。

　　2. 检查时父母需在场并告知他们检查事宜。

　　3. 部分检查需在母亲喂养婴儿时进行。

　　4. 不要让婴儿受凉或掉下检查桌。

　　5. 将测量的检查结果填入表格,因为这些结果对评估婴儿生长发育很重要。

　　6. 注意检查不对称性:畸形的重要表现。

　　7. 需检查特定先天性畸形(如:髋关节发育不良、脊柱裂)。

　　8. 低体温是急症的重要提示。

　　9. 若婴儿父母告知患儿患病,需重视。

OSCE 复习题——新生儿病史采集和体格检查

1. 向新父母采集妊娠史以及婴儿自己病史中的患病危险因素。
2. 询问母亲分娩史相关信息。
3. 记录婴儿身长和大小并讨论结果。
4. 若新生儿存在异常特征,请仔细检查。
5. 检查婴儿原始反射。
6. 婴儿有呼吸异常,请为其做胸部检查。
7. 可闻及心脏杂音,请为其做检查。
8. 婴儿家属认为他的足部异常,请为其做检查。

(刘温馨 译)

参考文献

1. Morris T. Cultural aspects of birthing, 2011. Sydney: NSW Government.
2. Weintrob N, Karp M, Hod M. Short- and long-range complications in offspring of diabetic mothers. J Diabetes Complications 1996; 10(5):294–301.
3. Fitzpatrick DL, Russell MA. Diagnosis and management of thyroid disease in pregnancy. Obstet Gynecol Clin North Am 2010; 37(2):173–193.
4. Smyth A, Oliveira GHM, Lahr BD et al. A systematic review and meta-analysis of pregnancy outcomes in patients with systemic lupus erythematosus and lupus nephritis. Clin J Am Soc Nephrol 2010; 5(11):2060–2068.
5. Namazy JA, Murphy VE, Powell H et al. Effects of asthma severity, exacerbations and oral corticosteroids on perinatal outcomes. Eur Respir J 2013; 41(5):1082–1090.
6. Lenke RR, Levy HL. Maternal phenylketonuria and hyperphenylalaninemia. An international survey of the outcome of untreated and treated pregnancies. N Engl J Med 1980; 303(21):1202–1208.
7. Hernandez-Diaz S, Smith CR, Shen A et al. Comparative safety of antiepileptic drugs during pregnancy. Neurology 2012; 78(21):1692–1699.
8. Jefferies AL. Selective serotonin reuptake inhibitors in pregnancy and infant outcomes. Paediatr Child Health 2011; 16(9):562–563.
9. Gilbert GL. 1: Infections in pregnant women. Med J Aust 2002; 176(5):229–236.
10. Cutland CL, Schrag SJ, Zell ER et al. Maternal HIV infection and vertical transmission of pathogenic bacteria. Pediatrics 2012; 130(3):e581–e590.
11. Montoya JG, Rosso F. Diagnosis and management of toxoplasmosis. Clin Perinatol 2005; 32(3):705–726.
12. Janakiraman V. Listeriosis in pregnancy: diagnosis, treatment, and prevention. Rev Obstet Gynecol 2008; 1(4):179–185.
13. Cherpes TL, Matthews DB, Maryak SA. Neonatal herpes simplex virus infection. Clin Obstet Gynecol 2012; 55(4):938–944.
14. Wong S, Ordean A, Kahan M. Substance use in pregnancy. J Obstet Gynaecol Can 2011; 33(4):367–384.
15. Apgar V. A proposal for a new method of evaluation of the newborn infant. Curr Res Anesth Analg 1953; 32(4):260–267.
16. Opiyo N, English M. What clinical signs best identify severe illness in young infants aged 0–59 days in developing countries? A systematic review. Arch Dis Child 2011; 96(11):1052–1059.
17. Bang AT, Bang RA, Reddy MH et al. Simple clinical criteria to identify sepsis or pneumonia in neonates in the community needing treatment or referral. Pediatr Infect Dis J 2005; 24(4):335–341.
18. Young Infants Clinical Signs Study Group. Clinical signs that predict severe illness in children under age 2 months: a multicentre study. Lancet 2008; 371(9607):135–142.
19. Robinson JN, Abuhamad AN. Abdominal wall and umbilical cord anomalies. Clin Perinatol 2000; 27(4):947–978, ix.
20. National Health Service. Newborn and infant physical examination screening: standards. 2008, updated April 2016. www.gov.uk/government/publications/newborn-and-infant-physical-examination-screening-standards.
21. Polin RA, Denson S, Brady MT. Strategies for prevention of health care-associated infections in the NICU. Pediatrics 2012; 129(4):e1085–e1093.
22. Babson SG, Benda GI. Growth graphs for the clinical assessment of infants of varying gestational age. J Pediatr 1976; 89(5):814–820.
23. Lubchenco LO, Hansman C, Boyd E. Intrauterine growth in length and head circumference as estimated from live births at gestational ages from 26 to 42 weeks. Pediatrics 1966; 37(3):403–408.
24. Dancis J, O'Connell JR, Holt LE. A grid for recording the weight of premature infants. J Pediatr 1948; 33(11):570–572.
25. Myrelid A, Gustafsson J, Ollars B, Annerén G. Growth charts for Down's syndrome from birth to 18 years of age. Arch Dis Child 2002; 87(2):97–103.
26. American Institute of Ultrasound in Medicine; American College of Radiology; Society for Pediatric Radiology; Society of Radiologists in Ultrasound. AIUM practice guideline for the performance of an ultrasound examination of the neonatal spine. J Ultrasound Med 2012; 31(1):155–164.
27. Kriss VM, Desai NS. Occult spinal dysraphism in neonates: assessment of high-risk cutaneous stigmata on sonography. Am J Roentgenol 1998; 171(6):1687–1692.

28. Moss C. Genetic skin disorders. *Semin Neonatol* 2000; 5(4):311–320.

29. Bruckner AL, Frieden IJ. Hemangiomas of infancy. *J Am Acad Dermatol* 2003; 48(4):477–493; quiz 494–496.

30. Kaplan M, Hammarman C. Neonatal hyperbilirubinaemia. In Polin RA, Yoder MC (eds) *Workbook in Practical Neonatology*, 4th edn, Ch 5. Philadelphia: Saunders, 2007.

31. Furdon SA, Clark DA. Scalp hair characteristics in the newborn infant. *Adv Neonatal Care* 2003; 3(6):286–296.

32. Davies DP, Ansari BM, Cooke TJ. Anterior fontanelle size in the neonate. *Arch Dis Child* 1975; 50(1):81–83.

33. Popich GA, Smith DW. Fontanels: range of normal size. *J Pediatr* 1972; 80(5):749–752.

34. Chen MY, Liu HM, Weng WC et al. Neonate with severe heart failure related to vein of Galen malformation. *Pediatr Neonatol* 2010; 51(4):245–248.

35. Brown RL. Samba San: the Japanese midwife. *Midwives Chron* 1970; 83(993):344–345.

36. Roth DA, Hildesheimer M, Bardenstein S et al. Preauricular skin tags and ear pits are associated with permanent hearing impairment in newborns. *Pediatrics* 2008; 122(4):e884–e890.

37. Fletcher MA. *Physical diagnosis in neonatology*. Philadelphia: Lippincott-Raven, 1998.

38. Roberts DG, Johnson CE, Carlin SA et al. Resolution of middle ear effusion in newborns. *Arch Pediatr Adolesc Med* 1995; 149(8):873–877.

39. Capasso A, Capasso L, Raimondi F et al. A nontraumatic and inexpensive clinical maneuver to check nasal patency at birth. *Pediatrics* 2001; 107(1):214.

40. Singh DJ, Bartlett SP. Congenital mandibular hypoplasia: analysis and classification. *J Craniofac Surg* 2005; 16(2):291–300.

41. Nwoku AL, Kekere-Ekun TA. Congenital ankylosis of the mandible. Report of a case noted at birth. *J Maxillofac Surg* 1986; 14(3):150–152.

42. Baumgart M, Lussi A. Natal and neonatal teeth. *Schweiz Monatsschr Zahnmed* 2006; 116(9):894–909.

43. Ballard JL, Auer CE, Khoury JC. Ankyloglossia: assessment, incidence, and effect of frenuloplasty on the breastfeeding dyad. *Pediatrics* 2002; 110(5):e63.

44. Koeller KK, Alamo L, Adair CF, Smirniotopoulos JG. Congenital cystic masses of the neck: radiologic–pathologic correlation. *Radiographics* 1999; 19(1):121–146; quiz 152–153.

45. Park YW. Evaluation of neck masses in children. *Am Fam Physician* 1995; 51(8):1904–1912.

46. Bamji M, Stone RK, Kaul A et al. Palpable lymph nodes in healthy newborns and infants. *Pediatrics* 1986; 78(4):573–575.

47. Haller JA, Kramer SS, Lietman SA. Use of CT scans in selection of patients for pectus excavatum surgery: a preliminary report. *J Pediatr Surg* 1987; 22(10):904–906.

48. Kelly DH, Shannon DC. Periodic breathing in infants with near-miss sudden infant death syndrome. *Pediatrics* 1979; 63(3):355–360.

49. Committee on Fetus and Newborn. American Academy of Pediatrics. Apnea, sudden infant death syndrome, and home monitoring. *Pediatrics* 2003; 111(4 Pt 1):914–917.

50. Duke T, Oa O, Mokela D et al. The management of sick young infants at primary health centres in a rural developing country. *Arch Dis Child* 2005; 90(2):200–205.

51. Sasidharan P. An approach to diagnosis and management of cyanosis and tachypnea in term infants. *Pediatr Clin North Am* 2004; 51(4):999–1021, ix.

52. Antia AU, Maxwell SR, Gough A, Ayeni O. Position of the apex beat in childhood. *Arch Dis Child* 1978; 53(7):585–589.

53. Perloff JK. *The clinical recognition of congenital heart disease*. Philadelphia: Saunders, 2003.

54. Gindes L, Hegesh J, Barkai G et al. Isolated levocardia: prenatal diagnosis, clinical importance, and literature review. *J Ultrasound Med* 2007; 26(3):361–365.

55. Le Mauviel L. Primary ciliary dyskinesia. *West J Med* 1991; 155(3):280–283.

56. Ainsworth S, Wyllie JP, Wren C. Prevalence and clinical significance of cardiac murmurs in neonates. *Arch Dis Child Fetal Neonatal Ed* 1999; 80(1):F43–F45.

57. Keane JF, Lock JE, Fyler DC, Nadas AS. *Nadas' pediatric cardiology*. Philadelphia: Saunders, 2006.

58. Bakr AF, Habib HS. Combining pulse oximetry and clinical examination in screening for congenital heart disease. *Pediatr Cardiol* 2005; 26(6):832–835.

59. de-Wahl Granelli A, Wennergren M, Sandberg K et al. Impact of pulse oximetry screening on the detection of duct dependent congenital heart disease: a Swedish prospective screening study in 39,821 newborns. *BMJ* 2009; 338:a3037.

60. Ravert P, Detwiler TL, Dickinson JK. Mean oxygen saturation in well neonates at altitudes between 4498 and 8150 feet. *Adv Neonatal Care* 2011; 11(6):412–417.

61. Takci S, Yigit S, Korkmaz A, Yurdakök M. Comparison between oscillometric and invasive blood pressure measurements in critically ill premature infants. *Acta Paediatr* 2012; 101(2):132–135.

62. Forgacs P. Crackles and wheezes. *Lancet* 1967; 2(7508):203–205.

63. Nath AR, Capel LH. Inspiratory crackles and mechanical events of breathing. *Thorax* 1974; 29(6):695–698.

64. Clark DA. Times of first void and first stool in 500 newborns. *Pediatrics* 1977; 60(4):457–459.

65. Loening-Baucke V, Kimura K. Failure to pass meconium: diagnosing neonatal intestinal obstruction. *Am Fam Physician* 1999; 60(7):2043–2050.

66. Wei C, Stevens J, Harrison S et al. Fractures in a tertiary neonatal intensive care unit in Wales. *Acta Paediatr* 2012; 101(6):587–590.

67. Canale ST, Beaty JH. *Campbell's operative orthopaedics: hand surgery*. St Louis, MO: Mosby, 2012.

68. Flatt AE. *The care of congenital hand anomalies*, 2nd edn. St Louis, MO: Quality Medical Pub, 1994.

69. Gore AI, Spencer JP. The newborn foot. *Am Fam Physician* 2004; 69(4):865–872.

70. Cady RB. Developmental dysplasia of the hip: definition, recognition, and prevention of late sequelae. *Pediatr Ann* 2006; 35(2):92–101.

71. Zafeiriou DI. Primitive reflexes and postural reactions in the neurodevelopmental examination. *Pediatric Neurology* 2004; 31(1):1–8.

72. Volpe JJ, Inder T, Darras B et al. *Neurology of the newborn*, 6th edn. Philadelphia, Elsevier, 2017.

73. Harris W. *Examination paediatrics*, 5th edn. Sydney: Elsevier Australia, 2017.

74. Futagi Y, Toribe Y, Suzuki Y. The grasp reflex and moro reflex in infants: hierarchy of primitive reflex responses. *Int J Pediatr* 2012; 2012:191562.

75. Ballard JL, Khoury JC, Wedig K et al. New Ballard Score, expanded to include extremely premature infants. *J Pediatr* 1991; 119(3):417–423.

76. Sasidharan K, Dutta S, Narang A. Validity of New Ballard Score until 7th day of postnatal life in moderately preterm neonates. *Arch Dis Child Fetal Neonatal Ed* 2009; 94(1):F39–F44.

第十一篇
妇产科

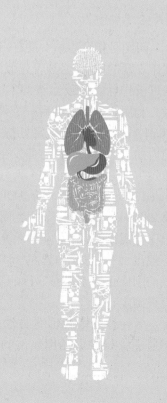

第 39 章

产科病史采集及检查

Wendy Carseldine, Ian Symonds

当你在等待某件事的发生或孵化时,生活总是一个富足而稳定的时期。

——E B white,《夏洛特的网》

产科病史

产科是与怀孕和分娩有关的医学分支。它源自拉丁语"obstetrix",字面意思是助产士(midwife):"mid"的意思是"协助"(with)(古英语,在德语的"mit"中仍然可见)而"wife"的意思是"产妇"(the woman)。产科系统主要关注正常过程,而不是疾病状态。而且总是要同时考虑两个人,而不能只顾一个。这两个因素都不同于其他医学分支。了解正常妊娠的症状和体征是很重要的,以便了解什么是病理性的[1-5]。

早孕症状

参见问诊清单 39-1。

闭经

闭经是指育龄妇女没有出现月经。以闭经为临床表现的妇女,必须首先假定妊娠,除非另有证据可予排除。尿或血清 hCG 水平可确诊是否妊娠。利用妊娠前的最后一个外部体征即末次月经(LMP)的第一天来确定妊娠的日期。假设孕妇的周期为 28 天,因此排卵发生在第 14 天(因为排卵发生在月经开始前 14 天)。估计预产期(estimated date of confinement,EDC)是从 LMP 算起的第 280 天或 40 周。当月经周期长度不是 28 天,但保持规律时,可相应地计算 EDC。当月经周期不规律、妇女忘记自己的 LMP、正在哺乳或在妊娠前刚停止激素避孕,妊娠日期应依据盆腔超声检查确定。

另一种计算 EDC 的方法是 Naegele 法则。这是通过从 LMP 开始倒数 3 个月,再加上 7 天来完

成的。例如,如果 LMP 是 5 个月 15 日,那么 EDC 将是 2 个月 22 日。这条规则还假定一个 28 天的周期。

乳腺变化

虽然不能通过乳腺的变化诊断妊娠,但乳腺压痛和感觉异常是妊娠最初几周的常见症状。随着妊娠的进展,乳腺增大,皮下静脉变得更加突出,乳头区域扩大,色素变暗。在怀孕后期,乳头可能会

> **问诊清单 39-1　询问可能怀孕的妇女下列问题**
>
> 1. 你末次月经的第一天是什么时候?
> 2. 经量和持续时间正常吗(植入时可能出现少量出血,并持续一段时间)?
> 3. 你通常月经规律吗?从前一个周期的第一天到下一个周期的第一天通常间隔有多少天?
> 4. 你现在性生活每个月有几次(或多长时间一次)?
> 5. 你以前怀过孕吗?
> 6. 你有没有怀孕困难,或者你一直进行辅助生育治疗?
> 7. 你有使用过任何避孕方法吗?用过什么方法?
> 8. 你是通过尿妊娠试验还是验血来确认怀孕的?
> 9. 你有乳腺压痛吗?
> 10. 你有感觉到恶心吗?
> 11. 你觉得怀孕的可能性如何?

产生初乳,这是一种黏稠的黄色液体。

恶心呕吐

大多数妇女在怀孕期间会感到恶心,大约一半的妇女会呕吐。它与 hCG 水平升高有关,通常在妊娠第 6~16 周时出现。当一名妇女出现早期或顽固性呕吐时,用超声检查以排除多胎妊娠或妊娠滋养层疾病是很重要的。在某些情况下,它会导致妊娠剧吐(hyperemesis gravidarum)[①](见下文)。

妊娠期轻微症状

传统上,妊娠分为三个期:孕早期、孕中期和孕晚期,每三个月划分一个妊娠期,孕早期及其并发症按惯例被视为"妇科病",并在第 40 章"妇科病史采集、体格检查和基本调查"中介绍。以下症状可能发生在妊娠的任何阶段,但更常见于孕中期和孕晚期。(清单 39-1)

清单 39-1　妊娠期轻微症状	
• 妊娠剧吐	• 瘙痒
• 胃灼热和反酸	• 神经病变
• 便秘	• 疲劳
• 背痛	• 呼吸困难
• 耻骨联合痛	• 心悸
• 阴道分泌物	• 脚踝水肿

妊娠剧吐

妊娠剧吐是妊娠期难以控制的呕吐,与 hCG 水平升高有关,如多胎妊娠和葡萄胎妊娠。它是暂时性的,通常在妊娠第 16 周时消失。甲状腺功能亢进应在最初的诊疗中予以排查,并根据症状进行治疗。妊娠剧吐最早可发生在妊娠第 5 周。

胃灼热反酸

黄体酮水平升高导致胃肠动力下降和胃排空减慢,胃酸分泌水平降低;然而食管压力也降低了,从而导致反酸。

便秘

便秘是妊娠期非常常见的症状,这也可能与黄体酮的作用有关。补充铁常使病情恶化。痔疮是便秘一种常见的伴随疾病,通常在产后就可以缓解。

背痛

随着子宫的增大,腰椎的前凸增加,肌肉组织松弛,导致背痛。当胎儿头部下降到骨盆时,疼痛也可能发生在阴道和臀部,并辐射到大腿。

耻骨联合痛

耻骨联合上的点压痛通常随着运动而出现加重。这是韧带松弛和子宫压力增加的结果。休息可以减轻疼痛,简单的镇痛治疗可能有效。

阴道分泌物

在孕早期,宫颈黏液较厚,阻塞宫颈管,形成屏障保护子宫内容物。在分娩的早期,这种黏液栓被排出。妊娠期间阴道分泌物增多,通常又厚又白,这是由于阴道上皮中糖原产生的乳酸增加所致。念珠菌阴道感染也很常见,如果分泌物有更多与瘙痒相关的"干酪"外观,则应进行培养,并局部应用抗真菌乳膏进行治疗。

瘙痒

瘙痒是妊娠期常见的症状。有许多与妊娠相关的症状表现为瘙痒,包括妊娠肝内胆汁瘀积症,手心和脚底瘙痒严重。这与肝功能检查异常和胎儿宫内死亡风险增加有关。评估和治疗应及时,并应考虑从妊娠第 37 周开始分娩。妊娠瘙痒性荨麻疹性丘疹及斑块(pruritic urticarial papules and plaques of pregnancy,PUPPS)是妊娠期最常见的皮肤病,通常在分娩后很快就可治愈,胎儿发病率无明显增加。瘙痒可能在腹部、大腿、手臂和臀部。

神经病变

妊娠期最常见的神经病变是腕管综合征。这通常出现在孕晚期,与水肿增加和随后的正中神经压迫有关。贝尔麻痹(面神经单侧下运动神经元损

---

① "Gravidus"在拉丁语中的意思是"负担"。

伤)在妊娠期和产褥期发病率增加。腰骶神经的压迫和损伤也与妊娠和分娩有关。

疲劳

在孕早期和孕晚期最常见,几乎所有的孕妇在怀孕的某个阶段都会出现。随着子宫增大,女性感到不舒服,尿频增加,导致睡眠变得困难。

呼吸困难

据报道,70% 的孕妇出现呼吸困难,大部分是生理性的。孕前诊断哮喘,出现呼吸困难才考虑哮喘恶化。

心悸

妊娠期心率增加是对血容量和心排血量要求增加的反应。心悸症状与病理性心律失常的相关性较差,但如果心悸持续存在,则应通过ECG、Holter 监测,并行电解质检查和甲状腺功能评估。

妊娠主要症状

妊娠的主要症状由清单 39-2 总结如下:

清单 39-2 　妊娠主要症状

- 胎动变化
- 阴道出血
- 胎膜破裂
- 腹痛
- 头痛
- 非依赖性水肿(non-dependent oedema)

胎动变化

胎动是胎儿健康的良好标志。通常在妊娠第 17~22 周时(即"活跃期")才开始意识到这一点,并一直持续到分娩。到孕晚期,这种运动并没有那么剧烈,但应该同样频繁。

如果胎动减少,应进行电子胎心监护和超声检查对胎儿进行评估,一旦足月,应考虑分娩。

阴道出血

妊娠期阴道出血从来都不正常,但相对来说比较常见。在孕早期,它可能与流产或异位妊娠有关,也可能是绒毛下出血引起的。在中晚期,阴道出血可能预示着更为凶险的病理问题。应排除的三种诊断包括胎盘早剥(胎盘与子宫壁分离)、前置胎盘(当胎盘靠近或覆盖宫颈内口时)和前置血管(胎儿血管穿过宫颈内口)。非妊娠相关的原因也可能包括外伤、恶性肿瘤和宫颈息肉。

调查应包括完整的病史、腹部和阴道检查以及血液检查,包括全血计数和 Kleihauer 检查(评估胎儿血红蛋白含量的检查)。如果有阴道大出血,需要立即对母亲进行复苏。

胎膜破裂

当"破水"或发生胎膜破裂(羊膜和绒毛膜)时,应评估液体的颜色。流出的液体应清澈(不浑浊),呈淡黄色。轻微的血迹可能导致液体变成粉红色,也可以接受。浑浊的、令人不适的、棕色或绿色的液体应迅速处理。妊娠第 37 周前胎膜破裂时,感染是病因之一,应予以治疗。如果足月妊娠妇女 B 族链球菌(GBS)为阴性或检测到其他普通非致病细菌,那么一段时间的观察(expectant management)通常是允许的。如果存在 GBS 感染,则建议使用抗生素治疗并考虑引产。

腹痛

妊娠期间子宫肌肉收缩和松弛,如果是一个无痛的过程,被称为 Braxton-Hicks 收缩(Braxton-Hicks contraction)。一旦收缩变得让人感到疼痛并有规律时,就被称为宫缩。宫缩的本质是间歇性的,并伴随着子宫变硬,疼痛出现在腹部和腰背部。妊娠期持续或突然的剧烈腹痛应及时评估。胎盘早剥,可能隐匿或与阴道出血有关,可引起持续严重的疼痛。通常也有频繁的子宫收缩,没有放松期。另一个可能导致腹痛的灾难性原因为子宫破裂,子宫破裂通常与先前的子宫手术或长期阻塞的分娩有关。在所有情况下,母亲和胎儿都应该接受检查。腹痛的非产科原因包括内脏破裂和肝包膜水肿以及妊娠以外的原因。

头痛

妊娠期头痛值得特别重视,因为它可能是异常的病理症状的预兆,如与妊娠期高血压疾病(如子痫前期)相关的脑部刺激症状或出血性卒中。妊娠期也会出现偏头痛,应首先用简单的镇痛和水化治疗。

水肿

实际上脚踝和手部水肿在孕晚期几乎是普遍而短暂存在的,如果几天内出现更明显的水肿或影响面部,应进行血压评估和尿液分析,排除先兆子痫。

病史

参见问诊清单 39-2。

问诊清单 39-2　怀孕确认后要问的问诊

产科病史

1. 你以前怀过孕吗? 如果是,有多少次?
2. 你有没有流产、异位妊娠或终止妊娠?
3. 你有过早产吗? 你分娩有什么问题吗?
4. 婴儿是阴道分娩还是剖宫产?
5. 你以前怀孕时有高血压或糖尿病的问题吗?
6. 分娩后你有抑郁症的问题吗?

现病史

7. 您目前是否有或曾经有过以下任何一种情况?
   - 糖尿病
   - 心脏病(特别是先天性或瓣膜性)或高血压
   - 癫痫
   - 肾脏、甲状腺、肝病
   - 结缔组织疾病
   - 凝血或出血障碍
   - 慢性病毒感染(乙型或丙型肝炎、人类免疫缺陷病毒)
   - 性传播疾病
8. 你以前做过手术吗? 如果是,有什么并发症吗?
9. 你是否患有焦虑、抑郁或其他精神疾病?

服药史

10. 你有没有服用下列药物?
    - 抗惊厥药
    - 血管紧张素转化酶抑制药
    - 细胞毒性药物
    - 他汀类药物
    - 抗凝剂
11. 你吃过叶酸或妊娠用复合维生素吗?
12. 你有过敏史吗?

家族史

13. 你有遗传病家族史吗?
14. 你家里有人患有血栓性疾病吗?
15. 家里人还患有其他的疾病吗?

社会问题

16. 你抽烟吗?
17. 你喝酒吗? 你一周喝几天,每天喝多少?
18. 你使用过消遣性药品吗? 哪一种?
19. 你是在工作还是在学习? 你做什么工作?
20. 你觉得在怀孕期间和患儿出生后你会如何应对?
21. 你有配偶吗? 他支持你吗? 你在家安全吗?
22. 你在家里能得到什么帮助和支持?

本次妊娠史

首先,应与妇女协商并达成一致。产前筛查应检查血型及抗体、风疹、梅毒、乙型肝炎、丙型肝炎、艾滋病血清学、中段尿培养及全血细胞计数。如果出现贫血,还应进行血清铁蛋白和珠蛋白生成障碍性贫血筛查。葡萄糖耐量试验应在 28 周左右进行,B 族链球菌(GBS)应在 36 周后进行筛查。

孕早期血清胎儿染色体核型非整倍体筛查和孕中期形态学超声检查结果应予以回顾。形态学检查,或胎儿异常超声检查,包括胎盘位置和宫颈长度评估,以筛查前置胎盘和宫颈短缩。经阴道超声测量宫颈长度最准确,宫颈缩短是早产的危险因素,应予治疗。

回顾产前检查记录也可以提供既往检查结果的概况。随着时间的推移,血压和宫底高度的变化趋势可提示怀孕是否正常进展。

既往产科史

无论结果如何，每次怀孕前都应获得详细的病史。反复流产（3次或3次以上孕早期流产或任何孕中期流产）需要调查其背后的原因。

应注意早产、剖宫产、产后出血、肩难产、会阴三/四度撕裂等产时和产后情况，并制订适当的筛查、预防和/或管理方案。

既往妇科病史

了解孕妇是否接种过人乳头瘤病毒（HPV）疫苗。产前是进行全面孕产妇健康检查的适当时机。这包括宫颈筛查史；是否是近期的检查并且结果否是正常。如果以前有过异常结果，有没有治疗过，治疗过多少次？如果不止一次治疗宫颈异常或宫颈活检，那么应该考虑从怀孕14周开始对孕妇进行经阴道超声宫颈长度筛查。

重要的是询问性传播疾病感染史，特别是沙眼衣原体、淋病奈瑟菌和单纯疱疹病毒（HSV）、梅毒（梅毒螺旋体）和人类免疫缺陷病毒（HIV），因为它们可能会对胎儿和新生儿产生潜在影响，所以应该进行筛查和治疗。

既往史

应该包括所有既往的医疗状况。重要的是，应该询问女性是否有心脏、呼吸系统、肾脏、内分泌和神经系统疾病史。应注意询问常常被忽视的慢性疾病，如风湿热和心脏瓣膜置换术、癫痫、哮喘、高血压、糖尿病、血栓栓塞事件或抑郁症等。既往的手术，特别是腹部或盆腔手术，应在需要剖宫产的情况下获得手术记录，以便预测术中并发症。

抑郁症筛查工具，如爱丁堡抑郁量表，在产前至少使用一次，通常在助产士预约就诊时进行。产前抑郁是产后抑郁的最强预测因子之一。

既往药物治疗史

药物治疗史是非常重要的，尤其是对胎儿。所有药物都有妊娠类别评级（清单39-3）[6]。除A级以外的所有药物都应根据受益情况进行风险评估，如果适用于孕妇，应在协商孕妇后进行调整。建议所有妇女在怀孕之前3个月内每天服用0.5mg叶酸，直到怀孕3个月，以降低胎儿神经管缺陷的风险。建议高剂量叶酸（5mg/d）用于高危妇女群体，例如1型糖尿病、服用抗癫痫药物的妇女、体重指数（BMI）大于$35kg/m^2$的妇女和有神经管缺陷胎儿病史的妇女。妊娠期应避免补充维生素A和肝脏制品。如筛查发现维生素D不足，应予以补充，特别是在高危人群中，例如那些阳光照射有限、皮肤黝黑或肥胖的人群。

清单39-3　妊娠药物类别评级

A类

观察到大量孕妇和育龄妇女服用的药物，未发现畸形发生率增加或对胎儿产生其他直接或间接有害影响。

B1类

只有少数孕妇和育龄妇女服用的药物，没有增加畸形的发生率，也没有观察到对人类胎儿的其他直接或间接的有害影响。在动物身上的研究没有显示胎儿损伤增加的证据。

B2类

只有少数孕妇和育龄妇女服用的药物，没有增加畸形的发生率，也没有观察到对人类胎儿的其他直接或间接的有害影响。对动物的研究不充分或可能缺乏，但现有数据显示没有证据表明胎儿损伤的发生率增加。

B3类

只有少数孕妇和育龄妇女服用的药物，没有增加畸形的发生率，也没有观察到对人类胎儿的其他直接或间接的有害影响。对动物的研究表明，胎儿损伤的发生率增加，但其临床意义在人类中被认为是不确定的。

C类

由于药物的药理作用，已经明确或可能被怀疑对人类胎儿或新生儿造成有害影响但不会造成畸形。这些影响可能是可逆的。有关更多细节，请参阅附文。

D类

已导致、怀疑已导致或可能预期会导致人类胎儿畸形或不可逆转损害发生率增加的药物。这些药物可能有不良的药理作用。有关更多细节，请参阅附文。

X类

具有对胎儿造成永久性损害的高风险的药物，不应在怀孕或有怀孕可能时使用。

摘自澳大利亚妊娠期用药分类系统，2011年，澳大利亚药物管理局，由澳大利亚政府许可。https://www.tga.gov.au/Australian-categorization-system-prescribing-medicines-pregnition

社会史

由于吸烟和饮酒对胎儿健康都会产生有害影响,因此两者都应在采集病史时进行询问。戒烟建议和转诊应在最初的咨询以及随后的每次产检中进行。戒烟可减少胎盘早剥、早产和胎儿畸形的风险。尽管胎儿酒精综合征很少见,但应建议妇女在怀孕期间不要饮酒。

有些工作场所对孕妇来说是有风险的,应该避免。具体来说,应避免接触传染病、辐射和有发生腹部创伤风险的工作。如果妇女希望在怀孕 34 周后工作,许多工作场所也需要医疗证明。随着体重的增加,孕晚期的疲劳和全身不适,可能不能适合一些工作和锻炼。有关运动、体重增加和体力劳动的适当建议可依个人情况而定。一般来说,孕前体重指数正常的妇女在整个妊娠期应该增加 10 ~ 15kg。如果女性体重不足,这一比例应该更高;如果超重或肥胖,这一比例应该更低。

怀孕期间应关注食物卫生问题,以避免食物中毒和与食物有关的传染病,如弓形虫病(未清洗的沙拉和水果)、李斯特菌(软奶酪、生肉、未经消毒的牛奶、鹅肝酱)和沙门菌(生鸡蛋、生肉)。

怀孕对一些妇女来说是家庭暴力风险增加的时期。如果在体格检查中发现有外伤的迹象或怀疑家庭暴力,则可能需要在最初的问题"筛查"(如孕妇在家中是否感到受到支持或安全)之后进行额外的关注。

家族史

遗传性疾病的家族史是很重要的,尤其在筛查和诊断实验可能用于孕妇诊疗决策时(清单 39-4)。

> **清单 39-4　提示胎儿遗传性疾病风险的因子**
>
> - 父母以前的孩子有遗传性疾病
> - 父母任何一方有已知的遗传缺陷
> - 亲属中有遗传性疾病
> - 性连锁遗传疾病家族史(如进行性假肥大性肌营养不良)
> - 族群性疾病(如地中海或中东血统家庭中 β 地中海贫血)
> - 血缘关系中近亲有遗传性疾病

解剖学检查

子宫位于骨盆中央,在整个妊娠过程中直接向上生长。妊娠 12~14 周时,根据孕妇的肥胖程度,通常在腹部(耻骨联合上方)可触及子宫。

检查

框 39-1 给出了建议的检查方法。

> **框 39-1　产科检查:建议方法**
>
> 这是一项有针对性的检查,旨在筛查出妊娠过程中母亲和胎儿的异常情况。与所有其他系统体格检查一样,检查从总体外观开始,注意是否有呼吸窘迫、水肿加重和脸色苍白。
>
> 让孕妇坐下,双脚支撑在地板上,测量右臂的血压。
>
> 再让孕妇半卧位,测量耻骨联合上缘到宫底的高度,并进行四步触诊法,听诊胎儿心率至少 15s。如果病史或检查提示有高血压或先兆子痫,然后,在协助妇女再次坐下之前,应在此位置评估反射、阵挛和下肢水肿。
>
> 生殖器官检查应在孕妇知情同意后在监护人的陪同下进行。还要做尿检。
>
> 如果对胎儿健康有任何担忧,应考虑通过电子胎心率监测和超声检查进行进一步评估。

孕妇的体位

血压应该在孕妇坐位的时候测量。最初应测量双上肢,如果相等,应在随后的检查中测量右上肢的血压。

一旦怀孕到孕晚期,仰卧位低血压会使检查复杂化。对于腹部触诊,如果孕妇感到不舒服,则不应平卧位,应用枕头或床头使上半身倾斜 30°。如果孕妇必须平卧位,则应在右侧臀部/臀部下方使用枕头使身体稍微左偏,以避免压迫静脉。

一般外观

女性应在预约就诊时测量身高和体重,并计算 BMI。在随后的随访中,应测量体重过轻、超重和肥胖孕妇的体重,以监测妊娠期体重变化并指导治疗。在孕早期转到营养门诊,请营养师指导饮食营养可能对这些孕妇有益。如果分娩或剖宫产时需要镇痛,那么体重指数异常增加的妇女也应在产前接受麻醉评估。

所有的孕妇都应该检查是否有贫血貌和皮肤黄染。缺铁性贫血在妊娠期很常见。源于维生素 B_{12}、叶酸缺乏的贫血或珠蛋白生成障碍性贫血可发生,但并不常见。黄疸可能由病毒性肝炎、胆结石、药物或妊娠相关的原因引起,如妊娠期急性脂肪肝(AFLP)、产科胆汁瘀积症、先兆子痫或 HELLP(溶血、肝酶升高、低血小板)综合征。

观察

每次产前检查或分娩时都应测量血压。妊娠期外周血管舒张和心排血量增加引起的心血管系统的生理变化,可导致血流动力学的改变。在孕早期和孕中期,收缩压和舒张压通常都会下降。由于母体循环外周阻力降低,可能无法测到舒张压。在孕晚期,血压会恢复到怀孕前的水平。

怀孕后孕妇的心率通常比未孕时的基线心率每分钟增加 10~20 次,但如果心率持续超过 100 次/min,应寻找原因。

手部

如上所述,腕管综合征在妊娠期常见。按压腕关节的前部,可出现刺痛、麻木和疼痛。贫血可导致掌纹苍白。

面部

眼眶周围和面部广泛的水肿可能是先兆子痫的征兆。如果你以前没有为孕妇做过检查,这将很难诊断。但通常孕妇或她的伴侣会主动告诉你最近的面部水肿情况。

脖子和胸部

孕妇的颈部常有水肿,麻醉插管困难,正常的乳腺增大也增加了麻醉下的通气困难。这些解剖结构的改变只是孕妇首选区域麻醉的两个原因。

产前检查应包括甲状腺肿大或结节的检查。可以进行常规的乳腺检查;除了筛查乳腺肿块外,还可以评估乳腺是否有乳头内陷、不对称或既往的手术瘢痕。所有这些因素都可能影响母乳喂养,产前哺乳咨询可能是有益的。应鼓励妇女定期进行自行乳腺检查,并可在此时接受有关检查手法的培训。

腹部:母亲和胎儿的发现

耻骨联合距宫底的高度(SFH)是用非弹性卷尺在中线上测量子宫底到耻骨联合上缘的距离(图 39-1)。到 20 周时,子宫底应处于平脐水平。在此

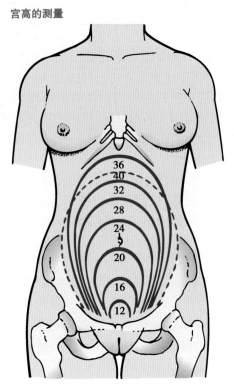

宫高的测量

图 39-1　妊娠时宫底的变化。第 10~12 周:子宫位于盆腔内;多普勒可闻及胎心音。第 12 周:在耻骨联合上方可触及子宫。第 16 周:在耻骨联合和脐部之间可触及子宫;通过对腹部和阴道检查可以触及胎儿有浮球感。第 20 周:脐下缘可触及宫底;胎儿心跳可通过胎音听诊器听到。第 24~26 周:子宫由球形变为椭圆球形;胎儿可被触及。第 28 周:子宫大约位于脐和剑突之间;胎儿很容易被触及。第 34 周:宫底位于剑突下。第 40 周:随着胎儿开始进入骨盆,宫底高度下降(来自 Seidel HM,Ball JW,Dains JE,et al. Mosby guide to physical examination. 7th ed. St Louis,MO:Mosby,2011:535-599)

之后,以厘米为单位的 SFH 应等于怀孕的周数,允许的误差为 3cm。每次就诊时都应该记录下来,并且随着时间的推移可以观察到趋势。如果 EDC 计算错误、妇女超重/肥胖、子宫肌瘤、多胎妊娠、胎儿生长或羊水体积异常,则测量值可能存在差异。如果 SFH 测量有任何临床问题,这名妇女应该接受超声检查。

Leopold 四部触诊手法(图 39-2)可用于在妊娠中晚期触诊妊娠子宫,以评估胎儿的胎产式、胎先露、胎方位及胎先露是否衔接。胎产式是胎儿长轴与母体长轴的关系,可分为纵产式、横产式或斜产式。胎先露是指最先进入母体骨盆入口的胎儿部分。包括头先露(头位)和臀先露(骶骨、膝位或脚位)。肩、眉、脸或脐带等先露也可能发生

Leopold四步触诊法

胎背

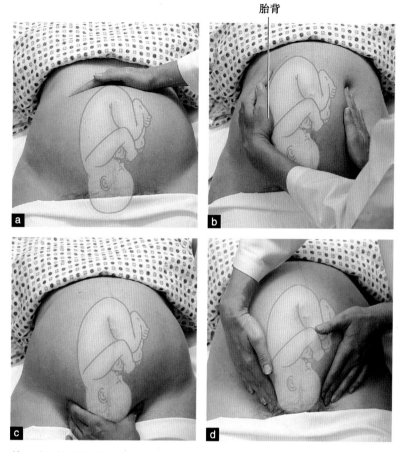

图 39-2 （a）第一步：将手放在宫底并识别胎儿部位。（b）第二步：用一只手的掌面定位胎儿背部；用另一只手感觉胎体的手、脚等不规则部位。（c）第三步：用拇指和三根手指握住耻骨联合上方的胎先露部分。（d）第四步：用双手触诊清楚胎儿头部轮廓；胎头入盆后，只能触及一小部分胎头（源自 Seidel HM，Ball JW，Dains JE，et al. Mosby guide to physical examination. 7th ed. St Louis，MO：Mosby，2011：535-599）

（图 39-3）。如果不能确定先露部位，应进行超声检查以确认，尤其是在妊娠第 36 周后。胎方位是指胎儿先露部的指示点与母体骨盆的关系。最常见的情况是，如果胎儿处于头位，则根据胎儿枕部位置被定义为枕前位（OA）、枕后位（OP）或枕横位（ROT 或 LOT）（图 39-4）。衔接与否是根据通过腹部触诊测得的胎儿头部下降到母体骨盆的比例决定。胎头下降情况以国际五分法表示，可以描述为胎头在腹部剩余五分之几，在骨盆内五分之几。胎头可在临产前或临产后衔接，尤其是在经产妇。

一旦触诊子宫并确定胎方位，就应该听诊胎心率。通常在胎儿前肩上方的孕妇腹壁上用皮纳德听诊器或电子多普勒胎心听诊仪听诊胎心率。在孕晚期，心率应在 110～160 次/min 之间。如果胎儿处于活动状态，可能会听到更快的胎心率，听诊应持续到胎心率低于 160 次/min。如果听诊心率较慢，应与孕妇心率进行比较，以确保没有听诊到孕妇的心率。如果不是孕妇的心率，让孕妇左侧卧位，如果 30s 后胎儿心率没有恢复，则应立即寻求帮助。

在分娩期间，可以通过间歇听诊或连续电子胎心监护来评估胎心率。根据孕妇存在的危险因素决定是间歇听诊还是连续监护。应咨询本地的电子胎心率评估工具。类似工具可以在 www.ranzcog.edu.au 或 www.rcog.org.uk 网站上找到。

生殖器

检查外生殖器可以发现阴道分泌物或外阴病变，如单纯疱疹病毒。如果症状提示需要进一步检查，通常先进行窥器检查（参见第 40 章）。轻轻的分开大阴唇和小阴唇，沿着阴道后壁缓慢向下按压置入阴道窥器（通常是 Graves 窥视镜），直至有阻力，打开阴道窥器，直到可以完全暴露宫颈。宫颈通常位于阴道上端的后方，但也可能偏前或偏向一侧。插入阴道窥器时应检查阴道壁有无损伤、分泌物或出血。

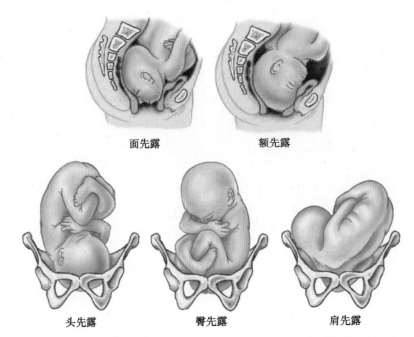

面先露　　　　　　　　额先露

头先露　　　　　　臀先露　　　　　　肩先露

图 39-3　分娩中的胎先露和胎方位（修改自 Norwitz ER，Robinson J，Repke JT. The initiation and management of labor. In：Seifer DB，Samuels P，Kniss D. The physiologic basis of gynecology and obstetrics. Philadelphia：Lippincott Williams & Wilkins，2001. Gabbe SG，Niebyl JR，Simpson JL，et al. Obstetrics：normal and problem pregnancies. 6th ed. Philadelphia：Elsevier Saunders，2012：267-286）

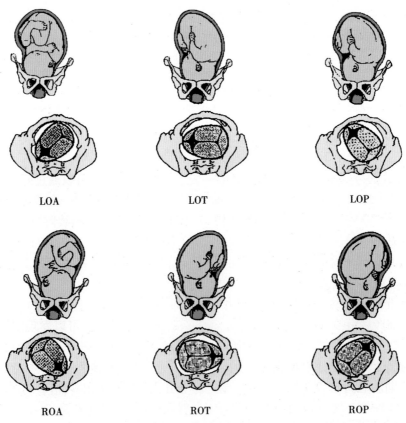

LOA　　　　　　　　LOT　　　　　　　　LOP

ROA　　　　　　　　ROT　　　　　　　　ROP

图 39-4　胎头的位置。LOA＝左枕前；LOT＝左枕横；LOP＝左枕后；ROA＝右枕前；ROT＝右枕横；ROP＝右枕后（摘自 Dorland medical dictionary for health consumers. Philadelphia：Saunders，2007）

一旦看到宫颈,应检查有无病变、外翻现象以及有无液体从宫颈口流出,可能是血液、液体、脓或正常的宫颈分泌物。如果不能确诊胎膜破裂,可要求孕妇做瓦尔萨尔瓦动作(Valsalva maneuver)后看是否形成液体聚集。

阴道检查通常用检查者主导手的示指和中指轻轻插入阴道来评估宫颈。妊娠期宫颈检查主要有五项内容,应分别加以评估。在产前,可以使用Bishop 评分系统(表 39-1)进行评估,通常在决定引产时,可以客观地描述宫颈。第一个内容是宫颈扩张,以厘米为单位,这是检查宫颈内口水平的开放程度。在第一产程中,宫颈扩张至"完全"扩张达到 10cm,这标志着第二产程的开始。第二个内容是宫颈长度(变短),从 3cm 开始变短,最后宫颈变得像纸一样薄。第三个内容是质地,可以描述为质软、质中或质硬。质硬的宫颈很坚固,质地与鼻尖相似,随着产程进展逐渐变软。第四个内容是宫颈口的位置,描述宫颈是否已经开始从最初的朝"后"移动到居"中",或者已经发展到朝"前"。最后的内容是先露的位置,这是以厘米为单位测量胎先露位于坐骨棘上或者坐骨棘下的距离,坐骨棘位于阴道内大约 5 点和 7 点,在分娩期间,阴道检查还应包括胎儿头部位置的评估、宫颈的评估、头部和塑形。

表 39-1　Bishop 评分

宫颈特征	Bishop 评分			
	0	1	2	3
开大	<1cm	1~2cm	3~4cm	>4cm
长度	4cm	2~4cm	1~2cm	<1cm
质地	硬	中	软	
位置	后	中	前	
先露位置	3	2	1,0	>+1

源自 Goh J,Flynn M. Examination obstetrics and gynaecology. 3rd ed. Sydney:Elsevier Australia,2011,表 42-1。

下肢

孕妇躺着时,应检查下肢。初步检查应评估是否有水肿;通常询问孕妇水肿程度是同往常一样还是有所增加。如果有水肿,应从两侧脚踝向上检查凹陷程度。小腿和脚踝是否可以触诊到与深静脉血栓一样的压痛。

如果合并高血压,下肢很容易出现神经症状。妊娠期膝跳反射的引出通常正常到轻快,很少需要用肌腱锤。踝关节阵挛的最佳引出方法是快速向上抬脚掌,使关节背屈。怀孕时可以检测一到两次膝跳反射或踝关节阵挛。膝跳反射和/或阵挛亢进可能反映子痫前期的神经反射异常,应及时处理。

尿液分析

第一次产检时应化验中段尿,以排除感染。如果怀疑感染或有先兆子痫的迹象/症状,应随即进行试纸检测,以明确是否存在蛋白尿。

产科超声:系统的检查方法

孕早期产科超声可用于确定孕周。妊娠 11~13 周时,应进行第一次孕早期的胎儿染色体非整倍体筛查。这包括胎儿颈项透明层厚度的超声评估、hCG 和 PAPP-A 的血液化验以及的母亲一般状况,来评估胎儿患有 21、13 和 18 三体的风险。一旦评估为高风险,孕妇可以选择进行侵入性诊断检查(绒毛取样或羊膜穿刺术),或非侵入性检查来测量母体血液样本中的胎儿 DNA。妊娠 18~20 周时,对胎儿进行全面的形态学评估,包括头部、面部、胸部、心脏、腹部、四肢和脊柱。同时还应检查胎盘位置,如果胎盘位置较低,大约 34 周后再行超声检查。如果发现任何异常,通常会通过三级转诊寻求建议和帮助。

可能需要进一步的超声检查来估计胎儿的生长速度。测量包括头围、双顶径、腹围和股骨长度,这些测量值用于估计胎儿体重。用单个象限羊水最大值或羊水指数(四个象限羊水值的总和)评估羊水量。再次观察胎盘位置。也可以使用脐带血流和大脑中动脉血流的多普勒频谱评估胎儿的健康状况。

要点小结

1. 妊娠期阴道出血是不正常的。妊娠和非妊娠相关的疾病都应该明确。

2. 某些疾病既可以影响怀孕,也可以受怀孕影响而加重病情。

3. 如果在怀孕或哺乳期间正在使用(或考虑使用)药物,请明确妊娠期用药等级。

4. 怀孕时仰卧位会压迫下腔静脉;使用左侧或半卧位可避免仰卧位低血压和子宫血流灌注降低。

5. 腹部触诊可以触及胎产式、胎先露、胎方位和衔接。

6. 通过阴道检查评估宫颈扩张程度、颈管长度、宫颈位置、质地和先露位置。

OSCE 复习题——产科病史采集和体格检查

1. 一位经产妇在怀孕 37 周时进行常规产前检查,请阐述你将如何进行例行检查。
2. 一名妇女在怀孕 8 周时出现严重恶心和呕吐,请描述你的检查和初步处理。
3. 一位初产妇在怀孕 36 周时出现严重的头痛和 170/110mmHg 的血压,请采集孕妇的病史。
4. 在妊娠第 41 周时,一位经产妇需要宫颈评估后引产,宫颈评分的五个内容是什么?
5. 一位 34 岁的孕妇在 38 周时出现自发性胎膜破裂。请采集病史并阐述如何进行适当的检查。

(祝鑫瑜 译)

参考文献

1. Cunningham FG, Leveno KJ, Bloom SL et al. *Williams obstetrics*, 23rd edn. Sydney: McGraw Hill Medical, 2010.
2. Goh J, Flynn M. *Examination obstetrics and gynaecology*, 3rd edn. Sydney: Elsevier Australia, 2011.
3. Luesley DM, Baker PN. *Obstetrics and gynaecology: an evidence-based text for MRCOG*, 2nd edn. London: Hodder Arnold, 2010.
4. Nelson-Piercy C. *Handbook of obstetric medicine*, 4th edn. London: Informa Healthcare, 2010.
5. Sarris I, Bewley S, Agnihotri S. *Training in obstetrics and gynaecology: the essential curriculum*. London: Oxford University Press, 2009.
6. Therapeutic Goods Administration. The Australian categorisation system for prescribing medicines in pregnancy. www.tga.gov.au/hp/medicines-pregnancy.htm.

第40章

妇科病史与检查

Ian Symonds

良医治疗疾病本身,大师治疗生病的人。——Sir William Osler(1849—1919)

妇科学是研究女性生殖道和生殖系统疾病的医学领域,还包括早期妊娠的并发症,如流产和异位妊娠。

病史

与医学的所有其他领域一样,准确而全面的病史是正确作出妇科疾病诊断的最重要组成部分。妇科病史的基本内容与其他系统相似,但更强调患者的月经史、性生活史和孕产史。重要的是要关注患者的年龄,因为这将影响对一些问题出现后的准确判断。患者职业可能与其所能达到的理解水平和不同妇科问题对患者生活的影响有关。

妇科病史采集和体格检查方法见框 40-1。

框 40-1　妇科病史与检查:推荐方法

1. **病史**
- 出现症状
  - 主要主诉的开始和持续时间
  - 相关症状与月经周期的关系
  - 既往的治疗和效果
  - 特定的封闭式问题
- 既往妇科病史
  - 既往的检查或治疗
  - 避孕史
  - 性生活史
  - 巴氏涂片
  - 月经史
- 既往怀孕情况
  - 次数(妊娠)
  - 结局(均等)
  - 手术分娩(出生体重)
- 既往的外科和内科病史
  - 既往的腹部手术史
  - 主要心血管/呼吸系统疾病
  - 内分泌疾病
  - 血栓栓塞性疾病
  - 乳腺疾病
- 用药史和过敏史
- 社会史和家族史

- 家庭环境
- 家庭支持
- 吸烟
- 家族史

2. **检查**
- 一般检查
  - 一般情况、体重、身高
  - 脉搏、血压
  - 贫血
  - 甲状腺肿
  - 乳腺检查(如有指示)
  - 次要的性别特征,体毛
- 腹部检查
  - 检查:膨隆、瘢痕
  - 触诊:肿块,器官肿大
  - 压痛、腹膜炎、淋巴结、疝孔
  - 叩诊:腹水
- 盆腔检查
  - 解释、舒适、隐私、陪同
  - 外生殖器检查
  - 镜检、巴氏涂片、拭子
  - 双合诊
- 直肠检查,如有指示

现有症状

请患者描述症状。如果有多个症状,这些症状可能并不都是与同一个病理相关,可用适当的开放式和封闭式提问依次辨别每个症状。确定症状的时间范围,在适当的情况下,确定症状出现的环境及其与月经周期的关系。明确任何特定症状的残障程度也很重要。在许多情况下,排除严重的潜在病理就已经是提供了足够的"治疗",因为实际残障可能极小。

更详细的问题将取决于患者主诉的性质。清单 40-1 概述了门诊中遇到的一些更常见的症状。下面将讨论其中的细节。

清单 40-1　妇科 D 常见症状

- 月经失调
- 经期大出血
- 经间出血
- 少经/闭经
- 绝经后出血
- 经前综合征
- 性功能异常
- 性交困难
- 性欲丧失
- 阴道炎
- 不孕
- 妊娠早期腹痛和/或出血
- 盆腔/下腹部疼痛:急性和慢性
- 围绝经期症状
- 子宫阴道脱垂症状
- 泌尿系统疾病
- 尿失禁
- 尿急/尿频
- 排尿困难
- 阴道分泌物和生殖道感染
- 外阴疼痛/瘙痒

月经史

所有育龄妇女都应该有完整的月经史,从末次月经的第一天开始。

月经周期的长度是从前一个周期的第一天到下一个周期的第一天之间的时间。虽然通常有 26~32 天的间隔,但有时周期的持续时间可能短至 21 天或长至 42 天,而不一定表示有任何明显异常。

正常月经持续 4~7 天,正常失血量在 30~80ml 之间。月经模式的改变比实际的持续时间和出血量的改变更具有显著意义。自我评估的出血量评估是主观的,有大于 50% 自我评估出血过多的妇女实际上测量的失血量小于 80ml。经期持续时间过长或经量过多有时被称为月经过多,但术语"月经过多"(HMB)现在通常用于描述所有月经期失血量过多,而不考虑月经周期是否规律(见下文)。

最后一次月经结束后月经停止 12 个月以上称为绝经。在此之后发生的出血称为绝经后出血。应注意性交后出血史或经间期发生的不规则阴道出血史。

月经过多

HMB 被定义为每月月经量超过 80ml 或"月经期失血量过多导致对妇女身体健康、情感生活、社会活动和物质生活等生活质量方面的影响,月经过多可以单独出现或与其他症状一起出现"[1]。它影响了大约 10% 的女性。在大多数情况下,原因是子宫内膜凝血机制调节失衡,而没有任何明显结构上的改变。它可能大部分与一些良性病变相关,偶尔也与恶性肿瘤相关(清单 40-2)。

清单 40-2　月经过多的原因

器质性因素
- 子宫肌瘤(子宫平滑肌瘤)
- 子宫腺肌病
- 子宫内膜息肉
- 子宫内膜增生
- 子宫内膜癌

非器质性因素
- 排卵障碍(多囊卵巢综合征、围绝经期、青春期)
- 凝血障碍
- 医源性(宫内节育器)
- 功能失调性出血
- 甲状腺功能减退

诊断

在临床工作中,HMB 的诊断是根据症状,而不是根据失血量来进行的。凝血、渗出(衣服弄脏程度)、使用大量卫生巾、出血持续 7 天以上以及贫血等症状都可能提示 HMB。出血模式的改变更可能与器质性病变有关。

恶性肿瘤在 40 岁以下的妇女中很少见。多囊卵巢综合征(PCOS)、糖尿病、高血压和/或肥胖的病史与子宫内膜增生和恶性肿瘤的风险增加有关。

所有患有 HMB 的妇女都应进行贫血和甲状腺疾病的全身检查,并进行包括巴氏涂片(P)在内的盆腔检查。盆腔肿块很可能与子宫平滑肌瘤有关(图 40-1),但也可能提示恶性肿瘤。

子宫平滑肌瘤

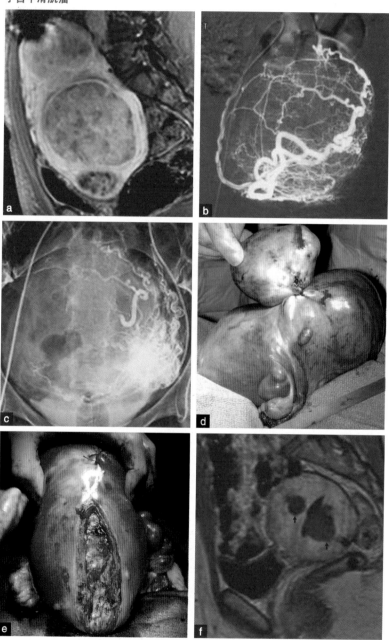

图 40-1　(a)子宫肌瘤的 MRI 图像。(b)栓塞前的平滑肌瘤血管造影。(c)栓塞后的平滑肌瘤血管造影。(d)有蒂的浆膜下平滑肌瘤。(e)壁内平滑肌瘤。(f)栓塞前的平滑肌瘤血管造影(摘自 Butori N. SSFSE sequence functional MRI of the human cervical spinal cord with complex finger tapping[J]. Eur J Radiol,2009,79(1):1-6)

所有 HMB 患者均应进行全血细胞计数(FBC)检查。其他检查主要是排除恶性肿瘤,通常包括盆腔超声检查。在下列情况下,应使用内镜(宫腔镜检查)对子宫内膜进行活检:

- 有不规则或经间期出血史
- 存在子宫内膜癌的危险因素
- 盆腔检查异常
- 对一线治疗没有反应

25 岁以下的年轻女性应该进行凝血筛查,以排除血管性血友病。

孕早期出血

任何育龄期妇女出现异常阴道出血都应排除怀孕。如果妊娠试验呈阳性,出血的原因通常可以通过阴道检查和超声检查来确诊(表 40-1)。虽然葡萄胎和异位妊娠也可能出现异常出血,但早期妊娠(20 周前)出血最常见的原因是流产。自然流产是指在怀孕 20 周前自然终止妊娠,这会影响 15% ~ 20% 的妊娠结局。另外需要注意的是,妊娠期出血的原因可能与妊娠无关而与下生殖道病变有关。

表 40-1　孕早期出血的诊断

症状与检查	超声检查	诊断
阴道少量出血,轻度腹痛;宫颈闭合	活胎妊娠	先兆流产
阴道出血增多伴下腹部绞痛;宫颈开放	宫内有妊娠组织,有或无胎心搏动	难免流产
阴道大量出血伴下腹部绞痛;宫颈开放,宫颈有组织物嵌顿	宫内有妊娠组织,通常无胎心	不全流产
无腹痛,少量出血或无症状;宫颈闭合	在直径大于 25mm 的妊娠囊中没有胎芽或胎心	稽留流产
大量出血和腹痛后出现少量出血;宫颈闭合	子宫内无妊娠组织	完全流产(也可考虑异位妊娠和非常早期的正常妊娠)
少量至中量出血;子宫增大,有明显的妊娠反应(如呕吐)	有或无妊娠囊,落雪状声像图	葡萄胎妊娠
少量阴道出血伴单侧腹痛;宫颈闭合;宫颈举痛	hCG>1 500IU/L 时宫内无妊娠囊;宫外有游离液体和/或附件包块	异位妊娠

hCG = 人绒促性素。

闭经和月经稀发

月经初潮,通常发生在 12 岁,小于 7 岁被认为是过早行经。原发性闭经是没有月经初潮,诊断的年龄取决于是否有青春期的其他特征,在没有其他青春期发育迹象的情况下,14 岁后未行经被认为异常,但在有其他青春期发育迹象的情况下是 16 岁。继发性闭经被认为是既往有月经,但月经停止 6 个月或 6 个月以上。月经稀发是指在 12 个月内仅有 5 次或少于 5 次的月经。实际上,两者之间的区别可能不大,因为它们有许多相似之处。

诊断

闭经可以是生理性或病理性的(清单 40-3)。最常见的原因是怀孕、更年期和哺乳期。育龄妇女需进行尿妊娠试验检查来排除怀孕。询问患者最近的情绪压力、体重变化、更年期症状和目前的用药情况。相关检查结果包括低或高体重指数、多毛症(PCOS)、溢乳和颞侧偏盲(垂体瘤)。

在原发性闭经的病例中,寻找继发性特征发育、处女膜闭锁和特纳综合征(身材矮小、提携角过大、乳头间距大)的特征。

通过卵泡刺激素(FSH)、促黄体素(LH)和催乳素的测定以及甲状腺功能测试,可以明确诊断。盆腔超声可发现多囊卵巢综合征(POCS)、卵巢肿瘤和下生殖道异常。对于有原发性闭经的妇女,也应检测染色体核型。

痛经

痛经或经期腹痛,是最常见的妇科症状。原发性痛经不伴有任何盆腔器质性病变,通常在初潮的前 2 年内出现。疼痛通常被分为中枢性和痉挛性。症状可能严重地影响生活,甚至严重影响社会活

清单 40-3　闭经原因

原发性

- 结构
- 解剖学
  - 处女膜闭锁
  - 阴道横隔
  - MRKH 综合征:中肾旁管发育不全综合征
- 高促性腺激素
  - 雄激素不敏感(XY)
  - 特纳综合征
  - 性腺发育不全
- 低促性腺激素
  - 中枢神经系统损伤(肿瘤、感染、创伤)
  - 卡尔曼综合征

继发性

- 生理原因
  - 怀孕
  - 哺乳期
  - 更年期
- 病理原因
- 下丘脑疾病
  - 过度减肥或运动
  - 压力
  - 慢性肾病
- 垂体疾病
  - 垂体前叶泌乳素分泌性肿瘤(微腺瘤或大腺瘤)
  - 垂体梗死(希恩综合征)
  - 抗多巴胺药物
- 卵巢疾病
  - 卵巢早衰
  - 自身免疫性疾病
  - 手术切除卵巢
  - 分泌雌激素或睾酮的卵巢肿瘤
- 多囊卵巢综合征
- 子宫无反应
  - 子宫切除术
  - 子宫腔粘连综合征(Asherman syndrome)
  - 隐匿性闭经
  - 手术创伤或感染导致的宫颈狭窄

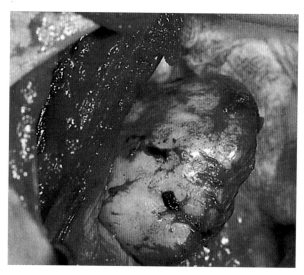

图 40-2　卵巢表面的子宫内膜异位症(来自 From Symonds EM,Symonds IM. Essential obstetrics and gynaecology. 4th ed. Edinburgh:Churchill Livingstone,2004)

肉等病变。

检查

在这种情况下,仔细询问病史是非常重要的。应该进行盆腔检查,如果检查结果异常,进行盆腔超声检查。腹腔镜是诊断子宫内膜异位症的金标准检查,只有在原发性痛经的患者拒绝治疗的情况下才进行。

急性腹痛

在妊娠试验阴性的急性盆腔疼痛的妇女中,妇科疾病包括盆腔炎(PID)、功能性卵巢囊肿、卵巢或腹膜子宫内膜异位症和卵巢扭转。急性盆腔疼痛最常见的胃肠道原因包括阑尾炎,急性乙状结肠憩室炎和克罗恩病。在评估的过程中,重要的是排除那些需要紧急干预的疾病:PID、卵巢扭转、异位妊娠和阑尾炎。

病史询问应包括发病部位、疼痛性质、末次月经日期和相关症状的出现时间。检查时,确定最严重的压痛部位及是否有反跳痛和肌紧张。务必排除妊娠,尤其是异位妊娠。

卵巢扭转通常发生在卵巢增大的情况下。扭转的女性表现为突然发作的剧烈的单侧盆腔疼痛,常伴有恶心和呕吐。超声检查结果是多样性的。卵巢增大,可见子宫上方或后方有异常包块,无血流信号是一个重要的征象,多普勒超声缺乏静脉波形具有较高的阳性预测价值。然而,动脉和静脉血流信号的存在并不排除扭转,任何临床怀疑都需要腹腔镜探查附件(卵巢和输卵管),如果扭转在早

动。症状通常自月经来潮后开始,但也可能开始于月经前。疼痛只发生在有排卵的月经周期,并且经常在第一个患儿出生后消失或改善。痛经可能伴有呕吐和腹泻。盆腔检查未见盆腔脏器异常。

继发性或获得性痛经可能是由盆腔器质性病变引起,通常在月经初潮多年后发病,常见的相关疾病包括子宫内膜异位症(图 40-2)、子宫腺肌病、盆腔感染和宫腔内疾病如子宫内膜息

期被发现,卵巢可能会得救。

大约 1% 的妊娠是异位妊娠(发生在子宫外),但个体风险取决于既往病史(表 40-2)。异位妊娠典型表现为闭经后突然出现单侧下腹疼痛和不规则阴道出血。肩背部疼痛(由于膈肌刺激)和腹膜炎的存在提示破裂伴腹腔出血。在临床中,这三种症状都很少出现,而表现为非典型疼痛和出血更为常见。临床检查包括宫颈举痛(盆腔检查时活动宫颈后疼痛加剧)、附件区压痛和肿胀,伴有或不伴有低血容量性休克。诊断通常通过人绒促性素(hCG)和盆腔超声检查,并在腹腔镜下得到证实(表 40-1)。

表 40-2　异位妊娠的危险因素

	相关风险度
既往 PID 病史	4
既往输卵管手术史	4.5
消毒失败	9
原位宫内节育器	10
既往异位妊娠	10~15

PID = 盆腔炎

不孕

大约 80% 正常生育的夫妇将在无保护措施的性交后一年内受孕;如果在 12 个月内没有受孕,这对夫妇可能会被认为有不孕的危险。在发达国家,无保护性交 12 个月时不孕症的中位数患病率为 9%,尽管这与女性的年龄有很大关系。如果女性既往无怀孕史,则称为原发性不孕;如果女性以前有过一次或多次怀孕,则称为继发性不孕。表 40-3 总结了不孕的常见原因(注意,在一对夫妇中,影响生育能力的因素不止一个并不少见)。初步咨询应包括夫妻双方。关键问题在问诊清单 40-1 中给出。

诊断

女性的临床检查包括那些可能与闭经(见上文)和子宫内膜异位症相关的特征。男性检查包括睾丸大小、精索静脉曲张和附睾增厚(参见第 18 章)。初步检查是由病史决定的;例如,如果提示既往有盆腔感染史,需首先评估输卵管的通畅性。一般说来,初步检查包括精液分析、排卵评估(参见第 21 天血清黄体酮水平)和输卵管通畅性评估(如子宫输卵管造影或腹腔镜检查)。

表 40-3　不孕原因

病因	原发不孕/%	继发不孕/%
无排卵	32	23
输卵管疾病	12	14
子宫内膜异位症	11	10
精子质量问题	29	24
其他	14	21
未知	29	30

(改编自 Bhattacharya S, Porter M, Amalraj E, et al. The epidemiology of infertility in the North East of Scotland[J]. Hum Reprod, 2009, 24(12):3096-3107)

问诊清单 40-1　不孕夫妇的初步评估

1. 你们打算怀孕多久了?

2. 你以前用过什么避孕方法?

3. 你或你的伴侣既往有没有和其他伴侣的怀孕史?

4. 如果你既往有怀孕史,你有没有与怀孕有关的并发症?

5. 你能告诉我你的经期和经期之间有没有出血吗?

6. 你和你的伴侣多久同房一次?你的伴侣在性生活中是否有疼痛或射精/勃起问题?

7. 你有过性传播疾病吗?或者你的伴侣有过腮腺炎或睾丸炎吗?

8. 你有严重的慢性病吗?或者你做过阑尾切除术之类的手术吗?你的伴侣是否接受过精索静脉曲张或隐睾治疗?

性生活史

所需的详细信息量取决于患者的症状。如问诊清单 40-2 所述,对性功能紊乱和疑似性传播感染(如阴道分泌物、PID)的妇女,应获得完整的性生活史。

应该对患者解释你为什么要问这样一个隐私的问题。例如:"根据你告诉我的,我认为其中一些问题可能是由性引起的。如果我问你一些隐私的问题可以吗?"

既往妇科病史

必须详细记录既往任何妇科问题和治疗史。关于询问既往怀孕的细节程度取决于患者症状的严重程度。在大多数情况下,既往孕产次及妊娠结局(流产、异位妊娠或 20 周后分娩)是需要掌握的。

对于所有性活跃的育龄妇女来说,询问避孕方法是必不可少的。这不仅对确定怀孕的可能性很重要,而且因为避孕方法本身可能与症状有关。对于 25 岁以上的妇女,询问最后一次宫颈巴氏涂片的日期和结果。

既往病史

特别要考虑到任何内分泌、泌尿或心血管系统疾病的病史。记录所有当前服用的药物和任何已知的药物过敏史。

家庭和社会史

社会史对所有问题都很重要,如出现与堕胎或绝育有关的问题时尤其重要。询问吸烟、酗酒和吸毒的情况。有乳腺癌或卵巢癌家族史,或两者兼有,青春期延迟或绝经提前可能与患者的病情有关。

问诊清单 40-2　询问患者主诉性功能障碍或疑似性传播疾病的问题[2]

1. 你今天就诊的原因是什么?
2. 你有这些症状多久了?
3. 你有下列症状吗?
   - 尿道和阴道分泌物
   - 阴道或直肠异常出血
   - 生殖器和外生殖器皮疹、肿块或溃疡
   - 会阴、肛周和耻骨区瘙痒和/或不适
   - 下腹部疼痛或性交困难
   - 排尿或排便困难/疼痛或性交时疼痛
4. 你上次同房是什么时候?
5. 你有没有进行过无保护的性交?
6. 在过去的 3~5 个月里,你有过多少个性伴侣? (所有的男性都应该询问是否曾经和另一个男性发生过性关系。)
7. 你有过什么形式的性行为? (口交、肛交、阴道性交、使用情趣用品。)
8. 你有没有采取措施预防性传播疾病,比如使用避孕套? 如果是,你是否一直使用这种方法?
9. 你和你的性伴侣有什么关系? (固定的,不固定的,相识的,不相识的。)
10. 你最近的性伴侣有没有任何性传播感染或感染的症状?
11. 你以前做过性病检查吗? 如果做过,检查日期和结果是什么?
12. 你现在或过去有注射吸毒史吗? 是共用针头或注射器吗? 做过刺身和/或文身? 如果做过,在哪里和什么时候做的,是否使用了无菌设备?
13. 除了和你同行的人外,你有没有和其他人发生过性关系?
14. 你是否曾在色情行业工作或与性工作者发生过性接触?
15. 你接种过甲肝、乙肝和人乳头瘤病毒疫苗吗?
16. 你目前在服用药物吗?
17. 你有过敏史吗,尤其是对青霉素的不良反应?
18. 你服用什么避孕药?
19. 你最后一次月经是什么时候?
20. 你最后一次宫颈涂片是什么时候? 结果如何? 你有过不正常的结果吗?
21. 你既往有过任何医疗和外科史(包括海外医疗和输血史)吗?
22. 你现在的烟酒和其他毒品使用情况?

(改编自 NSW Sexually Transmissible Infections Programs Unit 2011. www. stipu. nsw. gov. au)

查体

一般检查应在第一次就诊时进行,包括脉搏、血压和体温的评估。注意任何贫血的迹象。面部和体毛的分布很重要,因为多毛症可能是雄激素生成性肿瘤或多囊卵巢综合征的一个症状。同时记录患者的体重和身高。

妇科检查时要注意保护患者的隐私,并保证妇科检查不被打断(框 40-2)。理想情况下,检查应在咨询的单独区域进行。必要时先排空膀胱,在诊室内让患者脱下裤子,等患者脱了裤子后,检查不应耽搁太久。

框 40-2　隐私检查指南[3]

进行隐私检查时,应:

向患者解释为什么需要进行隐私检查,并给患者提问的机会。

以患者能理解的方式解释检查的内容,使患者清楚地知道预期的结果,包括任何潜在的疼痛或不适。

在检查前获得患者的许可,如果患者要求停止检查,请作好准备。

病历记录需已获得患者许可。

保持讨论与疾病相关内容,避免谈论不必要的内容。

请一位陪同。如果患者不需要陪同,您应该记录已经提出要求陪同但患者拒绝邀请陪同。如果有监护人在场,你应该记录下这一事实,并记下监护人的身份。如果出于合理的实际原因,你不能提供陪护,你应该向患者解释,如果可能的话,提出推迟检查日期。

当患者脱衣服和穿衣服时,使用窗帘来维护患者的隐私尊严。除非患者已经向您说明需要您的帮助,否则不要帮助患者脱掉衣服。

麻醉前获得同意,通常是书面同意,以便对需要麻醉的患者进行仔细检查。如果你是受监护的医生,你应该确保在他们进行任何隐私的检查之前已经获得有效的同意。

(改编自 General Medical Council(2013). Intimate examinations and chaperones. Available at www.gmc-uk.org/guidance.htm)

乳腺检查

如果患者有症状或患者超过 45 岁,应进行乳腺检查。有时乳汁的分泌与妊娠无关,称为溢乳,可能表明垂体疾病的存在。用手掌触诊每个乳腺的四个象限,以排除任何结节的存在。有关乳腺检查的详细情况,参见第 41 章。

腹部检查

腹部检查如第 14 章和 18 章所述。在一个有妇科症状的患者身上,寻找肿块以及瘢痕、妊娠纹和疝气的存在。如果有肿块,试着确定它是固定的还是可移动的,光滑的还是规则的,以及它是否位于骨盆内(不能在耻骨联合上方触及肿块下缘)。在耻骨联合上方寻找既往腹腔镜的脐部瘢痕和剖宫产的横切口以及大多数妇科手术瘢痕。腹部触诊以评估是否有压痛、反跳痛或肌紧张。检查疝孔,触摸腹股沟有无淋巴结肿大。通过腹部勾勒出肿瘤的范围,检查是否有膀胱充盈或识别是否有肠管鼓膜环(tympanic loops of bowel)。

盆腔检查

盆腔检查应在全身查体的最后一部分进行,不应被当作每次妇科就诊的常规检查[4]。应考虑检查将获得哪些信息,这是筛查程序还是诊断程序,以及此时是否有必要。对于儿童或处女膜完整的妇女,除非作为麻醉检查的一部分,通常不进行镜检和盆腔检查。记住,粗暴或使患者痛苦的检查很少会得到任何有用的信息,在某些情况下,如输卵管异位妊娠,盆腔检查可能是危险的。需注意观察患者的言语方面和非言语方面的痛苦表现。

男医生行盆腔检查时必须获得患者的知情同意,必须有一名女监护人在场(清单 40-4),必须保证患者的隐私。

清单 40-4　盆底检查原则

进行盆底检查时应该:

- 解释仔细盆底检查的必要性及原因
- 解释检查的内容项目
- 获得患者的许可
- 请监护人陪同或请患者带上亲属或朋友
- 为患者脱衣服提供私密的环境
- 进行与疾病相关的讨论,避免不必要的个人评论
- 解释检查所见并鼓励患者提问和讨论

双手戴手套后使用内镜检查阴道,患者呈仰卧位或左侧卧位,膝关节向上屈曲并分开(图 40-3)。当妇女不能采取膀胱截石位或需要观察阴道前壁时,例如怀疑有尿瘘时,使用左侧卧位(见下文)。检查时应开灯照亮会阴部。

外生殖器检查

用左手分开小阴唇,观察尿道外口,检查外阴有无分泌物、红肿、溃疡或陈旧瘢痕(表 40-4)。

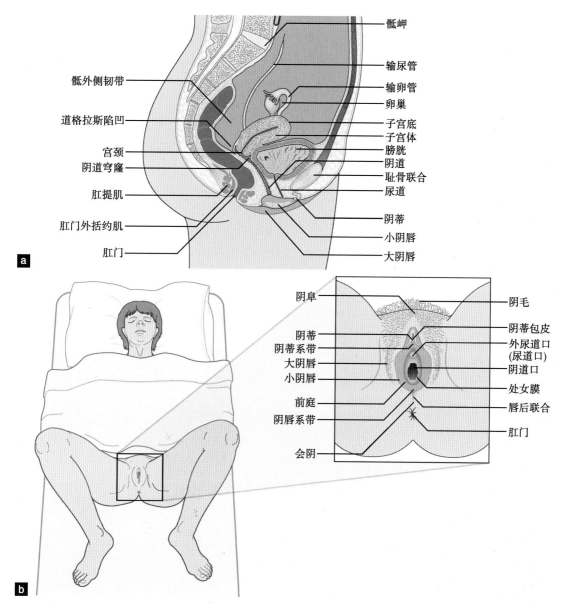

图 40-3　女性生殖解剖。(a)矢状断面观,显示生殖器与直肠和膀胱的关系。(b)检查体位(Douglas G,Nicol F,Robertson C. Macleod clinical examination. 12th ed. Edinburgh:Churchill Livingstone,2009)

表 40-4 外阴皮肤情况

描述	诊断
发痒、红斑(内源性) 过敏性/脂溢性 过敏性或刺激性(外源性)	皮炎
慢性刺激,导致皮肤增厚和肥大,红斑,疼痛 黏膜未受累	单纯性慢性苔藓
瘙痒、不适、白色分泌物、性交不适、排尿困难 外阴过敏反应 需要阳性培养来确诊	念珠菌病
白纸般的斑块 典型的沙漏状外观累及肛周皮肤 阴唇/阴蒂结构丧失,内向变窄 可能有裂口或皮下出血/瘀点 黏膜未受累	硬化性苔藓(图 40-4)
单纯性慢性苔藓很难区分于扁平苔藓 累及阴道内口 可能发生粘连和糜烂;外科手术分离无效 可能涉及口腔/牙龈	扁平苔藓
瘙痒的、有鳞的红色斑块,不像皮肤上其他地方有界限;也要检查头发/头皮和指甲	银屑病
瘙痒 不同形式的瘙痒可能与柔软的红斑区域或苔藓样变区域有关	外阴上皮内瘤变
瘙痒、流脓、出血可能有明显疼痛 与外阴相关的淋巴结出现病变 隆起性溃疡	外阴癌(图 40-5)

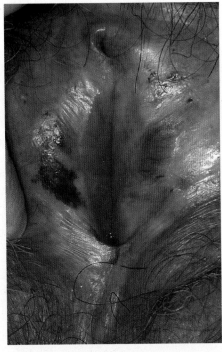

图 40-4 外阴硬化性苔藓(由 Ruth Murphy 博士提供,英国诺丁汉市 FRCP MBChB. In Murphy R. Lichen sclerosus[J]. Dermatol Clin,2010,28(4):707-715)

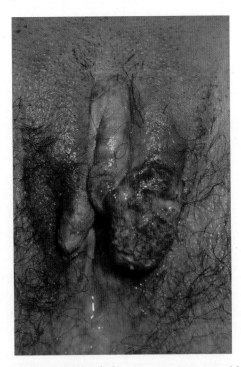

图 40-5 外阴癌(来自 Arjona JE. Pregnancy following radical vulvectomy for carcinoma of the vulva;a case report and literature review[J]. Eur J Obstet Gynecol Reprod Biol,2011,158(1):113-114)

前庭大腺[①]

前庭大腺体位于阴道后壁的入口处,通过一条短管道向阴道分泌黏液。它们通常只有豌豆大小,但当导管堵塞时,就会形成囊肿。这些囊肿可能在后阴唇呈卵圆形肿块,有时可长到高尔夫球大小或更大。他们通常是单侧的,会引起走路、坐位和性交的不适。当前庭大腺被感染时——最常见的是来源于皮肤或泌尿生殖系统的细菌(葡萄球菌、大肠埃希菌)——会形成前庭大腺脓肿。这些脓肿引起的疼痛比囊肿更为剧烈。

窥器检查

在数字化检查之前,应进行阴道窥器检查,以避免润滑剂污染。患者呈仰卧位后使用双叶窥器查看,因为这样可以清晰地暴露宫颈视图。如果怀疑阴道壁脱垂,应使用 Sims 单叶窥器替代,使患者处于左侧卧位,因为这样可以更好地看到阴道前壁(图 40-6)。

用左手分开小阴唇,将窥器插入阴道口,最初将窥器最宽的径线沿阴道的矢状面进入,当顶端通过内口时轻轻地旋转窥器置横向位置,因为阴道在这个方向上最宽。当窥镜到达阴道顶部时,轻轻地打开窥器的两叶,使宫颈清晰可见。注意宫颈有无分泌物或出血,有无息肉或溃疡。如果临床病史提示可能感染(表 40-5),从阴道穹窿和宫颈口取拭

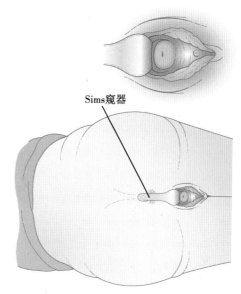

Sims窥器

图 40-6　半俯卧位 Sims 窥器检查(来自 Symonds EM,Symonds IM. Essential obstetrics and gynaecology. 4th ed. Churchill Livingstone,2004)

表 40-5　引起下生殖道感染的常见病原体

诊断	致病菌	症状	体征
细菌性阴道病	厌氧菌,包括加德纳菌属	发臭的阴道分泌物 外阴刺激症状	典型的薄而均匀的阴道分泌物
衣原体性外阴阴道炎	沙眼衣原体	无症状或有阴道分泌流出 经间期出血	宫颈流液 接触性出血 宫颈举痛
生殖器疱疹	单纯疱疹病毒(HSV)2 型	有阴道分泌物流出 外阴疼痛 排尿困难 尿潴留	皮肤水疱与多发性浅表皮肤溃疡 腹股沟淋巴结肿大
生殖器疣(尖锐湿疣)	人乳头瘤病毒	瘙痒 有阴道分泌物流出	外阴、会阴及阴道乳头状瘤样病变
淋菌性外阴阴道炎	淋病奈瑟菌	有阴道分泌物流出	黏液性及脓性阴道分泌物
滴虫病	阴道毛滴虫	阴道出血 阴道疼痛 瘙痒	绿色泡沫状、水状分泌物
阴道念珠菌病	白色念珠菌	阴道分泌物增多或改变与外阴疼痛和瘙痒有关	附着在阴道上皮上的白色凝乳样聚集物

[①] Caspar Bartholin Secundus(1655—1738),19 岁时被聘为哥本哈根大学哲学教授,此后又聘为医学、解剖学和物理学教授。他在 1677 年描述了前庭大腺。

子,置于载体中,寻找念珠菌、滴虫和奈瑟菌;从宫颈管内取拭子,寻找衣原体。

阴道壁外观

要求患者向下用力,膀胱膨出(膀胱通过阴道前壁下降)或直肠膨出(直肠通过阴道后壁下降)或子宫脱垂可能会显现。然后让患者咳嗽,可检测压力性尿失禁。注意老年妇女的阴道萎缩。

脱垂

子宫阴道脱垂是指子宫和/或阴道壁的突出超出正常解剖范围。脱垂通常发生在分娩后阴道和子宫支撑结构受损的妇女身上,但它也可能发生在剖宫产后的妇女身上。轻微脱垂无症状并不罕见,仅在阴道检查中发现。如果症状确实发生,通常是阴道坠胀感觉,或是能够感觉到阴道口有肿物脱出。

脱垂的诊断基于检查时的临床表现(图40-7)。阴道前壁膨出为膀胱膨出。阴道后下壁膨出为直肠膨出,阴道后上壁或后穹窿膨出为肠膨出。子宫脱垂表述为宫颈的位置与阴道口的关系,子宫完全脱垂超过阴道口被描述为子宫脱出(图40-8)。

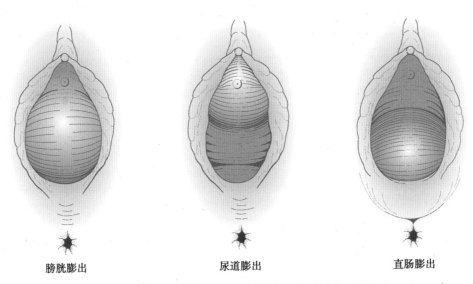

膀胱膨出　　　　　尿道膨出　　　　　直肠膨出

图40-7　阴道脱垂的临床表现(来自 Symonds EM,Symonds IM. Essential obstetrics and gynecology. 4th ed. Edinburgh:Churchill Livingstone,2004)

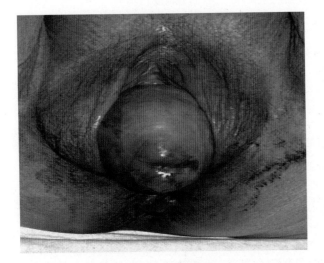

图40-8　子宫脱出(Ⅲ度子宫脱垂)(Lentz GM, Lobo RA, Gershenson DM. Comprehensive gynecology. 6th ed. Philadelphia:Elsevier Mosby,2012,453-474)

阴道和外阴囊肿

先天性囊肿产生于阴道的胚胎残留。最常见的因素是来自 Gartner 导管(Wolfan 导管残留)囊肿。它们出现在阴道前外侧壁。他们通常无症状,在常规检查中发现。

阴道包含囊肿是由阴道上皮表面下的小颗粒或岛状包含体引起的。囊肿通常出现在会阴切开处的瘢痕中,含有浓黄色液体。

阴道实性良性肿瘤很少见,但可能表示阴道中会发现任何组织。因此,息肉样肿瘤可能包括纤维肌瘤、肌瘤、纤维瘤、乳头状瘤和腺肌瘤。

宫颈外观

"正常"宫颈鳞状上皮呈光滑的粉红色,宫颈中央有一个圆形的外口。实际上,育龄期妇女的宫颈外口呈不规则状和细缝状,有一个中心区域延伸到外口的边缘,外观为暗红色或天鹅绒状(图 40-9)。这有时被称为宫颈柱状上皮外移,代表宫颈管外健康柱状上皮的生长。虽然它可能与阴道分泌物的增加有关,有时会出现接触性出血,但这是一个正常的变异。与宫颈表面的鳞状上皮不同,柱状上皮呈红色,是因为在下面的毛细血管和表层细胞之间只有一层柱状上皮细胞。当柱状上皮暴露于阴道酸性 pH 值时,它往往会被鳞状上皮取代,这称为鳞状上皮化生。有时,分泌黏液的柱状上皮在新上皮表面下形成岛状结构,导致黏液在小的残留囊肿中或宫颈腺囊肿中积聚。

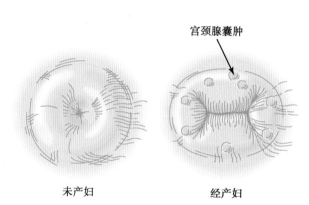

图 40-9　正常经产宫颈(来自 Hacker NF,Gambone JC, Hobel CJ. Hacker and Moore essentials of obstetrics and gynecology. 5th ed. Philadelphia:Saunders,2010)

宫颈炎患者的宫颈呈红色,可能呈现溃疡,因为常常伴有子宫内膜受累而出现脓性黏液性分泌物。诊断是通过检查和取宫颈拭子培养来确定的。

没有冰醋酸或鲁氏碘液(Lugol iodine solution)的应用,宫颈上皮内瘤变通常不容易被诊断。如果宫颈表面有不规则血管隆起或溃疡性病变,考虑可能为宫颈恶性肿瘤。宫颈息肉比较常见,可能来源于宫颈管内或宫颈表面。有时,子宫内膜息肉可能通过宫颈管脱出并出现在宫颈外口。

巴氏涂片

巴氏涂片应在怀孕后至少 6 周,也不能在月经期间。常规筛查开始的年龄和检测频率因美国而异。从 2017 年 12 月起,澳大利亚将对样本进行 HPV 检测,宫颈细胞学检查仅对 HPV 阳性样本进行。采集样本的方法如下。

程序如下。按上述方法插入窥镜后,擦拭宫颈表面的分泌物,并用合适的刮板或刷子在宫颈管柱状上皮和宫颈鳞状上皮的交界处紧紧地按压宫颈,进行 360°扫刷。有两种方法可以将细胞转移到载玻片上进行染色和细胞学检查:

1. 在传统的巴氏涂片法中,标本被立即摊铺在透明的玻璃片上,形成一个薄而均匀的层。载玻片用 95%酒精或 3%冰醋酸固定。

2. 在液基细胞学(LBC)中,将刷子头部插入小瓶底部保存液中上下震动 10 次,分离刷子,将取样装置转移到带保存液的小瓶中。然后,将混有标本的溶液用过滤器过滤,这个过滤器可以捕获大的鳞状细胞,也允许较小的红细胞、碎片和细菌通过。然后将鳞状细胞转移到玻片上。

两种方法检测异常细胞的敏感性相似,但 LBC 涂片不满意率较低。LBC 还能够检测人乳头瘤病毒和衣原体感染。

阴道拭子

使用阴道拭子的适应证有阴道分泌物(表 40-6)、不规则出血和 PID。拭子也可以用来筛查无症状的性传播疾病。宫颈炎与脓性阴道分泌物、腰骶部坠痛、下腹痛、性交困难和排尿困难有关,但在许多情况下症状很轻微。宫颈靠近膀胱常导致膀胱三角区炎和尿道炎并存,尤其是淋菌感染。

表 40-6　阴道分泌物的诊断	
分泌物特征及相关症状	可能的原因
稠厚、白色、无瘙痒	生理性
血性	月经、流产、癌症、宫颈息肉或糜烂
稠厚、白色、干酪样分泌物,外阴瘙痒,外阴酸痛和刺激感、疼痛或不适	白色念珠菌
黄绿色、发痒、起泡、恶臭(腥味)分泌物	滴虫
稀薄、灰色或绿色、带有鱼腥味的分泌物	细菌性阴道病
白色黏稠分泌物,排尿困难和盆腔疼痛,宫颈糟脆	淋病

有效的阴道拭子检查是窥器检查的一部分,在培养基中湿润培养拭子的尖端,然后放入阴道后穹窿蘸取分泌物,随即将拭子放回特定的培养基中。这项检查主要用于鉴别念珠菌或滴虫等微生物,并用于评估细菌性阴道病。

宫颈管内拭子是通过将拭子的尖端由宫颈外口插入到颈管内,并旋转两到三次来完成的。使用标准培养基处理有效的阴道拭子,可检测出淋病奈瑟菌。检测衣原体感染也可以通过擦取宫颈管内膜来完成。然而,与其培养病原体,不如将拭子放在塑料瓶中的专门收集液中,用聚合酶链反应检测衣原体 DNA 的存在。同样的原理也可以用于检测前段尿样来诊断衣原体,因此不再需要宫颈拭子来检测这种感染。

双合诊

检查者一只手的中指和示指插入阴道内口并向直肠施加压力,同时,将另一只手放在患者耻骨联合上方的腹部(图 40-10)。由检查手指轻触阴道内宫颈部分(可以通过宫颈的坚实度来识别,其质地与鼻尖软骨相似)。注意子宫的大小、形状、质地和位置。子宫通常是前倾或前屈的,但大约 10% 的妇女后屈或后倾。只要子宫后倾是活动的,子宫后位很少有病理意义。在道格拉斯陷凹中感觉是否有增厚或结节(子宫内膜异位症的一个特征)是很重要的,然后在两侧穹窿中横向触诊是否有卵巢或输卵管肿块(图 40-11)。应尝试区分附件和子宫肿块,尽管这种区别不明显。例如,有蒂的纤维瘤可能似卵巢肿瘤,而实性的卵巢肿瘤,如果附着在子宫上,可能无法与子宫纤维瘤区分开来。如果患者很瘦,正常骨盆可以触及卵巢,但只有当输卵管明显增大时才能触及。

盆腔肿块

表 40-7 列出了女性骨盆肿块的常见原因。妊娠 12 周后,在腹部触诊时,子宫可在耻骨联合上方触及,典型的子宫肿块以相当的妊娠周数来描述子宫增大情况。例如,子宫肿块延伸到脐部被描述为子宫约"20 周"大小。

许多盆腔肿块即使体积很大也不会引起任何症状。疼痛的出现常常仅在内出血或病变(如卵巢囊肿)或病变梗死(如扭转所致,图 40-12)时发生。如果肿块足够大,可能压迫邻近器官引起相关症状,如尿频或大便习惯的改变。

评估盆腔肿块的第一步是腹部检查。从骨盆产生的肿块触诊肿块和耻骨联合之间没有间隙。应注意既往手术瘢痕和腹水。

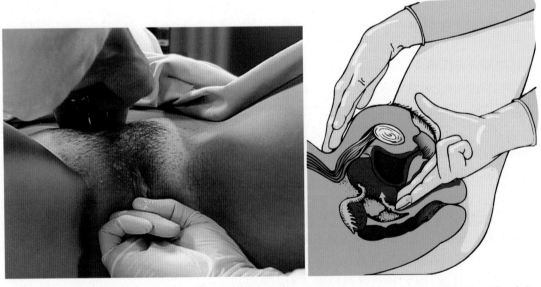

图 40-10　双合诊(来自 Seidel HM, Ball JW, Dains JE, et al. Mosby guide to physical examination. 7th ed. St Louis, MO: Mosby, 2011)

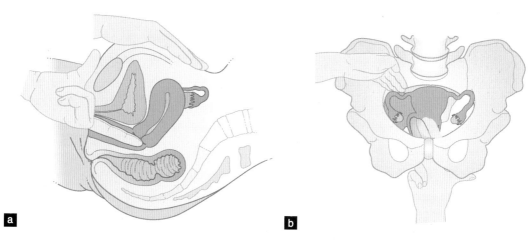

图 40-11　双合诊。(a)骨盆。(b)侧穹窿(来自 Symonds EM，Symonds IM. Essential obstetrics and gynaecology. 4th ed. Edinburgh：Churchill Livingstone，2004)

表 40-7　盆腔肿块的鉴别诊断	
肿块来源	临床特征
子宫中央	与子宫分界不清
	如果移动子宫，肿块随子宫活动
平滑肌瘤	光滑，坚实，可以是单个或多个，使子宫轮廓不规则
	通常没有触痛
怀孕	子宫均匀增大，柔软且充满液体(胎心音的存在是其特征性的！)
子宫腺肌病	平滑增大(很少超过 12 周大)，球形，触诊柔软
宫体癌	均匀增大，通常较硬
	如果很柔软，很可能是肉瘤
宫颈癌	肿块不规则，由宫颈长入阴道
	经常伴有坏死和接触性出血
卵巢/输卵管	更可能在附件区而不是中间
炎症性肿(输卵管卵巢脓肿)	质软，宫颈举痛，界限不清
	实性或囊性，与全身疾病/发热有关
卵巢囊肿	可能是实性(皮样或纤维瘤)或囊性(上皮性肿瘤)
	通常为单侧，表面光滑，规则轮廓，活动好
	压痛表示出血或扭转
卵巢恶性肿瘤	更可能是囊性固定并伴有腹水
子宫内膜异位症	可能与附件肿块(通常为卵巢的子宫内膜肿瘤)有关
	更常见的是骨盆内的改变，子宫不可移动，后穹窿结节、增厚和触痛

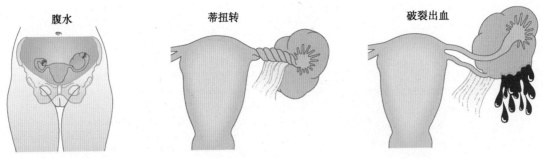

图 40-12   卵巢肿瘤常见并发症（来自 Symonds EM, Symonds IM. Essential obstetrics and gynaecology. 4th ed. Edinburgh: Churchill Livingstone, 2004）

在盆腔检查时,盆腔占位性病变可引起向下的力而导致阴道脱垂。阴道窥器检查对于排除原发性宫颈病变如晚期宫颈癌是必要的,这种病变常在早期就已经出现出血。通过双合诊来评估肿块,可以更好地估计肿块的大小和其他临床特征,特别是肿块是光滑的还是不规则的,是固定的还是活动的,是囊性的还是实性的。通常再使用盆腔超声进行进一步评估。

特殊情况

请记住以下几点:

- 除紧急情况外,不应在没有翻译的情况下对非本土语言患者进行盆腔检查。要知道,对于有特殊文化或宗教信仰的妇女来说,检查可能会更困难。
- 对那些阴道检查有困难的妇女,应允许她们倾诉难以启齿的性交困难或创伤。然而,不要认为所有盆腔检查困难的女性都有过性虐待史。
- 在对涉嫌性侵犯的受害者进行检查时,应表现出特别的温柔,应该让她们选择医生的性别,并允许她们控制检查的速度和选择体位。
- 尊重、隐私、解释和同意的基本原则适用于进行一般的妇科检查,同样适用于对有暂时或永久学习障碍或精神疾病的妇女进行此类检查。
- 在检查麻醉患者时,要像对待醒着的妇女一样,对她给予同样的温柔和尊重。

直肠检查

如果出现肠道习惯改变或直肠出血等症状,可能提示有肠道疾病,则可进行直肠检查。它偶尔被用作评估盆腔肿块的一种方法,并与阴道检查结合,在直肠阴道隔中额外发现一些疾病。

OSCE 复习题——妇科病史采集和体格检查

1. 患者有月经过多的病史。向她详细询问病史,并解释应该进行哪些进一步的检查。
2. 患者夫妇已经两年没有怀孕了,请采集病史,并描述在检查时会发现哪些与诊断相关的特征。
3. 年轻患者在与新伴侣无保护性交后出现阴道分泌物 3 周。请让患者提供详细的性生活史。
4. 演示如何进行盆腔检查,并用人体模型做宫颈涂片。
5. 解释如何对女性进行盆腔检查和阴道分泌物检查。
6. 患者有盆腔肿块,请为其做检查。

要点小结

1. 所有主诉月经过多的妇女都应该进行盆腔检查、全血计数和巴氏涂片检查。

2. 需要进一步寻找子宫异常出血的原因,例如有绝经后出血、月经间期出血和盆腔检查异常。

3. 任何育龄妇女出现急性腹痛、异常出血或继发性闭经都应除外怀孕。

4. 异位妊娠常有非典型表现。

5. 窥器检查可见宫颈外口周围有较深的红色区域,通常与柱状上皮向外延伸至宫颈外口有关,是正常的柱状上皮外移。

6. 无症状阴道脱垂在经产妇中很常见,不需要治疗。

7. 卵巢肿瘤可能无症状,除非合并扭转、出血或破裂。

（祝鑫瑜 译）

参考文献

1. Critchley HOD, Munro MG, Broder M, Fraser IS. A five-year international review process concerning terminologies, definitions and related issues around abnormal uterine bleeding. *Semin Reprod Med* 2011; 29:377–382.

2. NSW Sexually Transmissible Infections Programs Unit. *NSW Health Sexual Health Services standard operating procedures manual.* Sydney: NSW STI Programs Unit, 2011.

3. General Medical Council Standards Committee. Maintaining boundaries: intimate examinations and chaperones, *GMC guidelines for intimate examination ethical practice.* London: GMC, 2013. www.gmc-uk.org/Maintaining_boundaries_Intimate_examinations_and_chaperones.pdf_58835231.pdf.

4. Deneke M, Wheeler L, Wagner G et al. An approach to relearning the pelvic examination. *J Fam Pract* 1982; 14:782–783. This study provides useful hints.

第 41 章

乳腺：病史与检查

依赖于医生详细询问，仔细检查，认真思索。——Walter C Alvarez（1976）

乳腺检查是全身检查中至关重要的一部分。对于 40 岁及以上的妇女，可能会建议进行乳癌筛查（如患者每月自我检查，医生每年检查），但没有令人信服的证据表明乳腺自我检查的价值[1]。

检查解剖学

女性乳腺边界上至锁骨，延伸至乳腺下皱襞（第 6 肋骨），左右从胸骨延伸到腋中线（图 41-1）。覆盖的区域更似矩形而非圆形。腋尾向外上指向腋窝方向，沿着胸大肌的下缘延伸，紧贴胸锁筋膜，胸锁筋膜将乳腺腋尾与腋窝淋巴结隔开。

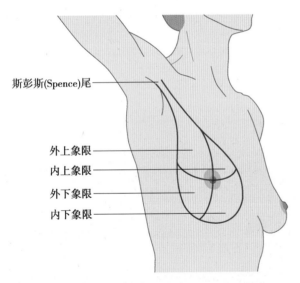

斯彭斯(Spence)尾

外上象限
内上象限
外下象限
内下象限

图 41-1　乳腺解剖（摘自 Douglas G，Nicol F，Robertson C. Macleod clinical examination. 12th ed. Edinburgh：Churchill Livingstone，2009）

乳腺组织由脂肪、腺体和纤维结构组成，年龄和体重不同女性的乳腺其构成成分比例不同。二十多岁的苗条女性脂肪很少。大多数 80 岁老人几乎没有腺体组织。

乳腺周围的表浅筋膜，通过韧带附着在皮肤和胸锁筋膜上。正常的乳腺检查时没有质地均匀的感觉，而是有些凹凸不平。

以下是可以改变乳腺质地或外观的一些良性乳腺病变，包括：

- 纤维腺瘤伴导管周围结缔组织过度生长。
- 乳腺囊肿合并乳管阻塞（然而，这并非单纯由于阻塞，而是由激素调节的，因为在没有接受激素替代治疗的绝经后妇女中很少见）。
- 乳管内乳头状瘤，导致患侧乳头溢液（透明或血性）。
- 乳腺导管扩张，致乳头溢液。

病史

病史采集是很必要的。要询问的问题包括发现肿块的时间，是否疼痛，随时间的进展肿块大小或质地有无改变，与月经周期的关系，是否存在乳头分泌物。询问患者是否进行了定期的自我检查，有无发现乳腺的变化。询问既往是否行乳腺手术、活检或存在囊肿，或复发性脓肿（如肉芽肿性乳腺炎）。是否母乳喂养婴儿？哺乳时间？母乳喂养是否困难或出现感染（乳腺炎）？是否做过隆胸手术？手术是否带来问题？

提示框

谨记，病理性乳头溢液一般是透明的或血性的；自发性的（即无明确相关性的），并且是单一乳管的。所有颜色溢液如黄、绿、白色，多发乳管，双侧乳腺或非自发性的多见于生理性溢液。

寻找乳腺癌的危险因素，包括乳腺癌或卵巢癌家族史（及易感年龄）、既往乳腺癌病史、肥胖、月经初潮早及绝经晚、首次怀孕晚、绝经后大量饮酒和使用雌激素。乳腺非典型增生（导管或小叶）的个人病史会增加罹患乳腺癌的风险。然而，3/4 的乳腺癌患者没有确切的危险因素。

询问乳腺相关的基因检测和 X 线检查情况。乳腺癌基因 BRCA1 和 BRCA2 与乳腺癌(和卵巢癌)以及男性乳腺癌的高风险相关。有乳腺癌或卵巢癌家族史的患者应该询问是否进行了基因检测。筛查乳腺 X 线检查一般推荐给所有 50 岁以上的女性[2]。

男性乳腺增生(女性乳腺发育症)通常是激素或药物治疗(如前列腺癌或安达通)的结果。男性乳腺经常是柔软的。双侧肿大通常是良性的,但单侧肿大可能是恶性的。由于恶性肿瘤在男性乳腺增生中更为常见,不对称性增大应该引起关注。男性乳腺癌的发病率比女性乳腺癌低 100 倍以上。由于男性的乳腺组织较少,查体时往往容易忽略,所以在确诊时,疾病往往发展到晚期。

查体

正确检查需要一些时间(每侧乳腺大约 3min)[3]。检查的必要性必须从一开始就明确地向患者解释。患者应有一名监护人陪同。

乳腺检查对癌症的敏感度仅略高于 50%,但特异性高达 90%。阳性检查似然比(LR)为 14.1,阴性查体的似然比(LR)为 0.47[4]。

视诊

嘱患者端坐位,乳腺完全露出。关于乳腺视诊的价值存在争议,但通过视诊,可能发现显而易见的晚期乳腺癌。观察乳头内陷(由于癌症或纤维化,在一些患者中,乳头内陷可能是正常的,因此询问内陷是否长期存在是很重要的)和乳腺的佩吉特病(潜在的乳腺癌导致乳头单侧皮疹或溃疡)。乳腺大小不对称很常见,因此询问是否有任何新发的不对称很重要。

接下来,检查其余的皮肤。寻找可见的静脉(如果是单侧的,支持恶性可能)、皮肤凹陷和橘皮症(在晚期,乳腺癌会导致皮肤因汗腺凹陷而水肿)。寻找乳腺炎引起的红斑(皮温增高伴疼痛)。

乳头区域的持续性红斑可能是接触性皮炎或皮肤刺激,但如果不对称或经治疗无效,这可能是乳腺的恶性佩吉特病。

嘱患者将双臂举过头顶,然后慢慢放下。检查乳头或皮肤是否被牵拉,乳头相对位置是否移位,或乳腺有无粘连肿块扭曲(图 41-2)。

注意腋窝是否有明显的肿大淋巴结。

接下来,让患者把手放在臀部,然后按压臀部(胸部收缩动作)。可以突出凹陷或凹陷的区域。

也可能会偶然发现与乳腺无关的情况,如漏斗

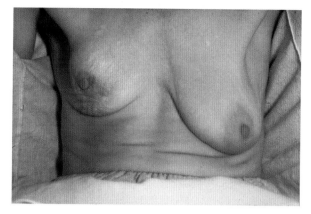

图 41-2　右乳癌,表现为乳腺肿块隆起,皮肤凹陷,乳头内陷

胸或鸡胸、与下腔静脉梗阻有关的静脉扩张和男性化迹象,如粉刺和多毛症。

触诊

检查锁骨上和腋窝区域是否有淋巴结肿大。然而,很难区分腋窝脂肪垫和肿大的淋巴结。

然后请患者躺下。只有将乳腺组织压平在胸壁上,才能进行检查。让患者将手放在头后以触诊乳腺外侧是有帮助的,将肘部抬起与肩部水平以触诊乳腺内侧是很有帮助的。

仅仅触诊乳腺不是正确的方法,而是触诊所有的部位。我们建议用一只手的中间三个手指与乳腺轮廓平行,用另一只手支撑乳腺,轻轻地进行触诊。全面检查应包括与锁骨、胸骨、腋中线和"胸罩线"相连的矩形区域。从腋窝开始触诊,向下一条线触诊到胸罩线。不要捏乳腺,因为你可能会错误地认为你触到了肿块。触诊的模式就像割草坪一样,是覆盖整个矩形的一系列垂直条带(图 41-3)。触诊也可以由象限进行,从乳头向外呈螺旋状,或从乳头向外呈围绕乳腺辐射的"花瓣"模式。

如果有乳腺植入物,触诊就比较困难。最好是仰卧位检查这类患者,并将患者的同侧手臂放在一侧。

下一步,触诊乳头后方有没有肿块。

完成乳腺检查时,患者要坐起来,因为有些肿块在这个体位更容易触诊到。重要的是用两只手触诊——也就是说,一只手在下面(如果左手),右手在上面,这样乳腺组织就会变平。

不要把正常的乳腺结构误认为肿块[5]。通常在深部触诊时你可能会感觉到肋骨或肋软骨交界处的乳腺组织的下脊(乳腺下皱褶),并且是对称的。你可能会感觉到正常的橡皮样斑块(纤维腺组织),特别是在外上象限。乳晕边缘有乳晕组织是

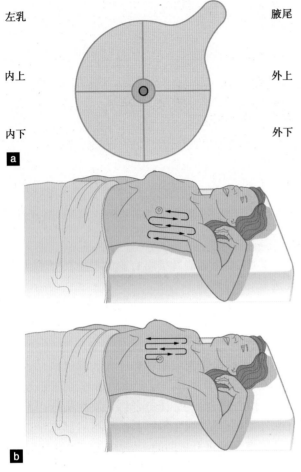

图 41-3　乳腺检查(a)象限。(b)系统检查

正常的,乳腺外上象限常常致密。

乳腺肿块的评估

　　如果检测到肿块,需要仔细注意以下要点。

　　1. 位置:(见下文)。

　　2. 大小、形状和密度:质硬、形状不规则的结节是癌的特征;平整、光滑、活动度好、规则的结节更有可能是纤维腺瘤,尤其是年轻女性。

　　3. 压痛:多见于炎症性或囊性病变;乳腺癌通常无痛,尽管炎症性乳腺癌可能存在压痛。

　　4. 固定:活动度是通过双手将乳腺移动到胸壁上来决定的;在晚期乳癌中,肿块可能固定在胸壁上。

　　5. 单发或多发病灶:多发结节提示良性囊性病变或纤维性增生症。

　　请记住,乳腺检查发现的肿块可能并非来源于乳腺组织,如脂肪瘤和皮脂腺囊肿。

　　还要记住,许多正常的乳腺都有明显的肿块,虽然良性肿块往往是柔软的、可移动的和规则的,

但它们也可能具有恶性肿块的特征。表 41-1 列出了乳腺肿块的 5 个原因。

表 41-1　乳腺肿块的病因分析	
非柔软的	**柔软的**
囊肿	囊肿
乳腺癌	乳腺脓肿
纤维囊性疾病*	纤维腺病
纤维腺瘤(良性,活动度高"乳鼠")	肋软骨炎
	炎性乳腺癌
少见病因	
创伤,脂肪坏死	
其他囊肿(如鞘膜积液)	
其他肿瘤(如乳管内乳头状瘤)	
肉芽肿性乳腺炎(一种类似于乳腺癌的炎症状态)	
胸壁[如脂肪瘤、肋软骨炎(引起压痛,但不是肿块)]	

　　*临床上,乳腺肿块通常是乳腺组织的隆起,由于体重或激素的影响肿块可能会变得更加突出。术语"纤维囊性改变"更常用来描述可能是良性的影像学改变。

　　在患有女性乳腺发育症的男性中,乳晕下可以触摸到少量乳腺组织。这在仅仅是肥胖的男性身上不存在。

　　使用"时钟系统"记录您的检查:根据乳腺上显示的任何肿块或病变的位置(如 9 点位置)以及距乳晕放射状边缘的距离,将乳腺想象成时钟。乳腺肿块的大小及其其他特征也必须记录下来(见上文)。

要点小结

1. 乳腺肿块很可能是病理性的(称为阳性肿块),如果符合:
   - 肉眼可见的
   - 与周围组织不同
   - 与另一只乳腺相比不对称
   - 在整个月经周期中持续存在
   - 边缘不光滑,边界不清或活动度差

2. 乳腺肿块如果具有以下特征,则更有可能是恶性的:
   - 质地较硬
   - 边界不清或形状不规则
   - 活动度差或固定
   - 局部皮肤凹陷
   - 乳头回缩或内陷
   - 血性乳头溢液
   - 可触及腋窝淋巴结

OSCE 复习题——乳腺

患者女性，发现乳腺肿块，请采集病史并解释检查中发现的哪些特征可能提示恶性。

（刘岩　译）

参考文献

1. Riley M, Dobson M, Jones E, Kirst N. Health maintenance in women. *Am Fam Physician* 2013; 87(1):30–37. Describes current guidelines for screening for breast cancer and other cancers in women.

2. Kerlikowske K, Smith-Bindman R, Ljung BM et al. Evaluation of abnormal mammography results and palpable breast abnormalities. *Ann Intern Med* 2003; 139:274–284. Discusses how to approach interpreting mammogram reports and the next steps.

3. Fenton JJ, Rolnick SJ, Harris EL et al. Specificity of clinical breast examination in community practice. *J Gen Intern Med* 2007; 22(3):332–357. Screening breast examinations in clinical practice are highly specific but insensitive. A normal exam is reassuring.

4. Barton MB, Harris R, Fletcher SW. Does this patient have breast cancer? *JAMA* 1999; 282:1270–1280. The clinical breast examination has an overall specificity that is high (94%) but the sensitivity is poor (54%). Unfortunately, inter-observer variation seems to be high.

5. Pruthi S. Detection and evaluation of a palpable breast mass. *Mayo Clin Proc* 2001; 76:641–647. Most breast masses are benign but malignancy must be excluded. If cancer is suspected but mammography is negative, further testing is indicated.

第十二篇
特定专科疾病

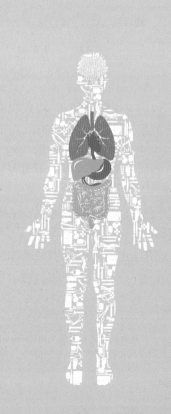

第 42 章

眼、耳、鼻和喉

诊断不是结束,而是医疗的开始。——Martin H Fisher(1879—1962)

眼、耳、鼻和喉的检查对每一位患者都很重要,因为局部或系统性疾病可能累及身体的这些小部位。

眼

体检解剖

眼的结构如图 42-1[1] 所示。眼球由三层结构组成:

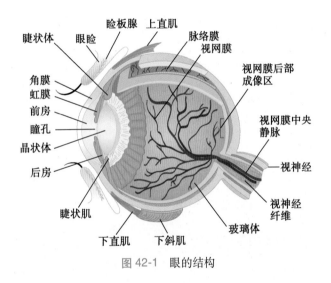

图 42-1 眼的结构

- 内膜又名神经层,它构成视网膜,可分为内层和外层。外层含色素细胞,内层与视神经相连续,含光感受器:视杆细胞(夜视觉和周边视觉)和视锥细胞(色视觉和中央视觉)。

- 中膜又名葡萄膜。它由前向后依次形成虹膜、睫状体和脉络膜。脉络膜由血管构成,营养视神经、视网膜中央凹(主司敏锐视觉)和视网膜后 2/3。睫状体产生房水。房水是透明液体,位于角膜后,充满前房。它穿过瞳孔,再由前房角的小梁网排出。晶状体位于角膜后,由韧带悬挂于睫状体上。

- 外膜又名纤维膜。其前部是透明的角膜,剩余部分构成巩膜。玻璃体是透明胶状物质,是眼球中的主要填充物。

视神经解剖见第 32 章。

眼睑通过三种腺体(两小一大)来湿润角膜。眼睑中的两种小泪腺①分泌泪液,并产生黏蛋白和油脂。正常情况下这两者已足够润滑眼睑和角膜。但在情绪激动或存在异物时,位于骨眶壁和眼球间及外直肌间的大泪腺将受到刺激。大量泪液通过各自的腺导管流入眼睑上部。泪液一部分挥发,一部分通过眼内侧边缘流入泪小管,接着依次流入泪囊、泪管、下鼻道,进入鼻子。结膜是一层与眼睑并行的黏膜,可以保持眼睑内侧光滑。

病史

主诉包括疼痛、不适和发红(表 42-1 和问诊清单 42-1),视力丧失、影像扭曲和泪液分泌增加,以及眼睑和附属结构感染。视力丧失和其他视觉症状(表 42-2 和问诊清单 42-2)在第 32 章中也有提及。

表 42-1 眼红、眼痛常见病因的鉴别诊断

疾病	眼红分布	角膜表面	瞳孔
细菌性结膜炎	周围性结膜双侧(中央回避)	正常	正常
巩膜外层炎	节段性,通常位于单侧角膜周围	正常	正常

---

① 来自拉丁语中眼泪一词(lacrima)。因此《埃涅阿斯纪》中埃涅阿斯在迦太基新的城墙上看到描绘特洛伊毁灭的壁画后,情绪激动,说出的那句名言'Refum lacrimae sunt',是指为大事而流泪。

表 42-1　眼红、眼痛常见病因的鉴别诊断（续）

疾病	眼红分布	角膜表面	瞳孔
急性虹膜炎	单侧睫状充血	浑浊（视力模糊）	小，形状不规则，可能无对光反射
青光眼	单侧角膜周围	浑浊	中椭圆形，无对光反射
角膜溃疡	单侧角膜周围	浑浊 荧光素染料可使溃疡着色	正常
结膜下出血	局限性出血无后界限制	正常	正常
结膜出血	局限性出现存在后界限制	正常	正常

问诊清单 42-1　眼痛、红眼患者的问诊

❗表示可能比较紧急或危险的症状。

1. 是否佩戴角膜接触镜？（角膜溃疡）

2. 活动眼球时是否疼痛？（虹膜炎或巩膜炎）

3. 晨起上下眼睑是否粘连？（结膜炎）

❗4. 是否有外伤史，或工作时是否接触粉尘、金属粉碎机或焊接设备？（外伤，异物或闪光灼烧）

5. 是否有关节炎或皮疹？（血管炎）

表 42-2　视力障碍的常见病因

症状	引起该症状的常见病因
突发单眼部分或完全视力丧失（注意与偏盲相鉴别）	**短暂的**：视网膜缺血（一过性黑矇），视觉性偏头痛，视神经炎（在锻炼或热水浴后可能发生） **持续的**：视网膜脱落，视网膜栓塞，糖尿病视网膜病变（突发或进行性），颞神经眼，创伤
偏盲	视皮质梗死，顶枕叶梗死
进行性单侧或双侧视力丧失	白内障，黄斑变性，青光眼（慢性无疼痛），颅底肿瘤（如脑膜瘤、垂体腺瘤）
视力模糊	屈光不正，白内障，黄斑变性（通常为中心盲）
复视	**单眼复视**：晶状体脱位，白内障，散光，癔症 **双眼复视**：眼运动异常（如眼运动麻痹）
光晕（明亮光线边缘扭曲）	角膜水肿，急性青光眼
干眼（患者眼睛可能有异物感）	干燥综合征，睑缘炎［眼睑炎症（如湿疹引发）］，眼睑感染
眼痛和头痛	丛集性头痛或偏头痛
眼睛活动时疼痛	视神经炎
眼痛和眼红	**弥漫伴中央回避**：结膜炎（眼睑粘连） **无中央回避**：虹膜炎，急性青光眼（角膜薄翳）眼睛活动时疼痛巩膜炎（如系统性血管炎），异物，睑内翻（下眼睑倒转） 角膜溃疡（单纯疱疹，角膜接触镜）
视野中有漂浮物	玻璃体变性（与年龄和近视相关）

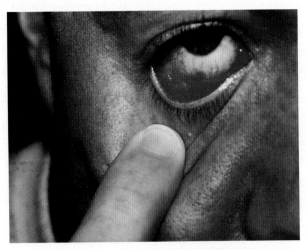

图 42-2　麻疹患者合并结膜炎

问诊清单 42-2　突发视力丧失患者的问诊

！表示可能比较紧急或危险的症状。

1. 双眼分别闭合后异常是否持续（视野丧失）

2. 您是否感觉像眼前拉上了窗帘？您的视力是否恢复？一过性黑矇

3.（视网膜栓塞，皮质梗死）

！4. 您的眼睛是否有过疼痛？（急性青光眼，虹膜炎）

5. 您的眼睛或头部是否受过伤？（眼部或视神经创伤）

6. 之前您有视力障碍么，如闪光感？（偏头痛）

7. 您有位于同侧的剧烈头痛么？（颞动脉炎）

8. 您有四肢乏力或刺痛感，或者肠道或膀胱的功能障碍么？（多发性硬化和视神经炎）

9. 您是否有糖尿病？（糖尿病视网膜病变伴出血）

（视网膜毒性）以及乙胺丁醇和异烟肼（视神经病变）。

要点小结——结膜炎

1. 病毒性结膜炎（腺病毒）常出现于上呼吸道感染之后。可以是单侧，通常突然起病。通常与其他感染者有接触史。

2. 细菌性结膜炎（成人如金黄色葡萄球菌）常导致大量颜色异常（绿色或黄色）的分泌物产生。眼睑可能出现粘连。

3. 打喷嚏、眼部瘙痒和大量泪液生成提示过敏性结膜炎。双侧眼红和球结膜水肿常见。

询问干燥性角结膜炎（干眼症）相关症状。这些症状包括眼干、灼烧和刺激感，并且通常日益加重。吸烟、接触过敏原和湿度降低（如使用空调）可加重上述症状，原因可能是泪液生成减少或挥发增加（清单 42-1）。

体检方法

让患者坐于床旁。先站在稍远处，观察以下体征：

清单 42-1　干眼病因

1. 生成减少：类风湿关节炎、干燥综合征等系统性疾病引起的泪腺炎症
2. 挥发增加：眼裂增大（Grave 病），贝尔麻痹

其他的一般性问题还包括：是否有关节炎病史或合并血管炎、多发性硬化或甲状腺疾病，是否有金属碎片或电弧焊接的职业暴露史，是否使用角膜接触镜，是否有血管性疾病史，是否有糖尿病或心房颤动以及是否吸烟。结膜炎是麻疹的特征之一（图 42-2）。

询问既往眼部问题或手术史，包括激光矫正手术。询问近期是否测过眼压。

采集用药史。询问使用的眼药水及药物，如皮质醇激素（白内障），抗胆碱能药物（急性闭角型青光眼），胺碘酮（角膜沉积物），氯喹和氯奥沙普秦

1. 上睑下垂（一侧或双侧上眼上睑下垂）。

2. 巩膜颜色：
   ○ 黄色，黄疸时胆红素沉积可引起
   ○ 蓝色，成骨不全症时脉络膜的色素可透过菲薄的巩膜显示出来；无成骨不全症的家族也可出现蓝色巩膜；褐黄病时由于尿黑酸沉积于结缔组织，可导致巩膜呈现灰蓝色（图 42-3a），是一种遗传性疾病；外耳常受累（图 42-3b），此外还有关节和心脏瓣膜
   ○ 红色，虹膜炎或巩膜炎引起中央部分炎症；结膜炎引起周边部分炎症，常伴分泌物；结膜下出血，创伤后血液流入引起（表 42-2 和清单 42-2）

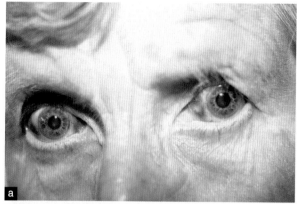

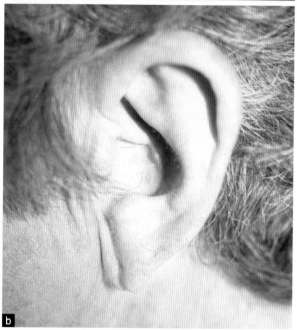

图 42-3　褐黄病。(a)巩膜。(b)耳

○ 巩膜苍白,贫血时出现:下拉下眼睑,正常情况下结膜后部珍珠白色与前部红色形成对比;该对比消失是贫血的可靠体征(图 42-4)。

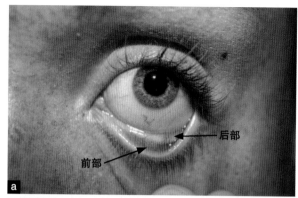

后部

前部

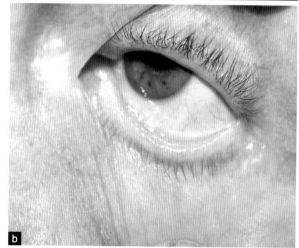

图 42-4　(a)正常巩膜。(b)贫血患者的苍白巩膜。注意正常眼睑前部和后部之间的颜色对比

清单 42-2　葡萄膜炎的病因

虹膜炎(前葡萄膜炎)
病毒性特发性
全身性疾病
● 血清阴性脊柱关节病
● 炎症性肠病
● 糖尿病
● 肉芽肿性疾病(如结节病)
● 感染(如淋球菌,梅毒,弓形体,布氏杆菌,结核)
脉络膜炎(后葡萄膜炎)
特发性全身性疾病
● 糖尿病
● 肉芽肿性疾病(如结节病)
● 感染(如弓形体,梅毒,结核,弓蛔虫感染)
葡萄膜由前葡萄膜(虹膜)和后葡萄膜(睫状体和脉络膜)组成。

从后方和上方查看患者是否有突眼,也就是眼球突显。如果眼球真的突出眼眶,称为眼球突出。从前额向下看最易观察;突出眶上缘为异常。如果存在突眼,需特异性排查甲状腺眼病:眼睑迟滞(患者眼睛追随检查者手指下降:上睑迟滞于瞳孔),球结膜水肿,角膜溃疡和眼肌麻痹(上视无力)。接着寻找是否存在角膜异常,如带状角膜病变或角膜老年环。

寻找是否存在角膜溃疡,如果程度严重则较为明显。涂覆有无菌荧光素的条带可以将角膜溃疡染色从而使其更易显现。单纯疱疹性角膜炎可出现分枝状(树突状)溃疡。

接下来进行脑神经检查:也就是检测视力,视野,瞳孔对光反射和调节反射。支配眼部交感神经的任意点阻断可导致霍纳综合征(Horner syndrome)(部分上睑下垂和瞳孔缩小,但对光反射正常）。20%的健康人存在可察觉的瞳孔不等大（双侧瞳孔直径不同）。同时也要记住相当多的老年人瞳孔对光反射不易察觉。

检查眼球运动（图32-12）。为了检查眼肌易疲劳性，让患者向上看向帽针或手指，持续半分钟左右。重症肌无力患者肌肉疲劳，眼睑开始下垂。

如无严重视力障碍检查色觉。可以使用石原测试板（由彩色圆点组成数字）。视神经疾病可出现红色去饱和（看红色物体的能力受损）。7%男性患有红绿色盲（X染色体连锁隐性遗传）。

检查角膜反射。

行检眼镜检查。成功完成检眼镜检查需要大量实践。重要的一点是在昏暗环境中进行检查，这样患者瞳孔扩大，可以减少干扰。患者佩戴眼镜更易进行检查，尤其是眼底检查。但要使用合适的检眼镜片来纠正患者的屈光不正。

让患者盯住对面墙壁或天花板的一点，不去看检眼镜发出的光线。患者经常会聚焦在检眼镜发出的光线上，要避免他们这么做。白内障可引起晶体浑浊，可能无法进行检眼镜检查。同时光反射也减少或缺失。

要点小结——白内障

1. 老年人中很常见
2. 病因和关联疾病很多
3. 可导致视力下降、夜视欠佳、复视和眩光
4. 如果视力下降影响生活如开车、阅读，建议手术治疗

从检查角膜开始。用检测者的右眼去查看患者的右眼，左眼亦然。将检眼镜片转至+20，从距离患者约20cm处观察角膜。特别注意有无角膜溃疡。将镜片逐渐转回至0，同时逐渐向患者靠近。随着距离拉近，晶状体，玻璃体液以及视网膜等结构会逐渐向内聚合。

检查视网膜（图42-5，图32-10）锁定一条视网膜动脉，追踪至视盘处。正常的视盘呈圆形，较周围视网膜颜色稍淡。通常情况下视盘边界清晰，但在视乳头水肿或视乳头炎时会出现边缘模糊，在视神经萎缩时视盘呈苍白色。查看视网膜余下的部分，要特别关注有无出血以及糖尿病或高血压视网膜病变。

出血可分为四种类型：临近血管的线状出血

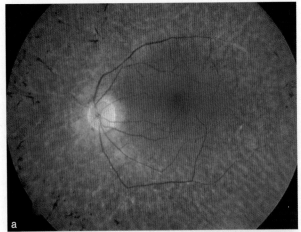

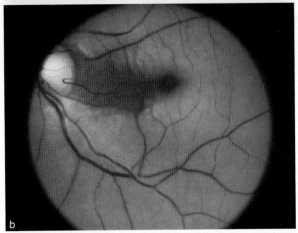

图42-5　视网膜照相。（a）色素性视网膜炎。（b）视网膜中央动脉阻塞

（线状或火焰状），覆盖血管的大块瘀斑，可能与微动脉瘤相混淆的瘀点以及玻璃体下出血（出血量较大，呈新月形，边界清晰，可能看到液平）。前两种类型的出血可见于高血压和糖尿病视网膜病变。也可见于所有能够引起颅内压增高或静脉怒张的疾病，或出血性疾病。

第3种类型见于糖尿病，第4种类型是蛛网膜下出血的特征。

糖尿病视网膜病变主要分为两种类型：非增殖性和增殖性。非增殖性病变包括：①两种特征性出血：点状出血和斑状出血，前者发生于视网膜内层，后者更大且发生于更浅的神经纤维层；②微血管瘤（血管壁上的微小凸起），由血管壁损伤引起；③两种渗出：硬性渗出和软性渗出（棉绒斑），前者边缘平直，由蛋白从损伤的小血管壁漏出引起，后者形态呈绒毛状，主要由微小梗死引起。

增殖性病变包括新生血管，可以导致视网膜脱落或玻璃体积血。

高血压视网膜病变可以分为1~4级：

第1级仅有"银丝"动脉（血管壁硬化使其透

明度下降,因此中央亮条纹变宽、光泽感变强)

第 2 级"银丝"动脉加动静脉局部狭窄或压迹(静脉与动脉交叉处出现压痕或偏斜)

第 3 级第 2 级表现加出血(火焰状)

以及渗出(软性:棉绒斑,由缺血引起或硬性:从血管渗漏出的脂质沉积物)

第 4 级第 3 级表现加视乳头水肿

不仅要给出分级,更重要的是描述存在的病变。

色素性视网膜炎引起黑色素呈十字形散布(图 42-5a)。如果没有检查视网膜边缘可能会遗漏该体征。

仔细探查是否存在视网膜中央动脉阻塞(图 42-5b),如果存在,整个眼底将因为视网膜水肿而呈现牛奶白色,动脉直径也将显著减小。视网膜中央动脉阻塞表现为突发的无痛性单侧盲,属于医学急症。

视网膜中央静脉血栓形成引起弥漫整个视网膜的视网膜静脉迂曲和出血,尤其是沿静脉分布("血雷视网膜")。它表现为突发无痛性部分视力丧失。

发生视网膜脱落时,视网膜可能出现抬高或折叠。患者通常描述为"落下的一片阴影"、闪光或大量的黑点。一旦诊断需要紧急处理以试图阻止完全脱落和不可挽回的失明。脉炎膜炎时出现白点,活动期边缘模糊(如弓形虫病、结节病时)。

最后,让患者直视光源。这可以让你定位并探查黄斑。黄斑变性是引起失明的首要病因,中心视力丢失。黄斑变性时出现玻璃膜疣。中央视网膜上皮下可以看见小的沉积物。黄斑变性可以继发于萎缩性或血管新生性病变。触诊眼眶。使用听诊器的钟形头听诊眼睛:被听诊的眼睛闭合,另一只眼睛睁开,患者暂停呼吸。听诊如果存在杂音,可能提示动静脉畸形或血管性肿瘤。触诊耳前淋巴结(腺病毒性结膜炎)。别忘了患者可能有玻璃义眼。如果患者一只眼睛视力为零并且无瞳孔反射,需要怀疑这只眼睛是否是义眼。

对玻璃义眼进行眼底检查可能会使患者感到宽慰,但通常是无法成功的。清单 42-3 总结了常见眼部异常的病因。

清单 42-3　眼部异常的病因

白内障
1. 增龄(老年性白内障)
2. 内分泌(如糖尿病,类固醇激素)
3. 遗传性或先天性(如肌营养不良性肌强直症)
4. 眼部疾病(如青光眼)
5. 放射线
6. 创伤
7. 吸烟

视乳头水肿与视乳头炎鉴别

视乳头水肿	视乳头炎
视盘肿胀,无静脉搏动	视盘肿胀视力下降
视力正常(早期)盲点增大	中心暗点增大眼球运动时疼痛
视野外围收缩	通常为突发、单侧
色觉正常通常为双侧	色觉受影响(特别是红色去饱和)

视乳头水肿的病因
1. 占位性病变(引起颅内压增高)或眶后肿物
2. 脑积水(脑室扩大)
   - 阻塞性(脑室、导水管或通向第四脑室的出口阻塞:如肿瘤)
   - 交通性
   - 脑脊液(cerebrospinal fluid,CSF)生成增多(如脉络丛乳头状瘤:罕见)
   - CSF 吸收减少(如肿瘤引起静脉受压,脑膜炎引起蛛网膜下腔阻塞)
3. 良性颅内高压(假性脑瘤)(脑室小或正常)

- 特发性
- 避孕药
- 艾迪生病(Addison disease)
- 药物(如呋喃妥因,四环素,维生素 A,类固醇激素)
- 头部创伤
4. 高血压
5. 视网膜中央静脉血栓形成

视神经萎缩的病因
1. 慢性视乳头水肿或视神经炎
2. 视神经受压或分叉
3. 青光眼
4. 缺血
5. 家族性[如色素性视网膜炎,Leber[*]病,弗里德赖希共济失调(Friedreich ataxia)]

视神经炎的病因
1. 多发性硬化
2. 中毒性(如乙胺丁醇,氯喹,尼古丁,酒精)
3. 代谢性(如维生素 B_{12} 缺乏)
4. 缺血(如糖尿病,颞动脉炎,动脉粥样硬化)
5. 家族性(如 Leber 病)
6. 感染性(如传染性单核细胞增多症)

色素性视网膜炎的病因
1. 先天性(与白内障和聋哑相关联)
2. 劳-穆-比综合征(Laurence-Moon-Biedl syndrome)[†]
3. 遗传性创伤
4. 家族性神经病变(如雷夫叙姆病(Refsum disease)[‡])

---

[*] Theodor von Leber(1840—1917),哥廷根和海德尔堡眼科学家。
[†] John Laurence(1830—1874),伦敦眼科学家;Robert Charles Moon(1844—1914),美国眼科学家;Arthur Biedl(1869—1933),布拉格生理学专家。
[‡] Sigvald Refsum(1907—1991),挪威医生。

复视

大多数（约60%）复视并非由脑神经异常引起。重要的是有找出病因的方法。

首先明确复视是单眼（25%）还是双眼。当一只眼被遮住时，单眼复视仍存在。它通常由单眼疾病引起，譬如散光，晶状体脱位，角膜接触镜表面不平坦、眼镜片过厚或某些类型的白内障。当患者通过针孔看时单眼复视会消失。尽管癔症也可以引起单眼复视，但非常罕见。

如果是双眼复视，考虑以下常见病因：

1. 脑神经麻痹（第Ⅲ、Ⅳ或Ⅵ对）：寻找是否存在眼上睑下垂，瞳孔改变（第Ⅲ对），眼球运动异常。

2. 眼部肌肉疾病（重症肌无力）：晨轻暮重，持续上视后加重以及双侧眼上睑下垂。

3. 甲状腺眼病：眼球突出，眼睑迟滞，球结膜水肿。

4. 眼眶外伤：外伤史或体征。

5. 核间性眼肌麻痹：相关的神经病学体征。

霍纳综合征

体检解剖

支配眼睛的交感神经任意点阻断（图42-6）可引起 Horner[①] 综合征（清单42-4）。

临床实践

该综合征包括部分眼上睑下垂（由于交感神经

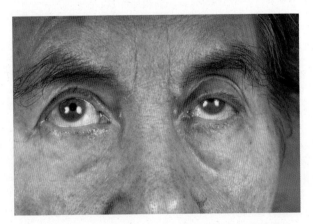

图 42-6 左侧霍纳综合征，部分眼睑下垂和瞳孔缩

> **清单 42-4 霍纳综合征的病因**
>
> 1. 肺尖癌（通常是鳞状上皮癌）
> 2. 颈部
>   ○ 恶性肿瘤（如甲状腺肿瘤）
>   ○ 创伤或手术
> 3. 臂丛下干病变
>   ○ 创伤
>   ○ 肿瘤
> 4. 颈动脉病变
>   ○ 颈动脉瘤或夹层
>   ○ 颈动脉周围肿瘤*
>   ○ 丛集性头痛
> 5. 脑干病变
>   ○ 血管性疾病（尤其是延髓背外侧综合征）
>   ○ 肿瘤
>   ○ 延髓空洞症
> 6. 脊髓空洞症（罕见）
>
> ---
> * 不影响汗液分泌，因为肿瘤局限于颈内动脉。

纤维支配双侧眼睑的平滑肌）和瞳孔缩小（副交感神经活动增强），但瞳孔对光反射正常（图42-6）。牢记其他可以引起眼上睑下垂的病因（表42-3）。

表 42-3 上睑下垂的重要病因

病因	相关特征
年龄相关的上睑提肌或腱膜伸长	常见，通常不对称
眼眶肿瘤或炎症	眼眶异常
瞳孔缩小，出汗减少	霍纳综合征
眼球向下向外，瞳孔扩大	第Ⅲ脑神经麻痹
重症肌无力或肌营养不良性肌强直症	眼外肌麻痹，肌无力
先天性或特发性	

使用手指背面检查两侧眉毛上方出汗是否有差异（病变侧出汗减少）（但缺乏该体征不能排除霍纳综合征）[②]。

霍纳综合征可能是延髓背外侧综合征[③]的一部分。

下一步让患者说话，观察是否有声嘶。声嘶可

能由喉返神经麻痹引起,而后者可由肺部肿瘤或下部脑神经损伤所致。

检查颈部,排查淋巴结病,甲状腺癌以及颈动脉瘤或颈动脉杂音。脊髓空洞症是引起该综合征的罕见病因,因此全面的体检包括检查有无分离性感觉缺失。记住,脊髓空洞症可能引起双侧霍纳综合征。

虹膜炎

虹膜炎(前葡萄膜炎)的表现有疼痛,畏光及单侧眼红(表 42-2 和清单 42-2)。检查眼睛时的典型发现是虹膜周围睫状充血合并血管扩张。前方积脓是指脓液聚集在眼前房,可能可以看见液平。瞳孔通常不规则。虹膜上可能出现新生血管。

虹膜炎与 HLA-B27 阳性相关炎性关节病有关联,包括强直性脊柱炎,炎症性肠病,反应性关节炎和有急性期表现的白塞综合征。慢性虹膜炎可能与幼年型类风湿关节炎,结节病及梅毒相关联。

角膜炎是角膜的炎症,可能由溃疡(常由单纯疱疹病毒感染引起)或损伤(如磨床的金属碎屑或电焊机的电弧灼伤引起)所致。佩戴角膜接触镜者如果没有很好地清洁镜片,角膜炎的发生风险也很高。严重的眼球突出或面神经麻痹引起的眼睑闭合障碍,可能是引发角膜炎的机械性因素。

巩膜炎的表现相似,但有双侧眼痛、眼红;也同样与 HLA-B27 阳性相关关节病有关联。巩膜炎患者眼球活动时疼痛。

青光眼

原发性开角型青光眼引起眼压持续增高,可以引发进行性视力下降。这一过程首先开始于周围视野,呈无痛性。

闭角型(窄角型)青光眼是由急性眼压升高引起。症状包括剧烈的眼痛,光晕和恶心,接下来检查手部有无杵状指及手指外展无力。如果存在上述任一体征,进行肺部体检,重点关注肺尖部有无体征提示肺癌属于眼科急症。你可能会看到瞳孔固定且中度扩大,结膜充血以及角膜发红;测量眼压增高。该情况可以继发于虹膜血管新生(如糖尿病时新血管生成),也可以是原发的虹膜异常(如先天性)。

急性青光眼可能由抗胆碱能药物诱发(如阿米替林)。

带状疱疹

累及三叉神经第一分支(眼支)的带状疱疹可能引起葡萄膜炎和角膜炎,并且影响视力。鼻尖,角膜和虹膜均受鼻睫神经支配(三叉神经的一个分支;图 42-7 和图 42-8)。带状疱疹患者鼻尖出现水疱(Hutchinson[①] 水疱)提示眼部受累的风险增高($LR+=3.5$)[2]。

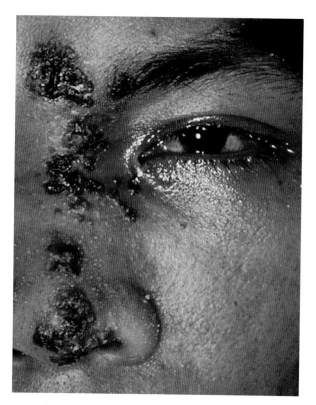

图 42-7　鼻睫带状疱疹显示出该神经的分布

眼睑

需要记住以下眼睑病变:

1. 睑腺炎(睑腺炎)主要由金黄色葡萄球菌感染引起,有触痛。

2. 睑板腺囊肿是眼睑缓慢增大的无痛性结节(图 42-9),由深部睑板腺或浅部皮脂腺的无菌性炎症引起。

3. 泪囊炎是泪腺或泪管的感染(图 42-10)。

4. 眼眶蜂窝织炎可能扩散从而累及眼睑(图 42-11)。

---

①　Jonathon Hutchinson(1828—1913)。Moorfields 眼科医院外科医生。1889 年担任皇家外科学院院长,1882 年入选皇家学会,1908 年授予爵位。

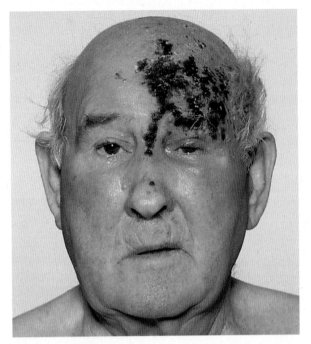

图 42-8　带状疱疹，累及眼部，沿第 V 脑神经眼支分布

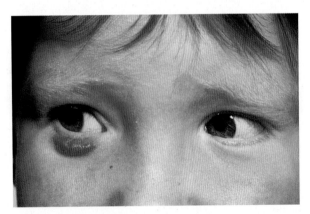

图 42-9　睑板腺囊肿；与睑腺炎不同，睑板腺囊肿一般无触痛或疼痛

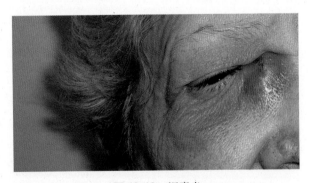

图 42-10　泪囊炎

5. 睑外翻是年龄增大时下眼睑弹性丧失引起下垂并脱离巩膜。这样会影响泪液引流，引起眼干及泪液溢出到脸颊上。

6. 睑内翻正好相反。下眼睑瘢痕或增厚引起

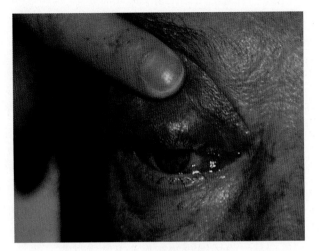

图 42-11　眼眶蜂窝组织

的睫毛内翻可以导致角膜磨损。

耳

体检解剖

耳可以分为三个部分：外耳、中耳和内耳：

- 外耳包含耳郭、外耳道和鼓膜，可以通过简单器械较容易地进行检查（图 42-12）。

耳道皮肤的腺体分泌耵聍[①]。当上皮细胞从鼓膜外表面脱落时，与耵聍结合向外迁移，形成正常耳垢。

- 中耳包括鼓膜内层，鼓室（上中下鼓室），听小骨（锤骨、砧骨和镫骨[②]），咽鼓管和乳突气房。咽鼓管连接中耳和鼻咽。面神经的一个分支，鼓索支[③]，通过其后壁进入鼓室，穿过鼓膜松弛部，跨过临近黏膜的锤骨颈部，走行中接收来自舌前部的味觉。

- 内耳（迷路）可分为前庭部（司平衡觉）和耳蜗部（司听觉）。前庭部包括互相排列成直角的半规管。头部活动时使填充于管内的液体（即内淋巴液）受到干扰，从而刺激毛细胞，引发神经冲动在第Ⅷ对脑神经的前庭部进行传导。镫骨在耳蜗前庭窗上的位移刺激耳蜗内的毛细胞，后者将这种位移转换成神经冲动在第Ⅷ对脑神经的前庭部进行传导。

[①] 从拉丁文中表示蜡一词而来。
[②] 从拉丁文中表示锤子、铁砧以及马镫的词而来。
[③] 从拉丁文中表示乐器的弦和鼓的词而来。

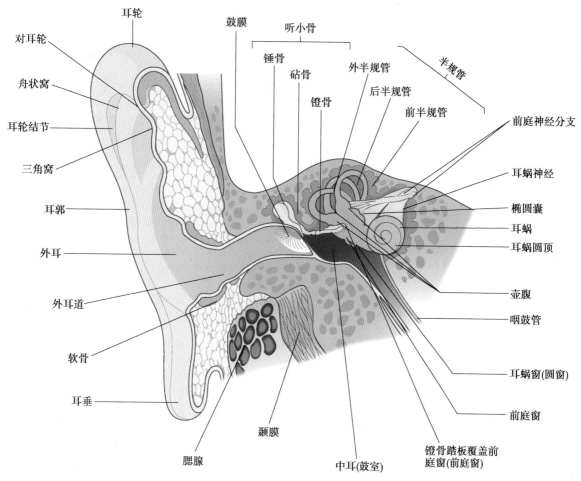

图 42-12　耳的横切面解剖图,展示了耳郭、外耳道、中耳和内耳

病史

患者耳的任意一部分均有可能出现症状:

1. 外耳:症状包括瘙痒,红斑和分泌物(鼓膜穿孔及感染或外耳炎;清单 42-5)。

清单 42-5　耳部疾病的常见症状	
耳聋	疼痛(耳痛)
眩晕	分泌物(耳漏)
耳鸣	瘙痒

外伤可能引起耳郭受损,获得性或遗传性软骨疾病也可以影响耳郭。耳漏是一种缓慢流出、量少但令人不快的分泌物。可能由胆脂瘤引起。胆脂瘤起源于中耳或乳突,由层状鳞状上皮细胞生长而来。它是一种良性、缓慢进展的病变,可以破坏骨质和耳组织。当鼓膜穿孔后,可能出现白色的干酪样分泌物。如果累及听小骨将导致听力丧失。耳垢堆积也可以引起耳聋。

2. 中耳:症状包括感染,常见于儿童,可引起疼痛,如果鼓膜破裂,可出现脓性分泌物。耳硬化症是一种累及听小骨的遗传性病变,可引起耳聋。中耳肿瘤和慢性中耳感染也可以引起耳聋。

3. 内耳:耳聋和平衡觉问题包括眩晕是内耳疾病的常见症状。耳鸣通常被描述为"耳里的嗡嗡声",可见于大部分内耳疾病。药物是常见病因(清单 42-6)。

清单 42-6　引起耳鸣的药物
1. 抗生素,特别是氨基糖苷类,此外还有万古霉素、红霉素和新霉素
2. 抗疟药物:奎宁、氯喹
3. 苯二氮䓬类药物
4. 卡马西平
5. 化疗药物:长春新碱、卡铂、顺铂
6. 袢利尿剂
7. 阿司匹林和非甾体抗炎药
8. 三环类抗抑郁药物

以下部位异常可能引起传导性耳聋:

● 外耳

- 鼓膜
- 听小骨

以下部位异常可能引起感音神经性耳聋：

- 内耳
- 听神经

患者如果主诉耳聋，需要询问工作、家庭生活及社会活动的环境对其是否有影响。询问耳聋的程度，出现的年龄以及发生的速度。还需要询问尝试过什么应对机制。这些应对机制可能包括助听设备，手语和互助团队。从孩童时期就耳聋的患者可能存在言语障碍和学习困难。

对所有出现耳聋的患者，要考虑可能的病因（表42-4），并通过询问来发现有助于诊断的线索（问诊清单42-3）。有时候患者在交流过程中说话的方法有助于诊断。传导性耳聋的患者可以通过骨传导听到自己的声音，经常认为自己的声音足够响亮，因此说话时常轻声细语。而感音神经性耳聋的患者不能很好地听到自己地声音，因此常大声说话。

表 42-4　耳聋的病因

传导性	要点
耵聍（耳垢）	耳垢可以完全阻塞外耳道从而减弱声音传导
耳膜穿孔	感染或外伤引起，减少声音向听小骨的传导
耳硬化症	镫骨踏板过度骨化从而活动性降低常有家族史
胆脂瘤	大量的角化上皮细胞在局部扩张和侵蚀，可以累及耳蜗，听小骨和鼓膜
感音神经性	
梅尼埃病	患者可能有耳鸣，感音神经性听觉丧失及眩晕
老年性耳聋	常见于老年人，以高频听觉丧失为特征
突发的感音神经性听觉丧失	病因未明，糖皮质激素治疗可能有效
工业（锅炉工）耳聋*	长期暴露于噪声环境或突然暴露于极端噪声
药物引发	耳毒性药物包括氨基糖苷类抗生素，某些化疗药物，阿司匹林以及袢利尿剂
听神经瘤	也可以引起耳鸣和眩晕
混合性	
感染	中耳感染可以影响耳膜或听小骨功能；病毒性耳蜗炎可以引起感音神经性耳聋
头部损伤	可能损伤鼓膜，听小骨，耳蜗或听神经

* 现在可能在上了年纪的流行乐手中更常见。

问诊清单 42-3　耳聋患者的问诊

1. 您的听力问题持续多久了？（如先天性）
2. 您的职业或爱好会接触噪音么？
3. 您是否服用过可能损伤听力的药物？（询问是否服用过水杨酸盐、顺铂和庆大霉素）
4. 您是否有耳聋的家族史？（如耳硬化症）
5. 您是否有过反复性耳部感染？（在儿童中尤其常见）
6. 您既往有过耳垢阻塞等问题么？
7. 您的耳部或头部既往受过伤或发生过严重感染譬如脑膜炎么？
8. 您的耳里有嗡鸣声么？（如梅尼埃病）

听力检测也可以为听力丧失的严重度和解剖部位提供信息。

突发听力丧失（3天内听力下降30dB）属于急症。病因包括：

- 病毒感染
- 细菌性脑膜炎
- 偏头痛
- 听神经瘤
- 头部损伤
- 药物反应
- 结节病

检查方法

耳检查包括视诊和触诊,耳镜检查,音叉评估,听力测试,外周前庭检查。在某些情况下需要进行脑神经评估。检查耳郭的位置、大小和形状。观察耳周围有无瘢痕或肿胀。检查是否有明显的副耳郭(将软骨从耳郭中分离出来),菜花耳(反复创伤引起的血肿掩盖了耳郭正常的解剖特征)和蝙蝠耳(从头部侧面突出的耳)。

检查耳部表面有无炎症及明显的分泌物。检查耳道和外耳。外耳炎与外耳道皮肤炎症相关,可分为四种类型:

1. 急性局限性外耳炎累及范围局限于耳道的外 1/3,累及处软骨上的皮肤及毛囊仍存在。它是一种疖病,通常是由金黄色葡萄球菌感染所致。

2. 急性弥漫性外耳炎常被称为游泳者的耳,尽管它常发生于没有游泳的患者。过度湿润、高温、潮湿,保护性耳垢的丧失和 pH 值增加是常见的诱发因素。铜绿假单胞菌可引起感染。急性弥漫性外耳炎最初症状多为瘙痒,随着病情进展出现疼痛,疼痛随耳郭的活动而加剧。视诊局部可从轻度红斑到严重红斑和肿胀,并伴有少量白色块状分泌物。

3. 慢性外耳炎通常由反复局部刺激所致,如慢性中耳感染后持续引流,或由于异物插入耳(如棉签、耳签)引起。其临床症状瘙痒比疼痛更显著,外观表现为鳞状红斑性皮炎,需与其他形式的皮炎相鉴别,如银屑病,特应性皮炎和脂溢性皮炎等。

4. 恶性(侵袭性)外耳炎是一种侵袭性且可能危及生命的疾病。常发生于老年糖尿病患者和免疫功能低下的患者。病变从外耳道开始,慢慢向内扩散,如果不积极治疗,可以导致颅底骨髓炎,并侵袭脑膜和大脑。假单胞菌是最常见的致病菌,其他微生物也有可能成为致病菌。最主要的症状为深部耳痛,最初的表现类似于严重的慢性外耳炎。检查时可发现有分泌物,且耳道常出现肿胀和红斑。

检查耳部有无痛风石征象(耳软骨内结节状、坚硬、无痛性白色尿酸盐沉积,对痛风有特异性但不敏感)。

触诊耳郭是否有肿胀或结节,并轻轻地下拉耳郭,如果操作引起疼痛感,常提示外耳道感染。

耳镜检查通过将耳镜舒适的进入耳道来检查耳道和鼓膜(图 42-13)。耳镜检查适应证包括上呼吸道感染的患者及任何与耳、头晕、面部无力或头部外伤有关症状的患者。需检查双侧耳。

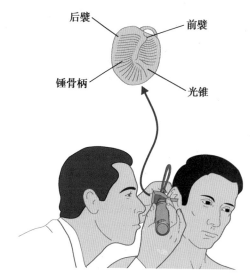

图 42-13　耳镜的使用方法

耳镜检查的正确方法如下:嘱患者将头稍微转向一侧,然后将耳郭向上、向外和向后拉,以使耳道变直,提供最佳的视觉效果。手持耳镜并利用手指固定患者的脸颊,使仪器保持稳定,并防止检查过程中患者头部突然移动。在检查患者右耳时,用右手向下握住耳镜,同时用左手拉动耳郭。另一种姿势是向上举起耳镜,但如果患者头部突然移动容易造成伤害。

检查外耳道是否有炎症(如发红或肿胀)或分泌物。除非有炎症,否则不应有压痛。耳耵聍通常是白色或淡黄色,半透明且有光泽,可以是潮湿或质硬的。检查过程中耳耵聍可能会掩盖鼓膜的外观。如果颅底骨折,可能在外耳道内看到血或脑脊液(水样、透明的液体)。带状疱疹患者的外耳道后壁可能有小水疱(充满液体的水疱)。

检查鼓膜时,将窥镜进一步向前下方轻轻地深入。正常的鼓膜呈珍珠灰色、卵形、半透明状(图 42-14)。上 1/5 部分称为松弛部,下 4/5 部分称为紧张部(图 42-15)。锤骨柄常见于紧张部的中心

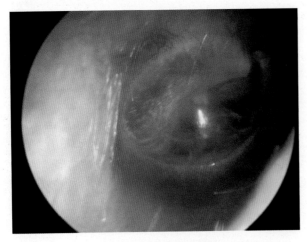

图 42-14　耳镜下的鼓膜

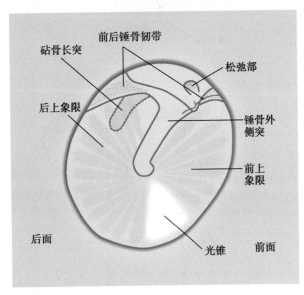

图 42-15　鼓膜的结构

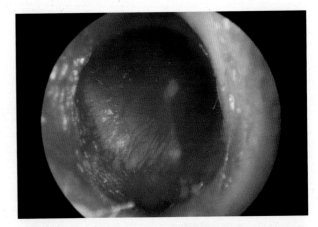

图 42-16　中耳炎伴鼓膜充血

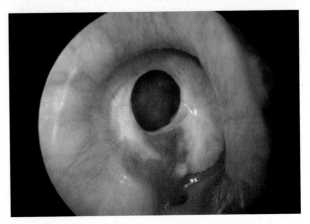

图 42-17　鼓膜穿孔

处。从锤骨柄的下端可见一个明亮的光锥:光反射。光反射的存在与否不是疾病的敏感或特意表现。注意观察鼓膜的颜色、透明度和有无血管扩张(充血:中耳炎的特征;图 42-16)。注意鼓膜有无鼓胀或收缩,鼓胀提示中耳有液体或脓液,收缩提示中耳的压力降低,是咽鼓管堵塞的征象。注意观察有无鼓膜穿孔(图 42-17)。

如果考虑中耳存在感染,可以使用气动耳镜检查。用足够大的窥器紧密地阻塞外耳道。在耳镜上安装一个橡胶挤压球。当球被轻轻挤压时,耳道内气压升高,鼓膜应迅速向内移动。如果鼓膜无移动或移动幅度小提示可能存在中耳积液。

检查听力时,在患者的一只耳旁移动手指以分散患者的注意力或用耳塞堵上患者的耳道,在患者的另一侧耳边低声说出一些数字或单词,如"12"或"公园"等,注意要站在患者的身后,避免患者看

检查者的嘴唇。然后同样的方法检测另一只耳。如果患者通过了测试,则可认定患者听力正常;如果患者说听不见或耳语测试呈阳性,就需要进行正式的听力测试(测听)[3]。

通常情况下如果怀疑有耳聋存在,可进行里恩试验和韦伯试验,但这些测试并不是金标准[3]:

1. 里恩试验:在乳突上放置一个 512Hz 的振动音叉,当声音不再被听到时,把音叉移到靠近耳道的地方,正常情况下如果空气传导比骨传导好,声音将再次被听到。

2. 韦伯试验:把一个 512Hz 的振动音叉放在患者前额的中央,如果是神经性耳聋,声音在正常耳中听的更清楚;如果是传导性耳聋,声音在异常耳中听的更清楚。

要点小结

如果患者或其亲属说患者是耳聋,那么患者就是耳聋,这可以在 90% 的病例中通过检测得到证实。

突发性听力障碍需要进行紧急评估和检查。

鼻和鼻窦

检查解剖学结构

鼻的上 1/3 由两块鼻骨构成，下 2/3 由软骨构成（图 42-18）。软骨把鼻分成两个腔。鼻骨与额骨和上颌骨相连。在鼻的侧壁上有三对鼻甲（上、中、下）可使进入鼻子的空气形成湍流，从而使小颗粒物落到鼻黏膜上，然后纤毛将它们扫入鼻咽部。空气也可在通过鼻腔时被加热和加湿。在每个鼻甲骨下面都有一个以其上方的鼻甲骨命名的窦道。

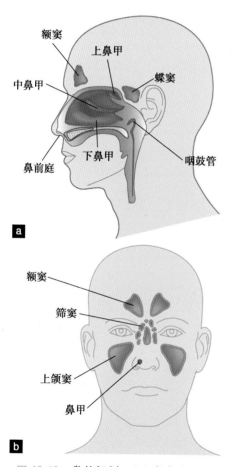

图 42-18 鼻的解剖。（a）鼻旁窦的冠状面。（b）鼻旁窦矢状面

额窦、上颌窦和前筛窦经中鼻道引流。后筛窦经上鼻道引流。纤毛上皮可辅助引流。上颌窦在重力的作用下向上通过开口进入鼻腔，这就解释了体位引流在治疗细菌性鼻窦炎中的重要性，以及为什么当游泳者弯腰吹干头发时，水会从他们的鼻子里滴出来。鼻泪管引流至下鼻道，可因水肿（如变

应性鼻炎）、机械性阻塞（如鼻息肉）或睫状体功能受损（Kartagener 综合征）而中断引流。

鼻甲是血管结构，其血液供应受自主神经控制。交感神经刺激引起血管收缩和鼻甲萎缩。副交感神经刺激引起血管扩张、鼻甲肿胀，有时可阻塞气流和液体排出。鼻的血液供应来自颈内动脉和颈外动脉，鼻中隔前壁的血管在 Little's 区汇合，该区离鼻孔大约 2cm，鼻出血常来自这个血管区。

鼻由嗅觉神经支配鼻上部的嗅觉上皮，嗅神经纤维通过筛骨的筛板到达大脑的嗅球。鼻内的其余部分由三叉神经的分支支配。

血管性鼻黏膜产生含有免疫球蛋白的黏液，黏液和鼻毛会吸附微粒并阻止它们进入肺部，黏液被纤毛向后扫入鼻咽部并被吞咽。

病史

常见的问题包括：

- 鼻分泌物（流鼻涕）：考虑过敏（水性分泌物），感冒（鼻炎：更黏稠的分泌物，伴或不伴有发热和全身症状），鼻窦炎或异物（脓性分泌物），问诊清单 42-4。

> **问诊清单 42-4　鼻塞患者的问诊**
>
> 1. 鼻塞持续多久？（急性提示存在感染）
> 2. 是单侧鼻塞还是双侧鼻塞？（鼻中隔偏曲）
> 3. 既往有过敏史吗？
> 4. 既往有鼻息肉史吗？
> 5. 鼻塞是否在一年中的不同时期有过加重？（过敏性鼻炎）
> 6. 鼻塞与打喷嚏有关吗？（过敏性鼻炎）
> 7. 鼻子受过外伤吗？鼻腔里可能有东西吗？（异物）
> 8. 还有其他症状吗？（失去嗅觉：息肉；头痛和头胀：鼻窦炎；发热）

- 鼻塞：感冒、异物、鼻中隔偏曲。
- 鼻出血：外伤（或抠鼻）、过敏、肿瘤或感冒。询问抗凝和抗血小板药物的使用情况。询问是否有血液恶性肿瘤和血友病等既往史。询问失血量，如果失血量大，可能需要输血。
- 嗅觉丧失或嗅觉减退（常伴有明显的味觉丧失）：如果完全丧失嗅觉，考虑息肉、感染或外伤

引起的机械性梗阻。

- 鼻窦炎的症状："再次出现鼻窦问题"、咳嗽、鼻塞、打喷嚏、面部疼痛或头痛,向前弯曲时头痛加重,脓性分泌物,表42-5。
- 大鼻子:酒渣鼻。

表 42-5　鼻窦炎的评估	
鼻窦炎可能性大	**鼻窦炎可能性小**
上颌牙痛	咽喉痛
鼻塞	眼睛痒
脓性分泌物	**对诊断无帮助的症状**
咳嗽和打喷嚏	精神不振
头痛	
弯曲时疼痛加重	
眼部以上疼痛(额窦炎)	
眶周疼痛(筛窦炎)	

检查方法

鼻和鼻窦的检查包括视诊、触诊和嗅觉检测。

首先检查鼻部皮肤。鼻子增大的患者可能有酒渣鼻。鼻子皮肤的肿大和变形可能由皮脂腺肿大引起,它常与酒渣鼻有关。注意有无鼻偏斜(最好从患者身后向下看)。注意有无眶周肿胀(如鼻窦炎)。用拇指向上按鼻尖检查鼻孔。

触诊鼻骨。检查有无面部肿胀或炎症的表现。分别堵塞单侧鼻孔,让患者用对侧鼻孔吸气,以评估有无鼻塞。如果有嗅觉丧失的病史,按照第32章(第Ⅰ脑神经)的描述测试嗅觉。

马鞍形鼻畸形(鼻中隔塌陷)可见于肉芽肿性多血管炎(GPA)和复发性多软骨炎。

用鼻窥镜检查鼻子内部。这个简易装置有两个扁叉可以用来打开鼻孔。检查时左手握住设备,将扁叉从平行鼻基底的方向插入患者的鼻子。不应将扁叉倚靠或推向鼻中隔。用另一只手稳住并移动患者的头部,这样就可以看到鼻子的内部。检查者的左示指应该靠在患者的鼻子上,以稳定上扁叉。检查时注意以下情况:

1. 鼻中隔前部是否有弯曲或穿孔。
2. 鼻黏膜的颜色通常为深红色(比口腔黏膜深),并且光滑、湿润、干净。
3. 是否有出血、肿胀或渗出物。
4. 是否有鼻息肉,常见于中鼻道附近。

5. 是否有鼻腔异物。
6. 如果发生了鼻出血,在 Little's 区是否有出血的迹象。
7. 鼻腔是否有分泌物及分泌物的性质(如水样的、脓性的、血性的)。
8. 鼻甲骨的大小和颜色。

鼻窦炎

鼻窦炎是鼻旁窦的炎症,鼻窦出现疼痛和压痛,在成人中分为急性鼻窦炎(持续时间少于4周)、亚急性鼻窦炎(持续时间4~12周)和慢性鼻窦炎(持续时间大于12周)。大多数急性鼻窦炎继发于病毒感染[4]。

急性细菌性鼻窦炎(图42-19)可发生于病毒感染后或变应性鼻炎患者,也可发生于鼻中隔畸形和鼻息肉等解剖异常的患者或免疫缺陷的患者。引起鼻窦炎最常见的细菌是肺炎链球菌和流感嗜血杆菌。四个主要临床特征提示鼻窦炎可能是细菌性的:①早期改善后症状恶化(双相疾病模式);②鼻腔脓性分泌物;③上颌窦上的牙齿或面部疼痛(尤其是单侧);④上颌窦压痛(单侧)。急性细菌性鼻窦炎有可能引起发热。

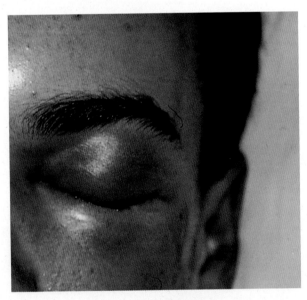

图 42-19　细菌性筛窦炎

急性细菌性鼻窦炎的并发症包括眼眶蜂窝织炎、脑膜炎、海绵窦血栓形成、脑脓肿和鼻窦骨骨炎。因此,如果患者出现以下任何警示症状:眼眶周围水肿、视力改变或精神状态改变,应警惕复杂的细菌性鼻窦炎。眼眶蜂窝织炎的典型表现为眼睑红斑、眼睑水肿和眼球突出。眼眶周围蜂窝织炎是一种由眼眶周围皮肤原发性感染引起的良性疾病。

急性细菌性鼻窦炎需与肉芽肿性血管炎、癌症或淋巴瘤、结节病相鉴别,在免疫缺陷或糖尿病患者中,还要与真菌性鼻窦炎相鉴别。慢性鼻窦炎表现为慢性鼻塞、鼻后滴漏、咳嗽、头痛和口臭。

鼻脑毛霉菌病是一种破坏鼻窦的真菌感染。鼻腔黏膜或腭部可见黑色焦痂。

检查方法

有两种常用的鼻窦照明方法。较简单的方法是,在完全黑暗的检查室内,将一个明亮的手电筒或专用的透射镜放置于患者的嘴里,患者需把嘴唇紧闭。正常的鼻窦可透过面部皮肤看见,呈现暖色光亮。这种方法的优点是双侧可以相互比较。第二种方法是将手电筒放在患者的眼眶下缘,眼睛避开光线,检查者同时凝视患者的口腔,寻找硬腭的光照。这种方法不需要清洗手电筒。

口腔和咽喉

检查解剖学结构

口腔的主要结构(图 42-20)如下:

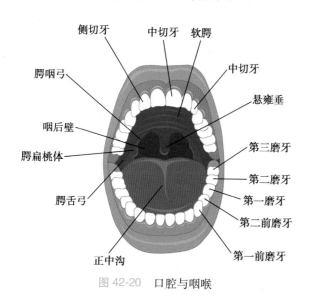

图 42-20　口腔与咽喉

- 嘴唇表面覆盖着一层薄薄的表皮,有许多血管乳头状突起(这是嘴唇为红色的原因)。
- 舌附在舌骨上。其功能包括吃和说话,是感知味觉的主要区域,中央矢状正中沟在盲孔后端。由于覆盖着舌乳头,表面很粗糙。真菌状乳头

位于舌尖和舌侧。最大的乳头位于盲孔前面,称为轮廓乳头。它们把舌分成后 1/3 和前 2/3。

- 牙齿。
- 硬腭是一个凹骨结构。其黏膜前部有隆起的褶,叫作皱褶。软腭由肌肉组成,活动自如,结束于悬雍垂,在吞咽过程中帮助关闭鼻咽。
- 味蕾在乳头的两侧。鼓索是面神经的一个分支,接受舌前 2/3 的味觉输入,舌咽神经接受舌后 1/3 的味觉输入。舌侧感知咸味,舌尖感知甜味,舌后 1/3 部分感知酸味和苦味(舌咽神经)。
- 唾液腺润滑口腔,其中含有包括淀粉酶在内的消化酶。最大腺体的是位于耳前面的腮腺,经 Stensen 管和上第一磨牙对面的乳头引流。其次是下颌腺,它们位于下颌骨角的下方,通过沃顿管引流到舌下系带两侧的乳头。舌下腺位于舌下的口腔底部,通过无数的小管道流出。

病史

口咽疾病的主要症状包括:

- 口腔或咽喉疼痛(问诊清单 42-5)。

> **问诊清单 42-5　口腔或咽喉疼痛患者的问诊**
>
> 1. 口腔疼痛吗?(牙科疾病、溃疡)
>
> 2. 疼痛的特点是怎样的?(持续性疼痛:牙痛;只在运动时疼痛:心绞痛;进食时疼痛:颞下颌关节疾病)
>
> 3. 吞咽时是否有疼痛?(扁桃体炎、咽溃疡)
>
> 4. 疼痛出现多久?(急性发作提示存在感染)
>
> 5. 牙齿有问题吗?

- 溃疡(问诊清单 42-6)。
- 出血:询问血液来自哪里(如牙龈、喉咙或咳出)。了解患者是否自觉口腔或喉咙有肿块,是否有其他地方出血,是否服用抗血小板或抗凝药物。
- 口腔肿块:询问是否疼痛(感染),有多长时间,是否出血(肿瘤)。
- 口干:询问用药史(如抗抑郁药、抗组胺药)、既往有无放疗史(唾液腺损伤)、干眼症(干燥综合征)和鹅口疮(念珠菌感染有关)。

问诊清单 42-6　口腔溃疡患者的问诊

1. 你有不止一个溃疡吗？（多发提示可能是全身性疾病,如克罗恩病）

2. 溃疡处有疼痛感吗？（无痛提示恶性肿瘤可能）

3. 你身体其他地方有过溃疡或损伤吗：阴茎,阴道,肛门？（性传播感染,克罗恩病）

4. 你有周身不适以及嘴唇受累吗？（单纯性疱疹原发感染）

5. 这样的情况以前反复发作过吗？（阿弗他溃疡）

6. 你抽烟或喝酒吗？（恶性溃疡）

- 吞咽困难：询问患者是仅难以吞咽固体（食管狭窄或肿瘤）还是液体和固体均难以吞咽（食管动力问题）。吞咽困难是否与喉咙痛（扁桃体炎）有关？
- 发音困难（言语困难；问诊清单 42-7）。

问诊清单 42-7　声音嘶哑导致说话困难（发音困难）患者的问诊

1. 你嗓子哑了多久了？（短期病史提示喉炎）

2. 病情逐渐加重了吗？

3. 颈部受过外伤吗？

4. 你抽烟吗？（喉癌、肺癌及喉返神经麻痹）

5. 你必须经常说话吗？（过度使用,声带乳头状瘤）

6. 你最近有过麻醉史吗？（插管损伤）

7. 你有过甲状腺疾病吗？（甲状腺功能减退）

检查方法

咽喉检查包括视诊和触诊。

检查嘴唇有无疱疹性溃疡、波伊茨-耶格综合征（Peutz-Jeghers syndrome）、发绀和肿块。最常见的是黏液囊肿。这些囊性无痛性病变直径可达几厘米,它们是由小唾液腺的外伤性损伤或阻塞引起的。

利用手电筒照射,用压舌板将颊黏膜推开,观察颊黏膜、上腭和牙齿。注意有无炎症（如发红、肿胀）。检查腮腺导管开口（有无炎症）。检查有无白色无痛斑块（白斑）,它可能存在于牙龈、舌或颊黏膜上,是一种癌前病变。扁平苔藓为网格状,在口腔中也会引起白色无痛性病变。检查口腔有无肿块和溃疡病灶。检查牙齿是否有明显的蛀牙及感染。

检查牙龈有无增生（与苯妥英钠的使用、白血病和妊娠有关）、出血和炎症。有无红斑,这是一种黏膜异常,其特征是容易出血的红色颗粒状丘疹,它比白斑更具恶性潜能。

检查舌在口腔里的位置,然后让患者将舌伸向一边,再伸向另一边,观察有无因神经或肌肉疾病引起的舌无力。像口腔其他部位一样观察舌有无肿块和黏膜的变化。舌表面可能会出现局部的红色区域,没有乳突,周围有白色或黄色的边缘,看起来很像一张地图,被称为地图舌,是良性病变。乳头的伸长和色素沉着（来自食物或烟草染色或某些微生物）使舌看起来黑色多毛,也是良性病变。有很大裂口的舌称作阴囊舌,也是良性病变。检查有无念珠菌感染（图 42-22）,这些白色病变覆盖着发炎的黏膜,可能是免疫缺陷或最近使用抗生素引起的。

检查口腔底部和舌下面。让患者把舌抬到硬腭上,充分暴露检查区。老年人舌下有可能看到大静脉,这是良性的,不是出血的表现。检查黏膜表面是否有上述异常表现。检查有无舌下囊肿,这是一个大的黏液囊肿,虽然无痛但可能会影响进食和说话。

检查软腭和硬腭是否有类似的黏膜损伤,硬腭是否有瘀点。硬腭后部的骨性肿胀是一个常见的良性表现,它常发生在中线,通常是分叶状的,被称为腭环。

用戴着手套的手触碰舌。一只手拿着纱布,另一只手触摸。触诊前舌 2/3 部分通常不会引起呕吐反射。触摸舌感觉有无任何硬块状改变（恶性肿瘤的迹象）。

触诊口腔底部。双手戴手套,右手示指指向舌下方向下,左手示指指向下颌下方向上推,用左手的拇指和无名指将患者的脸颊推到牙齿之间,这是一种预防措施,可以防止手指被咬。用手指触诊有无包块和柔韧度。触诊颌下腺。

让患者说"啊",然后检查口咽和悬雍垂（需将压舌板压在舌上才能看清,使用两个压舌板效果更好）。应该将舌向前推到门牙后面,如果压舌板伸的太深会导致呕吐,伸的太浅会使舌卷起,遮住咽部。检查扁桃体（注意扁桃体的大小、形状和颜色,以及有无分泌物或膜：在成人中逐渐退化,可能看不到）。扁桃体增大,并且表面覆盖一层膜或脓是典型的病毒性或细菌性扁桃体炎。白血病和淋巴瘤患者也可能出现扁桃体肿大。

检查颈部淋巴结。

检查口腔和咽喉的异常表现包括:

1. 口角炎

2. 牙齿和牙龈的异常状态

3. 牙龈和舌溃疡[单纯疱疹、口腔溃疡(图 42-21)、念珠菌病(图 42-22)]

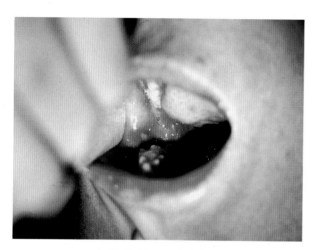

图 42-21 口腔溃疡

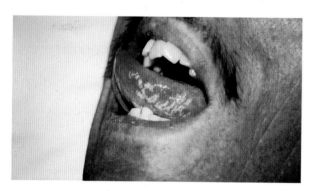

图 42-22 念珠菌病

4. 黏膜肿块(考虑恶性)

5. 腮腺导管化脓

6. 科氏斑(Koplik spot)(麻疹;图 42-23)

7. 舌:光滑(缺铁和维生素 B_{12}),肥大(肢端肥大症,肿瘤),虚脱和束状(运动神经元病),溃疡和白斑

8. 扁桃体:有或无,发炎或被脓液覆盖;肿大(淋巴瘤)

9. 唾液腺:大小和压痛;通过唾液管挤出脓液

10. 淋巴结:压痛和肿大(图 42-24)

11. 喘鸣和咳嗽

12. 如果有相关异常提示,需进行脑神经检查。

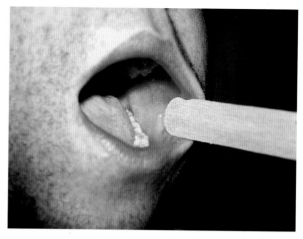

图 42-23 科氏斑(麻疹)

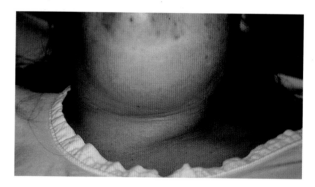

图 42-24 颌下脓肿

咽炎

成人渗出性咽炎引起的咽喉痛通常继发于感染。咽炎约 50% 是由病毒感染所致[尤其是青少年中的 EB 病毒(Epstein-Barr virus,EBV),13 例中有 1 例](典型体征 42-1),约 10% 是由 A 组 β-溶血性链球菌引起(图 42-25)。淋病奈瑟菌是成人咽炎的罕见病因,而原发性人类免疫缺陷病毒(HIV)感染是偶发病因,通常这类患者既往存在性危险因素。另外两种重要的病毒是单纯疱疹病毒和腺病毒。许多咽炎病例病因不明,临床上有咽部发红伴或不伴溃疡。

典型体征 42-1 传染性单核细胞增多症(腺热)

症状或体征	灵敏度或正似然范围(LR)
喉咙痛或疲倦	灵敏度范围 0.81~83(无特异性)
无任何淋巴结病变	LR+ve 范围 0.23~0.44
颈后淋巴结病	LR+ve 3.1
腹股沟或腋窝淋巴结病	LR+ve 3
腭部瘀点	LR+ve 5.3
脾大	LR+ve 范围 1.9~6.6

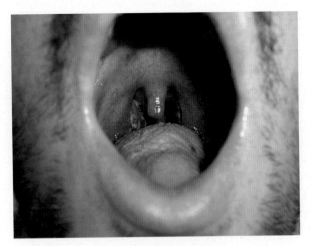

图 42-25　咽部链球菌感染

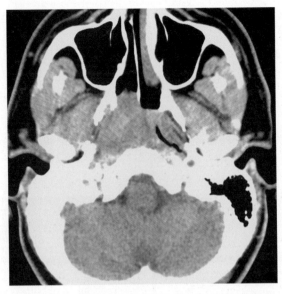

图 42-26　鼻咽癌。CT 显示软组织包块阻塞右侧鼻咽和右侧咽鼓管

临床标准有助于确定咽炎是否由 β 溶血性链球菌引起[6]：

- 无咳嗽
- 发热
- 咽分泌物
- 颈前腺病

如果以上四个标准都符合，提示可能为 β 溶血性链球菌感染，而如果最后三个标准缺失则表明不是该细菌感染引起。

尽管有这些标准，病毒性咽炎和细菌性咽炎在许多情况下还是很难区分。在风湿热高危人群和那些临床症状较重的患者仍有必要使用抗生素。

声门上喉炎（会厌炎）

声门上炎是一种引起喉咙痛的罕见但需十分重视的疾病[7]。这种疾病典型地表现为喉咙痛、吞咽痛和发热。患者由于会厌上方炎症水肿引起吸气困难，有可能出现异常的喘鸣，极易被误诊为哮喘。咽部大量分泌物是诊断此病的一个重要提示。如出现上述症状应立即就医，以防呼吸道阻塞引起窒息死亡。

常用的检查方法

CT 扫描可用于鼻咽肿瘤和鼻窦炎的诊断（图 42-26 和图 42-27）。它们有助于确定感染是否扩散到大脑或眼眶。

眼底照相机可用于视网膜拍照，视网膜照片常被用于糖尿病患者的筛选。

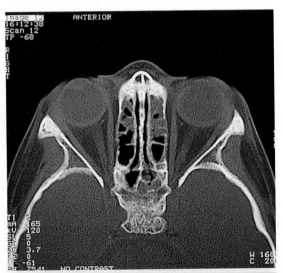

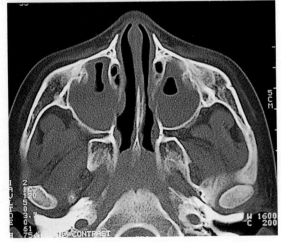

图 42-27　急性鼻窦炎。CT 冠状位显示右侧上颌窦混浊，左侧几乎完全混浊，仅可见一个小气囊

要点小结

1. 如果眼镜和耳不作为常规体检进行检查,一些重要的局部和全身疾病将容易被忽视。
2. 准确的使用检眼镜进行检眼镜检查需要反复练习。为获得足够的视野,需对患者进行扩瞳。
3. 除非花时间后退一步进行双侧比较,否则轻微的眼部体征容易被忽视,比如霍纳综合征。

OSCE 案例

A. 眼睛检查

患者女性,眼睛痛,请检查其巩膜和结膜。

1. 站起来检查,这可能是现场诊断
2. 检查巩膜黄疸,如果存在,进行相应处理
3. 检查结膜苍白或充血、球结膜水肿或结膜下出血
4. 注意任何红肿的分布(虹膜炎中单眼红肿)。明确结膜充血是中央区(虹膜炎)还是副中央区(结膜炎)
5. 如果有结膜充血,在下拉下眼睑前要求戴手套。注意眼部分泌物(结膜炎)
6. 如果结膜苍白,拉下下眼睑,将结膜珍珠白的后部与红色的前部进行比较
7. 如果有化脓性甲状腺炎,要注意甲状腺突出和其他甲状腺中毒的症状
8. 检查虹膜(模糊表示水肿或炎症)
9. 观察并检测瞳孔(如虹膜炎患者瞳孔小而不规则,性青光眼患者瞳孔扩大呈椭圆形,反应性差)
10. 评估眼球运动(巩膜炎疼痛)
11. 检眼镜检查(如角膜溃疡呈黑色,检查视网膜红反射)
12. 寻找血管炎的全身证据(如尿液分析)

B. 眼底检查

患者男性,患有糖尿病,请为其做眼底检查。

1. 首先进行扩瞳
2. 按照规定的方法使用检眼镜
3. 观察高血压或糖尿病的眼底变化。

C. 视力丧失

患者老年女性,一只眼睛突然失明,请为其做检查。

1. 检测每只眼睛的视力,并充分评估视野
2. 评估每个瞳孔对光和调节的反应,以及瞳孔的传入缺陷(视神经损伤)

3. 检查眼球运动,询问运动时是否有疼痛(视神经炎)
4. 检查眼底。检查视盘是否肿胀或呈异常粉红色或白色(缺血性视神经病变),注意视网膜基底苍白(动脉阻塞)、出血(静脉阻塞)或明显的栓塞(动脉分叉处)
5. 如果有红绿测试板,测试色觉(视神经损伤)
6. 听诊颈动脉杂音(狭窄)
7. 测量脉搏(心房颤动)和血压(高血压)
8. 检测尿液中的血细胞或蛋白质(血管炎)。

D. 耳部检查

患者男性,耳疼,请检查其耳道和鼓膜。

1. 注意患者看起来是否有不适或发热
2. 检查耳郭和外耳道是否有痛风、皮炎、蜂窝织炎、创伤(如血肿)、瘢痕(如手术)和分泌物
3. 检查两只耳
4. 在使用耳镜检查耳道和鼓膜前,询问患者耳道是否疼痛
5. 检查耳道内是否有红斑或水疱、耳垢、脓液或从鼓膜中流出的东西
6. 检查鼓膜是否有穿孔、索环或失去正常的光泽外观
7. 测试听力,进行韦伯和里恩测试
8. 触诊颞下颌关节压痛和骨擦音(牵涉痛)
9. 检查咽喉是否有炎症(牵涉痛)。

E. 咽喉检查

患者女性,经常喉咙痛,请为其做检查。

1. 戴上手套并去除任何假牙。注意流口水或潮红或患者是否生病
2. 拿起火炬,让患者张开。
3. 使用压舌器检查口腔和咽部。注意扁桃体肿大和任何红斑或其他炎症症状
4. 注意患者是否无法完全张开嘴巴(肱三头肌)
5. 用戴手套的手指轻轻地感觉口腔和舌。

OSCE 复习题——眼、耳、鼻、喉

1. 患者女性,视力有下降,请采集病史,并为其做检查。

2. 患者女性,诉眼睛红肿疼痛,请为其做检查。

3. 患者有复视,请为其做检查。

4. 患者有糖尿病,视力有问题,请为其做眼底检查(已经扩瞳)。

5. 患者女性,喉咙痛,请为其做检查。

6. 患者女性,诉鼻窦炎,请为其做检查。

7. 患者有口腔溃疡,请采集病史并检查。

8. 患者有听力问题,请采集病史并检查(询问病史时大声说话)。

(查翔南　雷映红　译)

参考文献

1. Robinett DA, Kahn DH. The physical examination of the eye. *Emerg Med Clin North Am* 2008; 26:1–16. An excellent summary of eye anatomy and examination.

2. McGee S. *Evidence-based clinical diagnosis*, 3rd edn. St Louis: Saunders, 2012.

3. Bagai A, Thavendiranathan P, Detsky AS. Does this patient have hearing impairment? *JAMA* 2006; 295(4):416–428.

4. Gwaltney JM, Sydnor A, Sande MA. Etiology and antimicrobial treatment of acute sinusitis. *Ann Otol Rhinol Larygol Suppl* 1981; 90(3 pt 3):68–71.

5. Ebell MH, Call M, Shinholser J, Gardner J. The Rational Clinical Examination Systematic Review. Does this patient have infectious mononucleosis? *JAMA* 2016; 315(14):1502–1509.

6. McIsaac WJ, Kellner JD, Aufricht P et al. Empirical validation of guidelines for the management of pharyngitis in children and adults. *JAMA* 2004; 291(13):1587–1595.

7. Cirilli AR. Emergency evaluation and management of the sore throat. *Emerg Med Clin North Am* 2013; 31(2):501–515.

第 43 章

皮肤与表皮肿块

因无知可以犯一个错误,但疏于观察则会导致十个错误。——J Alindsay

皮肤的解剖

图 43-1 显示了皮肤的三个主要层面:表皮质、真皮质和皮下脂肪层。皮肤疾病可涉及这三层的不同层面。例如,大多数皮肤肿瘤发生在表皮(图 43-2),一些大疱性皮疹发生在真皮表皮交界处(DEJ),脂肪瘤来源于皮下脂肪层。皮肤附件,包括汗腺(小汗腺和顶泌汗腺)、毛囊(图 43-3)和指甲,都是常见的感染部位。

除了甲床和一些黏膜表面外,小腺体无处不在,它们每天能够分泌超过 5L 的汗液。顶泌汗腺位置与毛囊有关,仅分布于身体的某些部位,包括腋窝、耻骨、会阴和乳头。顶泌汗腺可分泌一种黏稠的液体,这种液体在人类身上的功能尚不清楚。

指甲由从指甲基质中生长出来的高度角化的细胞形成。基质以半月形生长,并在正常指甲和趾甲中以月牙形出现。头发也是由特殊上皮细胞形成,并从毛囊内的头发基质中生长出来。

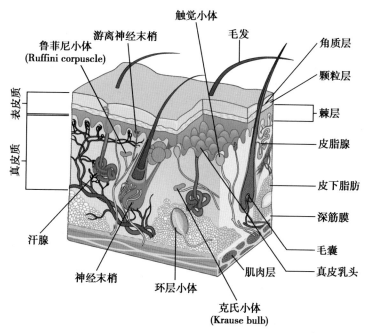

图 43-1 皮肤各层解剖

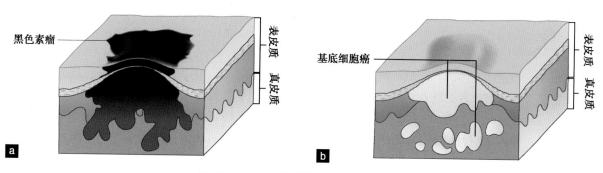

图 43-2 (a)黑色素瘤。(b)基底细胞癌

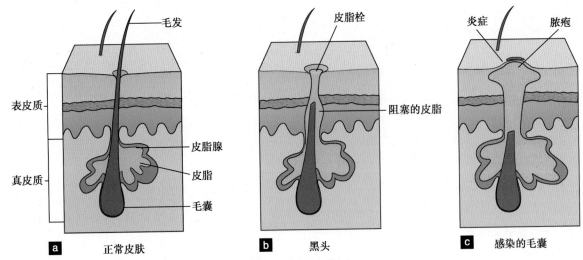

图 43-3 皮肤中常见的感染部位

皮肤病学的病史采集

接诊有皮疹或者其他皮肤疾病的患者时,需要着重询问皮疹及皮肤异常情况出现的时间、部位、分布、随时间的变化、与日晒或其他环境变化的关系,以及曾接受的治疗[1](问诊清单 43-1)。询问是否伴随皮肤瘙痒;局部皮肤瘙痒通常是由皮肤病引起的,但广泛的瘙痒可能并不是由皮疹引起,更可能是由肝脏或肾脏疾病和血液恶性肿瘤导致。如果瘙痒是由皮肤感染引起,需要确定其他家庭成员是否有同样的症状,并要确定是否伴随疼痛或皮肤感觉紊乱;例如,炎症和水肿可引起皮肤疼痛,受影响的神经血管束或神经可产生烧灼或麻木感(如麻风病、梅毒、皮肤神经肿瘤)。伴随的全身症状,如发热、头痛、疲劳、纳差、体重减轻和抑郁情况也需要记录。

问诊清单 43-1 皮疹患者的问诊

1. 皮疹有多长时间了?

2. 之前有得过这样的皮疹吗?*

3. 皮疹是否加重了?

4. 你皮肤的哪些部位会受到影响?(如:暴露于阳光下的地方、接触衣物或化学品的部位)

5. 皮疹一开始是平于皮面、凸出于皮面或者是含有水疱的?

6. 皮疹局部有瘙痒吗?

7. 让皮疹缓解的因素有哪些?

8. 近期饮食有变化吗?

9. 你尝试过哪些治疗?

10. 你有发热或者关节痛吗?

11. 你有过敏情况吗?

12. 你正在服用的药物有哪些?哪些是近 6 周开始使用的?

13. 你最近换过肥皂、洗发水、除臭剂或洗衣粉吗?

14. 你做什么工作?你在工作中或你的爱好中接触过化学物质吗?

15. 你最近去哪些地方旅行过?

16. 你认识的人是否有相似的皮疹?

17. 你还有其他的健康问题吗?

*当皮肤科医生不能确定皮疹的原因时,这个问题很有用。如果患者说自己以前有过同样的皮疹,那么临床医生就可以自信地说"好吧,你又得这种皮疹了"。

需要进一步询问患者的既往史和皮疹家族史、过敏情况或就诊情况。哮喘、湿疹或花粉热提示特异免疫反应。同样,全身性疾病的既往史(如糖尿病、结缔组织疾病、炎症性肠病)可能对皮疹患者的诊断很重要。

职业和爱好相关的详细个人史也十分重要,因为化学暴露以及与动植物的接触都可能引起皮炎。对患者所有服用的药物都必须详细记录。口服或静脉注射药可引起许多皮肤损伤,并均可以皮肤疾病为首要表现(表 43-1)。

表 43-1　不同药物引起的皮疹特点

1. 痤疮（如类固醇）
2. 脱发（如肿瘤化疗）
3. 色素改变:低皮脂腺症。（如羟基醌,氯喹,局部类固醇）,色素沉着
4. 剥脱性皮炎或红皮病
5. 荨麻疹（如非甾体抗炎药、造影剂、青霉素）
6. 黄斑丘疹（麻疹样）暴发出疹（图 43-4;如氨苄西林、别嘌醇）
7. 光敏性皮炎（如磺胺类、磺脲类、氯噻嗪类、吩噻嗪类、四环素、萘啶酸、抗惊厥药）
8. 药物性红斑狼疮（如普鲁卡因胺、肼屈嗪、米诺环素）
9. 血管炎（如丙硫氧嘧啶、别嘌醇、噻嗪类药物、青霉素、苯妥英钠）
10. 皮肤坏死（如华法林）
11. 药物沉淀性卟啉症（如酒精、巴比妥酸盐、磺胺类药物、避孕药）
12. 地衣样皮炎（如抗疟药,β-肾上腺素受体阻滞剂）
13. 固定药疹（如磺胺类药物、四环素、苯丁氮酮）
14. 大疱性皮疹（如呋塞米弗特、纳立迪酸、青霉胺、可乐定）
15. 结节性红斑或多形性红斑
16. 中毒性表皮坏死松解症（如别嘌醇、苯妥英钠、磺胺类药物、非甾体抗炎药）
17. 皮肤瘙痒（如阿片类药物、抗生素、血管紧张素转化酶抑制药、单克隆抗体）
18. 银屑病（如锂盐,β-肾上腺素受体阻滞剂）

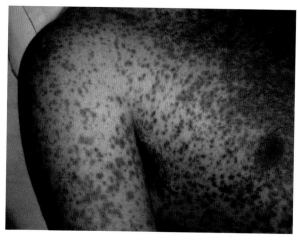

图 43-4　斑丘疹

皮肤体格检查的一般原则

本章的目的是提供一种诊断皮肤疾病的方法[2,3],会重点讲述全身性疾病在皮肤的表现。其他章节还将介绍可用于特定疾病诊断的皮疹表现。本章将从皮肤学的角度深入阐述"体格检查"的概念,以将其作为对患者进行检查的宝贵起点。框 43-1 提供了皮肤病学推荐的检查方法。

框 43-1　推荐的一种皮肤病学检查方法

即使患者仅向检查者展示一小部分异常的皮肤,我们也应继续检查所有皮肤、黏膜和指甲（图 43-5）。

在良好照明条件的诊室中进行检查,待患者脱去病患服后首要先看指甲和手。是否存在甲沟炎,即指甲周围皮肤的感染。其他需要注意的变化包括皮肤的异常凹陷（如银屑病、真菌感染）和甲床剥离（如甲状腺功能亢进、银屑病）。指甲下的黑斑可能提示存在甲下黑色素瘤。在甲床中可能会出现散在的线性出血（如血管炎）或毛细血管扩张（如系统性红斑狼疮）。

指关节处的紫色条纹提示可能存在皮肌炎（Gottron丘疹）。还要检查手背和前臂裸露的皮肤,查看是否有卟啉症特有的水疱。手背、手指间和手腕周围的丘疹和划痕提示可能存在疥疮。病毒性疣在手上很常见。

观察手掌是否存在掌腱膜挛缩（Dupuytren contracture）、扁平深色且相互融合的痣（癌变可能性大）以及手掌皱褶中的黄色瘤。

接下来看前臂,在伸肌表面观察是否有扁平苔藓（其特征是小的、有光泽的、紫色的多角形丘疹）和银屑病。若手臂皮肤表现存在可触及的隆起性紫癜或瘀斑,表明存在皮下出血,提示可能为血管炎。需要检查腋下是否有黑棘皮病表现。

检查患者的头发和头皮。确定头发是否干燥以及分布是否正常。男性型秃头症、近期严重疾病、甲状腺功能减退或甲状腺功能亢进均可出现脱发。斑秃发生在斑秃

病常见区域。短断发通常见于系统性红斑狼疮。银屑病的特点是在头皮表面可见白色皮屑。转移性肿瘤性病变一般不会表现为头皮皮肤内的结节。皮脂囊肿比较常见。甚至可能见到头发上附着的纤维。

再检查眉毛,寻找是否有脂溢性皮炎中常见的结痂和过度分泌的皮脂。若为皮肌炎,眼睑周围会出现紫色的红斑。黄褐斑在眼睑附近可见。

看看脸上是否有红斑痤疮,其表现为鼻子、脸颊、额头和下颌的鲜红疹,偶有脓疱和鼻赘（鼻子肿胀）。痤疮会引起丘疹、脓疱和粉刺,可散在广泛分布于面部、颈部和上躯干。系统性红斑狼疮的蝶形红斑遍布两颊,但很少见。脸上也可能有蜘蛛痣出现。脸上的溃疡性病变可能是基底细胞癌、鳞状细胞癌或者很少的结核病（寻常狼疮）。

面部的其他肿瘤包括角化棘皮瘤（来自皮脂腺的火山状病变）和先天性血管瘤。

寻找带疱疹的水疱,往往仅延三叉神经其中一个分支的走向而分布。

颈部容易出现面部的许多病变,因此也需要仔细检查。弹性假黄瘤特征性松弛性皮肤在颈部出现的情况并不多见。

继续检查躯干,可以发现儿童皮疹的各种特异性表现。寻找是否有蜘蛛痣。坎贝尔·德·摩根（Campbell de Morgan）斑通常在腹部（和胸部）上发现,表现为平坦、油腻、黄色的脂溢性角化病。它们也可能是有色的（棕色或

框 43-1 推荐的一种皮肤病学检查方法(续)

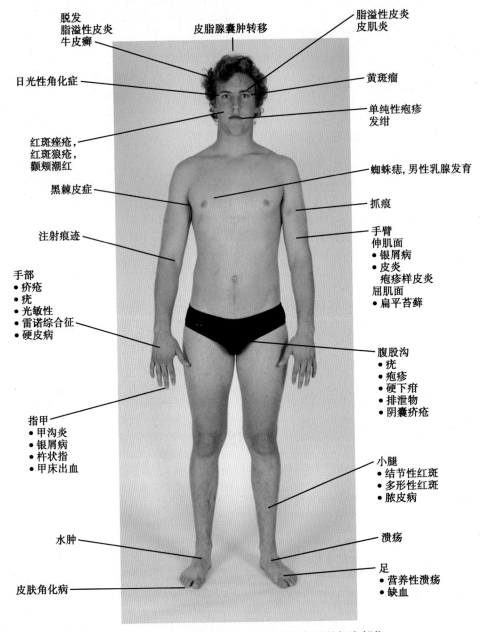

图 43-5 一些重要皮损在四肢、面部和躯干的好发部位

黑色)或肤色。边缘性红斑(见于风湿热)发生在胸部和腹部。带状疱疹可以分布于身体的任何皮肤。

脏器恶性肿瘤很少转移至皮肤。神经纤维瘤是肤色的肉瘤。当与五个以上"咖啡色"斑点(棕色,不规则病变)同时出现时,则表明存在神经纤维瘤病。躯干上色素痣,应评估其是否为黑色素瘤。必须检查患者的臀部和骶骨是否有压疮。腹部和大腿可能因注射胰岛素而出现脂肪组织萎缩或脂肪异常增生。

继续检查腿部,在小腿上可能会看到结节性红斑或多形性红斑。糖尿病患者若出现糖尿病脂性渐进坏死最可

能影响胫骨上的皮肤。胫前黏膜水肿也发生在胫骨皮肤上。在小腿下部的寻找是否有溃疡存在。网状纹是红色网状皮疹,发生于血管炎、抗磷脂综合征和动脉粥样硬化。

检查脚是否有脓溢性皮肤角化病的特异性反应性关节炎的病变,其表现为小水疱和脓疱的融合导致的局部皮肤结痂并向周围扩散。查看脚上是否有局部缺血迹象,这与皮肤和皮肤附件的衰退有关。患有周围神经病(如糖尿病)的患者可能会出现营养性溃疡。注意仔细检查脚趾间以寻找黑色素瘤。

生殖器。

检查皮肤损伤时,应记录以下方面。首先,应准确描述每个病变的形态。使用适当的皮肤病学术语(表 43-2),即使这似乎会使皮肤病变得更加神秘。由于许多皮肤病学诊断仅是描述性的,因此进行良好的描述将对诊断有很大的帮助。其次,应注意病变的分布,因为某些皮损的分布具有疾病特异性。第三,病变的形状——例如线性、环形、网状、蛇形或成组——均有助于明确诊断。最后,皮损的触诊,注意皮损的质地,触感的一致性、柔韧度、温度、深度和活动度。

清单 43-1　检查皮肤时的注意事项

1. 毛发
2. 指甲
3. 皮脂腺:分泌皮脂,存在于头部、颈部和背部
4. 小汗腺:产生汗液,遍布全身
5. 顶泌汗腺:产生汗液,存在于腋窝和腹股沟中
6. 皮肤黏膜

首先要求患者脱去内衣以外的其他衣物,并为患者提供病患服。全身所有皮肤及其附件均应仔细检查(清单 43-1)。除非患者症状提示或疾病需要进一步检查的特定病理表现,否则不常规检查外

表 43-2　皮肤科术语

术语	定义	描述性术语	
萎缩	皮肤变薄,失去正常皮肤标记	环形	指环型(中心清晰,如皮癣感染)
大水疱	表皮下的大量积液(>1cm)	弓形的	弯曲状(如继发性梅毒)
结痂	干燥后的血清、渗出液、血液或脓液	圆环状的	圆形
瘀斑	皮下出血导致的瘀青	融合的	边界相互衔接的病变(如麻疹)
脱皮	划痕引起的表皮损伤	盘状的	中心不清晰的圆形皮损(如系统性红斑狼疮)
瘢痕疙瘩(图 43-6)	持续增厚超过原有伤口范围的瘢痕	湿疹样变	炎性鳞状斑块(如特应性皮炎)
斑点	扁平的、边界不清的肤色改变(<1cm)	角化的	因角蛋白增加而皮肤增厚(如银屑病、角棘皮瘤)
结节	可触及的局限性肿块(>1cm)	苔藓样变	表皮增厚和粗糙,伴有明显的皮肤斑纹
丘疹	明显的隆起(<1cm)	线性	呈直线状(如接触性皮炎)
紫癜	紫色、非烫伤导致的斑点(<5mm)	丘疹鳞屑性的	与增生相关的斑块
色素改变	色素沉着的增加或减少	网状的	呈网络状的(如皮肤寄生虫)
斑块	表皮增厚(>1cm)	蛇状的	呈曲折的
瘀斑	紫色、非烫伤导致的斑点(>5mm)	带状疱疹	延皮肤特定区域分布的
脓疱	表皮肉眼可见的脓液聚集		
上皮鳞状化	角质过多(角化过度)		
硬化	皮下组织纤维化,可能累及真皮质		
溃疡	全层表皮丧失,也可能包括真皮和皮下组织		
囊疱	表皮下的一小部分液体(<1cm)		
风团	皮肤局部的水肿		

皮肤病变的类型如图 43-8 所示,临床诊断策略如图 43-9 所示。时刻牢记注意区分皮肤病变是原发性的(即由疾病本身引起的)还是继发性的(即由患者引起的,例如皮疹(划痕);或由病变的

发展引起的,例如糜烂、溃疡、结痂、焦痂、皲裂或苔藓化)。请记住,如果病史和临床检查未能对皮疹或病变做出令人满意的解释,则皮肤活检是一项非常有用且简单的诊断手段。

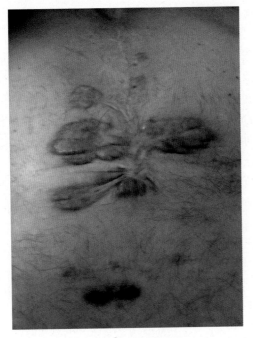

图 43-6　瘢痕疙瘩

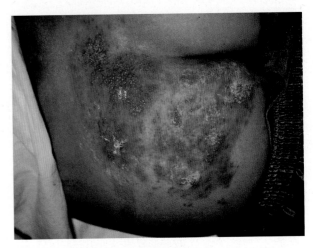

图 43-7　左侧臀部的带状疱疹（Courtesy of Dr A Watson, Infectious Diseases Department, The Canberra Hospital）

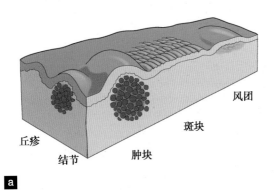

丘疹　　结节　　肿块　　斑块　　风团

a

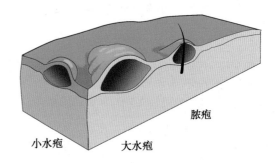

小水疱　　大水疱　　脓疱

b

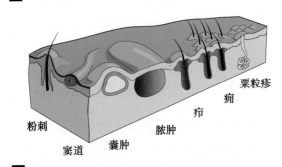

粉刺　　窦道　　囊肿　　脓肿　　疖　　痈　　粟粒疹

c

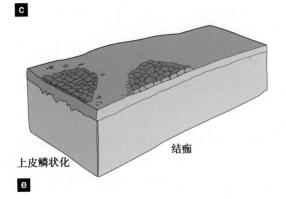

糜烂　　溃疡　　皲裂　　脱皮　　萎缩　　硬化

d

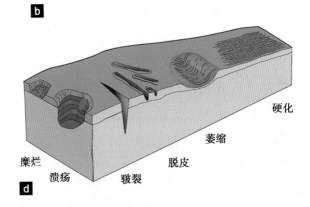

上皮鳞状化　　结痂

e

图 43-8　不同皮肤损伤。（a）可触及实性肿块的原发性皮肤病变。（b）可触及积液的原发性皮肤病变。（c）特殊的原发性皮肤病变（粟粒疹是由于角蛋白积累形成的白色丘疹）。（d）表皮以下的继发性皮肤病变。（e）表皮以上的继发性皮肤病变

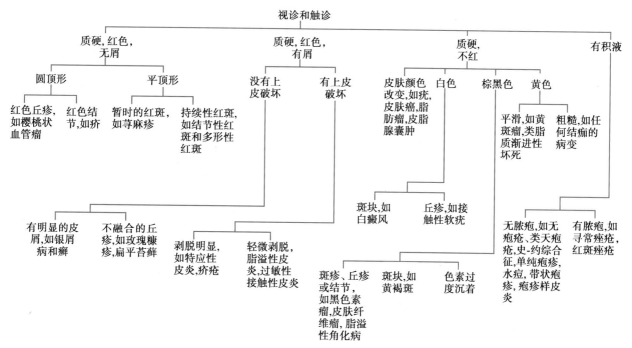

图 43-9　皮肤病诊断流程（摘自 Lynch PJ. Dermatology for the house officer. 2nd ed. Baltimore：Williams & Wilkins，1987）

如何对肿块进行临床诊断

首先，明确肿块的部位、大小、形状、触感一致性、活动度和柔韧度。接下来，评估肿块位于哪个组织层中。如果在表皮或真皮中（如表皮样囊肿，疣），则应随着皮肤移动而移动；但如果在皮下组织中（如神经纤维瘤，脂肪瘤，淋巴结），则触诊时可感觉到皮肤在肿块的表面移动。如果它在肌肉或肌腱（如肿瘤）中，那么肌肉或肌腱的收缩将限制肿块的活动度。如果在神经中，则按压肿块可能会有麻木感，并且肿块不能沿纵轴移动，而可以沿横轴移动。如果在骨头中，则肿块不能移动。

确定该肿块是否有波动感（即包含液体）。将一个示指（固定指）放在肿块中心和边缘之间的中间位置。将另一只手的示指（检查指）在距离肿块中心相等的距离处与固定指斜向相对。检查指向下按，并保持固定指不动。如果肿块中包含液体，则固定指将在肿块的横轴及纵轴上移动（即存在波动感）。

在肿块后面放一个小手电筒，明确肿块是否可以透光。若为囊性肿块，则光线可以穿过并透射，看起来会发亮。

注意任何相关的发炎迹象（即红、肿、热、痛[①]）。

在其他部位的皮肤寻找类似的肿块，例如神经纤维瘤或脂肪瘤可引起多个相似的皮下结节，一般神经纤维瘤比脂肪瘤小。神经纤维瘤看起来很硬，实际上触诊很软，多出现在 1 型神经纤维瘤病［神经纤维瘤病（von Recklinghausen disease）[②]］中。它们的数量会不断增加，会产生咖啡色斑点，偶尔也由脊髓神经纤维瘤引起。

如果怀疑是炎性或肿瘤性肿块，请记住务必检查相应淋巴区域和淋巴结群。

体征与皮肤疾病的相关性

有许多不同的皮肤疾病，其体征各不相同（图 43-9）。下列每个主要体征后都会列出应考虑的常见且重要的疾病。

瘙痒症

瘙痒症即瘙痒，是最常见的皮肤症状。它可以出现在全身皮肤，也可以出现在局部皮肤。通常会伴随划痕。局部瘙痒通常是由诸如皮炎或湿疹的皮肤病引起的。全身性瘙痒症可能是由原发性皮肤病、全身性疾病或精神因素引起的。

[①]　Celsus 在其医学书的第 8 卷中描述了这四个主要体征，该书主要面向外科医生。书中告诫读者注意术后炎症的四个基本体征："红、肿、热、痛"。现代外科医生在此基础上增加了功能障碍。

[②]　Frederich von Recklinghausen（1833—1910）曾是 Firchow 在柏林的助手，而后于 1872 年在斯特拉斯堡担任病理学教授。他于1882 年描述了这种疾病，并于 1889 年描述了血色素沉着病。

为了确定瘙痒的原因,则需要对皮肤进行详细检查(清单 43-2)。不论病因为何,脱皮往往都是由抓挠引起。应寻找皮肤疾病的特征,例如皮炎、荨麻疹、疥疮(图 43-10)或疱疹样皮炎和大疱性类天疱疮水疱。

清单 43-2　导致瘙痒的原发性皮肤病

1. 皮脂缺乏(干性皮肤)
2. 特应性皮炎(头部、颈部及屈侧皮肤红斑、水肿性丘疹斑)
3. 银屑病
4. 扁平苔藓
5. 荨麻疹
6. 疥疮
7. 疱疹样皮炎
8. 大疱性类天疱疮

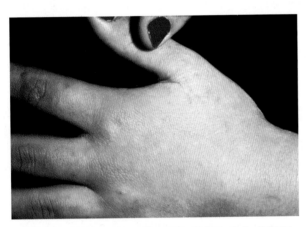

图 43-10　疥疮。伴有严重瘙痒的散在小丘疹,指间好发(摘自 Reeves JT, Maibach H. Clinical dermatology illustrated: a regional approach. 3rd ed. Sydney: McLennan & Petty, © 2000)

当排除了原发性皮肤病时,应进行详细的病史采集和体格检查,以充分排查清单 43-3 中概述的各种全身性疾病。

清单 43-3　全身状况导致的瘙痒

1. 胆汁瘀积(如原发性胆汁性肝硬化)
2. 慢性肾脏疾病
3. 怀孕
4. 淋巴瘤和其他内部恶性肿瘤
5. 缺铁,真性红细胞增多症
6. 内分泌疾病(如:糖尿病、甲状腺功能减退、甲状腺功能亢进、类癌综合征)

红斑鳞屑性皮损

红斑鳞屑性皮损由红色的鳞状病变形成。皮疹的边界可以清晰,也可以很模糊。皮疹可能伴随瘙痒或完全无症状。

当试图确定红斑鳞屑性皮损的诊断时,明确病史非常重要。需要询问皮疹出现及演变的过程,是否有相似皮肤病的家族史以及其他特异的家族史。明确是否伴随瘙痒以及皮疹的分布(通常为四肢伸肌表面上的皮疹)也为诊断提供了重要线索(清单 43-4)。

清单 43-4　红斑鳞屑性皮损的病因

1. 银屑病(鳞屑性红斑)
2. 特应性湿疹(弥散性红斑和细小鳞屑)
3. 玫瑰糠疹(粉淡红色、有鳞屑、瘙痒的斑疹,皮疹与皮纹平行,类似"圣诞树"样结构;有先驱斑*;自限性;年轻人好发)
4. 盘状湿疹(圆形斑片状亚急性皮损)
5. 接触性皮炎(刺激性或过敏性)
6. 皮肤真菌感染(癣)
7. 扁平苔藓(紫红色多边形小丘疹)
8. 二期梅毒(扁平红色的过度角化病变)

　*先驱斑是一种单一的病变,看起来像体癣,它出现在糠疹大暴发的前几天。

手掌和脚掌的无症状病灶常为二期梅毒,而手腕前部的瘙痒病灶倾向于扁平苔藓(图 43-11 和图 43-12)或疥疮感染。扁平苔藓偶尔与原发性胆汁性肝硬化以及其他肝脏疾病,慢性移植物抗宿主病

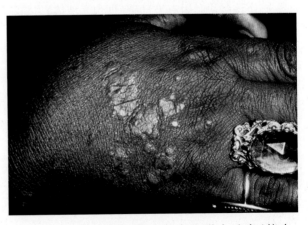

图 43-11　扁平苔藓,紫红色多边形小丘疹(摘自 Reeves JT, Maibach H. Clinical dermatology illustrated: a regional approach. 2nd ed. Sydney: MacLennan & Petty Pty Ltd, © 1991)

和药物(如青霉胺、血管紧张素转化酶[ACE])有关。躯干上新出现的散在病灶可能是玫瑰糠疹(图43-13),而广泛的,散在的和剧烈瘙痒性皮损更可能是盘状湿疹(图43-14)。伸侧皮肤红斑病变,边界清楚,表面覆盖银色鳞状皮屑,通常是由银屑病引起(图43-15和图43-16)。

大疱性皮疹

许多不同的疾病均可出现为小水疱或大疱(清单43-5),皮炎,特别是过敏性接触性皮炎,可表现为水疱性皮疹(图43-17和问诊清单43-2)。

大疱性皮疹的临床特征

病毒性水疱例如单纯疱疹病毒感染产生的水疱(图43-19),其具有特征性的形态(红斑上的成组的小水疱,称为"疱疹")。

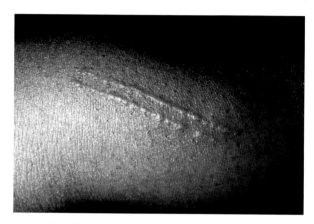

图 43-12 扁平苔藓,沿损伤区域发展的皮肤损害——"Koebner"现象(摘自 Reeves JT, Maibach H. Clinical dermatology illustrated: a regional approach. 2nd ed. Sydney: MacLennan & Petty Pty Ltd,© 1991)

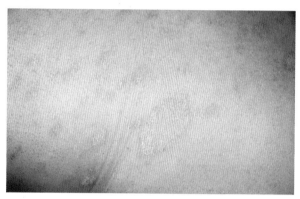

图 43-13 玫瑰糠疹,躯干上有散在的鳞状椭圆形病灶和较大的"先驱"斑块(摘自 Reeves JT, Maibach H. Clinical dermatology illustrated: a regional approach. 2nd ed. Sydney: MacLennan & Petty Pty Ltd,© 1991)

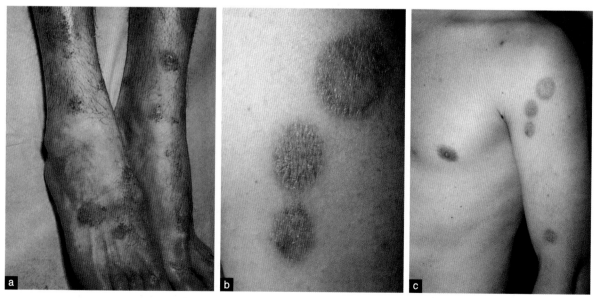

图 43-14 (a)盘状湿疹——典型的散在硬币样无痛性皮疹。(b)盘状湿疹的典型病变。(c)盘状湿疹[(a) From Reeves JT, Maibach H. Clinical dermatology illustrated: a regional approach. 2nd ed. Sydney: MacLennan & Petty Pty Ltd,© 1991, with permission. (b) from Halberg M. Nummular eczema. J Emerg Med 2011;43(5):e327-e328。(c) courtesy of Dr A Watson, Infectious Diseases Department, The Canberra Hospital]

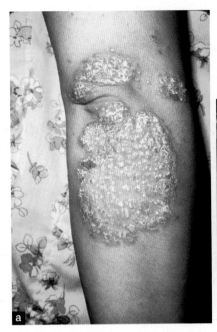

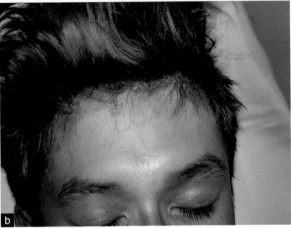

图 43-15 （a）银屑病：典型的鲜红色鳞状斑块，关节上有银白色鳞屑。（b）银屑病累及发际线［（a）From Reeves JT，Maibach H. Clinical dermatology illustrated：a regional approach. 2nd ed. Sydney：MacLennan & Petty Pty Ltd，© 1991，with permission.（b）courtesy of Dr A Watson，Infectious Diseases Department，The Canberra Hospital］

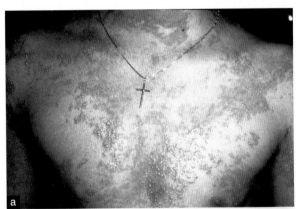

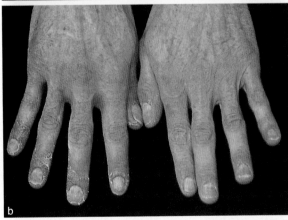

图 43-16 （a）急性广泛的脓疱型银屑病。通常有鲜红色不规则皮损，且脓疱主要在边缘。（b）手的脓疱型银屑病［（a）From Reeves JT，Maibach H. Clinical dermatology illustrated：a regional approach. 2nd ed. Sydney：MacLennan & Petty Pty Ltd，© 1991.（b）from Hochberg M，Silman AJ，Smolen J，et al. Rheumatology. 5th ed. Maryland Heights：Mosby，2010］

清单 43-5　大疱性皮疹的病因

1. 创伤性水疱和烧伤
2. 大疱性脓疱疮（由特殊类型金黄色葡萄球菌引起）
3. 病毒性水疱（如单纯疱疹、水痘）
4. 大疱性多形性红斑
5. 大疱性类天疱疮
6. 疱疹样皮炎
7. 天疱疮
8. 卟啉病
9. 大疱性表皮松解症
10. 皮肤真菌感染
11. 急性接触性皮炎
12. 坏死性筋膜炎
13. 虫咬

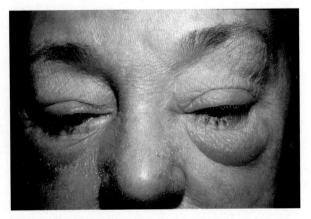

图 43-17　在肿胀的鼻窦处可见由非处方外用药物引起的过敏性接触性皮炎（Courtesy of Dr A Watson，Infectious Diseases Department，The Canberra Hospital）

壁较厚,不易破裂(图 43-20)。

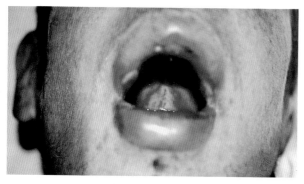

图 43-18　史-约综合征(Courtesy of Dr A Watson,Infectious Diseases Department,The Canberra Hospital)

问诊清单 43-2　大疱性皮疹患者的问诊

！表示可能出现急危重症的症状

1. 你的手背上有易破的水疱吗?如果暴露于阳光下会加重吗?(迟发性皮肤卟啉症)

2. 在皮肤表面的水疱出现之前,你的嘴里是否出现过溃疡或水疱?(寻常型天疱疮)

！3. 你嘴里的水疱会突然溃烂或者疼痛吗?你的眼睛疼吗?(史-约综合征;图 43-18)

4. 你的嘴唇或者生殖器上有水疱吗?之前是否有瘙痒或灼烧感?(单纯疱疹)

！5. 在水疱破裂之前,水疱出现的区域有严重的疼痛和灼伤感?(带状疱疹)

6. 你有没有注意到在水疱出现之前皮肤上有发痒的粉红色斑点?(大疱类天疱疮)

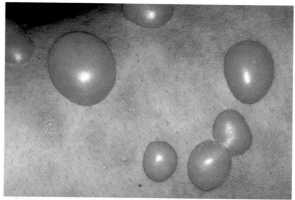

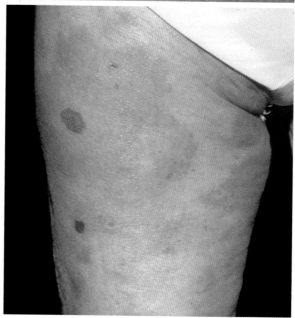

图 43-20　大疱性类天疱疮(摘自 Schwarzenberger K. General dermatology. Philadelphia:Saunders,2008)

寻常型天疱疮是另一种自身免疫性疾病(图 43-21)。与大疱性类天疱疮患者相比,患者往往更年轻,病情可能更严重。疱壁较薄,容易破裂并形成糜烂和结痂。表皮易碎,可因侧压力而破裂[尼科利斯基征(Nikolsky sign)[①]]。几乎所有患者都会有口腔黏膜受累,许多患者的皮损会累及其他黏膜部位,如眼睛和生殖器。

疱疹样皮炎是由于谷蛋白过敏导致的皮肤病变,其皮损特点是出现瘙痒丘疹或小疱,好发于伸侧皮肤,背部和臀部。

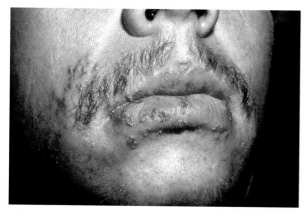

图 43-19　成人原发性单纯疱疹病毒感染;在口腔周围有典型的分布(摘自 Reeves JT,Maibach H. Clinical dermatology illustrated:a regional approach. 2nd ed. Sydney:MacLennan & Petty Pty Ltd,© 1991)

大疱性类天疱疮是一种罕见的自身免疫性水疱病,老年人好发。水疱十分饱满并广泛分布,疱

---

① Pyotr Vasilyevich Nikolsky(1855—1940),一名皮肤科医生。葡萄球菌性烫伤样皮肤综合征和中毒性表皮坏死松解症也可出现尼科利斯基征。

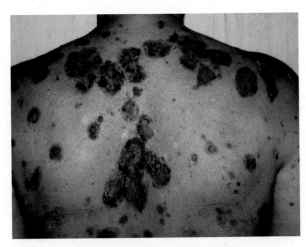

图 43-21　寻常型天疱疮（摘自 Reeves JT, Maibach H. Clinical dermatology illustrated：a regional approach. 2nd ed. Sydney：MacLennan & Petty Pty Ltd，© 1991）

迟发性皮肤卟啉症是一种代谢紊乱性疾病，特征是双手背部和其他暴露于阳光下的区域出现出血性张力性水疱、色素沉着和面部多毛；病因多由丙型肝炎、酒精、血色素沉着病和口服避孕药导致的肝损伤引起（尿卟啉原脱羧酶水平降低）。

红皮病

红皮病被认为是多种皮肤疾病的最终阶段（清单 43-6）。红皮病患者皮肤受累面积 >90%，皮肤出现红斑，并伴有脱屑。这是一种严重的全身性疾病：是一种皮肤急症。

清单 43-6　红皮病的原因

1. 湿疹
2. 银屑病
3. 药物（如苯妥英钠、别嘌醇）
4. 毛发红糠疹
5. 蕈样真菌病，白血病，淋巴瘤
6. 扁平苔藓
7. 落叶型天疱疮
8. 遗传性疾病
9. 脚癣
10. 中毒性休克综合征——泛发型红皮病

应该尝试基于病史和检查寻找红皮病的病因。然后可以针对潜在的病因进行治疗。红皮病患者可出现全身症状，如周围水肿、心动过速、代谢变化（包括低蛋白血症和蛋白尿）和体温调节紊乱。

因此，这些患者需要严密的医学监测，直到他们从疾病的急性期恢复。

红皮病最常见的病因是湿疹，通常为异位性湿疹。这些患者常常有剧烈的瘙痒，有些会发展为慢性持续性红皮病。

网状青斑症

这是一种多发于下肢的蓝色或红色斑点，呈网状分布，透过皮肤可见（图 25-10）。通常是由于低温（生理上的）使皮下血管血流缓慢所致。因此可以通过寒冷刺激腿部来引发疾病，并在温度变暖时消失。少数情况下，它可继发于其他基础疾病（表 43-3）。

表 43-3　网状青斑和患病情况	
患病情况	**举例**
血液病	红细胞增多症、白血病、血小板增多症
高凝状态	抗磷脂抗体综合征、因子 V Leiden 突变、蛋白 C 和蛋白 S 缺乏
副蛋白	多发性骨髓瘤
自身免疫性疾病	全身性红斑狼疮、皮肌炎、硬皮病、类风湿关节炎
感染	丙型肝炎、梅毒、脑膜炎、结核病
血管炎	结节性多动脉炎，肉芽肿性多血管炎
心内膜炎	
冷球蛋白血症，冷纤维蛋白原血症	
神经体液疾病	类癌，嗜铬细胞瘤

区别于瘀斑或紫癜，网状青斑没有血液外渗，因此，按压它会变白，除非发生了血管闭塞（如血栓形成）和缺血。

脓疱和结痂

脓疱是由于中性粒细胞积聚而形成，通常提示感染，由于免疫反应趋化因子的释放导致，也有许多皮肤疾病表现为无菌性脓疱。

痂是皮肤损害后其表面的浆液、脓液或血液干燥后而形成的。其可能含有细菌（通常是葡萄球菌），脓疱疮的淡黄色外壳就是一个例子。

区分单个脓疱病变（或一组脓疱病变）是感染还是皮肤炎症状态很重要。例如，手和脚上的脓疱可能是真菌感染，也可能是无菌的原发性脓疱性银屑病或掌跖脓疱病。（清单 43-7 和问诊清单 43-3）。剥落的皮屑或脓疱内容物的拭子送去显微镜检查和培养将有助于鉴别脓疱的感染原因。如果脓疱、小泡或痂在形态学上呈疱疹样或出血样改变,则应行单纯性疱疹和带状疱疹拭子检测。

清单 43-7 导致脓疱和结痂的病因

1. 寻常型痤疮(粉刺、丘疹、脓疱、囊性病变、冰锥样瘢痕——无毛细血管扩张)
2. 酒渣鼻(痤疮样病变,面中央部红斑和毛细血管扩张——无黑头粉刺)
3. 脓疱病
4. 毛囊炎
5. 病毒性皮肤病
6. 脓疱性银屑病
7. 药疹
8. 皮肤真菌感染
9. 斯维特综合征(脓疱性皮肤病)

问诊清单 43-3 脓疱病患者的问诊

1. 你在服用可的松吗?(类固醇痤疮)
2. 你的皮肤疼吗?还是发热了?(脓疱性银屑病)
3. 你曾经有银屑病吗?
4. 如果你喝了热饮会很容易脸红吗?(红斑痤疮)
5. 你是糖尿病患者吗?(皮肤念珠菌病)
6. 你出汗多吗?(毛囊炎)

皮肤斑块

皮肤斑块是由真皮或皮下脂肪的变化引起的局部皮肤增厚。这些可能是由于慢性炎症或瘢痕硬化过程(清单 43-8)。

根据斑块特征、患者的年龄和其他临床特征应能确定诊断。

中性粒细胞皮肤病是一组以中性粒细胞浸润为特征的疾病,感染原因不确定。斯维特综合征[①](急性发热性中性粒细胞皮肤病)的皮损包括疼痛性红斑和结节,与周围的皮肤界限清楚,常伴有发热。斯维特综合征可能是特发性的,也可能与血液系统疾病(骨髓增生异常和急性髓系白血病)、实体器官肿瘤、感染、炎症性肠病、自身免疫性疾病、妊娠和某些药物(如粒细胞刺激因子)有关。

---

① Robert Sweet 博士来自英国的 Plymouth,他于 1964 年首次报道这一疾病。

清单 43-8 导致皮肤斑块的病因

1. 环形肉芽肿(图 43-22)

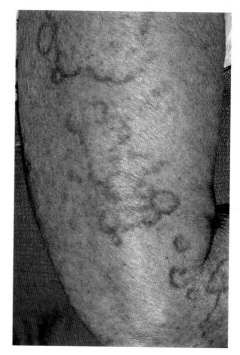

图 43-22 环形肉芽肿(摘自 James W. Andrewsdiseases of the skin: clinical dermatology. 11th ed. Philadelphia: Saunders,2011)

2. 类脂质渐进性坏死
3. 结节病
4. 结节性红斑
5. 红斑狼疮
6. 硬皮病
7. 结核病
8. 麻风

还有一些其他的中性粒细胞皮肤病,包括坏疽性脓皮病和白塞综合征。

冻疮样狼疮(图 43-23)表现为出现在鼻子、脸颊和耳上的紫色丘疹和斑块。虽然其名字叫冻疮样狼疮,但其与系统性红斑狼疮无关:它是皮肤结节病的表现。与其他皮肤结节病相比,鼻红斑狼疮更容易伴发肺和上呼吸道结节病。

结节性红斑

结节性红斑的特征为脂膜炎(皮下脂肪层的炎症)。结节性血管炎是另一种类型的引起小腿结节疼痛的脂膜炎。结节性红斑病变多见于胫骨前区,为可触及的红斑,并有触痛。全身症状可包

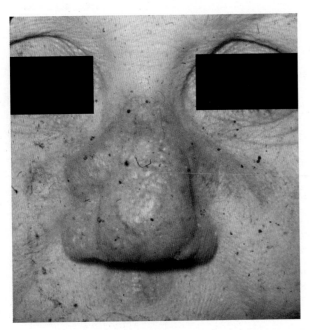

图 43-23　冻疮样狼疮（摘自 Holmes J,Lazarus A. Sarcoidosis：extrathoracic manifestations. Disease-a-month 2009；55 (11)：675-692)

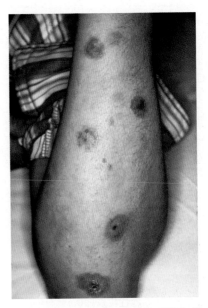

图 43-24　多形性红斑；表现为典型的虹膜或靶形皮疹，继发于嘴唇单纯疱疹病毒感染（摘自 Reeves JT, Maibach H. Clinical dermatology illustrated：a regional approach. 2nd ed. Sydney：MacLennan & Petty Pty Ltd,© 1991)

括发热、关节痛、关节炎和不适感。相当大的比例（超过 1/3）是特发性的；其他常见原因包括上呼吸道感染（链球菌和病毒感染）、口服避孕药和磺胺类药物、炎症性肠病、结核病和结节病（清单 43-9）。

> **清单 43-9　结节性红斑的病因**
>
> 1. 结节病
> 2. 链球菌感染
> 3. 炎症性肠病
> 4. 药物（如磺胺类药物、青霉素、磺酰脲类药物、雌激素、碘化物、溴化物）
> 5. 结核病
> 6. 其他感染（如麻风病、弓形虫病、组织胞浆菌病、耶尔森鼠疫杆菌、衣原体）
> 7. 系统性红斑狼疮
> 8. 白塞综合征

多形红斑（EM）

这是一种独特的皮肤和黏膜的炎症反应。特征性皮损是一种边界清晰的靶形损害，包括三个明显的颜色改变区（图 43-24）。随着时间的推移，该中心出现颜色加深，被比作"公牛的眼睛"。中心可形成大疱或硬壳。当黏膜显著累及时，称为重型 EM；如果只有皮肤受累称为轻型 EM。大多数情况是由病毒感染所致，特别是临床或亚临床单纯疱疹

病毒感染。其他原因还包括支原体，肺炎链球菌，组织胞浆菌病和药物，或者原因不明。

现代研究发现，这种疾病与重症多形红斑（史-约综合征，Stevens-Johnson syndrome，SJS）（图 43-18）和中毒性表皮坏死松解症（TEN）截然不同。SJS 和 TEN 是两个药物不良反应导致的罕见的皮损，可能致命的状况。其特征是不同程度的黏膜受累、红斑和脱落。最常涉及的药物是抗生素、抗惊厥药、别嘌醇和非甾体抗炎药（NSAID）。由感染引发的 SJS 或 TEN 是罕见的。

蜂窝织炎和丹毒

蜂窝织炎（图 43-25）是深真皮质和皮下组织的感染，引起单侧下肢红斑。可能伴有淋巴管炎和腹股沟淋巴结肿大。在严重的情况下，会出现紫色斑块，并可能出现水疱。它通常是由 β-溶血性链球菌或金黄色葡萄球菌感染。在静脉注射吸毒者中，它常累及上肢（通常是注射毒品的部位）。

丹毒主要由 β-溶血性链球菌感染真皮质引起（图 43-26）。它可以发生在面部或腿部，由界限分明的红斑和因真皮质受累而特有的隆起边缘组成。这些患者可能存在明显的易感因素，如软组织损伤，足癣，静脉曲张溃疡或糖尿病。

坏死性筋膜炎是一个重要的鉴别诊断。如果患者有严重的疼痛，皮肤是浅粉红色而不是水疱性

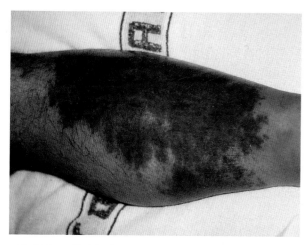

图 43-25　蜂窝织炎（Courtesy of Dr A Watson, Infectious Diseases Department, The Canberra Hospital）

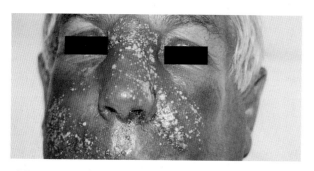

图 43-26　丹毒（Courtesy of Dr A Watson, Infectious Diseases Department, The Canberra Hospital）

红斑,患者有败血症的迹象,考虑坏死性筋膜炎。

毛囊炎,疖和痈

毛囊炎,疖和痈都是不同程度的毛囊感染。

毛囊炎是一种非常常见的疾病,其特征是毛囊细菌感染的炎症。大多数病例由葡萄球菌感染引起,也可能由其他微生物(如念珠菌、马拉色菌或假单胞菌),外用药物,或药物诱导。如果感染变深,就会形成疖;如果感染扩散到相邻的多个毛囊,就会形成痈。损伤可以发生在皮肤的任何地方,但更常见于臀部、颈部和肛门生殖器区域。患者十分难受并可伴有全身症状。通常是葡萄球菌引起的。深部病变破裂流出脓液后愈合,常会留下瘢痕。引流淋巴结可能肿大和变软。

化脓性汗腺炎,尤其是发生在肥胖的年轻女性身上,与疖的病变类似。该疾病累及腋窝、腹股沟和乳腺下区域的顶泌汗腺,表现为特殊的双端粉刺。

其他感染

病毒感染会引起皮肤反应。麻疹是病毒感染

导致皮疹的一个例子(图 43-27)。许多病毒包括巨细胞病毒(CMV),EB 病毒(EBV)、柯萨奇病毒和人类免疫缺陷病毒(HIV)感染后的血清转化也可引起类似的皮疹。经阿莫西林治疗的 EBV 患者出现特征性皮疹(图 43-28)。脑膜炎球菌败血症引起瘀点皮疹,可发展为暴发性紫癜(图 43-29)。

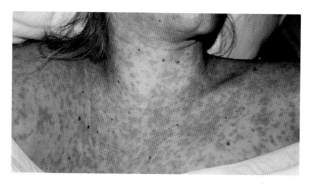

图 43-27　病毒疹（Courtesy of Dr A Watson, Infectious Diseases Department, The Canberra Hospital）

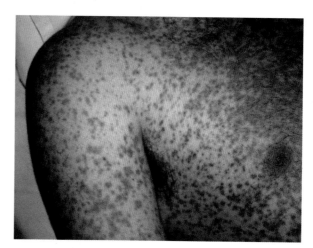

图 43-28　使用阿莫西林后 EB 病毒感染（Courtesy of Dr A Watson, Infectious Diseases Department, The Canberra Hospital）

脓疱是最常见的皮肤细菌感染,其特征是金黄色外壳,红斑基底部有小水疱和脓疱。金黄色葡萄球菌和化脓性链球菌是最常见的病原体。泌尿生殖系统或胃肠道细菌感染导致的反应性关节炎可能与脓溢性皮肤角化病有关,可在脚底出现柔软的过度角化的结节和斑块,有时伴有水疱或脓疱(图 43-30)。传染性软疣是一种常见的病毒性皮肤传染病,特征为不连续的表面蜡样光泽的丘疹或结节,常伴有中央脐状凹陷(图 43-31)。

皮肤真菌感染包括足癣,好发于足部(图 43-32),由皮肤真菌感染引发。组织胞浆菌,球孢子菌和非典型分枝杆菌等微生物感染可侵犯深部皮肤

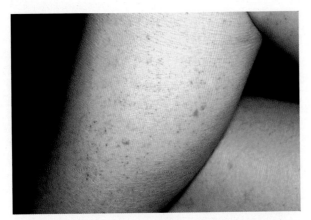

图 43-29　瘀点皮疹（摘自 Marks J, Miller J. Lookingbill & Marks'principles of dermatology. 4th ed. Philadelphia：Saunders，2006）

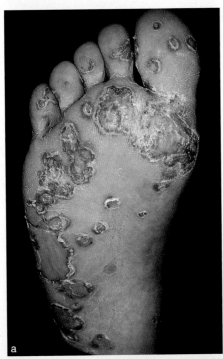

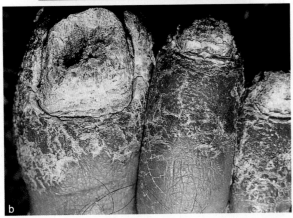

图 43-30　脓溢性皮肤角化病（a）足底。（b）趾甲（摘自 Habif T. Clinical dermatology. 5th ed. St Louis MO：Mosby，2009）

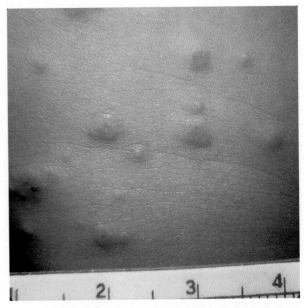

图 43-31　接触性软疣（Black M. Obstetric and gynecologic dermatology. 3rd ed. St Louis MO：Mosby，2008）

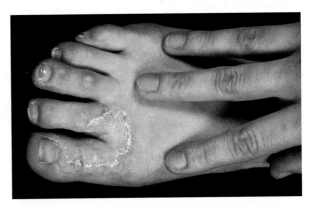

图 43-32　足癣（摘自 Busam Klaus J. Dermatopathology-a volume in the series foundations in diagnostic pathology. Philadelphia：Saunders，2010）

并形成溃疡，这在免疫抑制患者中更为常见。褶烂是皱褶皮肤摩擦引起的湿润性的炎症；受累部位可检出白色念珠菌（图 43-33）。

色素沉着、色素减退和色素缺乏

色素沉着可能是潜在的全身性疾病的一个线索（清单 43-10），但全身症状通常在皮肤炎症后出现，这被称为炎症后色素沉着。色素减退（色素减少）也可发生在炎症后，可因马拉色菌感染释放壬二酸破坏黑色素而发生花斑糠疹。脱色（色素完全丧失）可能由白癜风引起，白癜风与其他自身免疫性疾病如 I 型糖尿病、桥本甲状腺炎、艾迪生病等有关。

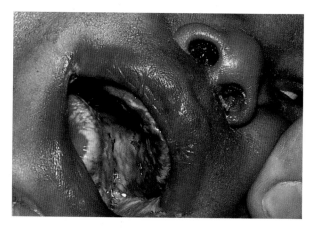

图 43-33　白色念珠菌（摘自 Male D，Brostoff J，Roth D，Roitt I. Immunology. 8th ed. Philadelphia：Saunders，2012）

清单 43-10　导致色素沉着的原因

内分泌疾病
艾迪生病（ACTH 过多）
异位 ACTH 分泌（如恶性肿瘤）
避孕药或怀孕
毒物中毒，肢端肥大症，嗜铬细胞瘤
代谢
吸收不良或营养不良
肝脏疾病（如血色素沉着病、原发性胆汁性肝硬化、肝豆状核变性）
慢性肾脏疾病
卟啉症
慢性感染（如细菌性心内膜炎）
结缔组织疾病（如：系统性红斑狼疮、硬皮病、皮肌炎）
种族或基因
其他
药物（如氯奥沙普秦、白消安、砷剂）
辐射

ACTH＝促肾上腺皮质激素

潮红和流汗

皮肤潮红常常出现在颜面部，一些引起这种现象的原因见清单 43-11。

过度出汗（多汗症）可分为原发性或继发性。原发性多汗症与系统性疾病无关，是最常见的类型。继发性多汗症与感染、肿瘤（如嗜铬细胞瘤）、甲状腺功能亢进、肢端肥大症、低血糖症、月经暂停、自主神经功能障碍和药物有关。

皮肤肿瘤

皮肤肿瘤很常见，通常是良性的（清单 43-12）[4]。大多数恶性皮肤肿瘤，如果及早发现并适当治疗，是可以治愈的（清单 43-13）。

清单 43-12　良性皮肤肿瘤

1. 疣
2. 接触传染性软疣
3. 脂溢性角化病
4. 皮肤纤维瘤
5. 神经纤维瘤
6. 血管瘤
7. 黄疣

清单 43-13　皮肤恶性肿瘤

1. 基底细胞癌
2. 鳞状细胞癌
3. Bowen* 病（局限于皮肤上皮质的原位鳞状细胞癌）
4. 恶性黑色素瘤（可转移，图 43-34）

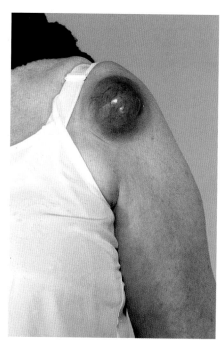

图 43-34　转移性黑色素瘤（摘自 O'Neill JK，Khundar R，Knowles L，et al. Melanoma with an unknown primary：a case series. J Plast Reconstr Aesthet Surg 2010；63（12）：2071-2080）

5. 肿瘤转移

---

* John Templeton Bowen（1857—1941），波士顿皮肤科医生

清单 43-11　面部潮红的原因

1. 更年期
2. 药物和食品（如硝苯地平、西地那非、味精）
3. 饮酒后服药双硫仑反应（或某些人仅饮酒）
4. 系统性肥大细胞增多症
5. 红斑痤疮
6. 类癌综合征（肿瘤分泌的 5-羟色胺和其他介质可能导致皮肤潮红、腹泻和心脏瓣膜病）
7. 自主神经功能障碍
8. 甲状腺髓样癌

皮肤癌在某些人群中好发(如拥有凯尔特人或北欧人白皙的皮肤),尤其是这些人如果长期暴露在紫外线下则风险更大。皮肤癌可表现为扁平鳞状皮损,隆起鳞状皮损或光滑皮损。它们或大或小,最终可能溃烂。如没有其他证据,所有不能愈合的溃疡都应该考虑皮肤癌可能。

早期病变为光化性(日光性)角化病,为红斑或丘疹上附着鳞屑(图 43-35),少数可发展为鲍恩病(Bowen disease)[原位鳞状细胞癌(SSC)]。这是一个典型的不透明的丘疹或斑块,可被侵蚀或有

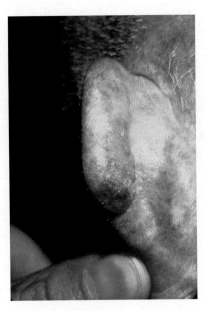

图 43-36 鳞状上皮细胞癌(摘自 Reeves JT,Maibach H. Clinical dermatology illustrated:a regional approach. 2nd ed. Sydney:MacLennan & Petty Pty Ltd,© 1991)

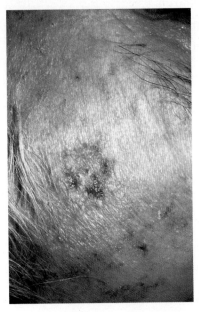

图 43-35 光化性角化病。在前额较高的位置,可以很容易地触及颗粒性角化病(摘自 Reeves JT,Maibach H. Clinical dermatology illustrated:a regional approach. 2nd ed. Sydney:MacLennan & Petty Pty Ltd,© 1991)

鳞屑附着(图 43-36),会发生转移。

基底细胞癌(BCC)的特征是一个半透明的丘疹,中心凹陷,边缘卷曲,有扩张的毛细血管(图 43-37)。不同的亚型包括表浅型、结节型、色素型和硬化型(形态),很少会转移。多发型基底细胞癌可能与基底细胞痣综合征(Gorlin 综合征)有关,可出现颌骨囊肿、掌凹陷和骨骼异常。

恶性黑素瘤通常是一种不断扩大的边缘呈不规则锯齿状的深色病变(图 43-38)。病变内色素可变异,有的黑色素瘤完全没有色素,被称为无黑素性黑色素瘤。如果病变符合 ABCDE 清单,可考虑恶性黑色素瘤可能[5,6]:

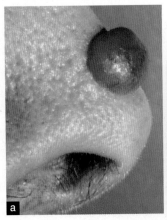
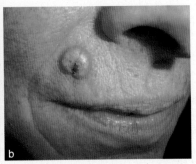

图 43-37 (a)基底细胞癌:边缘卷曲。(b)色素性基底细胞癌,一位阳光晒伤皮肤的患者,皮损为中心凹陷,表面呈珍珠样光泽(摘自 Pfenninger J. Pfenninger and Fowler procedures for primary care. 3rd ed. Maryland Heights,MO:Mosby,2010)

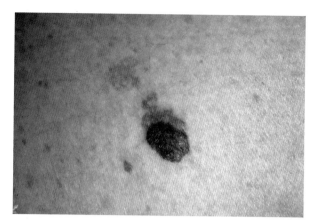

图 43-38　表面扩散型黑色素瘤,肿瘤仍局限于真皮上层(© Dr Loren Golitz)

A 不对称的

B 不规则轮廓

C 颜色改变

D 直径>6mm

E 进展(病变扩大或改变)或隆起

皮肤有较多不寻常痣(发育不良痣综合征)的患者发生恶性黑色素瘤的风险增加[7]。

指甲

全身性疾病通常与患者手指以及指甲的改变有联系。比如指甲长得慢可能意味着某些疾病。尽管这些发现中有些已在其他章节中进行了描述,但此处会介绍指甲更换的很多重要特点。

指甲真菌感染(**甲癣**;图 43-39)是最常见的指甲疾病,占所有指甲疾病的 40%,占所有皮肤真菌感染的 30%。这种感染在糖尿病,周围血管病和使用免疫抑制剂的患者中更加常见。其临床表现为增厚的黄色指甲、隆起、剥落和变形。这些变化需要与银屑病鉴别。可以取指甲做活检以明确诊断。

急性甲沟炎是指甲周围的皮肤炎症;它可以是急性的,也可以是慢性的。急性甲沟炎多由金黄色葡萄球菌感染引起;其他原因包括指甲内生,刺激,损伤(如咬指甲或吮吸拇指)或修指甲。慢性甲沟炎会造成手指发红,肿胀,缺少角质层。它会导致指甲的慢性隆起和营养不良。通常的原因是水或化学物质的慢性刺激。皮肤癣菌约占真菌指甲感染的 90%,假丝酵母菌感

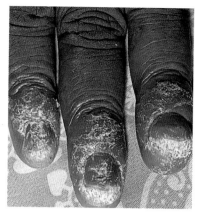

图 43-39　甲癣:指甲真菌感染(摘自 Reeves JT, Maibach H. Clinical dermatology illustrated:a regional approach. 2nd ed. Sydney:MacLennan & Petty Pty Ltd,© 1991)

染其次。念珠菌指甲感染(镜检和培养诊断)常合并慢性黏膜皮肤念珠菌感染可能,是一种罕见的多发性内分泌疾病。

大约 25% 的银屑病患者的指甲受累(图 43-40)。典型的指甲改变是凹痕。这种改变在真菌感染、慢性甲沟炎、扁平苔藓、脱发、斑秃和特异性皮炎也可发生。银屑病也是甲癣最常见的原因。银屑病的指甲很少见的变化包括纵向隆起(脆甲),近端横向隆起,甲下角化过度和黄褐色变("油滴"征)。

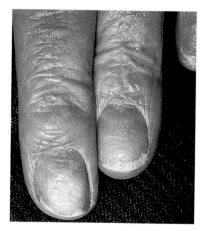

图 43-40　大约 25% 的银屑病患者的指甲受累(摘自 Reeves JT, Maibach H. Clinical dermatology illustrated:a regional approach. 2nd ed. Sydney:MacLennan & Petty Pty Ltd,© 1991)

甲襞毛细血管扩张症是许多系统性疾病的重要标志,包括系统性红斑狼疮、硬皮病和雷诺现象。

这些改变不是很特异,因为在健康人群中也存在甲襞毛细血管形态的变异。在皮肌炎患者,甲襞毛细血管扩张与角质层增生以及小出血梗死有关。雷诺现象也与血液供应不足引起的指甲变化有关,包括变脆、纵向隆起、劈裂、扁平、甲脱离、匙状甲和甲床红斑。

杵状指是一种重要的异常指甲病变。可发生于 HIV 感染患者,其严重程度似乎与免疫抑制的程度成正比。人类免疫缺陷病毒感染还与甲癣和纵向黑甲(指甲上黑色条带)有关,常继发于齐多夫定治疗后。

要点小结

1. 皮肤病变随时间变化的过程可能是诊断的重要线索。

2. 仔细询问病史可以揭示皮肤问题后的全身性疾病。

3. 关于是否接触新肥皂或香体剂可能有助于解释新的皮疹。

4. 除非有其他的证据,许多皮疹可能是新使用的药物引起的。

5. 彻底的皮肤病学检查必须包括整个皮肤表面、指甲、头发和可触及的黏膜表面。

6. 许多常见的皮肤病可以通过查体诊断出来(只要有足够的经验就能识别它们)。

7. 对于任何色素性病变需考虑黑色素瘤 ABCDE 清单:

A 不对称的

B 不规则轮廓

C 颜色改变

D 直径>6mm

E 病变进展(扩大或改变)或隆起

OSCE 案例——皮肤

患者男性,胸部有一处色斑,请向其问诊。

1. 询问童年和成年时的日照情况。
2. 询问黑色素瘤的家族史(10% 的黑色素瘤有家族病史)。
3. 询问:"什么时候发现病变的? 是新的吗?"
4. 询问"病变的外观有变化吗?"
5. 询问"病变有瘙痒或出血吗?"
6. 询问"这个病变或其他色素病变是否已进行活检或切除?"
7. 检查病灶:注意是否对称,边缘规则或不规则,有无隆起,色素分布均匀,有无溃疡或炎症,测量其大小。
8. 检查全身的皮肤,包括头发,是否有其他色素病变。如怀疑有黑色素瘤,检查引流淋巴结。
9. 完成 ABCDE 清单。

（左培媛 译）

参考文献

1. Marks R. Diagnosis in dermatology. Tricks of the trade. *Aus Fam Physician* 2001; 30(11):1028–1032. A useful guide on clinical clues.

2. Ashton RE. Teaching non-dermatologists to examine the skin: a review of the literature and some recommendations. *Brit J Derm* 1995; 132:221–225. Presents a good scheme that can be used to describe any skin lesion.

3. Schwarzenberger K. The essentials of the complete skin examination. *Med Clin Nth Am* 1998; 82:981–999. Guidance on a thorough examination approach.

4. Preston DS, Stern RS. Nonmelanoma cancers of the skin. *N Engl J Med* 1992; 327:649–662. Provides useful information on discriminating between worrying and non-worrying lesions, and includes colour photographs.

5. Whitehead JD, Gichnik JM. Does this patient have a mole or a melanoma? *JAMA* 1998; 279:696–701. The ABCD checklist (asymmetry, border irregularity, irregular colour, diameter >6 millimetres) has a sensitivity over 90% and a specificity over 95% for identifying malignant melanoma.

6. Abbasi NR, Shaw HM, Rigel DS et al. Early diagnosis of cutaneous melanoma: rewriting the ABC criteria. *JAMA* 2004; 292:2771–2776. Changes (evolving) of symptoms or signs (size, shape, pruritus, tenderness, bleeding or colour) are additional evidence for the presence of melanoma.

7. Shenenberger DW. Cutaneous malignant melanoma: a primary care perspective. *Am Fam Physician* 2012; 85(2):161–168. An update on the clinical approach and management.

8. Bolognia JL, Jorizzo JL, Schaffer JV. *Dermatology*, 3rd edn. Philadelphia: Saunders, 2012.

第 44 章

对老年人的评估

老人忘了。——莎士比亚,Henry Ⅴ

老年患者在住院患者中所占的比例越来越大,他们的住院时间通常较长,而且由于老年患者有各种复杂的多重医疗问题,往往需要特别关注[1]。

目前对于老年患者的年龄界限还没有达成普遍共识。早在 140 年前,老年人年龄界限设定为 50 岁以上。如今,在西方世界,随着人们(和他们的医生)年龄的增长,年龄界限可能会提升至 65① 岁以上(在实际工作中,有哪位高年资的老年医生愿意被看做老年人呢?)。目前对低龄老人(65~74 岁)、中龄老人(75~84 岁)和高龄老人(85 岁以上)的粗略划分并不一定反映生物学年龄。高龄老人的数量正在稳步增长,这一变化将日益挑战卫生系统,并对未来的资源产生重大影响。

虽然老年患者描述的症状较少,但有更多的慢性疾病。因此,老年患者的疾病表现可能是非典型的,所以花时间询问病史是至关重要的。必须强调老年人关注的四大问题:

- 行动障碍
- 易跌倒
- 智力或记忆受损
- 大、小便失禁

这些可以作为日常生活活动能力(ADL)的一部分进行评估(清单 44-1 和清单 44-2)[2,3]。

以上任何一种情况都可能是由多种药物治疗引起的或造成恶化的,这在老年患者中是普遍存在的问题。

你需要了解患者的跌倒风险、行动能力、应对能力、安全隐患以及其他问题(清单 44-3 和问诊清单 44-1)。功能和认知障碍是识别老年患者非常重要的健康问题。听力和视力障碍以及认知能力的下降会对病史的采集造成一定的影响(清单 44-4)。

---

① 询问任何年龄在 65 岁以上的亲戚是否认为他们老了,他们会回答 70 岁是新的 50 岁!

清单 44-1　劳顿 Lawton 和布罗迪 Brody 工具性日常生活活动能力量表(IADL)[3]

1. 使用手机的能力
2. 购物
3. 准备食物
4. 做家务
5. 洗衣服
6. 运物能力
7. 药物管理
8. 理财能力
9. 每项赋值 1 分

0=完全依赖,8=完全独立

(Lawton MP,Brody EM. 老年人评估;self maintaining and instrumental activities of daily living. *Gerontologist* 1969;9:179 © Oxford University Press)

清单 44-2　日常生活能力的卡茨指数(ALD)[2]

活动

1. 洗澡
2. 穿衣服
3. 如厕
4. 传递能力
5. 自控能力
6. 进食

每项活动在没有帮助和监督的情况下完成,则给 1 分。

分数:
6=功能完全
4=中度受损
2=严重受损

Katz S,Down TD,Cash HR,Grotz RC. Program in the development of the index of ADL. *Gerontologist* 1970;10:20,by permission of Oxford University Press。

清单 44-3　综合老年评估[1]:评估内容(以下 ABC)

1. 日常生活活动能力
2. 平衡能力、脆弱性测试
3. 认知功能
4. 抑郁,药物(多药性),牙列(包括营养状况和体重变化)
5. 环境:家庭状况,社会支持,经济问题,生活意愿(进一步的护理计划)
6. 跌倒风险(跌倒史,"起立和行走"测试,功能到达测试)
7. 步态速度(步行速度更快者有更好的生存能力)
8. 听力,视力
9. 失禁(小便、大便),性功能

问诊清单 44-1 老年患者的问诊

1. 您认为您目前的主要问题是什么？

2. 您正在服用什么药物呢？您能记得按时服用这些药物吗？您最近是否有换药情况？您认为这些药物对您有造成什么影响吗？

3. 您行走是否有困难：(A)在家里行走活动是否有困难；(B)步行去商店购物是否有困难？

4. 您经常运动吗？

5. 您在过去的一年里跌倒过吗？发生了什么事？您受伤了吗？您跌倒过几次？您患有关节炎或者帕金森症吗？（清单 44-3）

6. 您的脊柱有骨折过吗？手腕呢？臀部呢？

7. 您开车吗？

8. 您和谁一起生活呢？

9. 您在烹饪、洗衣服或管理银行业务方面有困难吗？

10. 您觉得您吃得好吗？您的牙齿有给您带来麻烦吗？您有戴假牙出去吃饭吗？您晚上吃些什么呢？谁做的饭呢？

11. 您的视力怎么样？您患过白内障吗？您戴眼镜吗？

12. 您的听力怎么样？您有佩戴助听器吗？助听器有正常工作吗？

13. 您是否担心未来您的生活无法自理？您有考虑过如果您的健康状况恶化，您将如何处理呢？

14. 在过去的一个月里，您是否感到过沮丧、抑郁或者绝望？在那一个月里，您是否因为做事提不起兴趣或感觉不到乐趣而感到困扰呢？[6]

15. 您介意我跟您的亲人或者朋友谈谈您的健康问题吗？

清单 44-4 老年患者标准病史采集技巧的改变

- 放慢询问病史的速度。
- 如果患者有听力或者视力障碍问题，或者患有痴呆，则需要调整你的询问方式。
- 为了最大限度地增加与患者间的交流互动，当你与患者交流时，要确保患者能看到你的脸。
- 不要以高人一等的态度对待患者。
- 在获得患者许可的情况下，请患者的亲人或者朋友（不用太多人）协助病史的采集。

老年患者的病史采集：特别注意事项

1. 现患疾病：患单一疾病很少见的。

2. 既往史：记录患者的免疫情况，特别是对肺炎球菌、流感和破伤风的免疫情况。

3. 药物治疗史：许多患者会服用多种药物来治疗多种疾病，但这些可能并不是他们真正需要的所有药物（多药物治疗）。就治疗方案而言，一份包含药物使用原因的用药清单很重要。要时刻记得询问患者非处方药、泻药和安眠药的使用情况。

任何新症状都可能是多药物治疗导致的。

4. 个人社会史：

- 住宿情况：了解患者是住房屋还是公寓，或者是以某种形式辅助或服务式的住宿，以及与患者同住的人员。询问同住人员的健康状况和流动性，以及与年轻亲戚和朋友的亲近程度。

- 运动情况：通常来说，运动对老年人是安全的，而且可以提高老年人的灵活性、平衡性、耐力和力量，有助于维持身体的独立功能，并提高生活质量。除此之外，运动还可以降低老年人的跌倒风险。

- 吸烟史：如往常一样详细记录。戒烟可以改善 60 岁以上人群的肺功能，此外，建议戒烟在老年患者和年轻患者中同样有效。

- 饮酒史：饮酒很常见的，相关细节应记录在病历中。

- 被虐待和忽视：这些是在这个年龄段可能出现的问题。通常在多次问诊中进行仔细询问可能有助于发现此类问题[4]。

5. 系统回顾：尤其关注患者的视力、听力、咀嚼和牙列、体重变化、大小便失禁，反复跌倒（清单 44-5）、骨折和足部疾病史以及慢性疼痛。

清单 44-5 跌倒的风险因素

1. 多次的跌倒史(跌倒次数,受伤情况)
2. 年龄在 80 岁以上
3. 从椅子上站起来有困难
4. 行走需使用拐杖或支架
5. 关节炎病史
6. 视力不良
7. 认知能力下降或抑郁
8. 肌力减弱
9. 帕金森症病史
10. 步态或者平衡能力有问题(如卒中史)
11. 房屋内设施的问题(如松动的地毯、陡峭的台阶)
12. 药物治疗(多药物治疗;特别注意镇静剂、抗高血压药和抗胆碱能药)

- 跌倒是老年人死亡的一个重要原因,通常是多因素造成的:姿势性头晕、视力差、认知障碍、足部问题、骨密度异常和步态问题都可能导致或加剧跌倒问题。如果患者有过三次或三次以上的跌倒史,或者在过去的一年中因跌倒受伤,或者目前患者患有关节炎或者帕金森病[5],那么该患者更有可能再次跌倒的风险。
- 询问了解患者住宅的布局,例如浴室里的台阶数和是否有栏杆。
- 询问了解有关抑郁症的问题,因为这是老年人中普遍存在的问题,需要被认识到并采取治疗措施[6]。

  6. 询问的具体范围:

- 工具性日常生活活动能力(instrumental activities of daily living,IADL):询问了解患者使用电话、购物、准备食物、做家务、洗衣服、驾驶、吃药和理财能力(清单 44-1)。
- 日常生活中的自理能力(activities of daily living,ADL):询问了解患者洗浴、穿衣、如厕、转移(即上/下床或椅子)及大、小便自控和进食的能力(具体见清单 44-2)。这些可能会受到很多不同慢性疾病的影响。
- 驾驶能力:年龄较大的驾驶者与 25 岁以下的驾驶者有更大的事故风险。询问患者是否还在驾驶车辆或者已经"退出驾驶"-这是一种通过是否放弃驾照来得知患者失去行动和站立能力的委婉方式。如果患者仍在驾驶,应询问他们对驾驶的信心,以及是否能避免某些情况的出现,例如在高峰期或夜间驾驶。乘坐患者驾驶车辆可能受到过惊吓的亲属的评估比患者的自我评

估要更精确。还有已经确定了导致无法驾驶的某些风险因素(清单 44-6)。

清单 44-6 提示驾驶能力可能受损的因素

1. 乘客认为有问题
2. 认知能力下降
3. 最近发生交通事故或交通肇事
4. 短距离驾驶(<100 千米/每周)和自驾,例如不在夜晚驾驶
5. 行动不便
6. 视力不良
7. 冲动和挑衅行为
8. 酗酒或使用镇静药物
9. 晕厥史

- 尿失禁:超过 30% 的老年人会出现尿失禁的问题——其相关风险因素可参见清单 44-7。询问患者是否出现尿失禁的问题并了解尿失禁对患者日常生活产生了怎样的影响。尿失禁可有以下几种类型:

清单 44-7 老年人尿失禁的危险因素

1. 肥胖
2. 分娩史
3. 妇科手术史
4. 糖尿病史
5. 吸烟史
6. 使用利尿剂,钙离子通道阻滞剂
7. 行动障碍
8. 反复性尿路感染
9. 前列腺癌根治手术史
10. 认知障碍
11. 行动障碍(与第 7 条重复)

- 急迫性尿失禁——严重的尿急而膀胱不受意识控制就开始排尿
- 压力性尿失禁——当用劲儿、咳嗽或者运动时尿液流失
- 急迫和压力混合性尿失禁
- 充溢性尿失禁——尿液不断溢出,尤其影响有前列腺梗阻的男性患者
- 功能性尿失禁,发生在那些无法如厕或有认知障碍的人身上

询问患者服用的可能加重病情的药物(如利尿剂、α-肾上腺素受体阻滞剂)和以前做过的手术(如根治性前列腺切除术),还有放疗史、前列腺相关症状和尿路感染史。

了解患者及其家属为了处理尿失禁的问题采取了什么措施。

老年患者的体格检查：特别注意事项

通常需要对患者进行一次完整的体格检查,但在获取患者信息资料时请考虑以下几个方面(图44-1)。

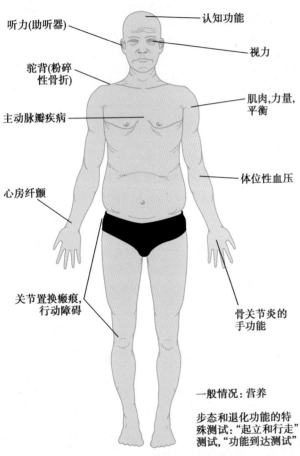

图 44-1　老年患者体格检查:总结

1. 一般评估:测量不同体位的血压及其变化。

评估水合作用,该指标可能会对有认知障碍的老年患者产生不好的影响。

仔细观察患者的皮肤是否有压疮。这些是局部压力或剪切伤害对皮肤或软组织和皮下组织造成的损伤,而且这些伤害多出现在行动障碍的患者身上。某些会增加患者出现压疮风险的因素已被确定(清单44-8)。根据压疮的严重程度进行分类(表44-1)。

寻找跌倒或虐待老人造成瘀伤的证据。仔细检查患者皮肤是否有皮肤癌的迹象。

测量患者的体重和身高用于计算体重指数,因为体重减轻在老年人中很常见。

清单 44-8　压疮的危险因素

1. 认知障碍
2. 行动障碍
3. 高龄
4. 感觉障碍
5. 体重低
6. 水肿
7. 失禁
8. 低白蛋白血症

表 44-1　压疮的分类

分期	描述
I	皮肤完整但有非分支性红斑
II	皮肤局部厚度减低。浅表开放性溃疡,无脱落的、完整的或破裂的水疱
III	全层皮肤组织丢失。可见皮下脂肪组织,但不可见骨组织或肌肉组织
IV	全层皮肤组织丢失,并可见肌肉或骨组织
不明确分期	全层皮肤组织完整,但基底层有坏死组织覆盖
可疑的深层组织受伤征象	呈紫色或栗色的完整皮肤区域,或有血疱

2. 心脏:如果听到收缩期杂音,可考虑是否有主动脉狭窄,如果病情严重则需要进一步评估。

踝关节肿胀可能表明静脉功能不全或降压药物(如钙离子通道拮抗剂)而不是充血性心力衰竭造成的。缺血性心脏病很常见,但在老年人中却多呈“静默”的临床表现。

3. 胸部:呼吸急促可能是由肺部或心脏疾病引起的,而且这些疾病常在老年患者身上并存。

4. 消化系统:注意观察患者的牙齿状况和口腔是否干燥,这些问题可能会影响患者的进食。留意患者最近体重是否有下降的迹象。在大便干结的便秘患者的左下腹可触及肿块;肿块可在便秘治疗后消失。在瘦弱的老年患者身上可触及大动脉,很容易被误认为是动脉瘤,但是如果大动脉扩张的十分明显则需要排除动脉瘤的可能。如果动脉瘤破裂,典型的临床表现包括背部疼痛、腹胀、休克和下肢不对称的周围血管搏动。需要进行直肠检查,排除粪便的影响,特别是有大、小便失禁史的患者。急性尿潴留患者的膀胱可能会有扩张增大;可有谵妄的临床表现。

5. 神经系统:应常规评估老年患者的精神状态和认知能力。如果患者自身是不清楚的,那么区分是认知能力下降(痴呆)还是急性精神错乱(谵妄;表46-5和表46-6)很重要。

原始反射,如皱眉(图35-16),掌颏反射和抓握反射,可在年龄增长的人群中发现,可能是诊断痴呆的依据。

仔细评估患者步态(可能包括使用秒表测量行走超过8m的步态速度;健康老年人的正常步态速度为1.1~1.5m/s)和平衡能力[5]。

用"起立和行走"测试来进一步测试步态(图44-2):要求患者从椅子上站立起来,走3m,转身180°,最后回到椅子上坐下。具体按以下内容评估:

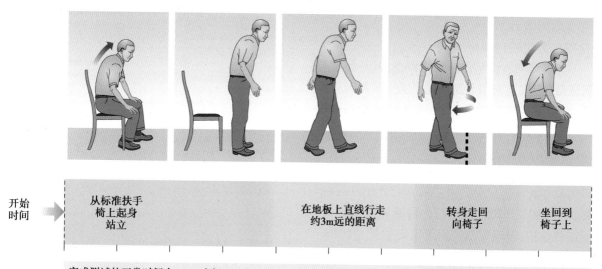

开始时间	从标准扶手椅上起身站立	在地板上直线行走约3m远的距离	转身走回向椅子	坐回到椅子上

完成测试的正常时间在7~10s之间。
无法按时完成测试的患者可能有一些行动障碍的问题,特别是如果患者完成测试的时间超过20s时。

图44-2　"起立和行走"测试:1. 从椅子上站立起来,走到指定地方。2. 转身往回走。3. 再次坐回到椅子上。若患者从椅子上起身站立起来有困难,则说明跌倒风险会增高(摘自 Douglas G, Nicol F, Robertson C. Macleod clinical examination. 13th ed. Edinburgh:Churchill Livingstone,© 2013)

- 患者坐在椅子上:用或者不用手臂协助从椅子上站起来是否有困难?
- 患者站在椅子附近:患者站立是否稳定?
- 患者行走:步态是否异常——行走是否不稳定、患有帕金森症、偏瘫、是否需要拐杖、支架支撑等等?
- 患者转向:患者反应是缓慢还是犹豫的?
- 患者坐下:患者坐下时是紧张还是犹豫的?

检查步态、平衡和力量方面的异常。测试从1级(正常)到5级(严重受损)进行分级,但是测试通常是计时的(固定测试行走的距离),将所耗费的时间与相应年龄的正常值比较(然而,这些测试值的诊断价值很有限)[7]。仔细检查下肢是否无力,必要时测试下肢力量[8,9]。

通过"功能到达"测试来评估跌倒风险。要求患者将拳头抵在墙上,然后身体尽可能向前倾。患者应该可以沿着墙壁移动拳头而不需要向前跨一步或者失去稳定性。测量患者拳头移动的距离。若测量距离小于15cm则提示跌倒风险会增加[10]。

6. 眼睛和耳:检查患者的视力和听力,因为这些功能可能会影响患者的独立生活能力。询问患者是否有用助听器?(80%的80岁老年人的听力已经受损。)助听器使用起来可能有些麻烦,而且患者需要一些积极性才能让助听器发挥作用,但是有证据表明,使用助听器可以见减少患者的孤独感。不能将听力受损与认知功能障碍混为一谈。耳语测试可能对筛查听力受损有用。还要检查患者是否有因白内障影响视力?

7. 风湿系统:检查包括足部的畸形和功能性残疾。

8. 乳腺:对女性患者要进行乳腺检查,因为乳腺癌的发生率是随年龄增长而增高的。

9. 抑郁症:在年龄超过60岁的人群中男性有5%,女性有7%的人有抑郁的相关问题。抑郁会导致患者缺乏热情和参与性,这也不能与认知障碍混淆。

询问:"在过去的一个月里,你有没有因为做事提不起兴趣而感到困扰吗?你有感觉到情绪'低

落'，'沮丧'或者'消沉'吗？"这种简单的提问对抑郁症诊断的敏感性特别高(97%)，但特异性较低(67%)

　　10. 认知功能：90多岁的人群中约有35%的人会受到痴呆的影响。至少有两个认知领域的能力下降才能被定义为痴呆：

- 记忆力
- 注意力
- 语言能力
- 视觉空间能力
- 决策能力(执行能力)

　　不建议将筛查痴呆作为常规检查，但是如果有任何怀疑(如家属对患者的关心程度、患者依从性不好、出过事故或行为改变)，那么就需要进行筛查[11]。

痴呆筛查

　　简易精神状态检查(the mini-mental state examination，MMSE)[12]可以提供很好的筛查依据基础，但受版权保护；因而简易智力状态评估量表(Mini-Cog)[13]是更容易获取和便于使用的筛查工具(参见第46章)。

OSCE 复习题——老年患者的评估

1. 患者男性，89岁，服用11种常规药物。请采集这位患者的用药史。
2. 患者女性，77岁，记忆方面有些问题。请采集这位患者的病史。
3. 患者男性，79岁，自己在家生活存在困难。请采集这位患者的病史。
4. 患者老年女性，近期有多次跌倒史，手腕骨折。请采集这位患者的病史并进行检查。

（刘茜　译）

参考文献

1. Ellis G, Whitehead MA, O'Neill D et al. Comprehensive geriatric assessment for older patients admitted to hospital. *Cochrane Database Sys Rev* 2011; (7):CD006211.

2. Katz S, Down TD, Cash HR, Grotz RC. Progress in the development of the index of ADL. *Gerontologist* 1970; 10:20–30.

3. Lawton MP, Brody EM. Assessment of older people; self maintaining and instrumental activities of daily living. *Gerontologist* 1969; 9:179.

4. Lachs MS, Pillemer KA. Elder abuse. *N Engl J Med* 2015; 373(20):1947–1956. Like child abuse, clinicians should be alert to the possibility of elder abuse in patients who present with unexplained injuries.

5. Studenski S, Perera S, Patel K et al. Gait speed and survival in older adults. *JAMA* 2011; 305:50–58. Gait speed is a measure of frailty. Faster walkers have better survival.

6. Whooley MA, Avins AL, Miranda J, Browner WS. Case-finding instruments for depression: two questions are as good as many. *J Gen Intern Med* 1997; 12:439–445.

7. Schoene D, Wu SM, Mikolaizak AS et al. Discriminative ability and predictive validity of the timed up and go test in identifying older people who fall: systematic review and meta-analysis. *J Am Geriatr Soc* 2013; 61:202–208. 'Get up and go' test times have only poor-to-moderate diagnostic accuracy.

8. Nevitt MC, Cummings SR, Kidd S, Black D. Risk factors for recurrent nonsyncopal falls: a prospective study. *JAMA* 1989; 261:2663–2668. The history identifies those at higher risk of falls. Risk factors include three or more falls or a fall with injury in the previous year, arthritis, Parkinson's disease, difficulty in standing up from a chair or in performing a tandem walk.

9. Tinetti ME. Clinical practice. Preventing falls in elderly persons. *N Engl J Med* 2003; 348:42–49. Practical management advice.

10. Fleming KC, Evans JM, Weber DC, Chutka DS. Practical functional assessment of elderly persons: a primary-care approach. *Mayo Clin Proc* 1995; 70:890–910. Useful screening test advice is given. The 'functional reach' test is useful for predicting increased falls risk.

11. Lin JS, O'Connor E, Rossom RC et al. Screening for cognitive impairment in older adults: a systematic review for the U.S. Preventive Services Task Force. *Ann Intern Med* 2013; 159(9):601–612. Screening tests available for dementia include the Mini-Cog and the Clock Drawing Test.

12. Tangalos EG, Smith GE, Ivnik RJ et al. The mini-mental state examination in general medical practice: clinical utility and acceptance. *Mayo Clin Proc* 1996; 71:829.

13. Borson S, Scanlan JM, Chen P, Ganguli M. The Mini-Cog as a screen for dementia: validation in a population-based sample. *J Am Geriatr Soc* 2003; 51:1451.

第 45 章

接近传染病

因为吵架需要两个人,所以生病也需要两者,微生物和它的宿主。

——查尔斯·卓别林(1856—1941)

本章将涵盖的两个重要专题介绍,以说明如何系统地处理传染病。

不明原因发热

不明原因发热(PUO)被定义为持续时间超过3周的发热(>38℃),尽管进行了基本筛查,但没有找到病因[1]。最常考虑的病因有:

肺结核、隐匿性脓肿(通常是腹内脓肿)、骨髓炎、感染性心内膜炎、淋巴瘤或白血病、全身性发作性青少年类风湿关节炎、巨细胞动脉炎和药物热(药物热占发热入院的10%[2])。在不明原因发热的研究中[3],30%的病因是感染,30%是肿瘤,15%是结缔组织疾病,15%是其他原因[3];10%的病因仍然未知(清单45-1)。记住:发热持续的时间越长,传染病的可能性就越小。

清单 45-1　不明原因发热的常见病因

肿瘤
- 霍奇金淋巴瘤和非霍奇金淋巴瘤、白血病、恶性组织细胞增生症
- 其他肿瘤:肝、肾、肺、播散性癌,心房黏液瘤

感染
- 细菌:例如肺结核、布鲁菌病和其他菌血症、脓肿形成(特别是盆腔或腹部)、心内膜炎、心包炎、骨髓炎、胆管炎、肾盂肾炎、盆腔炎、前列腺炎、梅毒、莱姆病、包柔螺旋体病、猫抓病、牙脓肿
- 病毒:例如传染性单核细胞增多症,*巨细胞病毒感染,乙型或丙型肝炎,人免疫缺陷病毒(HIV)感染,罗斯河病毒
- 寄生虫:例如强线虫病,血吸虫病,疟疾,Q热,弓形虫病
- 真菌:例如组织胞浆菌病,隐球菌病,芽生菌病

结缔组织疾病
- 青少年类风湿关节炎,成人Still病,系统性红斑狼疮
- 血管炎(如巨细胞动脉炎,结节性多动脉炎)
- 免疫抑制药物(隐匿性感染)

药物热:如抗惊厥药、抗生素(如米诺环素),别嘌醇、肝素

其他
- 炎症性肠病,急性酒精性肝炎,肉芽肿病(如结节)、多发性肺栓塞、甲状腺炎、肾上腺功能不全、嗜铬细胞瘤、家族性地中海热和其他遗传性周期性发热综合征、血肿、诈病热

不确定因素

*EB病毒是传染性单核细胞增多症的病因

大多数患者患的并不是罕见的疾病,而是以一种不寻常的方式出现的常见病[4]。

病史

在这些疑难病例中,病史可能会提供一些线索。某些患者在昂贵的检查不能明确原因时,详细的病史可能会给出诊断。(问诊清单45-1)

必须明确发热的时间过程和任何相关症状,有条不紊地寻找身体各个系统的症状。例如:

1. 胃肠系统:腹泻、腹痛、近期腹部手术(炎症性肠病、憩室病、胆管炎)

2. 心血管系统:心脏杂音、牙科手术(感染性

问诊清单 45-1 发热患者的问诊

❗对有助于诊断紧急或危险问题的典型症状。

1. 你高热有多长时间了?
2. 你自己量过体温吗? 有多高?

❗3. 你打过寒战吗? (寒战表明有菌血症4)

4. 你认识的人有类似的病吗?
5. 你在服用什么药物?
6. 你最近有什么病吗?
7. 你最近有什么手术或诊疗服务吗?
8. 你最近旅行过吗? 去哪里了?
9. 你是否服用了抗疟预防药物,是否为你的旅行接种了推荐的疫苗?
10. 你有宠物吗? 他们最近生病了吗?

清单 45-2 长期发热和皮疹的鉴别诊断

1. 病毒:例如传染性单核细胞增多症、风疹、登革热
2. 细菌:例如梅毒、莱姆病
3. 非感染:例如药物、系统性红斑狼疮、多形红斑(这也可能与潜在的感染有关)

心内膜炎)、胸痛(心包炎)

3. 风湿病学:关节症状、皮疹、持续性背痛(脊柱炎可能导致 PUO 并进展为四肢瘫痪)
4. 神经病学:头痛(脑膜炎、脑脓肿)
5. 泌尿生殖系统:肾或感染史、排尿困难
6. 呼吸系统:陈旧性肺结核(TB)或近期肺结核患者接触者,胸部症状。

近期海外旅行的任何细节都很重要。同时也了解一下患者的爱好、有无宠物接触史及职业暴露情况,还有用药史。找出患者是否参与了构成人类免疫缺陷病毒感染风险的行为。已院患者可能有套管或旧套管部位的感染,而在院患者的新发发热表明需要拔除外周套管(将尖端送去培养)。

由菌血症(血液中有活菌)引起的发热死亡率较高。高达 20% 的医院急性发热患者提示存在菌血症[5,6]。

检查

一般情况

查看温度表,看看是否有可识别的热型。检查患者,判断病情的严重程度。寻找体重减轻的证据(表明是否患有慢性疾病),注意任何皮疹(清单45-2)。依据患者的病史决定检查的细节[7]。

手

寻找感染性心内膜炎或血管炎的特征。注意是否有杵状指,关节病或雷诺现象的存在可能提示患有结缔组织疾病。

手臂

检查药物注射部位以及最近插入导管的部位,是否提示药物滥用(图 7-2)。外周导管可导致脓毒症和住院患者死亡。住院患者新出现的发热是拔除外周导管的指征(将导管尖端送去培养)。触摸滑车上及腋窝淋巴结有无肿大(如淋巴瘤、其他恶性肿瘤、结节病、局灶性感染)。

头颈部

触摸颞动脉(在太阳穴上方有无巨细胞动脉炎)。在颞动脉炎中,这些部位可能是柔软和增厚的。

检查眼睛是否有虹膜炎或结膜炎(如钩端螺旋体病、麻疹、结缔组织疾病:如反应性关节炎)或黄疸(如上行性胆管炎,疟疾黑水热)。检查眼底有无粟粒型肺结核的脉络膜结节,感染性心内膜炎和视网膜出血的罗斯斑(Roth spots),或白血病、淋巴瘤的浸润。

检查面部是否有蝶形红斑(系统性红斑狼疮,图 25-11)或脂溢性皮炎,这在 HIV 感染者中很常见。

检查口腔有无溃疡、牙龈疾病或念珠菌病,检查牙齿和扁桃体有无感染(如脓肿)。检查耳是否有中耳炎。触摸腮腺有无感染的迹象。

触诊颈部淋巴结,检查有无甲状腺肿大和压痛(亚急性甲状腺炎)。

胸部

检查胸部。触诊有无骨痛,仔细检查呼吸系统(如是否有肺炎、肺结核、脓胸、癌等相关症状,仔细检查有无心脏杂音(如感染性心内膜炎、心房黏液瘤)或心包摩擦音(如心包炎)。

腹部

检查腹部。检查有无皮疹,包括玫瑰疹(伤寒——2~4mm 平坦的红色斑点,受压发白,发生在上腹部和下胸部)。检查有无肝大和腹水(如自发

性细菌性腹膜炎、肝癌、转移性沉积物）、脾肿大（如造血系统恶性肿瘤、感染性心内膜炎、疟疾）、肾肿大（如肾细胞癌）或局部压痛（如脓肿）的证据。触诊有无睾丸肿大（如精原细胞瘤、结核）。触摸有无腹股沟淋巴结病的征象。

进行直肠检查，触摸直肠或骨盆是否有肿块或压痛（如脓肿、癌症、前列腺炎）。进行阴道检查以发现盆腔积液或盆腔炎症的证据。检查阴茎和阴囊是否有分泌物或皮疹。

中枢神经系统

检查中枢神经系统是否有脑膜炎的体征（如慢性结核性脑膜炎、隐球菌性脑膜炎）或局灶性神经症状（如脑脓肿、结节性多动脉炎的多发性单神经炎）。

不明原因发热的临床情况

考虑年龄、共病和流行病学，例如：成人人工心脏瓣膜（心内膜炎），年轻女性皮疹（系统性红斑狼疮），苯妥英钠（药物）神经外科手术后，易瘀伤和疲劳的中年人（血液恶性肿瘤），来自贫穷国家的青年移民（肺结核）。

人类免疫缺陷病毒感染和艾滋病

1981 年首次报道的获得性免疫缺陷综合征（AIDS）是由人类免疫缺陷病毒（HIV）[7-9]引起的。这是一种 T 淋巴细胞病毒，它会导致 T4 淋巴细胞的破坏，因此易受机会性感染和演变为肿瘤，特别是卡波西[①]肉瘤和非霍奇金淋巴瘤。

病史

如果患者属于高危人群（如有男男性行为的男性、静脉注射毒品使用者、人类免疫缺陷病毒感染者的性伴侣、血友病患者、输血或血液制品接受者、妓女或嫖客），应特别怀疑其感染人类免疫缺陷病毒。

患者可能有血清转换病（50% 的病例）（表 45-1）。询问患者是否有以下症状：发热、淋巴结肿大、斑丘疹、关节痛、咽炎、恶心呕吐、头痛、体重减轻和口腔念珠菌病。

[①]　维也纳皮肤科教授 Moritz Kohn Kaposi（1837—1902）于 1892 年描述了这个肉瘤。

表 45-1　HIV 血清转换病（急性反转录病毒病）的特点及其发生率

特点	%
发热	95
淋巴结肿大	75
咽炎	70
皮疹	70
关节痛/肌痛	55
腹泻	32
头痛	30
恶心和呕吐	25
肝脾肿大	15
体重下降	13
鹅口疮	10
神经系统症状	10

仔细询问（问诊清单 45-2）有关感染途径的问题很重要，但如果患者不愿讨论这一点，则应留待后续咨询。患者可能不愿意告诉他们的性伴侣他们被感染了，这将使后者面临感染的风险，接诊医生有责任确保这些人得到通知、检测和保护（如使用避孕套）。

问诊清单 45-2　最近诊断 HIV 感染患者的问诊

1. 你还记得血清转换病的症状吗？
2. 为什么怀疑诊断？
3. 你认为你是如何被感染的？
4. 你的性伴侣了解你的病情吗？
5. 他们是否对感染采取预防措施？
6. 你做过肝炎检查吗？
7. 你有胸部或其他感染的问题吗？
8. 你开始治疗了吗？
9. 关于你的预后如何？

人类免疫缺陷病毒感染通常与其他性传播感染一起出现，如梅毒和淋病，并与乙型肝炎和丙型肝炎一起出现。不同美国的发病率不同，但丙型肝炎在澳大利亚人类免疫缺陷病毒患者中并不常见。

患肺结核的患者应强烈怀疑是否有人类免疫缺陷病毒感染，患慢性呼吸道疾病患者应怀疑肺结核。人类免疫缺陷病毒感染已经取代结核病成为其他疾病的重要模仿者。对于任何不明原因的传染病，应常规进行人类免疫缺陷病毒检测。

询问慢性 HIV 感染的特征包括：

- 发热、盗汗
- 淋巴结肿大
- 疲劳
- 体重下降
- 慢性腹泻
- 脂溢性皮炎
- 牛皮癣
- 真菌感染,如癣、甲真菌病
- 口疮,牙龈炎
- 周围神经病变
- 贫血,白细胞减少症,血小板减少症("你的血液中的红细胞、白细胞或血小板减少了吗?")
- 肾病("你有肾脏问题吗?")。

　　接受 HIV 感染治疗的患者患心血管疾病的风险增加。部分原因是他们的慢性炎症状态,部分是由于抗病毒治疗的副作用成为其代谢危险因素。心血管疾病已成为治疗艾滋病患者最常见的死亡原因。询问患者心血管危险因素:吸烟、糖尿病、高血压等,患者有任何心脏病的诊断?

检查

　　按以下步骤检查患者。

一般检查

　　给患者测量体温。患者可能由于慢性疾病或慢性机会感染而患病和消瘦,鸟分枝杆菌复合群(MAC)表现为发热和体重减轻。

　　检查皮肤有无皮疹:
- 急性 HIV 感染引起的斑丘疹(面部和躯干常有 5~10mm 的斑丘疹病变,很少发生在手掌和脚掌)。
- 带状疱疹(带状疱疹,可能涉及多种皮肤病,更常见于早期而非晚期 HIV 感染)。
- 单纯性口腔疱疹(唇疱疹)或生殖器疱疹。
- 口腔和弯曲念珠菌病(一旦 CD4 水平低于 200/mm³)。
- 传染性软疣、脓疱病、脂溢性皮炎或其他非特异性皮疹。
- 卡波西肉瘤:红紫色血管非触痛性肿瘤。这些通常出现在皮肤上,但也可能发生在任何地方。
- 也可见到类似卡波西肉瘤的皮肤病变,这种病变被称为杆菌性血管瘤病,是由汉赛巴尔通体和五日热巴尔通体引起的(图 45-1 和图 45-2)。
- 重症银屑病在艾滋病患者中很常见。

　　药物不良反应在 HIV 感染患者中更为常见,这可能是艾滋病患者出现皮疹的原因。检查是否

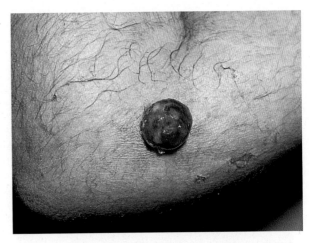

图 45-1　杆菌性血管瘤病的鲜红色结节(Reeves JT, Maibach H. Clinical dermatology illustrated:a regional approach. 2nd ed. Sydney:MacLennan & Petty Pty Ltd,© 1991)

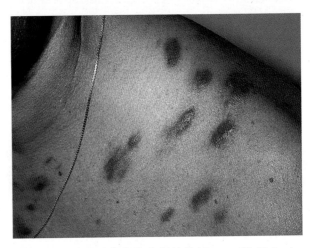

图 45-2　卡波西肉瘤的晚期结节(Reeves JT, Maibach H. Clinical dermatology illustrated:a regional approach. 2nd ed. Sydney:MacLennan & Petty Pty Ltd,© 1991)

有色素沉着,服用药物氯法齐明治疗 MAC 感染的患者通常会变得色素沉着。在接受蛋白酶抑制剂治疗的患者中,可以看到四肢、脸颊和臀部区域周围脂肪萎缩:脂肪营养不良。有些患者会出现向心性肥胖的脂肪重新分配情况。

手和手臂

　　检查指甲是否有变化,包括甲剥离。检查滑车上淋巴结;一个 0.5cm 甚至更大的淋巴结可能是特征[10]。注意任何注射针孔。

头面部

　　检查口腔:
- 念珠菌斑块(图 45-3)
- 口角炎
- 口腔溃疡

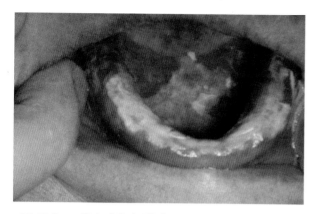

图 45-3 口腔念珠菌病(摘自 McDonald FS. Mayo Clinic images in internal medicine,with permission.© Mayo Clinic Scientific Press and CRC Press. Reproduced by permission of Taylor and Francis Group,LLC,a division of Informa plc)

- 舌溃疡形成(如单纯疱疹、巨细胞病毒或念珠菌感染)或牙龈炎[11]
- 牙周疾病

卡波西肉瘤(图 45-4)也可能发生在硬腭或软腭上(在这种情况下,胃肠道的其他部位几乎都会出现相关病变)。口腔鳞状细胞癌和非霍奇金淋巴瘤在艾滋病患者中更为常见。

腮腺肿大有时被认为是 HIV 相关干燥综合征的结果。因此,这些患者可能会有眼和口腔干涩的症状。

毛状白斑是一种独特的凸起或扁平的白色、无痛、呈毛状的病变,通常出现在舌的侧面;它是由艾泼斯坦-巴尔病毒(EBV)感染 HIV 感染者引起,几乎可以用于诊断 HIV 感染。

触诊鼻窦有无压痛(鼻窦炎)。检查颈部和腋窝淋巴结。可能有全身淋巴结肿大,应检查所有淋巴结组。

胸部

注意任何呼吸急促或干咳的症状。注意慢性咳嗽,不论是否是干咳或有很多脓痰。听诊时,由于闭塞性细支气管炎,可能会在基底部出现裂纹。然而,由于卡氏肺孢菌(以前称为肺孢子虫)或其他机会性感染,胸部 X 线表现为肺部浸润,但通常没有胸部体征。

腹部

检查有无肝脾肿大(如感染、淋巴瘤)。进行直肠检查(如单纯疱疹引起的肛周溃疡)和乙状结肠镜检查,查找卡波西肉瘤或直肠炎(如巨细胞病

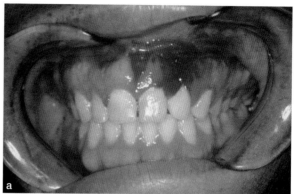

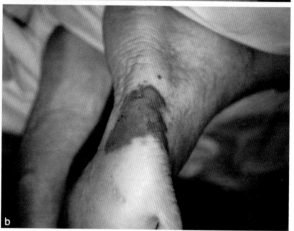

图 45-4 (a)口腔卡波西肉瘤。(b)足的卡波西肉瘤[(a)经允许,摘自 McDonald FS. Mayo Clinic images in internal medicine,with permission.© Mayo Clinic Scientific Press and CRC Press. Reproduced by permission of Taylor and Francis Group,LLC,a division of Informa plc.(b) Courtesy of Dr A Watson,Infectious Diseases Department,The Canberra Hospital]

毒、单纯疱疹、阿米巴痢疾或抗生素使用引起的假膜性结肠炎)。检查生殖器是否有单纯疱疹、疣、分泌物或硬下疳。

神经系统

检查是否有脑膜炎的体征(如隐球菌性脑膜炎)。颅内占位性病变(如弓形虫病、非霍奇金淋巴瘤)可能有局灶性征象。

可能出现类似于吉兰-巴雷的综合征和单纯的感觉神经病变。HIV 感染本身、机会性感染或治疗药物均可导致周围感觉运动神经病变、多发性肌炎、神经根病、多发性单神经炎或脊髓病。

检查眼底有无软性渗出物(常见于艾滋病患者)、瘢痕(如弓形虫病,图 45-5)或视网膜炎(如巨细胞病毒引起的伴有血管周围出血和渗出液的视网膜炎,可导致快速发作的失明;图 45-6)[12]。这可能是痴呆(艾滋病脑病)的体征。

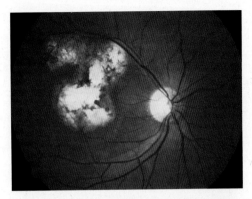

图 45-5　视网膜弓形虫病：陈旧性脉络膜视网膜瘢痕（Courtesy of Dr Chris Kennedy & Professor Ian Constable，Lions Eye Institute）

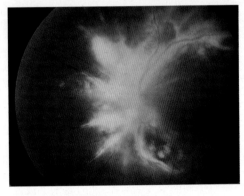

图 45-6　巨细胞病毒视网膜炎（Courtesy of Dr Chris Kennedy & Professor Ian Constable，Lions Eye Institute）

要点小结

1. 持续发热可能是由于一种以不寻常的方式出现的常见病。

2. 仔细的病史采集和检查将有助于指导对发热或可能有脓毒血症的患者进行检查。

3. 近期的旅行或与其他患者或动物的接触可能提示您进行特定的检查。

4. 全身炎症反应综合征（SIRS）符合以下四个特征中的两个或两个以上：发热>38.3℃（或体温<36℃），心动过速（>90 次/min），呼吸急促（>20 次/min），白细胞计数升高。这可能是由于急性感染（必须排除脓毒血症），但也可能发生在烧伤或手术后，或与其他炎性疾病（如血栓栓塞、胰腺炎）一起发生。

5. 结核病或任何不明原因的传染病患者应怀疑人类免疫缺陷病毒感染。

6. 从公共卫生的角度来看，询问新诊断的艾滋病患者可能的感染和接触方式很重要。

OSCE 复习题——传染病

1. 患者女性，植入人工心脏瓣膜，已经身体不适 2 个月，请采集病史，并解释你将进行什么样的检查。

2. 患者男性，最近被诊断出感染了人类免疫缺陷病毒。请采集病史。

（曾秀朋 译）

参考文献

1. Hayakawa K, Ramasamy B, Chandrasekar PH. Fever of unknown origin: an evidence-based review. *Am J Med Sci* 2012; 344(4):307–316. The modern approach to diagnosis still relies on the history and physical examination initially.

2. Arbo M, Fine MJ, Hanusa BH et al. Fever of nosocomial origin: etiology, risk factors and outcomes. *Am J Med* 1993; 95:505–515.

3. Cunha BA, Lortholary O, Cunha CB. Fever of unknown origin: a clinical approach. *Am J Med* 2015; 128(10):1138.

4. Mourad O, Palda V, Detsky AS. A comprehensive evidence-based approach to fever of unknown origin. *Arch Intern Med* 2003; 163:545.

5. Coburn B, Morris AM, Tomlinson G, Detsky AS. Does this adult patient with suspected bacteremia require blood cultures? *JAMA* 2012; 308(5):502–511. Shaking chills but not fever alone suggests bacteraemia.

6. Bates DW, Cook EF, Goldman L et al. Predicting bacteremia in hospitalized patients: a prospectively validated model. *Ann Intern Med* 1990; 113:495–500.

7. Wood E, Kerr T, Rowell G et al. The rational clinical examination systematic review. Does this adult patient have early HIV infection? *JAMA* 2014; 312(3):278–285.

8. American College of Physicians and Infectious Diseases Society of America. Human immunodeficiency virus (HIV) infection. *Ann Intern Med* 1994; 120:310–319.

9. Nandwani R. Human immunodeficiency virus medicine for the MRCP short cases. *Br J Hosp Med* 1994; 51:353–356.

10. Malin A, Ternouth I, Sarbah S. Epitrochlear nodes as marker of HIV disease in sub-Saharan Africa. *BMJ* 1994; 309:1550–1551.

11. Weinert ML, Grimes RM, Lynch DP. Oral manifestations of HIV infection. *Ann Intern Med* 1996; 125:485–496. Details the 16 leading oral complications, based on an extensive literature review.

12. De Smet MD, Nessenbatt RB. Ocular manifestations of AIDS. *JAMA* 1991; 266:3019–3022. Provides a very good review of eye changes.

第十三篇
精神性疾病

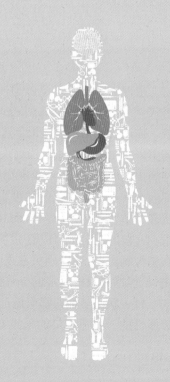

第 46 章

精神病史与精神状态检查

第 46 章

精神病史与精神状态检查

第四定律:患者是患某种疾病的人。——Samuel Shem,The House of God

本章论述精神病史和精神状态检查。临床医生必须了解精神疾病,知道如何进行精神科面谈和精神状态检查。这是因为精神病和身体疾病之间有相当大的重叠。

精神障碍(尤其是焦虑和抑郁)是常见的(四个人中有一个人一生中会经历精神疾病),但大多数人会完全康复。患有这些疾患的人经常会出现医学问题或药物和酒精成瘾的问题。恰当的管理这些患者需要了解并发的精神障碍及其对基本医疗问题的影响。在某些情况下,一种内科疾病可能表现为精神疾病。例如,一些内分泌疾病,如甲状腺功能减退,可能会表现为抑郁症。另一方面,一些精神障碍可能表现为内科疾病。惊恐障碍(或急性焦虑)可能被误认为是急性心肌梗死。此外,患者的心理状态可能会干扰疾病的过程,导致在某些情况下夸大症状,而在其他情况下会否认身体症状的严重性。内科疾病,特别是慢性病和危及生命的疾病,会有重大的心理影响,并可能并发精神症状(如焦虑或抑郁),这可导致残疾和影响疾病康复。

病史

精神病史大体上遵循和标准内科病史相同的格式。

描述的原则不仅适用于这里,同样适用于任何病史采集[1]。应该询问当前疾病的历史、过去的精神病史和内科病史,以及家庭和社会史。然而,精神病史旨在从更广泛的角度引出关于患者疾病的更多细节,不仅关注症状,而且关注患者的社会背景、心理功能和生活环境(生物心理社会学方法)。在精神病史中,要特别关注发育史,个人史和社会史,虽然这些因素通常也与一般内科病史有关。

每一次医学面谈都应该是治疗性的,同时也是诊断性的。精神病史的采集方法与标准的医学面谈有所不同。在面谈过程中,希望患者能够详细谈论自己的担忧以及背景。这样做时,患者应该能通过公开他们的问题来减轻他们的痛苦。要做到这一点,临床医生的态度需要从容、耐心和理解。精神病史的目的是从生物、人际、社会和心理的角度来了解患者的问题是如何产生的,这样才能制订出最佳的管理计划。在这方面,精神科面谈类似于一般的医学面谈。这些因素对任何疾病都很重要,尤其是慢性或危及生命的问题。精神和身体问题经常共存,互相影响。因此,全面的医学面谈应包括身体和心理两方面的考虑。

获得病史

临床医生采集精神病史时希望患者用自己的话讲述自己的故事。这样,患者更可能汇报疾病的最重要的方面。当然,这种技巧也适用于一般的医学面谈。对开放式问题,最好是用非指导性的方法。开放式问题是患者用叙述(或对所发生的事情的描述)作出反应的问题,而不是简单的事实反应。他们让患者有机会用他们自己的话来谈论他们的问题。另一方面,封闭式问题更有可能引出"是"或"否"的反应。例如,在对抑郁症患者的评估中,一个封闭的问题是:"你抑郁了吗?"一个开放式的问题是:"告诉我你的感受。"乍一看,开放式的问题似乎不那么有效,因为要找出一系列症状需要更长的时间。然而,通过仔细和审慎的方式,通过允许患者讲述故事的开放式提问将使临床医生能够有效地获得全面的病史。这并不是说有针对性的,更封闭式的问题不能使用,它们对于获取某些症状的信息是必要的。

在采访有可能与某种羞耻有关的精神问题或询问涉及性或亲密问题的患者时,需要经验和实践才能感到自信和不尴尬。这当然也不是一个对患者所说的话做出判断或感到震惊的地方。当然,对患者的困难表示同情在这里是必要的,就像任何医学面谈一样。

当患者讲述自己的故事时,你应该开始提出关于问题或诊断的假设。这些假设通过在面试后期提出更集中的问题来检验,在这一点上,诊断假设可以被拒绝或进一步求证。例如,患者可能会描述疲倦和昏睡,注意力不集中和食欲缺乏。这些症状将提示抑郁症的诊断。后续问题应该集中在这种可能性上。你应该问关于抑郁症其他症状的问题,比如:"你自己感觉怎么样?""你的心情怎么样?""你睡得怎么样?"

介绍性问题

精神症状的评估应该从非威胁性问题开始。在介绍自己之后,开始询问基本的人口统计学信息(年龄、婚姻状况、职业、和谁生活在一起),然后通过讨论一些中性话题使患者感到轻松。在某些情况下,出现的问题将是明显的精神或心理问题。例如,一个患者可能会说:"我来看你是因为我感到非常沮丧。"然而,即使如此明显的精神病问题也可能有医学上的原因,例如甲状腺功能减退或最近严重

的内科疾病。更常见的是,提出的问题将是一个更普遍的问题,比如"我没有精力,一直感到疲倦"。这可能是由于抑郁症,或可能有内科原因,如贫血。记住精神问题和内科问题是紧密联系在一起的。很少有面谈会纯粹关注精神问题。

现病史

在评估现病史时,你需要涵盖许多领域。

问题

找出患者问题的本质,以及患者对问题的看法。当然,如果患者是精神病患者,完全不相信精神问题的存在,这是很困难的。在这些情况下,必须依赖确凿的病史。例如,躁狂患者可能认为没有什么错,并且自己的行为是合理的,而患者的伴侣能够认识到当家庭贫困时订购昂贵的新跑车是一个问题。

在评估现病史的过程中,需要对精神疾病中常见的一系列症状进行面谈。这包括情绪改变、焦虑、担心、睡眠模式、食欲、幻觉和妄想。表 46-1 列出了每一个主要诊断的一组简单筛选问题。

表 46-1　常见精神障碍及其筛查问题

心境(情感)障碍

心境障碍以情绪的病理性紊乱(抑郁或躁狂)为主要特征。它们与"正常"情绪变化的区别在于它们的持续性、持续时间和严重性,以及其他症状和功能损害的存在

躁郁症:双相障碍

双相情感障碍是一个广义的术语,用来描述以躁狂或抑郁发作为特征的复发性疾病,在两次发作之间恢复正常功能

(a)躁狂
一种由情绪变化(兴高采烈)、思想形式(浮夸)和行为紊乱(精力旺盛和抑制力减弱)所表现出来的紊乱
经常相关的症状和体征:增加健谈性、易怒性、注意力分散、对睡眠的需求减少、抑制力丧失(如从事鲁莽的行为,如挥霍、性轻率或社交过度)

(b)抑郁症
一种以情绪低落(或丧失快感)和存在躯体(睡眠障碍,食欲、疲劳和体重的变化)、心理(自卑、担心:焦虑、内疚、自杀意念)、情感(悲伤、易怒、丧失快乐和活动兴趣)和精神运动(迟钝或激动)症状为特征的疾病

问诊清单 46-1
可能躁狂患者的问诊
1. 你对自己感觉特别好吗?
2. 你需要比平时少的睡眠吗?
3. 你觉得你是特别的还是你有特殊的能力?
4. 你比平常花钱多了吗?

问诊清单 46-2
可能抑郁患者的问诊
1. 你对自己有什么感觉?
2. 你的心情怎么样?
3. 你是否感到悲伤、忧郁、沮丧或抑郁?
4. 你对你平时喜欢的东西失去兴趣了吗?
5. 你睡得怎么样?

焦虑障碍

焦虑症是指一个人经历过度的焦虑。焦虑可能是身体上的(心悸、呼吸困难、口干、恶心、排尿频率、头晕、肌肉紧张、出汗、腹部翻腾、震颤、皮肤冰冷)或心理上的(恐惧和威胁感、易怒、恐慌、焦虑预期、内心(心理)紧张、担心琐事、注意力不集中,最初失眠,无法放松)

表 46-1　常见精神障碍及其筛查问题(续)

1. 广泛性焦虑障碍(GAD)
一种慢性疾病,其特点是过分担心日常事物
它伴随着:焦虑或紧张的症状;精神紧张(感觉紧张或胆怯,注意力不集中,烦躁);身体紧张

问诊清单 46-3
可能焦虑患者的问诊
1. 你感到焦虑还是紧张?
2. 你担心事情吗? 发现很难放松/不再担忧?
3. 你担心其他人不会担心的事情吗?

2. 惊恐障碍
在大多数人都不害怕的情况下,以恐慌的自发性发作为特征的一种病症
惊恐发作的特征是存在身体症状(心悸、胸痛、窒息感、胃痉挛、眩晕、不真实感)或害怕某种灾难(失控或发疯、心脏病发作、猝死)。它们突然开始,迅速积累,可能只持续几分钟

问诊清单 46-4
可能有惊恐障碍患者的问诊
1. 你曾经有过急性焦虑或惊恐发作(突然感到非常焦虑和害怕,感觉到可怕的事情会发生)吗?
2. 这种情况发生在大多数人不会感到害怕的情况下吗?
3. 这些攻击在任何时候都可能发生吗?

3. 广场恐怖症(恐惧症)
个人逃避某些地方(如超市或火车)的一种混乱状态,在这种情况下,他们担心他们可能会有恐慌发作并无法逃脱

问诊清单 46-5
可能有恐惧症患者的问诊
1. 你避免外出吗?
2. 你是否害怕去一些地方或场合,因为你担心你可能会有焦虑症发作?

4. 强迫性障碍
一种困扰或强迫干扰日常生活的紊乱

问诊清单 46-6
可能有强迫性障碍患者的问诊
1. 你每天都有什么仪式或习惯吗?
2. 它们会给你带来麻烦或者让你焦虑吗?
3. 你是否发现自己不得不做一些事情,即使它们看起来不必要,却可以阻止自己感到焦虑(强迫)?
4. 你有没有脑子里去不掉的想法?

应激相关障碍

1. 急性应激障碍
个体可能在创伤事件后不久出现,有一系列症状,如焦虑、抑郁、睡眠紊乱、记忆或注意力问题。创伤性事件的图像、梦境或闪回也可能发生

问诊清单 46-7
可能有急性应激障碍患者的问诊
1. 在……之后你有什么问题吗?
2. 你感到特别焦虑或担心吗? 还是沮丧? 发现你无法忘记这些事情?
3. 你睡眠有问题吗?
4. 你的记忆力不好吗?

2. 创伤后应激障碍(PTSD)
严重创伤后 6 个月内出现持续性问题。个体在图像、梦境或闪回中经历重复和侵入性的创伤再现。睡眠、注意力、记忆力、情绪和注意力可能会受到干扰。个体可能会感觉到情绪上的超脱,避免那些作为创伤事件提醒的事情

问诊清单 46-8
PTSD 可能患者的问诊
1. 自从……发生了,你有没有被它的坏记忆困扰过?
2. 你做噩梦了吗?
3. 你睡眠有问题吗?
4. 你的记忆力有问题吗?
5. 你是否试图避免任何事件或情况的提醒?
6. 你紧张吗?

精神分裂症与妄想障碍

一种以内容紊乱(存在妄想)、思维形式(表现为难以理解患者思想之间的联系)、感知(幻觉主要是听觉)、行为(不规则或奇怪)和/或意志(冷漠和戒断)为特征的状态

问诊清单 46-9
可能有精神分裂症或妄想患者的问诊
1. 周围没人时你有没有听到说话的声音?
2. 你有没有听到好像有人说话的声音?
3. 你是否听到过好像有人大声说出你的想法?
4. 你有什么想法或信仰,别人可能会觉得不寻常或奇怪?
5. 你觉得人们可能反对你吗?
6. 你感觉到电视或收音机给你发信息了吗?
7. 你有没有感觉到有人在监视你或者阴谋伤害你?
8. 你有什么你不喜欢谈论的想法,因为你害怕别人不会相信你,或者会认为你有什么不对吗?

表 46-1　常见精神障碍及其筛查问题(续)

器质性脑疾病

这些疾病存在脑功能障碍,表现为认知障碍,如记忆丧失或定向障碍;也可能有行为障碍

1. 谵妄(急性脑综合征)

一种以急性意识紊乱和认知改变为特征的疾病,而不是由于先前存在的痴呆。它是一般医疗状况(物质中毒或停药、药物使用、毒素暴露或这些因素的组合)的直接生理后果

谵妄的特征是意识的波动性混乱和模糊。这可能伴随着注意力不集中、记忆力差、定向障碍、漫不经心、激动、情绪不安、幻觉、幻想或错觉、猜疑和睡眠紊乱(睡眠模式颠倒)

低活性谵妄的特征是退缩、思维和行为减慢,以及抑郁样表现

问诊清单 46-10

可能谵妄患者的问诊

1. 今天是星期几?
2. 你来这里多久了?
3. 我们住的地方叫什么名字?
4. 你记得我的名字吗?
5. 你很难保持清醒吗?

询问患者护理者的问诊

6. …集中注意力的能力是不是每时每刻都在变化?
7. 这些问题突然开始的吗?

精神状态检查(表 46-4)

2. 痴呆(慢性脑综合征)

智力、记忆力和人格的普遍损害,没有意识障碍

其特征是丧失记忆(特别是短期记忆)、迷失方向和社会功能、行为和情绪控制退化(可能会容易哭泣或烦躁)

问诊清单 46-11

可能痴呆症患者的问诊

1. 今天是星期几?
2. 你来这里多久了?
3. 我们住的地方叫什么名字?
4. 你记得我的名字吗?
5. 精神状态检查(表 46-4)

其他疾病

有许多其他精神障碍可能会出现身体上的问题,或者可能在急诊科看到一些并发症(特别是在企图自杀后)

A. 饮食失调(神经性畏食症和神经性贪食症)

患者(一般是女性)有心理不正常的身体形象,对肥胖有着不合理的恐惧,并广泛地努力减肥(严格节食,呕吐,使用泻药,过度运动)。患者可能否认体重或饮食习惯有问题

神经性贪食症的特征是暴饮暴食、呕吐或清洗

神经性畏食症的特征是过度节食,但是也可能有暴食后呕吐或清洗畏食症患者将严重体重不足,并可能有营养不良的迹象。一般存在闭经

暴饮暴食(BED)的特征是 3 个月或以上比平时吃得快,吃得多,通常是秘密的。过量饮食后患者感到饮食缺乏控制,内疚,自我厌恶及身体不适

问诊清单 46-12

可能有进食障碍患者的问诊

1. 你担心你的体重吗?
2. 你认为你胖吗?或者你对自己的体重有什么感觉?
3. 你节食吗?或者你还试着控制体重?
4. 你吃过饭后呕吐过吗?

B. 躯体形式障碍

1. 躯体化障碍

以多种不能用躯体疾病来满意解释的躯体主诉为特征的疾病。患者多个身体系统(如胃肠道,心脏,呼吸,肌肉骨骼,月经)有难以解释的主诉。通常开始于青少年或成年早期,存在医源性并发症的风险

问诊清单 46-13

可能有躯体形式障碍患者的问诊

1. 你还有其他的医疗问题吗?
2. 你有没有医生找不到病因的症状?
3. 你经常生病吗?

2. 躯体症状障碍(疑病症)

尽管医疗上消除疑虑的话反复说,这些患者仍担心他们有严重的疾病,并专注于身体症状。他们经常反复寻求医疗专家意见。在某些情况下,疑病症变成妄想(如寄生性皮肤感染)

问诊清单 46-14

可能有躯体症状障碍(疑病症†)患者的问诊

1. 你一直担心你的健康吗?
2. 你觉得有什么不对吗?
3. 你的医生告诉你什么了?

3. 医学原因不明症状(MUS)(转换障碍,癔症)

这些患者通常出现医学上无法完全解释的神经系统异常。常见症状包括:失明、步态紊乱、感觉丧失、肢体瘫痪和言语丧失。通常会有一个突发的心理压力事件,而且通常有既往类似发作史

问诊清单 46-15

可能有 MUS 患者的问诊

1. 你注意到什么错了吗?
2. 你做过哪些测试?
3. 关于你的病,你被告知了什么?

表 46-1　常见精神障碍及其筛查问题(续)

物质滥用

这一类包括滥用酒精、非法药物和处方药物

人格障碍

在这些疾病中,个体虽然没有特定症状,但却存在行为障碍和冲动控制、人际关系和情绪的问题。通常会存在许多涉及人格领域的问题

多次故意企图自残的个体常常有人格障碍

他们在住院期间也可能有不可预知的行为,这可能会给工作人员带来麻烦

问诊清单 46-16

可能有边缘型人格障碍患者的问诊
1. 你曾经试过伤害自己吗?
2. 你有过人际关系方面的问题吗?

神经衰弱(慢性疲劳综合征)

这是目前 WHO 精神障碍分类中一个有争议的问题

产褥期精神障碍

这一类包括围生期抑郁症和精神病。早期识别这种疾病对母亲和婴儿都是很重要的。它需要区别于更常见的"产后忧郁"。母亲可能会出现非常特殊的症状,如对婴儿过度焦虑或作为母亲感到失败和无力应对。可能会失去享受患儿的能力,而女性往往会与他人隔绝。在产后精神病中,婴儿可能包括在母亲的精神病症状中

问诊清单 46-17

可能有产褥期精神障碍患者的问诊
1. 你曾经担心你会伤害你的患儿吗?
2. 你想过伤害自己吗?

---

* 根据 WHO 国际疾病分类,第 10 版(ICD-10)。ICD-11 将于 2018 年出版。

† Alfons Jakob(1884—1931),从 1924 年起担任汉堡神经病学教授,在他的病房内一次有 200 余例神经梅毒,他死于骨髓炎。Jakob 在 1920 早于 Hans Creutzeld(1885—1933)描述了这一脑萎缩。

‡ 抑郁症可能是企图自我伤害的原因,但在这种情况下,通常不是故意的。

询问焦虑和抑郁的症状是尤其重要的(最常见的精疾病)。一个简单的筛查方法来确定患者是否患有抑郁症是询问患者[2]:

- 在过去的一个月里,你感到沮丧、抑郁或绝望吗?
- 你对做事没有兴趣或乐趣吗?

如果患者对任一个问题回答"是",你需要详细探讨抑郁症的可能性($LR+=2.9;LR-=0.05$)[2]。

鼓励进行筛查,以降低未发现抑郁症的高发生率。在所有患者中使用此类筛查问题(在低患病率的情况下,即抑郁症的低前测概率)会导致一些假阳性反应,因此需要详细的随访问题来帮助确认结果[3]。

其他症状的定义见表 46-2。询问药物使用(合法的和非法的)以及酒精和咖啡因摄入(这可能与焦虑症有关)是很重要的。

表 46-2　精神疾病症状

情感	判断一个人内在情绪状态的可观察行为
躁动(精神运动性躁动)	与内心紧张感有关的过度运动。这种活动通常是非生产性和重复性的,包括诸如踱步、坐立不安、扭动双手、拉衣服和不能坐着等行为
焦虑	对未来危险或不幸的忧虑预期。它与紧张感和自主觉醒症状有关
转换症状(癔症)	运动或感觉功能的丧失或改变。 心理因素被认为与症状的发展有关,但并不能完全由解剖或病理情况来解释。症状是无意识冲突的结果,不是假装的
妄想	一种与患者的教育、文化和社会背景不符的虚假不可动摇的想法或信念
去个性化	自我意识的改变,个人觉得自己是虚幻的
现实感丧失	对外部世界的感知或体验的改变,使其看起来不真实

表 46-2　精神疾病症状（续）	
定向障碍	对一天中的时间、日期或季节（时间）、某人在哪里（地点）或某人是谁（人物）感到困惑
想法奔逸	一种几乎连续的加速语音流，在一个话题到另一个话题之间有突然的变化，这种变化通常基于可理解的联想、分散注意力的刺激或双关语作用。严重时，讲话可能会杂乱无章或语无伦次
浮夸	对某人的价值、权力、知识、重要性或身份的夸大评价。极端的时候，浮夸可能是一种妄想
幻觉	一种感觉，看似真实，但在没有相关感觉器官的外部刺激下发生。幻觉这一术语通常不适用于做梦、入睡前或醒前出现的错误感知
思想参照	偶然事件和外部事件对某人来说具有特定意义和特殊意义的感觉
错觉	对真实外部刺激的错误感知和错误理解
情绪	一种普遍的、持续的情感，奠定感知世界的色调
高估想法	持有但不像妄想那样强烈的不合理信念（即该人能够承认该信念可能不真实的可能性）。该信念不是该人的文化或亚文化的其他成员通常接受的信念
个性	对环境和自己的感知、相关和思考的持久模式
恐惧症	对特定目标、活动或场合（恐惧刺激物）的持续的非理性恐惧，导致强烈的回避欲望
压力言语	增加数量的、加速的、困难的或不可能中断的言语。通常它也响亮而有力。经常在没有任何社交刺激的情况下进行谈话，即使没有人在听，也可以继续说话
精神运动迟缓	可见运动和言语的普遍减慢
精神病	精神病可以用来表示与现实失去联系，但通常用来暗示存在妄想或幻觉

基于美国精神病学协会。精神疾病诊断与统计手册，第 5 版。华盛顿特区：APA，2013。

诱发事件

精神疾病可以无缘无故地发生（如双相情感疾病发作），但往往有一个事件促成了疾病的发生，即使这在开始时可能并不明显。这样的事件包括可能影响患者或患者社交网络成员的一系列经历。诸如身体疾病、药物治疗或治疗不依从性等事件可能为诱发因素。患有精神疾病的患者可能因不坚持治疗而声名狼藉。它可能并不比非精神病患者更常见，但当它发生时，它可以是复发的主要原因。

风险

评估患者的伤害风险，无论是对他人还是对患者本人来说，都是至关重要的：这将表明需要采取任何紧急措施来确保安全，以及是否需要对患者进行非自愿治疗。精神病患者在某些情况下可能需要在相关立法（如精神卫生法）下非自愿治疗。尽管非自愿治疗的具体细节在个别精神卫生法中有所不同，但其基本特征通常是：①一个人有精神疾病，并且②患者对自己或他人都是一种危险。对他人的危险评估是困难的，最好的预测是过去威胁或伤害他人的病史。在这种情况下最好谨慎行事，并

向精神科同事和精神卫生服务机构寻求建议。对自杀风险的评估应具有敏感性，并采用框 46-1 所示的直接方法。

框 46-1　自杀风险评估

自杀可能是精神疾病的悲惨结局。评估自杀风险是精神科面谈的重要部分。询问这个并不会增加风险，也不会让患者产生这种想法；它可以降低风险，因为患者在谈论自己的恐惧时可能会感到轻松。自杀的风险是通过直接询问此人是否曾想过自杀来评估的。

1. 你想过生命不值得活吗？
   或
2. 你是否曾经感觉如此糟糕以至于你考虑结束一切？
   如果是的话
   - 你想过自杀吗？
   - 你想过你会怎么做吗？
   - 你做过这个计划吗？

既往史与治疗史

过去的精神病史和内科病史都应该进行评估。既往病史与一般病史评价方法相同。应评估可能导致过去疾病发作和可能导致复发的压力。对过去的精神病史，不仅要获得患者的诊断，还要获得

患者所接受的治疗及其结果。

询问以前的非药物治疗,包括咨询,心理治疗和电休克治疗(ECT),以及患者是否认为治疗是有效的。患者有没有进过精神病院,多长时间?

找出什么样的药物治疗已经尝试过,精神科药物的类别,其作用和任何副作用见表46-3。抗精神病药物尤其有长期的副作用(清单46-1)。

表46-3 精神科药物种类及其主要适应证	
抗焦虑药[如苯二氮䓬类药物、β-肾上腺素受体阻滞剂(控制躯体症状)]	用于焦虑症、失眠、酒精戒断
抗精神病药(如非典型抗精神病药,吩噻嗪类丁基苯酚类,主要镇静剂)	用于精神分裂症、躁狂,谵妄
抗抑郁药(如三环类、选择性5-羟色胺再摄取抑制剂[SSRI]和5-羟色胺-去甲肾上腺素再摄取抑制剂[SNRI])	用于抑郁症、焦虑症、强迫性障碍
心境稳定剂(如锂,抗惊厥药卡马西平,丙戊酸钠)	用于预防躁郁症或治疗躁狂症

> **清单46-1 抗精神病药物的常见副作用**
>
> 1. 抗胆碱能:口干、视力模糊、尿潴留、勃起功能障碍、镇静、代谢综合征(体重增加、胰岛素抵抗和高脂血症)
> 2. 过敏反应:光敏性皮炎、胆汁淤积性黄疸、粒细胞缺乏症(氯氮平)
> 3. 多巴胺阻断作用:帕金森综合征、运动不安(静坐不能)、迟发性运动障碍、肌张力障碍、男性乳腺发育、恶性综合征

家族史

有些精神疾病与基因有关,在其他家庭情况下,行为会被学习。

首先,机智地询问患者家中是否有人患有精神病或自杀。还询问家庭中是否有任何人对心理问题进行治疗,如焦虑、抑郁、广场恐惧症[①]、饮食失调或药物和酒精问题(这最后几个领域通常不被患者认为是精神疾病)。

第二,努力了解患者的家庭来源。建立家庭树是用来发现这一点的有用方法。每个家庭成员的

_____

① 来自希腊语,意思是"害怕市场"。

真实细节都可以包含在这个家族树(年龄、精神状态、健康)中。在精神病史中,还需要知道每一个家庭成员是什么类型的,关于任何重要的家庭事件(如丧亲、分离)以及家庭成员之间如何相处。值得探讨的是患者从父母那里得到的照顾质量,以及他们各自的控制或保护程度。这两个因素已经被证明对精神疾病非常重要。

儿童虐待(情绪、身体或性)[4]可能是许多疾病的重要诱发事件,并且应该被询问。这可以通过说"有时候患儿可能会有一些不愉快的经历——我想知道你有没有? 有人伤害过你吗? 或者打你? 性骚扰你怎么办? 你能告诉我更多关于那件事和发生了什么事吗?"

以这种方式详细记录的家族史为患者的发育史奠定了基础,接下来也应该记录发育史。

社会史和个人史

开放式问题又是开始讨论个人和社会史的最好方式。问一下患者:"你能告诉我一点你的背景、你的发展、你的童年是什么样的,你童年记得的重要的事情是什么吗?"然后让患者说出自己的故事。在叙述的过程中,患者可能需要一些提示,以增加有关重要问题的信息,如出生史(精神分裂症已知与围生期发病率)和早期发育,以及儿童早期是否存在重大问题如头部受伤或严重感染。患者是如何应付早期分离的,尤其是在开始上小学和中学的时候(分离困难可能是惊恐障碍或异常疾病行为的危险因素)? 应该询问患者的同伴关系、友谊、学校、学术能力、青春期和青少年关系。成年人的病史应该主要关注亲密关系的质量和社会支持网络,尤其是患者是否有可以信任的人,以及可能发生的重大事件和患者应对此类事件的能力。

患者的生活状况应该以病史的方式来询问。还应该关注患者的职业:不仅是工作类型,还包括如何应对工作;如果患者不工作,需要关注其经济来源。

病态人格

应评估患者的病态人格。让患者描述自己(如"你的朋友或家人如何描述你?")。人格可以用显性特征来描述,如强迫症、神经质或高度紧张;无须使用官方系统来描述患者的人格。在评估病态人格中,重要的是评估积极和消极方面,患者如何应对或响应生活的紧张,有什么样的兴趣,以及存在

哪些强项和弱点。

精神状态检查

在评估患者时,仔细观察其外表、行为、言语方式、主要关注点、对检测者的态度和相互影响的方式。这些观察在精神状态检查中以系统的方式结合在一起。这不是在总结病史时所做的事情;它是评估患者整个过程中很重要的部分[5]。

然而,作为精神状态检查的一部分,有许多测试或具体任务需要以正式的方式进行。

这些包括评估患者的认知状态(定向、记忆、注意力、登记)和询问知觉障碍,以及在某些情况下,思维障碍。精神状态检查提供了有价值的诊断信息;有一些障碍,是这次检查提供了大部分的诊断线索。

记录精神状态的标题如表 46-4 所示,以及一些用于评估认知功能的简单床边测试。表 46-4 还显示了精神状态检查的一些异常特征,这些异常特征通常出现在精神障碍中。

表 46-4 精神状态检查

	评估、描述或观察的内容	精神病理学常见表现	疾病类型
一般描述			
外表	一般描述患者的外表,包括体格、姿势、穿着(得体性)、仪容打扮(如化妆)和卫生。注意任何身体上的痕迹(如文身)和面部表情(抑郁、恐惧、忧虑等)	怪异的外表 蓬头垢面 忧虑的,焦虑的 衣着过于鲜艳/去抑制 瘢痕手腕,非专业文身	精神病(精神分裂症、躁狂症),人格障碍 精神分裂症,抑郁,痴呆或谵妄 焦虑症 躁狂 人格障碍
行为	患者行为的各个方面。注意患者的行为在面谈环境中的适当性。不正常的运动行为:怪癖,刻板印象,抽搐 正常运动行为的变型:躁动、精神运动改变(躁动、迟缓)	不合作行为 矫揉造作 刻板行为 怪异的行为 攻击,威胁 不安 精神运动改变(沉默寡言)	精神病,人格障碍,谵妄,物质中毒 精神病 精神病,发育障碍,器质性综合征 精神病、物质中毒、谵妄 人格障碍、中毒、神经病、躁狂、谵妄 抗精神病药引起的静坐不能 抑郁症、谵妄
对检查者的态度	患者对检查者的反应、合作程度、透露信息的愿意性。可能会出现一系列的态度和适当性的偏离,从敌意到诱惑	不合作的态度,好战 诱惑	精神病,人格障碍,谵妄,物质中毒 躁狂或轻躁狂,人格障碍
情绪与情感			
情绪	一种相对持久的情绪状态:描述情绪的深度、强度、持续时间和波动 情绪可是中性的、欣快的、抑郁的、焦虑的或易怒的	抑郁 焦虑/易怒	抑郁 抑郁/焦虑障碍
情感	患者传达自己的情绪状态的方式。情感可是饱满的,迟钝的,受限或不适当的	压抑 迟钝的,受限的	抑郁症 精神分裂症
得体性	患者对正在讨论的问题反应是否恰当?	不恰当的	精神分裂症
讲话	这里应描述患者讲话的节奏、语调和质量。应注意吞咽困难或构音障碍	增加节奏 减慢	躁狂、急性精神分裂症 抑郁症

表 46-4　精神状态检查（续）

	评估、描述或观察的内容	精神病理学常见表现	疾病类型
知觉障碍	应注意幻觉（听觉、视觉、味觉或触觉）的存在。检查它们是否有清晰的感觉是很重要的 入睡前或醒前的幻觉是正常体验。应注意其他知觉障碍（如错觉、去个性化或现实感丧失）	幻视 幻听 触觉/味觉	急性脑综合征（谵妄）、癫痫、酒精戒断、药物中毒 精神分裂症，谵妄，器官状态（幻觉） 癫痫，精神分裂症
思想			
思想形式	患者的思维过程。这涉及想法的数量（压力思维，想法贫乏）和想法（思想）的产生方式。它们是合乎逻辑的和相关的，或者它们是支离破碎的和不相关的？应该评估思想之间的联系——它们是合乎逻辑还是不连贯和"碎片化"？想法是由虚假的概念（押韵，他们听起来的方式-'叮当'的联想）连接起来的吗？	思维形式障碍 想法奔逸 想法贫乏	精神分裂症、躁狂、谵妄 躁狂、精神分裂症 精神分裂症、抑郁症、痴呆
思想内容	患者思想的内容。异常范围从专注、执迷不悟和高估到妄想 还应评估的主题：自杀或杀人的想法或偏执的想法。在医疗环境中，对疾病的关注（疑病症的想法）应该被评估，以及当疾病存在时，完全否定疾病的想法	妄想	精神分裂症、躁狂、抑郁症、谵妄和其他器官状态
感官与认知			
下面列出的是对认知功能进行基本评估的床边测试			
警觉性与意识水平	应该对意识水平进行评估。应注意意识的模糊或波动	模糊	谵妄
定向力	时间、地点和人物的定向。询问日期、月份和年份 问患者在哪里 询问患者的亲密家庭成员的姓名	定向障碍	痴呆、谵妄
短时记忆	短时记忆指的是在 3~5min 内保持信息的能力。小于此指即刻性回忆。让患者在 3~5min 后回忆一下三个物体的清单	短时记忆丧失 注意力不集中导致谵妄的即刻性丧失	痴呆，谵妄
长期记忆	这是指对远期事件的记忆。让患者回忆前几天的事件，以及一年前的事件	长期记忆丧失	痴呆
专注力	让患者从 100 中减去 7，然后减去 7，或倒着拼写"世界"	专注力差	痴呆，谵妄
常识与智力	询问最近发生的一些事情。智力可通过所使用的语言来衡量。让患者做一些简单的算术任务。应评估文化程度	常识贫乏	谵妄，急性精神病，痴呆
判断力与洞察力			
判断力	举止得体的能力描述一个假设的情况并询问患者在其中的行为（如坐在电影院里闻到烟味你会怎么做？）	判断力受损	精神病，痴呆，人格障碍，谵妄
洞察力	确定患者是否意识到自己有问题，以及对此的理解程度	缺乏洞察力	精神病，痴呆，谵妄

当怀疑认知功能障碍时,如谵妄或痴呆患者[6],应进行更详细的认知功能检查。一个广泛使用的筛检工具是简易精神状态检查(MMSE)TM[6],它评估定向、记忆和注意力的各个方面。MMSE 是受版权保护的。另一种有用的筛选工具是简单的三步(3min)简易 CogTM 测试[7]。此测试要求患者记住三个词语(重复它们三次,以确保其正确地记住了词语)。接下来,让患者用数字画一个钟面,然后在指定的时间画手(如 11.10)。然后让患者重复原来的三个单词。总得分为 5 分:记住每个单词得 1 分,正确的脸部画得 2 分(如果不是完全正确的,得 0 分)。总得分为 0~2 分支持痴呆症的诊断。一些常见的谵妄和痴呆的原因分别列在表 46-5 和表 46-6 中。

表 46-5	谵妄的常见原因
药物中毒	酒精抗焦虑药
	地高辛
	左旋多巴
	街头毒品
戒断状态	酒精(震颤谵妄)
	抗焦虑镇静剂
代谢紊乱	慢性肾脏病
	肝衰竭
	缺氧
	心力衰竭,电解质失衡,术后状态
内分泌紊乱	糖尿病酮症酸中毒,低血糖
全身性感染	肺炎
	尿路感染
	败血症
	病毒感染
颅内感染	脑炎
	脑膜炎
其他颅内原因	占位性病变
	颅内压增高
头部损伤	硬膜下出血
	脑挫裂伤
	脑震荡
营养缺乏与维生素缺乏	维生素 B_1(韦尼克脑病)
	维生素 B_{12} 烟酸
癫痫	癫痫持续状态
	发作后状态

表 46-6	痴呆的常见病因
遗传性阿尔茨海默病	早老素-1 基因突变
退化型	阿尔茨海默病老年痴呆
	路易体痴呆帕金森病
	额颞叶痴呆
	亨廷顿舞蹈症
血管性	多发梗死性痴呆
	慢性肾脏病
颅内占位性病变	肿瘤
	硬膜下血肿
外伤性	头部损伤
	拳击脑病
感染及相关条件	脑炎神经梅毒
	HIV(艾滋病痴呆)
	雅各伯-克吕茨菲尔德病
代谢	慢性肾脏病
	肝衰竭
中毒的	酒精中毒性
	重金属中毒
缺氧	一氧化碳中毒
	心搏骤停
	慢性呼吸衰竭
维生素缺乏症	维生素 B_{12} 叶酸
	维生素 B_1(韦尼克-科尔萨科夫综合征)
内分泌	黏液水肿,艾迪生病

HIV,人类免疫缺陷病毒。
* 运动神经元疾病可能先于或跟随发病。

诊断

在精神病史结束时,应包括一般体检,应作出临时诊断和构想。从本质上讲,诊断公式是以简洁而全面的方式概括你对患者问题的理解。

精神障碍通常是通过生物的、心理的和心理社会因素的组合而产生的,并且每一种都需要在评估患者的问题时被考虑(生物心理社会学方法)。患者的问题需要纵向理解,通过阐明可能导致疾病的生物物理因素,更直接地说,可能导致疾病的发生,以及可能导致患者继续患病的因素(永久性因素)。一个简单的网格可以用来以这种方式评估患者(表 46-7)。这里要找到诱发,促成或使精神疾病持续的生物的,心理的或心理社会因素。永久性因素是非常重要的,特别是在医疗疾病患者中。因为可能是医疗或身体疾病使患者的精神问题得以持续。同样,心理因素也可能使患者的疾病长期存在。

表 46-7　公式网格

	易感	诱发	持续
生物学的			
心理的			
心理社会的			

这种公式化网格的示例如表 46-8 所示,一位 53 岁男性,在心肌梗死后变得抑郁。他有抑郁症家族史(遗传易感因素)和长期自卑(心理上的易感因素),他通过成功经商来应对这些问题。他几乎没有朋友,婚姻也不尽人意(心理社会因素)。他在听说他不会在工作中得到提升(心理因素)和他的工作有危险(心理社会诱发因素)一周后发生了梗死。他对工作的不安全感和失败的婚姻,加上自卑感,都使他的病情在持续,就像神经递质系统的生物变化一样。

表 46-8　完整的公式网格(见正文)

	易感	诱发	持续
生物学的	遗传易感性	急性心肌梗死	神经递质变化
心理	自卑	不晋升	自卑和不安全感
心理社会的	不良社会支持 不良婚姻		不良婚姻

以这种方式了解患者有助于您规划一种有效的管理方法,该方法将关注所有相关因素,因此,对于本例中的患者,可以抗抑郁药、婚姻咨询和自信训练(建立自尊)组合。

良好的精神病史将提供对患者的全面了解,并允许计划适当的管理。这对临床医生来说是非常有益的,对患者来说也是相当有益的。

重要精神疾病举例

一些精神或可能的精神障碍表现为可能的内科疾病(表 46-1)。

人格障碍患者的行为和思维方式不同于那个人的文化规范。这些特征是长期根深蒂固的和稳定的。他们使患者相当痛苦,通常在青春期开始。诊断需要一个人多年来生活中大部分领域出现问题的证据。在某些情况下,他们可能不知道自己行为或互动的性质。清单 46-2 列出了这些疾病的当前分类。

导致躯体疾病的疾病

饮食失调使患者有身体疾病的风险,并可能伴随着高死亡率。主要有三种类型:暴饮暴食和清洗(神经性贪食症),无暴饮暴食的节食(神经性畏食症)和暴饮暴食障碍(BED)。

清单 46-2　人格障碍

A. 古怪的想法或行为

1. 偏执狂:对他人的普遍和不合理的怀疑,对感觉到的冒犯的敌对反应
2. 精神分裂症:看似冷漠,态度冷漠,不善于回应社会线索,更喜欢独处
3. 分裂型:奇怪的思维,例如用强大或神奇的思想影响他人的能力,相信普通事件有隐藏的含义,可能表现和穿着怪异

B. 不可预知的思维和行为,情感问题

1. 反社会:行为可能包括说谎、偷窃、侵略和暴力。很少关心别人的感情或安全。不后悔。经常陷入法律困境。

   边缘:脆弱的自我形象。与他人的混乱关系,不稳定和强烈的情感和情绪,危险行为,如性活动和赌博。他们可能伤害自己并且有自杀的危险。
2. 戏剧性:寻求注意力和情感行为,戏剧性的。他们可能会性挑逗。
3. 自恋:*自尊心膨胀,需要注意。

C. 焦虑和恐惧的思维和行为

1. 回避:害羞,对批评敏感,避免与他人接触,尤其是陌生人。
2. 依赖:害怕孤独,过分依赖他人,缺乏自信。
3. 逼迫症:专注于秩序和规则。控制自我、环境和他人;僵化的价值观。这与强迫症不同,强迫症是一种焦虑症。

---

* 希腊传奇中的纳基索斯爱上了自己的倒影,憔悴了。

1. **神经性贪食症**是一种经常（一周不止一次）暴饮暴食后，由于害怕体重增加而产生的补偿行为。这些包括诱导呕吐，使用泻药、灌肠剂或利尿剂。患者有发生清单 46-3 中总结的医疗并发症的风险。

> **清单 46-3 神经性贪食症的医学并发症**
>
> - 电解质变化和心律失常：体重过重和使用利尿剂和泻药的结果
> - 食管炎
> - 马洛里-韦斯食管撕裂
> - 食管破裂
> - 抑郁、焦虑、自杀风险

检查结果包括呕吐引起的牙釉质侵蚀、腮腺肿大、干燥（口腔、眼睛和皮肤干燥）和用于引起呕吐的手背或指关节上的瘢痕（罗素征）[8]①。如果使用铅笔或牙刷等物品来引起呕吐，则不出现该标志体征。

2. **神经性畏食症**与相当大的死亡风险有关。它主要发生在女性身上。由于扭曲的身体形象和对体重增加的恐惧，她们积极限制食物的摄入。青春期少女和年轻女性最常受影响。严重的医疗并发症与神经性贪食症略有不同（清单 46-4）。

> **清单 46-4 神经性畏食症的医学并发症及联系**
>
> - 骨密度的丧失（超过 30% 的患者）
> - 窦性心动过缓
> - 低血压
> - 低体温
> - 电解质改变：低钾血症、低镁血症、低磷血症
> - 由电解质改变引起的包括室性心动过速和长 QT 间期的心律失常
> - 抑郁、焦虑、自杀风险

闭经是常见的，但诊断时不再需要。体检结果包括：消瘦、干燥、脆发、脆甲、心动过缓、体温过低、水肿和胎毛②。

3. **暴饮暴食障碍**指超过 3 个月或更长时间，比正常情况下吃得更多，吃得更快。患者感到饮食缺乏控制。不像那些单纯贪吃的人，这些患者吃东西后会感到内疚和自我厌恶，为了避免尴尬，经常偷偷地吃东西，吃得太多会感到身体不舒服。

精神分裂症

这种精神病与死亡风险增加（2~3 倍）、自杀（13 倍）和心血管疾病（2 倍）有关。患者增高的心血管危险因素包括高血压、吸烟、高脂血症、肥胖和糖尿病。他们需要医疗评估和帮助解决这些问题，其中一些问题因药物治疗而恶化。

这种情况通常在青春期开始。诊断需要有至少下述两种症状：

- 幻觉
- 妄想
- 紊乱或紧张性行为
- 无条理的言语
  消极症状：情感平缓、冷淡、无动机。③

症状必须干扰工作、学习、与他人的关系或自我照顾，并已经存在 6 个月（问诊清单 46-9，第 650 页）。

抑郁症

大约 1/5 的女性和 10% 的男性一生中经历过抑郁。女性发病高峰年龄为 40 岁，男性为 55 岁。抑郁症在医疗疾病患者中更为常见，并对他们的康复产生不利影响。抑郁症是一个常见的向医生陈述的原因，一些简单的问题可以帮助临床医生决定抑郁症是否是一个主要的问题。许多医疗情况类似于抑郁症（清单 46-5）。

> **清单 46-5 类似抑郁症的医疗养情况**
>
> - 甲状腺功能减退
> - 雄激素缺乏
> - 更年期
> - 帕金森病
> - 多发性硬化
> - 慢性疾病：HIV 感染，心力衰竭
> - 药物治疗：干扰素，化疗药物
>
> HIV，人类免疫缺陷病毒。

重度抑郁症

目前的诊断要求患者在 2 周的时间内至少有下述五个症状，至少包括症状 1 或 2：

---

① Gerald Russell，1928 年生，英国精神病医生，1979 年最早发表文章描述神经性贪食症。

② 这是短的，无色的绒毛状头发，它覆盖在孕 4 个月后的胎儿表面。它也可以在恶性肿瘤患者身上生长。Lana 拉丁语的意思是羊毛，Lanugo 指覆盖在某些植物和年轻人脸颊的绒毛。

③ 不说话，不自发地做任何事。

1. 大部分时间情绪低落——由患者或其他人报告——伴有绝望和悲伤的情绪。

2. 大部分时间对生活、活动或娱乐的兴趣大大降低。

3. 体重或食欲的意外减少或增加。

4. 睡得不好或太多。

5. 每天都要躁动或精神运动迟缓。

6. 缺乏活力和疲劳。

7. 无法集中注意力。

8. 毫无价值或内疚感。

9. 反复思考死亡和自杀。

持续性抑郁障碍(心境恶劣)

这是一种比重度抑郁症轻的疾病。标准相似,但症状发生在大多数日子,而不是几乎每天,并在一个较长的时期,往往是几年。自杀的想法不那么突出。更严重的抑郁症是常见的。

季节性情感障碍

这些患者连续 3 年出现抑郁症的主要症状,从秋季或冬季开始,在春季消退。受影响的女性多于男性。

围生期抑郁症

这种情况不再称为产后抑郁症,因为 50% 的妇女在怀孕期间出现症状。在分娩的 6 个月内,高达 15% 的女性受到影响。它被认为是一种严重的抑郁障碍。

双相障碍

受这种相对常见的情绪障碍影响的人(1% 的人)有躁狂或轻躁狂的时期(表 46-1),通常有严重抑郁症的病史。发病通常在成年早期。大多数患者也有抑郁期。躁狂发作的特征包括:

- 异常兴奋或烦躁的情绪
- 压力言语
- 思维奔逸
- 浮夸(自吹自夸)
- 躁动
- 不受抑制的行为(挥霍、性滥交)
- 很少需要睡眠
- 严重干扰正常生活。

双相 I 型障碍在一个或多个躁狂发作期持续至少一周后被诊断。当患者有持续至少 4 天的不太严重的躁狂(轻躁狂)症状时,诊断为双相 II 型障碍。这些患者有严重抑郁症发作。

焦虑障碍

惊恐障碍

多达 30% 的人在他们的生活中有惊恐发作,但惊恐障碍并不常见。惊恐障碍患者有反复发作和出乎意料的极度焦虑,这种焦虑在几分钟内就会累积起来。这些特征至少包括以下四项:

- 出汗
- 颤抖
- 窒息的感觉
- 呼吸困难
- 胸痛
- 腹痛
- 恶心
- 头晕
- 感到热或冷
- 感觉异常
- 一种自我分离的感觉
- 死亡恐惧
- 害怕失去对自己的控制

为了做出诊断,发作之后必须至少有一个月的焦虑,期间可能会再次发作。因为有太多的身体症状,这种情况可能被诊断为内科疾病。可能需要排除某些其他的内科疾病,包括:

- 甲状腺功能亢进
- 嗜铬细胞瘤
- 药物使用
- 心肌梗死
- 急腹症

广泛性焦虑症(GAD)

女性比男性更易患病。有些症状类似于惊恐障碍,但起病不那么剧烈(表 46-1)。它们包括:

- 出汗
- 腹痛
- 心悸和心动过速

- 胸痛
- 呼吸困难
- 疲劳
- 腹泻
- 不能入睡
- 肌肉紧张的感觉
- 头痛
- 颤抖

　　许多患者有多种不能解释的身体症状。

　　诊断 GAD 需要一些标准。这些包括：

- 对活动或事件（如工作、学校、社交事件）的过度焦虑，持续时间超过 6 个月或以上
- 患者承认担忧难以控制
- 焦虑本身与以下三种或三种以下有关：不安、疲劳、易怒、失眠、疲倦、注意力集中或肌肉紧张
- 症状影响生活：工作或上学
- 没有其他的医疗或药物原因引起的症状

社交焦虑障碍

　　这曾被称为社交恐惧症。发生率约为 2.5%。患有这种疾病的患者对公共表演（如公共演讲）或不熟悉的社交场合（如结识新朋友）有持续的夸张的恐惧。症状持续 6 个月或更长。焦虑伴随着躯体症状，如呼吸困难、潮红和心悸。患者意识到他们的焦虑是过度的，但可能会竭尽全力避免导致焦虑的情况。他们的正常生活（工作等）受到症状的影响。

创伤后应激障碍（PTSD）

　　创伤后应激障碍在人们看到或直接经历诸如暴力，死亡威胁，性侵犯等创伤性事件，或发现此类事件发生在身边的人身上时发生。诊断需要至少 1 个月的症状，包括令人不安的事件记忆、噩梦或闪回。患者避免提醒，情绪和思想有持久的改变。有觉醒的变化：睡眠障碍、过度警觉、惊吓反应和时有危险行为[9]。

　　创伤后应激障碍的危险因素包括：严重的创伤事件、其他压力源（失去工作、婚姻失败）、父母疏忽、家族史或其他精神疾病患者的病史。许多患者有其他精神问题，包括抑郁、焦虑和酒精或药物问题。他们面临自杀、婚姻失败和失业的风险

增加。

强迫症（OCD）

　　强迫症的定义是出现侵入性和持续性的思想、冲动或形象，并造成痛苦（表 46-1）。强迫是重复的行为，如计数、检查、洗手或说仪式化的短语，以消除强迫引起的焦虑。这些思想和行为给正常的日常活动造成困难，浪费时间，造成困扰。大约 2% 的女性和男性受到影响。

要点小结

　　1. 精神科面谈可以是治疗性的，也可以是诊断性的。

　　2. 精神状态检查是疑似认知障碍患者评估的常规部分。

　　3. 可能需要对患者进行多次面谈才能获得患者的信任。

　　4. 开放式问题更有可能产生准确的回答。

　　5. 抑郁症常被忽视。询问患者在任何慢性身体疾病或酗酒情况下的抑郁症状，或其是否有抑郁症病史。

　　6. 认知能力的急剧下降提示谵妄，这通常有医学上的原因。

OSCE 复习题——精神病史和精神状态检查

1. 请对最近有记忆问题的患者做一个简单的精神检查。
2. 患者女性，最近焦虑不安。请采集其病史。
3. 患者女性，瘦弱，但一直很担心超重。请采集其病史。
4. 患者一直被令人不安的想法困扰着。请采集其病史。

（徐秋梅　译）

参考文献

1. Kopelman MD. Structured psychiatric interview: psychiatric history and assessment of the mental state. *Br J Hosp Med* 1994; 52:93–98. Know how to take a psychiatric history.

2. Arroll B, Khin N, Kerse N. Screening for depression in primary care with two verbally asked questions: cross sectional study. *BMJ* 2003; 327:1144–1146. Two questions help identify depression: one positive answer should be followed up.

3. Gilbody S, Sheldon T, Wessely S. Should we screen for depression? *BMJ* 2006; 332:1027–1030. Routinely screening for depression in practice is questioned because of the low pre-test probability.

4. Drossman DA, Talley NJ, Lesserman J et al. Sexual and physical abuse and gastrointestinal illness. *Ann Intern Med* 1995; 123:782–794. An excellent clinical summary of abuse in the genesis of illness and how to screen for abuse.

5. Johnson J, Sims R, Gottlieb G. Differential diagnosis of dementia, delirium and depression. Implications for drug therapy. *Drugs and Aging* 1994; 5:431–445. The differential diagnosis hinges on a careful clinical evaluation. Dementia is defined as a chronic loss of intellectual or cognitive function of sufficient severity to interfere with social or occupational function. Delirium is an acute disturbance of consciousness marked by an attention deficit and a change in cognitive ability.

6. Folstein MF, Folstein SE, McHugh PR. Mini Mental State. A practical method for grading the cognitive state of patients for the clinician. *J Psychiatr Res* 1975; 12:189–198. This is a useful instrument but is now copyright protected (see Wikipedia for details).

7. Borson S, Scanlan J, Brush M et al. The Mini-Cog: a cognitive 'vital signs' measure for dementia screening in multi-lingual elderly. *Int J Geriatr Psychiatry* 2000; 15(11):1021–1027. A useful and quick screening test for dementia.

8. Russell G. Bulimia nervosa: an ominous variant of anorexia nervosa. *Psychol Med* 1979; 9(3):429–448.

9. Spoont MR, Williams JW Jr, Kehle-Forbes S et al. Does this patient have posttraumatic stress disorder?: Rational clinical examination systematic review. *JAMA* 2015; 314(5):501–510.

第十四篇
重症监护和生命终止

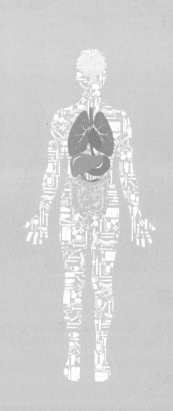

第 47 章

重症患者

生存还是死亡？这是个问题。——莎士比亚,《哈姆雷特》

初步评估

培训期间,高级生命支持的培训非常重要,培训必须定期更新。如果你遇到一个重症患者,第一步需问:"你还好吗?"如果患者对轻微的摇晃没有作出反应,要迅速检查患者气道是否通畅、是否有呼吸,快速评估循环。这些操作时间不超过 10s。如果患者没有呼吸或脉搏,立即求救并进行心肺复苏(心肺复苏术,图 47-1)。目前的指导方针强调了心肺复苏过程中胸外按压的重要性(按压频率至少 100 次/min,按压深度至少 5cm,不可以间断——记住要用力而且要快)[1]。

如果患者能对问题作出清楚的反应,皮肤颜色、温度正常,在病史检查和全面检查完成之前,患者不太需要进行紧急干预。如果患者的意识水平受损,需再评估气道、呼吸和循环(ABC),检查血糖(低血糖不容忽视),并立即进行静脉注射。

患者送往医院可能会问及相关病史。

● 怎么了?

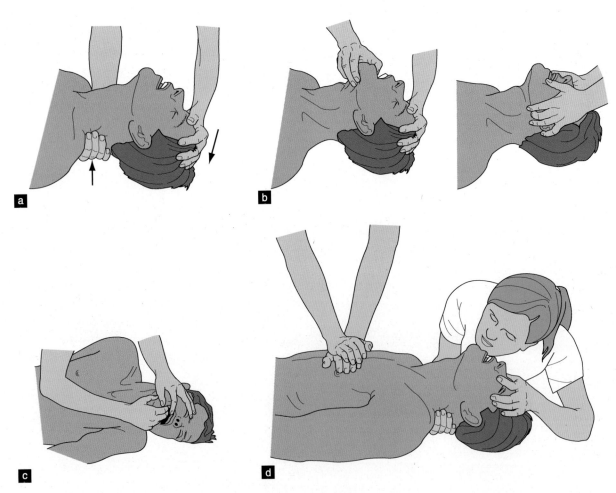

图 47-1 心肺复苏术。(a)头部倾斜。(b)下颌-推力和下颌-倾斜动作开放气道。(c)清理呼吸道。(d)心肺复苏
(Baker T, Nikolic G, O'Connor S. Practical cardiology. 2nd ed. Sydney:Elsevier,2008)

- 发生了什么事?"
- 受伤了没有? 有没有哪里疼?

如果可能,在开始进行身体评估时(图 47-2),

询问患者以前的疾病问题,如心脏病、糖尿病、哮喘或抑郁症。如果患者有其他人陪同,向陪同人员询问更多的信息。

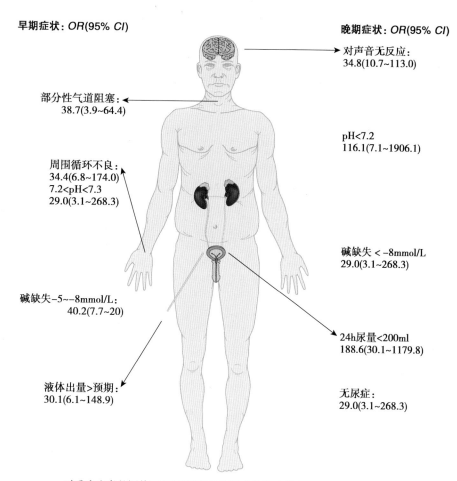

早期症状: *OR*(95% *CI*)

晚期症状: *OR*(95% *CI*)

对声音无反应:
34.8(10.7~113.0)

部分性气道阻塞:
38.7(3.9~64.4)

pH<7.2
116.1(7.1~1906.1)

周围循环不良:
34.4(6.8~174.0)
7.2<pH<7.3
29.0(3.1~268.3)

碱缺失 < −8mmol/L
29.0(3.1~268.3)

碱缺失−5~−8mmol/L:
40.2(7.7~20)

24h尿量<200ml
188.6(30.1~1179.8)

液体出量>预期:
30.1(6.1~148.9)

无尿症:
29.0(3.1~268.3)

对重症患者的评估:早期和晚期生理学症状的比值比(*OR*)(95% *CI*)

A=气道
阻塞?寻找受伤的地方

B=呼吸
1. 检查胸部是否有外伤
2. 观察胸壁运动
3. 患者是否在使用辅助呼吸肌
4. 听诊肺部是否等呼吸音

C=循环
1. 脉搏:桡动脉或股动脉速度和节奏
2. 血压
3. 灌注:颜色、温度

D=障碍
1. 意识状态:格拉斯哥昏迷量表(表35-4,第602页)
2. 瞳孔反应
3. 异常运动:癫痫
4. 定位标志(如过度反射)

其他
1.受伤的迹象
2.医用警报手镯
3.口袋里的药物清单

图 47-2　对重症患者的评估(Robertson LC. Recognizing the critically ill patient. Anaesthesia and Intensive Care Medicine,2013;14(1):11-14)

意识水平

评估患者的意识水平注意以下几个方面:
- 处于警觉状态(正常)
- 对声音刺激有反应
- 对疼痛刺激有反应
- 无反应

如果患者仅对疼痛刺激有反应或无反应,则使用格拉斯哥昏迷量表(Glasgow Coma Scale)对其进行评估(表 35-4)[2]。

从以下几点收集关键数据进行总结:
- 过敏史
- 目前正在服用的药物和长期服用的药物
- 既往病史

- 上一餐何时进食和食物内容
- 之前发生何事或处于何环境

如果患者呼吸急促,检查血氧饱和度,给予氧疗(除非有禁忌证)。

如果患者心动过缓或心动过速,给予心电图检查。

谵妄

谵妄是指多种原因引起的一过性意识状态的变化。它常与急性疾病有关,在住院患者中较多见。针对谵妄,重要的是找出出现谵妄的病因并消除或治疗。其危险因素包括:

- 先天性痴呆或其他神经性疾病,如帕金森病
- 严重疾病,如机械通气
- 年龄超过 65 岁
- 酒精中毒

所有有危险因素的患者应考虑谵妄的诊断。向工作人员或亲属询问典型特征(问诊清单47-1)。

问诊清单 47-1　向亲属或医护人员询问可能谵妄患者的情况

1. 患者的精神状态最近有没有什么变化,是白天变化还是晚上变得更糟?

2. 与他人说话时患者是否难以集中注意力?他人是否容易分心?

3. 是否看起来有语无伦次的思考和漫无边际的谈话?是否有从一个想法到另一个想法的奇怪转换?

4. 患者是否看起来处于警觉状态、昏昏欲睡或处于昏睡状态,或者警觉性增强(警惕或焦躁)?

如果问题 1 和问题 2 的答案是"是",并且问题 3 和问题 4 的任何一个或两个答案都是"是",就可以诊断为谵妄。

如果谵妄被确诊,那就探寻可能的原因(清单47-1)。

清单 47-1　谵妄的主要原因

1. 感染——特别是尿路感染和肺炎
2. 手术——术后谵妄,麻醉药和止痛药加重谵妄
3. 神经系统疾病——卒中、癫痫、硬膜下血肿、颅内出血
4. 心肌梗死
5. 药物——阿片类药物、镇静剂(包括安眠药)、抗惊厥药物、抗帕金森药物、戒酒或戒毒
6. 代谢异常——缺氧、低钠血症、低血糖或高血糖、高碳酸血症
7. 器官衰竭——心力衰竭、急性肾衰
8. 病房——感觉剥夺(重症监护病房)、睡眠不足
9. 尿潴留

这些原因常常是多发性的。

进一步检查

参见清单 47-2。

清单 47-2　危重患者的症状

1. 呼吸系统症状
   - 肋间肌萎缩
   - 气道阻塞
   - 呼吸频率异常>35 次/min 或<8 次/min
   - 无自主呼吸功能
   - 呼吸窘迫
   - 血氧异常:即使输入氧气 S_pO_2<90%
   - 二氧化碳分压高
2. 循环系统症状
   - 无脉搏
   - 心率<40 或>180b. p. m。
   - 收缩压<100mmHg(之前的血压正常)
   - 周边灌注不良(提示组织缺氧)
   - 尿量少:<0.5ml/(kg·h)
   - 心电图停搏(无心律),心室纤颤,室性心动过速,完全性心脏传导阻滞
3. 神经系统症状
   - 气道受到呕吐反射的威胁
   - 对疼痛刺激没有反应
   - 只有一侧肢体对刺激有移动反应(卒中、脑出血)
   - 呼吸频率降低
   - 意识水平突然下降
   - 瞳孔大小和对光反应(瞳孔缩小表明脑桥出血)
   - 周期性发作(强直-阵挛性运动)
   - 格拉斯哥昏迷评分<10(表 35-4)

检查患者的血压和其他生命体征。评估流体状态(参见第 18 章)。如果患者有低血压,给予静脉输液,并定时测量心率、血压、呼吸频率和每小时尿量(如有必要,插入导尿管)。

通过按压手指或趾甲直到变白并记录颜色恢复正常所需的时间来评估毛细血管再充盈时间,通常少于 2s。毛细血管再充盈时间延迟反映低血容量或心源性休克。

检查患者的胸部是否有明显张力性气胸的特征,包括单侧胸膜炎性胸痛,呼吸窘迫,呼吸音减弱,心动过速和低血压,气管偏移(远离受影响的一侧),皮下肺气肿和颈静脉怒张。

评估患者是否有心脏压塞(特征包括呼吸困难,心动过速,低血压,颈静脉怒张,心音低钝,奇脉)。

检查身体是否有明显出血或其他创伤的迹象[3]。

查看皮肤是否有脑膜炎球菌性皮疹(图 47-3)。血管性水肿可发生于过敏反应(图 47-4)。

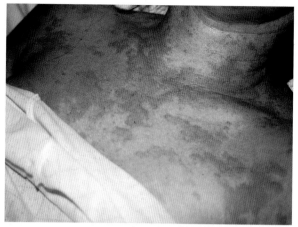

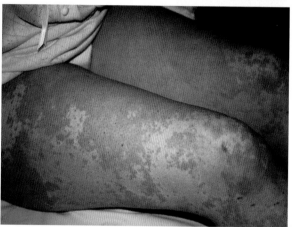

图 47-4　血管性水肿(Courtesy of Dr A Watson, Infectious Diseases Department, The Canberra Hospital)

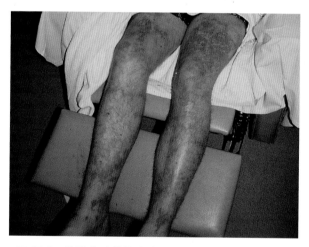

图 47-3　脑膜炎球菌性皮疹(Courtesy of Dr A Watson, Infectious Diseases Department, The Canberra Hospital)

测量患者的体温。如果升高,考虑进行血和尿培养。

全身炎症反应综合征(SIRS)是指以下四个特征中的两个或两个以上:发热 > 38.3℃ (或体温 < 36℃),心动过速(> 90 次/min),呼吸过速(> 20 次/min)和白细胞计数升高。SIRS 可能由急性感染引起,也可能发生在烧伤或手术后,或与其他炎症性疾病(如血栓栓塞、胰腺炎、血管炎、自身免疫性疾病)一起发生。败血症是指在 SIRS 环境中存在的感染,因此,SIRS 对菌血症是敏感的,而不是特异性的。早期发现败血症仍然是一种临床诊断,立即使用抗生素治疗可以挽救生命[4]。

败血症的一个有用的预后评分是快速序贯器官衰竭评估(SOFA)评分(每项各得一分:呼吸频率高于 22 次/min 或更高,收缩压低于 100mmHg 或更低,心理状态改变;2 分或高于 2 分表示结果不佳)[4]。

OSCE 案例——急救护理

患者男性,突然失去意识。请为其做检查。

1. 评估患者的意识水平,记录时间、地点和位置。
2. 神经系统检查:检查患者的步态,四肢和脑神经,寻找神经症状病灶(卒中、颅内肿瘤)。
3. 注意是否有舌裂伤(癫痫发作)。
4. 听诊颈动脉杂音(颈动脉狭窄)。
5. 测量患者的脉搏(包括心房颤动或心脏传导阻滞的心律失常)、卧位和坐位血压(直立性低血压)。
6. 检查心前区(新杂音的迹象,心脏压塞征)。
7. 测量患者的体温,评估颈强直(败血症、脑膜炎)。

(王玉梅 译)

参考文献

1. Berg RA, Hemphill R, Abella BS et al. Part 5: adult basic life support: 2010 American Heart Association Guidelines for Cardiopulmonary Resuscitation and Emergency Cardiovascular Care. *Circulation* 2010; 122:S685–S705. Know how to do basic and advanced cardiac life support—and remain competent.

2. Easter JS, Haukoos JS, Meehan WP et al. Will neuroimaging reveal a severe intracranial injury in this adult with minor head trauma?: The Rational Clinical Examination Systematic Review. *JAMA* 2015; 314(24):2672–2681. Following head trauma, a patient may initially appear fine (Glasgow Coma Scale [GCS] scores ≥13) yet still have severe intracranial injury as documented by head CT scan. A history of being struck by a car (LR up to 4.3) or two or more vomiting episodes (LR 3.6) is worrying. Examine for physical signs of a skull fracture (LR 16). Watch for a decline of GCS score.

3. Joshi N, Lira A, Mehta N et al. Diagnostic accuracy of history, physical examination, and bedside ultrasound for diagnosis of extremity fractures in the emergency department: a systematic review. *Acad Emerg Med* 2013; 20(1):1–15. Physical examination is not sufficient to diagnose a limb fracture: an X-ray remains the gold standard.

4. Singer M, Deutschman CS, Seymour CW et al. The Third International Consensus Definitions for Sepsis and Septic Shock (Sepsis-3). *JAMA* 2016; 315(8):801–810.

第 48 章

麻醉前的医学评估

每当思想无法表达时，人类就会创造文字。——Martin H Fisher（1879—1962）

择期手术患者在术前必须接受恰当的医学评估。医学评估主要包括：患者病史、相关检查。进行医学评估能有效避免麻醉和手术过程中出现意外与并发症。

一般病史

首先要掌握的是患者目前存在的问题，择期手术类型，麻醉方式：全身麻醉还是局部麻醉。显然，对于在局麻下进行小病灶切除患者的评估比在全麻下行肠切除术患者的评估要简洁得多。通常无论患者的手术是采取全麻还是脊髓麻醉，医生都必须仔细评估患者是否处于高危状态。

心血管系统

存在缺血性心脏病病史的患者问题最严重。近 3 个月发生过心肌梗死的患者通常不应进行择期手术；因为在这段时间，患者发生心肌梗死加剧或恶性心律失常，甚至死亡的风险都很高。近期曾发生不稳定型心绞痛的患者存在更大风险。手术禁忌证不含几个月或几年来都稳定的心绞痛。冠状动脉支架的近期放置可能意味着在裸金属支架置入后一个月和药物洗脱支架置入后六个月至一年内，不能停用抗血小板药物。

检查患者是否存在心力衰竭的症状。伴有不可控心力衰竭症状的患者术后发生严重心力衰竭的风险很大。由于术中和术后需要大量的静脉给药，如果抗心力衰竭药物（如利尿剂）被忽视，患者极有可能出现严重心力衰竭。

应详细询问患者用药，特别是抗心绞痛药和抗心力衰竭药。应确保患者准确用药，尤其是 β-肾上腺素受体阻滞剂，手术当天同常，不能随意增减。手术医生可能会要求患者在术前停止服用阿司匹林一周或更久。这对于大多数患者而言是安全的，但对于冠状动脉成形术后约一个月的患者而言，这容易造成血栓，所以不宜停服。既往冠状动脉旁路移植或血管成形术不是手术的禁忌证。

一些手术在选择抗感染预防用药时需考虑以下因素：是否有感染性心内膜炎病史、人工心脏瓣膜或复杂先天性心脏病，避免引发菌血症。这些手术包括：大多数的口腔科操作、肠或膀胱手术以及一些妇科手术和阴道分娩。

需要特别注意服用抗凝剂如华法林或新型抗凝剂（如达比加群、阿皮沙班或利伐沙班）的患者。药物以作用于患者能达到避免因心房颤动产生栓塞的效果为宜。经风险评估后，服用抗凝剂的患者遵医嘱在术前停药，术后尽快恢复用药。一般情况下，如果患者服用抗凝剂是为了保护机械瓣膜不受血栓影响，那么停药期间应采取静脉注射普通肝素或皮下注射肝素代替。可以在手术前 12h 给予最后一次肝素注射，术后经医生认定安全，就可以重新服用抗凝剂了。许多患者均是在家自行调整用药剂量。有机械瓣膜的患者，尤其是二尖瓣为机械瓣膜的患者，如果停用常规服用的华法林而没有用肝素注射替代，就存在发生栓塞的高风险。

如果手术医生打算使用透热装置，需要考虑永久心脏起搏器或植入型自动心脏复律除颤器可能存在的一些问题。

呼吸系统

询问呼吸系统疾病史，特别是慢性阻塞性肺疾病或严重哮喘。术前一直吸烟的患者比那些没有吸烟的患者发生术后胸部感染的风险要高得多。即使在术前几周停止吸烟也能降低这种风险。严重呼吸系统疾病是手术的相对禁忌证。有严重呼吸系统疾病史的患者可能很难麻醉复苏，并且需要进行术后通气。重症监护室的医生总是更乐意被告知患者术后可能需要通气，而不是在未知的情况下遇到患者发生意外。

须要询问患者呼吸道疾病的用药治疗。类固醇可能会影响伤口愈合,手术时由于激素性肾上腺抑制,可能需要增加类固醇剂量。

其他

询问患者有无出血史、糖尿病、肾病、肝炎、黄疸或药物滥用史。糖尿病患者在围术期间的血糖控制是很困难的,特别是正常饮食无法得到保障时。手术当天,糖尿病患者的术前空腹胰岛素治疗建议剂量照常减半。这在很大程度上可避免糖尿病酮症酸中毒的发生。

具体询问手术史和麻醉用药史,特别是相关并发症。还有药物过敏史。要区分是真正的药物过敏反应还是吗啡注射后产生呕吐等不良反应引起的过敏反应。有些手术需要使用造影剂,对碘过敏可能是使用造影剂的禁忌证。现在所使用的新型非离子造影剂的风险要小得多。有的患者可能有麻醉并发症或死亡的家族史。这就增加了发生恶性高热的可能性,这是一种遗传性疾病,在使用肌肉松弛剂后会导致发热和肌肉破坏。

询问患者活动耐力的情况。能走多远? 能爬几层楼梯? 活动耐力差通常是指不能平地走 1~2 个街区。

检查

第 51 章所详述的快速筛选法是进行检查的最佳方法。详细记录患者身高、体重和生命体征(如脉搏、血压、呼吸)。必须全面检查心血管系统和呼吸系统。颈部短而粗的患者可能很难进行通气和插管。患者被注射肌肉松弛剂和不能自主呼吸之前,对此麻醉师必须要做到心中有数。并且还必须注意患者是否有松动的牙齿,因为尝试插管时容易造成脱落。

检查中如果发现了之前未确诊的症状或重要的异常体征,则需要在术前进一步检查,并推迟手术。以下情况须要引起外科医生和麻醉师的注意:新发的显著心脏杂音,不受控制的高血压,呼吸衰竭,出血倾向,不受控制的糖尿病和肾衰竭。

(何嘉 译)

第 49 章

死亡评估

我并不害怕死亡,只是希望死亡降临的时候,我恰巧不在。——Woody Allan

每个人最终都会面对死亡,尽管我们大多数人都不愿去深思这个问题。患者死亡证明是医生的法律职责之一。这种经历对医生和患者家属来说都是痛苦的。应给予医生这样的机会去观察资深医生执行这些任务,并且学习技术上和情感上需要掌握的要点。显然,患者死亡的声明必须正确无误,同时也要富有同情心。

死亡不能简单的以绝对术语来定义,它通常是指脑死亡——一种不可逆的意识丧失,通常与不可逆的自发性呼吸丧失有关。

评估

如果评估患者无反应,不要认定患者已死亡:应立即开始心肺复苏(CPR)并寻求帮助,除非当前有明确的预先护理指令或复苏计划。

拒绝复苏(医嘱)指令

大多数医院都制订了关于复苏的明确规定。患者有权利选择生存的意愿或预先提出他们关于复苏的意愿;例如,如果发生心搏骤停,患有终末期疾病的患者可以选择拒绝心肺复苏或生命支持。如果已知该决定,则应遵守。但是请记住,若患者在病重倒下前改变了主意,并口头通知了医务人员,那么必须遵守当前的口头决定,而非书面指示(即你应该提供心肺复苏术或生命支持)。有时,指令可能更具体。例如,指令可能要求禁止插管,在这种情况下,患者心室纤颤时不去尝试进行心脏复律是错误的,但是不进行侵入性复苏是合理的。如果您不认识患者,谨慎行事并立即开始复苏是很重要的。

不要误诊死亡

死亡判断标准是患者无反应,无自主呼吸运动,脉搏或心音停止,面色苍白,瞳孔固定散大。死亡后半小时左右,自身重力受压部位会变成紫红色,数小时后出现尸僵(肌肉僵硬)。

需要注意的是,在使用呼吸机的患者中,死亡常会被误诊。因此宣告死亡前需要排除的特别情况包括:

- 低体温症
- 溺水
- 药物过量(尤其是酒精和镇静剂)
- 低血糖
- 导致深度昏迷或严重紧张症的其他原因

在这些情况下,心脏和呼吸活动仍存在。

疑似死亡的检查

清单 49-1 总结了确认死亡的体格检查。脑死亡后,仍会有失神经脊髓或周围神经的自发运动,例如颈部、肘部和躯干的屈曲(剧烈时称为"拉撒路反射")或手指屈肌的运动。

清单 49-1　死亡确认:体格检查

视诊
- 检查胸壁是否有活动(无)
- 寻找任何自发的运动(无)
- 检查瞳孔对光反射(固定、扩大、无反应)
- 评估角膜反应(对药棉无反应)
- 评估吞咽反射(缺失)

触诊
- 触诊颈动脉或股动脉(无脉搏大于 1min)
- 检查疼痛反应(眶上压无反应)

听诊
- 听诊心音(无心音大于 1min)
- 听诊呼吸音(无呼吸音大于 3min)

记住,死亡证明具有法医学后果。作为一名医生,你有责任检查患者并将结果记录在医疗记录中,包括生命终止的日期和时间。尽可能描述可能的死因,并签署你的名字(字迹清晰)。如有任何出乎意料的或可疑的死亡情况,必须通知当局。

脑干死亡

使用呼吸机的患者需要额外的检查来确认他们是否真正死亡。

必须排除潜在的可逆的原因(尤其是药物;参见上文)。有很多案例,患者已被宣布脑死亡,但后来醒了。

特别要注意的是罕见的闭锁综合征。这可能发生在基底动脉栓塞或脑桥基底部的其他局部损伤之后。遗憾的是这种患者并没有失去意识,但无法移动脸部、四肢或躯干的肌肉。你可以通过让患者眨一次眼表示"是",眨两次表示"否"来识别这种综合征;不影响自愿眨眼和垂直眼动。

测试方案因不同国家的法律而异。传统上,检测是由两名不同的医生在两个不同的场合进行的,通常间隔24h,以确保状态是不可逆转的(但重复检测的时间取决于患者的年龄和可能的死亡原因)。测试通常包括体格检查(清单49-1),对吸入气管导管无明显反应,外加冰水(眼腭反射)测试:眼睛对将冰水灌入耳无反应。如果检查提示脑死亡,则进行髓质性脑干高碳酸血症检测,即在给氧100%的情况下停止呼吸机,并允许动脉血二氧化碳浓度高于预先设定的阈值($>6.7kPa$)。$8\sim10min$后无呼吸功能,说明无髓质功能。

告知家属

告知家属可能非常困难,但这是医生的责任,也是医生做的最困难的事情之一。当面告诉对方这个消息,以专业的态度和同理心把坏消息说出来,通常会让对方非常感激。寻找一个私密而安静的环境,简洁明了的沟通,支持、尊重对方的文化和宗教信仰并获得团队的帮助(如护士、社工和牧师)。尤其是在意外死亡的情况下,家属通常想知道发生了什么。如果你很熟悉患者,你可以提供该解释;如果不了解,你应该建议家属与负责患者的顾问会面以讨论这个问题。

填写死亡证明

死亡证明是一种法律文件。如果是预期死亡,应尽快完成证明。世界卫生组织(WHO)提供了一种国际通用的证明格式。包括直接导致死亡的疾病(表格第一部分),以及间接导致死亡的其他疾病(表格第二部分)。

尸体检查

尸检必须经过死者家属同意,并经法律授权才可以进行,近几十年,由于工作者不愿询问亲属和社区是否同意,尸检工作大大减少。如果能清楚地传达尸检的原因,许多人都会签署同意书。

请记住,从尸检中获得的信息通常是死亡原因的关键所在,并可为专业人员提供信息依据,有助于防止诊断及治疗的错误。

如果死因不明确,尸检就变得更加重要,特别是某些事件,如近期有手术或外伤,交给验尸官后他通常会坚持尸检。

器官捐献

在发生脑死亡但可以继续机械通气的情况下,探讨是否同意器官捐赠的行为,这是合乎道德的。患者的意愿可能是已知的(如在驾照或器官捐献登记簿上,或患者与亲属之前的讨论结果)。器官捐赠可以给悲伤的亲属一些安慰。

(袁金蓉 译)

第十五篇
病历书写及快速体检

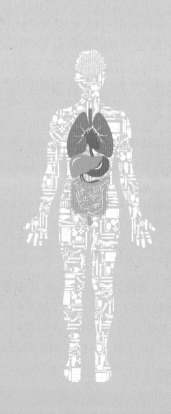

第 50 章

成人病史及体格检查的书写

在医学院的学习只是医学教育的开始。——William Hwelch（1850—1934）
唯经验论是不可行的。——Henry James（1843—1916）

病历书写的要求简明扼要，抓住重点。以下是作者推荐的方法。当然，病史细节、体格检查和记录方式多样，这取决于这是否是首次接诊以及病例的复杂性。没有必要面面俱到。

病史

个人信息

记录姓名、性别、出生日期和家庭/联系地址。记录体检的日期和时间。

主诉（PS）

简短的句子包括主要症状及其持续时间；通常可以引用患者自己的话。

现病史（HPI）

不要记录每一个细节；而是按照时间顺序描述疾病的发展过程，包括每个症状的特点及这次发病的诱因，与现有症状相关的既往医疗病史也需要记录在内，包括系统回顾中的阴性及阳性结果。确定患者的既往诊断、有无副作用及治疗效果。如果有很多看起来不相关的问题，可以在既往史中罗列。

记录患者目前使用药物、剂量，有无副作用以及治疗效果。例如，如果患者服用降压药物，询问患者血压控制情况；如果患者患有糖尿病，询问患者近期糖化血红蛋白（HbA1c）水平如何。最后，记录病史的可靠性，如果患者不能提供病史，描述信息的来源。

既往史（PH）

请按时间顺序列出其他系统及过去的医疗或外科疾病、药物使用（如果相关）以及任何过敏史（特别是药物过敏）或药物耐受不良史（找出药物的问题所在）。患者可能知道某些重要的既往病史（如："扫描显示我的肺部有血块"）。需记录输血史。

个人史（SH）

包括记录患者的职业、教育、爱好、婚姻状况、家庭结构、经济来源、生活条件和近期旅游史。需要询问冶游史。吸烟、酗酒和毒品使用也应记录。询问老年人日常生活活动（ADL）能力。如果患者有慢性疾病，询问疾病对生活的影响。条件允许时，询问患者有无前期护理计划。

家族史（FH）

描述直系亲属的死亡原因，如有必要，绘制家族谱。

系统回顾（SR）

所有直接相关的信息应被记录在现病史和既往史中。

体格检查

简明扼要的记录每个系统的阴性及阳性体征（参见第 51 章。）

初步诊断

在考虑患者主要症状的鉴别诊断时，要问自己以下几个问题：

1. 根据患者的年龄、性别和背景，可能的诊断是什么？
2. 是否存在类似目前诊断的其他诊断？
3. 是否是一个罕见却又严重的疾病？
4. 是否患者情况较为特殊？病情掩盖在其他情况（如抑郁症、药物、糖尿病、甲状腺功能障碍、贫血、恶性肿瘤、脊髓疾病、泌尿系统感染、肾衰竭、酗酒、梅毒、肺结核、HIV 感染、感染性心内膜炎或结缔组织疾病)之下?

5. 能够真实反映患者有情绪或心理问题吗?

框 50-1 是一个病历报告示例。

框 50-1　病例报告示例

个人信息:威瑟里奇先生,72 岁,退休植物学家。

主诉:进行性劳力性呼吸困难 3 周,休息时呼吸困难 2 天。

现病史:近两天来夜间出现严重端坐呼吸,只能坐在椅子上睡一会儿。

轻度劳力性呼吸困难近 10 年。

不能在平地上走 50 米远。无相关胸闷或疼痛。没有喘息和咳嗽。没有发热。最近药物治疗没有变化。无哮喘或已知肺部疾病。系统回顾无其他相关阳性症状。

既往史:循环系统:5 年前曾患心肌梗死,用溶栓药物治疗。无心脏瓣膜疾病或风湿热病史。既往吸烟史,吸烟 30 年,每天 25 支烟,直至发生梗死后戒烟。

心脏病的危险因素:总胆固醇 6.7mmol/L,家族有缺血性心脏病病史,他 55 岁的弟弟患高血压 30 年,但血压控制不佳。盐摄入量高,每天喝 3~4L 的水。每周摄入 25g 酒精。无糖尿病病史。偶尔服用非甾体抗炎药。

其他症状:十年来夜尿增多,平均 3 次/晚。否认有其他尿路症状。

目前的药物治疗:阿司匹林,每日 100mg;美托洛尔(一种 β-肾上腺素受体阻滞剂),每天两次,每次 100mg。不使用非处方药。

既往史:3 年前发现胃溃疡,接受了 14 天疗程的抗生素和质子泵抑制剂治疗,已治愈,无复发症状。年轻时做过阑尾切除和扁桃体切除术。

据他所知,他没有药物过敏,也从未输过血。

个人史:退休后和他的妻子生活在一起,他的妻子身体很好。

兴趣:园艺,研究药用植物的历史。没有其他爱好。没有宠物。

最近没有海外旅行。

家族病史:他的父亲在 64 岁有时死于心肌梗死,他的母亲在 84 岁时死于结肠癌。两个儿子(42 岁和 39 岁)都健康地活着。无其他相关家族史。

体格检查:静息时喘息且不舒服,体温 37℃。呼吸频率 24 次/min。

心血管:没有发绀及杵状指。没有甲床出血。

脉搏频率 90 次/min,有规律。

血压 180/110mmHg,躺着和站着。

颈静脉压(JVP)未升高。

心尖冲动 2cm 移位,抬举样搏动。

心音(HS):S1、S2 正常;存在 S3。

心尖部可闻及全收缩期杂音 3/6,与二尖瓣反流一致。

胸部:气管居中,两侧对称。双侧胸部正常叩击音。双侧中底吸气中爆裂音,偶见右肺及左肺区有呼气喘息。未闻及支气管呼吸音。

腹部:阑尾瘢痕愈合良好。腹部柔软,无压痛。肝脏未触及,无其他肿块(脾、肾)。没有腹水。肠鸣音正常。未行直肠检查(患者入院时身体不适)。

下肢:没有小腿疼痛。没有外周水肿。足背动脉搏动正常。无明显静脉曲张。

中枢神经系统:没有脖子僵硬。

脑神经(初步治疗后评估):

Ⅱ——视力和视野正常;眼底正常。

Ⅲ、Ⅳ和Ⅵ——瞳孔等大等圆,对光和调节反应正常,眼球运动正常,没有眼球震颤。

Ⅴ——感觉和运动功能正常。

Ⅶ——面部表情正常。

Ⅷ——听力正常。

Ⅸ、Ⅹ——没有悬雍垂的位移。

Ⅺ——肌力正常。

Ⅻ——舌无偏移或震颤。

上肢:无消瘦、肌束颤动和手抖,语气正常。活动正常(肩膀,手肘,手腕,手指)。

反射正常且对称。

	右侧	左侧
肱二头肌	++	++
肱三头肌	++	++
肱桡肌	++	++

反射记录:O,无;+,减少;++,正常;+++,增加;++++,伴有阵挛。

协调正常,疼痛感觉及本体感觉正常。

初步诊断:缺血性心脏病继发左心室衰竭

鉴别诊断:心绞痛,肺栓塞,慢性阻塞性肺疾病

诊疗计划:心电图、胸部 X 线、血常规、电解质、肌酐、肝功能、超声心动图

注释:他心脏衰竭的病因很可能是缺血性心脏病(以前的梗死)或高血压。他有二尖瓣反流的征象,二尖瓣反流可能是继发于心脏衰竭,也可能是原发性,虽然他是一个慢性吸烟者,但没有已知的慢性肺病的历史。病史和检查均未提示肺栓塞。

问题清单和诊疗计划

简要总结出最重要的诊断,然后列出临时诊断(PD)和鉴别诊断(DD)。

记住描述医学诊断时,应先考虑较明显、较可能确认的项目,并就最可能确认的项目进行检查。老年患者因为多病共存,在书写时更应该注意这个问题。

需要明确患者的问题是诊断方面还是治疗方面(抑或两者都有)的。例如,面对一个新出现呼吸困难的患者,需要考虑两个问题——"导致呼吸困难的原因是什么?"以及"这种情况应该如何治疗?"如果是一个先前诊断为心绞痛的患者病情恶化,那就需要弄清楚"这些症状应该如何治疗?"

列出需要解决的问题。概述针对每个问题的诊疗方案。

署名及职称,如为电子病历还需要打印出来后手写签名。

病程记录

记录中每个进度记录的日期(和时间)。通过 SOAP(主观的、客观的,评估和诊疗计划)格式。

主观数据(S)指的是患者告诉检测者的;列出相关的当前问题并注意任何新的问题。患者以前的症状是否比现在的治疗有所改善?

客观数据(O)为物理或实验室结果;总结了每个活动问题的相关数据。

评估(A)是指对每个问题的任何相关结果的解释。

诊疗计划(P)是指将针对每个问题启动的任

何干预措施。

许多患者的病历现在保存在计算机档案中。其中一部分可用于为患者提供转诊信息,以便将其转介给专家或在旅行中突发情况使用。保持这些文件的最新是很重要的,特别是那些不再使用的药物清单在给患者之前要从当前的清单中删除。

描述/陈述[1]

在常规查房或教学查房中,住院医生往往会被要求向上级医师介绍患者的病史和体检情况,这是临床实践的极好训练,因为在医院和医院以外的实践中,经常需要与同事或专家讨论患者。

成功的病历陈述既简洁又切题。检查者最感兴趣的是患者现在的问题是什么。在开头的几句话中,应力求传达基本的生平信息和对患者目前状况的评估。将病例的陈述框定为诊断或治疗问题或两者均有的问题是有用的。

这些信息将通过上述病史从患者处获得。对患者的检查应特别注意最有可能出现异常的部位。然后,必须将这些信息组合成一种易于传递给他人的形式。下面是一个建议的方法:

1. 以一句话开始,告诉你的同事关于患者的特点和临床问题。例如,有人可能会说"某某先生是一位 72 岁的部级领导,他出现了 2h 的胸痛,可能是个不典型的缺血"。它给出了患者的基本情况,并指出这个问题可能是一个诊断问题。

2. 然后,我们应该继续解释这种疼痛在何种程度上是非典型的缺血,以及它是否具有提示任何其他诊断的特征。

3. 一旦症状或问题被描述,相关的既往史应

该被明确。对于有胸痛的患者,这包括任何以前的心脏病史或调查,并总结患者患缺血性心脏病的危险因素。

4. 列出患者目前服用的药物。

5. 应简要概述以前的重要卫生问题。这位退休的部级领导可能也有间歇性跛行和慢性阻塞性肺疾病的病史。这些事实将妨碍对缺血性心脏病可能的治疗,例如使用 β-肾上腺素受体阻滞剂。

6. 体检分两部分进行。

a. 异常及重要的常规体格检查结果,对于这个患者而言,应明确脉搏率和血压,而不是正常的心音的细节。如果有跛行病史,即使是正常步态,也应检查周围脉搏。

b. 其余体格检查的异常结果。

7. 提供最有可能的诊断和鉴别诊断。

8. 提出诊疗方案。

9. 在对患者的评估中会获得比常规介绍更多的细节。这些信息可能包括患者的生活条件和家庭的支持情况。

这可能决定患者在接受完治疗后多久能出院回家。

看完你的病历书写,你的同事应该了解你的想法:患者哪里出了问题,你打算怎么做。

（姜蕾 译）

参考文献

1. Kroenke K. The case presentation: stumbling blocks and stepping stones. *Am J Med* 1985; 79:605–608.

第 51 章

一种快速筛查的成人体格检查推荐方法

好老师知道规则;好医生知道例外。——Martin H Fisher(1879—1962)

致所有听、视、触、思考的医生:愿他们能听,能视,能触并能理解。

——John Bbarlow(1986)

适当地让患者脱下衣服躺在床上。如果可能的话,利用这个机会进行现场诊断。特别注意任何诊断相外观或身体习惯。决定患者看起来是病了还是好了(判断患者看起来是患病还是健康)。注意是否有呼吸困难或其他不适。测量血压。如果一次读数异常,几分钟后重复测量。

缩写	
CNS	中枢(和外周)神经系统
CVS	心血管系统
ENDO	内分泌系统
GIT	胃肠系统
HAEM	血液系统
INF	传染病
RENAL	肾脏系统
RESP	呼吸系统
RHEUM	风湿免疫系统

手和手臂

首先拿起患者的右手,检查是否有杵状指和感染性心内膜炎或慢性肝病的皮肤红斑(图 51-1)。指甲的改变提示慢性肾脏疾病或铁缺乏[肾性,血红素(RENAL、HAEM)]。注意任何关节病变[大黄(RHEUM)]的迹象。检查另一只手。

测量患者的脉搏,记录心率、规律性或不规则性(CVS)。进行此项检查时,可以检查手臂是否有擦伤或划痕(GIT、HAEM、肾 RENAL)。测定水合状态(GIT,肾 RENAL、CVS)。继续检查腋窝淋巴结是否病变?(HAEM)。

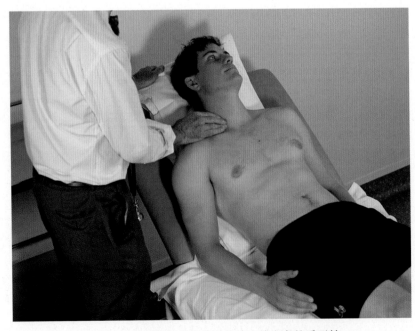

图 51-1 对身体各系统的详细检查从患者的手开始

脸

检查眼睛有无黄疸［黄疸，出血（GIT、HAEM）］或眼球突出［内翻（ENDO）］。看面部是否有）血管炎性皮疹［大黄（RHEUM）］的迹象。检查口腔黏膜溃疡［大黄、GIT、HAEM、INF（RHEUM、GIT、HAEM、INF）］和舌的舌炎（营养不良）或发绀（RESP、CVS）或巨舌炎（ENDO）。

颈前部

观察颈动脉搏动，并在 45° 时注意颈静脉压（CVS）的状态。轻轻摸气管的位置（RESP）。触诊锁骨上淋巴结。

胸部

检查胸前区是否有瘢痕和畸形。注意蜘蛛痣（GIT）或脱发（GIT、ENDO）。触诊胸壁，听诊心脏（CVS）。对胸部进行听诊和检查。

胸部和颈部后部

让患者坐起来，身体前倾。视诊后，检查肺上下叶的胸廓扩张度。听诊胸部后部。寻找颈部淋巴结病变（RESP、GIT、HAEM）。然后规范地检查是否有甲状腺肿。检查是否有骶骨水肿［CVS，肾（RENAL）］。

腹部

让患者平卧在一个枕头上。从侧面检查腹部，然后触诊有无器官肿大和其他腹部肿块。如果合适的话，叩诊移动性浊音，并在腹部听诊。触诊腹股沟淋巴结和疝，男性触诊睾丸［GIT，肾（RENAL）］。

腿

检查周围性水肿（CVS，肾）（CVS，RENAL）和小腿溃疡（血液，大黄，CVS，中枢神经系统）（HAEM、RHEUM、CVS、CNS）。感受所有外围脉搏（CVS）。

神经系统检查

找出患者的惯用手是左手还是右手。

从高级神经中枢和脑神经开始。测试方向感并注意任何语音缺陷。询问你注意到的嗅觉问题。检查视力、视野、眼底（Ⅱ）、瞳孔和眼球运动（Ⅲ、Ⅳ、Ⅵ）。通过测试面部痛觉（Ⅴ）、上下面部肌肉力量（Ⅶ）、低声说话的听力）（Ⅷ）、腭部运动（"啊"）（Ⅸ、Ⅹ）、伸出舌（Ⅻ）和旋转头部（Ⅺ）来筛查其他脑神经。

下一步检查上肢是否有消瘦和肌肉震颤。测试肌张力、肌力（肩膀、肘部、手腕和指头）和肱二头肌、肱三头肌和肱桡肌反射。评估指鼻试验）。测试肩峰、前臂的外侧和内侧以及手的正中、尺侧和桡侧区域的针刺感。

下肢检查。测试步态（步态测试）：让患者走几步，快速转身，然后走回去。测试脚跟-脚趾行走（小脑），脚趾站立（S1）和脚跟站立（L4、L5）的能力和下蹲的能力（近端肌肉）。最后检查闭目难立征［龙贝格征（Romberg sign）］。接下来，在床上测试髋关节和膝关节的屈曲和伸展，以及脚的背伸和跖屈。然后做膝关节、踝关节、足底反射和跟腱试验。测试大腿中间 1/3、胫骨两侧、足背、小脚趾、臀部和双侧躯干三个部分的刺痛感。

补充检查

全面的体格检查可包括直肠或盆腔检查、患者尿液分析、体温读数、身高和体重测量以及身体质量指数。

检查的具体细节将根据所发现的情况进行修改。除了病史以外，对于明确定向检查的一个重要指南就是一般体检。在详细检查开始前，花费一分钟的时间回到对患者的体检是绝不浪费的。

（万晶晶 译）